# 神经退行性疾病影像诊断
## Imaging of Neurodegenerative Disorders

**主　编**　Sangam G. Kanekar, MD
Associate Professor of Radiology and Neurology
Milton S. Hershey Medical Center
Penn State University College of Medicine
Hershey, Pennsylvania

**主　审**　张云亭　天津医科大学总医院

**主　译**　张　静

**副主译**　武国德　张德生

**译　者**（按姓氏笔画排序）

| | | | |
|---|---|---|---|
| 马玉荣 | 兰州大学第二医院 | 张德生 | 金川集团公司职工医院（金昌市中心医院） |
| 马来阳 | 兰州大学第二医院 | 武国德 | 兰州大学第二医院 |
| 李　洁 | 兰州大学第二医院 | 欧阳红 | 兰州大学第二医院 |
| 李浩源 | 兰州大学第二医院 | 郑玉荣 | 兰州大学第二医院 |
| 杨　品 | 兰州大学第二医院 | 胡万均 | 兰州大学第二医院 |
| 邹　婕 | 兰州大学第二医院 | 曹　静 | 兰州大学第二医院 |
| 张　静 | 兰州大学第二医院 | 梁　娟 | 兰州大学第二医院 |
| 张鹏飞 | 兰州大学第二医院 | 韩　娜 | 兰州大学第二医院 |

**审校者**　李　鑫　张鹏飞　黄文静　樊凤仙　王　俊
　　　　　审校者单位：兰州大学第二医院

人民卫生出版社
·北　京·

Copyright © 2016 of the original English language edition by Thieme Medical Publishers, Inc. , New York, USA.
Original title：
Imaging of Neurodegenerative Disorders by Sangam G. Kanekar

神经退行性疾病影像诊断
主编 Sangam G. Kanekar
原英文版版权@2016 中文简体字翻译版由美国纽约 Thieme 医学出版社授权人民卫生出版社出版

**图书在版编目（CIP）数据**

神经退行性疾病影像诊断/（美）桑格姆・G. 卡内卡（Sangam G. Kanekar）主编；张静主译. —北京：人民卫生出版社，2021.9
　　ISBN 978-7-117-32035-1

　　Ⅰ.①神…　Ⅱ.①桑…②张…　Ⅲ.①神经系统疾病-影像诊断　Ⅳ.①R741.04

中国版本图书馆 CIP 数据核字（2021）第 177860 号

| 人卫智网 | www.ipmph.com | 医学教育、学术、考试、健康，购书智慧智能综合服务平台 |
| 人卫官网 | www.pmph.com | 人卫官方资讯发布平台 |

**图字：01-2018-0675 号**

神经退行性疾病影像诊断
Shenjing Tuixingxing Jibing Yingxiang Zhenduan

主　　译：张　静
出版发行：人民卫生出版社（中继线 010-59780011）
地　　址：北京市朝阳区潘家园南里 19 号
邮　　编：100021
E - mail：pmph @ pmph. com
购书热线：010-59787592　010-59787584　010-65264830
印　　刷：北京盛通印刷股份有限公司
经　　销：新华书店
开　　本：889×1194　1/16　　印张：24.5
字　　数：759 千字
版　　次：2021 年 9 月第 1 版
印　　次：2021 年 9 月第 1 次印刷
标准书号：ISBN 978-7-117-32035-1
定　　价：298.00 元
打击盗版举报电话：010-59787491　E-mail：WQ @ pmph. com
质量问题联系电话：010-59787234　E-mail：zhiliang @ pmph. com

# 中文版序

神经退行性疾病是一类以中枢神经系统神经元丧失为主要病理表现的疾病谱,疾病初期由于受累的部位各有不同,其临床表现也繁复多样。自20世纪初期开始至今,对神经退行性疾病研究和认识经历了漫长的过程,由最初简单的临床观察和脑组织病理染色到目前的神经影像学、分子病理学、细胞生物学、遗传学、药理学、流行病学等方法与技术,系统性研究也取得了令人欣喜的成果,极大地深化了对这类疾病的认识,也为该病的诊断及防治提供了理论依据。

在认识和研究人类疾病的过程中,影像学检查无疑起到了极为重要的作用,由最初的X线摄影到CT、DSA,再到磁共振成像,影像学研究与技术的发展与时俱进,日新月异,尤其是神经影像学,已经成为神经系统疾病研究与诊疗不可或缺的手段,目前已广泛应用于神经退行性疾病的诊断与研究,成为准确观察此类疾病脑结构变化的金标准。除了结构成像,近年来影像学对脑功能成像的理念与技术也取得了很大进步,如PET、SPECT、fMRI、DTI等技术对现实条件下研究神经退行性疾病的进展提供了新思路,注入了新活力。影像学尤其磁共振成像技术方面的创新为神经退行性疾病的诊断及鉴别诊断、疾病进展评估及预测、疾病干预等的研究提供了极为重要的支持,让活体状态下深入研究神经退行性疾病的发病机制及治疗药物开发等关键性研究取得突破性进展成为可能。

《神经退行性疾病影像诊断》是由Sangam G. Kanekar博士编著的一部具有很高学术价值的神经退行性疾病相关的神经影像学著作,该书从神经影像学成像技术入手,系统全面地介绍了以痴呆为主要临床表现的神经退行性疾病以及其他一些神经退行性疾病的认识历程、病理、遗传因素、临床特点、影像表现及疾病诊治现状与进展,也讨论了可逆与不可逆痴呆的鉴别及治疗。该书着重介绍了阿尔茨海默病和伴有痴呆的锥体外系疾病如帕金森病的临床特点、病理学和影像学,详细描述了AD、PDD诊断的基本结构影像特征,也涉及神经影像学新技术在疾病诊断中的应用,对获得性痴呆如血管性痴呆等,运动神经元病,神经退行性疾病的临床路径与治疗如脑深部电刺激等也进行了阐述。本书有关神经退行性疾病诊断的基本结构影像特征和神经影像新技术如PET以及MRS、DTI、PWI等应用的讨论对提高相关医疗和科研工作者对神经退行性疾病的认识和践行具有深远的指导意义。

本书涉及对常见神经退行性疾病的基本认识,内容翔实,图文并茂,贴近临床,也有关于此类疾病研究的前沿理念与技术,是一部具有较高学术价值、有助临床实践的参考书,不仅适用于神经放射学医师、神经科医师等相关学科的医务人员学习参考,也适用希望通过精细影像学技术解决疾病研究的技术改进的科研人员。

译著由兰州大学第二医院张静教授及其团队获得授权翻译,参译人员涉及多个学科。张静教授及其翻译团队本着忠于原著理念,知书达意,字斟句酌,几易其稿,终于完成该书的翻译工作,让《神经退行性疾病影像诊断》能以中文出版,这是全体翻译人员的心愿!

翻译不易,翻译一部自己和读者都满意的有价值的书更不易,希望本书能对广大从事神经退行性疾病的临床诊疗与科学研究的人员有所启迪,有所助益。若能如此,所有的付出都是值得的,这是译者的初衷,也是本人的感受!

是以欣然为序,并荐读。

陈敏
北京医院
2021年5月15日

编撰或翻译一本神经科疾病影像诊断方面的书籍,一直是我心心念念,挥之不去的凤愿,久未所偿,皆因神经科疾病纷繁复杂,且每年都有研究的进展和内容的更新,让人应接不暇,不知所措。神经科疾病相关的神经影像表现更是千变万化,充满变数,这是考验每个医生技能与素质、眼力与耐心的学科,要充分理解神经疾病的病因与机制,并能践行自如,需要广博而系统的知识储备。基于以上的敬畏与不济,加上日常工作与生活中的诸多琐碎,那个著书立传的心愿日渐迷茫,直到我导师张云亭教授给我推荐了一本书,书名是*Imaging of Neurodegenerative Disorders*,就是这本书让我看到了凤愿得偿的希望。

*Imaging of Neurodegenerative Disorders*是一本聚焦于神经退行性疾病影像学表现及相关研究的书籍,深入阅读之后,如醍醐灌顶,于是就迫不及待想翻译这本书。翻译期间,我和我的团队熟读原著,以原著为基础,字斟句酌、译以达意,随着研读的深入,欲罢不能,直至最后完稿。读一本好书,如饮甘露,醇香而厚重,韵味悠远,弥久不绝,这是我翻译该书过程中最深切的感受!

神经退行性疾病是以中枢神经系统神经元减少为共同特征,临床表现具有高度异质性且彼此间有重叠的一组疾病,该疾病谱病因多样,致病机制复杂,且缺乏客观的检测指标,临床诊断比较困难。随着全球老龄化现象的加剧,认识和防治神经退行性疾病具有重要的社会和现实意义,我们翻译本书的意义也在于此,希望本书能为各领域的读者提供"降痴减残"的思考与帮助。

出书不易,出一本自己与读者都满意的书更不易,本书翻译历时近三年,其间经历了疫情肆虐,女儿高考,也经历了人生种种。历经艰辛,几易其稿,终于完成,除了如释重负,更多的是激动和难得的充实感,本书的翻译过程给了我很大的慰藉,所有的付出都是值得的!

感谢我的导师张云亭教授!感谢我的合作伙伴,武国德教授、张德生教授!也感谢所有参与本书翻译的同学和同事们,他们辛勤的付出是本书顺利翻译完成的关键,有这样一支团结进取,朝气蓬勃的团队,真好!

据我所知,目前尚未见其他书籍有涉及如此全面、系统的神经退行性疾病的内容,希望本书能成为神经科医生和神经影像科医生的掌中宝,工具书。此外,书中引用了大量最新的参考文献,研究方向各不相同,研究内容各有所长,这对研究和有志于研究神经科学的学者而言,是颇具启示与学习价值的参考书籍。

由于我们水平有限,加上时间仓促,书中错误及不足在所难免,希望广大读者给予批评指正,在此致以衷心的感谢!

张静

2021年7月

甘肃 兰州

# 前言 1

在世界范围内神经退行性疾病持续稳定增长,这一现象可以部分归因于人类寿命的延长。虽然有很多关于阿尔茨海默病和相关痴呆的书籍,但在本书出现之前,我还未曾见过任何一本书如此广泛的强调神经退行性综合征,如此全面的涵盖神经退行性疾病,其中包括慢性头部损伤、血管性疾病、病毒综合征(如 HIV 脑病)、朊病毒病、副肿瘤综合征、毒素以及药物相关性疾病。本书的全面性和综合性是其所独有的,这一独特性赋予它非凡的价值。在过去的几十年中,用于评估神经退行性疾病的影像手段发生了巨大的变化,在半个世纪前,我们尚不能透过颅骨观察到大脑内部结构,但是现在,联合使用结构和功能性成像方法,不仅可以进行诊断和预后评估,还能提供特定的生物学标记以监测治疗疗效。但目前这些策略尚不成熟。

Sangam G. Kanekar 的《神经退行性疾病影像诊断》填补了文献中的一个重要空白,其独特之处在于,提供了一个更广阔的视角来考虑神经退行性疾病。Kanekar 博士和 Maya L. Lichtenstein 博士在"神经退行性疾病概述"一章中介绍了其背景和基本原理。神经退行性疾病是一组能够影响人的情绪、记忆和性格,但症状和体征有很大重叠的疾病,既往我们对其不同病因知之甚少,影像学技术有助于鉴别其内在病理机制。整合遗传学、流行病学和内在的神经病理学信息也同样重要。本书的第二部分讨论了 MRI 扩散张量成像、淀粉样蛋白 PET 成像等一系列与疾病相关的成像技术。本书基于这样一个基本观点:神经影像学评估大脑的前提是全面了解正常衰老伴随的生理变化与脑部表现。

Kanekar 博士召集了来自全球 21 个机构的大型多学科专家团队,共同致力于本书的著作。Kanekar 博士是宾夕法尼亚州立大学医学院放射学和神经学副教授,也是一位杰出的作家、编辑。这本书的巨大价值无疑会得到临床医生、医学生和神经科学家的认可。

*Carolyn Cidis Meltzer*, MD, FACR
William P. Timmie Professor and Chair
of Radiology and Imaging Sciences
Emory University School of Medicine
Atlanta, Georgia

说实话，当 Kanekar 博士让我为他这本书写序的时候，我感到有些不安，让一个参与编书的人在这里赞美它，是不是很奇怪？但是在阅读完本书其他章节后，所有的不安都消失了，我非常高兴能为这本书写序。神经退行性疾病的成像是目前临床神经放射学领域最具挑战性的任务之一，但对患者及其家属具有重要意义。我们正开始超越解剖/结构成像提供的有限信息，不断掌握新技术，正是这些技术有助于揭示疾病的病理生理学信息、指导正确诊断，甚至辅助疗效监测。全书共计 41 章的内容，由来自世界各地的 82 位专家参与撰写，大家共同探讨、阐释，指导学习并理解这些破坏性疾病。因此，这本书是名副其实的专家云集、百花齐放。

几年前，身患多发性骨髓瘤多年的母亲（幸运的是基本无症状）出现以怪异行为为主的快速进展性痴呆，所有的医生、家人和朋友对此不知所措、毫无头绪，因为没有找到任何可以解释的原因。我之所以重述这段痛苦的经历，是因为我们中许多人的亲人可能正在经历与神经退行性疾病的抗争。这些疾病通常诊断很不确定，且无有效的治疗，但带给患者的痛苦和花费是巨大的。

在此，衷心地祝贺 Kanekar 博士和本书的所有作者，祝贺他们完成了这样一本杰出的、可读性极强的著作。我希望并期待着，这本书能够帮助神经放射学家、神经病学家以及任何需要应对这些可怕疾病的人们，帮助他们更好的理解疾病。

*Mauricio Castillo*, MD, FACR
Professor of Radiology
Chief, Division of Neuroradiology
University of North Carolina
Chapel Hill, North Carolina

# 原著序

据世界卫生组织（WHO）估计，2010 年全世界痴呆患者达 3 650 万人，每年全球用于护理痴呆患者的花费约为 6 040 亿美元，大约每 4 秒有一例新的痴呆患者被诊断。随着老年人口的不断增长和神经退行性疾病的增加，熟悉各种类型的痴呆对每一名医生而言都是十分重要的。历来，对痴呆症的诊断仅仅是临床怀疑，如果可能，可通过死后神经病理学检查确定诊断。神经影像学的进步使我们对进行性神经退行性疾病及类似疾病有了更深刻的理解。识别病因是可预防、可逆的或不可逆的（进行性的），对于患者未来在医疗、社会和经济领域的规划具有重要意义。

近年来，神经影像学出现了许多新的进展。在结构成像方面，拥有更薄的层厚、3D 容积和高分辨率成像等一系列改进，除此之外，分子和细胞成像也对认识大脑及其功能产生了重大影响。磁共振波谱、扩散张量成像、灌注成像、fMRI 和 PET 等技术进一步提高了我们对脑内病理过程的理解，特别是神经退行性疾病。

尽管从上述技术中衍生出大量新的概念，但迄今为止，尚无一本专门关于神经退行性疾病影像学的教科书。《神经退行性疾病影像诊断》一书不仅详细讨论了基本结构成像在各种神经退行性疾病诊断中的价值，还全面介绍了各种分子和细胞成像等先进技术的应用。本书引用了众多学者的最新见解和专业知识，涵盖了更多的疾病。我们希望本书能够填补、至少部分填补对神经退行性疾病成像中存在的知识空白，加深对疾病的认识。

我们希望，您能享受本书并从中获益，为您更好地理解神经退行性疾病提供指导。

*Sangam G. Kanekar,MD*
Associate Professor of Radiology and Neurology
Milton S. Hershey Medical Center
Penn State University College of Medicine
Hershey,Pennsylvania

能与众多杰出的学者合作编写此书,获益匪浅,亦乐享其中。
感谢 Thieme 出版社的工作人员以及我的家人,感谢他们的大力支持。

I dedicate this book to
"MahaSaraswati"
and to my Parents Gurudas and the late Meerabai Kanekar

# 编者名录

**Amit K. Agarwal, MD**
Assistant Professor of Radiology
Milton S. Hershey Medical Center
Penn State University College of Medicine
Hershey, Pennsylvania

**Olaguoke Akinwande, MD**
Fellow
Department of Radiology
Johns Hopkins University
Baltimore, Maryland

**Abass Alavi, MD, PhD(Hon), DSc(Hon)**
Professor of Radiology and Neurology
Director of Research Education
Department of Radiology
University of Pennsylvania Perelman School of Medicine
Philadelphia, Pennsylvania

**Girish Bathla, FRCR, DMRD, MMeD**
Department of Radiology
University of Iowa Hospitals and Clinics
Iowa City, Iowa

**A. M. Barrett, MD**
Director, Stroke Rehabilitation Research
Kessler Foundation
Chief, Neurorehabilitation Program Innovation
Kessler Institute of Rehabilitation
Professor, Physical Medicine and Rehabilitation
Rutgers-New Jersey Medical School
West Orange, New Jersey

**Dhiraj Baruah, MD, PDCC**
Assistant Professor of Radiology
Medical College of Wisconsin
Milwaukee, Wisconsin

**Vahid Behravan, MD**
Private practice
Kensington, Maryland

**Brian S. Bentley, DO**
Chief Resident
Department of Radiology
Milton S. Hershey Medical Center
Penn State University College of Medicine
Hershey, Pennsylvania

**David J. Brooks, MD, DSc, FRCP FMedSci**
Hartnett Professor of Neurology
Department of Medicine
Imperial College London
London, United Kingdom

**Aristides A. Capizzano, MD**
Assistant Professor of Radiology
University of Iowa Hospitals and Clinics
Iowa City, Iowa

**Mauricio Castillo, MD, FACR**
Professor of Radiology
Chief, Division of Neuroradiology
University of North Carolina
Chapel Hill, North Carolina

**Dennis Chan, MD, PhD, FRCP**
University Lecturer and Honorary Consultant in Clinical
   Neurosciences
University of Cambridge
Cambridge, United Kingdom

**Tushar Chandra, MD**
Pediatric Neuroradiologist
Department of medical Imaging
Nemours Children's Hospital
Orlando, Florida

**Sanjeev Chawla, PhD**
Senior Research Investigator
Department of Radiology
University of Pennsylvania Perelman School of Medicine
Philadelphia, Pennsylvania

**Falgun H. Chokshi, MD, MS, DABR**
Department of Radiology and Imaging Sciences
Emory University School of Medicine
Atlanta, Georgia

**Jeffrey Kyle Cooper, BA**
Harvard Medical School
Boston, Massachusetts

**Sol De Jesus, MD**
Adjunct Clinical Post-Doctoral Associate
Center for Movement Disorders and Neurorestoration
University of Florida
Gainesville, Florida

**Leonardo Cruz de Souza, MD, PhD**
Neurologist, Faculty of Medicine
Federal University of Minas Gerais
Belo Horizonte, Brazil

**Puneet S. Devgun, DO**
Department of Radiology
Milton S. Hershey Medical Center
Penn State University College of Medicine
Hershey, Pennsylvania

**John W. Ebersole, MD**
Resident
Department of Radiology
Rush University Medical Center
Chicago, Illinois

**Aaron S. Field, MD, PhD**
Professor of Radiology and Biomedical Engineering
Chief of Neuroradiology
School of Medicine and Public Health
University of Wisconsin
Madison, Wisconsin

**Wolfgang Gaggl, PhD**
Department of Radiology
School of Medicine and Public Health
University of Wisconsin
Madison, Wisconsin

**Néstor Gálvez-Jiménez, MD, MSc, MS(HSA), FACP**
Professor of Medicine (Neurology-Florida)
Cleveland Clinic Lerner College of Medicine

Chairman, Department of Neurology
Director, Neurosciences Center
Chief, Movement Disorders Program
Cleveland Clinic
Weston, Florida

Clinical Professor and Associate Chair of Neurology
Herbert Wertheim College of Medicine
Florida International University
Miami, Florida

**Dheeraj Gandhi, MD**
Director, Division of Interventional Neuroradiology
Professor of Radiology, Neurology, and Neurosurgery
University of Maryland School of Medicine
Baltimore, Maryland

**Jennifer G. Goldman, MD, MS**
Associate Professor
Department of Neurological Sciences
Rush University Medical Center
Chicago, Illinois

**Rakesh K. Gupta, MD**
Director and Head, Department of Radiology and Imaging
Fortis Memorial Research Institute
Gurgaon, Haryana, India

**Leslie Hartman, MD**
Department of Radiology
School of Medicine and Public Health
University of Wisconsin
Madison, Wisconsin
Staff Radiologist
Regional Diagnostic Radiology
St. Cloud, Minnesota

**Krishan K. Jain, MD, PDCC(Neuroradiology)**
Consultant
Department of Radiology and Imaging
Fortis Memorial Research Institute
Gurgaon, Haryana, India

**Gaurav Jindal, MD**
Assistant Professor of Radiology
Division of Interventional Neuroradiology
University of Maryland Medical Center
Baltimore, Maryland

**Sangam G. Kanekar, MD**
Associate Professor of Radiology and Neurology
Milton S. Hershey Medical Center
Penn State University College of Medicine
Hershey, Pennsylvania

**Inga Katharina Koerte, MD**
Professor of Neurobiological Research
Department of Child and Adolescent Psychiatry,
    Psychosomatic, and Psychotherapy
Ludwig-Maximilian-University
Munich, Germany

and

Psychiatry Neuroimaging Laboratory
Department of Psychiatry
Brigham and Women's Hospital
Harvard Medical School
Boston, Massachusetts

**Sampson K. Kyere, MD, PhD**
Resident
Department of Radiology
University of Maryland Medical Center
Baltimore, Maryland

**Christian La, BA**
Department of Radiology
School of Medicine and Public Health
University of Wisconsin
Madison, Wisconsin

**Christian Langkammer, PhD**
Department of Neurology
Medical University of Graz
Graz, Austria

**Maya Lichtenstein, MD**
Clinical Fellow in Behavioral Neurology
Clinic for Alzheimer's Disease and Related Disorders
University of British Columbia
Vancouver, British Columbia, Canada

**Alexander P. Lin, PhD**
Director, Center for Clinical Spectroscopy
Brigham and Women's Hospital
Assistant Professor of Radiology
Harvard Medical School
Boston, Massachusetts

**Elisabeth B. Lucassen, MD**
Assistant Professor of Neurology
Milton S. Hershey Medical Center
Penn State University College of Medicine
Hershey, Pennsylvania

**Kenneth M. Lury, MD**
Assistant Professor of Radiology - Retired
Division of Neuroradiology
University of North Carolina School of Medicine
Chapel Hill, North Carolina

**Vinod G. Maller, MD**
Fellow in Interventional Radiology
University of Tennessee Health Science Center
Memphis, Tennessee

**Maria Martinez-Lage Alvarez, MD**
Assistant Professor of Pathology and Laboratory Medicine
University of Pennsylvania Perelman School of Medicine
Philadelphia, Pennsylvania

**Hazem M. Matta, DO**
Department of Radiology
Milton S. Hershey Medical Center
Penn State University College of Medicine
Hershey, Pennsylvania

**Michael Mayinger**
Department of Child and Adolescent Psychiatry,
  Psychosomatic, and Psychotherapy
Ludwig-Maximilian-University
Munich, Germany

**Donald G. McLaren, PhD**
Clinical Imaging Scientist
Biospective, Inc.
Montreal, Canada

**Mark D. Meadowcroft, PhD**
Assistant Professor of Neurosurgery and Radiology
Milton S. Hershey Medical Center
Penn State University College of Medicine
Hershey, Pennsylvania

**Douglas V. Merkitch, BA**
Research Assistant
Department of Neurological Sciences
Rush University Medical Center
Chicago, Illinois

**Ludovico Minati, PhD**
Researcher
Fondazione IRCCS Istituto Neurologico Carlo Besta
Milan, Italy

**Vijay K. Mittal, MD**
Department of Radiology
Milton S. Hershey Medical Center
Penn State University College of Medicine
Hershey, Pennsylvania

**Mateen C. Moghbel, BS**
Stanford University School of Medicine
Stanford, California

**Suyash Mohan, MD, PDCC**
Assistant Professor of Radiology
Division of Neuroradiology
Perelman School of Medicine at University of Pennsylvania
Philadelphia, Pennsylvania

**Toshio Moritani, MD, PhD**
Department of Radiology
University of Iowa Hospitals and Clinics
Iowa City, Iowa

**Marc Mühlmann, MD**
Institute for Clincal Radiology
Ludwig-Maximilian-University
Munich, Germany

**Andrew Newberg, MD**
Department of Radiology and Emergency Medicine
Thomas Jefferson University
Philadelphia, Pennsylvania

**Yoshimitsu Ohgiya, MD**
Associate Professor of Radiology
Showa University School of Medicine
Tokyo, Japan

**Fathima Fijula Palot Manzil, MBBS, DMRT, ABNM certified**
Nuclear Medicine/Clinical Imaging
Hamad Medical Corporation
Doha, Qatar

**Nicola Pavese, MD, PhD**
Clinical Senior Lecturer and Consultant in Neurology
Neurology Imaging Unit (NIU)
Imperial College London
Division of Brain Sciences
Hammersmith Campus
London, United Kingdom

**Jeffrey D. Poot, DO**
Diagnostic Radiology Resident
Department of Radiology
Milton S. Hershey Medical Center
Penn State University College of Medicine
Hershey, Pennsylvania

**Harish Poptani, PhD**
Research Associate Professor
Department of Radiology and Radiation Oncology
University of Pennsylvania Perelman School of Medicine
Philadelphia, Pennsylvania

**Vivek Prabhakaran, MD, PhD**
Assistant Professor of Radiology and Neurology
School of Medicine and Public Health
University of Wisconsin
Madison, Wisconsin

**Divisha Raheja, MD**
Assistant Professor of Neurology
Milton S. Hershey Medical Center
Penn State University College of Medicine
Hershey, Pennsylvania

**Boris-Stephan Rauchmann**
Institute for Clincal Radiology
Ludwig-Maximilian-University
Munich, Germany

**Stefan Ropele, PhD**
Associate Professor of Medical Physics
Department of Neurology
Medical University of Graz
Graz, Austria

**Jitender Saini, MD, MBBS**
Associate Professor
Department of Neuroimaging and Interventional Radiology
National Institute of Mental Health and Neurosciences
Bangalore, India

**Koji Sakai, PhD**
Associate Professor
Advanced MR Imaging Research Laboratory
Department of Radiology
Graduate School of Medical Science
Kyoto Prefectural University of Medicine
Kyoto, Japan

**Dejan Samardzic, MD**
Department of Radiology
Milton S. Hershey Medical Center
Penn State University College of Medicine
Hershey, Pennsylvania

**Marie Sarazin, MD, PhD**
Professor of Neurology
Unité de Neurologie de la Mémoire et du langage
Centre Hospitalier Sainte Anne
Université Paris Descartes, Sorbonne Paris Cité
Paris, France

**Mijail Serruya, MD, PhD**
Assistant Professor of Neurology
Kimmel Medical College
Thomas Jefferson University
Philadelphia, Pennsylvania

**Ritu Shah, MD**
Radiology Associates of Florida
Tampa, Florida

**Martha E. Shenton, PhD**
Professor, Departments of Psychiatry and Radiology
Director, Psychiatry Neuroimaging Laboratory
Brigham and Women's Hospital
Harvard Medical School
VA Healthcare System
Boston, Massachusetts

**Zachary Simmons, MD**
Professor of Neurology and Humanities
Director, Neuromuscular Program and ALS Center
Milton S. Hershey Medical Center
Penn State University College of Medicine
Hershey, Pennsylvania

**Glenn T. Stebbins, PhD**
Professor
Department of Neurological Sciences
Rush University Medical Center
Chicago, Illinois

**Robert A. Stern, PhD**
Professor of Neurology, Neurosurgery, and Anatomy
  and Neurobiology
Clinical Core Director, BU Alzheimer's Disease Center
Clinical Research Director, BU CTE Center
Boston University School of Medicine
Boston, Massachusetts

**Thyagarajan Subramanian, MD**
Professor of Neurology and Neural and Behavioral Sciences
Director, Central PA APDA Informational Center
  and Movement Disorders Program
Penn State University College of Medicine
Hershey, Pennsylvania

**Rashmi Tondon, MD**
Surgical Pathology Fellow
Department of Pathology and Laboratory Medicine
University of Pennsylvania Perelman School of Medicine
Philadelphia, Pennsylvania

**Madhav Thambisetty, MD, PhD**
Clinical Investigator and Chief
Unit of Clinical and Translational Neuroscience
Laboratory of Behavioral Neuroscience
National Institute on Aging
National Institutes of Health
Baltimore, Maryland

**Kyaw Nyan Tun, DO**
Neuroradiology Fellow
Department of Radiology
Milton S. Hershey Medical Center
Penn State University College of Medicine
Hershey, Pennsylvania

**Surjith Vattoth, MD, DNB, FRCR, DABR**
Senior Consultant Neuroradiologist
Hamad Medical Corporation
Doha, Qatar

**Kala Venkiteswaran, PhD**
Assistant Professor
Departments of Neurology and Neural and
  Behavioral Sciences
Milton S. Hershey Medical Center
Penn State University College of Medicine
Hershey, Pennsylvania

**Sumei Wang, MD**
Department of Radiology
University of Pennsylvania Perelman School of Medicine
Philadelphia, Pennsylvania

**Ruth A. Wood, BM BCh, MRCP(UK)**
MRC Clinical Research Training Fellow
Sainsbury Wellcome Centre for Neural Circuits
  and Behaviour
University College London
London, United Kingdom

**Guofan Xu, MD**
Department of Radiology
University of Wisconsin Hospital and Clinics
Madison, Wisconsin

**Kei Yamada, MD, PhD**
Professor and Chairman
Department of Radiology
Kyoto Prefectural University of Medicine
Kyoto, Japan

**Qing X. Yang, PhD**
Professor of Radiology, Biogengineering, Engineering
  Sciences, and Neurosurgery
Center for NMR Research
Department of Radiology
Penn State University College of Medicine
Hershey, Pennsylvania

# 目录

## 第一部分　概　述

## 第二部分　成 像 技 术

## 第三部分　正 常 老 化

## 第四部分　阿尔茨海默病

## 第五部分　非阿尔茨海默皮质型痴呆

## 第六部分　锥体外系综合征伴痴呆

## 第七部分　血管性痴呆

## 第八部分　痴呆相关性感染和炎症

## 第九部分　正常压力脑积水

## 第十部分　肿瘤相关性认知功能障碍

## 第十一部分　创　　伤

## 第十二部分　内分泌和毒素相关性痴呆

## 第十三部分　先天性代谢异常

## 第十四部分　小脑变性和功能障碍

## 第十五部分　运动神经元病

# 第十六部分　临床路径与治疗

# 第一部分
## 概述

# 第 1 章　神经退行性疾病概述

Sangam G. Kanekar, Maya L. Lichtenstein

## 1.1　历史

神经退行性疾病包括多种不同的神经系统疾病，但都具有共同的特征，即其最终的病理学改变均为中枢神经系统神经元的丢失。可急性发病，但慢性更多见，症状倾向于随时间推移逐渐恶化。由于其临床症状和体征表现多样，很难统一讨论。最常见的神经退行性疾病是痴呆性疾病-阿尔茨海默病，还有很多其他痴呆性疾病，由于影响大脑的不同部位而表现出不同的症状；痴呆通常被认为至少有两个认知领域的功能丧失，其严重程度足以导致社交或工作领域日常功能的丧失[1]。部分神经退行性疾病主要表现为运动障碍，如帕金森病（Parkinson's disease，PD）和肌萎缩侧索硬化（amyotrophic lateral sclerosis，ALS）。这些疾病均表现为神经元丢失，但其内在机制不同。部分主要由蛋白质异常引起，如异常积聚或错误折叠，蛋白质的积聚破坏了细胞的正常功能并最终导致细胞死亡；这些"致病蛋白质"包括：tau 蛋白、淀粉样蛋白、TDP-43 和 α-突触核蛋白；不同疾病及其病理之间可部分重叠，但总体病理学改变是明确的，通常足以确诊；其他神经退行性疾病是由炎症或感染、中毒或维生素缺乏引起；部分具有遗传性，由三核苷酸的缺失或重复引起。这是目前我们对这些疾病的了解。

从 20 世纪后半叶至今，对这些疾病有了更深入的了解，但仍有许多工作要做，以便更好地理解并最终更有效地治疗患者。在认识这些疾病的过程中，最大的进展之一是神经影像学。1962 年，由 14 位神经放射学专家组成了美国神经放射学会，但在 70 年代之前，该领域尚未被广泛认可[2]。20 世纪初由于 X 线摄影的出现，开始进行颅骨摄影，但实际上仅用于检测颅骨骨折或颅内钙化。同一时期，瓦尔特·丹迪开发了气脑造影，但该技术具有一定危险性且患者感觉不适。20 世纪中叶，放射科医生和神经外科医生开展并使用血管造影术，通过动脉内注入对比剂来观察脑血管，最初这种技术有很大风险，但经过几十年的发展，现已比较安全，该方法具有侵袭性，但不能清晰显示脑组织。例如，以往通过血管造影，除观察脑血管本身病变外，还根据血管是否移位来检测占位性病变。1971 年，Godfrey Hounsfield 为伦敦南部一家医院一位疑似额叶脑瘤

的女性患者进行了首次 CT（computed tomography，CT）扫描（▶图 1.1），自此，CT 扫描技术不断改进，并被用作正电子发射断层成像（positron emission tomography，PET）、单光子发射计算机断层成像（single-photon emission computed tomography，SPECT）和无创血管造影的基本模式，但也因采用的相同技术，存在 CT 固有的一些局限性。磁共振成像（magnetic resonance imaging，MRI）是在 20 世纪 80 年代发展起来的，已经成为观察大脑结构的金标准，对脑结构的敏感性明显优于 CT，不仅可以检测到小至 1mm 的结构，且可进行定量测量，结果可靠；除结构成像外，MRI 还可进行功能成像。神经影像学领域的创新提供了在活体观察神经退行性疾病的方式，这是尸检无法做到的，也为理解和监测这些疾病的进展提供了新的思路，而不再像过去仅凭临床经验。

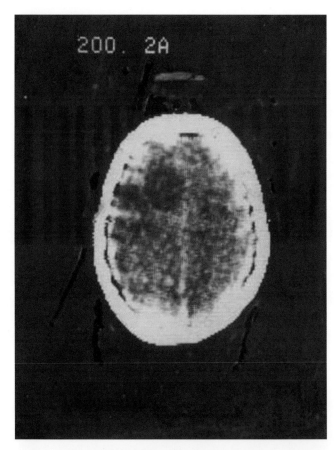

图 1.1　1971 年，伦敦南部的首例头颅 CT 影像；患者女性，疑似额部脑肿瘤（后经活检证实）。（来自 Atkinson Morley 医院的脑扫描，见于 Beckmann EC.CT scanning：the early days，Br J Radiol 2006；79（937）：5-8）

我们对痴呆的认识经历了很长的过程。在古埃及，痴呆被认为是衰老的最终结果；在宗教盛行的中世纪，Merriam-Webster 提出了衰老 senility 这一术语，认为衰老是一种"灵性的衰退"[3]，定义为"衰老所致的身心衰弱"。尽管痴呆是一种病理改变，而非正常衰老的必然后果，但该词仍被继续使用作为痴呆的同义词；事实上，直到最近，阿尔茨海默病才被命名为早老性痴呆，使之与随年龄增长步入的普通衰老状态区分开。19 世纪后期，通过细致的临床描述，对痴呆的认识才从以往"渐进性衰退"这一信仰的黑匣子里走出来。1817 年，James Parkinson 通过观察和描述邻居的步态，撰写了关于"震颤性麻痹"的文章；早期的文献中已有"静止性震颤"和"狂躁"的描述[4]，但基于 Parkinson 更为详尽的记述，Jean Martin Charcot 等后来的学者才得以开展研究；Charcot 进一步描述了"肌强直"，将其确定为疾病的主要特征，并将静止性震颤与动作性震颤以及其他特征（如姿势、步态、乏力和肌强直）进行了区分，这些特征现在被归纳为"帕金森病"[5]；这种疾病的原型被确定后，Charcot 团队又陆续发现了其变异型，包括现在的帕金森叠加综合征。没有任何的辅助检查，仅通过临床观察确定疾病及其特征。当时有一些大体的中枢神经系统病理，但无法进行神经元染色，直到 19 世纪后期 Camillo Golgi 发明了神经元银染法[6]，他和 Ramony Cajal 首次运用该方法观察和描述神经元、轴突、树突和中枢神经系统的其他部分，打开了神经病理学领域的大门。

在 20 世纪初叶，这一领域也有很多进展。1894年，Otto Binswanger 描述了一例伴随中风症状的渐进性痴呆，并命名为"慢性进展性皮质下脑病"（encephalitis subcorticalis chronica progressiva）[7]。对该患者脑部的研究首次表明：血管功能不全引起的白质萎缩可导致痴呆。该病仅使用了大体病理学而未使用组织病理学描述，后来被 Alzheimer 称为宾斯旺格病（Binswanger's disease），该术语有时仍被用于严重血管性痴呆（▶ 图 1.2）。1901 年，Alois Alzheimer 描述了一位患有短期记忆丧失和行为障碍的患者，1906 年患者死亡，他对其脑部进行尸检，通过尼氏染色（Nissl stain）和可能的 Mann 染色确定了淀粉样斑块，并在一次会议上公布了他的发现；这是最早的经临床病理证实的神经病例之一，Emil Kraepelin 将其命名为阿尔茨海默病（Alzheimer's disease, AD）[8]。几乎同时，Arnold Pick 也描述了一例疾病，患者有语言和行为障碍并进展为痴呆，病理学具有嗜银性球形包涵体（Pick 体）和球形神经元的特征，该疾病后来以他的名字命名[9]。在这段时期，大多数痴呆被认为由梅毒以及后来的宾斯旺格氏病引起，尽管还没有任何梅毒的病理证据（梅毒的证据来自 1913 年野口秀雄的贡献）；而阿尔茨海默病和 Pick 病被认为是痴呆性疾病中有趣的异类。直到 20 世纪晚期，阿尔茨海默病才被认为是最普遍、也是研究最多的痴呆原因，以致许多其他痴呆症患者也常被贴上阿尔茨海默病的标签[10]。该术语成为 20 世纪末神经梅毒的统称。

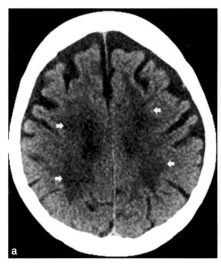
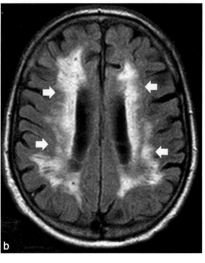

图 1.2　Binswanger 病。（a）轴位 CT 显示脑白质弥漫性低密度（白箭）。（b）轴位 FLAIR 显示脑沟裂明显，脑白质表现弥漫高信号（白箭），提示小血管病变

20 世纪初对神经退行性疾病的研究与一百年前相比几乎没有差别，既不能在活体鉴别疾病，也无治疗或治愈的方法。在精神病学指南中，痴呆被列为器质性脑病，并未给予特别关注；但痴呆患者，无论其内在病因或本身疾病状况如何，常采用与精神病患者相同的治疗。20 世纪后期，出现了神经影像学、神经心理学等更精细的诊断工具，在分子、细胞通路和遗传学方面也取得了进展，例如在 20 世纪 60 年代提出了多巴

胺通路，并开发了左旋多巴治疗帕金森病[11]。Oliver Sacks 在其撰写的《苏醒》（*Awakenings*）一书中，讲述了接受左旋多巴治疗的住院患者如何通过药物治疗恢复了正常生活；左旋多巴也有助于鉴别特发性与非典型性帕金森病。19 世纪的 Charcot 就对非典型性帕金森病进行了描述，但直到 1964 年，才由 Steele Richardson Olszewski 提出它是具有独特临床和病理学特点的疾病，现在称为进行性核上性麻痹，需与帕金森病相鉴别（►图 1.3）[12]。这一观点当时并未立即被神经学界完全接受，部分学者认为这种疾病是帕金森病的"亚型"，而非独立的疾病。最初的左旋多巴药物试验将患者分为两组：一组是非典型的进行性核上性麻痹患者，一组是特发性帕金森病患者。该药物对两组人群具有不同的效果，特发性帕金森病患者的效果良好，而进行性核上性麻痹患者效果不佳或根本无效[13]。这一发现最终将进行性核上性麻痹从帕金森病中区分出来，并被广泛接受。这种药物试验方法仍被用于鉴别临床表现相似但内在病理不同的疾病。

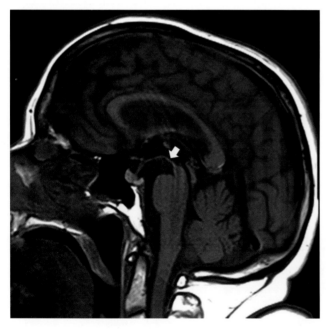

图 1.3　进行性核上性麻痹。矢状位 T1WI 图像显示中脑萎缩，通常称为"鸟嘴征"（白箭）

　　尽管早在 1872 年就有亨廷顿病的临床和病理学描述，并发现其以常染色体显性方式遗传，但直到 1983 年，该病的致病基因才被定位于人类染色体 4p 上，成为第一个被定位的常染色体显性遗传病，10 年后，致病性突变被确定为 *CAG* 重复扩增（►图 1.4）。致病基因的定位和识别为研究和理解该病提供了一种全新的方式，也有望成为其他疾病诊断的方法。对于

部分疾病，基因检测能够提供病理以外的其他唯一的确诊依据，例如遗传学已经可以精确描述被称为"脊髓小脑性共济失调"的多种疾病实体，并依据不同的致病基因归类研究，进一步分别阐明其进展和预后，极大地帮助临床医生观察以获得更多的确定性证据或方法，与客观检测相对照。

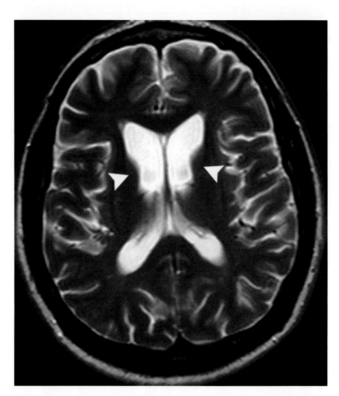

图 1.4　亨廷顿病。轴位 T2WI 图像显示双侧尾状核萎缩（箭头）伴侧脑室额角扩张

　　从 20 世纪至今，随着多种不同模式（如影像、血液和体液测定、遗传学、药理学、免疫学）的出现以及这些领域的大量研究，成立了许多共识委员会，建立了规范化的测试结果、诊断标准以及疾病的定义，因此研究人员和临床医生可以采用同一标准描述这些疾病。但由于神经退行性疾病具有相当的异质性，上述工作仍存在一定困难。虽然辅助检查有助于制定诊断标准，但大多仍仅仅处于研究阶段，诊断在很大程度上仍然依赖临床病理学。许多神经退行性疾病的诊断标准中都有影像相关的内容，这一事实也证明了神经影像学具有辅助鉴别和确定疾病诊断方面的重要价值。

　　本书涵盖了目前所了解的每种神经退行性疾病，旨在描述其在多种神经影像技术中的表现。我们不仅要看图像中有什么，还要看缺失了什么，应该寻找什么，不同萎缩模式的表现及量化，信号改变的部位和原因，摄取是增加或减少，哪些检测最有帮助，哪些检测

可用于临床或科研,以及哪些检测有助于疾病鉴别,这些是非常重要的。临床上,神经影像学主要用于排除肿瘤、中风、出血、正常压力脑积水或其他可治疗或可逆的痴呆原因。过去认为痴呆和其他神经退行性疾病的主要病因是持续进展的,除用于排查其他疾病外,神经影像学并没有其他作用。但影像学的价值已越来越大,也越来越被认可。在临床上,无论是科研或认识疾病本身,影像学能够极大地帮助鉴别临床表现相似的疾病个体,绘制神经退行性疾病进展图,并有望应用于疗效评估。本书适用于放射科医师、神经放射学医师、神经科医师、其他内科医师,适用于任何希望通过越来越精细的影像手段了解这些疾病的人。

## 1.2　流行病学

对神经退行性疾病的认识和诊断至关重要,因为老年人群正日益增长,而年龄是这些疾病的最高危因素。经历过感染、心脏病发作、癌症、事故以及其他生命威胁后能够生存下来的人会更加长寿,而伴随寿命的延长,发生神经退行性疾病的风险也相应增加。在许多中低收入国家尤其如此,随着人口增长和寿命的延长,预计未来人群中痴呆症的患病率会大幅上升(▶图 1.5)[15]。2013 年的一篇 Meta 分析指出:痴呆的流行病学评估困难重重。一个问题是诊断困难:它往往需要多学科会诊、一系列检查、基因测试或尸检才可能确诊,但上述手段均不易施行;另一方面在于研究设计本身,研究涉及两个及两个以上分期时的错误设计,导致低估或过度高估患病率[15]。另一个问题在于,并

非所有的神经退行性疾病都属于痴呆症,如 ALS、帕金森病以及继发性神经退行性疾病(如酗酒或血管炎)通常属于不同的分组,不被纳入研究。

AD 是最常见的神经退行性疾病,占所有痴呆症的 60%~80%。据估计,2010 年全球约有 3 650 万人患有痴呆症,平均每 4 秒就有一例确诊。[16] 2010 年,世界卫生组织统计,全球每年用于痴呆症的花费约为604 亿美元[15]。神经退行性疾病的医疗并发症常见,患者住院次数相比同龄人更为频繁、治疗时间更长,给社会和家庭带来了巨大的经济负担。随着疾病进展,家人和护理人员必须经常抛下工作来照顾病人,而病人对护理水平和其他辅助设施的需求也逐渐提高。这些费用将会随着人口老龄化而持续增长;患有痴呆的人数预计每 20 年翻一番,2030 年将会达到 6 570万[15]。虽然不同的流行病学研究报道的疾病发病率不同,但没有任何一个种族、国家、性别或社会经济阶层可以避免神经退行性疾病发生的风险。

在任何年龄段,AD 都是最常见的神经退行性疾病,但在 65 岁以下人群中所占比例不同。一项英国人群研究显示,65 岁以下的年轻患者中,AD 仅占精神分裂症病因的 34%,其他病因如代谢、中毒或全身性疾病等更常见。但即使在精神分裂症中,AD 仍是最常见的病因,其次为血管性痴呆、额颞叶痴呆(frontotemporal dementia,FTD)和路易体痴呆(dementia with Lewy body,DLB)。这与 65 岁以上人群相同,而 DLB是 65 岁以上患者痴呆症的第二大病因。虽然缺乏早老性痴呆相关的流行病学研究,但英国有一项研究表明,30~65 岁人群的总体患病率为 54 例/10 万人;日本的一项研究显示,18~65 岁的人群总体患病率为 43例/10 万人。老年人群仍是疾病的发病主体,估计 65岁时患病率 1%~2%,80 岁时 10%~15%,90 岁人群则高达 40%[1]。

## 1.3　临床路径

神经退行性疾病定义为可发生在中枢神经系统任何部位的神经元丢失,包括皮质和皮质下区域、脑干、小脑和脊髓。正是神经元丢失部位的不同决定了临床表现不同,不仅是病人及其家属注意到的,还包括我们从病史和体格检查中看到的表现。无论病变部位是损伤或萎缩,都可在图像中显示,与发生的功能缺失一致。

对神经退行性疾病患者的临床路径包括病人主诉中最初的和最重的症状。患者的主诉和表现多种多

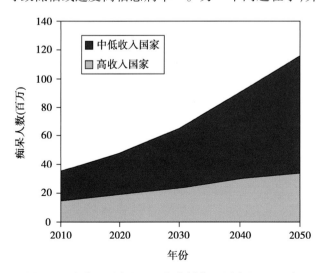

**图 1.5**　高收入国家(HIC)和中低收入国家(LMIC)痴呆人数的增长

**表 1.1　认知和运动主诉,实例和鉴别诊断**

| 主诉 | 症状 | 可能的综合征 |
|---|---|---|
| **认知** | | |
| 行为或性格 | 行为异常,社交减少,情绪低落,修饰行为减少,心理紧张,幻觉 | FTD,DLB,CBS,HD,PDD,CJD,vitamin deficiency,toxins,VaD,AD |
| 执行技能 | 烹饪,多任务,使用计算机,记账,判断障碍 | FTD,later-stage AD,PDD,ALS |
| 视觉空间 | 无法面部识别、认路、正确看待事物、判断距离 | PCA,AD |
| 记忆力 | 重复提问,忘记约会,对事件或节目/电影无记忆 | AD,PD,DLB,PDD,VaD,vitamin deficiencies |
| 注意力 | 不注意听讲,走进房间,但不记得为什么/想要什么,容易分心 | TBI,PDD,DLB,CJD,NPH |
| 语言能力 | 言语失用,拼写和/或语法错误,命名不佳,理解能力下降,言语犹豫,严重的表达困难 | PPA[PNFA,SD,LPA],CBS,PSP |
| 实践能力 | 无法按顺序完成任务,无法按正确顺序完成多步骤任务,无法正常使用手脚和工具 | CBS,AD,PD,HD,PCA |
| **运动** | | |
| 不稳/共济失调 | 协调以下任何或所有方面的问题:言语,手臂,腿,步态,躯干,眼球运动 | 维生素缺乏,重金属中毒,毒素,SCA,HD,NPH,PD,PSP,DLB,VaD,MSA |
| 异常动作 | 肢体抖动,震颤,肢体或身体抽搐(肌阵挛),异常姿势 | HD,CBS,PD,CJD,SCA,维生素缺乏,重金属,中毒 |
| 运动减少/运动功能减退 | 蒙面,手臂摆动减少,自发运动减少;缓慢移动或说话,小步走 | PD,PDD,DLB,PSP,CBS,VaD,重金属 |
| 肌无力/易跌倒 | 上下楼梯困难,从椅子上站起来、后仰困难,难以举手和抓住物体 | VaD,PSP,PD,NPH,ALS,SCA,HD,MSA,维生素缺乏,中毒 |
| 延髓起病 | 固体或液体吞咽困难,舌头无力,呕吐或咳嗽反射减少,声音改变(嘶哑或安静),情绪异常 | VaD,ALS,MSA |

缩写:AD,阿尔茨海默病;ALS,肌萎缩侧索硬化;CBS 皮质基底综合征;CJD,克-雅病;DLB,路易体痴呆;FTD,额颞叶痴呆;HD,亨廷顿病;LPA,logopenic 失语症;MSA,多系统萎缩;NPH,正常压力性脑积水;PCA,后皮质萎缩;PD,帕金森病;PDD,帕金森病伴痴呆;PNFA,进行性非流利性失语症;PSP,进行性核上性麻痹;SCA,脊髓小脑性共济失调;SD,语义痴呆;VaD,血管疾病。

样,但无论表现为急性、亚急性或慢性,症状都倾向于渐进性,但部分复发和缓解,部分趋于平稳。因为我们要处理中枢神经系统中神经元的缺失,所以希望主诉主要涉及一个或多个认知功能或运动功能;包括在这广义分类中的各种功能障碍,作为临床医生,我们知道是由大脑某一特定部位的损伤所引起,但患者不一定知道记忆和注意力分别属于解剖学上两个不同的部位,也不知道病情不稳定并不总是衰弱的信号。(▶表1.1)主诉通常很多,而且逐年累积,当这些症状首次出现时,常被患者或家属忽视或认为不相关,所以必须获得详尽的病史、完整的治疗史、家族史以及社会史,包括生活暴露和先前的认知功能水平。检查病人时,临床医生倾向于关注主诉的相关脑区,但一个总体全面的神经和精神测试也是必须获得的。临床医生必须认识到,许多疾病可能表现为非特异性的记忆衰退或认知减退,寻找其他的神经系统征象有助于缩小鉴别诊断范围,这点很重要。例如,痴呆伴共济失调可能会引导临床医师考虑到脊髓小脑性共济失调、副肿瘤性疾病、酒精性痴呆、多发性硬化症、朊病毒病和其他疾病(▶图1.6)[17]。以上思路有助于指导进一步检查。

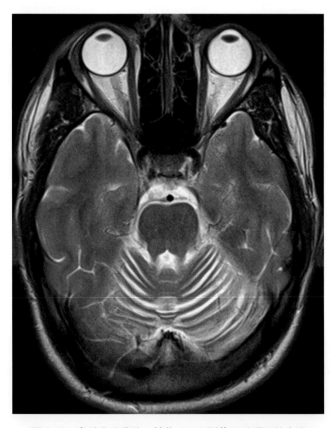

**图 1.6**　脊髓小脑萎缩。轴位 T2WI 图像显示明显的小脑叶状结构,提示小脑萎缩,脑桥形态和信号强度正常

总体来说,若患者年龄大于 65 岁,临床怀疑是 AD 等原发神经退行性疾病,仅可作为临床诊断,必须完善一些基本的实验室检查,包括全血细胞计数、血生化(全代谢组)维生素 $B_{12}$ 和促甲状腺激素[18],也需要头颅

CT 或 MRI 等影像检查。如果患者更年轻或者对诊断有疑问,应做进一步检查(▶图 1.7)。必须强调,应通过适当的实验室检查、脑电图、肌电图、睡眠和影像学检查来确定或排除引起患者症状的其他可能原因。

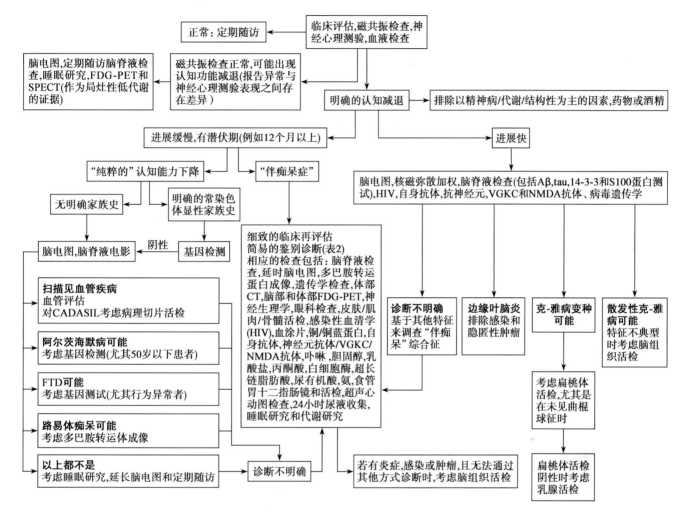

图 1.7　精神分裂症的评估和调查流程图。该算法概述了精神分裂症患者的诊断方法;仅作为一般指南。在遗忘性精神分裂症中,一线基因检测针对淀粉样前体蛋白(APP),早老素-1(PSEN1),早老素-2(PSEN2)和朊病毒。在行为病例中,一线测试针对 *MAPT*(尤其 MRI 上有对称性萎缩时)和颗粒体(GRN,特别当萎缩不对称时)。缩写:Aβ,淀粉样蛋白 β;CADASIL,伴皮质下梗死和脑白质病的常染色体显性遗传性脑动脉病;FDG,氟脱氧葡萄糖;FTD,额颞叶变性;SPECT,单光子发射计算机断层成像。VGKC,钾离子通道。(Used with permission from Rossor MN, Fox NC, Mummery CJ, Schott JM, Warren JD. The diagnosis of young-onset dementia. Lancet Neurol 2010;9:802.)

然而,收集完整的临床数据往往胜过我们所做的任何检查,而病理或遗传学证据只有等待所有家庭成员同意后,才能获取来证实临床怀疑。希望我们能更加合理的使用成熟的工具,并不断创新,更早地对疾病做出更明确的诊断。目前,研究转向以治疗为目的的疾病早期诊断,必须开发新的工具来正确识别病人并将病人分组研究。

无论是当前或未来,神经影像学检查都是一个非

常强大的工具,可作为病理学的替代检查,不仅在大体病理水平进行定量的测量,而且逐渐将成为疾病组织病理学的活体标志。相比病理,它有很多优势:影像可显示大脑不同部位的功能或者功能缺失;通过多次采集纵向观察,可显示病变随时间的变化(▶图 1.8);甚至影像研究能在患者出现临床症状之前定量评价大脑各区域的萎缩程度,如轻度认知功能障碍;在客观反映治疗效果方面,影像也具有很大潜力。

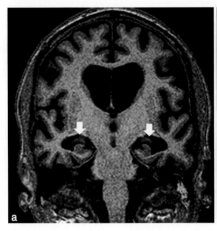
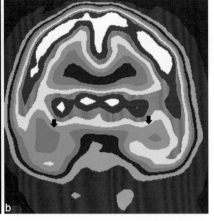

图1.8 阿尔茨海默病。冠状位 T1WI 成像显示双侧海马的严重萎缩（箭），轻度的额颞叶萎缩。冠状位 PET 图像显示内侧颞叶摄取减低，显示典型阿尔茨海默病的代谢减退

## 1.4 病理

全面的病史和检查将会大大简化诊断，有经验的临床医生总能够知道是什么疾病引起了这些症状，或者还缺少扫描信息，应该通过特定的检测确定诊断。神经退行性疾病对于患者及其家庭是毁灭性的，患者对病情的不自知更增加了困难。当然也存在临床症状和体征的彼此重叠，随着病情的进展，更多的脑区被疾病累及和损害，彼此间连接缺失，使这种重叠更加明显。

这种奇怪的同质性或异质性现象也同样存在于病理。导致疾病的神经元缺失可由多种不同的病理过程引起，如异常蛋白质积聚、血管损伤、炎症、维生素缺乏、中毒、感染或者多因素联合，以上因素最终导致产生疾病的病理学改变。随着疾病的发展，病理上出现神经元和突触的消失、层状海绵样变（laminar spongiosis）和星形胶质细胞增生[19]，其致病因子可能不明显。总的来说，每种疾病往往存在特定的萎缩区域，如额颞叶变性在活体影像及尸检中均可看到额叶和/或颞叶的萎缩（▶图1.9）；

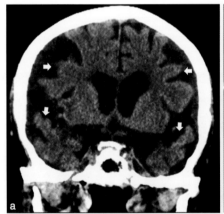
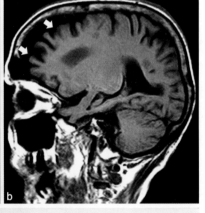
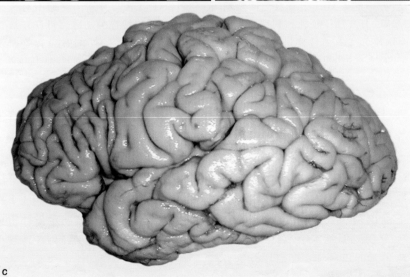

图1.9 额颞叶痴呆。(a) 冠状位 CT 图像显示双侧额叶和颞叶严重萎缩（箭），伴脑脊液间隙明显扩张。(b) 矢状位 T1WI 显示选择性的额叶萎缩，顶叶和枕叶正常。(c) 病理证实的额颞叶痴呆患者的大体病理表现。箭表示额叶萎缩 (a,b)。(parts used by permission from Jennifer W. Baccon, MD, PhD, Penn State Hershey Medical Center.)

在疾病早期,不同脑区受累程度不同,受影响最大的脑区决定其临床亚型,如优势侧额叶重量和体积的显著下降将会出现进行性非流利性失语;随着疾病的进展,萎缩会逐渐累及全脑,而初始脑区受累往往最为严重。

许多神经退行性疾病在病理上存在特定的蛋白质积聚类型和分布特征,临床表现相似的疾病可能有完全不同的内在病理特征,典型例子就是"帕金森叠加综合征"的进行性核上性麻痹,其临床表现与原发性帕金森病的锥体外系性强直、运动迟缓和步态障碍相类似。尽管该病也常有痴呆、延髓性麻痹和特征性的核上性眼肌麻痹,但这些症状并不总是存在,或仅在初期出现[14-15]。该病临床上很容易与帕金森病混淆[20],但尸检病理,帕金森病显示为中脑多巴胺能细胞的缺失,并出现由 α-突触核蛋白构成的路易小体沉积物。而进行性核上性麻痹虽然也存在中脑神经元的缺失和黑质色素缺失,但 tau 蛋白是其特征性的病理改变(►图 1.10)。相反,部分疾病具有相同病理,但临床表现差别很大,如 ALS 或 FTD,患者具有相同的 TDP-43 病理特征。这些疾病也可能有相同的 C9ORF72 基因突变[21]。但是,并非所有的 ALS 或 FTD 患者都有这种病理改变,例如,部分 FTD 患者显示 tau 蛋白沉

积,而其他家族性 ALS 则表现为胞内超氧化物歧化酶的聚集体[22]。蛋白质病理和分布的差异使许多原发性神经退行性疾病的确诊成为可能,并有助于部分疾病的鉴别和重新定义(►图 1.11)。病理学仍然是许多原发性神经退行性疾病确诊的金标准,但并非所有的

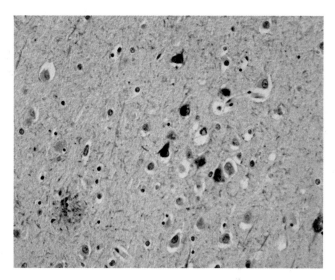

图 1.10　tau 蛋白免疫组织化学染色。(Pathology slide used bypermission from Jennifer W. Baccon, MD, PhD, Penn State Hershey Medical Center)

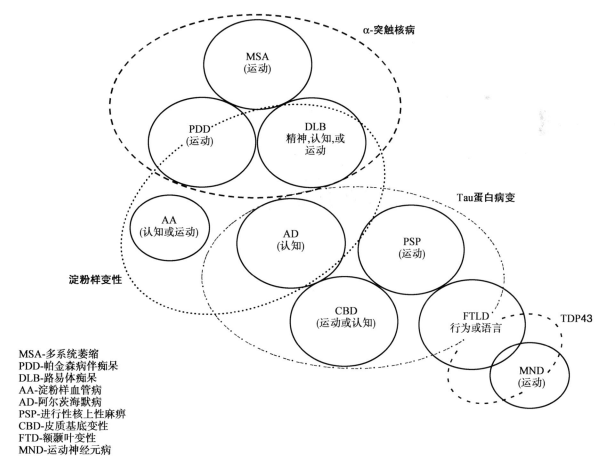

MSA-多系统萎缩
PDD-帕金森病伴痴呆
DLB-路易体痴呆
AA-淀粉样血管病
AD-阿尔茨海默病
PSP-进行性核上性麻痹
CBD-皮质基底变性
FTD-额颞叶变性
MND-运动神经元病

图 1.11　神经退行性疾病的临床和病理描述之间的重叠:一些蛋白质病和临床疾病

神经退行性疾病都是由异常的蛋白质蓄积和沉积引起,也并非都带有病理可识别的"蛋白质印记"。部分神经退行性疾病由感染、炎症或由直接毒素损伤或间接缺血、缺氧造成的神经元死亡所致,也可由其他不明原因的疾病、有害物质摄入或遗传功能的缺失造成。总之,病理学改变多样。

## 1.5　遗传

　　尽管知道部分神经退行性疾病存在遗传的可能,如亨廷顿病,且绝大多数以常染色体显性方式遗传,但直到 20 世纪 80、90 年代,基因定位才得以实现。如前所述,亨廷顿病是首个被发现致病基因的退行性疾病。自此,致病、易感或保护基因的发现为我们理解和研究疾病提供了一种全新的方式。对非遗传学工作者而言,了解疾病背后的遗传学基础非常重要。尽管存在一些高外显率的病例,但并不总是像 X 基因缺陷导致 Y 疾病这么简单。在亨廷顿病和脊髓小脑性共济失调等疾病中,基因突变导致了疾病(▶ 表 1.2)。其他基因,如位于 21 号染色体的 *APP* 基因或位于 14 号染色体的早老素 1 基因( *presenilin1* ),均可导致罕见类型的家族性 AD,占所有 AD 病例的不足 5%。这些基因也以常染色体显性方式遗传。部分已知致病基因的携带者并不一定发病,或可导致改良的疾病,例如颗粒蛋白前体突变所致的 FTD,随突变基因携带者的年龄增加,其发病率提高,但不是 100%外显。还发现部分基因似乎具有致病风险,如载脂蛋白(Apo)*E4* 和 AD 的关系。每人都有两组相同的 *ApoE*,它有三种形式: *E2*、*E3* 和 *E4*,具有 *ApoE4* 基因拷贝的人患 AD 的风险增加,若携带两组 *ApoE4* 基因,发病风险更甚,且易于在较早年龄发病[14];但类似创伤性脑损伤、胰岛素抗性、脑血管病和吸烟,这些仅仅是诸多致病风险因素中的一种,与 AD 发病并无必然联系。携带两组 *ApoE4* 基因且有痴呆症的患者不一定患有 AD,反之亦然:部分 AD 患者甚至不携带 *ApoE4* 基因。但是,对于小部分神经退行性疾病,基因检测可以提供明确的诊断,对"谁会患病、为什么患病"这些问题的认识,基因可能发挥着比我们现在所知的更大作用。

**表 1.2　部分既定神经退行性疾病的遗传学概述**

| 疾病 | 基因 | 蛋白质 | 染色体 | 遗传 |
|---|---|---|---|---|
| 阿尔茨海默病 | *APP* | A-β 前体 | 21 | 显性 |
| | *APOE* | 载脂蛋白 E | 19 | 风险因素 |
| | *PSEN1* | 早老素 1 | 14 | 显性 |
| | *PSEN2* | 早老素 2 | 1 | 显性 |
| 帕金森病 | *SNCA* | α-突触核蛋白 | 4 | 显性 |
| | *PRKN* | Parkin | 6 | 隐性 |
| | *DJ1* | DJ-1 | 1 | 隐性 |
| | *PINK1* | PTEN 诱导的激酶 1 | 1 | 隐性 |
| | *LRRK2* | 富含亮氨酸的重复激酶 2;dardarin | 12 | 显性 |
| FTD | *MAPT* | 微管相关蛋白 tau | 17 | 显性 |
| | *PRG* | 颗粒蛋白 | 17 | 显性 |
| 伴有 IBM 和早期 Paget 病的 FTD | *VCP* | 含缬酪肽蛋白 | 9 | 显性 |
| FTD 和 MND | *C9ORF72* | C9ORF72 编码蛋白(未知) | 9 | 显性 |
| ALS | *SOD1* | 超氧化物歧化酶 1 | 21 | 显性和隐性 |
| 亨廷顿病 | *ALS2* | Alsin | 2 | 隐性 |
| 脊髓小脑性 | *HTT* | Huntingtin | 4 | 显性 |
| 共济失调 | *ATXN* Ⅰ、Ⅱ 和Ⅲ | 紫杉素 1、2 和 3 | 分别为 6,12,14 | 显性 |
| Wilson 病 | *ATP7B* | P 型 ATP 酶 | 13 | 隐性 |
| 朊病毒 | *PRNP* | Prion 蛋白 | 20 | 显性和风险因素 |
| CADASIL | *NOTCH3* | 神经源性基因缺损同源蛋白 3 | 19 | 显性 |
| CARASIL | *HTRA1* | HTRA 丝氨酸蛋白酶 | 10 | 隐性 |

缩写:ALS,肌萎缩性侧索硬化;ATP,腺苷三磷酸;CADASIL,伴皮层下梗死和白质脑病的常染色体显性遗传性脑动脉病;CARASIL,伴皮层下梗死和白质脑病的常染色体隐性遗传性脑动脉病;FTD,额颞叶痴呆;IBM,包涵体肌炎;MND,运动神经元病。

## 1.6 总结

在脑海中形成这样一个思路相当重要,但更重要的是不要僵化的局限于现在关于神经退行性疾病的分类。随着我们对每种疾病更深入的了解,疾病的定义和我们的理解也在发生变化,综合现有和新的知识,将形成更开阔的思维模式,当然,这也取决于我们看待疾病的视角。临床医师、遗传学家、病理学家、放射学家、分子生物学家和化学家们分类和理解疾病的方式完全不同。只有通过多学科的各方努力,才有望更好地理解这些疾病,更好的治疗越来越多的患者,并与患者进行交流。本书旨在从神经影像学的角度更好地理解神经退行性疾病。各章节按疾病排序,每种疾病都有一个简要的讨论,包括影像学方面最新的认识,除影像以外,还将讨论每种疾病的检测方法、检测目的及预期结果,并探讨新的科研和临床方法。

## 参考文献

[1] McKhann GM, Knopman DS, Chertkow H et al. The diagnosis of dementia due to Alzheimer's disease: recommendations from the National Institute on Aging-Alzheimer's Association workgroups on diagnostic guidelines for Alzheimer's disease. Alzheimers Dement 2011; 7: 263–269

[2] Leeds NE, Kieffer SA. Evolution of diagnostic neuroradiology from 1904 to 1999. Radiology 2000; 217: 309–318

[3] Albert ML, Mildworf B. The concept of dementia. J Neurolinguist 1989; 4: 301–308

[4] Pearce JMS. Aspects of the history of Parkinson's disease. J Neurol Neurosurg Psychiatry 1989; 52 Suppl: 6–10

[5] Goetz CG. The history of Parkinson's disease: early clinical descriptions and neurological therapies. Cold Spring Harb Perspect Med 2011; 1: a008862

[6] Henry JM. Neurons and Nobel Prizes: a centennial history of neuropathology. Neurosurgery 1998; 42: 143–156

[7] Mast H, Tatemichi TK, Mohr JP. Chronic brain ischemia: the contributions of Otto Binswanger and Alois Alzheimer to the mechanisms of vascular dementia. J Neurol Sci 1995; 132: 4–10

[8] Graeber MB, Kösel S, Egensperger R et al. Rediscovery of the case described by Alois Alzheimer in 1911: historical, histological and molecular genetic analysis. Neurogenetics 1997; 1: 73–80

[9] Pan XD, Chen XC. Clinic, neuropathology and molecular genetics of frontotemporal dementia: a mini-review. Transl Neurodegener 2013; 2: 8

[10] Snowden JS, Neary D, Mann DM. Frontotemporal dementia. Br J Psychiatry 2002; 180: 140–143

[11] Hornykiewicz O. A brief history of levodopa. J Neurol 2010; 257 Suppl 2: S249–S252

[12] Colosimo C, Bak TH, Bologna M, Berardelli A. Fifty years of progressive supranuclear palsy. J Neurol Neurosurg Psychiatry 2014; 85: 938–944

[13] Daroff RB. Progressive supranuclear palsy: a brief personalized history. Yale J Biol Med 1987; 60: 119–122

[14] Bertram L, Tanzi RE. The genetic epidemiology of neurodegenerative disease. J Clin Invest 2005; 115: 1449–1457

[15] Prince M, Bryce R, Albanese E, Wimo A, Ribeiro W, Ferri CP. The global prevalence of dementia: a systematic review and metaanalysis. Alzheimers Dement 2013; 9: 63–75, e2

[16] World Health Organization. Dementia: a public health priority. http://apps.who.int/iris/bitstream/10665/75263/1/9789241564458_eng.pdf. 2012

[17] Rossor MN, Fox NC, Mummery CJ, Schott JM, Warren JD. The diagnosis of young-onset dementia. Lancet Neurol 2010; 9: 793–806

[18] Galasko D. The diagnostic evaluation of a patient with dementia. Continuum (Minneap Minn) 2013; 19 2 Dementia: 397–410

[19] Duyckaerts C. Neuropathologic classification of dementias: introduction. In: Duyckaerts C, Litvan I, eds. Handbook of Clinical Neurology. Vol 89 (3rd Series) Dementias. New York, NY: Elsevier; 2008; 147–159

[20] Bower JH, Dickson DW, Taylor L, Maraganore DM, Rocca WA. Clinical correlates of the pathology underlying parkinsonism: a population perspective. Mov Disord 2002; 17: 910–916

[21] Hsiung GY, DeJesus-Hernandez M, Feldman HH et al. Clinical and pathological features of familial frontotemporal dementia caused by C9ORF72 mutation on chromosome 9p. Brain 2012; 135: 709–722

[22] Mackenzie IR, Bigio EH, Ince PG et al. Pathological TDP-43 distinguishes sporadic amyotrophic lateral sclerosis from amyotrophic lateral sclerosis with SOD1 mutations. Ann Neurol 2007; 61: 427–434

# 第二部分
## 成像技术

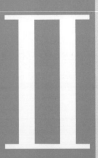

# 第2章 痴呆的结构成像

Sangam G. Kanekar，Vijay Mittal

痴呆（dementia）一词源自拉丁文"远离心灵"的意思，它包括很多疾病，根据致病原因分为可逆或不可逆。对临床医生来说，痴呆的诊断仍然极具挑战性，因为不同疾病的患者可以有类似的体征和症状。随着研究的进展，治疗变得越来越特异，因此准确的诊断至关重要。幸运的是，目前断层成像已经取得了很大的发展，并已证明是非常有价值的诊断工具。结合临床症状和体征，结构性成像可明确痴呆病因，进而特异性治疗。

关于痴呆常规成像，最具争议的问题是成本和病例管理。据粗略估计，在不久的将来，每年用于痴呆诊断的影像学检查费用将高达 3.5 亿~7 亿美元[1-3]。如果常规影像仅仅作为"排除"而非诊断工具，其使用率会下降；而且许多影像表现模棱两可，不会显著改变患者的治疗，例如，皮质萎缩的头颅 CT 表现就存在这样的问题，因为萎缩的程度不同，可能与无疾病状态有重叠[4]。最后，采用[18]F 脱氧葡萄糖的细胞和功能成像、锝-六甲基丙烯胺肟 SPECT 灌注研究和功能磁共振成像（functional MRI，fMRI），包括灌注 MRI、血氧水平依赖 fMRI 和 MRI 波谱，都是非常有限且昂贵的资源；上述功能和细胞学成像虽然是帕金森综合征等许多疾病早期诊断最敏感的工具，但由于有限的可及性和高成本，难以普及[5]。

但是，结构成像不仅仅用于排除诊断，还可提供有价值的诊断信息。尽管对于常规影像的不确定性仍存在争议，但 CT 鉴别正常个体与真性痴呆的诊断准确性超过 89%[6]，特异性超过 95%[7]。确定为假性痴呆或抑郁症痴呆表型，意味着患者易于治疗。另外，MRI 已成为一种更加特异和敏感的检查手段，提供更优的诊断效能。例如，它能够量化灰白质结构[8]，定量测量海马体积，而海马体积不仅在阿尔茨海默病（Alzheimer's disease，AD）的诊断上具有高度特异性[9,10]，还与临床进展相关[4]。

虽然常规临床扫描还不能使患者直接受益，但基于对各种病理过程和脑解剖结构早期影像改变的长期积累，有助于在临床早期识别异常，指导高危患者接受有针对性的治疗并从中获益，这在尸检是根本不可能的。例如，我们在鉴别 AD、正常压力脑积水（normal pressure hydrocephalus，NPH）和小血管病变上的认识在不断深入，而三者的临床转归和治疗各不相同。我们对小血管疾病，即所谓的"未确定"高亮信号的认识已经扩展，认识到这些脱髓鞘区域与患者反应时间延迟或跌倒等临床体征相关。此外，MRI 可以区分慢性微血管病与急性皮质下梗死[11]。

## 2.1 成像模式

十年前，对于痴呆或可疑神经退行性疾病，影像的作用主要局限于排除可治疗的（可逆）痴呆原因，如肿瘤、硬膜下血肿、感染或中风。随着技术的进步，神经影像能够在结构和功能上识别细微的脑部变化，其作用已发生改变（▶图 2.1）。虽然影像在鉴别痴呆的可逆和不可逆原因方面仍发挥着主要的作用，但可逆性原因仅占痴呆病因的 1% 左右，其作用相对局限。而如今，神经影像学可帮助区分和分类痴呆的各种不可逆原因，这一点更为重要，因为在治疗和预防各种类型痴呆的药物、行为和认知疗法方面取得了一致的进展。大多数功能性技术都是新的，尚未被广泛使用或理解，它们在神经退行性疾病诊断中的作用也尚未被临床实践所证实；相比之下，结构成像更易于获取和解释。临床诊断标准的发展提高了诊断的准确性，但这些标准还远未完善。例如，AD 诊断标准的准确性有限，且依赖于临床中心的专业水平，其特异性在 76%~88%，敏感性为 53%~65%。更新的结构和功能成像技术可以早期发现和确诊多种痴呆症，帮助临床医生制定治疗计划并理解疾病的遗传和预后，从而与患者及其家属更好地沟通。

### 计算机断层成像与磁共振成像

相比 MRI，CT 快速且相对便宜，其临床价值在于排除疾病而非诊断。CT 依赖于容积变化，而 MRI 增加了软组织信息，据此放射科医师能够准确地评估疾病特征[12]。除了基本的轴、矢、冠状位的 T1WI、T2WI 图像，梯度回波 T2*成像和 3D T1WI 容积成像在神经退行性疾病评估中也发挥着重要作用，而分子和细胞成像技术，如扩散张量成像、铁定量技术、磁共振波谱和灌注技术，可进一步提高诊断的敏感度和特异度。

T1WI、T2WI 用于评估脑内大体解剖结构，排除硬膜下血肿、占位性病变、脑积水或其他异常。T2WI 序

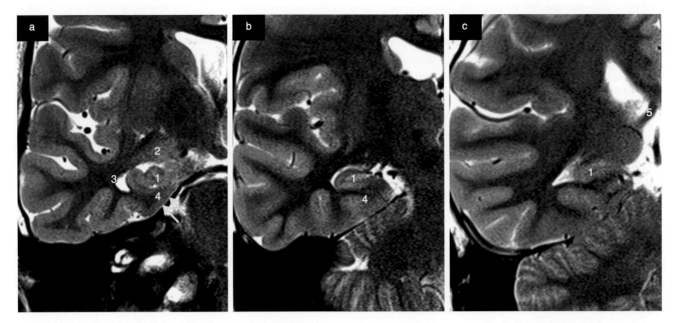

**图 2.1** 通过海马和内嗅皮层的冠状位 T2WI 磁共振成像。（a）海马头。（b）海马体。（c）海马尾。图片显示：（1），海马；（2）杏仁核；（3），颞角；（红色箭头），下部；（4），海马旁回；（黄色箭头），内嗅皮层；（5），穹窿。

列还对组织特性变化敏感，如组织损伤引起横向磁化矢量或 T2 值的衰减[12]。由于神经退行性疾病以细胞缺失、星形胶质细胞增生、小神经胶质细胞增生以及铁或其他顺磁性物质沉积为主要特征，T2 特性有助于疾病的评估。铁蛋白中的非血红素铁和含铁血黄素导致组织 T2 信号衰减，表现为 T2WI 低信号，T2*WI 梯度回波序列或磁敏感加权序列进一步提高了 MR 对脑内铁沉积所致信号变化的敏感性[12]。使用反转脉冲序列，T1WI 图像对比度得到改善，如高分辨 3D 磁化准备快速采集梯度回波序列（magnetization-prepared rapid acquisition with gradient-echo sequence，MPRAGE），该序列常用于大脑的容积分析。

简而言之，MR 结构成像在神经退行性疾病的评估中发挥着重要作用。在各种退行性疾病之间的鉴别以及与正常老化的鉴别上显示了极佳的效能；作为预后评估工具，可根据目前疾病的严重程度和范围评估临床进展的可能性；还可以随着时间推移连续检测，以作为疾病是否进展的指标。

## 2.2 基于体素的方法

大多数神经退行性疾病的一个主要病理改变是在疾病早期特定解剖结构的选择性萎缩，这些变化已经被组织病理学证实。不断有学者采用影像技术来量化特定部位的早期神经元丢失，以期提供可能的诊断。

目前有多种成像技术，从最简单的直径、面积和体积的定量测量，到最先进的基于体素的形态测量（voxel-based morphometry，VBM）、基于体素的弛豫测量（voxel-based relaxometry，VBR），后两者均需要高质量的 3D 全脑采样[13]。VBM 和 VBR 的目的是提供更好的灰/白质对比，确定皮质和深部灰质结构，并勾勒出脑脊液间隙（▶图 2.2）。所采用的序列和选层方式取决于不同机构及其使用的特定设备情况。

3D 容积成像复杂的处理技术能够忽略大体形状的差异，精确的表征大脑形状（基于形变的形态测量）和脑组织成分（基于体素的形态测量）。这些技术可以区分数据中的差异是由于形变造成或是解剖结构的差异。VBM 基于高分辨率 3D 数据集的配准，将数据集标化为特定研究模板，用于检测两组或更多组之间的体素差异[13-14]。标化以颅内容积为基础，已被证实可减少个体间差异并解释性别差异。VBM 涉及两组受试之间灰质、白质和 CSF 局部浓度在体素水平的比较，过程包括：图像的空间标准化、平滑、校正个体间脑回解剖的差异、然后基于体素水平分析数据，VBM 已显示出比常规二维结构测量更敏感。尽管手动分割耗时，且存在观察者自身和观察者间可靠性有限的问题，但它仍然是 AD 定量影像研究的金标准。相比之下，VBM 的优点在于自动化，无须专家手动勾画结构边界，并且不存在观察者自身和观察者之间的局限性。

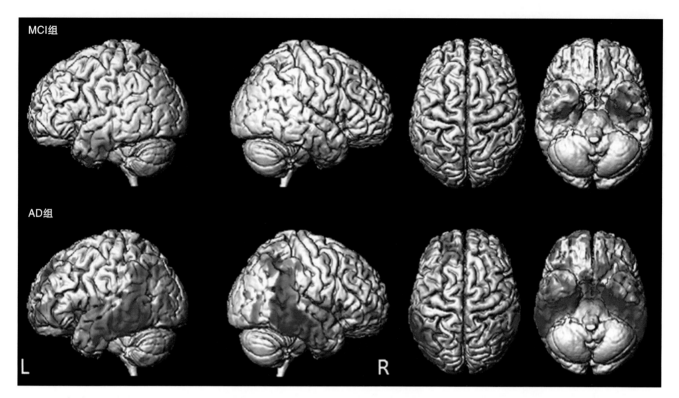

图 2.2　轻度认知功能损害（MCI）和阿尔茨海默病（AD）基于体素的形态测量（VBM）。在 MCI 中，灰质减低主要见于颞叶外侧和内侧基底部。AD 患者灰质减低更广泛，累及颞叶内侧、颞叶基底及外侧、顶叶新皮质、后扣带回、颞顶叶联合新皮质和前额叶皮质。L，左；R，右

## 2.3　年龄老化的结构成像

鉴别是年龄相关的正常生理变化或早期神经退行性疾病，这在临床和影像学上都极具挑战性。随着年龄的增加，在多种成像模式下正常的结构改变可能与神经退行性疾病有所重叠。老化的常见影像和病理学表现包括脑萎缩、白质病变、脑微出血、无症状性脑梗死和扩大的血管周围间隙。

各种断层影像学研究显示：随着年龄的增加，脑容量变小，尤其是年龄超过 55 岁的人。脑容量表示为脑组织占颅内容积的百分比。据报道，正常情况下脑容积减小的速率为每年 0.4%～0.5%[15]，海马容积减小的速率约每年 1.4%～1.6%，而 AD 为每年减少 4.7%[16]。

T2WI 白质高信号改变是老年人最常见的表现，主要是由于缺氧/缺血性损伤引起。T2*WI 梯度回波技术可以敏感识别微出血；据估计，在 60 岁及以上人群中微出血的患病率超过 20%，80 岁以上人群则增加到近 40%[17]；在老年人群中，微出血位于脑叶，这些脑叶出血与认知功能变差密切相关。最后，扩大的血管周围间隙可见于各个年龄段，随着年龄的增长变得更加突出，可与无症状脑梗死和白质高信号改变并存；扩

大的血管周围间隙被认为与认知障碍相关，而与白质改变和梗死无关。

## 2.4　结构成像在不可逆性痴呆中的作用

### 2.4.1　轻度认知功能损害

轻度认知功能损害（mild cognitive impairment，MCI）被定义为既往认知功能出现轻微但明确的下降，通过可靠的观察者和神经认知测试证实。根据 Petersen 及其同事的研究[18]，遗忘型 MCI 的诊断标准需要：（1）记忆下降的主诉，（2）日常生活中正常活动困难，（3）正常总体（非记忆）认知功能下降，（4）记忆评分异常，（5）没有痴呆症。50%～75% 的老年 MCI 患者发生 AD 的风险增加，因此，早期识别 MCI 至关重要。与正常对照相比，MCI 患者的海马和内嗅皮质出现显著的萎缩，但海马旁回、梭状回、颞上回未见明显差异。MCI 患者海马萎缩的严重程度（−12%～−14%）低于 AD 患者（−22%～−23%），内嗅皮质体积减小程度（−21%）低于 AD 患者（−38%）。将 VBM 方法应用于 MCI 和正常组，证实了海马、内侧颞叶、海马旁回和杏

仁核的萎缩,并揭示了体积差异。

## 2.4.2　阿尔茨海默病

AD 的主要病理特征是颞叶皮质神经元的缺失伴神经胶质增生、tau 蛋白聚积形成的神经原纤维缠结(neurofibrillary tangles,NFTs)、神经元颗粒变性、老年斑和主要由 β-淀粉样蛋白沉积形成的淀粉样血管病。NFTs 和神经纤维首先出现在旁嗅和内嗅区(海马旁回),随疾病进展密度逐渐增加,进而累及到海马、边缘系统、颞叶和顶叶皮质、最后是整个新皮质[20]。既往,AD 一直是通过神经精神测试做出的临床诊断,但在过去的十年中,神经影像学已成为一种更直接的诊断工具,其特异性改变可提示 AD 的诊断。

AD 的表现可以根据疾病的阶段大致分类。在最早的旁嗅阶段,体积变化主要局限于旁嗅和内嗅区,伴海马轻度受累;在边缘阶段,影像和病理改变累及海马结构的大部分、皮质下结构(丘脑、杏仁核)和前脑底部(▶图 2.3);在晚期阶段,存在广泛的皮质萎缩。这些变化可使用非容积测量的方式来表征,或使用容积测量的新技术来量化。

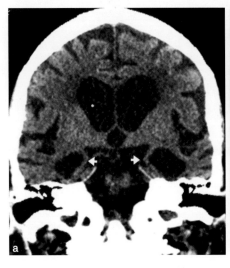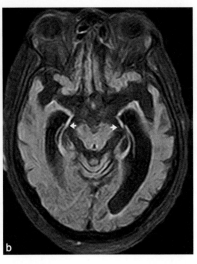

图 2.3　阿尔茨海默病。(a)冠状位计算机断层扫描图像显示杏仁核严重萎缩,伴有颞角扩张的海马结构明显萎缩。存在侧脑室扩张。(b)同一患者的轴位液体衰减反转恢复(FLAIR)图像显示双侧杏仁核和头部和海马体严重萎缩。

内侧颞叶的早期萎缩改变,包括海马结构的高度、脉络膜裂和颞角的大小,可以提示 AD 的存在。据报道,视觉评分诊断 AD 的准确率为 95%,高于海马体积测量 85% 的准确率[20]。鉴别 AD 与健康对照的敏感性和特异性分别为 85% 和 88%。

内嗅皮质比海马更早受到 NFT 的影响,更有潜力成为早期标志物,但在影像评估中这又是一个很有挑战性的领域。容积分析技术显示:AD 内嗅皮质容积比健康对照组减少 35%~40%[19]。部分专家认为,仅仅采用内嗅皮质容积测量诊断的准确性接近 100%,优于海马;然而,目前还存在争议。在 AD 中,海马神经元的萎缩与 NFT 病理高度相关,海马神经元总数减少的百分比与 NFT 阳性神经元的百分比相关,组织学容积测量同样发现,健康对照组和年龄相匹配的 AD 受试者之间的差异为 30%,与 MRI 容积研究有很好的相关性。

边缘阶段,顾名思义,是在边缘系统的各个部分出现 NFT 和萎缩性变化。杏仁核体积缩小 20%~33%,伴 T2 弛豫时间延长[19],T2 的变化被认为是由于组织中游离水含量的增加。萎缩性改变也可见于海马旁回(左侧>右侧)和颞回。纵向研究表明:与对照相比,痴呆患者的脑室迅速扩大、脑萎缩快速进展(▶图 2.4)。Fox 等人将自动化体内物质隔离方法应用于间隔 1 年获得的系列磁共振成像[21],显示:AD 组杏仁核体积损失的中位数为 12.3mL/年,对照组为 0.3mL/年。在 FDG-PET 扫描中,内侧颞叶和顶叶可见低代谢(▶图 2.5)。

## 2.4.3　非阿尔茨海默病性痴呆

### 额颞叶变性

额颞叶变性(frontotemporal degeneration,FTD)是痴呆的常见原因,特别是对于年龄小于 70 岁的患者。典型者年龄介于 45~65 岁。临床上,FTD 可分为三种类型:额颞叶痴呆、语义性痴呆和非流利性失语[22]。FTD 的病理特征是额颞叶皮质锥体神经元的广泛丢失、灰白质内严重的神经胶质增生、海绵状改变和胞浆内嗜银包涵体(Pick 小体)的存在。影像学在鉴别FTD 与其他神经变性改变方面发挥着重要的作用。FTD 以额叶和前颞叶萎缩为主,这点有助于与 AD 区别[23];FTD 三种不同类型在 MRI 上有不同的表现:

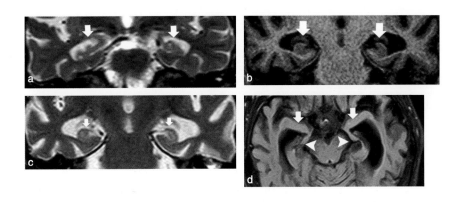

图2.4　阿尔茨海默病患者海马的连续变化。在（a）2004 年、（b）2006 年和（c）2008 年中，患有阿尔茨海默病的患者的系列冠状磁共振图像显示伴有颞角扩张的进行性海马萎缩（箭）。（d）2008 年研究的轴位液体衰减反转恢复（FLAIR）图像显示杏仁核（箭）严重萎缩并伴有颞角扩张的双侧海马结构萎缩（箭头）

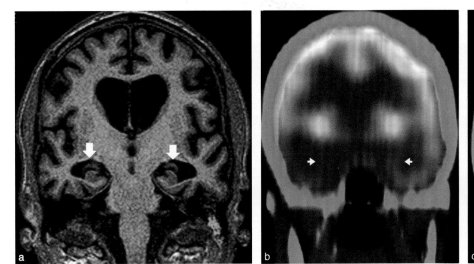
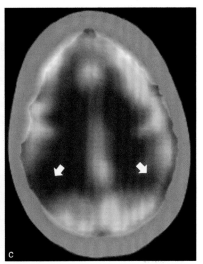

图2.5　阿尔茨海默病的磁共振成像和正电子发射断层扫描（PET）相关性。（a）冠状 T1 加权图像显示 71 岁男性中度萎缩的海马，伴有记忆力减退，是阿尔茨海默病的典型表现。（b）冠状和（c）轴位氟脱氧葡萄糖（FDG）-PET 图像显示在颞侧（冠状位箭）和顶叶（轴位箭）中双侧低摄取。

（1）额颞叶痴呆在临床上以行为障碍、反社会行为和主要累及额叶导致的去抑制为特征。萎缩主要影响额叶，疾病后期出现在颞叶前部（▶图 2.6）。（2）语义性痴呆通常表现为进行性加重的命名障碍，这主要是由于患者对语言理解和物体识别的长期记忆丧失，与 AD 不同，其短期记忆通常完整。结构影像显示额叶和颞叶的萎缩，颞叶更显著，并且通常不对称，左颞叶更显著。（3）进行性非流利性失语的特征是词语理解能力保持，但日常对话中有严重的中断、言语不流畅和语音错误。患者的 MRI 显示外侧裂周围区域的额叶和颞叶萎缩。特别是在颞上回前部，可见皮质脑回的明显变薄，呈现"刀刃"样外观（▶图 2.7）。

路易体痴呆

　　路易体痴呆是以神经元内 α-突触核蛋白包涵体（Lewy 小体）聚积为组织病理学标志的神经退行性疾病。患者表现为波动性的认知功能障碍、视幻觉、抑郁症和夜间躁动。抗多巴胺能和抗胆碱能精神抑制剂可使路易体痴呆患者出现不可逆的锥体外系症状，所以

正确的诊断至关重要。容积研究表明：灰质结构比白质结构更易受影响。常规 CT 和 MRI 虽无特异性，但表现为壳核和以枕叶为主的皮质萎缩[23,24]。

皮质基底节变性

　　皮质基底节变性（corticobasal degeneration，CBD）常发生于成年晚期，患者有不对称性的肢体失用、僵硬或运动不能，也可见严重的抑郁和认知能力下降导致痴呆。临床上，CBD 与 FTD 和进行性核上性麻痹（progressive supranuclear palsy，PSP）鉴别困难。尚无特异的影像学表现，但顶叶和尾状核的进行性萎缩倾向于 CBD（▶图 2.8）。大脑半球通常是不对称的，萎缩见于临床有症状肢体的对侧[25]。T2WI 像上壳核低信号以及运动皮层或皮层下白质的高信号变化也可见于 CBD[24]。CBD 的不对称性脑萎缩被认为可与 AD 鉴别。然而，这些结构性 MRI 异常中似乎没有一项与 CBD 诊断有关。

亨廷顿病

　　亨廷顿病是一种以舞蹈症和痴呆为典型表现的常

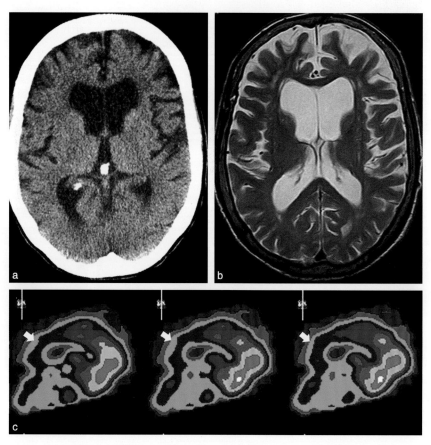

图 2.6　表现为行为障碍的额颞叶痴呆患者。轴位(a)计算机断层扫描和(b)T2WI 磁共振图像显示轻度额颞叶萎缩,不伴有枕顶叶。矢状面(c)单光子发射计算机断层成像显示额叶中的代谢减退(箭),其余脑实质中摄取正常

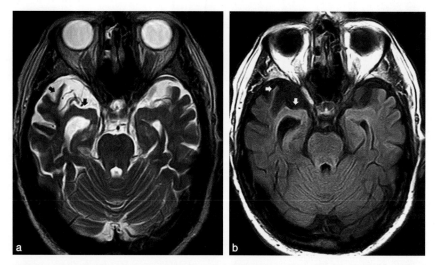

图 2.7　表现为非流利性失语的 61 岁额颞叶痴呆患者。轴位(a)T2WI 和(b)T1WI 图像显示双侧前颞叶严重萎缩,左侧比右侧严重。颞上回严重变薄,出现"刀片"征(T2 中的黑箭和 FLAIR 图像中的白箭)

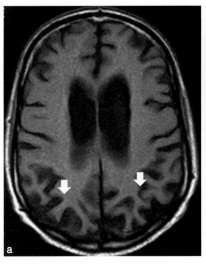
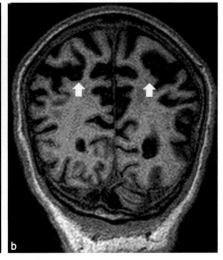

图 2.8　65 岁男性,皮质基底节变性。(a)轴位和(b)冠状 T1WI 显示顶叶(箭)的对称萎缩

染色体显性遗传性神经退行性疾病。典型的症状包括舞蹈症(全身性的、不自主、快速、不规则、抽动样动作)、思考能力的逐渐丧失和获得性智力障碍(痴呆)。亨廷顿病的神经变性主要影响基底节(特别是尾状核)和大脑皮质,其特征性影像表现为尾状核和纹状体的明显萎缩(▶图 2.9)[24];由于尾状核萎缩和脑室扩大,双尾状核与双额角比率较大;也可见弥漫性的脑

图 2.9　亨廷顿病。轴位 T2WI 显示尾状核头部(白箭)萎缩,侧脑室额角增大。右壳核略有萎缩(箭头)

容积减少,且以额叶最突出;灰质萎缩优先见于运动皮层、下丘脑和右侧中央小叶;幼年型亨廷顿病患者也可出现尾状核和壳核的 T2 高信号[25];Simmons 等[26]发现,壳核的萎缩(~50.1%)超过尾状核变化(~27.7%),而且壳核容积测量是比尾状核萎缩更敏感的显示轻度患者脑部异常的指标。数据还表明:使用 MRI 测量壳核容积是临床前亨廷顿病的最佳标志。

研究已表明,亨廷顿病患者壳核的萎缩首先发生,比尾状核萎缩的发展更快,尾状核萎缩在疾病晚期更为突出。

### 帕金森疾病

颅脑 MRI 技术比临床症状更容易区别各种帕金森疾病,其临床症状有太多重叠,但预后和管理不同[5]。帕金森疾病包括特发性帕金森病、多系统萎缩(multiple system atrophy,MSA)、PSP、CBD 和锰中毒所致帕金森综合征。

### 特发性帕金森病

特发性帕金森病(idiopathic Parkinson's Disease,IPD)是一种以静止性震颤、僵硬、运动迟缓、姿势不稳定为临床特征的运动障碍疾病,主要由黑质(substantia nigra,SN)致密带多巴胺能神经元的丢失所致[27,28]。病理特征包括 SN 致密带富含黑色素的多巴胺能神经元的丢失和蓝斑核、迷走神经背核黑色素细胞的丢失,也可见致密带反应性星形胶质细胞增生和胞浆内路易小体的聚积。40%~70% 的 PD 患者会发生痴呆,主要为皮质下痴呆,由多巴胺能不全造成。PD 痴呆患者主要表现为注意力缺陷和执行功能受损,而记忆障碍其次。在组织学上,相比 PD 无痴呆患者,PD 痴呆患者显示出更高浓度的路易小体聚积,主要在旁嗅和内嗅

皮质、海马体和杏仁体。

尽管早期PD的常规MRI通常正常，但它排除了继发性帕金森综合征的其他可能原因（包括血管疾病、脑积水和肿瘤）。在更高的磁场（3T）中，黑质致密带左右两侧的不对称可能是该病早期阶段的特征，尤其是有偏侧帕金森症状的患者。病程较长的PD患者可见SN致密带的变窄。正常宽度为4mm，而PD患者平均宽度为2.7mm[29,30]。进展期PD患者可表现出明显的SN异常，包括T2信号的增加或SN与红核间低信号的模糊。由于选择性神经元丢失，T2WI像上SN网状带的正常低信号减少或缺失。分段反转恢复比成像（segmented inversion recovery ratio imaging）可以显示SN/中脑比率显著降低，部分患者有轻度、非特异性的皮质和皮质下容积减少。

**多系统萎缩**

MSA以自主神经功能障碍、锥体束功能障碍和小脑共济失调为特征[31,32]，MSA-帕金森型（MSA-parkinsonism type，MSA-P）主要是由于黑质纹状体束的神经元丢失和胶质增生，MSA-小脑型（MSA-cerebellar type，MSA-C）以橄榄脑桥小脑束病变为主[5]。病理证实在胶质细胞胞浆内有包涵体。MSA常与PD混淆。

倾向于MSA-P的MRI结构成像表现为壳核的萎缩和信号改变。在T2WI，壳核低信号和壳核周缘高信号（"狭缝状"边缘）对应于神经元的丢失、铁沉积和胶质增生；壳核高信号边缘有助于鉴别MSA与IPD，但不能用于鉴别MSA与PSP、CBD。在3.0T上，T2WI壳核边缘的高信号被认为无特异性，可以是老年人的正常表现。壳核低信号不是MSA特有的，少数可见于IPD，因为二者都有铁沉积现象[33,34]。这些征象鉴别MSA-P与PD和健康对照的特异性较高，而敏感性不足，尤其是早期疾病阶段。梯度回波T2WI像中壳核的低信号和液体衰减反转恢复序列（fluid-at-tenuated inversion recovery，FLAIR）壳核边缘的高信号是鉴别IPD与MSA最准确的方法[35]。

MSA-C可累及儿童或老年人，以共济失调为首发症状，最初在腿部，然后到手臂和手，最后出现延髓性麻痹[5]。最初退变累及脑桥核，随后前向进展，退变到脑桥小脑束，小脑半球皮质重于小脑蚓。在疾病的后期，由于神经元丢失和胶质增生，下橄榄核失去正常的隆起。MRI显示脑桥萎缩伴下部扁平（正常隆起消失）（▶图2.10a）[36]，还可见小脑皮质（半球>小脑蚓）、MCP和下橄榄核的萎缩。脑桥神经元和横行脑桥小脑纤维的退变与周围实质的正常信号强度共同形成了脑桥轴位T2WI的典型"十字面包"征（▶图2.10b）[37]。MSA患者MCP的平均宽度（阈值为8mm）明显小于PD或对照组[38]。

**进行性核上性麻痹**

进行性核上性麻痹发生于成年人，以垂直性凝视麻痹、缓慢的垂直扫视、姿势不稳和频繁跌倒为特征。痴呆症状轻微，常见于疾病的晚期阶段。其组织学特征为主要位于基底节和脑干的tau阳性NFTs及胶质和神经元丢失[5]。PSP患者通常对多巴胺替代治疗反应不佳，因此鉴别PSP与其他形式的运动疾病很重要。

倾向于PSP的MRI结构成像表现包括：中脑、小脑上脚、丘脑和尾状核对称性进行性萎缩[39,40]，伴随第三脑室扩大和被盖萎缩，中脑信号增加。在矢状位图像上，中脑的上部轮廓扁平或凹陷被认为是PSP高度特异性的征象。中脑前后径减小，小于14mm被认为是鉴别PSP与其他类型的神经退行性帕金森综合征和健康对照组的最佳阈值[36,41]。PSP患者中脑萎缩的间接征象是"蜂鸟"征，对应于正中矢状位MRI图像中脑被盖（鸟头）和脑桥（鸟的身体）的形状[42]（▶图2.11）。视觉评估小脑上脚（superior cerebellar pedun-cle，SCP）萎缩以区分PSP与对照组和其他帕金森病

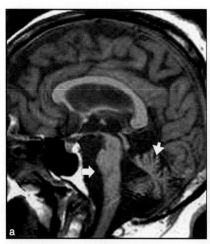
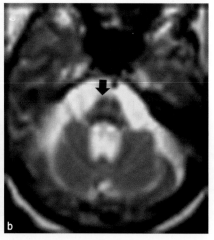

图2.10 多系统萎缩-小脑型（MSA-C）。橄榄脑桥小脑退变。（a）矢状位T1WI像和（b）T2WI像显示脑桥（白宽箭），小脑中脚和小脑半球（白细箭）萎缩。轴位T2WI像显示被称为"热交叉小圆块征"（黑箭）的脑桥纤维的经典十字形图案

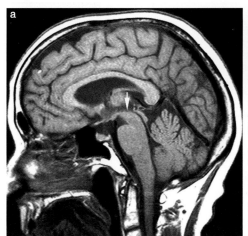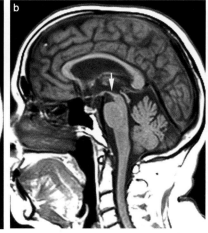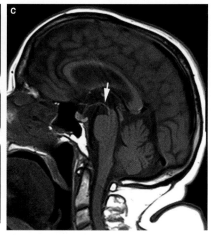

图2.11 进行性核上性麻痹(PSP)患者中脑的连续变化。(a)2009年矢状面T1WI像示中脑轻度萎缩,PSP早期改变。(b)2010年复查MRI,显示中脑上表面的轮廓凹面(白箭)。(c)2011年正中矢状面图像显示中脑萎缩,第三脑室扩张和脚间窝变宽,形成"蜂鸟"外观(白箭)

(包括MSA和PD)的敏感性为74%,特异性为94%。脑桥和中脑的比率和指数也用于PD、MSA和PSP间的鉴别,已经证实计算脑桥和中脑区域之间的比率可以区分PSP和PD、MSA-P或健康对照。Quattrone等人[43]提出了"MRI帕金森病指数(MRPI)",MPRI = (P/M)*(MCP/SCP),即脑桥与中脑的面积比乘以小脑中脚与小脑上脚的宽度比。PSP患者的MRPI值显著高于健康对照或PD和MSA-P患者。下橄榄、额叶和颞叶也可见萎缩性改变。额叶的萎缩以眶额部和内侧皮质为著,这可能有助于区分PSP与PD。额叶萎缩的程度与临床上行为障碍的水平相关,尾状核和脑干萎缩的程度与运动功能障碍的严重程度相关。

## 2.5 可逆性痴呆

影像在可逆性或可预防性痴呆各种原因的诊断和鉴别诊断方面起着重要作用。结合临床病史、体格检查、各种实验室检查和影像学检查,可以轻松确定可逆性痴呆的诊断。药物、营养不良、内分泌障碍、感染和炎症、血管问题和毒素是可逆性痴呆的一些常见原因。占位性病变,如硬膜下血肿、颅内或颅外肿块和NPH,作为可逆性痴呆的常见原因,可通过影像很容易的诊断,其影像学表现将在后续章节中详细讨论。由药物、营养异常或内分泌障碍导致的认知下降和痴呆,主要可根据临床病史、体格检查和实验室分析做出可疑或明确诊断。影像在可逆性痴呆疾病诊断中起着排除作用。

感染和炎症性疾病,如人类免疫缺陷病毒(human immunodeficiency virus,HIV)痴呆、克-雅病(Creu-tzfeldt-Jakob disease,CJD)、进行性多灶性白质脑病(progressive multifocal leukoencephalopathy,PML)、莱姆病(Lyme disease)和多发性硬化(multiple sclerosis,MS),结合影像、血液和CSF检查可以诊断。HIV痴呆(AIDS痴呆综合征)由HIV逆转录病毒直接感染中枢神经系统的巨噬细胞和小胶质细胞引起。随着高效抗反转录病毒治疗的出现,HIV痴呆的发病率显著下降。灰质和白质均可受HIV感染的影响,导致广泛的皮质萎缩及弥漫性双侧白质异常,以三角区周围白质和岛叶下白质最常见,也可进展为白质脑病,更加融合和弥漫。PML主要见于HIV感染或接受免疫抑制治疗的患者或患有血液系统恶性肿瘤的患者,是由Jamestown Canyon病毒的重新激活引起。CSF聚合酶链式反应(polymerase chain reaction,PCR)检测到JCV DNA可证实PML的诊断。然而,根据影像尤其是MRI异常的形态和分布可以做出PML的诊断。PML的诊断标志是多发性脱髓鞘病灶的存在,最初稀疏分布在皮质下白质中,也可见于皮质和深部灰质;病灶常为双侧、多发并涉及皮质下U形纤维;占位效应和出血少见,主要分布于顶叶、枕叶和额叶;病变强化和扩散受限不明显。CJD由蛋白酶抗性朊病毒蛋白引起,临床上表现为典型的三联征,即肌阵挛、进行性痴呆和脑电图的周期性尖波,组织病理学特征为神经元破坏、粒细胞星形胶质细胞增生、海绵状改变和朊病毒沉积。头颅MRI,异常信号最常见于灰质结构,包括大脑皮质、基底节和丘脑,表现为T2高信号且DWI弥散受限。变异型CJD在常规MRI序列上具有特征性表现,即丘脑枕征(pulvinar征),表现为T2WI和FLAIR序列上丘脑后部的对称性高信号。

引起痴呆的颅内占位性病变将在第 30 章和第 39 章中详细讨论。CT 或 MRI 等断层成像对这些疾病均敏感且有诊断意义。NPH 典型表现为与脑沟裂不呈比例的脑室扩张，结合临床典型的三联征表现，即痴呆、近期发作的步态失调和尿失禁，诊断很明确。颞角扩大，但无 AD 患者可见的海马萎缩；此外，与其他原因的脑积水相比，NPH 患者海马旁沟不受影响；放射性同位素脑池造影显示脑脊液流量减少，放射性示踪剂在大脑凸面蛛网膜下腔的延迟转运。常规影像学检查可确定 NPH，CSF 分流可使患者获益。

血管性痴呆是指由脑血管疾病和缺血性或出血性脑损伤引起的认知障碍，其病理生理学、病因、标准和影像学表现将在第 21 章和第 22 章中详细讨论。

# 参考文献

[1] George AE, de Leon MJ, Golomb J, Kluger A, Convit A. Imaging the brain in dementia: expensive and futile? AJNR Am J Neuroradiol 1997; 18: 1847–1850

[2] Schoenberg BS. Epidemiology of Alzheimer's disease and other dementing illnesses. J Chronic Dis 1986; 39: 1095–1104

[3] Clark RF, Goate AM. Molecular genetics of Alzheimer's disease. Arch Neurol 1993; 50: 1164–1172

[4] Golomb J, de Leon MJ, Kluger A, George AE, Tarshish C, Ferris SH. Hippocampal atrophy in normal aging: an association with recent memory impairment. Arch Neurol 1993; 50: 967–973

[5] Sitburana O, Ondo WG. Brain magnetic resonance imaging (MRI) in parkinsonian disorders. Parkinsonism Relat Disord 2009; 15: 165–174

[6] Le May M. CT changes in dementing diseases. AJNR Am J Neuroradiol 1986; 7: 841–853

[7] George AE, de Leon MJ, Stylopoulos LA et al. CT diagnostic features of Alzheimer's disease: importance of the choroidal/hippocampal fissure complex. AJNR Am J Neuroradiol 1990; 11: 101–107

[8] Rusinek H, de Leon MJ, George AE et al. Alzheimer's disease: measuring loss of cerebral gray matter with MR imaging. Radiology 1991; 178: 109–114

[9] Jack CR, Jr, Petersen RC, O'Brien PC, Tangalos EG. MR-based hippocampal volumetry in the diagnosis of Alzheimer's disease. Neurology 1992; 42: 183–188

[10] De Leon MJ, George AE, Golomb J et al. Frequency of hippocampal formation atrophy in normal aging and Alzheimer's disease. Neurobiol Aging 1997; 18: 1–11

[11] Ebisu T, Tanaka C, Umeda M et al. Hemorrhagic and nonhemorrhagic stroke: diagnosis with diffusion-weighted and T2-weighted echo-planar MR imaging. Radiology 1997; 203: 823–828

[12] Vernooij MW, Smits M. Structural neuroimaging in aging and Alzheimer's disease. Neuroimaging Clin N Am 2012; 22: 33–55, vii–viii

[13] Ashburner J, Friston KJ. Voxel-based morphometry—the methods. Neuroimage 2000; 11: 805–821

[14] Ashburner J, Friston KJ. Unified segmentation. Neuroimage 2005; 26: 839–851

[15] Enzinger C, Fazekas F, Matthews PM et al. Risk factors for progression of brain atrophy in aging: six-year follow-up of normal subjects. Neurology 2005; 64: 1704–1711

[16] Barnes J, Bartlett JW, van de Pol LA et al. A meta-analysis of hippocampal atrophy rates in Alzheimer's disease. Neurobiol Aging 2009; 30: 1711–1723

[17] Vernooij MW, van der Lugt A, Ikram MA et al. Prevalence and risk factors of cerebral microbleeds: the Rotterdam Scan Study. Neurology 2008; 70: 1208–1214

[18] Petersen RC, Smith GE, Waring SC. Ivnik RJ, Tangalos EG, Kokmen E. Mild cognitive impairment: clinical characterization and outcome. Arch Neurol 1999; 56: 303–308

[19] Glodzik-Sobanska L, Rusinek H, Mosconi L, et al. The role of quantitative structural imaging in the early diagnosis of Alzheimer's disease. Neuroimaging Clin N Am 2005; 15: 803–826, x

[20] Ohm TG, Müller H, Braak H, Bohl J. Close-meshed prevalence rates of different stages as a tool to uncover the rate of Alzheimer's disease-related neurofibrillary changes. Neuroscience 1995; 64: 209–217

[21] Fox NC, Freeborough PA, Rossor MN. Visualisation and quantification of rates of atrophy in Alzheimer's disease. Lancet 1996; 348: 94–97

[22] Tartaglia MC. Frontotemporal lobar degeneration: new understanding brings new approaches. Neuroimaging Clin N Am 2012; 22: 83–97, viii

[23] Keyserling H, Mukundan S, Jr. The role of conventional MR and CT in the work-up of dementia patients. Magn Reson Imaging Clin N Am 2006; 14: 169–182

[24] Gallucci M, Limbucci N, Catalucci A, Caulo M. Neurodegenerative diseases. Radiol Clin North Am 2008; 46: 799–817, vii

[25] Tokumaru AM, O'uchi T, Kuru Y, Maki T, Murayama S, Horichi Y. Corticobasal degeneration: MR with histopathologic comparison. AJNR Am J Neuroradiol 1996; 17: 1849–1852

[26] Simmons JT, Pastakia B, Chase TN, Shults CW. Magnetic resonance imaging in Huntington disease. AJNR Am J Neuroradiol 1986; 7: 25–28

[27] Hughes AJ, Daniel SE, Kilford L, Lees AJ. Accuracy of clinical diagnosis of idiopathic Parkinson's disease: a clinico-pathological study of 100 cases. J Neurol Neurosurg Psychiatry 1992; 55: 181–184

[28] Dexter DT, Wells FR, Lees AJ et al. Increased nigral iron content and alterations in other metal ions occurring in brain in Parkinson's disease. J Neurochem 1989; 52: 1830–1836

[29] Friehs GM, Ojakangas CL, Pachatz P, Schröttner O, Ott E, Pendl G. Thalamotomy and caudatotomy with the Gamma Knife as a treatment for parkinsonism with a comment on lesion sizes. Stereotact Funct Neurosurg 1995; 64 Suppl 1: 209–221

[30] Braffman BH, Grossman RI, Goldberg HI et al. MR imaging of Parkinson's disease with spin-echo and gradient echo sequences. AJNR Am J Neuroradiol 1988; 9: 1093–1099

[31] Quinn N. Multiple system atrophy—the nature of the beast. J Neurol Neurosurg Psychiatry 1989 Suppl: 78–89

[32] Geser F, Seppi K, Stampfer-Kountchev M et al. EMSA-SG. The European Multiple System Atrophy-Study Group (EMSA-SG). J Neural Transm 2005; 112: 1677–1686

[33] Kraft E, Schwarz J, Trenkwalder C, Vogl T, Pfluger T, Oertel WH. The combination of hypointense and hyperintense signal changes on T2-weighted magnetic resonance imaging sequences: a specific marker of multiple system atrophy? Arch Neurol 1999; 56: 225–228

[34] Lee EA, Cho HI, Kim SS, Lee WY. Comparison of magnetic resonance imaging in subtypes of multiple system atrophy. Parkinsonism Relat Disord 2004; 10: 363–368

[35] von Lewinski F, Werner C, Jörn T, Mohr A, Sixel-Döring F, Trenkwalder C. T2*-weighted MRI in diagnosis of multiple system atrophy: a practical approach for clinicians. J Neurol 2007; 254: 1184–1188

[36] Schrag A, Good CD, Miszkiel K et al. Differentiation of atypical parkinsonian syndromes with routine MRI. Neurology 2000; 54: 697–702

[37] Abe K, Hikita T, Yokoe M, Mihara M, Sakoda S. The "cross" signs in patients with multiple system atrophy: a quantitative study. J Neuroimaging 2006; 16: 73–77

[38] Nicoletti G, Fera F, Condino F et al. MR imaging of middle cerebellar peduncle width: differentiation of multiple system atrophy from Parkinson's disease. Radiology 2006; 239: 825–830

[39] Savoiardo M, Girotti F, Strada L, Ciceri E. Magnetic resonance imaging in progressive supranuclear palsy and other parkinsonian disorders. J Neural Transm Suppl 1994; 42: 93–110

[40] Aiba I, Hashizume Y, Yoshida M, Okuda S, Murakami N, Ujihira N. Relationship between brainstem MRI and pathological findings in progressive supranuclear palsy—study in autopsy cases. J Neurol Sci 1997; 152: 210–217

[41] Asato R, Akiguchi I, Masunaga S, Hashimoto N. Magnetic resonance imaging distinguishes progressive supranuclear palsy from multiple system atrophy. J Neural Transm 2000; 107: 1427–1436

[42] Oba H, Yagishita A, Terada H et al. New and reliable MRI diagnosis for progressive supranuclear palsy. Neurology 2005; 64: 2050–2055

[43] Quattrone A, Nicoletti G, Messina D et al. MR imaging index for differentiation of progressive supranuclear palsy from Parkinson's disease and the Parkinson variant of multiple system atrophy. Radiology 2008; 246: 214–221

# 第 3 章　磁共振波谱在神经退行性疾病中的应用

Tushar Chandra，Suyash Mohan，Sanjeev Chawla，Harish Poptani

磁共振波谱成像（magnetic resonance spectroscopy，MRS）是通过 MRI 获得活体大脑内化学组成的定量信息的一项技术，是对解剖信息的有用补充。无论是 MRI 或 MRS，其基本理论都是核磁共振（nuclear magnetic resonance，NMR）。MRI 依赖于水中的氢质子获得解剖信息，而 MRS 提供关于其他大脑代谢物中氢质子化学环境的信息。MRS 长期以来一直应用于化学领域，以表征化合物的合成和纯度，经过很长时间的发展，MRS 才得以提供患者的诊断评估信息并帮助临床决策。在目前的临床实践中，MRS 是一种有价值的无创性诊断工具，可提供关于脑中代谢物的信息以及它们在疾病过程中的作用。尽管 MRS 区分疾病进展的敏感性仍然有限，但它能够在 MRI 获得的解剖信息基础上补充重要化学信息，多数病例可以做出诊断。

本章的目的是让读者了解 MRS 的基本概念，并分析 MRS 在评估大脑神经退行性疾病的多方面所起的作用。这需要深入了解技术的基本原理、神经元特异性标记的知识，最重要的，是要了解如何根据临床要求实行该技术。

## 3.1　基本原理和技术

在我们真正要探寻 MRS 如何提供神经代谢性信息之前，需要了解许多基础的物理学概念。首要的就是核磁的概念。

### 3.1.1　核磁

电磁的基本概念是带电粒子周围具有一个磁场，这个概念也同样适用于生物组织。拥有偶数个质子和中子的原子不具有磁性，因此不适用于该技术。可用于 MRS 研究的原子核包括氢（$H_1$）、磷（$P_{31}$）、$C_{13}$、$F_{19}$ 和 $Na_{23}$，但只有 $H_1$ 和 $P_{31}$ 在生物组织中以较高的浓度存在，足以获得波谱。$H_1$ 是人体内含量最丰富的原子核，基于 $H_1$ 的质子波谱法已被广泛应用。

### 3.1.2　化学位移

各种生物组织中的质子在沿外部主磁场方向重新排列的同时，也处于进动状态，即围绕一个轴旋转。当施加与外部磁场频率相匹配的射频脉冲时，产生共振。MRI 利用这种现象通过活体内的质子形成信号。

质子的进动频率即拉莫尔频率，符合以下公式：$W = \gamma Bo (3.1)$ 其中 $\gamma$ = 旋磁比，$Bo$ = 磁场强度[1]。在 1.5 特斯拉（T）场强下，氢（$H_1$）核的拉莫尔频率为 63.5MHz，而磷（$P_{31}$）为 25MHz。选择性应用射频脉冲来匹配给定原子核的拉莫尔频率，可以特异性观察 MRS 中不同的原子核。

原子核所处的磁场不仅取决于外部磁场，还取决于环绕原子核的电子云所产生的小磁场。这些电子云将原子核从外部磁场中屏蔽出来，使原子实际所处的磁场产生轻微差异。由于生物组织中不同的原子核具有不同的微环境（由于电子云），屏蔽效应不同，因此，根据其局部化学环境不同，原子核所处的磁场也不同；局部磁场的差异非常小，被称为化学位移。这种化学位移以 1Hz/百万 Hz 表示，或者简单地表示为百万分之一（parts per million，ppm）。特定代谢物具有特定的化学位移，与外部磁场强度无关，可帮助识别 MRS 上的化合物。MRS 中，x 轴为频率，即以百万分之几为单位的化学位移，y 轴为振幅，峰下面积代表代谢物的定量浓度。

### 3.1.3　数据采集

MRS 数据采集与 MRI 相似，只需几个额外的步骤。匀场是 MRS 数据采集的第一步。匀场是指产生均匀磁场的过程，磁场不均匀性可以通过调整 x、y 和 z 轴上各梯度场以达到最小化。通常是自动完成，但也可手动完成。

第二步是抑制水和脂肪信号。水中的质子浓度大约是生物组织中其他代谢物浓度的一万倍[2-5]，因此，水峰将成为 MRS 中最显著的，如果不抑制水，其他代谢物将无法观察、无法成为有意义的数据。通过添加水抑制脉冲可解决这一问题，化学位移选择性水抑制是目前最常用的技术。此外，频率选择脂肪抑制脉冲用于抑制来自头颅和骨髓的脂质和脂肪信号。脑内的大多数脂质是以膜结合的形式存在，在活体 MRS 中不可见。

## 3.2　技术

通常是在常规 MRI 扫描获取解剖信息后进行 MRS 检查。选择性的放置适当容积的感兴趣区，以获取感兴趣区的波谱。

众多不同的 MRS 技术各有其优缺点,包括单体素或多体素 MRS、短回波时间或长回波时间(echo time,TE)。了解这些,并在给定的临床条件下选择合适的技术,对成功实行 MRS 至关重要。

### 3.2.1　单体素波谱与化学位移成像

顾名思义,单体素 MRS 一次提供来自单个体素的数据,根据需解决的临床问题来选择感兴趣区。单体素 MRS 非常准确(具有最小的部分容积效应),并提供良好的磁场均匀性。另一种技术是多体素 MRS,也称为化学位移成像或磁共振波谱成像。该技术允许评估包含多个体素的较大感兴趣区,可二维或三维采集。每个体素的数据"流入"相邻体素,导致交换采集时间更长、体素定位略不准确。

### 3.2.2　短回波时间与长回波时间

通常,临床 MRS 数据随着脉冲序列中 TE 的选择而变化。短 TE 通常为 20~40ms,与长 TE 的 MRS 序列相比,其允许检测具有相对较短 T2 的代谢物。此外,由于 TE 值较低,信噪比(signal-to-noise ratio,SNR)高于长 TE 技术;但是由于代谢物峰数量过多造成谱线拥挤,一些代谢物峰在短 TE 技术上可表现为重叠信号。

MRS 也可采用 135~288ms 的中等和长 TE,形成具有较少代谢物峰和"较干净"的波谱。但与短 TE 技术相比,SNR 较差。长 TE 技术的一个优点是乳酸峰在 135~144ms 处以倒置的双峰形式存在,有助于区分乳酸峰与脂质峰,后者位于基线以上。

## 3.3　代谢峰

以下是在氢质子 MRS 中观察到的主要代谢物峰(▶图 3.1):

- N-乙酰天门冬氨酸(N-acetyl aspartate,NAA):NAA 是最大的代谢峰,位于 2.02ppm 处,是神经元和轴突完整性的标志。NAA 在任何导致神经元缺失的病理情况下降低,因此 NAA 降低可见于几乎所有的神经退行性疾病。但在 Canavan 病(一种常染色体隐性遗传性脑白质营养不良)中 NAA 增加,这是由于该病缺乏天冬酰胺酶,导致脑和尿液中 NAA 升高。
- 肌酸(Creatine,Cr):肌酸和磷酸肌酸位于 3.0ppm 处。Cr 是脑能量代谢的标志物,通常稳定,可被用作评价其他脑代谢物的内参照物。
- 胆碱(Choline,Cho):含胆碱的化合物(游离胆碱、磷酸胆碱和甘油磷酸胆碱)在 3.2ppm 处发生共振。Cho 是细胞膜的组成部分,是细胞膜增殖的标记。在细胞膜快速增殖或细胞数量增加的情况下,Cho 增加,譬如肿瘤和脱髓鞘疾病。
- 脂质:脂质(或游离脂肪酸)在 0.9~1.5ppm 处共振。脂质是严重的细胞应激和组织损伤的标志,例如坏死性脑肿瘤中可见的膜脂质的释放。
- 乳酸:TE 在 135~144ms,乳酸峰在 1.3ppm 处表现为一个倒置的双峰。在短 TE 值(20~40ms)和高 TE 值(270ms)时,乳酸峰为基线水平以上的双峰,短 TE 时乳酸峰可与脂质峰重叠。正常脑组织中不应该出现乳酸峰,乳酸的存在代表氧化磷酸化缺乏和无氧糖酵解的启动。乳酸水平增加见于缺血、缺

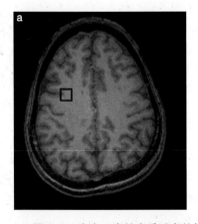
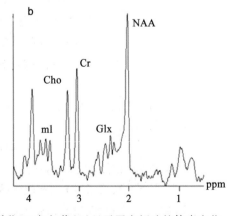
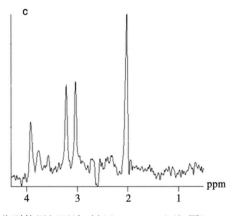

图 3.1　来自正常健康受试者的轴位 T1 加权像(a)显示了右额叶的体素定位。分别使用短回波时间(TE=30ms)(b 图)和长回波时间(TE=135ms)(c 图)质子波谱序列获得质子磁共振谱,显示了 a 图采样体素的特征性共振谱:N-乙酰天冬氨酸(NAA)(2.02ppm)、肌酸(Cr,3.02ppm)、胆碱(Cho,3.22ppm)、谷氨酸(Glx,2.35ppm)、肌醇(MI,3.56ppm)。需注意,TE=30ms 的采集波谱(b)显示更大的共振与明显的基线畸变,主要由于受到较短 T2 组分如大分子的信号污染。由于 Cr 的 T2 值比 Cho 短,因此与短 TE 波谱(b)相比,长 TE 波谱(c)表现更高的 Cho:Cr 比值

氧、脑肿瘤和线粒体疾病。

- 肌醇（myo-inositol，MI）：在 3.56ppm 处发生共振，使用短 TE 时可见；它是一种渗透压和星形细胞的标记物。在阿尔茨海默病（Alzheimer's disease，AD）和额颞叶痴呆（frontotemporal dementia，FTD）中可见 MI 增加。

- 谷氨酰胺和谷氨酸（glutamine and glutamate，Glx）：位于 2.2~2.4ppm 处，升高见于代谢性疾病引起的高氨血症，如肝性脑病。

## 3.4　正常老化

正常老化的过程会引起脑内许多微观结构的变化，包括皮质及白质。在结构上，40 岁以后脑的体积每十年减少大约 5%[6]，此外，还有铁沉积的增加和白质高信号的增加。在化学组成方面，脑含水量下降，脑脊液（cerebrospinal fluid，CSF）增加[7]。但在老化过程中，脑内所有结构并非都受到同样的影响。前额叶皮质最早受影响，其次是纹状体、颞叶、小脑蚓部、小脑半球和海马，而枕叶皮质受影响最小[8]。

神经代谢物水平的个体差异与老年人的认知功能显著相关。维持肌酸水平是正常老化一个重要的病理生理学改变。质子 MRS 研究发现：健康老年人脑内 Cr 水平高于健康年轻人[9,10]。肌酸是磷酸肌酸和肌酸的总和，磷酸肌酸通过肌酸激酶转化为三磷酸腺苷，随着衰老该酶含量降低。因此，Cr 浓度随年龄增加而增加合乎逻辑。而且，Cr 水平升高可作为脑能量代谢减少的标志，可能与年龄相关的 MCI 甚至老年痴呆有关[11,12]。Kadota 等人也证实：从三十岁开始持续到老年，白质中 NAA∶Cr 比值呈现稳定的、几乎线性的下降[13]，而 NAA 或 Cho 水平与衰老过程无相关性。

## 3.5　阿尔茨海默病

AD 是老年人群痴呆症的主要原因，通常呈进行性痴呆，主要影响记忆，尤其是在疾病早期。该病的诊断是基于临床标准，即超过一个领域认知功能的进行性丧失，并排除引起痴呆的其他原因。目前 AD 的临床诊断是依据《精神疾病诊断和统计手册》（第 4 版文本修订版）和美国国立神经病、语言交流障碍和卒中研究所（NINCDS）的相关标准，但确切的诊断只能通过尸检。病理变化首先出现在海马和内嗅皮质，包括神经元丢失、淀粉样蛋白沉积、胶质增生、突触密度降低和伴有老年斑和 NFTs 形成的血管变化[14-16]。

影像的价值是在明显症状发作之前诊断疾病，为药物治疗提供时间窗。脑部解剖学的变化通常出现在疾病晚期，且 MRI 表现无特异性。虽然海马萎缩是 AD 的标志，但也可见于其他形式的神经变性疾病。

AD 神经病理变化的时间演变遵循特定的模式。在临床前期，AD 的早期改变发生于内嗅皮质和海马；随后，累及新皮质发展为明显的痴呆。许多研究都证明神经病理学表现与痴呆的发生密切相关[17,18]。MRS 也有类似的发现，早期 AD 患者在后扣带回和海马出现异常波谱。

MRS 用于神经退行性疾病已有很长时间。Klunk 等人首次证实 AD 患者的高氯酸盐提取物波谱中 NAA 水平降低[19]。与 AD 有关的主要神经代谢物是 NAA 和 MI。NAA 正常存在于所有神经元中，是神经元活力和功能的标志，任何存在神经元丢失的情况都会导致 NAA 下降。MI 的升高反映胶质增生或者胶质细胞肥大，AD 患者 MI 的升高被认为代表胶质细胞活化和小胶质细胞增生[21]。

其他神经代谢物在 AD 诊断中的价值并不确定。肌酸水平被用作计算比率的内参照。对于 Cho，不同的研究结果存在矛盾，在 AD 中有增加、减少或不变，尚未建立明确的权威性共识。

AD 的 MRS 特征是脑内不同解剖区域 MI∶Cr 比值的升高和 NAA∶Cr 比值的降低[19-23]。还发现在 MCI 和轻度 AD 中 MI∶Cr 升高，但无 NAA∶Cr 的减低[21,24]。因此，在 AD 进展中初始的变化是 MI∶Cr 的升高，后期 NAA∶Cr 减低。NAA∶Cr 的降低与痴呆严重程度和认知症状相关，表明 NAA 的降低是定量评估疾病严重程度的标志[25,26]。MRS 尚未广泛用于评估治疗反应，有一些单点实验显示 NAA∶Cr 比率在治疗后改善，但尚缺乏多中心的数据可靠地证明 NAA∶Cr 或 MI∶Cr 比例在药物治疗后的改善。

## 3.6　路易体痴呆

路易体痴呆（dementia with Lewy body，DLB）是仅次于 AD 的第二大痴呆原因，常与 AD 共存。经典的临床三联征表现为波动性认知障碍、复发性幻视和帕金森综合征，这些症状与 AD 和 PD 都有重叠。病理上 DLB 以皮质中路易小体为特征，而 PD 患者的黑质可见路易小体。DLB 患者胆碱能神经元的缺失被认为是认知功能退化的原因，而多巴胺能神经元的死亡与运动控制的衰退有关。

DLB 有别于其他形式的痴呆最重要的波谱特征是后扣带回 NAA∶Cr 比值正常,而 AD、FTD 或血管性痴呆患者该区域 NAA∶Cr 比值均下降[27]。Molina 等证实 DLB 患者白质中平均 NAA∶Cr、Glx∶Cr 和 Cho∶Cr 比值比对照组显著降低[28],而灰质正常,提示 DLB 主要影响白质,随后的扩散张量成像证实了这一发现[29,30]。Kantarcki 等发现 DLB 患者后扣带回 Cho∶Cr 比值增加,DLB 患者 Cho 水平的升高与 AD 一样。Xuan 等人表明:DLB 患者双侧海马 NAA∶Cr 比值明显减低,而 Cho∶Cr 比值与对照组间无差异[31]。但许多 DLB 患者可同时患有 AD,因此海马 MRS 的这些改变反映的可能是 AD 而不是 DLB 的病理改变。

## 3.7　额颞叶痴呆

FTD 是一种主要累及额叶和颞前叶,以 tau 蛋白或泛素蛋白阳性的球形皮质包涵体、胶质增生和微小空泡变性为特征的进行性神经退行性疾病[32-35],占早老性痴呆病例的近 20%。该病有三种主要变异型:行为异常型、语义性痴呆和进行性非流利性失语。根据认知神经心理学证据,前额叶腹内侧皮质是行为异常型 FTD 病程中早期功能障碍的主要发生部位[36]。

MRS 研究显示在许多部位 NAA 水平降低、Cho 和 MI 增加,包括前、后扣带回、额叶内侧皮质和颞叶皮质。这种模式与 AD 患者的表现类似,二者之间神经代谢物的异常存在相当大的重叠。Chawla 等人发现这些患者的前额叶背外侧皮质和运动皮质 MRS 具有类似的发现(▶图 3.2、▶图 3.3)[37]。鉴于该亚型患者的运动皮质具有与运动神经元病(motor neuron disease,MND)相似的代谢改变,他们提出二者间可能存在一些关联。一些临床上运动检查正常的 FTD 患者表现出舌和四肢肌肉异常肌电图,与 MND 所见相似,这一事实也支持上述观点。

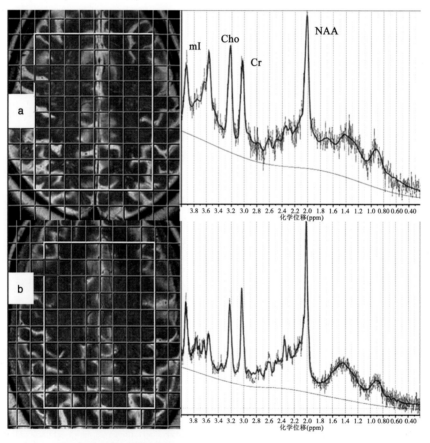

图 3.2　质子磁共振波谱网格叠加在轴位 T2WI 图像,显示额颞叶痴呆(FTD)患者(a)和健康对照(b)前额叶背外侧皮质区域的体素位置。相应体素的波谱(回波时间 TE=30ms)显示多种代谢物。与对照相比,FTD 患者中 N-乙酰天冬氨酸(NAA)减低,胆碱(Cho)和肌醇(MI)的增加

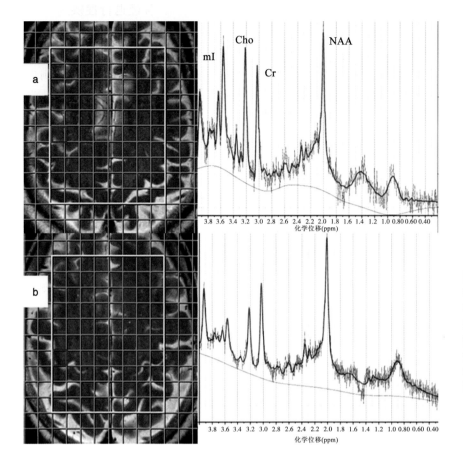

图 3.3　质子磁共振波谱网格叠加在轴位 T2WI 图像,显示额颞叶痴呆(FTD)患者(a)和健康对照(b)运动皮质区域的体素位置。相应体素的波谱(回波时间 TE=30ms)显示多种代谢物。请注意,FTD 患者与对照组相比,N 乙酰天冬氨酸(NAA)降低,胆碱(Cho)和肌醇(MI)升高

## 3.8　克-雅病

克-雅病(Creutzfeldt-Jakob disease,CJD)是由朊病毒感染所致的一种无法治愈、致命性的神经退行性疾病。朊病毒是错误折叠蛋白,可诱导宿主内正确折叠的蛋白质错误折叠,导致快速的神经退变。临床表现为快速进展性痴呆和肌阵挛。除临床症状和体征外,出现脑电图特征性的三相峰和 CSF 中的 14-3-3 蛋白可做出诊断。该病有四种亚型:散发型、变异型、医源型和家族遗传型。区分变异型非常重要,因为它是由感染了牛海绵状脑病病毒的牛传播的。变异型 CJD 在 MRI 上有一个特征性的"丘脑枕"征,定义为丘脑枕部的 T2 高信号,高于基底节区。其他亚型表现为纹状体、丘脑和皮质出现 T2 高信号并弥散受限。

CJD 特征性的组织病理学特征是神经元的海绵状变性、星形胶质细胞增生、淀粉样斑块形成和神经元丢失。海绵状变性可见于皮质、壳核、尾状核、丘脑和海马。海绵状改变或空泡形成限制了质子的自由扩散,导致弥散加权成像(diffusion-weighted imaging,DWI)病灶呈高信号[38]。基底节和皮质弥散受限是其特征性表现。与 T2 和 FLAIR 序列相比,DWI 可在疾病较早期检测到变化[39,40]。也可通过 DWI 对疾病进行连续随访观察[41,42]。

与所有其他类型的神经变性一样,MRS 显示患者受累区域的 NAA 降低。多个专家指出:NAA 的降低发生在病程相对较晚期[43]。在散发型 CJD,基底节的受累与快速进展相关[44]。Kim 等证实基底节受累与较低的 NAA:Cr 比值和较短的病程高度相关。因此,散发性 CJD 早期受累脑区的 NAA:Cr 比值可作为预测临床病程的有用参数[45]。

## 3.9　亨廷顿病

亨廷顿病(Huntington disease,HD)是一种遗传性神经退行性疾病,影响肌肉协调性并导致认知衰退和精神症状,是称为舞蹈症的非自主震颤运动最常见的遗传原因。该病是由位于第 4 号染色体短臂上的 HD 或 IT15 基因内的 CAG 三联重复序列异常复制引起,其编码称为亨廷顿蛋白的蛋白质,这种异常复制导致异常蛋白质的合成,引起神经元变性和脑萎缩。

纹状体萎缩被认为是 HD 病理学改变的标志[46]。MRI 显示尾状核和壳核的萎缩远早于临床表现[47]。

一些研究者已发现 MRS 能够证实纹状体 NAA 和 Cr 水平的改变[48,49]。NAA 的减低与神经元缺失相对应，而 Cr 降低与该病中能量代谢受损一致。Sanchez 等人发现 HD 患者纹状体中的 Cr 和 NAA 降低[50]，其他研究人员也证实了这一发现，其中包括 Bogaard 等人的一项研究，其使用了 7T 高场磁体[51]，Bogaard 还发现 NAA 和 Cr 水平的差异与临床测量的疾病严重程度之间有关。因此 MRS 可用于监测疾病过程。

HD 发展的另一个假设机制是神经元异常兴奋毒性理论，它指出神经元的异常激活导致细胞死亡[52]，而谷氨酸水平的增加引发了上述过程，谷氨酸被认为是一种兴奋毒性神经代谢物。Taylor 等证实了 HD 中谷氨酸∶Cr 比值升高[53]，支持这一假说；但 Bogaard 等[51]发现 HD 患者纹状体谷氨酸水平降低，这一发现可解释为活性神经元数量的减少，到一定程度时随着神经元计数的降低谷氨酸水平下降。

## 3.10　帕金森病和相关疾病

PD 是一种以运动迟缓、僵直、震颤、步态和认知功能障碍为特征的进行性神经退行性疾病，疾病晚期可发生痴呆。该病由病史和临床检查确诊。PD 的病理学标志是黑质致密带多巴胺能神经元的选择性丢失，随着疾病进展，累及前脑基底部和新皮质。另一个重要病理特征是路易小体的存在。

MRS 是量化大脑代谢物的强大工具，使我们能够洞察这些疾病的病理生理学。质子波谱和磷谱已被用于 PD 和相关疾病的研究。新纹状体多巴胺能神经元的线粒体功能障碍是疾病发病机制，MRS 就是针对这种情况。

早期研究表明，纹状体[54]、壳核和苍白球 NAA 无明显减少[55]。Hattingen 等联合应用质谱和磷谱对 16 例早期 PD、13 例晚期 PD 和 19 例年龄匹配的对照组进行新纹状体区域检测，发现双侧高能磷酸盐（如三磷酸腺苷和磷酸肌酸）的降低，伴有正常水平的低能量代谢产物（如二磷酸腺苷和无机磷酸盐）[56]，得出结论：PD 线粒体功能障碍是多巴胺能变性病理生理过程中早期并持久的事件。

最近，Zhou 等人对 PD 患者黑质行质子 MRS 检查，发现 PD 患者的 NAA∶Cr、NAA∶Cho、NAA∶（Cho+ Cr）比值显著低于健康对照者。他们还观察到重度 PD 患者的 NAA∶Cr、NAA∶Cho、NAA∶（Cho+Cr）比值显著低于轻度 PD 患者[57]。

临床上，PD 的诊断很有难点，鉴别诊断包括多系统萎缩（multiple system atrophy，MSA）、进行性核上性麻痹（progressive supranuclear palsy，PSP）和皮质基底节变性（corticobasal degeneration，CBD）。MSA 以小脑中脚和脑桥核受累严重，而 PSP 影响齿状核和小脑脚，在 CBD 中，丘脑和脑桥小脑部位受累严重。这些疾病的具体诊断非常困难，需要定量的生物标志物。聚焦于鉴别这些疾病的 MRS 研究很少，且不能提供一致的结果，需要进一步的多中心试验和前瞻性研究来评估 MRS 在鉴别诊断中的价值。

## 3.11　肌萎缩侧索硬化

肌萎缩侧索硬化（amyotrophic lateral sclerosis，ALS）或 Lou Gehrig 病是一种进行性神经退行性 MND，累及运动皮质、皮质脊髓束、上部脑干和脊髓前角细胞[58]。该病具有致命性，同时累及上运动神经元和下运动神经元。这种破坏性神经退行性疾病的确切原因尚不清楚，病理机制涉及皮质脊髓束中神经元完整性的丧失。由于 NAA 是神经元完整性和活力的替代指标，MRS 有助于提供常规 MRI 序列无法提供的关键信息（▶图 3.4）。Jones 等[59]对 ALS 患者行 MRS 检查，发现运动皮质和邻近皮质中 NAA 和 NAA∶Cho 比值降低。许多研究还发现 ALS 患者皮质脊髓束中 NAA∶Cr 比值明显下降[60-63]。

除 NAA 减低外，最近的焦点是谷氨酸（glutamate，Glu）在 ALS 发病机制中的作用。已经发现 ALS 患者血浆和脑脊液中 Glu 水平升高[64,65]。谷氨酸是参与突触传递的神经代谢物，ALS 患者突触后受体对 Glu 的再摄取减少，这导致兴奋性氨基酸受体的激活增加，进而神经元对钙离子的摄取增加。这对细胞是致命的，可导致催化酶的激活，如蛋白激酶和磷脂酶，进而导致神经元死亡[66]。

脑内 Glu 和谷氨酰胺（glutamine，gln）的水平相对恒定，这些代谢物表现为在 2.35ppm 和 3.75ppm 处多个重叠的峰，Glu 和 gln 的组合峰通常被称为 Glx。Han 等在 ALS 患者内囊后肢获得的 MRS 中发现 Glu∶Cr 和 Glx∶Cr 比值的增加[67]。

因此，Glu∶Cr、Glx∶Cr 和 NAA∶Cr 比值是 ALS 临床评估的理想指标。MRS 提供定量信息的能力可用于监测疾病进展，是评估 ALS 患者的理想方式。

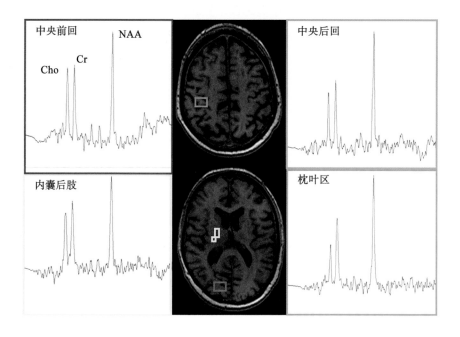

图 3.4　轴位 T1WI 像显示感兴趣区位于肌萎缩性侧索硬化症（ALS）患者的中央前回（前 CG，红色）、中央后回（后 CG，绿色）和内囊后肢（IC，黄色）。枕叶区（OR，橙色）作为内部对照，因为报道认为，ALS 患者该区域很少出现萎缩和糖代谢异常。这些区域的质子 MRS 显示不同的代谢物。与枕叶区域相比，其他位置 NAA 降低，胆碱（Cho）升高

## 3.12　多发性硬化

多发性硬化（multiple sclerosis，MS）是最常见的自身免疫性神经变性/复杂炎性疾病，尤其多见于年轻人。大多数 MS 患者遵循复发-缓解这一特征性过程，在不同严重程度的发作后继之以不同持续时间的缓解。越来越多的证据表明，MS 的特征是脱髓鞘、轴突损失、炎症、胶质增生和水肿。

急性期对比增强的 MS 病灶在出现后的前 6～10 周通常显示为 Cho、乳酸和脂质水平升高。NAA 浓度在病变发展的急性期变化很大，从几乎没有变化到显著降低。肌酸通常保持稳定，通常胶质细胞比神经元内的肌酸高；但在 MS 中观察到显著的增加[68]或降低[69]。这些变化可能与神经元、少突胶质细胞丢失的数量以及星形细胞的增殖有关，而非能量代谢改变的结果。也有报道 mI 水平升高，可能是小胶质细胞增生的结果，Glx 水平可能继发于激活的炎性浸润

（▶图 3.5）。

急性 MS 斑块常发展为慢性斑块，在 T1WI 像上表现为低信号（也被称为"黑洞"）。这些病灶代表随着炎症的消退、水肿消散和修复机制如重新髓鞘化的激活不同程度的神经元和轴突丢失。这些病理变化可以看作代谢物模式的改变。在几周内乳酸逐渐恢复到正常水平，而 Cho 和 lip 的下降持续数月，但通常不会恢复到正常值。继发于胶质增生和再髓鞘化可观察到 Cr 中等程度的增加。NAA 可进一步下降，提示神经元或轴索进行性损伤或经过几个月内后部分恢复而未达到正常。已经提出了一些机制来解释这种现象，如水肿和炎症的消退，继发于再髓鞘化、先前萎缩的轴突直径增加，以及神经元线粒体中可逆的代谢变化[71]。

现在普遍认为，在大体和常规 MRI 上表现正常的白质（normal-appearing white matter，NAWM）和表现正常的灰质（normal-appearing gray matter，NAGM）实际

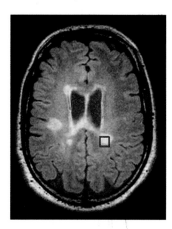
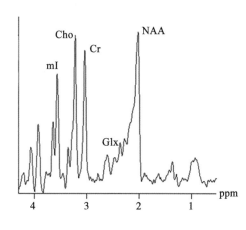

图 3.5　轴位 T2-FLAIR 图像显示脑室周围白质区高信号的多发性硬化灶，感兴趣区包含多发性硬化斑块的代表性体素，以及显示各种代谢物的相应波谱（回波时间 TE=30ms）。请注意 N-乙酰天冬氨酸（NAA）峰降低，胆碱（Cho）和肌醇（mI）峰升高。缩写：Glx，谷氨酸

并不正常。多项研究[72-74]已报道:相比正常受试,MS患者 NAWM 和 NAGM 区域代谢物模式异常。

几项纵向研究已经开展研究不同发展阶段 MS 斑块的代谢过程[70,75]。多数研究发现在疾病过程中 NAA:Cr 比值减少。部分研究者发现随着时间的推移,随后出现 NAA:Cr 比值的恢复,因此提出,轴突损失并不是 NAA:Cr 比值降低的唯一机制。Cho:Cr 的增加及其随后的正常化也有报道。少数研究报道:随着时间的推移,Cr 浓度并不保持稳定[70]。在 Narayana 等人的研究中[76],当病灶体积达到其最大时,NAA 水平达到其最低值。在另一个系列研究中观察到:NAWM 区域 Cho 和脂质水平升高,随后继续发展为 MRI 可见的病灶[7]。

Gonen 等使用全脑 MRS,观察到 MS 患者全脑 NAA 比对照组降低[78],这种差异在年长者中比年轻者更大。另一项研究观察到:MS 患者全脑 NAA 水平降低的速度比脑萎缩快 3.5 倍,这意味着神经元损伤先于萎缩,并且退化的轴突可能残留空髓鞘。这项研究表明,相比 MS 中的病变负荷或萎缩,NAA 是疾病进展的一个更敏感的指标[79]。

## 3.13 人类免疫缺陷病毒感染

人类免疫缺陷病毒(human immunodeficiency virus,HIV)感染的共同特征是中枢神经系统受累,特别是皮质下白质区域 HIV 负荷严重。由于缺乏 CD4+细胞表面受体,神经元不被 HIV 明显感染,但炎症反应累及小胶质细胞和血管周围巨噬细胞,可导致神经元功能障碍并最终导致神经元丢失。在最初阶段,HIV 病毒引起的脑部炎症无明显临床症状,进而转变为轻度至进展期的 HIV 相关神经认知功能障碍(HIV-associated neurocognitive disorder,HAND),最终约 20% 的患者患有痴呆或脑病[80]。

几项 1H MRS 研究[81-83]报道:NAA 减低提示轴突损失,Cho 的增加继发于炎症细胞浸润,HAND 患者的胶质增生与 MI 增加有关。此外也观察到异常的代谢物模式,甚至在无神经系统症状且常规 MRI 未显示任何异常的 HIV 患者也可出现,这表明 1H MRS 在检测由 HIV 引起的早期脑损伤方面具有更高的灵敏度(▶图 3.6)。使用高效抗反转录病毒疗法(highly active antiretroviral therapy,HAART)治疗一组 HIV 阳性患者,Roc 等[84]观察到豆状核的脂质和乳酸水平升高,表明即使在开始 HAART 后也可发生 HIV 诱导的氧化应激和炎症。总之,这些研究表明,定量 1H MRS 在客观评估是否存在 HIV 感染、感染程度和颅内进展方面可能发挥重要的价值。

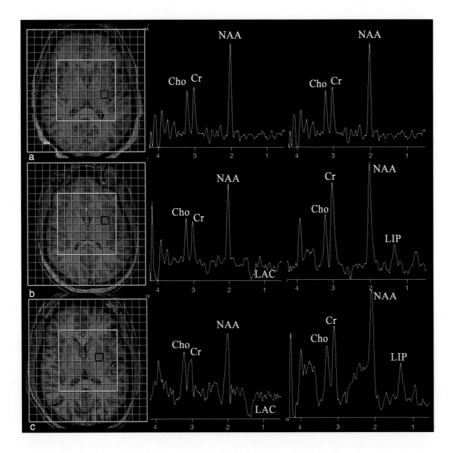

图 3.6 第一列分别为对照组(a)、HIV(+)亚临床患者(b),HIV(+)有症状患者(c)的头颅 T1WI 像,质子磁共振波谱网格以每个受试的皮质下灰质区域为中心。右侧的谱线取自与豆状核重叠的体素(蓝色方块)。所有波谱的 x 轴范围为 0.2ppm 至 4.3ppm。在 TE=135ms(第二列)和 TE=30m(第三列)时获得的波谱显示 N-乙酰天冬氨酸(NAA,2.02ppm)、肌酸(Cr,3.02ppm)、胆碱(Cho,3.22ppm)、乳酸(Lac)和脂质(Lip)在 1.33ppm。请注意,从 TE=135ms(第二列)获取的波谱中,乳酸峰反转至基线以下

## 3.14　总结和未来展望

　　MRS 是一种无创评估活体大脑功能和功能障碍的手段，既可用于评估正常老化，又可用于多种神经退行性疾病。较高的场强可使采样组织体积更小、SNR（信噪比）更高和代谢物空间分辨率更高。尽管在质子 MRS 的采集和分析方面取得了重大的技术进步，但 MRS 在临床实践中的应用仍然有瑕疵，主要是因为缺乏标准化的数据，对质子 MRS 代谢物变化的病理基础不完全理解。

　　我们相信这些领域的进一步发展将扩大质子 MRS 作为一种生物标志的影响，以早期发现神经退行性疾病，在个性化医疗时代监测新型实验疗法的潜在神经保护作用。

## 参考文献

[1] Miller BL, Chang L, Booth R et al. In vivo 1 H MRS choline: correlation with in vitro chemistry/histology. Life Sci 1996; 58: 1929–1935

[2] Rubaek Danielsen E, Ross B, eds. Magnetic Resonance Spectroscopy: Diagnosis of Neurological Disease. New York: Marcel Dekker. 1999

[3] Burtscher IM, Holtås S. Proton MR spectroscopy in clinical routine. J Magn Reson Imaging 2001; 13: 560–567

[4] Valk J, Barkhof F, Scheltens P. Magnetic resonance in dementia. Berlin: Heidelberg, Springer-Verlag. 2002

[5] Castillo M, Kwock L, Mukherji SK. Clinical applications of proton MR spectroscopy. AJNR Am J Neuroradiol 1996; 17: 1–15

[6] Svennerholm L, Boström K, Jungbjer B. Changes in weight and compositions of major membrane components of human brain during the span of adult human life of Swedes. Acta Neuropathol 1997; 94: 345–352

[7] Chang L, Ernst T, Poland RE, Jenden DJ. In vivo proton magnetic resonance spectroscopy of the normal aging human brain. Life Sci 1996; 58: 2049–2056

[8] Raz N. The aging brain: Structural changes and their implications for cognitive ageing. In: Dixon R, Bäckman L, Nilsson L, eds. New Frontiers in Cognitive Aging. Oxford: Oxford UP. 2004;115–134

[9] Leary SM, Brex PA, MacManus DG et al. A (1)H magnetic resonance spectroscopy study of aging in parietal white matter: implications for trials in multiple sclerosis. Magn Reson Imaging 2000; 18: 455–459

[10] Schuff N, Amend DL, Meyerhoff DJ et al. Alzheimer's disease: quantitative H-1 MR spectroscopic imaging of frontoparietal brain. Radiology 1998; 207: 91–102

[11] Wyss M, Kaddurah-Daouk R. Creatine and creatinine metabolism. Physiol Rev 2000; 80: 1107–1213

[12] Ferguson KJ, MacLullich AM, Marshall I et al. Magnetic resonance spectroscopy and cognitive function in healthy elderly men. Brain 2002; 125: 2743–2749

[13] Kadota T, Horinouchi T, Kuroda C. Development and aging of the cerebrum: assessment with proton MR spectroscopy. AJNR Am J Neuroradiol 2001; 22: 128–135

[14] Giannakopoulos P, Herrmann FR, Bussière T et al. Tangle and neuron numbers, but not amyloid load, predict cognitive status in Alzheimer's disease. Neurology 2003; 60: 1495–1500

[15] Gómez-Isla T, Hollister R, West H et al. Neuronal loss correlates with but exceeds neurofibrillary tangles in Alzheimer's disease. Ann Neurol 1997; 41: 17–24

[16] Huesgen CT, Burger PC, Crain BJ, Johnson GA. In vitro MR microscopy of the hippocampus in Alzheimer's disease. Neurology 1993; 43: 145–152

[17] Klunk WE, Panchalingam K, Moossy J, McClure RJ, Pettegrew JW. N-acetyl-L-aspartate and other amino acid metabolites in Alzheimer's disease brain: a preliminary proton nuclear magnetic resonance study. Neurology 1992; 42: 1578–1585

[18] Soares DP, Law M. Magnetic resonance spectroscopy of the brain: review of metabolites and clinical applications. Clin Radiol 2009; 64: 12–21

[19] Moats RA, Ernst T, Shonk TK, Ross BD. Abnormal cerebral metabolite concentrations in patients with probable Alzheimer's disease. Magn Reson Med 1994; 32: 110–115

[20] Pfefferbaum A, Adalsteinsson E, Spielman D, Sullivan EV, Lim KO. In vivo spectroscopic quantification of the N-acetyl moiety, creatine, and choline from large volumes of brain gray and white matter: effects of normal aging. Magn Reson Med 1999; 41: 276–284

[21] Kantarci K, Jack CR, Jr, Xu YC et al. Regional metabolic patterns in mild cognitive impairment and Alzheimer's disease: a 1 H MRS study. Neurology 2000; 55: 210–217

[22] Rose SE, de Zubicaray GI, Wang D et al. A 1 H MRS study of probable Alzheimer's disease and normal aging: implications for longitudinal monitoring of dementia progression. Magn Reson Imaging 1999; 17: 291–299

[23] Rai GS, McConnell JR, Waldman A, Grant D, Chaudry M. Brain proton spectroscopy in dementia: an aid to clinical diagnosis. Lancet 1999; 353: 1063–1064

[24] Huang W, Alexander GE, Chang L et al. Brain metabolite concentration and dementia severity in Alzheimer's disease: a (1)H MRS study. Neurology 2001; 57: 626–632

[25] Kwo-On-Yuen PF, Newmark RD, Budinger TF, Kaye JA, Ball MJ, Jagust WJ. Brain N-acetyl-L-aspartic acid in Alzheimer's disease: a proton magnetic resonance spectroscopy study. Brain Res 1994; 667: 167–174

[26] Chantal S, Braun CM, Bouchard RW, Labelle M, Boulanger Y. Similar 1 H magnetic resonance spectroscopic metabolic pattern in the medial temporal lobes of patients with mild cognitive impairment and Alzheimer's disease. Brain Res 2004; 1003: 26–35

[27] Kantarci K, Petersen RC, Boeve BF et al. 1 H MR spectroscopy in common dementias. Neurology 2004; 63: 1393–1398

[28] Molina JA, García-Segura JM, Benito-León J et al. Proton magnetic resonance spectroscopy in dementia with Lewy bodies. Eur Neurol 2002; 48: 158–163

[29] Firbank MJ, Blamire AM, Krishnan MS et al. Diffusion tensor imaging in dementia with Lewy bodies and Alzheimer's disease. Psychiatry Res 2007; 155: 135–145

[30] Kantarci K, Avula R, Senjem ML et al. Dementia with Lewy bodies and Alzheimer's disease: neurodegenerative patterns characterized by DTI. Neurology 2010; 74: 1814–1821

[31] Xuan X, Ding M, Gong X. Proton magnetic resonance spectroscopy detects a relative decrease of N-acetylaspartate in the hippocampus of patients with dementia with Lewy bodies. J Neuroimaging 2008; 18: 137–141

[32] Grossman M. Frontotemporal dementia: a review. J Int Neuropsychol Soc 2002; 8: 566–583

[33] Forman MS, Farmer J, Johnson JK et al. Frontotemporal dementia: clinicopathological correlations. Ann Neurol 2006; 59: 952–962

[34] Jackson M, Lowe J. The new neuropathology of degenerative frontotemporal dementias. Acta Neuropathol 1996; 91: 127–134

[35] Mann DM. Dementia of frontal type and dementias with subcortical gliosis. Brain Pathol 1998; 8: 325–338

[36] Rahman S, Sahakian BJ, Hodges JR, Rogers RD, Robbins TW. Specific cognitive deficits in mild frontal variant frontotemporal dementia. Brain 1999; 122: 1469–1493

[37] Chawla S, Wang S, Moore P et al. Quantitative proton magnetic resonance spectroscopy detects abnormalities in dorsolateral prefrontal cortex and motor cortex of patients with frontotemporal lobar degeneration. J Neurol 2010; 257: 114–121

[38] Mittal S, Farmer P, Kalina P, Kingsley PB, Halperin J. Correlation of diffusion-weighted magnetic resonance imaging with neuropathology in Creutzfeldt-Jakob disease. Arch Neurol 2002; 59: 128–134

[39] Kropp S, Finkenstaedt M, Zerr I, Schröter A, Poser S. [Diffusion-weighted MRI in patients with Creutzfeldt-Jakob disease] [in German] Nervenarzt 2000; 71: 91–95

[40] Shiga Y, Miyazawa K, Sato S et al. Diffusion-weighted MRI abnormalities as an early diagnostic marker for Creutzfeldt-Jakob disease. Neurology 2004; 63: 443–449

[41] Ukisu R, Kushihashi T, Kitanosono T et al. Serial diffusion-weighted MRI of Creutzfeldt-Jakob disease. AJR Am J Roentgenol 2005; 184: 560–566

[42] Murata T, Shiga Y, Higano S, Takahashi S, Mugikura S. Conspicuity and evolution of lesions in Creutzfeldt-Jakob disease at diffusion-weighted imaging. AJNR Am J Neuroradiol 2002; 23: 1164–1172

[43] Bruhn H, Weber T, Thorwirth V, Frahm J. In-vivo monitoring of neuronal loss in Creutzfeldt-Jakob disease by proton magnetic resonance spectroscopy. Lancet 1991; 337: 1610–1611

[44] Yi SH, Park KC, Yoon SS, Kim EJ, Shin WC. Relationship between clinical course and Diffusion-weighted MRI findings in sporadic Creutzfeldt-Jakob disease. Neurol Sci 2008; 29: 251–255

[45] Kim JH, Choi BS, Jung C, Chang Y, Kim S. Diffusion-weighted imaging and magnetic resonance spectroscopy of sporadic Creutzfeldt-Jakob disease: correlation with clinical course. Neuroradiology 2011; 53: 939–945

[46] Roos RAC. Neuropathology of Huntington's chorea. In: Vinken PJ, Bruyn GW, Klawans HL, eds. Handbook of Clinical Neurology: Extrapyramidal Disorders. Amsterdam: Elsevier. 1986

[47] van den Bogaard SJ, Dumas EM, Acharya TP et al. TRACK-HD Investigator Group. Early atrophy of pallidum and accumbens nucleus in Huntington's disease. J Neurol 2011; 258: 412–420

[48] Gómez-Ansón B, Alegret M, Muñoz E, Sainz A, Monte GC, Tolosa E. Decreased frontal choline and neuropsychological performance in preclinical Huntington disease. Neurology 2007; 68: 906–910

[49] Jenkins BG, Koroshetz WJ, Beal MF, Rosen BR. Evidence for impairment of energy metabolism in vivo in Huntington's disease using localized 1 H NMR spectroscopy. Neurology 1993; 43: 2689–2695

[50] Sánchez-Pernaute R, García-Segura JM, del Barrio Alba A, Viaño J, de Yébenes JG. Clinical correlation of striatal 1 H MRS changes in Huntington's disease. Neurology 1999; 53: 806–812

[51] van den Bogaard SJ, Dumas EM, Teeuwisse WM et al. Exploratory 7-Tesla magnetic resonance spectroscopy in Huntington's disease provides in vivo evidence for impaired energy metabolism. J Neurol 2011; 258: 2230–2239

[52] Roze E, Saudou F, Caboche J. Pathophysiology of Huntington's disease: from huntingtin functions to potential treatments. Curr Opin Neurol 2008; 21: 497–503

[53] Taylor-Robinson SD, Weeks RA, Bryant DJ et al. Proton magnetic resonance spectroscopy in Huntington's disease: evidence in favour of the glutamate excitotoxic theory. Mov Disord 1996; 11: 167–173

[54] Holshouser BA, Komu M, Möller HE et al. Localized proton NMR spectroscopy in the striatum of patients with idiopathic Parkinson's disease: a multicenter pilot study. Magn Reson Med 1995; 33: 589–594

[55] Davie CA, Wenning GK, Barker GJ et al. Differentiation of multiple system atrophy from idiopathic Parkinson's disease using proton magnetic resonance spectroscopy. Ann Neurol 1995; 37: 204–210

[56] Hattingen E, Magerkurth J, Pilatus U et al. Phosphorus and proton magnetic resonance spectroscopy demonstrates mitochondrial dysfunction in early and advanced Parkinson's disease. Brain 2009; 132: 3285–3297

[57] Zhou B, Yuan F, He Z, Tan C. Application of proton magnetic resonance spectroscopy on substantia nigra metabolites in Parkinson's disease. Brain Imaging Behav 2014; 8: 97–101

[58] Turner MR, Kiernan MC, Leigh PN, Talbot K. Biomarkers in amyotrophic lateral sclerosis. Lancet Neurol 2009; 8: 94–109

[59] Jones AP, Gunawardena WJ, Coutinho CM, Gatt JA, Shaw IC, Mitchell JD. Preliminary results of proton magnetic resonance spectroscopy in motor neurone disease (amytrophic lateral sclerosis). J Neurol Sci 1995; 129 Suppl: 85–89

[60] Pioro EP. MR spectroscopy in amyotrophic lateral sclerosis/motor neuron disease. J Neurol Sci 1997; 152 Suppl 1: S49–S53

[61] Cwik VA, Hanstock CC, Allen PS, Martin WR. Estimation of brainstem neuronal loss in amyotrophic lateral sclerosis with in vivo proton magnetic resonance spectroscopy. Neurology 1998; 50: 72–77

[62] Block W, Karitzky J, Träber F et al. Proton magnetic resonance spectroscopy of the primary motor cortex in patients with motor neuron disease: subgroup analysis and follow-up measurements. Arch Neurol 1998; 55: 931–936

[63] Gredal O, Pakkenberg H, Karlsborg M, Pakkenberg B. Unchanged total number of neurons in motor cortex and neocortex in amyotrophic lateral sclerosis: a stereological study. J Neurosci Methods 2000; 95: 171–176

[64] Rooney WD, Miller RG, Gelinas D, Schuff N, Maudsley AA, Weiner MW. Decreased N-acetylaspartate in motor cortex and corticospinal tract in ALS. Neurology 1998; 50: 1800–1805

[65] Rule RR, Suhy J, Schuff N, Gelinas DF, Miller RG, Weiner MW. Reduced NAA in motor and non-motor brain regions in amyotrophic lateral sclerosis: a cross-sectional and longitudinal study. Amyotroph Lateral Scler Other Motor Neuron Disord 2004; 5: 141–149

[66] Heath PR, Shaw PJ. Update on the glutamatergic neurotransmitter system and the role of excitotoxicity in amyotrophic lateral sclerosis. Muscle Nerve 2002; 26: 438–458

[67] Han J, Ma L. Study of the features of proton MR spectroscopy ((1)H-MRS) on amyotrophic lateral sclerosis. J Magn Reson Imaging 2010; 31: 305–308

[68] Srinivasan R, Sailasuta N, Hurd R, Nelson S, Pelletier D. Evidence of elevated glutamate in multiple sclerosis using magnetic resonance spectroscopy at 3 T. Brain 2005; 128: 1016–1025

[69] Caramanos Z, Narayanan S, Arnold DL. 1H-MRS quantification of tNA and tCr in patients with multiple sclerosis: a meta-analytic review. Brain 2005; 128: 2483–2506

[70] Mader I, Roser W, Kappos L et al. Serial proton MR spectroscopy of contrast-enhancing multiple sclerosis plaques: absolute metabolic values over 2 years during a clinical pharmacological study. AJNR Am J Neuroradiol 2000; 21: 1220–1227

[71] Arnold DL, De Stefano N, Narayanan S, Matthews PM. Proton MR spectroscopy in multiple sclerosis. Neuroimaging Clin N Am 2000; 10: 789–798, ix–x

[72] Sastre-Garriga J, Ingle GT, Chard DT et al. Metabolite changes in normal-appearing gray and white matter are linked with disability in early primary progressive multiple sclerosis. Arch Neurol 2005; 62: 569–573

[73] Adalsteinsson E, Langer-Gould A, Homer RJ et al. Gray matter N-acetyl aspartate deficits in secondary progressive but not relapsing-remitting multiple sclerosis. AJNR Am J Neuroradiol 2003; 24: 1941–1945

[74] Inglese M, Li BS, Rusinek H, Babb JS, Grossman RI, Gonen O. Diffusely elevated cerebral choline and creatine in relapsing-remitting multiple sclerosis. Magn Reson Med 2003; 50: 190–195

[75] De Stefano N, Matthews PM, Fu L et al. Axonal damage correlates with disability in patients with relapsing-remitting multiple sclerosis. Results of a longitudinal magnetic resonance spectroscopy study. Brain 1998; 121: 1469–1477

[76] Narayana PA, Doyle TJ, Lai D, Wolinsky JS. Serial proton magnetic resonance spectroscopic imaging, contrast-enhanced magnetic resonance imaging, and quantitative lesion volumetry in multiple sclerosis. Ann Neurol 1998; 43: 56–71

[77] Tartaglia MC, Narayanan S, De Stefano N et al. Choline is increased in prelesional normal appearing white matter in multiple sclerosis. J Neurol 2002; 249: 1382–1390

[78] Gonen O, Catalaa I, Babb JS et al. Total brain N-acetylaspartate: a new measure of disease load in MS. Neurology 2000; 54: 15–19

[79] Ge Y, Gonen O, Inglese M, Babb JS, Markowitz CE, Grossman RI. Neuronal cell injury precedes brain atrophy in multiple sclerosis. Neurology 2004; 62: 624–627

[80] Navia BA, Jordan BD, Price RW. The AIDS dementia complex: I. Clinical features. Ann Neurol 1986; 19: 517–524

[81] Chang L, Ernst T, Leonido-Yee M et al. Highly active antiretroviral therapy reverses brain metabolite abnormalities in mild HIV dementia. Neurology 1999; 53: 782–789

[82] Meyerhoff DJ, Bloomer C, Cardenas V, Norman D, Weiner MW, Fein G. Elevated subcortical choline metabolites in cognitively and clinically asymptomatic HIV + patients. Neurology 1999; 52: 995–1003

[83] Suwanwelaa N, Phanuphak P, Phanthumchinda K et al. Magnetic resonance spectroscopy of the brain in neurologically asymptomatic HIV-infected patients. Magn Reson Imaging 2000; 18: 859–865

[84] Roc AC, Ances BM, Chawla S et al. Detection of human immunodeficiency virus induced inflammation and oxidative stress in lenticular nuclei with magnetic resonance spectroscopy despite antiretroviral therapy. Arch Neurol 2007; 64: 1249–1257

# 第 4 章　SPECT 和 PET 神经递质显像在痴呆中的应用

Mateen Moghbel, Andrew Newberg, Mijail Serruya, Abass Alavi

正电子发射断层成像（positron emission computed tomography，PET）和单光子发射计算机断层成像（single-photon emission computed tomography，SPECT）在揭示多种神经精神疾病的病理基础方面做出了重大贡献，使用脑功能成像方法研究脑的代谢、血流和神经递质，进一步加深了我们对这些复杂疾病病理生理学和治疗的理解。随着新型放射性示踪剂的研发和创新应用的出现，PET 和 SPECT 还将继续为剖析神经精神疾病的病因、诊断和治疗提供大量的信息。最常用于 PET 和 SPECT 研究的是那些导致痴呆症状的疾病，因此，PET 和 SPECT 被广泛用于研究阿尔茨海默病（Alzheimer's disease，AD）、帕金森病（Parkinson's disease，PD）、额颞叶痴呆（frontotemporal dementia，FTD）、路易体痴呆（dementia with Lewy body，DLB）和其他相关疾病。虽然多数研究集中在评估脑血流量和葡萄糖代谢上，但仍有大量研究已探索出这些疾病的多种神经递质系统。本章回顾总结了目前使用 PET 和 SPECT 神经递质成像来评估痴呆症的文献。

氟 18（$^{18}$F）-标记的葡萄糖是临床颅脑 PET 最常用的放射性配体。通过用$^{18}$F 取代羟基产生放射性配体 2-脱氧-2-氟脱氧葡萄糖（$^{18}$F-FDG），获得$^{18}$F 放射性标记的葡萄糖。$^{18}$F-FDG 与未标记葡萄糖以相同的方式被脑细胞吸收，但是经过磷酸化成为$^{18}$F-FDG-6-磷酸后，它不能继续参与糖酵解而是存留在脑细胞中。因为$^{18}$F 同位素同其他 PET 同位素一样，经过放射性衰变发射正电子和中微子，即正 β 衰变的过程，PET 扫描仪可以检测到被大脑摄取的标记葡萄糖的量。发射的正电子与其运动轨迹上的电子发生碰撞，导致两个粒子湮灭，然后穿过组织。由于正电子发射体的原子核通常富含质子，因此倾向于通过获得中子和失去多余的质子来保持稳定，这可以通过两个等压衰变过程中的一个来实现：正电子发射或电子捕获。无论在哪一个过程，母体和子体核中的质量总数都保持相同。然后，PET 扫描仪检测经由湮灭随机释放的光子，形成 PET 图像，该图像实际是感兴趣器官内发生湮灭的分布图，显示了示踪剂聚集的特定组织，该结果是对脑代谢模式的详细评估（▶图 4.1）。根据患者的诊断和治疗计划，核医学医师对结果进行分析。FDG 是临床上最常用的脑成像示踪剂，但还有许多实验性

示踪剂已用于评估神经退行性疾病患者体内不同的神经递质系统，这些示踪剂与脑内特定的受体结合，在特定脑结构中检测到的放射性强度与受体有效性相关。

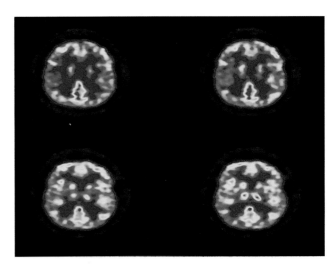

**图 4.1**　来自健康对照的正常 FDG-PET 扫描，患者无任何神经精神障碍。扫描显示在所有皮质和皮质下结构中代谢相对均匀。

对于 SPECT 成像，最常用的示踪剂是六甲基亚丙基胺（hexamethylpropyleneamine，HMPAO）和乙基半胱氨酸二聚体，二者都用于评估脑血流量。基本的 SPECT 成像技术需要注射与特定分子结合并释放 γ 射线的放射性同位素，其可以参与某种神经生理学过程，包括与神经递质受体结合。随后，由于同位素发射 γ 射线，配体浓度被 γ 相机显示。断层扫描可以定位放射性，从而定位示踪剂浓度。尽管 SPECT 成像时间较长，空间分辨率较差，且对伪影敏感，但随着设备的技术改进，其局限性已大大改善。目前临床使用的大多数 SPECT 系统仍然使用带有 NaI（Tl）（铊激活的碘化钠）探测器的闪烁照相机，由一个或多个安装在机架上的闪烁摄像头组成，围绕患者旋转以收集投影图。最常见的配置为两个闪烁摄像头，分别固定在 90 度或 180 度，或者根据选择的方位进行固定。SPECT 所需的投影信息由 γ 射线探测器获取，投影的质量很大程度上取决于这些探测器的特性。

近年来，多种示踪剂已被开发并应用于 PET 和 SPECT 的神经系统成像。这些实验性示踪剂注入受试体内后，大多数是通过结合神经递质受体（如 5-羟

色胺和多巴胺）起作用。用于痴呆症 SPECT、PET 神经递质成像的示踪剂对于研究神经退行性疾病很有价值。本章回顾了 PET 成像在神经退行性疾病导致痴呆中的一些主要发现和应用。

## 4.1 阿尔茨海默病

阿尔茨海默病（Alzheimer's disease，AD）的诊断标准最初是由美国国立神经疾病及语言障碍疾病和脑卒中研究所、阿尔茨海默病及其相关疾病协会（National Institute of Neurological and Communicative Disorders and Stroke and the Alzheimer's Disease and Related Disorders Association，NINCDS-ADRDA）于 1984 年确定[1]。诊断标准包括：发生在中老年人群的无任何明确原因的进展性、慢性认知缺陷。痴呆晚期患者通常诊断明确，但在早期阶段鉴别 AD 和其他形式的痴呆是一个挑战[2,3]。借助 PET 等功能成像手段，AD 相关的诊断和病因学等诸多问题可能会在未来几年中得到答案。

大多数关于 AD 的 PET 研究集中于葡萄糖代谢，并发现 AD 患者的全脑葡萄糖代谢（CMRGlc）降低，以双侧顶叶和颞叶受累为著[4-10]。这种顶叶低代谢（▶图 4.2）通常被认为是 AD 的"典型"表现，且在 65 岁以下的患者中特别明显[11-13]。研究表明，顶叶低代谢模式的敏感性和特异性分别约为 85% 和 60%。但是，这种模式并非 AD 所特有，在 PD、双侧顶部硬膜下血肿、双侧顶叶卒中和双侧顶叶放疗后的患者中也可以观察到[14]。也有报道显示，代谢减低的程度和范围与痴呆症状的严重程度相关，中度痴呆患者

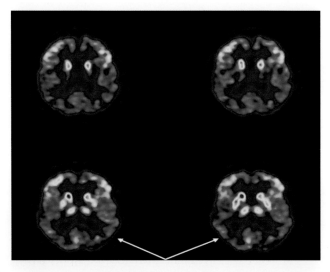

**图 4.2** 阿尔茨海默病患者 FDG-PET 扫描，显示双侧颞顶区域的代谢降低

在左侧额中叶、双侧顶叶和颞叶上区存在显著的代谢减低，在更严重的 AD 病例，相同脑区表现出更大程度的代谢减低。

PET 的另一个应用是测量与 AD 相关的各种神经递质系统的变化。文献报道，AD 患者的新皮质、海马和杏仁核表现出乙酰胆碱酯酶活性显著降低，表明患者基底前脑的胆碱能神经支配已经丧失[15]，其中受影响最大的是颞叶和顶叶皮质。Kuhl 等人的一项研究表明，发病年龄小于 65 岁的 AD 患者与全脑皮质及海马内碘苯佐米松（一种体内小泡乙酰胆碱转运体的标志物）结合的减少有关，而 65 岁以后发病的 AD，这种结合减少仅限于颞叶皮质和海马[16]。

一个小样本 PET 研究，纳入 9 名 AD、8 名 MCI 患者和 7 名年龄匹配的健康对照组，研究表明在典型的 AD 受累脑区，烟碱型乙酰胆碱受体活性标记物 2-[18F]FA-85380 BP（ND）显著减少[17]；2-[18F]FA-85380 BP（ND）与认知障碍的严重程度相关，并且只有最终进展为 AD 的 MCI 患者表现为 2-[18F]FA-85380 BP（ND）减少。因此，痴呆患者的烟碱受体不仅可以反映认知损伤的程度，还可预测疾病的临床进程。

一项相关的 SPECT 研究发现了 16 名 AD 患者和 16 名对照组体内的 α4β2-烟碱乙酰胆碱受体的变化[18]，受试还接受了 99mTc-HMPAO SPECT 灌注成像，结果显示：与对照组相比，AD 患者的额叶、纹状体、右侧颞叶和脑桥中的烟碱型受体结合明显减少，但与临床或认知测量间无显著相关性，与前文提及的 PET 研究结果不同。尽管样本量较小，但 123I-5IA-85380 和 99mTc-HMPAO 的 SPECT 成像在准确分类对照组和 AD 患者中表现出相似的诊断效能。

另一项研究对 27 例轻度 AD 患者进行 PET 扫描，用 15O 标记的水分子和（S）(-)11C-nicotine 分别评估局部脑血流量和烟碱受体结合力[19]，发现脑皮质 [11C]烟碱受体的平均结合力与注意力测试结果显著相关，如数字符号测试和跟踪测试 A，但与情景记忆或视觉空间能力测试结果无显著相关性；而脑血流量与认知无相关性。因此，脑皮质烟碱受体似乎与 AD 患者注意力的认知功能有关。

此外学者们还研究了 AD 患者的其他神经递质系统。5-羟色胺（5-hydroxytrypamine，5-HT）和多巴胺系统一直备受关注。例如，一项早期研究使用 18F-setoperone 对 9 名 AD 患者进行 PET 显像，发现 AD 患者的颞叶、额叶、顶叶和枕叶皮质中 5HT2 受体结合显著低于对照值[20]。另一项针对 AD 患者 5-HT2A 受体的研究显示，疾病早期阶段受体密度随时间降低，随疾

病进展达到平台期[21]。然而,[11]C-DASB PET 研究显示:在早期 AD 观察到的新皮质 5-HT$_{2A}$ 受体结合的减低,并不主要是 5-羟色胺能神经元或其投射减少的结果[22]。另一项研究显示海马多巴胺 D2 受体密度降低,并与 AD 患者记忆障碍相关[23]。

其他研究还发现 AD 患者突触后 5-HT 受体结合减少。其中一项研究使用[123]I-5-I-R91150 SPECT 显像评估 9 名 AD 患者和 26 名对照的 5-HT$_{2A}$ 受体,发现:新皮质结合潜能呈年龄相关性下降(每 10 年下降 11.6%)[24];此外,AD 患者在眶额叶、前额叶、侧额叶、扣带回、感觉运动区、顶叶下和枕部,有显著的区域性 5-HT$_{2A}$ 受体结合减低。一项[18]F-deuteroaltanserin PET 研究显示:AD 患者前扣带回 5-HT$_{2A}$ 受体的结合潜力显著下降,但这种下降与抑郁和精神病症状等行为学变量无关[25]。另一项研究使用[18]F-altanserin 和[11]C-DASB 进行 PET 显像,发现 MCI 患者皮质 5-HT$_{2A}$ 受体结合比对照组减少了约 30%[22];AD 患者在[18]F-altanserin 显像中结合显著减少,但在[11]C-DASB 显像中十分微弱,唯一的例外是内侧颞叶皮质,在[11]C-DASB 显像中结合减少约 33%。

一项[18]F-altanscrin PET 研究对 MCI 患者和健康对照组进行 2 年的报道,截止到随访期结束,14 例 MCI 患者中有 8 例进展为 AD[21];2 年内,患者组和对照组均未检测到 5-HT$_{2A}$ 受体结合明显变化。因此,尽管早期 MCI 表现皮质 5-HT$_{2A}$ 受体的结合明显减少,但进一步的降低与 MCI 到 AD 的进展并无关联。

一项针对 10 例 AD 患者、10 例对照的 5-HT$_{1A}$ 受体研究显示:右内侧颞叶 5-HT$_{1A}$ 受体结合潜力显著降低,而在其他区域如额叶、外侧颞叶、顶叶和小脑皮质中无减低[26]。另一项关于 AD 和 MCI 的 5-HT$_{1A}$ 受体 PET 研究显示,AD 患者的海马和中缝核的受体密度显著降低[27];海马中 5-HT$_{1A}$ 受体的减少和简易精神状态检查量表(Mini-Mental State Examination,MMSE)评分减低密切相关。此外,5-HT$_{1A}$ 受体减少与 FDG-PET 测量到的脑葡萄糖代谢降低相关。另一项基于体素分析的海马 5-HT$_{1A}$ 受体密度研究显示,AD 患者全脑受体结合减低,而遗忘型 MCI 患者全脑受体结合增加[28],具体来说,研究者注意到 AD 患者海马和海马旁回结合潜能显著降低,而遗忘型 MCI 患者枕下回结合潜能显著增加,作者认为这种 5-羟色胺能受体标记的差异可能有助于区分遗忘型 MCI 和轻度 AD。

值得注意的是,PET 成像还有助于评价药物治

疗 AD 的潜力。例如,lecozotan 作为 5-HT$_{1A}$ 受体拮抗剂,被开发用于 AD 治疗,一项研究使用[11]C-WAY-100635 的 PET 显像来评估 lecozotan 的结合力[29],结果表明:老年受试和 AD 患者在接受单剂量 5mg 药物之后,lecozotan 与脑内 5-HT$_{1A}$ 受体的结合最大达到受体占有率的 50% 至 60%。这些研究可帮助进一步确定和评估 AD 及其他痴呆症的治疗干预措施。

另一项 PET 研究使用[11]C-SB207145 和[11]C-PIB 分别评估了 5-HT$_4$ 受体结合力和皮质 Aβ 负荷[30],根据临床诊断标准确定的 AD 患者与健康受试者间 5-HT$_4$ 受体结合力无显著差异,但是根据 Aβ 负荷对患者进行评估时,[11]C-PIB 显像呈阳性结果的患者显示 5-HT$_4$ 受体结合增加 13%。也就是说,该研究发现了 AD 患者 5-HT$_4$ 受体结合力与 Aβ 负荷呈正相关,与 MMSE 评分呈负相关。作者指出,这些数据表明大脑 5-HT$_4$ 受体上调开始于临床症状出现和进展之前,而在早期痴呆阶段进展,推测这可能是对间质 5-HT 水平降低的代偿作用,这种代偿机制可能有助于暂时改善认知功能,增加乙酰胆碱的释放,或抵抗 Aβ 的沉积。

多巴胺能系统也已用于 AD 患者的评估。例如,一项[11]C-raclopride PET 研究[31]观察 24 例轻~中度 AD 患者纹状体多巴胺(dopamine,DA)(D2)受体有效性之间的关系,并将成像结果与认知变量(持续视觉注意、空间计划、单词识别)和运动变量(速度和灵活性)做了比较。在这项研究中,D2 受体结合增加与运动速度加快相关,但受试者注意力降低。作者认为,以上结果表明使用 DA(D2)受体激动剂作为 AD 的辅助治疗可能对认知功能产生分离作用。

一项研究[32]使用[11]C-dihydotetrabenazine 的 PET 显像,探究了 27 例 MCI 患者的纹状体多巴胺终末完整性,并用[11]C-PIB 测量脑淀粉样蛋白负荷,结果显示:11 名受试者最初被归类为遗忘型 MCI,7 名为多域型 MCI 以及 9 名为非遗忘型 MCI。在平均 3 年的随访中,18 名转为痴呆的患者表现出明显的脑淀粉样蛋白沉积或黑质纹状体去神经支配,这些可作为痴呆转化的强预测因子。与本章所述的其他大多数研究一样,痴呆亚型的临床分类标准和基于 PET 的分类标准之间只有中等一致性。

苯二氮䓬类/γ-氨基丁酸(GABA)受体系统已用于 AD 患者的评估。例如,一项针对 6 名早期 AD 患者和 6 名对照的小规模研究[33]使用[11]C-flumazenil PET 显像评估了 GABA 受体结合力,发现下内侧颞叶皮

质、海马、压后皮质和外侧裂周围区域后部存在结合减少;此外,海马区[11]C-flumazenil受体结合力与记忆表现相关。有趣的是,作者还报道,尸检研究中早期AD神经元丢失最多的脑区表现为受体结合减低。作者认为,尽管该研究的样本量很小,但[11]C-flumazenil可能是判断早期AD神经元丢失的有效标志。

然而,一项SPECT研究使用[123]I-Iomazenil和[99m]Tc-HMPAO检测16名遗忘型MCI和14名老年对照的GABA受体结合,二者之间无显著差异[34];此外,楔前叶和后扣带皮质的低灌注提示GABA受体在早期痴呆阶段保留,并且功能的改变发生在新皮质后部神经元或突触丧失之前。显然,今后的研究需要更好地挖掘GABA受体显像在MCI和AD中的作用。

PET或SPECT成像最重要的潜在价值之一可能就是评估AD的治疗干预措施。最近对AD几种治疗药物的开发为PET成像带来了极大的应用空间。治疗前可以扫描患者以确定谁是治疗的最佳候选者;也可以对患者进行纵向随访,来确定药物治疗的效果;此外,PET成像还有助于各种药物治疗的生理评估。Kuhl等人的PET研究旨在通过观察多奈哌齐对乙酰胆碱酯酶活性的影响,来阐明其药理学机制[35]。据报道,盐酸多奈哌齐抑制AD患者大脑皮质的乙酰胆碱酯酶活性,乙酰胆碱酯酶活性平均下降了27%。这一发现表明,多奈哌齐的临床试验并不反映真实的药物活性,还需进一步研究该药物的作用。

一项关于他克林在AD患者中应用的PET研究表明,在糖代谢改善之前,烟碱受体数(检测[11]C-nicotine结合量)、脑血流量和认知测试(连线测试和模块设计测试)已发生改善[36],在短期和长期治疗方案中均可观察到这些改善。丙戊茶碱(propentofylline,PPF)已被开发作为血管性痴呆和AD患者的潜在治疗药物,这是由于在这两种类型痴呆中,均会产生炎症性细胞因子和神经毒性自由基,星形胶质细胞分泌的神经生长因子减少,神经毒性相关的谷氨酸过量释放,以及胆碱能神经元丢失。使用PET的Ⅱ期临床试验研究显示经PPF治疗后,血管性痴呆和AD患者的脑葡萄糖代谢均显著改善,而同期安慰剂治疗的患者脑代谢显著降低[37]。

综上,PET和SPECT成像已被广泛应用于AD患者,包括早期阶段和后期实验性治疗阶段。随着针对AD病理生理学和应对机制研究的不断增多,PET或SPECT受体成像研究将发挥重要的作用。

## 4.2　额颞叶痴呆

额颞叶痴呆(frontotemporal dementia,FTD)是由于额叶和颞前叶变性引起的临床神经系统疾病。FTD的分类多年来一直存在争议,目前的分类包括Pick病、原发性进行性失语和语义性痴呆。FTD的症状包括行为学改变和失语两种临床模式。

使用FDG-PET显像有助于识别受FTD影响的脑区,从而提高诊断的准确性。一些研究已经发现FDT患者的脑代谢异常和灌注不足,尤其以额叶为主(▶图4.3),Diehl等[38]报道FTD与额叶代谢相关,Grimmer等[39]指出,FTD患者存在额叶皮质、尾状核和丘脑的代谢减低。

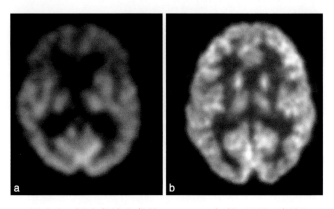

**图4.3**　额叶痴呆患者的FDG-PET扫描,显示双侧额叶和前颞叶代谢低下。这位病人大脑皮质的其余部分保持正常新陈代谢

PET研究已经证实5-HT受体的局灶性减少是FTD病理生理学的关键,这一发现与尸检结果一致。对FTD患者5-HT$_1$受体分布的研究表明,[11]C-WAY-100635结合在双侧额叶及内、外侧颞叶区域显著减少[40]。类似地,使用[11]C-MDL 100907 PET研究FTD患者的5-HT$_2$受体分布,结果显示眶额叶、额叶内侧和扣带回皮质的受体结合显著减少[41]。

使用[11]C-WAY-100635 PET显像对4例额颞叶痴呆(frontotemporal lobar dementia,FTLD)患者进行研究表明,FTLD患者在额叶、颞叶和枕叶区5-HT$_{1A}$受体结合潜力显著低于对照组[40]。FTLD患者的结合潜力是对照组的50%～69%,表明5-HT1A受体结合潜力的降低存在于患者,并且可能促进症状的产生。

## 4.3　帕金森病

帕金森病(Parkinson's disease,PD)是由于黑质

和蓝斑神经元缺失引起的神经系统疾病,临床表现为运动迟缓、震颤和僵直三联征,这些区域色素神经元的破坏导致多巴胺的产生和储存减少,黑质纹状体系统的功能障碍。多达 30% 的 PD 患者还会出现认知障碍。

文献中,多项 PET 研究报道了早期 PD 基底节区的代谢增高[42,43],患者还表现为轻度、弥漫性皮质低代谢,且与运动迟缓的严重程度相关。有证据表明偏侧帕金森综合征与对侧基底节区的高代谢有关。

[18]F-fluorodopa 和 [18]F-N-methylspiperone 作为多巴胺能系统突触前、后结构的靶向 PET 放射性示踪剂,最适合 PD 和其他运动障碍疾病的诊断、治疗和随访。PD 的病理生理学机制是黑质内多巴胺能神经元的进行性退化,因此表现出纹状体对 [18]F-fluorodopa 的摄取持续减少(▶ 图 4.4),并且伴有不同程度的纹状体外区域的异常[44]。全脑 PET 成像发现 PD 患者与健康对照组在纹状体外区域存在 [18]F 摄取的差异,这可能是 PD 相关认知功能受损的基础。有研究表明额叶皮质对 [18]F-fluorodopa 的摄取明显减少[45],而另一些研究则报道在中脑和前扣带回摄取量较低[46]。另一方面,一些研究表明,尽管早期 PD 患者纹状体中 [18]F-fluorodopa 的摄取降低,但双侧前额叶背外侧区域的摄取量明显增加[47,48]。

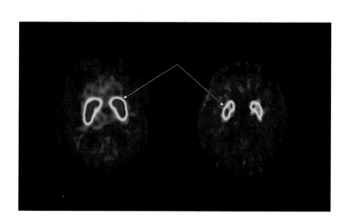

**图 4.4**　PD 患者的 [18]F-fluorodopa PET 扫描(扫描右侧),显示壳核摄取明显减少,尾状核仅有轻度摄取,而健康对照组在整个基底节区为强摄取(扫描左侧)

使用 FP-CIT SPECT 对 7 名 PD 无痴呆患者、17 名 PD 伴痴呆患者和 18 名健康受试者进行显像,研究显示:伴和不伴痴呆的 PD 患者间纹状体多巴胺转运蛋白(dopamine transporter,DAT)结合力无差异[49]。尽管该研究样本量小,但结果表明 DAT 结合力与 PD 患者的痴呆症状无关。一项使用 [99m]C-raclopride 的研究

提出:额叶功能障碍可能是导致 PD 患者认知功能受损的原因,推测或是由间脑皮质多巴胺能系统传递受阻直接引起,或是黑质多巴胺能系统功能改变的间接结果[50]。其研究内容包括空间工作记忆任务(spatial working memory task,SWT)以及视觉运动控制任务(visuomotor control task,VMT)。在对照组,尾状核背侧的 raclopride 结合量在 SWT 时低于 VMT,这一发现与受试者执行功能时内源性多巴胺的释放增加一致,但在 PD 患者并未观察到这种结果;在 SWTs 期间,PD 组和对照组都显示前扣带皮质对 raclopride 的结合减少;此外,PD 患者尾状核背侧的多巴胺释放明显减少,而内侧前额叶皮质保持稳定。该研究结果提示,早期 PD 患者的执行功能障碍与黑质纹状体多巴胺能系统功能降低所致的皮质基底节环路异常有关,但早期 PD 患者中脑-皮质多巴胺传递功能保留完好。这项研究不仅证明了 PD 患者多巴胺系统存在功能缺陷,还显示了与患者认知障碍直接相关的特定效应。

另外一些研究则研究了 PD 和 5-HT 系统之间的关系。Politis 等人用 [11]C-DASB PET 显像发现,PD 患者体内 5-HT 转运蛋白的结合呈进行性、非线性减少,但与病情的严重程度无显著相关性[51]。相反,另一项 [11]C-DASB PET 研究显示 PD 患者 5-HT 转运体结合增加[52]。

同其他疾病一样,神经递质的 PET 和 SPECT 显像将在 PD 患者的临床实践和科学研究中发挥重要作用。有趣的是,我们还需要认识到,除多巴胺以外的其他神经递质也是 PD 的主要研究对象,对于理解疾病,特别是导致痴呆症状时的病理生理学机制具有重要意义。

## 4.4　路易体痴呆

路易体痴呆(dementia with Lewy body,DLB)是一种导致认知功能障碍的疾病,因在组织病理学中发现路易小体,故将该疾病与其他致痴呆疾病区分开来。由于 DLB 患者体内多巴胺受体系统常常受到影响,因此一直是神经影像学研究的焦点。例如,在一项 DaTscan SPECT 的多中心研究中[53],纳入了 326 名患者,诊断由共识小组建立,包括临床拟诊 DLB($n=$ 94)、可能诊断 DLB($n=57$)以及非 DLB 痴呆($n=$ 147),作者报道对临床拟诊 DLB 诊断的平均敏感性为

78%,排除非 DLB 痴呆的特异性为 90%,其中主要是 AD;诊断的阳性预测值为 82%,阴性预测值为 88%。具有相对较高级别的可靠性。

一项小规模研究比较了 DaTscan 和 $^{99m}$Tc-exametazime 两种 SPECT 检查对 33 名对照、33 名 AD 和 28 名 DLB 患者脑血流量测定的结果[54],评分者之间对于 $^{99m}$Tc-exametazime 的一致性为"中等"(平均 kappa=0.53)、$^{123}$I-FP-CIT 为"优"(平均 kappa=0.88);在 AD 和 DLB 患者中使用 $^{99m}$Tc-exametazime 和 $^{123}$I-FP-CIT,与临床诊断的符合率分别为 56% 和 84%;受试者特征(ROC)分析显示,$^{123}$I-FP-CIT(灵敏度 79%,特异性 88%)比枕叶的 $^{99m}$Tc-exametazime 显像(灵敏度 64%,特异性 64%)具有更高的诊断准确性。因此,该研究表明:与 $^{99m}$Tc-exametazime 相比,DaTscan SPECT 显像对 AD 与 DLB 鉴别诊断的准确性明显更高。

另一项更早的类似研究[55]评估了 164 名老年受试者的 DaTscan 显像(包括 33 名健康老年对照、34 名 AD、23 名 DLB、38 名 PD 以及 36 名 PD 伴痴呆患者),结果显示:与 AD 患者和对照组相比,DLB 患者的 DAT 结合明显减少,且与 PD 患者相似。有趣的是,DLB 患者较 PD 患者拥有较平缓的头尾侧(尾状核-壳核)梯度,与这两种疾病的病理生理学进展相一致。此外,在所有的三个纹状体区域 PD 痴呆患者可见最大限度地 DAT 结合减低。

截至目前,最大的数据分析是对文献中的研究进行系统性 meta 分析,以评估用 $^{123}$I-FP CIT(DaTscan)进行突触前多巴胺能显像在诊断 DLB 患者中的准确性[56]。Meta 分析纳入了用于诊断不明确病例的 DaTscan 研究、明确诊断为 DLB 或非 DLB 痴呆患者的研究或对照研究,共计四项研究,包括 419 名研究对象,符合作者 Meta 分析要求。结果显示 DaTscan 鉴别是否为 DLB 的敏感性为 86.5%,特异性为 93.6%。作者认为,DaTscan 对 DLB 的诊断具有较高的准确性,特别是在特异性方面。

另一项研究[57]比较了 FDG-PET 和 $^{123}$I-β-CIT 鉴别 DLB 和 AD 的能力,发现最敏感的指标是外侧枕叶皮质的低代谢(88%),而最特异的征象是扣带回中、后部代谢的保留(100%);然而,β-CIT 的诊断准确度可达 100%,比 $^{18}$F-FDG-PET 拥有更高的诊断效力。

虽然多巴胺系统一直是 DLB 主要的焦点,但其他神经递质系统也可能受累。为了研究活体内烟碱型乙酰胆碱受体 α4β2 亚型的分布差异,一项研究对 15 例 DLB 患者和 16 例对照使用配体 $^{123}$I-5-Iodo-3-[2(S)-2-azetidinylmethoxy]pyridine(5IA-85380)SPECT 进行显像研究[18],结果:与对照组相比,DLB 患者在额叶、纹状体、颞叶和扣带回的烟碱乙酰胆碱受体 α4β2 亚型显著减少;此外,DLB 患者枕叶皮质对 $^{123}$I-5IA-85380 摄取增加,而且值得注意的是,这种增加与近期视幻觉的发生有关。作者认为这些表现说明 DLB 患者枕叶胆碱能受体变化与幻视之间存在联系。

在一项相关研究中,研究者使用 N-[$^{11}$C]-methyl-4-piperidyl acetate,检测了 18 名 PD、21 名 PD 伴痴呆症(PD with dementia,PDD)或 DLB 患者以及 26 名健康对照者脑内的乙酰胆碱酯酶(Acetyl cholinesterase,AChE)活性,其中 PDD/DLB 组由 10 例 PDD 和 11 例 DLB 患者组成[58]。PD 患者的脑皮质 AChE 活性显著降低,特别是在内侧枕叶皮质,而 PDD/DLB 组患者的 AChE 活性更低;但早期 PD 组与进展期 PD 组之间或 DLB 组与 PDD 组之间的区域性 AChE 活性无显著差异。

因此,联合使用 PET 和 SPECT 的神经递质显像有助于 DLB 患者的临床评估和研究观察。

## 4.5 不同痴呆的比较研究

除上文已经描述的研究外,在最后一节中我们回顾几项比较多种痴呆类型的研究。这些研究对于鉴别这些疾病非常重要,也有助于确定最有效的成像研究辅助鉴别诊断。

对 27 例 PD 相关神经退行性痴呆患者进行了 FDG-PET 和 DaTscan SPECT 研究[59]。受试者根据临床诊断分为:拟诊 AD(5 例)、皮质基底节变性患者(6 例)、DLB 患者(8 例)、FTD 患者(4 例)以及 PD 痴呆(4 例)。作者对两种扫描进行判别分析,发现 85% 的患者在单独使用 FDG-PET 扫描时可以得到正确诊断,而单独使用 DATscan 评估时,仅 59% 的患者被正确诊断,但 DAT 和标准化的 FDG 摄取相结合可以得到 100% 的准确诊断。作者得出结论:FDG 摄取和 DAT 结合力检测相结合的自动分析方法可能对 PD 相关痴呆症患者的诊断最有效。

为了评估痴呆患者的多种不同生理学参数,一项研究使用 FDG、$^{18}$F-fluorodopa 和 N-$^{11}$C-methyl-4-piperidyl acetate(MP4A)进行 PET 显像,测定了 8 名 PDD 患者、6 名 DLB 患者以及 9 名 PD 无痴呆症患者的胆碱能功能,并与年龄匹配的对照组进行比较[60]。结果发现,DLB 和 PDD 患者脑内多巴胺能和胆碱能功能减低情况相同。作者认为这两种疾病可能代表 DLB 持续进展过程中的两种表现,究其本质是相同的。作者还指出,胆碱能功能减低不仅促进运动症状的产生,还是痴呆进展的关键。

一项研究使用 FP-CIT SPECT 显像评估 53 例患者的中脑 5-HT 转运体结合力,包括 PD(15 名)、DLB 患者(15 名)、PSP 患者(8 名)以及特发性震颤患者(15 名)[61],发现:PD 患者血清 5-HT 水平略低于特发性震颤患者和对照组受试者;而 PSP 和 DLB 患者的血清 5-HT 明显降低到无法检测的水平。基于以上研究结果,作者认为神经退行性过程影响帕金森综合征患者的 5-HT 能神经元,且 DLB 患者较 PD 患者更加严重,但二者在纹状体区的 DAT 减低水平类似。

对几种不同类型痴呆症患者的研究表明了在对比临床和影像学诊断结果的过程中存在的问题。在这项研究中[62],75 名轻度痴呆患者接受了常规临床评估,然后用[11]C-dihydrotetrabenazine 和[11]C-PIB 进行 PET 显像。根据临床评估,受试者被分类为 36 名 AD 患者、25 名 FTD 患者、14 名 DLB 患者。基于 PET 显像,受试者被分为 47 名 AD 患者、15 名 DLB 患者、13 名 FTD 患者。该研究发现临床共识与神经影像学分类在所有类型痴呆中的一致性有限,约 35% 的受试者出现分类不一致的情况。这项研究没有将临床和 PET 显像结果与尸检结果进行比较,使得难以深入理解研究结果。但是临床和 PET 结果均有助于更准确地对痴呆患者进行分类。

## 4.6　结论

总而言之,PET 和 SPECT 神经递质成像已经成为评估痴呆相关神经系统疾患的有力工具。PET 和 SPECT 显像揭示了许多疾病进展的原因和病理生理学机制。在临床上,这些功能成像方法被证明在疾病的初步诊断和评估中具有重要价值。未来针对特定疾病的放射性药物的开发以及对所涉及的神经递质系统的不断研究,将扩大这些显像模式在临床和科研中的应用。此外,功能成像将继续提高其评估能力,评估患者是否适合内科和外科干预,确定预后,评估疗效。因此,PET 和 SPECT 显像将继续作为研究痴呆患者脑部的重要手段。

## 参考文献

[1] McKhann G, Drachman D, Folstein M, Katzman R, Price D, Stadlan EM. Clinical diagnosis of Alzheimer's disease: report of the NINCDS-ADRDA Work Group under the auspices of Department of Health and Human Services Task Force on Alzheimer's Disease. Neurology 1984; 34: 939–944

[2] Tierney MC, Fisher RH, Lewis AJ et al. The NINCDS-ADRDA Work Group criteria for the clinical diagnosis of probable Alzheimer's disease: a clinico-pathologic study of 57 cases. Neurology 1988; 38: 359–364

[3] Joachim CL, Morris JH, Selkoe DJ. Clinically diagnosed Alzheimer's disease: autopsy results in 150 cases. Ann Neurol 1988; 24: 50–56

[4] Heiss WD, Kessler J, Szelies B, Grond M, Fink G, Herholz K. Positron emission tomography in the differential diagnosis of organic dementias. J Neural Transm Suppl 1991; 33: 13–19

[5] Jamieson DG, Chawluk JB, Alavi A, Hurtig HI, Rosen M, Bais S, Reivich M. 1987The effect of disease severity on local cerebral glucose metabolism in Alzheimer's disease J Cerebr Blood Flow Metab; 7 Suppl 1: 410

[6] Kumar A, Schapiro MB, Grady C et al. High-resolution PET studies in Alzheimer's disease. Neuropsychopharmacology 1991; 4: 35–46

[7] Faulstich ME, Sullivan DC. Positron emission tomography in neuropsychiatry. Invest Radiol 1991; 26: 184–194

[8] Bonte FJ, Hom J, Tintner R, Weiner MF. Single photon tomography in Alzheimer's disease and the dementias. Semin Nucl Med 1990; 20: 342–352

[9] Friedland RP, Jagust WJ, Huesman RH et al. Regional cerebral glucose transport and utilization in Alzheimer's disease. Neurology 1989; 39: 1427–1434

[10] Rapoport SI, Horwitz B, Grady CL, Haxby JV, DeCarli C, Schapiro MB. Abnormal brain glucose metabolism in Alzheimer's disease, as measured by position emission tomography. Adv Exp Med Biol 1991; 291: 231–248

[11] Ichimiya A, Herholz K, Mielke R, Kessler J, Slansky I, Heiss WD. Difference of regional cerebral metabolic pattern between presenile and senile dementia of the Alzheimer type: a factor analytic study. J Neurol Sci 1994; 123: 11–17

[12] Frackowiak RS, Pozzilli C, Legg NJ et al. Regional cerebral oxygen supply and utilization in dementia: a clinical and physiological study with oxygen-15 and positron tomography. Brain 1981; 104: 753–778

[13] Foster NL, Mann U, Mohr E, Sunderland T, Katz D, Chase TN (1989, July). FOCAL CEREBRAL GLUCOSE HYPOMETABOLISM IN DEFINITE ALZHEIMERS-DISEASE. In ANNALS OF NEUROLOGY (Vol. 26, No. 1, pp. 132-133). 34 BEACON STREET, BOSTON, MA 02108-1493: LITTLE BROWN CO

[14] Mazziotta JC, Frackowiak RS, Phelps ME. The use of positron emission tomography in the clinical assessment of dementia. Semin Nucl Med 1992; 22: 233–246

[15] Shinotoh H, Namba H, Fukushi K et al. Brain acetylcholinesterase activity in Alzheimer's disease measured by positron emission tomography. Alzheimer Dis Assoc Disord 2000; 14 Suppl 1: S114–S118

[16] Kuhl DE, Minoshima S, Fessler JA et al. In vivo mapping of cholinergic terminals in normal aging, Alzheimer's disease, and Parkinson's disease. Ann Neurol 1996; 40: 399–410

[17] Kendziorra K, Wolf H, Meyer PM et al. Decreased cerebral α 4 2* nicotinic acetylcholine receptor availability in patients with mild cognitive impairment and Alzheimer's disease assessed with positron emission tomography. Eur J Nucl Med Mol Imaging 2011; 38: 515–525

[18] O'Brien JT, Colloby SJ, Pakrasi S et al. Alpha4beta2 nicotinic receptor status in Alzheimer's disease using [123]I-5IA-85380 single-photon-emission computed tomography. J Neurol Neurosurg Psychiatry 2007; 78: 356–362

[19] Kadir A, Almkvist O, Wall A, Långström B, Nordberg A. PET imaging of cortical 11C-nicotine binding correlates with the cognitive function of attention in Alzheimer's disease. Psychopharmacology (Berl) 2006; 188: 509–520

[20] Blin J, Baron JC, Dubois B et al. Loss of brain 5-HT₂ receptors in Alzheimer's disease: in vivo assessment with positron emission tomography and [18F] setoperone. Brain 1993; 116: 497–510

[21] Marner L, Knudsen GM, Madsen K, Holm S, Baaré W, Hasselbalch SG. The reduction of baseline serotonin 2A receptors in mild cognitive impairment is stable at two-year follow-up. J Alzheimers Dis 2011; 23: 453–459

[22] Marner L, Frokjaer VG, Kalbitzer J et al. Loss of serotonin 2A receptors

exceeds loss of serotonergic projections in early Alzheimer's disease: a combined [¹¹C]DASB and [¹⁸F]altanserin-PET study. Neurobiol Aging 2012; 33: 479–487

[23] Kemppainen N, Laine M, Laakso MP et al. Hippocampal dopamine $D_2$ receptors correlate with memory functions in Alzheimer's disease. Eur J Neurosci 2003; 18: 149–154

[24] Versijpt J, Van Laere KJ, Dumont F et al. Imaging of the 5-HT$_{2A}$ system: age-, gender-, and Alzheimer's disease-related findings. Neurobiol Aging 2003; 24: 553–561

[25] Santhosh L, Estok KM, Vogel RS et al. Regional distribution and behavioral correlates of 5-HT$_{2A}$ receptors in Alzheimer's disease with [¹⁸F]deuteroaltanserin and PET. Psychiatry Res 2009; 173: 212–217

[26] Lanctôt KL, Hussey DF, Herrmann N et al. A positron emission tomography study of 5-hydroxytryptamine-1A receptors in Alzheimer's disease. Am J Geriatr Psychiatry 2007; 15: 888–898

[27] Kepe V, Barrio JR, Huang SC et al. Serotonin 1A receptors in the living brain of Alzheimer's disease patients. Proc Natl Acad Sci U S A 2006; 103: 702–707

[28] Truchot L, Costes N, Zimmer L et al. A distinct [¹⁸F]MPPF PET profile in amnestic mild cognitive impairment compared to mild Alzheimer's disease. Neuroimage 2008; 40: 1251–1256

[29] Raje S, Patat AA, Parks V et al. A positron emission tomography study to assess binding of lecozotan, a novel 5-hydroxytryptamine-1A silent antagonist, to brain 5-HT1A receptors in healthy young and elderly subjects, and in patients with Alzheimer's disease. Clin Pharmacol Ther 2008; 83: 86–96

[30] Madsen K, Neumann WJ, Holst K et al. Cerebral serotonin 4 receptors and amyloid-β in early Alzheimer's disease. J Alzheimers Dis 2011; 26: 457–466

[31] Reeves S, Mehta M, Howard R, Grasby P, Brown R. The dopaminergic basis of cognitive and motor performance in Alzheimer's disease. Neurobiol Dis 2010; 37: 477–482

[32] Albin RL, Burke JF, Koeppe RA, Giordani B, Gilman S, Frey KA. Assessing mild cognitive impairment with amyloid and dopamine terminal molecular imaging. J Nucl Med 2013; 54: 887–893

[33] Pascual B, Prieto E, Arbizu J et al. Decreased carbon-11-flumazenil binding in early Alzheimer's disease. Brain 2012; 135: 2817–2825

[34] Pappatà S, Varrone A, Vicidomini C et al. SPECT imaging of GABA(A)/benzodiazepine receptors and cerebral perfusion in mild cognitive impairment. Eur J Nucl Med Mol Imaging 2010; 37: 1156–1163

[35] Kuhl DE, Minoshima S, Frey KA, Foster NL, Kilbourn MR, Koeppe RA. Limited donepezil inhibition of acetylcholinesterase measured with positron emission tomography in living Alzheimer cerebral cortex. Ann Neurol 2000; 48: 391–395

[36] Nordberg A, Amberla K, Shigeta M et al. Long-term tacrine treatment in three mild Alzheimer patients: effects on nicotinic receptors, cerebral blood flow, glucose metabolism, EEG, and cognitive abilities. Alzheimer Dis Assoc Disord 1998; 12: 228–237

[37] Mielke R, Möller HJ, Erkinjuntti T, Rosenkranz B, Rother M, Kittner B. Propentofylline in the treatment of vascular dementia and Alzheimer-type dementia: overview of phase I and phase II clinical trials. Alzheimer Dis Assoc Disord 1998; 12 Suppl 2: S29–S35

[38] Diehl J, Grimmer T, Drzezga A, Riemenschneider M, Förstl H, Kurz A. Cerebral metabolic patterns at early stages of frontotemporal dementia and semantic dementia: a PET study. Neurobiol Aging 2004; 25: 1051–1056

[39] Grimmer T, Diehl J, Drzezga A, Förstl H, Kurz A. Region-specific decline of cerebral glucose metabolism in patients with frontotemporal dementia: a prospective 18F-FDG-PET study. Dement Geriatr Cogn Disord 2004; 18: 32–36

[40] Lanctôt KL, Herrmann N, Ganjavi H et al. Serotonin-1A receptors in frontotemporal dementia compared with controls. Psychiatry Res 2007; 156: 247–250

[41] Franceschi M, Anchisi D, Pelati O et al. Glucose metabolism and serotonin receptors in the frontotemporal lobe degeneration. Ann Neurol 2005; 57: 216–225

[42] Rougemont D, Baron JC, Collard P, Bustany P, Comar D, Agid Y. Local cerebral glucose utilisation in treated and untreated patients with Parkinson's disease. J Neurol Neurosurg Psychiatry 1984; 47: 824–830

[43] Eidelberg D, Moeller JR, Dhawan V et al. The metabolic anatomy of Parkinson's disease: complementary [¹⁸F]fluorodeoxyglucose and [¹⁸F]fluorodopa positron emission tomographic studies. Mov Disord 1990; 5: 203–213

[44] Heiss WD, Hilker R. The sensitivity of 18-fluorodopa positron emission tomography and magnetic resonance imaging in Parkinson's disease. Eur J Neurol 2004; 11: 5–12

[45] Kaasinen V, Rinne JO. Functional imaging studies of dopamine system and cognition in normal aging and Parkinson's disease. Neurosci Biobehav Rev 2002; 26: 785–793

[46] Ito K, Nagano-Saito A, Kato T et al. Striatal and extrastriatal dysfunction in Parkinson's disease with dementia: a 6-[¹⁸F]fluoro-L-dopa PET study. Brain 2002; 125: 1358–1365

[47] Rakshi JS, Uema T, Ito K et al. Frontal, midbrain and striatal dopaminergic function in early and advanced Parkinson's disease A 3D [¹⁸F]dopa-PET study. Brain 1999; 122: 1637–1650

[48] Brück A, Aalto S, Nurmi E, Bergman J, Rinne JO. Cortical 6-[¹⁸F]fluoro-L-dopa uptake and frontal cognitive functions in early Parkinson's disease. Neurobiol Aging 2005; 26: 891–898

[49] Song IU, Chung YA, Oh JK, Chung SW (2014). An FP-CIT PET comparison of the difference in dopaminergic neuronal loss in subtypes of early Parkinson's disease. Acta Radiologica, 55(3), 366-371

[50] Sawamoto N, Piccini P, Hotton G, Pavese N, Thielemans K, Brooks DJ. Cognitive deficits and striato-frontal dopamine release in Parkinson's disease. Brain 2008; 131: 1294–1302

[51] Politis M, Wu K, Loane C et al. Staging of serotonergic dysfunction in Parkinson's disease: an in vivo ¹¹C-DASB PET study. Neurobiol Dis 2010; 40: 216–221

[52] Boileau I, Warsh JJ, Guttman M et al. Elevated serotonin transporter binding in depressed patients with Parkinson's disease: a preliminary PET study with [¹¹C]DASB. Mov Disord 2008; 23: 1776–1780

[53] McKeith I, O'Brien J, Walker Z et al. DLB Study Group. Sensitivity and specificity of dopamine transporter imaging with ¹²³I-FP-CIT SPECT in dementia with Lewy bodies: a phase III, multicentre study. Lancet Neurol 2007; 6: 305–313

[54] Colloby SJ, Firbank MJ, Pakrasi S et al. A comparison of ⁹⁹ᵐTc-exametazime and ¹²³I-FP-CIT SPECT imaging in the differential diagnosis of Alzheimer's disease and dementia with Lewy bodies. Int Psychogeriatr 2008; 20: 1124–1140

[55] O'Brien JT, Colloby S, Fenwick J et al. Dopamine transporter loss visualized with FP-CIT SPECT in the differential diagnosis of dementia with Lewy bodies. Arch Neurol 2004; 61: 919–925

[56] Papathanasiou ND, Boutsiadis A, Dickson J, Bomanji JB. Diagnostic accuracy of ¹²³I-FP-CIT (DaTSCAN) in dementia with Lewy bodies: a meta-analysis of published studies. Parkinsonism Relat Disord 2012; 18: 225–229

[57] Lim SM, Katsifis A, Villemagne VL et al. The ¹⁸F-FDG-PET cingulate island sign and comparison to ¹²³I-β-CIT SPECT for diagnosis of dementia with Lewy bodies. J Nucl Med 2009; 50: 1638–1645

[58] Shimada H, Hirano S, Shinotoh H et al. Mapping of brain acetylcholinesterase alterations in Lewy body disease by PET. Neurology 2009; 73: 273–278

[59] Garibotto V, Montandon ML, Viaud CT et al. Regions of interest-based discriminant analysis of DaTscan SPECT and FDG-PET for the classification of dementia. Clin Nucl Med 2013; 38: e112–e117

[60] Klein JC, Eggers C, Kalbe E et al. Neurotransmitter changes in dementia with Lewy bodies and Parkinson's disease dementia in vivo. Neurology 2010; 74: 885–892

[61] Roselli F, Pisciotta NM, Pennelli M et al. Midbrain SERT in degenerative parkinsonisms: a ¹²³I-FP-CIT SPECT study. Mov Disord 2010; 25: 1853–1859

[62] Burke JF, Albin RL, Koeppe RA et al. Assessment of mild dementia with amyloid and dopamine terminal positron emission tomography. Brain 2011; 134: 1647–1657

# 第 5 章 扩散张量成像在神经退行性疾病中的应用

Dhiraj Baruah,Suyash Mohan,Sumei Wang

神经退行性变导致脑和脊髓神经元的退化。神经退行性疾病被定义为：由运动和认知等功能相关神经元的选择性破坏或丧失，导致的进行性神经系统疾病，最终导致死亡[1]。可以遗传也可散发，通常带给家庭和看护者巨大的身心负担。神经退行性疾病的患病率日益增加，已成为健康相关支出非常大的主要健康问题[2]。根据功能丧失的不同，神经退行性疾病主要分为两大类：影响认知（如阿尔茨海默病 [Alzheimer's disease,AD]）和影响运动（如帕金森病[Parkinson's disease,PD]）。尽管近年来对这些疾病病理生理学方面的认识取得了重大进展，但治疗仍以对症为主而不是治愈。

包括 MRI 在内的常规影像技术对疾病的解读价值有限，通常仅在疾病晚期才显示出异常变化。了解脑实质微观结构的变化有助于了解这一大类中的不同疾病，并有助于未来治疗与预防性策略的开发。扩散张量成像（diffusion tensor imaging，DTI）是其中一种高级成像技术，它能评估大脑中微观结构的改变[3,4]。

本章将阐述常见神经退行性疾病中患者白质（white matter，WM）变化的最新进展。在开始之前，我们首先来学习 DTI 的一些基本特征。

## 5.1 扩散张量成像:基本概念

扩散张量成像是利用水分子在体内的随机运动（布朗运动）这一特性。白质中水的扩散受到包括轴突鞘在内的物理边界的限制，导致水分子在沿着纤维 z 轴（长轴）的移动比沿 x 轴更容易，脑白质中水分子扩散的这种不对称性被称为各向异性。通过这些信息可以生成伪彩图，从而定位白质纤维束（▶图 5.1）。传统的 DWI 只能提供一个方向的信息，而 DTI 通过张量模型可在体素水平量化这种属性。张量是一个数学概念，不仅可以量化每个方向的分子运动，而且可以给出水分子的平均扩散值[5]。

两个最常用的指标是平均扩散系数（MD）和各向异性分数（FA），可以用下列公式计算：

$$MD = \frac{(\lambda_1 + \lambda_2 + \lambda_3)}{3}$$

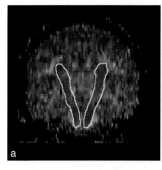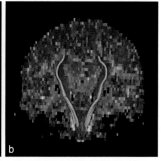

图 5.1 基于扩散张量成像（DTI）的健康被试的伪彩图。颜色表示方向如下：红色—左右走行；绿色—前后走行；蓝色—上下走行。a 图中白线描绘人工分割的皮质脊髓束（CST），并将重建的 CST（绿色）覆盖在伪彩图（b）上

$$FA = \sqrt{\frac{3}{2}} \sqrt{\frac{(\lambda_1 - \lambda)^2 + (\lambda_2 - \lambda)^2 + (\lambda_3 - \lambda)^2}{\lambda_1^2 + \lambda_2^2 + \lambda_3^2}}$$

其中 $\lambda_1$，$\lambda_2$ 和 $\lambda_3$ 是扩散张量的三个本征值，$\lambda$ 代表三个本征值的平均值。MD 是各个方向扩散大小的平均值，与局部脑组织结构的完整性有关。FA 代表水分子扩散各向异性的程度，反映细胞结构的排列程度。DTI 间接评价组织的完整性，可能有助于评估神经退行性疾病。

## 5.2 脑老化

在研究神经退行性疾病之前，必须理解正常情况下与年龄相关的白质微观结构改变，这是常规 MRI 无法提供的。正常老化过程中白质的改变包括：髓鞘密度降低和髓鞘结构改变[6,7]。常规 MRI 有助于评估老化过程中脑体积的改变，DTI 可检测老年脑中白质的微结构破坏。在一项有 38 名被试的研究中，Salat 等[8]发现，额叶白质、内囊后肢和胼胝体膝部的 FA 下降与年龄显著相关，而颞叶和后部白质正常。其他研究也显示：相比后部白质，前部白质与老龄化相关的改变更明显[9]。DTI 可以观察到先于临床的或细微的改变，可用于监测在正常衰老、创伤和疾病中白质的恢复情况[10]。

## 5.3 阿尔茨海默病

AD 是痴呆最常见的形式，病理学可见细胞内神

经原纤维缠结和细胞外神经炎斑的存在。皮质神经元的丢失速度明显快于年龄匹配的非痴呆人群[11]。许多权威人士提出:AD 患者 WM 的变化也明显高于年龄匹配的非痴呆患者[12,13]。这些 WM 变化是 DTI 评估的重点,一些 DTI 研究已经报道的结果包括:FA 值降低,MD 增加和晶格指数降低[14-20]。

出现轻微的认知损害而未达到痴呆状态被定义为轻度认知功能损害(mild cognitive impairment,MCI)。MCI 患者在晚年发生 AD 的风险较高(转化率为 10% ~ 15%)[21]。研究人员已经形成了活体定量 DTI 标记物来识别高风险患者(▶图 5.2)[22-24]。MCI 和 AD 患者大多数白质改变发生在后部(涉及海马、苍白球、丘脑和尾状核),而正常老化的脑改变通常发生在前部(涉及额叶白质)[20,25-27]。

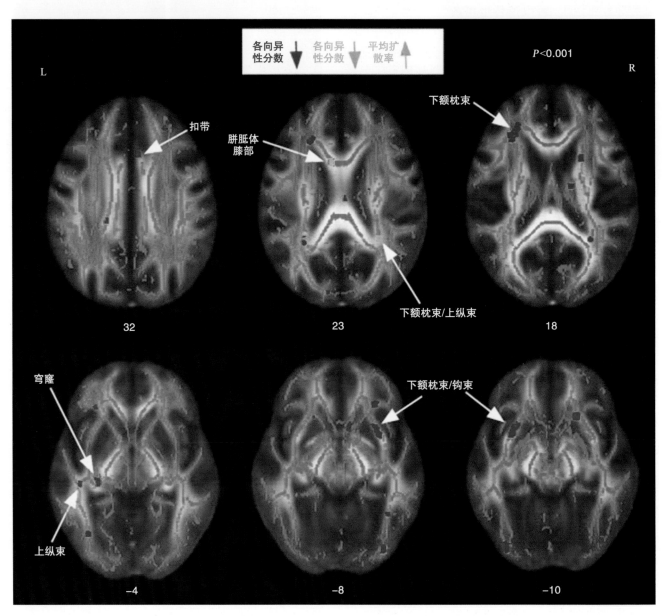

图 5.2　各向异性分数(FA)和平均扩散率(MD)的组比较结果。解剖图像是 MNI(蒙特利尔神经学研究所)空间配准的标准 FA 图像。标准白质图谱(Mori et al. ,2005)。AD 高危组与低危组相比多个区域 FA 减低(以红色显示),显著区域包括颞叶和下颌前部的穹窿和下纵束(ILF),额叶的下枕额束(IFOF)/钩束(UNC)。与高危组相比,低危组没有出现 FA 减低。在 FA 减低的区域内,高危组中仅有两个 MD 增加的区域(以橙色显示):胼胝体膝部和右侧下枕额束 IFOF/上纵束 ILF。(Reprinted with permission from Gold BT,Powell DK,Andersen AH,Smith CD.Neuroimage.2010 Oct 1;52(4):1487-94.)

## 5.4 阿尔茨海默病以外的痴呆症

### 5.4.1 路易体痴呆

路易体痴呆（dementia with Lewy body，DLB）也称为 AD 的路易体变异，是继 AD 后老年患者中第二常见的痴呆形式[28]。其病理生理学机制可能是神经元突触功能的障碍，而非神经元丢失。在临床上很难区别 AD 和 DLB，DLB 的三个主要临床特征是认知功能障碍、视幻觉和自发性帕金森综合征[28]。DTI 中，DLB 的后部改变比额叶改变更显著[29]，枕顶叶和颞叶区域的白质也常被累及。如前所述，后部白质的 FA 改变也常见于 AD，但相比 AD，DLB 后部比前部优先受累的程度更显著。研究人员发现 FA 降低与 DLB 所涉及的枕叶区域（楔前叶）和下纵束（inferior longitudinal fasciculus，ILF）有显著的相关性[30,31]。虽然 DLB 患者 FA 的改变优先发生在后部，但 MD 增加呈弥漫性而非区域分布。Roise 等人发现 DLB 患者左侧丘脑白质的 FA 比 AD 患者低[29]。

### 5.4.2 额颞叶痴呆

额颞叶痴呆（frontotemporal dementia，FTD）是一种特征性累及额叶和前颞叶的神经退行性疾病[32]，依据其主要累及部位，将 FTD 分为两大类：额叶变异型和颞叶变异型[33]。额叶变异型 FTD 患者常表现为性格和行为的逐渐恶化，颞叶变异型 FTD 患者表现为逐渐加重的流利性失语[34]。Larsson 等人最早在死后大脑中观察到 FA 降低[35]。Borroni 等发现在 36 例 FTD 患者中，额叶变异型 FTD 上纵束（superior longitudinal fasciculus，SLF）明显受累，颞叶变异型 FTD 中双侧下纵束 ILF 明显累及[33]。Elise 等报道：FTD 患者在症状出现前几年，静息态功能 MRI 发现额叶脑岛区和前扣带回皮质间的功能连接减低，前额颞叶白质 FA 降低，径向扩散率（radial diffusivity，AD）增加[36]。

## 5.5 人类朊病毒病

### 克-雅病

20 世纪 20 年代德国神经病学家 Hans Gerhard Creutzfeldt 和 Alfons Maria Jakob 最早描述了 Creutzfeldt-Jakob 病（Creutzfeldt-Jakob disease，CJD），其发病机制尚不完全清楚，但研究人员已经发现，通过接种滤液，CJD 可以传染给非人类的灵长类动物和其他动物，这表明该物质很小且能"复制"[37]，这种快速进行性致死性的神经退行性疾病患者通常表现快速进展性痴呆、全身性肌阵挛和缄默症。脑脊液检出 14-3-3 蛋白是 CJD 的高度敏感和特异性标志[38]。在一项双盲研究中，Steinhoff 等人发现脑电图（electroencephalography，EEG）出现周期性尖慢复合波对于 CJD 诊断具有很高的价值，敏感性和特异性分别为 67%、86%[39]。尽管这些实验室检查有助于 CJD 的诊断，但尚无可靠的标记物可用于评估疾病的进展。

另一种诊断方法是脑活检，具有一定侵袭性和风险。常规 MRI 序列中，DWI 被认为是对 CJD 诊断最有帮助的成像方式，研究表明 DWI 可在疾病早期阶段、有或无 EEG 改变时发现病变（▶ 图 5.3）[40,41]。Fu-

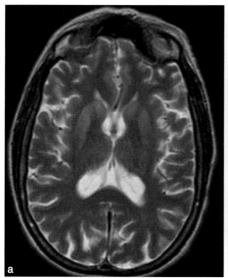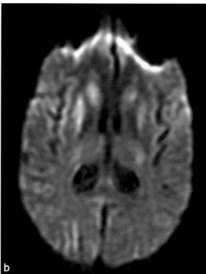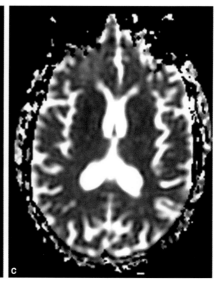

图 5.3　一名 34 岁男性，散发性克-雅病，腿部运动异常，思维迟钝。（a）轴位 T2WI 显示右侧核壳核和尾状核内存在细微异常信号高强度区域。（b）轴位 DWI 显示双侧壳核和尾状核信号增高（以右侧为著）。（c）DWI 的轴位表观扩散系数（ADC）图显示病灶区 ADC 值降低

jita 等对 3 例 CJD 患者行 3T MRI 检查,发现:CJD 患者纹状体、尾状核、壳核、苍白球、丘脑的 MD 值明显低于对照组,但 FA 无明显差异[42]。

## 5.6 帕金森病和相关运动障碍疾病

帕金森病(Parkinson's disease,PD)是一种常见的慢性进展性神经系统疾病,典型表现包括静止性震颤、僵硬、运动迟缓和姿势不稳。在所有临床症状中,静止性震颤最具特征性[43]。如果没有震颤,还需要考虑以下可能出现帕金森综合征症状的疾病,包括多系统萎缩、进行性核上性麻痹和黑质纹状体变性[44]。诊断 PD 的特征性病理表现是黑质致密带多巴胺能神经元的丢失。SPECT 和 PET 在 PD 诊断中的价值文献中已有描述。

常规 MRI 对 PD 患者的作用,即使在晚期阶段也并不显著,主要用于排除产生帕金森样症状的继发性原因[46,47]。在 PD 无痴呆患者中始终存在以额叶为主的脑萎缩,而顶叶和颞叶 GM 体积的缩小与痴呆性 PD 更特异的相关[48-51]。

使用 DTI 测量 MD 和 FA 有助于鉴别 PD 患者和对照及进行性核上性麻痹患者[52-54]。PD 患者 FA 的降低见于额叶、前运动区和扣带回[53,54];非典型帕金森综合征患者与 PD 不同,常累及丘脑、苍白球、壳核和尾状核[55,56]。黑质中 MD 的增加可能是由于多巴胺能神经元的明显减少,从而导致细胞基质减少[57]。已经发现:PD 无痴呆患者执行功能障碍与顶叶白质 FA 的降低相关[58];PD 患者皮质脊髓束(corticospinal tract,CST)的 FA 和 MD 无显著变化[59,60]。虽然胼胝体膝部 DTI 参数的变化已有报道,但未累及胼胝体压部[61]。Prodoehl 等人还发现:基底节和小脑的 DTI 变化可准确的区分 PD 和非典型帕金森综合征,并与非运动障碍疾病鉴别[62]。

## 5.7 亨廷顿病

亨廷顿病(Huntington disease,HD)是一种破坏性的迟发性常染色体显性三核苷酸 CAG 重复神经退行性疾病,涉及第 4 号染色体,导致亨廷顿蛋白聚谷氨酰胺片段异常延长,毒性增加。尽管这种突变和由此产生的亨廷顿蛋白的延长可见于 HD 患者几乎所有的器官和组织,但仅在大脑中才能看到病理改变,主要累及纹状体,包括尾状核和壳状核。

HD 的症状取决于 CAG 重复的长度,CAG 扩展越长,疾病发作越早[63]。临床症状包括进行性认知减退、精神和运动症状三联征。在运动症状中,舞蹈病被认为是 HD 的典型表现。尽管 HD 的病理学改变(包括神经元丢失)被认为主要发生在纹状体,但在纹状体以外的脑结构中也有显著改变[64,65]。

研究表明,MRI 在表征 HD 患者症状前期和症状期的大脑变化中具有重要价值[66-69]。许多横断面容积研究显示 HD 患者的白质容积减少[70-72]。解释 HD 患者 DTI 的参数变化比较复杂,这是因为发生了多种实质改变,包括脱髓鞘、轴突损伤、神经元丢失和神经胶质增生[73]。在症状出现前 HD 患者和早期 HD 患者中,DTI 可见 FA 值降低,低于对照组[74-76]。由于 HD 患者始终显示 FA 降低,DTI 可成为 HD 早期检测的重要生物学标志[77-79]。

## 5.8 运动神经元病

### 肌萎缩侧索硬化

肌萎缩侧索硬化(amyotrophic lateral sclerosis,ALS)是一种神经退行性疾病,也是最常见的运动神经元疾病。进展迅速,患者常在 2~3 年内死亡[80,81]。ALS 是运动系统疾病,因此患者有肌无力和瘫痪症状,但认知和行为症状也可见于运动神经元疾病[82]。

在病理上,ALS 引起大脑皮质上运动神经元和脑干、脊髓中下运动神经元的损伤。有多种不同的遗传亚型[83],家族性 ALS 通常为常染色体显性遗传,涉及多个位点的基因突变[84]。肌电图可帮助确定下运动神经元是否受累,而神经系统检查是检测上运动神经元受累的唯一方法,但结果主观、不可靠。

在成像技术中,包括 DTI 在内的先进 MRI 具有很大的潜力,被用作 ALS 客观诊断或预后的标志。DTI 的 FA 伪彩图可以显示 CST 的变细(▶图 5.4),大多数 DTI 研究发现 CST 的 FA 值降低是主要异常表

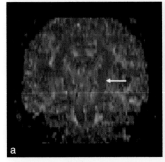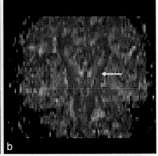

图 5.4 分别来自健康受试者(a)和肌萎缩性侧索硬化(ALS)患者(b)的扩散张量成像彩色图。ALS 患者的左皮质脊髓束(箭)变薄(b)。(Reprinted with permission from Wang S,Poptani H,Bilello M,Wu X,Woo JH,Elman LB et al. AJNR Am J Neuroradiol. 2006 Jun-Jul; 27(6):1234-8.)

现[85-95]。在 ALS 患者中观察到的 CST 损伤可能与疾病进展率相关，但 CST 损伤是否与疾病严重程度相关仍存在一些分歧[97-100]。

Verstraete 等人研究发现了 ALS 患者的运动系统失连接，并得出结论，认为疾病的进展是由于脑内结构间连接的破坏，而不是仅通过累及 CST[101]；而且 ALS 是一种多系统疾病，在多个基于体素的 DTI 研究中都有描述：除运动区以外，ALS 患者其他区域 FA 值也减低。Kassubek 等人研究表明：相比对照组，ALS 患者的白质广泛受累，包括 CST、邻近的皮质下白质和胼胝体（▶图5.5）[93,94,102]。此外，Agosto 等人研究表明，右钩束细微结构的受累可能出现在 ALS 患者行为症状之前[96]。

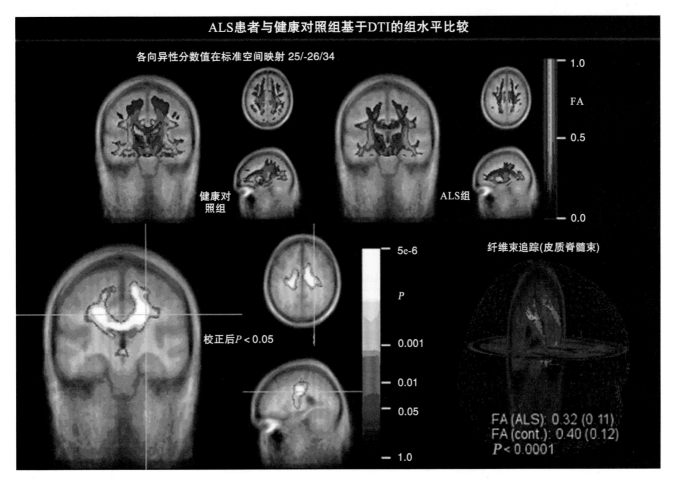

图 5.5　基于扩散张量成像（DTI）的 20 例肌萎缩性侧索硬化（ALS）患者和 20 例年龄和性别匹配对照患者的部分各向异性分数（FA）图比较。上面板：对照组（左）和 ALS 患者（右）冠状面（大）及轴/矢状面组平均 FA 图。FA 显示阈值为 0.2。左下：经多组比较校正后，ALS 组与对照组在组水平 P<0.05 进行全脑统计体智比较。显示渐冻症中 FA 减少的区域，改变的严重程度值用颜色条表示。右图：平均 DTI 数据集中皮质脊髓束（CST）的纤维追踪。对潜在 FA 值进行平均和统计比较。组平均 ALS FA 图与组平均对照 FA 图显著差异。（Reprinted with permission from Kassubek J，Ludolph AC，Müller HP. Ther Adv Neurol Disord.2012 Mar;5(2):119-27.）

## 5.9　多发性硬化

多发性硬化（multiple sclerosis，MS）是一种免疫介导的慢性炎症性脱髓鞘和神经退行性疾病[103,104]，是青、中年人群非外伤性残疾的最常见原因[105]。其确切病因和病理机制尚不清楚，但实验模型表明自身免疫是白质损伤的基础[106]。脱髓鞘斑块是 MS 的主要病理学标志，好发于脑室周围白质、胼胝体、视神经和脊髓[106]。

大多数 MS 患者有复发—缓解的临床表现，即周期性发作后继之以功能缺失或完全康复，完全康复常见于疾病早期[107]，多次复发和缓解之后的继发进展要比起病时的原发进展性病程更常见[108]。

多发性硬化主要靠临床诊断，但由于 MRI 能敏感的检测和表征脱髓鞘区域，被纳入 MS 的诊断标准[109]。常规序列已常规用于 MS 的诊断和治疗反应、疾病进展的监测。常规 MRI 与临床状态的相关性有限，DTI 比常规序列能提供更多白质损伤的信息，FA和 MD 值在 MS 患者评估中作用更大（▶图 5.6）[110]。DTI 显示 MS 病灶 FA 降低，MD 增加；研究表明：增强病灶的 FA 值低于非增强病灶[111-113]。虽然 DTI 比传统 MRI 能更准确地显示 MS 中的白质损伤，但这些变化并不总是与临床残疾相关[114]。Genova 等研究表明，MS 患者 WM 区 FA 的变化与执行功能和处理速度之间存在一定的关系[115]，利用扩散张量示踪术可以直观地显示白质纤维束破坏的差异(▶图 5.7)。

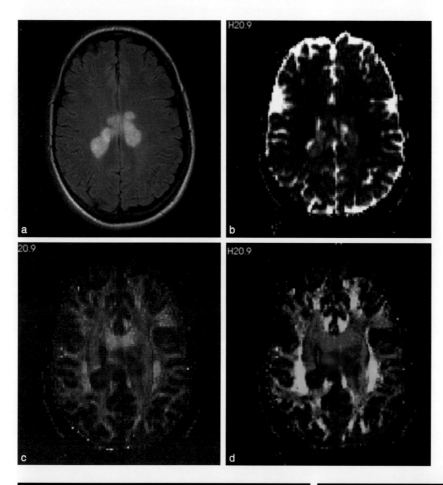

图 5.6　多发性硬化患者大脑轴位液体反转恢复序列（FLAIR）图像（a）、平均扩散率（MD）图 b）、各向异性分数（FA）图（c）、扩散张量成像（DTI）彩色图（d）。病灶 MD 值升高，FA 值降低

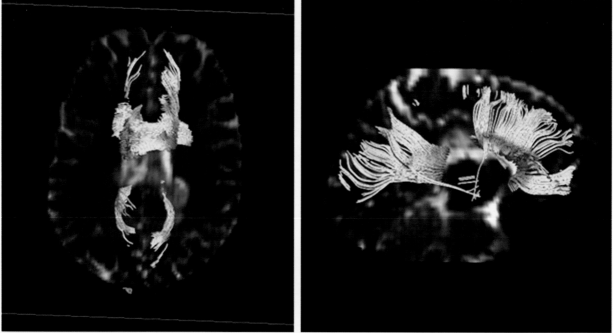

图 5.7　图 5.6 的同一患者的胼胝体（CC）弥散张量示踪图。感兴趣区域（ROI）位于矢状面中部。可观察到 CC 的纤维束在病变部位的纤维束被破坏

在 MS 中，除了大脑白质受累外，脊髓受累导致肌无力和本体感觉丧失，常导致患者出现明显的残疾[116-118]。MS 患者脊髓的受累在常规 MRI 中出现率约为 80%，尸检可见于 99% 的患者。T2 加权和对比度增强 MRI 序列常规用于诊断和监测疾病进展反应，确定新的治疗模式，但先进的影像学标记物，包括 DTI，对疾病程度的显示更有价值。

更精确的 DTI 方法如特异性纤维束 DTI 可能有助于评估新的神经保护或神经修复治疗的变化，尤其对进展期 MS 患者，这些改变总是有益的[119]。

## 5.10　总结

虽然神经退行性疾病以临床诊断为主，但影像学有助于提供辅助诊断信息，常规 MRI 评估这些疾病的价值有限，但 DTI 提供的微观结构信息可能影响早期诊断，并更好地了解神经退行性疾病的发病机制，从而影响新治疗方案的制定。

## 参考文献

[1] Wang S, Woo JH, Melhem ER. DTI in neurodegenerative disorders. In: Holodny AI, ed. Functional Neuroimaging: A Clinical Approach. New York: Informa Healthcare; 2008

[2] Forman MS, Trojanowski JQ, Lee VM. Neurodegenerative diseases: a decade of discoveries paves the way for therapeutic breakthroughs. Nat Med 2004; 10: 1055–1063

[3] Basser PJ, Pierpaoli C. Microstructural and physiological features of tissues elucidated by quantitative-diffusion-tensor MRI. J Magn Reson B 1996; 111: 209–219

[4] Beaulieu C. The basis of anisotropic water diffusion in the nervous system: a technical review. NMR Biomed 2002; 15: 435–455

[5] Basser PJ. Inferring microstructural features and the physiological state of tissues from diffusion-weighted images. NMR Biomed 1995; 8: 333–344

[6] Meier-Ruge W, Ulrich J, Brühlmann M, Meier E. Age-related white matter atrophy in the human brain. Ann N Y Acad Sci 1992; 673: 260–269

[7] Marner L, Nyengaard JR, Tang Y, Pakkenberg B. Marked loss of myelinated nerve fibers in the human brain with age. J Comp Neurol 2003; 462: 144–152

[8] Salat DH, Tuch DS, Greve DN et al. Age-related alterations in white matter microstructure measured by diffusion tensor imaging. Neurobiol Aging 2005; 26: 1215–1227

[9] Ardekani S, Kumar A, Bartzokis G, Sinha U. Exploratory voxel-based analysis of diffusion indices and hemispheric asymmetry in normal aging. Magn Reson Imaging 2007; 25: 154–167

[10] Sullivan EV, Pfefferbaum A. Neuroradiological characterization of normal adult ageing. Br J Radiol 2007; 80: S99–S108

[11] Hauw JJ, Duyckaerts C, Delaere P, Lamy C, Henry P. Alzheimer's disease: neuropathological and etiological data. Biomed Pharmacother 1989; 43: 469–482

[12] Brun A, Englund E. A white matter disorder in dementia of the Alzheimer type: a pathoanatomical study. Ann Neurol 1986; 19: 253–262

[13] Englund E. Neuropathology of white matter changes in Alzheimer's disease and vascular dementia. Dement Geriatr Cogn Disord 1998; 9 Suppl 1: 6–12

[14] Bozzali M, Falini A, Franceschi M et al. White matter damage in Alzheimer's disease assessed in vivo using diffusion tensor magnetic resonance imaging. J Neurol Neurosurg Psychiatry 2002; 72: 742–746

[15] Hanyu H, Sakurai H, Iwamoto T, Takasaki M, Shindo H, Abe K. Diffusion-weighted MR imaging of the hippocampus and temporal white matter in Alzheimer's disease. J Neurol Sci 1998; 156: 195–200

[16] Kantarci K, Jack CR, Jr, Xu YC et al. Mild cognitive impairment and Alzheimer's

[17] disease: regional diffusivity of water. Radiology 2001; 219: 101–107

[17] Ramani A, Jensen JH, Helpern JA. Quantitative MR imaging in Alzheimer's disease. Radiology 2006; 241: 26–44

[18] Sandson TA, Felician O, Edelman RR, Warach S. Diffusion-weighted magnetic resonance imaging in Alzheimer's disease. Dement Geriatr Cogn Disord 1999; 10: 166–171

[19] Sugihara S, Kinoshita T, Matsusue E, Fujii S, Ogawa T. Usefulness of diffusion tensor imaging of white matter in Alzheimer's disease and vascular dementia. Acta Radiol 2004; 45: 658–663

[20] Rose SE, Chen F, Chalk JB et al. Loss of connectivity in Alzheimer's disease: an evaluation of white matter tract integrity with colour coded MR diffusion tensor imaging. J Neurol Neurosurg Psychiatry 2000; 69: 528–530

[21] Petersen RC, Doody R, Kurz A et al. Current concepts in mild cognitive impairment. Arch Neurol 2001; 58: 1985–1992

[22] deToledo-Morrell L, Stoub TR, Bulgakova M et al. MRI-derived entorhinal volume is a good predictor of conversion from MCI to AD. Neurobiol Aging 2004; 25: 1197–1203

[23] Gold BT, Powell DK, Andersen AH, Smith CD. Alterations in multiple measures of white matter integrity in normal women at high risk for Alzheimer's disease. Neuroimage 2010; 52: 1487–1494

[24] Dickerson BC, Goncharova I, Sullivan MP et al. MRI-derived entorhinal and hippocampal atrophy in incipient and very mild Alzheimer's disease. Neurobiol Aging 2001; 22: 747–754

[25] Yoshiura T, Mihara F, Kuwabara Y et al. MR relative cerebral blood flow mapping of Alzheimer's disease: correlation with Tc-99 m HMPAO SPECT. Acad Radiol 2002; 9: 1383–1387

[26] Head D, Buckner RL, Shimony JS et al. Differential vulnerability of anterior white matter in nondemented aging with minimal acceleration in dementia of the Alzheimer type: evidence from diffusion tensor imaging. Cereb Cortex 2004; 14: 410–423

[27] Sydykova D, Stahl R, Dietrich O et al. Fiber connections between the cerebral cortex and the corpus callosum in Alzheimer's disease: a diffusion tensor imaging and voxel-based morphometry study. Cereb Cortex 2007; 17: 2276–2282

[28] Hansen L, Salmon D, Galasko D et al. The Lewy body variant of Alzheimer's disease: a clinical and pathologic entity. Neurology 1990; 40: 1–8

[29] Watson R, Blamire AM, Colloby SJ et al. Characterizing dementia with Lewy bodies by means of diffusion tensor imaging. Neurology 2012; 79: 906–914

[30] Bozzali M, Falini A, Cercignani M et al. Brain tissue damage in dementia with Lewy bodies: an in vivo diffusion tensor MRI study. Brain 2005; 128: 1595–1604

[31] Lee JE, Park HJ, Park B et al. A comparative analysis of cognitive profiles and white-matter alterations using voxel-based diffusion tensor imaging between patients with Parkinson's disease dementia and dementia with Lewy bodies. J Neurol Neurosurg Psychiatry 2010; 81: 320–326

[32] Hodges JR, Davies RR, Xuereb JH et al. Clinicopathological correlates in frontotemporal dementia. Ann Neurol 2004; 56: 399–406

[33] Borroni B, Brambati SM, Agosti C et al. Evidence of white matter changes on diffusion tensor imaging in frontotemporal dementia. Arch Neurol 2007; 64: 246–251

[34] Neary D, Snowden JS, Gustafson L et al. Frontotemporal lobar degeneration: a consensus on clinical diagnostic criteria. Neurology 1998; 51: 1546–1554

[35] Larsson EM, Englund E, Sjöbeck M, Lätt J, Brockstedt S. MRI with diffusion tensor imaging post-mortem at 3.0 T in a patient with frontotemporal dementia. Dement Geriatr Cogn Disord 2004; 17: 316–319

[36] Dopper EGP, Rombouts SARB, Jiskoot LC et al. Structural and functional brain connectivity in presymptomatic familial frontotemporal dementia. Neurology 2013; 80: 814–823

[37] Gibbs CJ, Jr, Gajdusek DC, Asher DM et al. Creutzfeldt-Jakob disease (spongiform encephalopathy): transmission to the chimpanzee. Science 1968; 161: 388–389

[38] Lemstra AW, van Meegen MT, Vreyling JP et al. 14-3-3 testing in diagnosing Creutzfeldt-Jakob disease: a prospective study in 112 patients. Neurology 2000; 55: 514–516

[39] Steinhoff BJ, Räcker S, Herrendorf G et al. Accuracy and reliability of periodic sharp wave complexes in Creutzfeldt-Jakob disease. Arch Neurol 1996; 53: 162–166

[40] Shiga Y, Miyazawa K, Sato S et al. Diffusion-weighted MRI abnormalities as an early diagnostic marker for Creutzfeldt-Jakob disease. Neurology 2004; 63: 443–449

[41] Cohen OS, Hoffmann C, Lee H, Chapman J, Fulbright RK, Prohovnik I. MRI detection of the cerebellar syndrome in Creutzfeldt-Jakob disease. Cerebellum 2009; 8: 373–381

[42] Fujita K, Nakane S, Harada M, Izumi Y, Kaji R. Diffusion tensor imaging in

patients with Creutzfeldt-Jakob disease. J Neurol Neurosurg Psychiatry 2008; 79: 1304–1306

[43] Hoehn MM, Yahr MD. Parkinsonism: onset, progression and mortality. Neurology 1967; 17: 427–442

[44] Lang AE, Lozano AM. Parkinson's disease: first of two parts. N Engl J Med 1998; 339: 1044–1053

[45] Ravina B, Eidelberg D, Ahlskog JE et al. The role of radiotracer imaging in Parkinson's disease. Neurology 2005; 64: 208–215

[46] Schrag A, Good CD, Miszkiel K et al. Differentiation of atypical parkinsonian syndromes with routine MRI. Neurology 2000; 54: 697–702

[47] Savoiardo M, Grisoli M. Role of CT and MRI in diagnosis and research. In: Atypical Parkinsonian Disorders: Clinical and Research Aspects. Litvan I, ed. Totowa, NJ: Humana Press; 2005

[48] Double KL, Halliday GM, McRitchie DA, Reid WG, Hely MA, Morris JG. Regional brain atrophy in idiopathic parkinson's disease and diffuse Lewy body disease. Dementia 1996; 7: 304–313

[49] Burton EJ, McKeith IG, Burn DJ, Williams ED, O'Brien JT. Cerebral atrophy in Parkinson's disease with and without dementia: a comparison with Alzheimer's disease, dementia with Lewy bodies and controls. Brain 2004; 127: 791–800

[50] Nagano-Saito A, Washimi Y, Arahata Y et al. Cerebral atrophy and its relation to cognitive impairment in Parkinson's disease. Neurology 2005; 64: 224–229

[51] Beyer MK, Janvin CC, Larsen JP, Aarsland D. A magnetic resonance imaging study of patients with Parkinson's disease with mild cognitive impairment and dementia using voxel-based morphometry. J Neurol Neurosurg Psychiatry 2007; 78: 254–259

[52] Yoshikawa K, Nakata Y, Yamada K, Nakagawa M. Early pathological changes in the parkinsonian brain demonstrated by diffusion tensor MRI. J Neurol Neurosurg Psychiatry 2004; 75: 481–484

[53] Seppi K, Schocke MF, Esterhammer R et al. Diffusion-weighted imaging discriminates progressive supranuclear palsy from PD, but not from the parkinson variant of multiple system atrophy. Neurology 2003; 60: 922–927

[54] Schocke MF, Seppi K, Esterhammer R et al. Trace of diffusion tensor differentiates the Parkinson variant of multiple system atrophy and Parkinson's disease. Neuroimage 2004; 21: 1443–1451

[55] Karagulle Kendi AT, Lehericy S, Luciana M, Ugurbil K, Tuite P. Altered diffusion in the frontal lobe in Parkinson's disease. AJNR Am J Neuroradiol 2008; 29: 501–505

[56] Nicoletti G, Lodi R, Condino F et al. Apparent diffusion coefficient measurements of the middle cerebellar peduncle differentiate the Parkinson variant of MSA from Parkinson's disease and progressive supranuclear palsy. Brain 2006; 129: 2679–2687

[57] Braak H, Del Tredici K, Rüb U, de Vos RA, Jansen Steur EN, Braak E. Staging of brain pathology related to sporadic Parkinson's disease. Neurobiol Aging 2003; 24: 197–211

[58] Matsui H, Nishinaka K, Oda M et al. Wisconsin Card Sorting Test in Parkinson's disease: diffusion tensor imaging. Acta Neurol Scand 2007; 116: 108–112

[59] Eusebio A, Azulay JP, Witjas T, Rico A, Attarian S. Assessment of cortico-spinal tract impairment in multiple system atrophy using transcranial magnetic stimulation. Clin Neurophysiol 2007; 118: 815–823

[60] Nilsson C, Markenroth Bloch K, Brockstedt S, Lätt J, Widner H, Larsson EM. Tracking the neurodegeneration of parkinsonian disorders: a pilot study. Neuroradiology 2007; 49: 111–119

[61] Gattellaro G, Minati L, Grisoli M et al. White matter involvement in idiopathic Parkinson's disease: a diffusion tensor imaging study. AJNR Am J Neuroradiol 2009; 30: 1222–1226

[62] Prodoehl J, Li H, Planetta PJ et al. Diffusion tensor imaging of Parkinson's disease, atypical parkinsonism, and essential tremor. Mov Disord 2013; 28: 1816–1822

[63] Vonsattel JP, Keller C, Cortes Ramirez EP. Huntington's disease: neuropathology. Handb Clin Neurol 2011; 100: 83–100

[64] Rosas HD, Koroshetz WJ, Chen YI et al. Evidence for more widespread cerebral pathology in early HD: an MRI-based morphometric analysis. Neurology 2003; 60: 1615–1620

[65] Ross CA. Huntington's disease: new paths to pathogenesis. Cell 2004; 118: 4–7

[66] Fennema-Notestine C, Archibald SL, Jacobson MW et al. In vivo evidence of cerebellar atrophy and cerebral white matter loss in Huntington disease. Neurology 2004; 63: 989–995

[67] Tai YF, Pavese N, Gerhard A et al. Microglial activation in presymptomatic Huntington's disease gene carriers. Brain 2007; 130: 1759–1766

[68] Thieben MJ, Duggins AJ, Good CD et al. The distribution of structural neuropathology in pre-clinical Huntington's disease. Brain 2002; 125: 1815–1828

[69] Vymazal J, Klempír J, Jech R et al. MR relaxometry in Huntington's disease: correlation between imaging, genetic and clinical parameters. J Neurol Sci 2007; 263: 20–25

[70] Aylward EH, Anderson NB, Bylsma FW et al. Frontal lobe volume in patients with Huntington's disease. Neurology 1998; 50: 252–258

[71] Beglinger LJ, Nopoulos PC, Jorge RE et al. White matter volume and cognitive dysfunction in early Huntington's disease. Cogn Behav Neurol 2005; 18: 102–107

[72] Ciarmiello A, Cannella M, Lastoria S et al. Brain white-matter volume loss and glucose hypometabolism precede the clinical symptoms of Huntington's disease. J Nucl Med 2006; 47: 215–222

[73] Van Camp N, Blockx I, Camón L et al. A complementary diffusion tensor imaging (DTI)-histological study in a model of Huntington's disease. Neurobiol Aging 2012; 33: 945–959

[74] Klöppel S, Draganski B, Golding CV et al. White matter connections reflect changes in voluntary-guided saccades in pre-symptomatic Huntington's disease. Brain 2008; 131: 196–204

[75] Rosas HD, Tuch DS, Hevelone ND et al. Diffusion tensor imaging in pre-symptomatic and early Huntington's disease: selective white matter pathology and its relationship to clinical measures. Mov Disord 2006; 21: 1317–1325

[76] Reading SA, Yassa MA, Bakker A et al. Regional white matter change in pre-symptomatic Huntington's disease: a diffusion tensor imaging study. Psychiatry Res 2005; 140: 55–62

[77] Bohanna I, Georgiou-Karistianis N, Hannan AJ, Egan GF. Magnetic resonance imaging as an approach towards identifying neuropathological biomarkers for Huntington's disease. Brain Res Brain Res Rev 2008; 58: 209–225

[78] Aylward EH. Change in MRI striatal volumes as a biomarker in preclinical Huntington's disease. Brain Res Bull 2007; 72: 152–158

[79] Weaver KE, Richards TL, Liang O, Laurino MY, Samii A, Aylward EH. Longitudinal diffusion tensor imaging in Huntington's disease. Exp Neurol 2009; 216: 525–529

[80] Rowland LP, Shneider NA. Amyotrophic lateral sclerosis. N Engl J Med 2001; 344: 1688–1700

[81] del Aguila MA, Longstreth WT, Jr, McGuire V, Koepsell TD, van Belle G. Prognosis in amyotrophic lateral sclerosis: a population-based study. Neurology 2003; 60: 813–819

[82] Phukan J, Pender NP, Hardiman O. Cognitive impairment in amyotrophic lateral sclerosis. Lancet Neurol 2007; 6: 994–1003

[83] Ferraiuolo L, Kirby J, Grierson AJ, Sendtner M, Shaw PJ. Molecular pathways of motor neuron injury in amyotrophic lateral sclerosis. Nat Rev Neurol 2011; 7: 616–630

[84] Ticozzi N, Tiloca C, Morelli C et al. Genetics of familial amyotrophic lateral sclerosis. Arch Ital Biol 2011; 149: 65–82

[85] Cosottini M, Giannelli M, Siciliano G et al. Diffusion-tensor MR imaging of corticospinal tract in amyotrophic lateral sclerosis and progressive muscular atrophy. Radiology 2005; 237: 258–264

[86] Toosy AT, Werring DJ, Orrell RW et al. Diffusion tensor imaging detects corticospinal tract involvement at multiple levels in amyotrophic lateral sclerosis. J Neurol Neurosurg Psychiatry 2003; 74: 1250–1257

[87] Abe O, Yamada H, Masutani Y et al. Amyotrophic lateral sclerosis: diffusion tensor tractography and voxel-based analysis. NMR Biomed 2004; 17: 411–416

[88] Iwata NK, Aoki S, Okabe S et al. Evaluation of corticospinal tracts in ALS with diffusion tensor MRI and brainstem stimulation. Neurology 2008; 70: 528–532

[89] Schimrigk SK, Bellenberg B, Schlüter M et al. Diffusion tensor imaging-based fractional anisotropy quantification in the corticospinal tract of patients with amyotrophic lateral sclerosis using a probabilistic mixture model. AJNR Am J Neuroradiol 2007; 28: 724–730

[90] Senda J, Ito M, Watanabe H et al. Correlation between pyramidal tract degeneration and widespread white matter involvement in amyotrophic lateral sclerosis: a study with tractography and diffusion-tensor imaging. Amyotroph Lateral Scler 2009; 10: 288–294

[91] Wang S, Poptani H, Woo JH et al. Amyotrophic lateral sclerosis: diffusion-tensor and chemical shift MR imaging at 3.0 T. Radiology 2006; 239: 831–838

[92] Agosta F, Pagani E, Rocca MA et al. Voxel-based morphometry study of brain volumetry and diffusivity in amyotrophic lateral sclerosis patients with mild disability. Hum Brain Mapp 2007; 28: 1430–1438

[93] Ciccarelli O, Behrens TE, Johansen-Berg H et al. Investigation of white matter pathology in ALS and PLS using tract-based spatial statistics. Hum Brain Mapp 2009; 30: 615–624

[94] Sage CA, Peeters RR, Görner A, Robberecht W, Sunaert S. Quantitative diffusion tensor imaging in amyotrophic lateral sclerosis. Neuroimage 2007; 34: 486–499

[95] Hong YH, Sung JJ, Kim SM et al. Diffusion tensor tractography-based analysis of the pyramidal tract in patients with amyotrophic lateral sclerosis. J Neuroimaging 2008; 18: 282–287

[96] Agosta F, Pagani E, Petrolini M et al. Assessment of white matter tract damage in patients with amyotrophic lateral sclerosis: a diffusion tensor MR imaging tractography study. AJNR Am J Neuroradiol 2010; 31: 1457–1461

[97] Blain CR, Williams VC, Johnston C et al. A longitudinal study of diffusion tensor MRI in ALS. Amyotroph Lateral Scler 2007; 8: 348–355

[98] Mitsumoto H, Ulug AM, Pullman SL et al. Quantitative objective markers for upper and lower motor neuron dysfunction in ALS. Neurology 2007; 68: 1402–1410

[99] Senda J, Kato S, Kaga T et al. Progressive and widespread brain damage in ALS: MRI voxel-based morphometry and diffusion tensor imaging study. Amyotroph Lateral Scler 2011; 12: 59–69

[100] van der Graaff MM, Sage CA, Caan MW et al. Upper and extra-motoneuron involvement in early motoneuron disease: a diffusion tensor imaging study. Brain 2011; 134: 1211–1228

[101] Verstraete E, Veldink JH, van den Berg LH, van den Heuvel MP. Structural brain network imaging shows expanding disconnection of the motor system in amyotrophic lateral sclerosis. Hum Brain Mapp 2014; 35: 1351–1361

[102] Sach M, Winkler G, Glauche V et al. Diffusion tensor MRI of early upper motor neuron involvement in amyotrophic lateral sclerosis. Brain 2004; 127: 340–350

[103] Fox RJ, Bethoux F, Goldman MD, Cohen JA. Multiple sclerosis: advances in understanding, diagnosing, and treating the underlying disease. Cleve Clin J Med 2006; 73: 91–102

[104] Frohman EM, Havrdova E, Lublin F et al. Most patients with multiple sclerosis or a clinically isolated demyelinating syndrome should be treated at the time of diagnosis. Arch Neurol 2006; 63: 614–619

[105] Rodriguez M, Siva A, Ward J, Stolp-Smith K, O'Brien P, Kurland L. Impairment, disability, and handicap in multiple sclerosis: a population-based study in Olmsted County, Minnesota. Neurology 1994; 44: 28–33

[106] Lassmann H. Pathology of multiple sclerosis. In: Compston A, Ebers G, Lassmann H, McDonald WI, Matthews B, Wekerle H, eds. McAlpine's Multiple Sclerosis. London: Churchill Livingstone; 1998

[107] Weinshenker BG, Bass B, Rice GP et al. The natural history of multiple sclerosis: a geographically based study. I. Clinical course and disability. Brain 1989; 112: 133–146

[108] Lublin FD, Reingold SC National Multiple Sclerosis Society (USA) Advisory Committee on Clinical Trials of New Agents in Multiple Sclerosis. Defining the clinical course of multiple sclerosis: results of an international survey. Neurology 1996; 46: 907–911

[109] McDonald WI, Compston A, Edan G et al. Recommended diagnostic criteria for multiple sclerosis: guidelines from the International Panel on the Diagnosis of Multiple Sclerosis. Ann Neurol 2001; 50: 121–127

[110] Schmierer K, Wheeler-Kingshott CA, Boulby PA et al. Diffusion tensor imaging of post mortem multiple sclerosis brain. Neuroimage 2007; 35: 467–477

[111] Filippi M, Cercignani M, Inglese M, Horsfield MA, Comi G. Diffusion tensor magnetic resonance imaging in multiple sclerosis. Neurology 2001; 56: 304–311

[112] Castriota-Scanderbeg A, Fasano F, Hagberg G, Nocentini U, Filippi M, Caltagirone C. Coefficient D(av) is more sensitive than fractional anisotropy in monitoring progression of irreversible tissue damage in focal nonactive multiple sclerosis lesions. AJNR Am J Neuroradiol 2003; 24: 663–670

[113] Werring DJ, Clark CA, Barker GJ, Thompson AJ, Miller DH. Diffusion tensor imaging of lesions and normal-appearing white matter in multiple sclerosis. Neurology 1999; 52: 1626–1632

[114] Temel S, Keklikoğlu HD, Vural G, Deniz O, Ercan K. Diffusion tensor magnetic resonance imaging in patients with multiple sclerosis and its relationship with disability. Neuroradiol J 2013; 26: 3–17

[115] Genova HM, DeLuca J, Chiaravalloti N, Wylie G. The relationship between executive functioning, processing speed, and white matter integrity in multiple sclerosis. J Clin Exp Neuropsychol 2013; 35: 631–641

[116] Bot JC, Barkhof F, Polman CH et al. Spinal cord abnormalities in recently diagnosed MS patients: added value of spinal MRI examination. Neurology 2004; 62: 226–233

[117] Lycklama G, Thompson A, Filippi M et al. Spinal-cord MRI in multiple sclerosis. Lancet Neurol 2003; 2: 555–562

[118] Ikuta F, Zimmerman HM. Distribution of plaques in seventy autopsy cases of multiple sclerosis in the United States. Neurology 1976; 26: 26–28

[119] Naismith RT, Xu J, Klawiter EC et al. Spinal cord tract diffusion tensor imaging reveals disability substrate in demyelinating disease. Neurology 2013; 80: 2201–2209

# 第 6 章　脑功能成像

Leslie Hartman，Aaron S. Field

功能磁共振成像（functional magnetic resonance imaging，fMRI）作为无创性大脑功能成像的一种可行技术，一经出现就广受研究人员、临床神经科学家、神经放射学家以及其他人员喜爱。本章将概述 fMRI 的物理原理和成像技术，介绍 fMRI 范式和静息态 fMRI，回顾其优缺点，讨论 fMRI 在神经退行性疾病中的价值，简要展望 fMRI 的未来，特别是它与神经退行性疾病上的关系。

## 6.1　fMRI 生理学和物理学基础概述

了解 fMRI 图像是如何产生的，对于合理解释 fMRI 结果至关重要。本章作为概述不能对其生理学和物理学基础进行充分讨论，但是读者可以从其他书籍获得更详细的资料，包括 Huettel 和 McCarthy（2008）[1] 以及 Jezzard 等（2001）[2]。fMRI 最常用的方法是基于血氧水平依赖（blood-oxygen-level-dependent，BOLD），fMRI 技术是本章的重点。

了解 fMRI 数据背后的生理学意义，我们可以追溯到 1890 年，剑桥大学 Roy 和 Sherrington 在实验中首次提出"局部脑血流量可以反映神经元活动"这一观点[3]，而正是这一基本原则，使 fMRI 成为可能。BOLD 效应是一种复杂的生物物理现象。BOLD fMRI 信号变化的产生源于氧合血红蛋白（oxygenated hemoglobin，O-Hb）和脱氧血红蛋白（deoxygenated hemoglobin，D-Hb）的不同磁性，前者为抗磁性，后者相对于脑组织为轻微顺磁性[4]。富含氧合动脉血的血管，其邻近磁场改变轻微或几乎不改变，而由 D-Hb 的存在导致局部磁场不均匀,从而导致 T2* 弛豫时间缩短,使得任何对磁化率敏感的 MRI 序列信号减低( ▶图 6.1 )。因此,MRI 信号随着 O-Hb 与 D-Hb 比率的增加而增加[5]。fMRI 实验中,在被试执行任务时快速获取一系列图像,此时大脑活动在两个或多个明确定义的状态之间切换。局部神经元的活动随着特定任务而增加,通过神经血管耦合,富氧的血液供应增加,而 D-Hb 浓度降低,因此与任务相关的任何脑区 MRI 信号

增加( BOLD 信号, ▶图 6.1 )[6]。而所谓的静息态 fM-RI 可在被试闭眼休息而不睡觉的情况下进行。在这种情况下,BOLD 信号的波动反映着不同脑区之间的同步性,从而被认为反映脑区间的功能连接。这项技术应用越来越普及,本章后面的部分将对此进行讨论。此外,许多 fMRI 研究表明,一些特定脑区出现任务相关性的信号减低,这种现象通常基于静息状态下所谓的缺省模式来解释[7-11]。

静息态或基线态

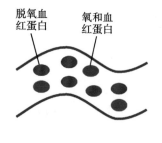

脱氧血红蛋白　氧和血红蛋白

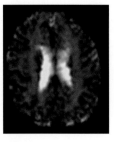

氧合血红蛋白:脱氧血红蛋白比率低
更大失相位=低MR信号

a

激活态或任务态

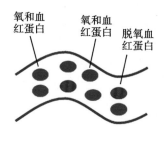

氧和血红蛋白　氧和血红蛋白　脱氧血红蛋白

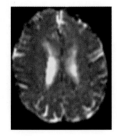

氧合血红蛋白:脱氧血红蛋白比率高
更小失相位=更高的MR信号

(1-5% at 1.5 T, 2-10% at 3.0T)

b

图 6.1　图示神经血管耦合及其导致的血氧依赖(BOLD)信号改变。在静息态或者基态,在毛细血管和小静脉中脱氧血红蛋白比例较大,导致微观区域磁场的不均匀性,致磁共振梯度序列图像( a )信号下降。在激活状态,血流增加,但氧耗仅轻度增加,导致脱氧血红蛋白浓度下降( b )。梯度 EPI 成像中的信号差被放大。实际的信号变化在 1.5T 时为1%~5%,3.0T 时为2%~10%,需要统计分析才能检测到。脱氧血红蛋白标记为 D-Hb(蓝色椭圆),氧血红蛋白标记为 O-Hb(红色椭圆)

BOLD fMRI 最常使用的序列是单次激发平面回波成像( echo planar imaging, EPI )的 T2* 梯度回波序列,该序列允许在几秒或更短时间内完成全脑数据的采集,这是近乎"实时"捕获脑功能所必备的[12]。EPI

的采集速度是以牺牲空间分辨率为代价的,分辨率通常只有 3~5mm,远远低于常规 MRI 扫描[13,14]。EPI 序列的另一个缺点是额颞叶变形和信号丢失,这是由于该序列对磁化率差异非常敏感而导致的( ▶图 6.2 )。

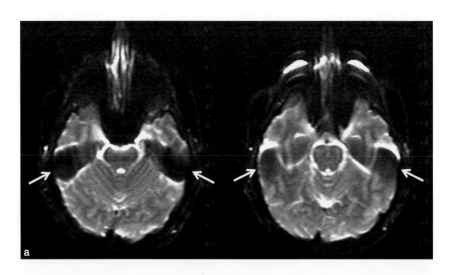

a

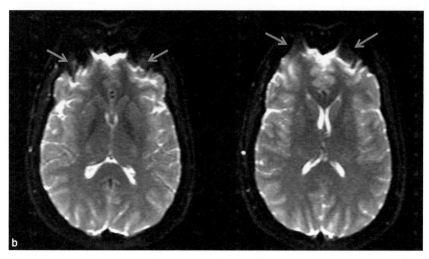

**图 6.2**　颞叶前下区由于磁场不均匀(如额窦、乳突的气腔)导致的信号丢失和变形。而 BOLD-fMRI 正是利用这种磁敏感效应来检测区域内脱氧血红蛋白浓度的变化

## 6.2　事件相关设计和后处理

在设计 BOLD fMRI 范式时,任务的选择必须是能够在扫描仪内完成并激活感兴趣区的任务,例如:如果关注语言相关的功能,常选择使用 Broca 和 Wernicke 脑区的经典任务,分别针对表达性和接受性语言功能。最常用的范式是"blocked"设计,被试在指定时间内重复执行任务,在重复间隙休息相同的时间(即"任务"和"对照"组块交替)(▶图 6.3)。这种重复是为了统计处理,能够检测表征 BOLD 响应的微小信号变化,在克服背景生理噪声的情况下,在 1.5T BOLD 响应为 1%~5%或在 3.0T 时 2%~10%[15,16]。数据的

后处理通常包括头动校正以及时间空间滤波。通常,任务态的组块式时间过程与血流动力学响应模型进行卷积,从而生成激活区域 BOLD 信号的预期时间过程;然后进行基于相关或回归的统计学分析,识别那些随时间变化发生的信号改变,与任务和对照组块交替的时间相关的体素,说明血流动力学响应时间。其结果是基于体素的统计参数图(例如,t-统计)[17],应用显著性阈值来确定哪些体素被"激活"(▶图 6.4),激活的体素通常以彩色叠加到高空间分辨率的解剖图谱上(▶图 6.5)。这些后处理技术的细节本章不再详细介绍,有几个非常好的工具包可作参考,包括 Jezzard et al(2001)[2]和 Huettel 和 McCarthy(2008)[1]。以下几种

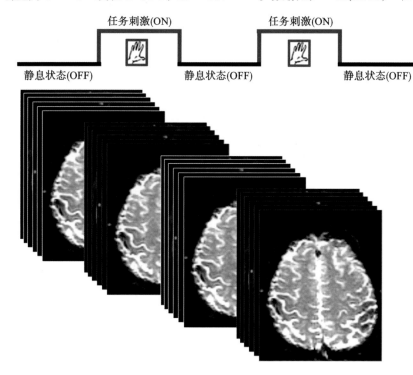

**图 6.3**　组块设计的 fMRI 实验原理示意图。该示例执行手指运动,每个组块持续时间 20~30s,是典型的任务态 fMRI 范式。"OFF"组块是指被试处于静息状态,"ON"组块是被试敲击手指的时候

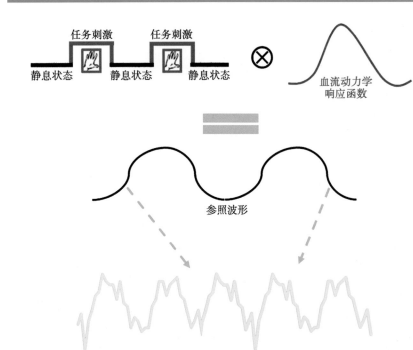

图6.4 将组块设计与血流动力学响应函数(HRF)卷积,得到激活体素中信号变化的理论期望时间过程。然后将该参考波形与血氧素水平依赖(BOLD)信号的体素变化进行比较(统计学上,如相关性或回归分析);那些实际信号变化与预期信号变化之间的相似性超过统计阈值的体素被认为是激活(通常在排除体素团块水平的假阳性之后,也就是 fMRI 中经常说的多重比较矫正后)

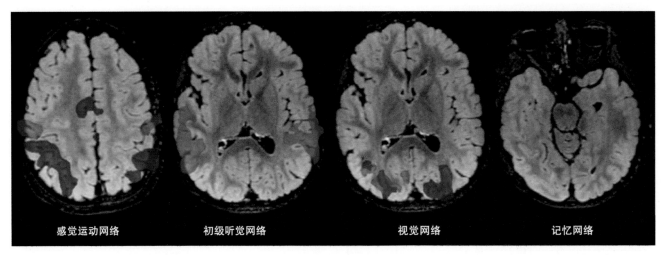

感觉运动网络　　　　初级听觉网络　　　　视觉网络　　　　记忆网络

图6.5 将阈值化功能磁共振成像(fMRI)统计图映射到解剖图谱上;这是一个全身麻醉下 5 岁儿童的静息状态 fMRI。该案例说明了在无法合作完成任务态 fMRI 的个体也可获得有意义的 fMRI 数据

fMRI 数据分析工具的软件包也可以免费获得(例如,http://www.fil.ion.ucl.ac.uk/spm 的 SPM,http://www.brainvoyager.com/上的 Brain Voyager,http://afni.nimh.nih.gov/afni 的 AFNI。)

## 6.3 静息态 fMRI 和功能连接

越来越多的人开始关注利用 fMRI 了解不同脑区是如何相互作用的、这些相互作用与可观察行为之间的关系以及在各种神经退行性疾病或精神疾病中他们的受损情况。静息态-fMRI( resting-state fMRI,rs-fMRI)用于研究这些相互作用,通常称为功能连接,定义为空间远隔的神经生理活动之间的时间依赖性[18,19];在 rs-fMRI 中,通过静息时的 BOLD 信号寻找不同脑区之间同步的神经元活动,被认为可反映功能连接[20-23]。介于 0.01 ~ 0.1Hz 的低频振荡已经确定存在于静息态,有助于识别这些功能网络[20,22,24],其确切的神经元基础尚未阐明,但推测这些低频振荡的存在是因为大多数静息态模式往往发生在功能和神经解剖彼此重叠的区域之间[22,25-27],此外,研究还显示:自发性 BOLD 波动与同时测量的神经元峰值波动之间具有很强的相关性[10]。其他研究也已经说明了 rs-fMRI 幅度与神经元放电的电生理信号之间的间接关联[28]。rs-fMRI 常用种子点或独立成分分析两种方法,评估特定感兴趣区的功能连接图[29-34]。rs-fMRI 极具吸引力的原因还在于其对受试者的合作和配合要求较低,对于那些不能充分执行任务态 fMRI 研究(例如,镇静或昏迷患者)的受试来说是理想的方法。

至少有 7 个静息态功能连接网络模式常见于报道中(▶图 6.6),包括:默认模式网络(default-mode network,DMN)、初级视觉和纹状体外视觉网络、执行控制网络、双侧的外侧额顶叶网络、初级感觉运动网络以及听觉网络[25,26,29,34-39]。其中,研究最多的是 DMN,它在正常休息时表现出神经元活动水平的增高[40,41]。DMN 的连接和活动与人类认知过程有关,包括观察周围的世界、情感和认知整合的过程,以及与刺激无关的遐想[21,40,42]。上述发现引起了研究者对这些网络的极大兴趣,尤其是 DMN 在神经精神疾病中的运用。已经开始使用 fMRI 进行研究的精神疾病,包括抑郁

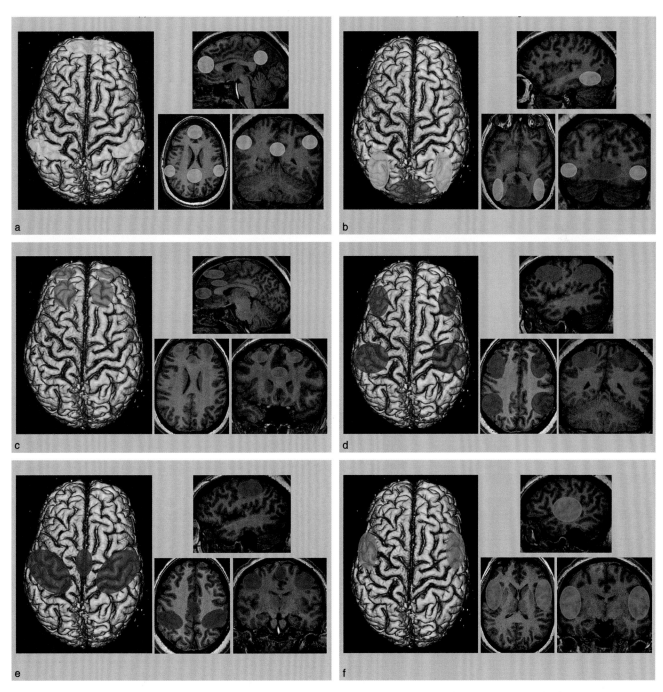

图 6.6 文献中最一致的静息态网络及其详细成分。这是多个静息态功能磁共振成像(fMRI)研究的集合,使用不同组的受试者和采集方式。网络包括默认模式网络(DMN),包括楔前叶/后扣带回、额叶内侧和顶叶下皮层区域以及颞叶内侧(a);初级视觉(橙色)和纹状体外视觉(金色)网络,包括视网膜映射枕叶皮质和颞枕叶区域(b);由上、中前额皮质、前扣带和腹外侧前额皮质组成的执行控制网络(c);左右侧化网络,包括额下回和额中回、楔前叶、顶叶和角回(d)、初级感觉运动网络(e)和由颞上皮质、岛叶皮质和中央后皮质组成的听觉语义网络(f)

症、精神分裂症、自闭症、创伤后综合征、注意力缺陷多动障碍和诵读困难[43-49]。fMRI 在神经退行性疾病中的应用将在本章的下一节讨论。

## 6.4　神经退行性疾病的功能磁共振成像

fMRI 最常见的临床应用是在难治性癫痫或肿瘤切除的神经外科计划中定位优势语言皮质,例如,在颞叶癫痫术前进行偏侧化语言定位[50]。然而,许多 fMRI 研究试图找出神经退行性疾病中大脑活动的早期变化,特别是阿尔茨海默病(Alzheimer's disease, AD)和临床前阶段的轻度认知功能损害(mild cognitive impairment, MCI)。对无临床症状、*APOE E4* 基因携带的早期 AD, fMRI 已显示出诊断潜力,并可预测 MCI 个体向 AD 的转化进展[51-53]。fMRI 研究发现的 AD 患者皮质连接的减少得到了电生理研究的支持,包括脑电图(electroencephalography, EEG)和基于脑磁图的研究[54]。RS-fMRI 研究已报道,神经退行性疾病患者 DMN 和其他静息态网络的脑功能连接水平发生了改变。包括 AD、额颞叶痴呆、痴呆、多发性硬化(multiple sclerosis, MS)、肌萎缩侧索硬化症(amyotrophic lateral sclerosis, ALS)、帕金森病(Parkinson's disease, PD)、路易体痴呆和亨廷顿病在内的神经退行性疾病采用了 RS-fMRI 研究[55-66],研究表明神经退行性疾病的靶点是相互连接的皮质网络,而不是脑内的单个区域[57]。MS 患者大脑特定区域之间的静息态功能连接强度与语言情景记忆任务相关的实例显示在 ▶ 图 6.7。

除 RS-fMRI 研究外, fMRI 研究还可以显示 ALS、AD、PD、亨廷顿病、额颞叶变性中语义性痴呆和 HIV

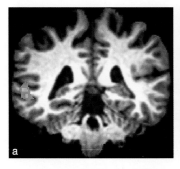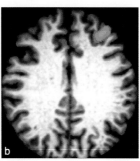

**图 6.7** 静息状态下左侧额中回(后 Brodmann 区域 9)和右侧颞中回的功能连接强度与多发性硬化患者言语情节记忆的表现相关(峰值 r=0.56, P=1×10$^{-4}$, 经多重比较校正)(a)。(b)图示静息态时左侧额中回(后 Brodmann9 区)和左侧额中回前部之间的功能连接强度,并显示与多发性硬化症患者言语情节记忆的执行表现呈负相关 r=-0.63, P=1×10$^{-5}$, 多重比较校正)。(由 M. Phillips 和 M. Lowe, Cleveland Clinic 提供)

阳性等患者在特定任务下的大脑活动改变[52,67-75]。例如, Tessitore 等人发现散发性 ALS 患者初级运动和前运动皮质以及右顶叶联合皮质神经元活动的减少,而与运动执行有关的壳核前部活动增加。

各种药物制剂引起中枢神经系统的生理学变化,是药理学 fMRI(pharmacologic fMRI, Ph-fMRI)的基础。在过去的十年中,人们越来越关注应用 Ph-fMRI 评估在有或无神经退行性疾病的情况下使用药物后的大脑活动变化。有报道称,给予 D-右旋苯丙胺、右旋安非他明、氟哌啶醇和多巴胺通过哌甲酯等药物后可引起 fMRI 信号的变化[76-79]。Ph-fMRI 也被用于研究各种神经退行性状态下药物引起的反应或者将药物作为刺激物导致的脑内变化,例如:对偏侧帕金森综合征和 PD 患者使用左旋多巴,对 AD、MS 和 MCI 患者使用利伐斯的明[80-86]等;2002 年, Mattay 等人的研究是在对 PD 患者使用多巴胺调节后,评估 PD 患者皮质功能,结果证明:低多巴胺状态与前额叶皮质信息处理的效率降低有关,多巴胺治疗改善了该区域的生理效率[87]。Jenkins 关于 Ph-fMRI 的综述很好地概述了 Ph-fMRI 的潜在用处,以及在 Ph-fMRI 研究设计和评估数据时要考虑的因素[88]。

## 6.5　优势和局限性

对于识别和评估大脑对认知任务和刺激的反应、提高对复杂网络和各脑区间相互作用的理解、评估"正常"受试和神经、精神疾病患者的静息态网络, fMRI 是一种非常实用且无创的方法。在术前规划中使用 fMRI 是现代临床中的常态。例如,在难治性癫痫或脑肿瘤的术前规划中, fMRI 可以无创的定位语言偏侧化,与 Wada 实验(颈内动脉内钠巴比妥治疗)具有很高的一致性,且能提供 Wada 实验无法提供的语言网络的详细信息[89,90]。过去几年, fMRI 的优势使该技术越来越受欢迎,特别是现在,其作为 MRI 扫描仪的附加装置具有很广的普及性,包括脉冲序列、任务态设计以及在扫描仪内向被试呈现刺激的装置和记录被试反应的设备[91]。

fMRI 的主要优势在于无创性和相对较高、毫米量级的空间分辨率,其空间分辨率明显优于正电子发射断层(positron emission tomography, PET)成像[92]。此外,相比 PET,具有较高的时间分辨率,无电离辐射,无须使用外部对比剂或示踪剂。通过神经血管耦合, BOLD 对于信号变化的敏感性以及对特定任务或静息态时脑激活的敏感性与磁场强度成正比,因此,在较高场强下（即 3.0T 或更高）比 1.5T 扫描仪更敏感[16]。随着 MRI 技术的不断发展和高场设备的普及，BOLD 对信号变化的敏感性也将继续提高。

fMRI 也存在一些固有的缺点和不足，理解这一点也很重要。部分可通过特定的技术来缓解，但我们必须知道 BOLD fMRI 只能检测脑活动的变化而不是绝对水平，是在假定神经元的激活与绝对 D-Hb 浓度变化之间具有稳定关系的情况下，通过神经血管耦合间接的检测。但不幸的是，这种耦合在不同个体间或同一个体的不同脑区间可能存在变化；可能会受到药物调节的影响，如麻醉期间使用的药物；也可能会随着年龄增长而改变；也可能会被正在研究的病理所改变，如血管性肿瘤[93-96]。在额、颞部区域或手术、血液成分的邻近区域常常看见信号减低或几何变形，是受磁化率的影响，可能导致假阴性。并行采集技术的发展不仅减少了图像采集时间，还可减少磁敏感伪影，改善了额叶基底部和颞叶内侧区域的信号获取，因此而获益的研究包括记忆、情感和执行功能[97]。体素的减小（如通过减少 EPI 采集中的层厚）可以减少海马和杏仁核的变形[98-99]。

fMRI 一个明显的局限性是部分患者存在磁共振禁忌（如心脏起搏器、金属植入物、幽闭恐惧症）。BOLD fMRI 对头部运动高度敏感，包括任务相关的头动或心脏搏动及呼吸相关的运动，都可导致假阳性和假阴性。任务相关 fMRI 依赖于受试对任务的理解和完成，如果受试不能充分配合，也可导致假阴性。最后，fMRI 采集会产生高达 120dB 的巨大噪声，可能干扰涉及听觉处理的任务[100-102]，可以通过直接减少噪声来源，或利用 BOLD 响应的血流动力学延迟，在采集过程中插入静默期使这种影响最小化[103-104]。

## 6.6　fMRI 在神经退行性疾病中的展望

fMRI 提供了大量关于大脑结构与功能之间关系的信息，大大超出了只是识别负责执行某些功能的脑区这样简单的应用。用 fMRI 评估功能性脑网络，包括 DMN 这样的静息态网络，正在成为各种神经退行性疾病的潜在神经影像标志物，提高早期诊断能力。他们对不同疾病大脑功能的影响提供了新见解，并可能对神经退行性疾病药物治疗的开发和评估产生影响。虽然已经对 AD、MCI 和亨廷顿病进行了许多 fMRI 研究，但进一步的 fMRI 研究仍然必要，如额颞叶变性谱系疾病、路易体痴呆和 PD。最近一些研究阐明了一个涉及基底节区的静息态网络，因此，fMRI 在未来

非常有前景的新应用是研究累及基底节的神经退行性疾病在疾病进展或药物治疗过程中的改变[105-107]。Ph-fMRI 的方法和结果需要仔细考虑每种可能的应用，因为可能有许多混杂因素，药理作用可能是直接或间接的，短期和长期药物的反应可能不同，因此人群研究的结果可能不适用于个体。尽管 Ph-fMRI 很有前景，但仍需要进一步的数据才能将其用于临床。

fMRI 非常适合纵向的疾病监测研究，以确定疾病的生物影像标志物，因为它安全且可重复性强。fMRI 方法是否能够可靠地检测各种神经退行性疾病的临床前阶段并监测有意义的变化，还有待进一步研究。随着 fMRI 采集和分析技术的不断进步，fMRI 将成为理解和评估神经退行性疾病及其对脑网络的渐进性影响必不可少的工具。随着超高场 fMRI 的来临，空间分辨率可能会提高到亚毫米级，就可能识别出神经退行性疾病所致特定皮质的改变[108-109]。最后，fMRI 与其他先进 MRI 成像技术（如扩散张量成像）和脑电图的结合越来越多，可能对神经退行性疾病的结构和功能变化产生新的突破与见解，这是仅靠 fMRI 成像无法实现的。

## 参考文献

[1] Huettel SA, McCarthy G. Functional Magnetic Resonance Imaging. 2nd ed. Sunderland, MA: Sinauer Associates; 2008

[2] Jezzard P, Matthews PM, Smith SM. Functional Magnetic Resonance Imaging: An Introduction to Methods. 1st ed. New York: Oxford University Press; 2001

[3] Roy CS, Sherrington CS. On the regulation of the blood-supply of the brain. J Physiol 1890; 11: 85–158, 17

[4] Pauling L, Coryell CD. The magnetic properties and structure of hemoglobin, oxyhemoglobin and carbonmonoxyhemoglobin. Proc Natl Acad Sci U S A 1936; 22: 210–216

[5] Ogawa S, Lee TM, Kay AR, Tank DW. Brain magnetic resonance imaging with contrast dependent on blood oxygenation. Proc Natl Acad Sci U S A 1990; 87: 9868–9872

[6] Gore JC. Principles and practice of functional MRI of the human brain. J Clin Invest 2003; 112: 4–9

[7] Amedi A, Malach R, Pascual-Leone A. Negative BOLD differentiates visual imagery and perception. Neuron 2005; 48: 859–872

[8] Nilsson J, Ferrier IN, Coventry K, Bester A, Finkelmeyer A. Negative BOLD response in the hippocampus during short-term spatial memory retrieval. J Cogn Neurosci 2013; 25: 1358–1371

[9] Lin P, Hasson U, Jovicich J, Robinson S. A neuronal basis for task-negative responses in the human brain. Cereb Cortex 2011; 21: 821–830

[10] Shmuel A, Yacoub E, Pfeuffer J et al. Sustained negative BOLD, blood flow and oxygen consumption response and its coupling to the positive response in the human brain. Neuron 2002; 36: 1195–1210

[11] Smith AT, Singh KD, Greenlee MW. Attentional suppression of activity in the human visual cortex. Neuroreport 2000; 11: 271–277

[12] Mansfield P. Multi-planar image-formation using nmr spin echoes. J Phys C Solid State phys 1977; 10: L55–L58

[13] Rees G, Friston K, Koch C. A direct quantitative relationship between the functional properties of human and macaque V5. Nat Neurosci 2000; 3: 716–723

[14] Kim DS, Ronen I, Olman C, Kim SG, Ugurbil K, Toth LJ. Spatial relationship between neuronal activity and BOLD functional MRI. Neuroimage 2004; 21: 876–885

[15] Purdon PL, Weisskoff RM. Effect of temporal autocorrelation due to physio-

logical noise and stimulus paradigm on voxel-level false-positive rates in fMRI. Hum Brain Mapp 1998; 6: 239–249

[16] Krüger G, Kastrup A, Glover GH. Neuroimaging at 1.5 T and 3.0 T: comparison of oxygenation-sensitive magnetic resonance imaging. Magn Reson Med 2001; 45: 595–604

[17] Worsley KJ. Statistical analysis of activation images. In: Jezzard P, Matthews PM, Smith SM, eds. Functional Magnetic Resonance Imaging: An Introduction to Methods. 1st ed. New York: Oxford University Press; 2001;251–270

[18] Aertsen AM, Gerstein GL, Habib MK, Palm G. Dynamics of neuronal firing correlation: modulation of "effective connectivity." J Neurophysiol 1989; 61: 900–917

[19] Friston KJ, Frith CD, Liddle PF, Frackowiak RS. Functional connectivity: the principal-component analysis of large (PET) data sets. J Cereb Blood Flow Metab 1993; 13: 5–14

[20] Biswal BB, Van Kylen J, Hyde JS. Simultaneous assessment of flow and BOLD signals in resting-state functional connectivity maps. NMR Biomed 1997; 10: 165–170

[21] Greicius MD, Krasnow B, Reiss AL, Menon V. Functional connectivity in the resting brain: a network analysis of the default mode hypothesis. Proc Natl Acad Sci U S A 2003; 100: 253–258

[22] Lowe MJ, Dzemidzic M, Lurito JT, Mathews VP, Phillips MD. Correlations in low-frequency BOLD fluctuations reflect cortico-cortical connections. Neuroimage 2000; 12: 582–587

[23] Biswal BB, Mennes M, Zuo XN et al. Toward discovery science of human brain function. Proc Natl Acad Sci U S A 2010; 107: 4734–4739

[24] Cordes D, Haughton VM, Arfanakis K et al. Frequencies contributing to functional connectivity in the cerebral cortex in "resting-state" data. AJNR Am J Neuroradiol 2001; 22: 1326–1333

[25] Damoiseaux JS, Rombouts SA, Barkhof F et al. Consistent resting-state networks across healthy subjects. Proc Natl Acad Sci U S A 2006; 103: 13848–13853

[26] De Luca M, Smith S, De Stefano N, Federico A, Matthews PM. Blood oxygenation level dependent contrast resting state networks are relevant to functional activity in the neocortical sensorimotor system. Exp Brain Res 2005; 167: 587–594

[27] Salvador R, Suckling J, Coleman MR, Pickard JD, Menon D, Bullmore E. Neurophysiological architecture of functional magnetic resonance images of human brain. Cereb Cortex 2005; 15: 1332–1342

[28] Nir Y, Mukamel R, Dinstein I et al. Interhemispheric correlations of slow spontaneous neuronal fluctuations revealed in human sensory cortex. Nat Neurosci 2008; 11: 1100–1108

[29] Beckmann CF, DeLuca M, Devlin JT, Smith SM. Investigations into resting-state connectivity using independent component analysis. Philos Trans R Soc Lond B Biol Sci 2005; 360: 1001–1013

[30] Buckner RL, Vincent JL. Unrest at rest: default activity and spontaneous network correlations. Neuroimage 2007; 37: 1091–1099

[31] Calhoun VD, Adali T, Pearlson GD, Pekar JJ. A method for making group inferences from functional MRI data using independent component analysis. Hum Brain Mapp 2001; 14: 140–151

[32] van de Ven VG, Formisano E, Prvulovic D, Roeder CH, Linden DE. Functional connectivity as revealed by spatial independent component analysis of fMRI measurements during rest. Hum Brain Mapp 2004; 22: 165–178

[33] De Luca M, Beckmann CF, De Stefano N, Matthews PM, Smith SM. fMRI resting state networks define distinct modes of long-distance interactions in the human brain. Neuroimage 2006; 29: 1359–1367

[34] Cordes D, Haughton VM, Arfanakis K et al. Mapping functionally related regions of brain with functional MR imaging. AJNR Am J Neuroradiol 2000; 21: 1636–1644

[35] Koyama MS, Kelly C, Shehzad Z, Penesetti D, Castellanos FX, Milham MP. Reading networks at rest. Cereb Cortex 2010; 20: 2549–2559

[36] Rosazza C, Minati L. Resting-state brain networks: literature review and clinical applications. Neurol Sci 2011; 32: 773–785

[37] Seeley WW, Menon V, Schatzberg AF et al. Dissociable intrinsic connectivity networks for salience processing and executive control. J Neurosci 2007; 27: 2349–2356

[38] van den Heuvel M, Mandl R, Hulshoff Pol H. Normalized cut group clustering of resting-state fMRI data. PLoS ONE 2008; 3: e2001

[39] Voss HU, Schiff ND. MRI of neuronal network structure, function, and plasticity. Prog Brain Res 2009; 175: 483–496

[40] Gusnard DA, Raichle ME, Raichle ME. Searching for a baseline: functional imaging and the resting human brain. Nat Rev Neurosci 2001; 2: 685–694

[41] Raichle ME, Snyder AZ. A default mode of brain function: a brief history of an evolving idea. Neuroimage 2007; 37: 1083–1090, discussion 1097–1099

[42] Mason MF, Norton MI, Van Horn JD, Wegner DM, Grafton ST, Macrae CN. Wandering minds: the default network and stimulus-independent thought. Science 2007; 315: 393–395

[43] Chen CH, Ridler K, Suckling J et al. Brain imaging correlates of depressive symptom severity and predictors of symptom improvement after antidepressant treatment. Biol Psychiatry 2007; 62: 407–414

[44] Greicius MD, Flores BH, Menon V et al. Resting-state functional connectivity in major depression: abnormally increased contributions from subgenual cingulate cortex and thalamus. Biol Psychiatry 2007; 62: 429–437

[45] Whitfield-Gabrieli S, Thermenos HW, Milanovic S et al. Hyperactivity and hyperconnectivity of the default network in schizophrenia and in first-degree relatives of persons with schizophrenia. Proc Natl Acad Sci U S A 2009; 106: 1279–1284

[46] Just MA, Cherkassky VL, Keller TA, Kana RK, Minshew NJ. Functional and anatomical cortical underconnectivity in autism: evidence from an fMRI study of an executive function task and corpus callosum morphometry. Cereb Cortex 2007; 17: 951–961

[47] Lanius RA, Bluhm RL, Coupland NJ et al. Default mode network connectivity as a predictor of post-traumatic stress disorder symptom severity in acutely traumatized subjects. Acta Psychiatr Scand 2010; 121: 33–40

[48] Konrad K, Eickhoff SB. Is the ADHD brain wired differently? A review on structural and functional connectivity in attention deficit hyperactivity disorder. Hum Brain Mapp 2010; 31: 904–916

[49] Pekkola J, Laasonen M, Ojanen V et al. Perception of matching and conflicting audiovisual speech in dyslexic and fluent readers: an fMRI study at 3 T. Neuroimage 2006; 29: 797–807

[50] Adcock JE, Wise RG, Oxbury JM, Oxbury SM, Matthews PM. Quantitative fMRI assessment of the differences in lateralization of language-related brain activation in patients with temporal lobe epilepsy. Neuroimage 2003; 18: 423–438

[51] Wierenga CE, Stricker NH, McCauley A et al. Increased functional brain response during word retrieval in cognitively intact older adults at genetic risk for Alzheimer's disease. Neuroimage 2010; 51: 1222–1233

[52] Dickerson BC, Sperling RA. Functional abnormalities of the medial temporal lobe memory system in mild cognitive impairment and Alzheimer's disease: insights from functional MRI studies. Neuropsychologia 2008; 46: 1624–1635

[53] Rombouts SA, Barkhof F, Goekoop R, Stam CJ, Scheltens P. Altered resting state networks in mild cognitive impairment and mild Alzheimer's disease: an fMRI study. Hum Brain Mapp 2005; 26: 231–239

[54] Pievani M, de Haan W, Wu T, Seeley WW, Frisoni GB. Functional network disruption in the degenerative dementias. Lancet Neurol 2011; 10: 829–843

[55] Zhang HY, Wang SJ, Liu B et al. Resting brain connectivity: changes during the progress of Alzheimer's disease. Radiology 2010; 256: 598–606

[56] Zhou J, Greicius MD, Gennatas ED et al. Divergent network connectivity changes in behavioural variant frontotemporal dementia and Alzheimer's disease. Brain 2010; 133: 1352–1367

[57] Seeley WW, Crawford RK, Zhou J, Miller BL, Greicius MD. Neurodegenerative diseases target large-scale human brain networks. Neuron 2009; 62: 42–52

[58] Whitwell JL, Josephs KA, Avula R et al. Altered functional connectivity in asymptomatic MAPT subjects: a comparison to bvFTD. Neurology 2011; 77: 866–874

[59] Rombouts SA, Damoiseaux JS, Goekoop R et al. Model-free group analysis shows altered BOLD FMRI networks in dementia. Hum Brain Mapp 2009; 30: 256–266

[60] Lowe MJ, Beall EB, Sakaie KE et al. Resting state sensorimotor functional connectivity in multiple sclerosis inversely correlates with transcallosal motor pathway transverse diffusivity. Hum Brain Mapp 2008; 29: 818–827

[61] Mohammadi B, Kollewe K, Samii A, Krampfl K, Dengler R, Münte TF. Changes of resting state brain networks in amyotrophic lateral sclerosis. Exp Neurol 2009; 217: 147–153

[62] Wu T, Long X, Wang L et al. Functional connectivity of cortical motor areas in the resting state in Parkinson's disease. Hum Brain Mapp 2011; 32: 1443–1457

[63] Helmich RC, Derikx LC, Bakker M, Scheeringa R, Bloem BR, Toni I. Spatial remapping of cortico-striatal connectivity in Parkinson's disease. Cereb Cortex 2010; 20: 1175–1186

[64] Baudrexel S, Witte T, Seifried C et al. Resting state fMRI reveals increased subthalamic nucleus-motor cortex connectivity in Parkinson's disease. Neuroimage 2011; 55: 1728–1738

[65] Galvin JE, Price JL, Yan Z, Morris JC, Sheline YI. Resting bold fMRI differentiates dementia with Lewy bodies vs Alzheimer's disease. Neurology 2011; 76: 1797–1803

[66] Wolf RC, Sambataro F, Vasic N et al. Default-mode network changes in pre-

clinical Huntington's disease. Exp Neurol 2012; 237: 191–198

[67] Chang L, Tomasi D, Yakupov R et al. Adaptation of the attention network in human immunodeficiency virus brain injury. Ann Neurol 2004; 56: 259–272

[68] Tessitore A, Esposito F, Monsurrò MR et al. Subcortical motor plasticity in patients with sporadic ALS: an fMRI study. Brain Res Bull 2006; 69: 489–494

[69] Stanton BR, Williams VC, Leigh PN et al. Altered cortical activation during a motor task in ALS. Evidence for involvement of central pathways. J Neurol 2007; 254: 1260–1267

[70] Johnson SC, Schmitz TW, Moritz CH et al. Activation of brain regions vulnerable to Alzheimer's disease: the effect of mild cognitive impairment. Neurobiol Aging 2006; 27: 1604–1612

[71] Wu T, Wang L, Hallett M, Chen Y, Li K, Chan P. Effective connectivity of brain networks during self-initiated movement in Parkinson's disease. Neuroimage 2011; 55: 204–215

[72] Gray MA, Egan GF, Ando A et al. Prefrontal activity in Huntington's disease reflects cognitive and neuropsychiatric disturbances: the IMAGE-HD study. Exp Neurol 2013; 239: 218–228

[73] Wolf RC, Vasic N, Schönfeldt-Lecuona C, Landwehrmeyer GB, Ecker D. Dorsolateral prefrontal cortex dysfunction in presymptomatic Huntington's disease: evidence from event-related fMRI. Brain 2007; 130: 2845–2857

[74] Goll JC, Ridgway GR, Crutch SJ, Theunissen FE, Warren JD. Nonverbal sound processing in semantic dementia: a functional MRI study. Neuroimage 2012; 61: 170–180

[75] Maguire EA, Kumaran D, Hassabis D, Kopelman MD. Autobiographical memory in semantic dementia: a longitudinal fMRI study. Neuropsychologia 2010; 48: 123–136

[76] Chen YC, Galpern WR, Brownell AL et al. Detection of dopaminergic neurotransmitter activity using pharmacologic MRI: correlation with PET, microdialysis, and behavioral data. Magn Reson Med 1997; 38: 389–398

[77] Brassen S, Tost H, Hoehn F, Weber-Fahr W, Klein S, Braus DF. Haloperidol challenge in healthy male humans: a functional magnetic resonance imaging study. Neurosci Lett 2003; 340: 193–196

[78] Hariri AR, Mattay VS, Tessitore A, Fera F, Smith WG, Weinberger DR. Dextroamphetamine modulates the response of the human amygdala. Neuropsychopharmacology 2002; 27: 1036–1040

[79] Honey GD, Suckling J, Zelaya F et al. Dopaminergic drug effects on physiological connectivity in a human cortico-striato-thalamic system. Brain 2003; 126: 1767–1781

[80] Buhmann C, Glauche V, Stürenburg HJ, Oechsner M, Weiller C, Büchel C. Pharmacologically modulated fMRI: cortical responsiveness to levodopa in drug-naive hemiparkinsonian patients. Brain 2003; 126: 451–461

[81] Haslinger B, Erhard P, Kämpfe N et al. Event-related functional magnetic resonance imaging in Parkinson's disease before and after levodopa. Brain 2001; 124: 558–570

[82] Mattis PJ, Tang CC, Ma Y, Dhawan V, Eidelberg D. Network correlates of the cognitive response to levodopa in Parkinson's disease. Neurology 2011; 77: 858–865

[83] Kwak Y, Peltier S, Bohnen NI, Müller ML, Dayalu P, Seidler RD. Altered resting state cortico-striatal connectivity in mild to moderate stage Parkinson's disease. Front Syst Neurosci 2010; 4: 143

[84] Rombouts SA, Barkhof F, Van Meel CS, Scheltens P. Alterations in brain activation during cholinergic enhancement with rivastigmine in Alzheimer's disease. J Neurol Neurosurg Psychiatry 2002; 73: 665–671

[85] Parry AM, Scott RB, Palace J, Smith S, Matthews PM. Potentially adaptive functional changes in cognitive processing for patients with multiple sclerosis and their acute modulation by rivastigmine. Brain 2003; 126: 2750–2760

[86] Goekoop R, Rombouts SA, Jonker C et al. Challenging the cholinergic system in mild cognitive impairment: a pharmacological fMRI study. Neuroimage 2004; 23: 1450–1459

[87] Mattay VS, Tessitore A, Callicott JH et al. Dopaminergic modulation of cortical function in patients with Parkinson's disease. Ann Neurol 2002; 51: 156–164

[88] Jenkins BG. Pharmacologic magnetic resonance imaging (phMRI): imaging drug action in the brain. Neuroimage 2012; 62: 1072–1085

[89] Binder JR, Swanson SJ, Hammeke TA et al. Determination of language dominance using functional MRI: a comparison with the Wada test. Neurology 1996; 46: 978–984

[90] Woermann FG, Jokeit H, Luerding R et al. Language lateralization by Wada test and fMRI in 100 patients with epilepsy. Neurology 2003; 61: 699–701

[91] Matthews PM, Jezzard P. Functional magnetic resonance imaging. J Neurol Neurosurg Psychiatry 2004; 75: 6–12

[92] Connelly A, Jackson GD, Frackowiak RS, Belliveau JW, Vargha-Khadem F, Gadian DG. Functional mapping of activated human primary cortex with a clinical MR imaging system. Radiology 1993; 188: 125–130

[93] Martin E, Thiel T, Joeri P et al. Effect of pentobarbital on visual processing in man. Hum Brain Mapp 2000; 10: 132–139

[94] Ross MH, Yurgelun-Todd DA, Renshaw PF et al. Age-related reduction in functional MRI response to photic stimulation. Neurology 1997; 48: 173–176

[95] Hesselmann V, Zaro Weber O, Wedekind C et al. Age related signal decrease in functional magnetic resonance imaging during motor stimulation in humans. Neurosci Lett 2001; 308: 141–144

[96] Fujiwara N, Sakatani K, Katayama Y et al. Evoked-cerebral blood oxygenation changes in false-negative activations in BOLD contrast functional MRI of patients with brain tumors. Neuroimage 2004; 21: 1464–1471

[97] Golay X, de Zwart JA, Ho YC, Sitoh YY. Parallel imaging techniques in functional MRI. Top Magn Reson Imaging 2004; 15: 255–265

[98] Merboldt KD, Finsterbusch J, Frahm J. Reducing inhomogeneity artifacts in functional MRI of human brain activation-thin sections vs gradient compensation. J Magn Reson 2000; 145: 184–191

[99] Merboldt KD, Fransson P, Bruhn H, Frahm J. Functional MRI of the human amygdala? Neuroimage 2001; 14: 253–257

[100] Mansfield P, Glover PM, Beaumont J. Sound generation in gradient coil structures for MRI. Magn Reson Med 1998; 39: 539–550

[101] Anderson AW, Marois R, Colson ER et al. Neonatal auditory activation detected by functional magnetic resonance imaging. Magn Reson Imaging 2001; 19: 1–5

[102] Bandettini PA, Jesmanowicz A, Van Kylen J, Birn RM, Hyde JS. Functional MRI of brain activation induced by scanner acoustic noise. Magn Reson Med 1998; 39: 410–416

[103] Amaro E, Jr, Williams SC, Shergill SS et al. Acoustic noise and functional magnetic resonance imaging: current strategies and future prospects. J Magn Reson Imaging 2002; 16: 497–510

[104] Mansfield P, Chapman BL, Bowtell R, Glover P, Coxon R, Harvey PR. Active acoustic screening: reduction of noise in gradient coils by Lorentz force balancing. Magn Reson Med 1995; 33: 276–281

[105] Damoiseaux JS, Beckmann CF, Arigita EJS et al. Reduced resting-state brain activity in the "default network" in normal aging. Cereb Cortex 2008; 18: 1856–1864

[106] Di Martino A, Scheres A, Margulies DS et al. Functional connectivity of human striatum: a resting state fMRI study. Cereb Cortex 2008; 18: 2735–2747

[107] Robinson S, Basso G, Soldati N et al. A resting state network in the motor control circuit of the basal ganglia. BMC Neurosci 2009; 10: 137

[108] Koopmans PJ, Barth M, Norris DG. Layer-specific BOLD activation in human V1. Hum Brain Mapp 2010; 31: 1297–1304

[109] Yacoub E, Harel N, Ugurbil K. High-field fMRI unveils orientation columns in humans. Proc Natl Acad Sci U S A 2008; 105: 10607–10612

# 第7章 无创性血管造影和灌注成像技术在神经退行性疾病中的应用

Sangam G. Kanekar, Puneet Devgun

CT 和 MR 血管成像是评估颅内外血管非常成熟的无创性技术,如今它们对颅外血管和颅内中等管径血管病变评估的准确性可与传统血管造影相媲美。脑灌注成像是另一种常用于卒中评估的非侵入性技术,可提供脑组织结构和分子功能的相关信息。CT 和 MR 灌注成像都有助于深入了解毛细血管水平的血流动力学和脑灌注情况,但与 CT 灌注成像(CT perfusion,CTP)相比,MR 灌注成像(magnetic resonance perfusion,MRP)无电离辐射。

脑血管疾病(cerebrovascular disease,CVD)被认为是痴呆症的第二大常见病因。关于阿尔茨海默病(Alzheimer's disease,AD)合并血管性痴呆是否比单独的 AD 更常见,目前仍存在争议。有学者提出,CVD 在 AD 患者临床症状的产生和严重程度方面可能发挥重要作用;也有临床医生认为,AD 患者合并 CVD 的患病率被严重低估。在 60~69 岁年龄组中,血管性痴呆的患病率从 0 上升到 2%,而在 80~89 岁年龄组中则高达 16%(男性为 3%~6%)[1]。此外,血管性痴呆的危险因素与 CVD、脑卒中及白质病变相同,包括高血压、房颤、心肌梗死、冠状动脉疾病、糖尿病、全身动脉粥样硬化、血脂异常、吸烟、家族史和特定的遗传学特征等。以上这些都说明血管成像技术在评估痴呆患者时具有重要作用。SPECT 和 PET 技术已广泛用于痴呆患者的脑灌注评估。在过去的十年中,CT、MR 血管成像和灌注技术已被成功用于评估神经退行性疾病,尤其是 AD 和血管性痴呆。本章我们将讨论这些无创血管成像和灌注技术的原理、方法和应用。

## 7.1 无创性血管成像

### 7.1.1 CT 血管造影

CT 血管造影(computed tomography angiography,CTA)是一种非侵入性成像技术,常用于评估较粗的颈动脉和颅内动脉。CTA 采用薄层容积扫描,通过静脉内注射对比剂增强颈动脉、椎动脉和 Willis 环的显像。CTA 通常以容积螺旋采集方式覆盖主动脉弓到 Willis 环(▶图 7.1)。必须平衡许多不同的扫描参数才能生

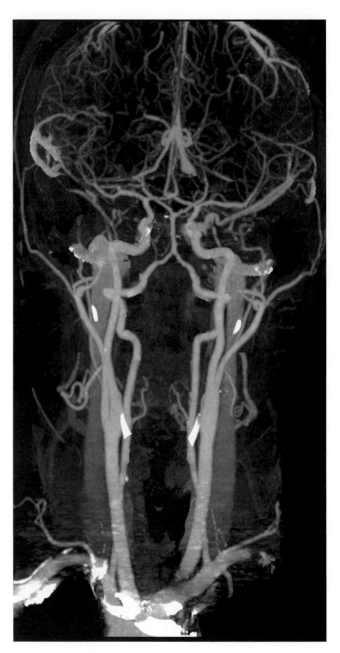

图 7.1 正常颈部 CTA,采用骨剪影技术,显示颈部正常的颈动脉和椎动脉

成用于诊断的 CTA 图像,其中包括对比剂注射、重新格式化和重建参数。理想的 CTA 成像要求静脉内注射碘对比剂后充盈动脉分支,而静脉无增强。对比剂充盈取决于对比剂的类型和时机,最佳的动脉充盈取决于注射对比剂的剂量、速度和给药方式。为了最佳

的动脉显像，可以采用不同对比时间方案，包括固定延迟（fixed delay）、团注追踪（bolus tracking）和实验性团注（test bolus）（GE Healthcare）[2-4]。固定延迟是最简单的时间方案，固定了从对比剂注射到成像的延迟时间。团注追踪方法略复杂，一旦目标血管（通常是升主动脉）达到预测试的 CT 值（hounsfield）就开始扫描。这种技术的缺点是从开始扫描到实际采集图像的时间之间存在固有滞后性。实验性团注是团注追踪的替代方案，该方法是注射 10mL 对比剂，同时在颈内动脉近端设置感兴趣区（region of interest，ROI），使用低剂量辐射扫描，连续扫描 ROI 以确定前延迟（predelay），即测试血管达到最大强化程度 50% 的时间。

数据的后处理对于正确分析图像非常重要。目前已开发出多种技术用于数据后处理，包括最大密度投影（maximum intensity Projection，MIP）、多平面重建（multiplanar volume reformat，MPR）、曲面重建（curved reformat，CR）、表面遮盖法以及容积再现，有助于对整个血管进行评估[5-8]。MIP 只显示具有最大 CT 衰减的像素来构建二维（2D）图像（▶ 图 7.2）。由于该技术依赖于检测给定射线上的 CT 值最高的像素，所以对相邻骨骼和显影静脉结构的重叠较为敏感。与 MIP 不同，MPR 根据 CT 衰减的平均值构建 2D 图像。在 CR 技术中，用户在连续的轴位图像选择像素，沿着血管走向进行追踪。这种技术适用于长而弯曲的血管，如颈动脉或椎动脉（▶ 图 7.3），但 CR 技术比较耗时，也存在一定的误差。

与其他技术相比，CTA 既有优点也有缺点。随着检查技术和多排螺旋 CT（multidetector row CT，

MDCT）技术的进步，检查时间大幅缩短。64 层 MDCT 可以在不到 15 秒的时间内完成从主动脉弓到颅内动脉的血管扫描。由于检查的速度快，CTA 不易产生运动伪影，并可显示管腔狭窄、管腔直径和钙化这些真实的解剖特征。与 MR 不同，CTA 对使用起搏器、呼吸机或监护设备的患者以及幽闭恐怖症患者没有限制，但最大的缺点是辐射剂量和碘对比剂。

## 7.1.2　磁共振血管成像

MR 血管成像（magnetic resonance angiography，MRA）同 CTA 一样，是一种显示颅内外血管结构的非侵入性成像技术。颈部和颅内 MRA 可以采用多种技术获得，包括时间飞跃法（time of flight，TOF）、薄块多层重叠采集（multiple overlapping thin slab acquisition，MOTSA）、相位对比（phase-contrast、PC）和对比剂增强 MRA，其中 TOF 可以获得 2D 或 3D 图像。

**时间飞越法**

时间飞跃法 MRA 是一种梯度回波序列，通过对一定量的组织反复施加射频脉冲，然后进行去相位和重聚相位来刻画血管流动。TOF 利用了不饱和自旋质子（高信号）和饱和自旋质子之间纵向磁化的差异。一定体积内的静止组织在重复的射频脉冲作用下达到饱和，表现出低信号，而血管中流动的血液携带不饱和的质子，具有相对较高的信号强度[9,10]。颈部血管通常采用较大翻转角的 2D TOF MRA，垂直于采集块的血流能够被较好地成像，相比于静止组织产生较高的信号；头部则采用 3D TOF MRA（主要用于存在 Willis

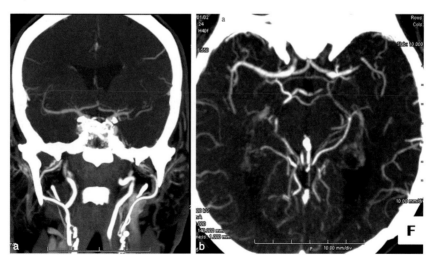

图 7.2　正常的头颅 CTA。来自 CTA 的冠状位（a）和轴位（b）的最大密度投影（MIP）重建图像显示正常的颅内血管走行和管径

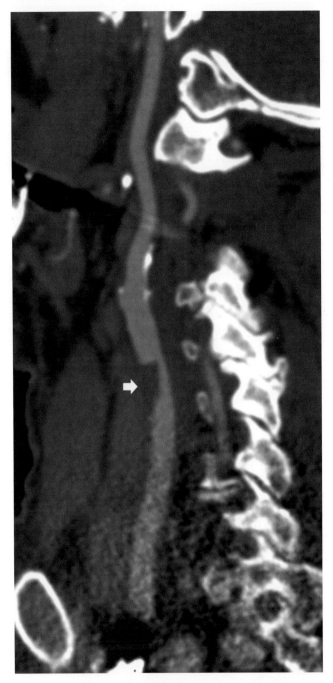

**图 7.3**　颈部 CTA 的曲面重建（CR），在一张图像中显示了颈部整个颈内动脉的走行，可见颈总动脉远端的大范围的斑块（白箭）

环），较小的翻转角降低了饱和伪影。（▶图 7.4）。较小的翻转角和额外的磁化传递降低了背景饱和，3D TOF 比 2D TOF 具有更好的空间分辨率和更好的信噪比，但覆盖容积较小。MOTSA 是 2D 和 3D TOF 的杂交技术，具有比 2D TOF 更高的空间分辨率，比 3D TOF MRA 更大的覆盖面积，更少的饱和伪影。

### 对比剂增强磁共振血管造影

对比剂增强（Contrast-enhanced，CE）MRA 是在静脉团注钆剂后，以快速、短重复时间（TR）的梯度回波

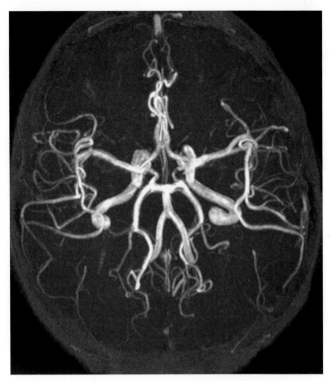

**图 7.4**　头颅 3D-TOF MRA 的最大密度投影（MIP）图像，显示了 Willis 环周围颅内血管的正常走行和管径

序列（10ms）进行扫描获得。CE MRA 与 CTA 一样，需要平衡对比剂注射、重新格式化和重建参数多种技术。注射的钆剂缩短 T1 弛豫时间至少 10ms，使血管呈现高信号[9]。CE MRA 可采用前文所述的实验性团注或自动团注技术来确定时间，可以在更短的时间内覆盖更大的解剖区域，不易受运动伪影影响（▶图7.5）。CE MRA 通过静脉内对比剂缩短 T1 时间，得到血管的解剖图，而 TOF 技术依赖于生理性血流速度，会干扰图像。CE MRA 和 CTA 的缺点之一是数据必须在对比增强的狭窄窗口期采集，这依赖于合适的对比团注和图像采集技术。TOF 和 CE MRA 均可经后处理形成 MIP 图像，在原始图像中沿最大信号强度设置一组平行线来生成三维图像，采用多个不同的投影方向形成旋转的 3D 图像。

### 相位对比法

相位对比法（Phase-contrast，PC）MRA 是一种梯度回波序列，通过量化静止和运动组织之间横向磁化矢量的差异来描述血流信息。在射频脉冲之后，一对对称但方向相反的相位编码梯度施加于成像体素内的一个方向[9]，第一梯度去相位，第二梯度再次重聚横向磁化矢量，静止组织的相位变化为零，因为它们在失相位和重聚相位梯度期间经历了相等但相反的磁场环境，而流动的血液在每个梯度脉冲下会经历不同的磁

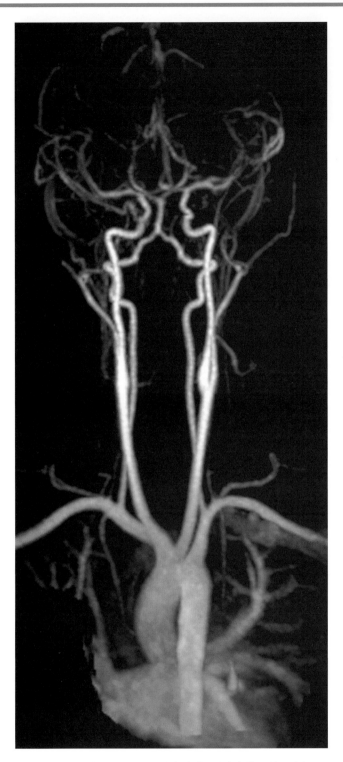

**图 7.5** 颈部 MRA 显示颈总动脉、颈动脉分叉处、颈内外动脉的正常走行和管径

场。净相位移动(无论是正向还是负向)决定了流动方向和相位偏移量,其与血流速度成正比。

PC MRA 利用了流动质子遇到由双极梯度脉冲产生的梯度强度变化时发生横向磁化矢量(相位)变化的原理,通过对组织施加双极梯度回波,在移动的自旋质子中引发相位变化,而静止组织无相位变化。PC

MRA 可显示血液流动的方向,并可显示缓慢流动的血液。因为 PC MRA 不依赖 T1 值来生成 MRA 图像,所以在静脉内注入钆剂后仍可以获得 PC MRA。一个主要的缺点是成像时间长,易于受运动伪影的影响。

### 7.1.3 灌注成像

#### CT 灌注成像

CT 灌注成像(computed tomography perfusion,CTP)可以对脑实质毛细血管水平的血流动力学进行深入的研究,从而大大扩展了 CT 的应用。脑 CTP 是反映脑微循环的功能性成像技术,可以显示常规 CT 或 MRI 扫描无法检测到的脑微循环和代谢变化。计算灌注参数(如脑血流量(cerebral blood flow,CBF),脑血容量(cerebral blood volume,CBV)和平均通过时间(mean transit time,MTT)的一般原则,MR 和 CT 是相同的。CTP 和 MRP 成像原理不同,但都是为了评估毛细血管血流动力学,CTP 依赖于对比剂的直接可视化,而 MRP 则依赖于对相邻组织产生的间接 T2* 效应。

CTP 的基本原理是监测碘对比剂首过脑循环期间的过程,即在以少量、高流速快速注入对比剂的同时,对相同体积的组织进行连续 45 秒电影成像。在此期间脑组织暂时性的高密度与该区域血管和血液中对比剂的含量成正比,由此可以观察血液运送至脑实质的过程。通用术语"脑灌注"是指脑内组织水平的血流。针对动脉 ROI、静脉 ROI 和每个像素形成时间-密度曲线(▶图 7.6),多个参数可用于描述血流,主要包括:CBF、CBV 和 MTT(▶图 7.7)。CBV 定义为给定的每单位脑容积中的血液总量,包括组织中的血液以及大容量血管(例如动脉、小动脉、毛细血管、小静脉和静脉)中的血液;CBF 定义为每单位时间内通过每单位体积脑组织的血液量;MTT 被定义为血液通过给定脑组织的平均通过时间,血液流动时间取决于动脉流入和静脉流出之间的距离。根据中心体积理论,MTT 与 CBV 和 CBF 均相关,其中 MTT=CBV/CVF[11,12]。

#### 磁共振灌注成像

MRI 灌注成像技术包括动态磁敏感对比增强(dynamic susceptibility contrast,DSC)和动脉自旋标记(arterial spin labeling,ASL)技术。由于无辐射,这些技术通常是评估神经退行性疾病的首选方法。在 DSC 中,于钆剂注射之前、期间和之后动态采集图像,来追踪团注的对比剂以及对比剂流经大脑微血管时的血液。脑血管内的钆离子在较高浓度下产生磁化效应,导致 T2*加权图像的信号显著减低,信号减低的范

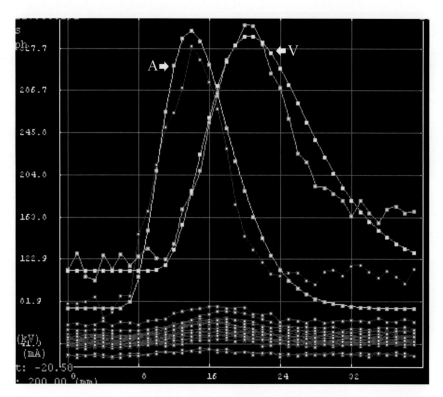

图 7.6 由该动脉(A)和静脉(V)生成的时间-密度曲线(TDC)显示了对比剂到达、峰值和通过的时间。这些 TDC 作为动脉输入函数和静脉输出函数,用于随后的反卷积步骤,以形成彩色编码的计算机断层灌注图

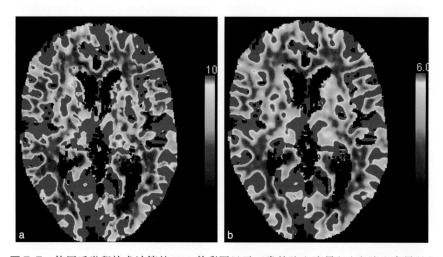

图 7.7 使用反卷积技术计算的 CTP 伪彩图显示正常的脑血流量(a)和脑血容量(b)

围与血管直径相当,这使得图像信号改变并影响到图像体素的所有自旋质子[13]。该技术需要脉冲序列能够足够快的重复获取 T2*加权图像,以足够的时间分辨率采集每个体素内的钆浓度,时间分辨率最好为 1.5 秒或更短,该序列还需要多层扫描以覆盖大部分脑组织。通常采用平面回波成像(echo-planar imaging,EPI)这一快速的成像技术来实现,可在单个 TR 内获得许多组织层面的交叠图像。EPI-SE 和 EPI-GRE 序列均已成功用于 PWI[14,15]。DSC 以更短的扫描时间、

提供了更高的空间分辨率,可以测量 CBF、CBV、MTT 和 TTP(▶图 7.8),局限性之一是需要使用钆对比剂,有可能增加肾功能受损患者风险的可能。

在 ASL 中,在动脉血液流入成像区域的脑组织之前先施加预脉冲,对动脉内水分子中的氢质子进行磁化标记,与未经标记的基线图像相比,标记脉冲使脑内每个体素信号发生衰减到一定程度,而这取决于被标记的自旋质子流入体素的速度[16,17]。因此,ASL 可以测量局部 CBF(▶图 7.9)。ALS 的主要优点是成本较

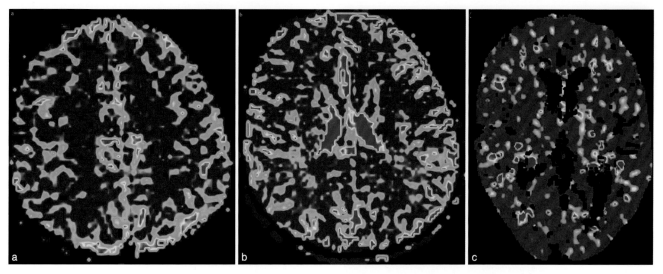

图 7.8　MR 动态磁敏感对比增强(DSC)灌注伪彩图显示:正常的脑血流量(a)、脑血容量(b)和平均通过时间(c)

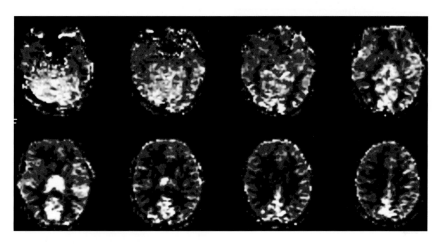

图 7.9　正常 ASL 图像。多层脑血流伪彩图代表每分钟、每 100g 组织的 ml 血流量

低且无对比剂的不良反应,而其主要局限是只能测量局部 CBF,且产生的图像噪声较大。

## 7.2　在神经退行性疾病成像中的应用

### 7.2.1　正常脑老化中灌注参数的改变

在临床实践中,很少通过灌注成像来了解正常老化过程,但使用 CT 或 MRP 扫描来诊断患者的急性卒中及其他神经系统疾病时,可以观察到脑部和血管的改变。多项 SPECT 研究使用锝 99m 放射性标记的六甲基丙烯胺肟( hexamethylpropyleneamine oxime, HM-PAO),结果显示:与正常受试者相比,局部 CBF 呈现年龄相关的减低,主要见于扣带回、额叶、顶叶和颞叶[18]。这些变化在 CTP 和 MRP 上很难通过肉眼识别,需要进行定量分析,这更多的是出于研究目的而非临床意义(▶图 7.10)。

### 7.2.2　阿尔茨海默病

神经病理学研究表明,在 AD 临床症状发作之前的几年甚至几十年内,脑内 AD 的证据就已经存在。学者们一直在不懈的研究以期识别这些改变。为了理解其神经病理学变化,人们正在研究的参数之一是评估血液循环。氟脱氧葡萄糖的 PET 显像(测量葡萄糖代谢)和 HMPAO SPECT 显像(测量 CBF)已广泛用于评估脑代谢或血流量。目前,CTP 或 CE MRP 可以计算相对 CBF、CBV、MTT 和 TTP。这些技术过去主要用于卒中和肿瘤成像,目前正在初步应用于痴呆的评估,特别是 AD 和血管性痴呆。尽管 SPECT 和 PET 的文献较 CTP 和 MRP 更多,但研究结果之间具有可比性。在前文 MR 灌注成像中所述,ASL 是另一种非侵入性评估 AD、MCI 和血管性痴呆的 MR 技术。

灌注不足在很大程度上取决于 AD 的分期[19,20]。在轻至中度 AD,最大的低灌注或 CBF 减少区见于顶

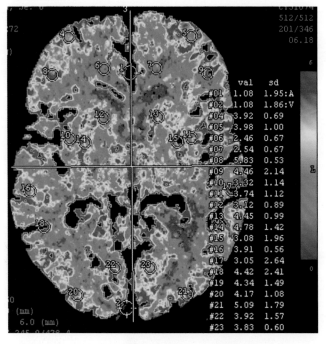

图 7.10　CT 血管造影定量分析。CTP 的脑血流量图显示对脑灰白质内多个 ROI 进行 CBF 定量分析

叶和扣带回,而对额叶的影响较小;在疾病早期阶段,灌注减少是不对称的,而在疾病后期,特征性低灌注和低代谢主要位于颞叶、顶叶和后扣带皮质,且大多为双侧对称分布[21,22]。研究人员推测,后扣带回的局部低灌注是由于神经元损伤引起的局部活动减低,而颞叶内侧则是由于失去了紧密的神经元连接。在 MRP 上,AD 患者颞顶叶区域的 CBV 下降最为明显[23],而初级感觉运动皮层、初级视觉皮层、以及纹状体、丘脑和小脑不受影响;额顶叶 CBV 的下降位于白质,这与 DTI 研究所显示的结构损伤具有很好的一致性。SPECT 研究表明:额叶灌注的减低(到基线时)比颞顶叶区域更能预测未来认知能力的下降。健康对照组中上述 ROI 的 MTT 和 TTP 显著低于 AD 组。

以上结果进一步表明 AD 的病理基础是由于微循环受损导致的神经元损伤。由于血流动力学参数的变化间接反映了脑组织的生理和代谢状况,因此 CTP 扫描可以为 AD 的早期诊断提供依据。虽然 AD 的主要病理变化是脑退行性改变,但 AD 患者具有血管危险因素和心血管疾病的证据,这表明与血管相关的危险因素可能在 AD 的形成和发展中发挥重要作用。

### 7.2.3　血管性帕金森综合征

帕金森综合征患者的首选影像学方法仍然是 MRI,影像的主要目的是鉴别 PD 和继发性帕金森综合征,其中包括血管性帕金森综合征(vascular parkin-

sonism,VP)。黑质和皮质下区域的信号改变是非特异性且难以辨别的;在 MRI 上可以观察到壳核的低信号,认为是由于突触后纹状体功能障碍导致;额叶萎缩与左旋多巴无效相关,主要见于轴性帕金森综合征。

VP 患者可在显示多个血管区域的血管损伤,如脑室周围和皮质下白质、基底节和脑干,可表现为腔隙性或是区域性梗死。有证据表明,VP 患者痴呆的发生率高于 PD 患者。尽管 MRI 在检测这些异常方面非常敏感,但灌注研究和 MRA 则有助于确定局灶性或全身性血管异常的相关变化。

### 7.2.4　血管性痴呆

与退行性痴呆相比,PET 和 SPECT 评估血管性痴呆方面的价值有限,因为多数情况下使用 MRI 对血管性痴呆进行诊断。CTP 或 MRP 可显示皮层、皮质下结构和小脑典型的灌注不足,这取决于缺血性改变的部位。在 PET 或 SPECT 上,根据所见的灌注缺失模式可识别 AD。在 AD 中,血流减少倾向于以后部为主,而血管性痴呆则表现出以前部为主(▶图 7.11)[24]。虽然这种灌注减少主要见于白质,但重叠的皮质也显示 CBF 减低,这是继发于大脑深部和皮质之间的连接中断。有时这种灌注不足可能位于远离梗死部位的远端区域,认为是由于功能性皮层-皮质下连接中断所致。

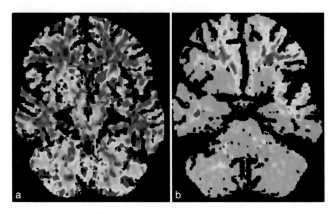

图 7.11　血管性痴呆患者的 MRP。(a)CBF 图显示一例 60 岁皮质下痴呆男性患者的幕上脑白质 CBF 弥漫性减低。(b)一例 43 岁、外伤后额叶痴呆男性患者的 MRP,显示双侧额叶 MTT 增加

### 7.2.5　镰状细胞病

认知减退和痴呆症状在镰状细胞病(sickle cell disease,SCD)中并不少见,主要与各种血管性事件引起的脑实质受损有关,包括血管内皮损伤和管腔闭塞、脑缺血、静默性卒中、白质(皮质下)改变和颅内出

血[25]。SCD 中显性卒中的发病率是普通人群的 250 倍[26],显性卒中会导致局部神经功能缺损,MRI 易于诊断。静默性卒中发生在约 22% 的 SCD 患儿,可预示随后的显性卒中[27]。造成 SCD 脑缺血的机制很复杂,似乎与血流受损有关,而血流异常可能是由于脑血管狭窄或闭塞、黏度增加、红细胞黏附于血管内皮以及血管自身调节的耗尽所致。在临床进展至卒中之前检测到血流的异常能对阻止病情进展提高有益的信息。

经颅多普勒超声通常用于评估 CBF 的异常,测量大脑中动脉或颈内动脉末端的血流速度常作为多普勒

主要的指标之一。这些血管的血流速度大于 200cm/s 时易于发生显性卒中,可以通过定期输红细胞来预防[28]。但是多普勒也有其局限性,该技术依赖于操作者,且在血流速度小于 200cm/s 时也可能发生显性卒中。MRP 已被用于评估 SCD 患者的脑血流动力学,如 CBF 和 CBV( ▶ 图 7.12)[29]。MRP 显示 SCD 患者基线 CBF 不对称的升高,这与较大的脑动脉狭窄、低血细胞比容水平和产生的血管扩张有关[30,31]。在非卒中组中,CBF 异常比经颅多普勒观察到血流速度变化更为普遍。

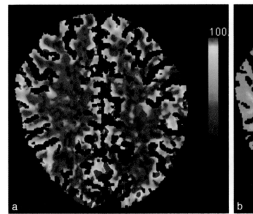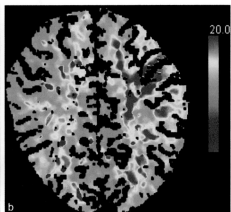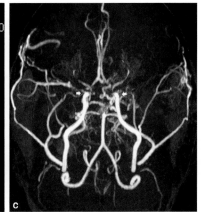

**图 7.12**　21 岁,男性,镰状细胞病患者伴皮质下痴呆的早期征象。( a ) 脑血容量(CBV) 的弥漫性减低和( b ) 双侧脑白质平均通过时间(MTT) 增加,左侧多于右侧。( c ) 头颅 TOF MRA 显示双侧颈内动脉远端和大脑中动脉重度狭窄,结果提示烟雾病

## 7.2.6 正常压力脑积水的灌注变化

正常压力脑积水(normal pressure hydrocephalus, NPH)的诊断属于临床诊断,并辅以各种影像学技术。影像学检查无法解答 NPH 患者最主要的问题,即哪些患者可以从脑室分流术中获益。血管成像在 NPH 诊断中的作用有限。然而,使用 PET 对 NPH 患者行灌注分析,显示局部 CBV 和局部 CBF 降低[32],而这些参数在分流后明显改善,证明脑实质内的血管损伤可能是由于占位效应和颅内压升高引起,这也说明 MRP 可以提高对 NPH 患者分流术后效果的预测。

## 参考文献

[1] O'Brien JT, Erkinjuntti T, Reisberg B et al. Vascular cognitive impairment. Lancet Neurol 2003; 2: 89–98

[2] Kopka L, Funke M, Fischer U, Vosshenrich R, Oestmann JW, Grabbe E. Parenchymal liver enhancement with bolus-triggered helical CT: preliminary clinical results. Radiology 1995; 195: 282–284

[3] Puskás Z, Schuierer G. [Determination of blood circulation time for optimizing contrast medium administration in CT angiography] [in German] Radiologe 1996; 36: 750–757

[4] Bae KT, Heiken JP, Brink JA. Aortic and hepatic contrast medium enhance-ment at CT. Part II. Effect of reduced cardiac output in a porcine model. Radiology 1998; 207: 657–662

[5] Napel S, Marks MP, Rubin GD et al. CT angiography with spiral CT and maximum intensity projection. Radiology 1992; 185: 607–610

[6] Rubin GD, Dake MD, Napel S et al. Spiral CT of renal artery stenosis: comparison of three-dimensional rendering techniques. Radiology 1994; 190: 181–189

[7] Vieco PT, Morin EE, III, Gross CE. CT angiography in the examination of patients with aneurysm clips. AJNR Am J Neuroradiol 1996; 17: 455–457

[8] Kuszyk BS, Heath DG, Ney DR et al. CT angiography with volume rendering: imaging findings. AJR Am J Roentgenol 1995; 165: 445–448

[9] Jewells V, Castillo M. MR angiography of the extracranial circulation. Magn Reson Imaging Clin N Am 2003; 11: 585–597, vivi

[10] Sohn CH, Sevick RJ, Frayne R. Contrast-enhanced MR angiography of the intracranial circulation. Magn Reson Imaging Clin N Am 2003; 11: 599–614

[11] Meier P, Zierler KL. On the theory of the indicator-dilution method for measurement of blood flow and volume. J Appl Physiol 1954; 6: 731–744

[12] Roberts GW, Larson KB, Spaeth EE. The interpretation of mean transit time measurements for multiphase tissue systems. J Theor Biol 1973; 39: 447–475

[13] Rosen BR, Belliveau JW, Vevea JM, Brady TJ. Perfusion imaging with NMR contrast agents. Magn Reson Med 1990; 14: 249–265

[14] Speck O, Chang L, DeSilva NM, Ernst T. Perfusion MRI of the human brain with dynamic susceptibility contrast: gradient-echo versus spin-echo techniques. J Magn Reson Imaging 2000; 12: 381–387

[15] Heiland S, Kreibich W, Reith W et al. Comparison of echo-planar sequences for perfusion-weighted MRI: which is best? Neuroradiology 1998; 40: 216–221

[16] Williams DS, Detre JA, Leigh JS, Koretsky AP. Magnetic resonance imaging of perfusion using spin inversion of arterial water. Proc Natl Acad Sci U S A 1992; 89: 212–216

[17] Edelman RR, Siewert B, Darby DG et al. Qualitative mapping of cerebral blood flow and functional localization with echo-planar MR imaging and signal tar-

geting with alternating radio frequency. Radiology 1994; 192: 513–520

[18] Takahashi K, Yamaguchi S, Kobayashi S, Yamamoto Y. Effects of aging on regional cerebral blood flow assessed by using technetium Tc 99 m hexamethylpropyleneamine oxime single-photon emission tomography with 3D stereotactic surface projection analysis. AJNR Am J Neuroradiol 2005; 26: 2005–2009

[19] Jagust WJ. Neuroimaging in dementia. Neurol Clin 2000; 18: 885–902

[20] Petrella JR, Coleman RE, Doraiswamy PM. Neuroimaging and early diagnosis of Alzheimer's disease: a look to the future. Radiology 2003; 226: 315–336

[21] Bradley KM, O'Sullivan VT, Soper ND et al. Cerebral perfusion SPET correlated with Braak pathological stage in Alzheimer's disease. Brain 2002; 125: 1772–1781

[22] Lee YC, Liu RS, Liao YC et al. Statistical parametric mapping of brain SPECT perfusion abnormalities in patients with Alzheimer's disease. Eur Neurol 2003; 49: 142–145

[23] Yoshiura T, Hiwatashi A, Noguchi T et al. Arterial spin labelling at 3-T MR imaging for detection of individuals with Alzheimer's disease. Eur Radiol 2009; 19: 2819–2825

[24] Yoshikawa T, Murase K, Oku N et al. Heterogeneity of cerebral blood flow in Alzheimer's disease and vascular dementia. AJNR Am J Neuroradiol 2003; 24: 1341–1347

[25] Behpour AM, Shah PS, Mikulis DJ, Kassner A. Cerebral blood flow abnormalities in children with sickle cell disease: a systematic review. Pediatr Neurol 2013; 48: 188–199

[26] Earley CJ, Kittner SJ, Feeser BR et al. Stroke in children and sickle-cell disease: Baltimore-Washington Cooperative Young Stroke Study. Neurology 1998; 51: 169–176

[27] Pegelow CH, Macklin EA, Moser FG et al. Longitudinal changes in brain magnetic resonance imaging findings in children with sickle cell disease. Blood 2002; 99: 3014–3018

[28] Adams RJ, McKie VC, Brambilla D et al. Stroke prevention trial in sickle cell anemia. Control Clin Trials 1998; 19: 110–129

[29] Adams RJ, Brambilla DJ, Granger S et al. STOP Study. Stroke and conversion to high risk in children screened with transcranial Doppler ultrasound during the STOP study. Blood 2004; 103: 3689–3694

[30] Stockman JA, Nigro MA, Mishkin MM, Oski FA. Occlusion of large cerebral vessels in sickle-cell anemia. N Engl J Med 1972; 287: 846–849

[31] Gerald B, Sebes JI, Langston JW. Cerebral infarction secondary to sickle cell disease: arteriographic findings. AJR Am J Roentgenol 1980; 134: 1209–1212

[32] Walter C, Hertel F, Naumann E, Mörsdorf M. Alteration of cerebral perfusion in patients with idiopathic normal pressure hydrocephalus measured by 3D perfusion weighted magnetic resonance imaging. J Neurol 2005; 252: 1465–1471

# 第三部分
## 正常老化

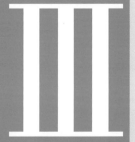

# 第8章　正常老化脑影像

Ruth A. Wood，Ludovico Minati，Dennis Chan

老年人口占总人口的比例正在明显迅速扩大。据估计，到 2030 年美国将会有 7 200 万 65 岁以上的老年人，占总人口的 19%[1]。鉴于老年人群脑部疾病的高发病率，深入了解正常大脑衰老过程的变化至关重要，而且，这也是识别脑部异常及相关内在病理学改变的前提。

由于许多神经系统疾病的发病率随着年龄增长而增加，因此很难区分是正常衰老还是老年性疾病前驱期。此外，在明确衰老对大脑产生的影响时，实际操作中还存在一些挑战。首先，在选择个体以代表"正常衰老人群"的过程中就存在潜在确认偏倚；如果没有详尽的筛查和随访，就存在队列人群中包含临床静默期患病个体的风险。其次，大多数关于正常老化的研究属于横断面研究，反映年龄相关性进展变化的纵向研究数据十分有限。最后，老化过程中大脑所发生的变化是不同的生理变量之间复杂相互作用的结果，其中最显著的是结构、功能、灌注和代谢的变化。因为需要使用不同的成像模式评估每一个变量，所以需要详细运用多模态成像方法对老化脑进行全面综合的观察。但迄今为止，大多数已发表的研究只是描述了使用单一技术观察到的大脑衰老的改变。

本章针对正常衰老过程大脑的主要变化和目前用于研究这些变化的成像模式进行概述。本章注重于对概念的全面理解，并非 Meta 分析，也不是对已发表研究进行单纯详细比较。

## 8.1　脑结构

### 8.1.1　脑灰质

#### 脑容量

尸检研究一致显示，脑重量和脑容量随年龄增加而减少，伴有脑室脑脊液（cerebrospinal fluid，CSF）间隙扩大[2]。这些大体病理学改变与组织病理学水平观察到的新皮质、海马和小脑神经元的丢失以及神经元的萎缩、有髓神经纤维的缺失（特别是在皮质下区域）相对应[2]。尸检中观察到的脑容量减少与在体结构性脑成像所测得的脑萎缩相关；除了使用横断面研究来观察单一时间点脑容量的变化之外，使用纵向影像研究还可以确定萎缩的变化率。这些研究多数使用磁共振成像（magnetic resonance imaging MRI）技术，因

为它相比 CT 具有更高的分辨率和灰白质对比度。

人的一生中，脑容量的变化并不是线性趋势。在生命早期脑容量不断增加，之后到达平台期，此时脑脊液/脑容量比值保持大致恒定状态[3]，五十岁以后脑容量逐渐下降，并伴随进行性脑室扩张、脑沟增宽和小脑周围蛛网膜下腔增宽（▶图 8.1）[3]。

虽然年龄相关脑容量变化的确切时间过程和空间分布在不同研究间存在一定程度的差异，但是在更详细的研究中还是呈现出一定趋势。首先，脑萎缩的速度随着年龄的增长而加快[4]。其次，脑白质和灰质受到的影响不同（▶图 8.2）。脑灰质的减少发生在早期，与年龄相关的线性和非线性模式都有报道（▶图 8.3）[5]，而脑白质的容量在五十岁时达到峰值，之后才逐渐减少[5]。

关于脑容量减少的解剖分布，脑皮质区域的受累并不均匀。总的来说，脑容量的减少具有前后的梯度，最早的年龄相关性脑萎缩发生在前额叶皮质[6]。海马、杏仁核、纹状体和小脑中也证实存在年龄相关性脑萎缩（▶图 8.4）[2]。但是对年龄相关的丘脑萎缩以及基底节和脑干内的部分区域相对不受影响，存在一些矛盾报道[7]。虽然这些发现有助于理解老化过程，但需要注意这些是对大的群体进行分析的结果；对于单个病例，萎缩的程度和部位存在显著的个体差异，可以从几乎没有萎缩（相比典型的年轻脑），到不伴任何认知障碍的中度萎缩。

仔细深入理解正常老化中脑容量减少的区域分布与研究不同神经退行性疾病的脑萎缩模式是紧密相关。例如，内侧颞叶萎缩是阿尔茨海默病典型的早期特征，但是该区域在正常老龄人群中没有表现出显著的年龄相关性萎缩[8]。额颞叶痴呆主要表现为累及额叶、颞叶的不对称性萎缩，这与正常衰老的对称型萎缩形成对比[9]。然而，将老化脑与神经退行性疾病的任何变化进行比较时，必须知道在大多数神经退行性疾病的临床前期或临床早期可能无萎缩或轻微萎缩，使得在个体水平区分早期疾病与正常的老化相当困难。

虽然已经广泛认识到特定认知功能的完整性与疾病的局部脑萎缩之间存在关联，但这种相关性很微弱且缺乏一致性[10,11]。例如，内侧颞叶、前额叶皮质和后顶叶皮质的脑灰质容量减少似乎与较低的简易精神状态检查量表评分有关[11]。此外，有证据表明海马体积的减少与情景记忆测试的不良表现有关[10]。

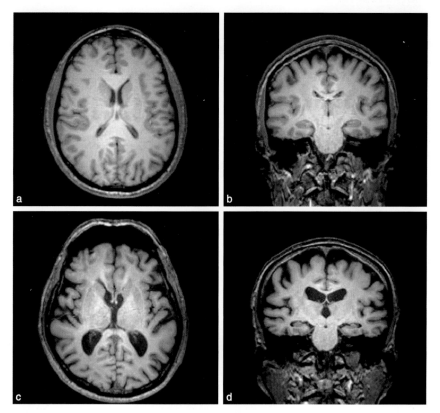

图 8.1　两例有代表性的年轻人（a）、（b）和老年人（c）、（d）健康大脑的轴位和冠状位 T1WI 磁共振成像显示全脑容量减少和脑沟增宽

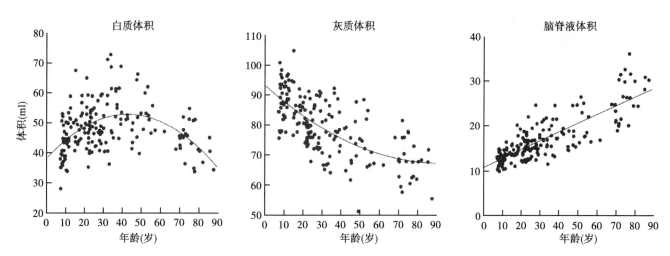

图 8.2　散点图显示了年龄对白质、灰质、脑脊液体积（CSF）的复杂影响。（图片经许可转载自 Sowell ER，Peterson BS，Thompson PM，et al.Mapping cortical change across the human life span.Nat Neurosci.2003;6:309-15.Copyright Nature Publishing Group，Inc.）

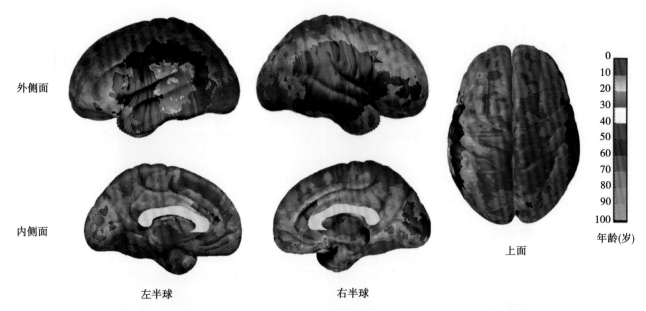

外侧面

内侧面

左半球　　　　　　右半球

上面

年龄(岁)

图 8.3　显示年龄对灰质(GM)的非线性影响的峰值密度年龄图。彩图显示了大脑外侧、内侧和顶部表面上每个点的脑灰质密度达到峰值的平均年龄。黑色表示非线性年龄效应的偏相关系数不具备统计学意义的区域;这些区域的年龄效应往往随年龄呈线性下降,而并非呈二次曲线下降。(图片经许可转载自 Sowell ER,Peterson BS,Thompson PM,et al.Mapping cortical change across the human life span.Nat Neurosci 2003;6:309-315.Copyright Nature Publishing Group,Inc.)

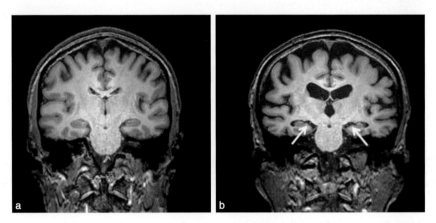

图 8.4　两例有代表性的年轻人(a)和老年人(b)健康大脑的冠状 T1WI 磁共振成像,显示海马萎缩、脑室扩张以及更加明显的外侧裂

### 脑皮质厚度

自动化 MRI 定量测量技术的不断发展已经能够研究衰老对结构参数(如皮质厚度)的影响(▶图8.5),皮质厚度的区域变化可以在最短 1 年的时间间隔内被检测到。在正常老龄人群中,大多数脑区的皮质厚度每年减少 0.5% ~ 1.0%[12]。观察发现:年龄相关的皮质厚度减少在前额叶皮质最显著,这与区域性脑容量的测量结果一致[13]。顶叶和岛叶也存在年龄相关的皮质变薄,这些区域的厚度测量比体积改变更能敏感的反映年龄相关变化[13]。皮质厚度的变化在生命的不同时期发生在不同的脑区;从青年到中年,皮质变薄主要发生在前额叶皮质和顶-颞-枕交界处,而在老年人,初级感觉和运动皮质的变化最显著[14]。

认知功能与皮质厚度之间的关系还没有像皮质体积的关系那样充分建立,但一些数据表明皮质厚度与反应时间、言语工作记忆和情节记忆测试的表现有关[15]。

### 8.1.2　锥体外系核团的铁沉积

在正常衰老的过程中,铁在大脑中大量沉积,由于其磁性很容易被 MRI 检测到。脑灰质核团的 MRI 信号强度,尤其是梯度回波序列中的 MRI 信号强度变化与正常老化和神经退行性疾病有良好相关性,并与尸检检测到的非血红素铁沉积相关(▶图8.6)[16]。出生时无铁的沉积,10 岁以下儿童的基底节区在 MRI 上呈高信号,至 25 岁左右时变为低信号[16]。在健康成

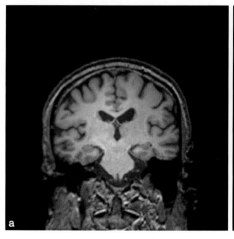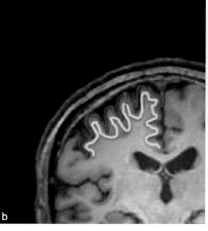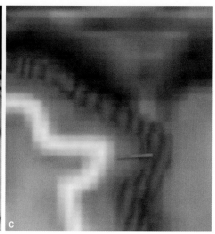

图 8.5 皮质厚度测量原理示意图:(a)磁共振成像扫描原始图;(b)提取灰白质边界(黄色:脑白质与灰质边界,红色:脑脊液与脑灰质边界);(c)测量皮质厚度(蓝色部分)

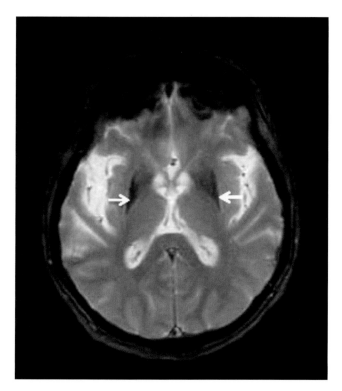

图 8.6 轴位梯度回波 MRI 扫描显示老年人脑内由于铁沉积而产生的低信号(白箭)

人,苍白球、红核和黑质网状带的铁含量最高[16],在小脑、齿状核和新纹状体中也有铁沉积,但速度较慢[17]。

## 8.1.3 脑白质

**宏观结构病变**

脑白质的改变在认知功能正常的老年人中常见,表现为 MRI 扫描中 T2WI 的高信号区域。根据病灶与侧脑室的邻近程度,白质高信号(white matter hyperintensities,WMHs)被分为脑室周围型和深层型

(▶图 8.7)。WMHs 的患病率随着年龄的增长而增加,到五十岁时,几乎所有的健康人都可以检测到WMHs[18]。

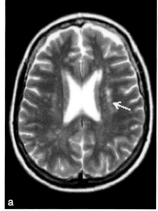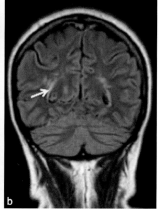

图 8.7 轴位 T2WI(a)和冠状位 T2-FLAIR(b)磁共振成像分别显示老年患者脑内有时可见到的融合性及脑室周围型白质高信号

尸检研究已经证实了各种 WMH 亚型与不同组织病理学相关。脑室周围型 WMH 被细分为围绕侧脑室前角的"帽"状、铅笔画线状和晕圈状。铅笔划线状和晕圈状代表脱髓鞘和室管膜下胶质增生(▶图 8.8)[19,20]。脑室周围盖帽则与髓鞘苍白、动脉硬化和星形胶质细胞增生有关[20]。深层型 WMH 可以分为点状、早期融合或融合型。融合和早期融合型 WMH 体现了缺血性病变的连续,组织学上表现为不完全的脑实质破坏伴随有轴突丢失和星形胶质细胞增生[19]。相比之下,点状WMH 被认为更偏向良性,其与髓鞘减少区域和扩大的 Virchow-Robin 血管周围间隙有关(▶图 8.9)[19]。

在正常老化中 WMH 密度与认知之间的关系尚不清楚。一项 Meta 分析发现,有限的证据表明健康个体

中,WMH与陈述性记忆和执行功能测试表现不佳有关[21],而最近的研究表明,脑室周围型WMH与多个认知领域的功能障碍密切相关[22]。

微观结构

扩散加权成像(diffusion-weighted Imaging,DWI)、扩散张量成像(diffusion tensor imaging,DTI)和扩散谱成像(diffusion spectrum imaging,DSI)等基于扩散的MRI技术通过测量脑组织内水分子的扩散以探测组织微观结构。扩散特性可以使用多种参数进行量化。平均扩散率(mean diffusivity,MD)是衡量水分子扩散速率的值:高MD值表明生物屏障稀疏、组织密度低。各向异性分数(fractional anisotropy,FA)用于评价扩散方向的一致性。在正常脑白质中,水分子倾向于沿着髓鞘化的轴突束方向进行弥散,而髓鞘的破坏使得水分子更易于沿其他方向弥散,表现为FA值减低。

扩散研究可以在进展为WMH之前发现WM变化。在正常衰老过程中,一致发现FA值降低和MD值增加;轴突变性、髓鞘崩解和神经胶质瘢痕形成是这些扩散值变化的主要组织病理学基础[23]。随着年龄的增长,FA值下降的脑区包括内囊、胼胝体和半卵圆中心[23]。根据一些研究,有证据表明随衰老而下降的FA值具有前后梯度,与使用脑灰质容量法观察到的变化一致[24]。此外还有少量证据表明在背侧纤维束中,如上纵束,存在自上而下的梯度,其年龄相关性FA值降低更明显[25]。衰老也与MD值变化有关,尽管与FA值的变化相比,MD值变化幅度较小,但均发现MD值变化的前后梯度和胼胝体MD值的增加,与观察到的FA值变化相一致[23]。

有证据表明,在正常衰老人群中,DTI的测量与认知功能有关。例如,胼胝体体部的FA值与运动技能测试中的表现相关,额叶区域的弥散参数与语言流畅性测试的表现相关[23]。

### 8.1.4 脑血管变化

微出血

脑微出血(cerebral microbleeds,CMBs)在梯度回波T2*WI的MRI扫描上显示为小而圆的均匀低信号病灶(▶图8.10)。组织病理学显示血管周围含铁血黄素的局灶性沉积,表明这些区域先前存在微出血[26]。在正常衰老过程中,CMBs没有特定的分布模式,可见于皮质和皮质下[27]。

目前尚不确定CMBs是否为正常衰老的特征或小血管疾病的标志;在一项研究中,6.4%的健康老年参

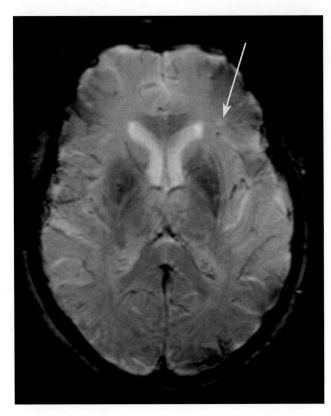

图8.8 轴位T2WI显示左侧额叶脑白质中非特异性胶质增生(黄箭)

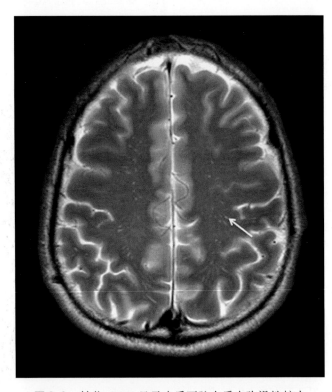

图8.9 轴位T2WI显示皮质下脑白质中弥漫性扩大的Virchow-Robin血管周围间隙。白箭表示扩大的Virchow-Robin血管周围间隙

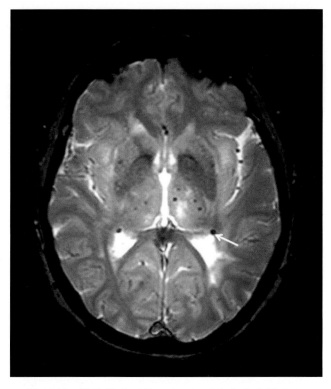

**图 8.10**　轴位梯度回波 T2WI 显示脑内多发微出血灶。白箭表示其中一个微出血灶

与者至少有一个患 CMB[28]。CMBs 的患病率随着年龄增长而增加；但 CMBs 也与脑血管疾病的危险因素有关，如糖尿病[27]。此外，CMBs 与腔隙性梗死和融合型 WMH 之间存在相关性，表明其与血管疾病间的联系[28]。

在脑血管病患者，CMBs 的存在与认知损害相关，但很少有研究在健康老年人群中探索这种关系。一项单独的研究报道了 CMB 和主观记忆损害之间的关系[29]。

**脑灌注**

SPECT、MRI 和 PET 研究均显示年龄增加与全脑血流量（cerebral blood flow, CBF）的下降有关[30-32]。然而，CBF 的变化在脑内并不均匀一致，年龄影响最为显著的区域是前额叶皮质，尽管在顶叶、颞叶下区、运动皮质和基底节区中也可检测到灌注减低[30,31]。而 CBF 相对保留的区域包括枕叶和颞叶后上区[30,31]。

年龄相关性 CBF 减低的原因尚不确定。其变化模式让人联想到脑萎缩的前后梯度，由此提出假设，认为 CBF 的减低继发于脑容量的减少，但是联合应用定量灌注与结构神经影像的研究结果不支持上述假说，说明区域性 CBF 减少并不总是与局部脑萎缩相关联[31,32]。

**脑血管反应性**

在衰老过程中，脑血管结构弹性丧失、进行性纤维化和动脉粥样硬化[33]。大血管反应性（macroscopic cerebrovascular reactivity, CVR）是衡量大血管弹性的指标，可通过经颅多普勒无创测量，而基于 CT、PET 和 MRI 的技术可用于评估微血管反应性。随着年龄的增长，大血管 CVR 下降；但尚不确定这是否代表衰老的真正生理改变或是潜在神经退行性疾病和脑血管疾病的反映[34]。

一系列研究使用二氧化碳、屏气和乙酰唑胺的方法来评估脑小血管扩张能力，也证实微血管 CVR 的降低与衰老相关[35]。随着年龄增长，血管扩张剂和血管收缩剂的反应逐渐减弱，这表明血管弹性受损。在有心血管疾病风险因素（如糖尿病、吸烟和高血压）的情况下，这种 CVR 的降低更为明显[35]。

## 8.2　代谢

PET 可以检测到由正电子放射性核素或示踪剂发射、与分子生物活性相关的 γ 射线。因此，氟脱氧葡萄糖（fluorodeoxy-glucose, FDG）、葡萄糖类似物和氧分子等可用于评估不同方面的大脑代谢活性。

使用标记氧的 PET 研究显示，全脑氧代谢率（cerebral metabolic rate of oxygen, CMRO$_2$）存在年龄相关性下降，一项研究发现某些脑区的 CMRO$_2$ 每年下降 0.5%[36]。一些关键性趋势很显著，首先，脑灰质的 CMRO$_2$ 年龄效应比白质更明显[37]；其次，在幕上区域，特别是额叶、颞叶外侧裂周围和顶枕叶皮质年龄效应最显著[37]。鉴于这种趋势与衰老中观察到的萎缩模式一致，由此提出 PET 中的表现继发于脑容量减少，并不反映真正的代谢减低[38]。尽管现在有多种技术旨在校正已经存在的脑萎缩，但是有关老化的 PET 研究都在这些技术发展之前，因此该问题仍然存在争议[38]。

正常老化人群的 FDG-PET 研究中已经出现了一些相互矛盾的结果[39]。虽然一些研究表明老化的大脑表现为全脑代谢减低，但这一发现并没有在所有研究中被重复[39,40]。至于这种变化的皮质分布，FDG 低代谢主要在额叶，尤其见于 60 岁以后（▶图 8.11）[41,42]，颞叶、顶叶和躯体感觉皮质低代谢也有见报道，但与额叶相比，其变化幅度较小[39,42]。

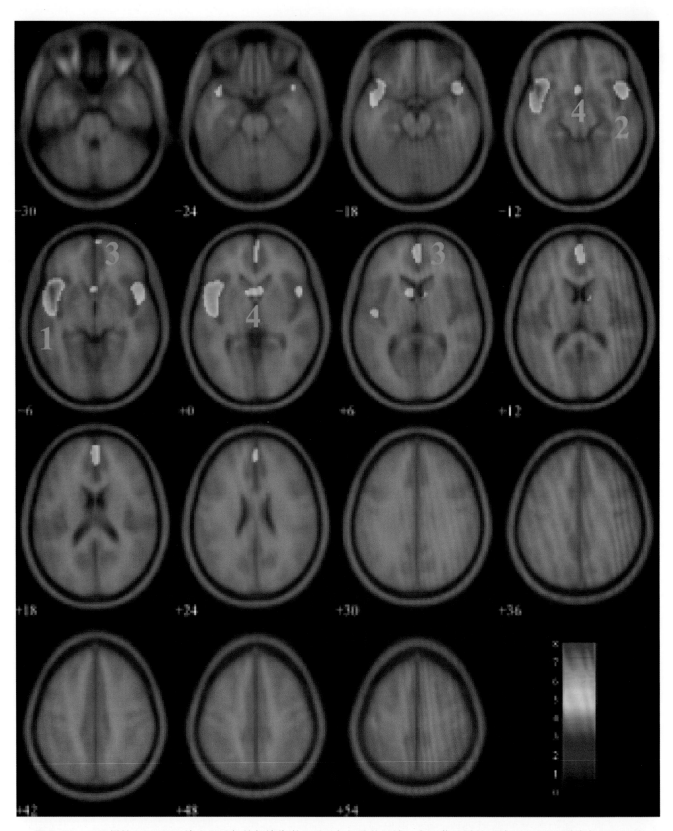

图8.11　一组男性 FDG-PET 检查显示年龄与糖代谢呈明显负相关的区域。有显著差异的区域($P<0.05$)覆盖在 T1WI 图像上。本研究中显著负相关的区域包括(1)左颞上回;(2)右颞上回;(3)额内侧回;(4)尾状核/左胼胝体下回。色标表示 t 值。(图片经许可转载自 Shen X,Liu H,Hu Z,Hu H,Shi P.The relationship between cerebral glucose metabolism and age:report of a large brain PET data set. PLoS One.2012;7:e51517.Copyright Shen et al.)

## 8.3　脑功能

　　PET、功能磁共振成像（functional magnetic resonance imaging，fMRI）和 SPECT 等成像技术用于研究静息态或功能态的大脑功能。健康成年人在执行任务或内部信号处理过程中，相应脑区被激活的同时会出现局部血流瞬时增加，造成氧合血红蛋白/脱氧血红蛋白比值的增加。由于这两种形式的血红蛋白具有不同的磁性，从而产生血氧水平依赖（BOLD）fMRI信号[43]。

　　任务态 fMRI 可以用来研究结构-功能关系，在执行特定任务过程中，BOLD 信号的变化被检测，可以间接反映大脑的激活。随着年龄的增长，无论执行哪项任务，任务相关激活趋于变得更弱、更弥漫[23]。更具体地说，在感知、情节记忆和抑制控制测试期间，前额叶皮质可见功能性半球偏侧化减低[23]，尽管这种偏侧化的改变尚不能解释。在一些研究中，功能半球偏侧化减低与情节、语义和工作记忆任务测试的良好表现相关，表明存在潜在的代偿机制[44]。功能半球偏侧化减低也可能代表年龄相关的皮质抑制丧失[44]。

　　与任务态 fMRI 相比，无任务刺激或静息态功能磁共振成像(resting-state fMRI，rs-fMRI)提供了在不参与确定性任务的情况下大脑内在的连接信息[45]。在正常成年人，静息态 fMRI 中可以明显识别到一个脑区间的特定网络，称为默认模式网络，包括楔前叶、后扣带回皮质、内侧前额叶皮质和内侧颞叶[45]。在健康的老年人群中，均发现默认网络的功能连接降低，且与脑容量的变化无关（▶图 8.12）[23]。

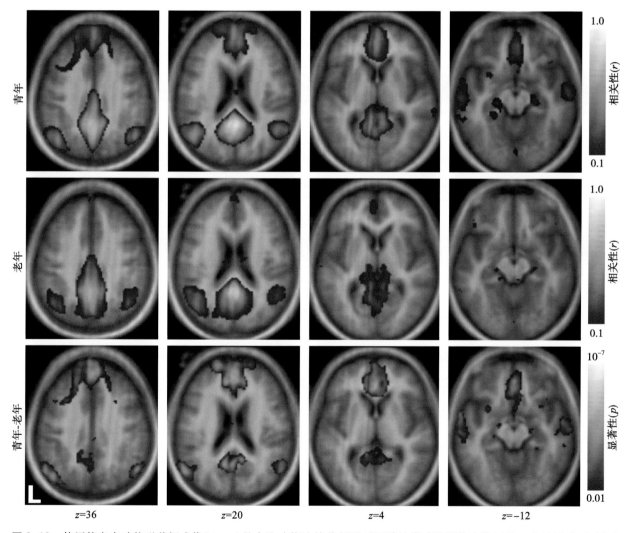

**图 8.12**　使用静息态功能磁共振成像（fMRI）的全脑功能连接分析显示了默认模式脑网络中脑区的一致性活动，包括后扣带皮质/压后皮质与内侧前额叶皮质及双侧外侧顶叶皮质之间的联系，以及老年被试相应脑区的一致性活动减低。z 值是指在 Talairach 图谱中 MR 扫描沿腹背轴的坐标。（图片经许可转载自 Andrews-Hanna JR，Snyder AZ，Vincent JL et al. Disruption of large-scale brain systems in advanced aging. Neuron. 2007；565：924-935. Copyright Elsevier，Inc. ）

## 8.4 结论

与正常老化相关的生理过程引起脑结构和功能多维度的改变,从可以直接观察到的脑萎缩到用复杂分析方法测量的功能性连接破坏(▶表 8.1)。与年龄相关的区域性脑容量减少与神经退行性痴呆中观察到的不同。WMHs 和 CMBs 等病变的进展是局部病理改变逐渐积累的表现,而低灌注和低代谢则说明了更广泛的退化过程。

### 表 8.1 与年龄增长相关的征象和症状要点

全脑重量与容量减少,脑脊液间隙扩大

脑重量和容量减少[2]

脑白质高信号(WMH)的患病率增加[18]

白质[23]中的各向异性分数(FA)值减小和平均扩散率(MD)增加

由于铁沉积,基底节区在 T2*WI 图像上信号减低[23]

脑微出血(CMBs)患病率增加[27]

全脑血流量减少,尤其是在前额叶皮质[30-32]

脑氧和葡萄糖代谢率减低,特别是在额叶区域[41,42]

在主动执行任务期间半球偏侧化激活减少[23]

静息态默认脑网络的完整性降低[23]

随着脑成像技术和相关分析方法变得越来越复杂,继续应用于正常老化的研究是提高理解老年伴随疾病影像学改变的重要基础。

## 8.5 致谢

作者对 Ludovico D'Incerti 博士 (Neuroradiology Unit,Fondazione IRCCS Istituto Neurologico Carlo Besta,Milan,Italy)、Paolo Vitali 博士(Scientific Department,Fondazione IRCCS Istituto Neurologico Mondino,Pavia,Italy)、Kuven Moodley MRCP(Brighton & Sussex Medical School,Falmer,UK)以及 Daniela Perani 博士 (Department of Clinical Neuroscience,Università Vita-Salute e Ospedale San Raffaele,Milan,Italy)为原稿提出中肯建议并提供部分研究数据表示感谢。

## 参考文献

[1] Administration on Aging, Department of Health and Human Services, United States of America Government. Available at: http://www.aoa.gov/Aging_Statistics. Accessed May 8, 2013

[2] Raz N, Rodrigue KM. Differential aging of the brain: patterns, cognitive correlates and modifiers. Neurosci Biobehav Rev 2006; 30: 730–748

[3] Hedman AM, van Haren NE, Schnack HG, Kahn RS, Hulshoff Pol HE. Human brain changes across the life span: a review of 56 longitudinal magnetic resonance imaging studies. Hum Brain Mapp 2012; 33: 1987–2002

[4] Takao H, Hayashi N, Ohtomo K. A longitudinal study of brain volume changes in normal aging. Eur J Radiol 2012; 81: 2801–2804

[5] Ge Y, Grossman RI, Babb JS, Rabin ML, Mannon LJ, Kolson DL. Age-related total gray matter and white matter changes in normal adult brain. Part I: volumetric MR imaging analysis. AJNR Am J Neuroradiol 2002; 23: 1327–1333

[6] Jernigan TL, Archibald SL, Fennema-Notestine C et al. Effects of age on tissues and regions of the cerebrum and cerebellum. Neurobiol Aging 2001; 22: 581–594

[7] Raz N. The aging brain observed in vivo: Differential changes and their modifiers. In: Cabeza R, Nyberg L, Park DC, eds. Cognitive Neuroscience of Aging: Linking Cognitive and Cerebral Aging. New York: Oxford University Press; 2004:17–55

[8] Jobst KA, Smith AD, Szatmari M et al. Detection in life of confirmed Alzheimer's disease using a simple measurement of medial temporal lobe atrophy by computed tomography. Lancet 1992; 340: 1179–1183

[9] Whitwell JL, Jack CR, Jr. Comparisons between Alzheimer's disease, frontotemporal lobar degeneration, and normal aging with brain mapping. Top Magn Reson Imaging 2005; 16: 409–425

[10] Mungas D, Harvey D, Reed BR et al. Longitudinal volumetric MRI change and rate of cognitive decline. Neurology 2005; 65: 565–571

[11] Tisserand DJ, van Boxtel MP, Pruessner JC, Hofman P, Evans AC, Jolles J. A voxel-based morphometric study to determine individual differences in gray matter density associated with age and cognitive change over time. Cereb Cortex 2004; 14: 966–973

[12] Fjell AM, Walhovd KB. Structural brain changes in aging: courses, causes and cognitive consequences. Rev Neurosci 2010; 21: 187–221

[13] Long X, Liao W, Jiang C, Liang D, Qiu B, Zhang L. Healthy aging: an automatic analysis of global and regional morphological alterations of human brain. Acad Radiol 2012; 19: 785–793

[14] McGinnis SM, Brickhouse M, Pascual B, Dickerson BC. Age-related changes in the thickness of cortical zones in humans. Brain Topogr 2011; 24: 279–291

[15] Gautam P, Cherbuin N, Sachdev PS, Wen W, Anstey KJ. Relationships between cognitive function and frontal grey matter volumes and thickness in middle aged and early old-aged adults: the PATH Through Life Study. Neuroimage 2011; 55: 845–855

[16] Aquino D, Bizzi A, Grisoli M et al. Age-related iron deposition in the basal ganglia: quantitative analysis in healthy subjects. Radiology 2009; 252: 165–172

[17] Drayer B, Burger P, Darwin R, Riederer S, Herfkens R, Johnson GA. MRI of brain iron. AJR Am J Roentgenol 1986; 147: 103–110

[18] Wen W, Sachdev P. The topography of white matter hyperintensities on brain MRI in healthy 60- to 64-year-old individuals. Neuroimage 2004; 22: 144–154

[19] Fazekas F, Kleinert R, Offenbacher H et al. Pathologic correlates of incidental MRI white matter signal hyperintensities. Neurology 1993; 43: 1683–1689

[20] Chimowitz MI, Estes ML, Furlan AJ, Awad IA. Further observations on the pathology of subcortical lesions identified on magnetic resonance imaging. Arch Neurol 1992; 49: 747–752

[21] Gunning-Dixon FM, Raz N. The cognitive correlates of white matter abnormalities in normal aging: a quantitative review. Neuropsychology 2000; 14: 224–232

[22] Bolandzadeh N, Davis JC, Tam R, Handy TC, Liu-Ambrose T. The association between cognitive function and white matter lesion location in older adults: a systematic review. BMC Neurol 2012; 12: 126

[23] Minati L, Grisoli M, Bruzzone MG. MR spectroscopy, functional MRI, and diffusion-tensor imaging in the aging brain: a conceptual review. J Geriatr Psychiatry Neurol 2007; 20: 3–21

[24] O'Sullivan M, Jones DK, Summers PE, Morris RG, Williams SC, Markus HS. Evidence for cortical "disconnection" as a mechanism of age-related cognitive decline. Neurology 2001; 57: 632–638

[25] Sullivan EV, Rohlfing T, Pfefferbaum A. Longitudinal study of callosal microstructure in the normal adult aging brain using quantitative DTI fiber tracking. Dev Neuropsychol 2010; 35: 233–256

[26] Fazekas F, Kleinert R, Roob G et al. Histopathologic analysis of foci of signal loss on gradient-echo T2*-weighted MR images in patients with spontaneous intracerebral hemorrhage: evidence of microangiopathy-related microbleeds. AJNR Am J Neuroradiol 1999; 20: 637–642

[27] Loitfelder M, Seiler S, Schwingenschuh P, Schmidt R. Cerebral microbleeds: a review. Panminerva Med 2012; 54: 149–160

[28] Roob G, Schmidt R, Kapeller P, Lechner A, Hartung HP, Fazekas F. MRI evi-

dence of past cerebral microbleeds in a healthy elderly population. Neurology 1999; 52: 991–994

[29] van Norden AG, van Uden IW, de Laat KF et al. Cerebral microbleeds are related to subjective cognitive failures: the RUN DMC study. Neurobiol Aging 2013; 34: 2225–2230

[30] Meyer JS, Terayama Y, Takashima S. Cerebral circulation in the elderly. Cerebrovasc Brain Metab Rev 1993; 5: 122–146

[31] Chen JJ, Rosas HD, Salat DH. Age-associated reductions in cerebral blood flow are independent from regional atrophy. Neuroimage 2011; 55: 468–478

[32] van Es AC, van der Grond J, ten Dam VH et al. PROSPER Study Group. Associations between total cerebral blood flow and age related changes of the brain. PLoS ONE 2010; 5: e9825

[33] Hegedüs K, Molnár P. Age-related changes in reticulin fibers and other connective tissue elements in the intima of the major intracranial arteries Clin Neuropathol 1989; 8: 92–97

[34] Keage HA, Churches OF, Kohler M et al. Cerebrovascular function in aging and dementia: a systematic review of transcranial Doppler studies. Dement Geriatr Cogn Dis Extra 2012; 2: 258–270

[35] Naritomi H, Meyer JS, Sakai F, Yamaguchi F, Shaw T. Effects of advancing age on regional cerebral blood flow: studies in normal subjects and subjects with risk factors for atherothrombotic stroke. Arch Neurol 1979; 36: 410–416

[36] Leenders KL, Perani D, Lammertsma AA et al. Cerebral blood flow, blood volume and oxygen utilization: normal values and effect of age. Brain 1990; 113: 27–47

[37] Pantano P, Baron JC, Lebrun-Grandié P, Duquesnoy N, Bousser MG, Comar D. Regional cerebral blood flow and oxygen consumption in human aging. Stroke 1984; 15: 635–641

[38] Fazio F, Perani D. Importance of partial-volume correction in brain PET studies. J Nucl Med 2000; 41: 1849–1850

[39] Meltzer CC, Becker JT, Price JC, Moses-Kolko E. Positron emission tomography imaging of the aging brain. Neuroimaging Clin N Am 2003; 13: 759–767

[40] Kuhl DE, Metter EJ, Riege WH, Phelps ME. Effects of human aging on patterns of local cerebral glucose utilization determined by the [18F]fluorodeoxyglucose method. J Cereb Blood Flow Metab 1982; 2: 163–171

[41] Kalpouzos G, Chételat G, Baron JC et al. Voxel-based mapping of brain gray matter volume and glucose metabolism profiles in normal aging. Neurobiol Aging 2009; 30: 112–124

[42] Herholz K, Salmon E, Perani D et al. Discrimination between Alzheimer dementia and controls by automated analysis of multicenter FDG PET. Neuroimage 2002; 17: 302–316

[43] Ogawa S, Lee TM, Kay AR, Tank DW. Brain magnetic resonance imaging with contrast dependent on blood oxygenation. Proc Natl Acad Sci U S A 1990; 87: 9868–9872

[44] Cabeza R. Hemispheric asymmetry reduction in older adults: the HAROLD model. Psychol Aging 2002; 17: 85–100

[45] Rosazza C, Minati L. Resting-state brain networks: literature review and clinical applications. Neurol Sci 2011; 32: 773–785

# 第 9 章　人脑铁沉积与铁成像

Stefan Ropele，Christian Langkammer

## 9.1　正常老化中的脑铁沉积

铁是一种人体必需且含量丰富的微量元素,具有多种功能,包括:血液氧合、将血糖转化为能量以及帮助髓鞘生成等[1]。尽管体内超过 60% 的铁与血红蛋白结合,但铁在大脑中最常见的存在形式是(细胞内)铁蛋白。铁蛋白是一种可使铁以无毒、可溶形式存在的储存蛋白,每个铁蛋白外壳可容纳多达 5 000 个铁离子。早期研究使用组织学普鲁士蓝染色,证明铁在不同脑结构中呈不均匀分布,在深部灰质核团中浓度最高[2]。脑内的铁沉积是一个非线性过程。1958 年 Hallgren 和 Sourander[3] 采用化学法全脑分析发现:出生时脑内无铁的沉积,在生命的前四十年中铁逐渐沉积,并随后达到平台期(▶ 图 9.1)。铁沉积的原因尚不清楚,但其转运到脑的过程似乎以单向为主。在整个大脑中,苍白球、红核、黑质、壳核、齿状核、尾状核和丘脑(从 250mg/kg 降至 50mg/kg)铁浓度最高。相反,皮质区域和脑白质拥有明显较低的铁浓度[3-5]。需要注意的是,在人类脑组织中,铁含量的基线似乎为 30mg/kg,这说明铁具有多方面重要的作用,似乎也反映了正常脑代谢所需要铁的最低要求。鉴于不同部位铁沉积浓度差异甚大,对于铁为何首选在基底节区

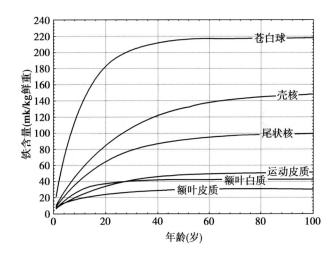

图 9.1　根据 Hallgren 和 Sourander 的研究结果,图中显示了大脑不同结构中铁的动态蓄积过程。苍白球显示具有最高铁含量和最高的积累率。唯一没有表现出平台效应的是丘脑,该区域铁含量在四十岁后下降(未在图中显示)。(引用自 Hallgren B,Sourander P.The effect of age on the non-haemin iron in the human brain.J Neurochem 1958;3 (1):41-51.)

沉积,却意外地知之甚少。而且,神经元和神经胶质之间铁转移的确切机制还尚不了解。细胞内铁蛋白的荷载可能涉及线粒体分解代谢过程,而铁蛋白从细胞向少突胶质细胞的运输过程被认为是通过铁蛋白受体介导的。

## 9.2　异常铁沉积

　　尽管铁是脑内许多蛋白质和功能的重要辅助因子，但铁过载可产生毒性作用，因为游离或未结合的铁离子可以作为促氧化剂[6]，使三价铁（$Fe^{3+}$）与超氧化物反应产生 $Fe^{2+}$（哈伯-韦斯反应）。二价铁（$Fe^{2+}$）激发活性氧转化为羟自由基（芬顿反应）。羟自由基是高活性氧，可诱发氧化应激反应，干扰细胞信号传导、导致神经元损伤。因此，在许多神经性疾病中，铁常被讨论认为其触发或介导了炎症及神经退行性级联反应。在一些神经系统疾病中深部灰质结构中铁含量的增加常见但并不特异，常见于多种神经退行性和炎性疾病中，包括阿尔茨海默病（Alzheimer's disease，AD）、帕金森病（Parkinson's disease，PD）、亨廷顿病、多发性硬化和肌萎缩侧索硬化（amyotrophic lateral sclerosis，ALS）等[7-10]。AD 的组织学研究发现，除深部灰质核团以外，在神经炎性斑块和神经原纤维缠结附近铁含量也异常升高[11,12]。铁在其中的作用尚未完全清楚，但异常的高浓度铁会产生氧化应激并诱发神经元易损性[13]。因此，铁沉积可能会额外增加外源性或内源性毒素的毒性。

## 9.3　定量磁共振成像技术在体评价铁含量

　　尽管 MRI 对组织的潜在磁性具有高度敏感性，但很难检测到单一铁离子。但是由于铁蛋白的铁核是类似于水铁矿（$5Fe_2O_3 \cdot 9H_2O$）一样的高度有序结构，表现出强顺磁性效应，因此可以被 MRI 检测到。这为在体评估铁含量及研究铁在大脑中的病理作用打开了一扇窗。

　　在 MRI 应用于临床之初，就观察到健康受试者的基底节区在 T2WI 自旋回波序列上常呈现低信号（▶图9.2）。由于磁敏感性受磁场强度的影响，因此在高场和超高场强下铁的检测更敏感（▶图 9.3）。组织学相关研究使用铁染色证实了铁的存在是造成上述 MRI 现象的原因[14]。这些早期研究中铁的检测是使用 Perl 铁染色完成的，这种染色对脑白质中的铁具有中度敏感性。更复杂的检测方法是基于二氨基联苯胺增强染色（▶图 9.4）。随后的研究对基底节区的铁沉积进行视觉评分，但这种方法受到固有低灵敏度和评估者偏倚的限制。目前，定量 MRI 技术能够以连续的数值形式敏感测量铁含量，而且这些测量结果在受试者和扫描仪之间具有高度可重复性和可比性。本章随后的部分将简要介绍 MR 铁成像方法及其优点和局限性；总结见▶表 9.1。

　　纵向弛豫时间 T1（也常常由其倒数 R1 = 1/T1 表示）仅受到脑内铁的中度影响[15]，这可以用弱的偶极相互作用进行解释。相反，由铁引发的磁场扰动加速了自旋失相位，最终导致了横向磁化矢量的减小。在自旋回波序列中，磁场不均匀性通过射频脉冲重新聚焦进行补偿，但由于弥散的随机性，仍然存在一些不可

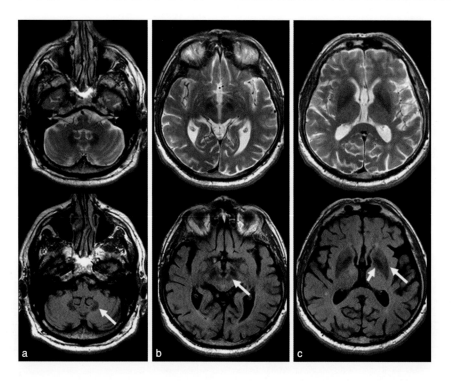

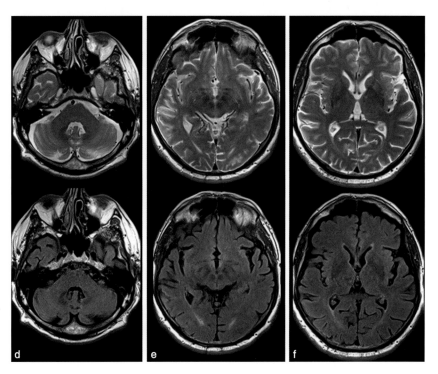

图 9.2　正常老年受试者由于铁沉积,在 T2WI 上通常可以观察到低信号区。图示分别为一例 68 岁健康女性的 T2WI(第一行)和相应的 T2-FLAIR 像(第二行),显示了齿状核(a 图箭)、红核和黑质(b 图箭)、苍白球、壳核及尾状核(c 图箭)

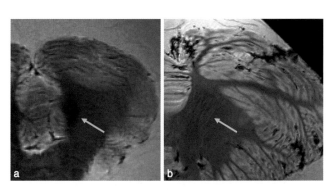

图 9.3　超高场成像可以更好地显示铁负载的灰质结构,因为其对磁化率的变化具有较高的灵敏度及较高的空间分辨率。图为福尔马林固定脑组织样本分别经 3T(左)和 7T(右)磁共振成像显示的齿状核(箭)。图像使用损毁 T2*WI 梯度回波序列采集

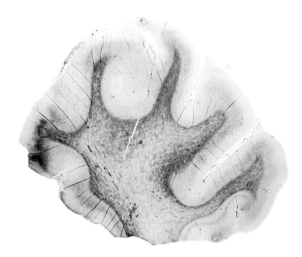

图 9.4　总非血红素铁(铁和亚铁)可被二氨基联合苯胺(DAB)增强的 Perl's(Turnbull)蓝进行染色[14]。尽管皮质铁含量与白质中铁含量相当(参考图 9.1),但在皮质下区域可观察到实质性改变

表 9.1　最常用的评估脑组织铁沉积的磁共振(MR)成像技术

| MR 成像方法 | 优势 | 局限性 |
| --- | --- | --- |
| T1 弛豫时间 | 抗磁敏感伪影作用强 | 低灵敏度<br>耗时 |
| R2 弛豫时间 | 序列易于在临床系统实施<br>对铁的具有中度灵敏度<br>抗磁敏感伪影作用强 | 采集速度适中<br>在多层采集或快速自旋回波读取中,观察到的 R2 也可能受到磁化传递效应的影响 |
| R2* 弛豫时间 | 序列易于在临床系统实施<br>快速 3 维全脑采集(<10 分钟)<br>对铁具有高灵敏度 | 不能区分钙化与聚集的沉积铁<br>对宏观磁敏感伪影敏感 |
| 相位成像 | 序列易于在临床系统实施<br>对铁具有高灵敏度<br>可以区分钙化与沉积铁 | 需要进行相位缠解和过滤<br>铁的非线性测量方法(不仅仅反映局部磁化率) |
| 磁敏感加权成像 | 对铁具有很好灵敏度<br>可以区分钙化与沉积铁<br>增强组织对比 | 与相位成像相同<br>非定量(取决于后处理参数) |
| 定量磁化率成像 | 对铁具有高灵敏度<br>铁的线性测量方法<br>可以区分钙化与沉积铁 | 大量的图像后期处理 |

逆的失相效应。这种效应被认为是在布朗运动作用下通过磁场变化引起的一系列任意方向的相位跃迁。因此,铁加速了自旋回波序列(T2)和梯度回波序列(T2*)的信号衰减,继而导致横向弛豫率 R2 和 R2* 增加(R2=$1/T2$ 和 R2*=$1/R2*$)。R2 和 R2*弛豫率都被证明是脑内铁含量的敏感性和线性测量值,并且可以在临床扫描设备使用常规 MR 序列进行评价[16,17]。R2 采用自旋回波序列测量,R2*使用梯度回波序列测量,两者都至少有两个采集回波。R2*具有比 R2 更高的铁敏感性、更快地全脑采集时间,并且还可以在超高场强(7T)下快速采集,尽管特定吸收率的限制依旧是个问题。鉴于这些优势,R2*应该是临床脑铁含量测量的首选[5]。但是,R2*易于在鼻窦和空腔附近产生伪影,因此在这些特定部位应使用 R2 测量[18]。另一个相关的测量值是 R2′,因为 R2*=R2+R2′,R2′将与微结构相关的可逆性贡献与总信号失相位分开。R2′对铁也敏感,但需要专用的 MRI 序列,采集序列包含梯度回波和自旋回波序列,在临床实践中是非常耗时的。其他研究还表明磁场依赖性 R2 升高可作为测量脑铁含量的方法,但这种技术需要在至少两种不同的场强下扫描受试者,因此在临床使用中过于复杂[19]。另一个检测铁的方法是磁共振相位成像[20]。相位值表示由铁(以及其他顺磁性和抗磁性化合物)诱导的 MR 频率位移,并且已经证明其与铁含量成比例[21]。由于 MR 信号代表复杂的横向磁化矢量,所获得的原始相位数据具有 2π 模糊度,随后必须通过所谓的相位去卷积算法进行消除[20]。高通滤波可以消除空间变化的低频场分量[22]。然而,高通滤波以非线性的方式大

大降低了对铁的敏感性,这就是为什么最近的研究建议,只有特定大脑结构中的铁含量才能采用基于相位的方法进行比较[23]。

磁敏感加权成像(susceptibility weighted imaging,SWI)是一种关联性成像模式,它将过滤后的相位图和磁矩图相结合,以获得对铁、静脉和其他顺磁性物质高度敏感度的对比图像[22,24]。由于其对于小静脉的敏感性,SWI 可以为隐匿性小血管病变的影像评估提供有价值的信息;但是,SWI 与铁含量之间仍然是非线性关系,无法定量测量[23]。

最新技术定量磁化率成像(quantitative susceptibility mapping,QSM)可以克服这个问题。QSM 提供了磁化率的绝对值,作为物质的固有物理属性,当使用不同的扫描设备和场强时,其结果具有可比性。尽管 QSM 的临床效果尚未被充分研究,但毋庸置疑它是一种合理且高灵敏度测量铁含量的方法[25-27]。QSM 在数学和计算方面都面临挑战,快速算法的发展是当前研究的重点[28]。事实上,其他脑铁成像技术的效果也尚不清楚,如磁场相关性和直接饱和成像等,有待进一步研究[29,30]。

尽管灰质铁成像可以切实完成,但白质中的铁成像仍然面临挑战性,因为髓鞘含量和神经纤维走向显著影响整体磁化率。髓鞘的抗磁性抵消了顺磁性铁所表现的磁化率;反过来对弛豫率产生额外的影响[25,31,32]。目前的研究集中在去除这些影响因素并提供精确的个体铁含量及髓鞘含量评估。白质纤维束的走向相对于扫描仪主磁场的方向也影响有效横向弛豫率 R2*、梯度回波相位和磁化率[33,34],这种情况会严重限制基于脑区的白质内铁含量测量研究之间的比较。

迄今为止,仅有限的 MRI 研究集中在皮质铁含量的在体测量。由于皮质层薄且铁浓度相对较低,因此需要一个相当敏感的序列。并且皮质的 MR 图像尤其容易受到组织-液体界面伪影的影响,这使得后处理技术和校正方法的应用变得至关重要。因此,目前关于皮质病理学的在体 MRI 研究主要基于直方图技术或基于图谱的组群分析。

## 9.4　阿尔茨海默病患者铁成像

在体 MRI 研究已经测量了 AD 患者灰质中的铁沉积,并与疾病严重程度和进展程度进行相关分析。

到目前为止,由于皮质铁成像受到前文提到的因素限制,研究结果主要与深部灰质有关。

对 T2WI 图像的视觉评分显示出 AD 患者壳核和红核中的信号强度(反映较高的铁浓度)低于健康对照[35]。此外,R2 和 R2* 的测量显示海马[36,37]、颞叶皮质[38]和丘脑枕核[39]铁沉积增加。▶图 9.5 中 R2* 图显示了 AD 患者基底节区铁沉积的增加,以及与健康对照的关系。此外,MR 相位图显示海马、顶叶皮质、壳核,尾状核和齿状核较高的铁含量[40,41]。来自磁场依赖性的研究为深部灰质中铁含量增高提供了进一步证据,其中 AD 患者的尾状核、壳核和苍白球中铁含量增高[42,43]。

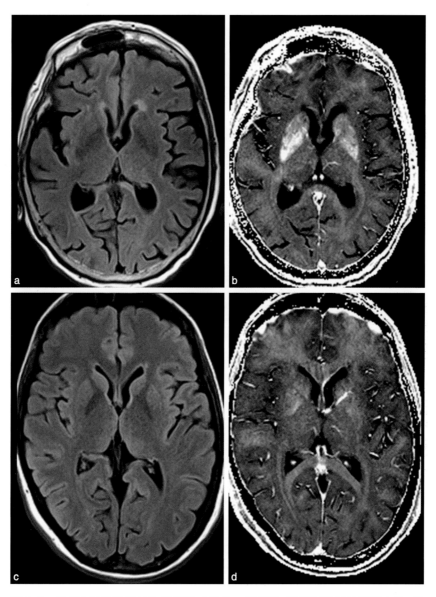

图 9.5　使用 R2* 放射测量法进行铁成像是一种线性、敏感和定量的测量方法,某种意义上具有可重复性及可比性。第一行:62 岁阿尔茨海默病患者的液体衰减翻转恢复(FLAIR)像(左)和相应 R2* 像(右)。在 R2* 图中,较高的信号强度区域对应于较高的铁浓度。第二行:58 岁健康对照受试者的 FLAIR 像和 R2* 像。请注意,两张图的窗是相同的

铁与淀粉样斑块的亲和力主要用于脑内斑块负荷和斑块演变的尸检研究,以及转基因动物模型的研究。假定铁可能由于活性氧的形成,参与了淀粉样蛋白的形成过程;或者,铁可能参与淀粉样蛋白的去除的次级过程[12,44]。有学者希望采用 PET 技术以外的方法来描绘淀粉样斑块,虽然想法很好,但斑块 MRI 成像具有很大挑战,因为斑块大小低于临床 MRI 的分辨率。尽管如此,附着于斑块的铁会引起磁场扰动,这种扰动足以影响组织的磁化率和 MR 弛豫时间[36]。到目前为止,仅能够在体外通过 T2*WI 检测到人脑中的单个淀粉样斑块[45]。不足之处是在临床允许的扫描时间内,尽管超高场强扫描设备(7T 及更高)可以提供更强的信号和更高的磁化率敏感性,却无法在体内实现所需的信噪比和空间分辨率(40μm 各向同性)。因此,使用基于直方图的技术来检测宏观磁敏感性可能是较好的方法,可能会减少在个体基础上检测神经炎性斑块的需求。

## 9.5　阿尔茨海默病动物模型铁成像

超高场强小孔径系统能够以非常高的图像分辨率、无创的研究动物模型的病理学特征。动物模型可以在任何时间点对 MRI 表现进行组织学或组织化学验证,但 AD 患者的验证研究显然受到死亡时间点的限制,因此阻碍了在疾病早期阶段以及个体化干预治疗的研究。转基因动物模型已主要用于进一步改善在体单一斑块成像的研究[46,47]。

到目前为止,仅针对 12、14、16 和 18 个月龄转基因小鼠模型进行了一系列关于斑块形成和进展的动态 MRI 研究[48]。疾病的进展由斑块数量和大小的增加反映,这种进展也与 AD 小鼠海马和皮层中 R2 弛豫率的增加一致,但对照组小鼠 R2 保持不变。斑块进展与灰质弥漫性铁沉积之间的关系需要进一步研究,但可能为间接评估斑块负荷及其进展提供了一种新方法。

同样的,一项研究显示在 24 周早期阶段的早老素淀粉样蛋白前体蛋白小鼠模型中皮质铁含量升高[49]。与组织化学研究结果相反,这项研究使用 X 射线荧光显微镜观察神经炎性斑块,并未发现铁含量升高。该研究中,使用 MRI T2*WI 成像,在突变 *App* 小鼠模型中只有铁附着的神经炎性斑块似乎可以被检测到,而无铁附着的斑块则不可见,这说明了铁在神经炎性斑块形成中至少发挥一定比例的病理学作用[50]。

## 9.6　帕金森病患者铁成像

黑质(substantia nigra,SN)中铁的浓度是所有解剖结构中最高的[3]。利用这个特点可精确定位 SN 和邻近区域以进行深部脑刺激[51]。对进行性核上性麻痹(progressive supranuclear palsy,PSP)和多系统萎缩(multiple system atrophy,MSA)等 PD 及相关疾病患者的尸检研究一致表明,SN 中铁含量升高[52-54]。尽管这些研究还发现 PSP 和 MSA 患者的基底节区中铁含量较高,但 PD 患者相应部位铁浓度反而较低。相反,其他研究表明 PD 患者的基底节区也有较高的铁浓度。组织学研究显示壳核铁含量较高,而 SN 和尾状核水平较低[55];相关的尸检工作还发现苍白球外侧部的铁含量增加[56]。

在体 MRI 研究发现 SN[57-60]及基底节区[61]具有较高 R2*值。▶图 9.6 显示了一例 PD 患者的 R2*图,图中可见 SN 的表现。使用 SWI[62]或相位图[63]也发现 SN 的信号增高。另一项研究发现,SN 致密部外侧 R2*弛豫率较高,另外发现临床上受累较重侧的偏侧化运动评分与对侧 SN 中 R2*率之间存在相关性[64]。此外,即使在早期未经治疗的 PD 的患者中,SN 也显示铁含量升高[65]。

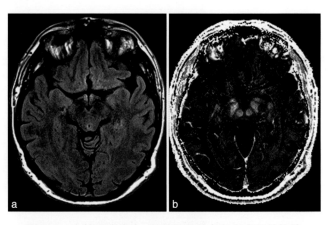

**图 9.6**　在帕金森病中,黑质拥有最高的疾病相关性铁沉积浓度。虽然这在常规磁共振成像中不明显,但磁敏感加权技术允许更高地显示铁沉积结构。(a)液体衰减反转恢复(FLAIR)图像。(b)对应的 R2*图

伴痴呆症的 PD 患者 SN 的铁含量显著高于单纯 AD 患者,这一发现可能关系疾病的鉴别诊断[66]。此外,通过测量壳核内侧区域和丘脑枕核的相位值可区分 MSA 和 PD[67]。与 PD 患者相比,PSP 患者的基底节区具有较高的 R2′,并且逐步判断分析可以鉴别 PSP 患者与 PD 患者及健康对照受试者[68]。

在最近的一项纵向研究中,PD 患者在 3 年期间

SN 和壳核中的 R2*值增加[69]，而对照组中这些区域未显示任何变化。此外，R2*的变化与 PD 运动症状的恶化相关。这些结果表明，纵向铁成像可以作为评估神经退行性疾病和监测 PD 治疗效果的方法。

## 9.7　运动神经元病患者铁成像

在 ALS 中，MRI 研究重点主要集中在中枢神经系统的锥体束上，从脊髓开始到皮质脊髓束（corticospinal tract，CST），并延伸到运动皮层。早期研究发现 ALS 患者中央前皮质 T2 缩短（R2 率增加）的发生率很高，而在正常人中很少观察到这种现象[70]。随后，着重于 ALS 患者中央前回铁沉积的研究进一步证实了在 MRI T2WI 和 T2*WI 上的皮质低信号模式[71,72]。除了皮质特点外，ALS 患者常有 CST 变性[73]。与对照组相比，ALS 患者显示有沿中脑 CST 和尾状核 R2*率增加的趋势[74]。另外扩散张量成像显示 CST 区域较低的各向异性分数，同时伴有 R2*增加，这表明铁成像作为潜在的生物标志与神经退行性病变一致（► 图9.7）。

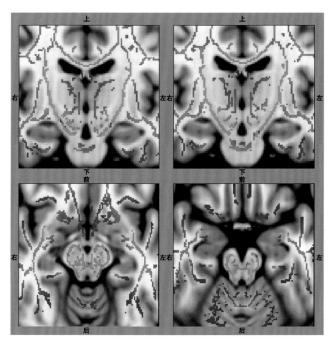

图 9.7　与年龄和性别匹配的对照组比，肌萎缩侧索硬化患者的基于骨架的空间统计学结果显示各向异性分数（FA）（左列）显著减少并且 R2*（右列）显著增加（明显 $P<0.05$ 的体素显示为红色）。在皮质脊髓束的中脑部分中，FA 减少的区域和 R2*增加的区域紧密相邻。（图片经许可转载自 Langkammer C，Enzinger C，Quasthoff S，et al. Mapping of iron deposition in conjunction with assessment of nerve fiber tract integrity in amyotrophic lateral sclerosis.J Magn Reson Imaging 2010;31(6):1339-1345.）

ALS 患者 T2 和 T2*变化的原因尚不清楚。一项有趣的研究比较了 T2 和 T2*加权像，发现 ALS 中的皮质低信号在 T2WI 图像上比在 T2*WI 图像上更常出现，这与铁含量升高相反，表明其他因素发挥着更大作用[75]。研究发现中央前回的低信号与正常老化有关，这一结果也论证了微结构组织的变化[76]。另一方面，一项研究将活体 MRI 和死后 MRI 与随后的组织学相结合，证明皮质 T2*低信号是由于 ALS 患者运动皮质较深层的异常高浓度铁沉积引起[8]。组织学染色显示铁在小胶质细胞中沉积。虽然信号变化的原因尚未完全清楚，但信号变化的程度和动态过程似乎与疾病状态和进展密切相关。

对 T2*WI 图像的纵向研究发现，在首次评估后 6 个月，随访检查可见中央前回的低信号更加明显[71]，其中低信号的程度与 ALS 功能评定量表所确定的残疾具有相关性。

## 9.8　结论和展望

铁是最常见的微量金属元素，正常老化过程中在人脑中沉积。然而，基底节区铁含量的异常升高总是发现与神经退变的病理机制一致，发挥神经退行性及可能的炎性作用。尽管目前关于病理相关性铁沉积的了解仍然主要来自组织学研究，但预期 MRI 可以帮助研究铁的作用机制（阐明铁沉积是否为继发性改变，是否反映不断积累的神经变性，或者也可以激发或至少介导神经退行性级联反应）。

铁在磁场扰动方面具有很强的顺磁效应，因此可以被 MRI 检测到。一些 MRI 技术和新技术的开发不仅可以检测，还可以定量评估活体脑组织中的铁浓度。由于 MRI 的无创性，定量 MRI 技术在监测疾病进展及可能的治疗效果的纵向研究中拥有广阔前景。新兴 MR 定量技术和超高场强 MRI 系统的应用可能会带来新的认知。

## 参考文献

[1] Andrews PA. Disorders of iron metabolism. N Engl J Med 2000; 342: 1293, author reply 1294

[2] Spatz H. Über den Eisennachweis im Gehirn, besonders in Zentren des extrapyramidal-motorischen ysstems. Zentralbl Gesamte Neurol psychiatry 1922; 77: 261-390

[3] Hallgren B, Sourander P. The effect of age on the non-haemin iron in the human brain. J Neurochem 1958; 3: 41-51

[4] Höck A, Demmel U, Schicha H, Kasperek K, Feinendegen LE. Trace element concentration in human brain. Activation analysis of cobalt, iron, rubidium, selenium, zinc, chromium, silver, cesium, antimony and scandium. Brain 1975; 98: 49-64

[5] Langkammer C, Krebs N, Goessler W et al. Quantitative MR imaging of brain iron: a postmortem validation study. Radiology 2010; 257: 455–462

[6] Smith MA, Harris PL, Sayre LM, Perry G. Iron accumulation in Alzheimer's disease is a source of redox-generated free radicals. Proc Natl Acad Sci U S A 1997; 94: 9866–9868

[7] Griffiths PD, Dobson BR, Jones GR, Clarke DT. Iron in the basal ganglia in Parkinson's disease. An in vitro study using extended X-ray absorption fine structure and cryo-electron microscopy. Brain 1999; 122: 667–673

[8] Kwan JY, Jeong SY, Van Gelderen P et al. Iron accumulation in deep cortical layers accounts for MRI signal abnormalities in ALS: correlating 7 tesla MRI and pathology. PLoS ONE 2012; 7: e35241

[9] Ropele S, de Graaf W, Khalil M et al. MRI assessment of iron deposition in multiple sclerosis. J Magn Reson Imaging 2011; 34: 13–21

[10] Bartzokis G, Cummings J, Perlman S, Hance DB, Mintz J. Increased basal ganglia iron levels in Huntington disease. Arch Neurol 1999; 56: 569–574

[11] Zecca L, Youdim MB, Riederer P, Connor JR, Crichton RR. Iron, brain ageing and neurodegenerative disorders. Nat Rev Neurosci 2004; 5: 863–873

[12] Grundke-Iqbal I, Fleming J, Tung YC, Lassmann H, Iqbal K, Joshi JG. Ferritin is a component of the neuritic (senile) plaque in Alzheimer dementia. Acta Neuropathol 1990; 81: 105–110

[13] Gerlach M, Ben-Shachar D, Riederer P, Youdim MB. Altered brain metabolism of iron as a cause of neurodegenerative diseases? J Neurochem 1994; 63: 793–807

[14] Drayer B, Burger P, Darwin R, Riederer S, Herfkens R, Johnson GA. MRI of brain iron. AJR Am J Roentgenol 1986; 147: 103–110

[15] Ogg RJ, Steen RG. Age-related changes in brain T1 are correlated with iron concentration. Magn Reson Med 1998; 40: 749–753

[16] Haacke EM, Cheng NY, House MJ et al. Imaging iron stores in the brain using magnetic resonance imaging. Magn Reson Imaging 2005; 23: 1–25

[17] Aquino D, Bizzi A, Grisoli M et al. Age-related iron deposition in the basal ganglia: quantitative analysis in healthy subjects. Radiology 2009; 252: 165–172

[18] Chamberlain R, Reyes D, Curran GL et al. Comparison of amyloid plaque contrast generated by T2-weighted, T2*-weighted, and susceptibility-weighted imaging methods in transgenic mouse models of Alzheimer's disease. Magn Reson Med 2009; 61: 1158–1164

[19] Bartzokis G, Aravagiri M, Oldendorf WH, Mintz J, Marder SR. Field dependent transverse relaxation rate increase may be a specific measure of tissue iron stores. Magn Reson Med 1993; 29: 459–464

[20] Rauscher A, Barth M, Reichenbach JR, Stollberger R, Moser E. Automated unwrapping of MR phase images applied to BOLD MR-venography at 3 Tesla. J Magn Reson Imaging 2003; 18: 175–180

[21] Ogg RJ, Langston JW, Haacke EM, Steen RG, Taylor JS. The correlation between phase shifts in gradient-echo MR images and regional brain iron concentration. Magn Reson Imaging 1999; 17: 1141–1148

[22] Reichenbach JR, Haacke EM. High-resolution BOLD venographic imaging: a window into brain function. NMR Biomed 2001; 14: 453–467

[23] Walsh AJ, Wilman AH. Susceptibility phase imaging with comparison to R2 mapping of iron-rich deep grey matter. Neuroimage 2011; 57: 452–461

[24] Haacke EM, Xu Y, Cheng YC, Reichenbach JR. Susceptibility weighted imaging (SWI). Magn Reson Med 2004; 52: 612–618

[25] Schweser F, Deistung A, Lehr BW, Reichenbach JR. Quantitative imaging of intrinsic magnetic tissue properties using MRI signal phase: an approach to in vivo brain iron metabolism? Neuroimage 2011; 54: 2789–2807

[26] Liu J, Liu T, de Rochefort L et al. Morphology enabled dipole inversion for quantitative susceptibility mapping using structural consistency between the magnitude image and the susceptibility map. Neuroimage 2012; 59: 2560–2568

[27] Langkammer C, Schweser F, Krebs N et al. Quantitative susceptibility mapping (QSM) as a means to measure brain iron? A post mortem validation study. Neuroimage 2012; 62: 1593–1599

[28] Schweser F, Deistung A, Sommer K, Reichenbach JR. Toward online reconstruction of quantitative susceptibility maps: superfast dipole inversion. Magn Reson Med 2013; 69: 1582–1594

[29] Smith SA, Bulte JW, van Zijl PC. Direct saturation MRI: theory and application to imaging brain iron. Magn Reson Med 2009; 62: 384–393

[30] Jensen JH, Chandra R, Ramani A et al. Magnetic field correlation imaging. Magn Reson Med 2006; 55: 1350–1361

[31] Lee J, Shmueli K, Kang B-T et al. The contribution of myelin to magnetic susceptibility-weighted contrasts in high-field MRI of the brain. Neuroimage 2012; 59: 3967–3975

[32] Langkammer C, Krebs N, Goessler W et al. Susceptibility induced gray-white matter MRI contrast in the human brain. Neuroimage 2012; 59: 1413–1419

[33] Denk C, Hernandez Torres E, MacKay A, Rauscher A. The influence of white matter fibre orientation on MR signal phase and decay. NMR Biomed 2011; 24: 246–252

[34] Li X, Vikram DS, Lim IAL, Jones CK, Farrell JA, van Zijl PC. Mapping magnetic susceptibility anisotropies of white matter in vivo in the human brain at 7 T. Neuroimage 2012; 62: 314–330

[35] Parsey RV, Krishnan KR. Quantitative analysis of T2 signal intensities in Alzheimer's disease. Psychiatry Res 1998; 82: 181–185

[36] Schenck JF, Zimmerman EA. High-field magnetic resonance imaging of brain iron: birth of a biomarker? NMR Biomed 2004; 17: 433–445

[37] Antharam V, Collingwood JF, Bullivant J-P et al. High field magnetic resonance microscopy of the human hippocampus in Alzheimer's disease: quantitative imaging and correlation with iron. Neuroimage 2012; 59: 1249–1260

[38] House MJ, St Pierre TG, Foster JK, Martins RN, Clarnette R. Quantitative MR imaging R2 relaxometry in elderly participants reporting memory loss. AJNR Am J Neuroradiol 2006; 27: 430–439

[39] Moon W-J, Kim H-J, Roh HG, Choi JW, Han S-H. Fluid-attenuated inversion recovery hypointensity of the pulvinar nucleus of patients with Alzheimer's disease: its possible association with iron accumulation as evidenced by the T2 map. Korean J Radiol 2012; 13: 674–683

[40] Zhu WZ, Zhong WD, Wang W et al. Quantitative MR phase-corrected imaging to investigate increased brain iron deposition of patients with Alzheimer's disease. Radiology 2009; 253: 497–504

[41] Ding B, Chen K-M, Ling H-W et al. Correlation of iron in the hippocampus with MMSE in patients with Alzheimer's disease. J Magn Reson Imaging 2009; 29: 793–798

[42] Bartzokis G, Sultzer D, Mintz J et al. In vivo evaluation of brain iron in Alzheimer's disease and normal subjects using MRI. Biol Psychiatry 1994; 35: 480–487

[43] Bartzokis G, Sultzer D, Cummings J et al. In vivo evaluation of brain iron in Alzheimer's disease using magnetic resonance imaging. Arch Gen Psychiatry 2000; 57: 47–53

[44] Connor JR, Menzies SL, St Martin SM, Mufson EJ. A histochemical study of iron, transferrin, and ferritin in Alzheimer's diseased brains. J Neurosci Res 1992; 31: 75–83

[45] Benveniste H, Einstein G, Kim KR, Hulette C, Johnson GA. Detection of neuritic plaques in Alzheimer's disease by magnetic resonance microscopy. Proc Natl Acad Sci U S A 1999; 96: 14079–14084

[46] Jack CR, Jr, Garwood M, Wengenack TM et al. In vivo visualization of Alzheimer's amyloid plaques by magnetic resonance imaging in transgenic mice without a contrast agent. Magn Reson Med 2004; 52: 1263–1271

[47] Lee S-P, Falangola MF, Nixon RA, Duff K, Helpern JA. Visualization of beta-amyloid plaques in a transgenic mouse model of Alzheimer's disease using MR microscopy without contrast reagents. Magn Reson Med 2004; 52: 538–544

[48] Braakman N, Matysik J, van Duinen SG et al. Longitudinal assessment of Alzheimer's beta-amyloid plaque development in transgenic mice monitored by in vivo magnetic resonance microimaging. J Magn Reson Imaging 2006; 24: 530–536

[49] Leskovjan AC, Kretlow A, Lanzirotti A, Barrea R, Vogt S, Miller LM. Increased brain iron coincides with early plaque formation in a mouse model of Alzheimer's disease. Neuroimage 2011; 55: 32–38

[50] Vanhoutte G, Dewachter I, Borghgraef P, Van Leuven F, Van der Linden A. Noninvasive in vivo MRI detection of neuritic plaques associated with iron in APP [V717I] transgenic mice, a model for Alzheimer's disease. Magn Reson Med 2005; 53: 607–613

[51] Deistung A, Schäfer A, Schweser F, Biedermann U, Turner R, Reichenbach JR. Toward in vivo histology: a comparison of quantitative susceptibility mapping (QSM) with magnitude-, phase-, and R2*-imaging at ultra-high magnetic field strength. Neuroimage 2013; 65: 299–314

[52] Dexter DT, Wells FR, Lees AJ et al. Increased nigral iron content and alterations in other metal ions occurring in brain in Parkinson's disease. J Neurochem 1989; 52: 1830–1836

[53] Dexter DT, Carayon A, Javoy-Agid F et al. Alterations in the levels of iron, ferritin and other trace metals in Parkinson's disease and other neurodegenerative diseases affecting the basal ganglia. Brain 1991; 114: 1953–1975

[54] Berg D, Hochstrasser H. Iron metabolism in Parkinsonian syndromes. Mov Disord 2006; 21: 1299–1310

[55] Drayer BP, Olanow W, Burger P, Johnson GA, Herfkens R, Riederer S. Parkinson plus syndrome: diagnosis using high field MR imaging of brain iron. Radiology 1986; 159: 493–498

[56] Griffiths PD, Crossman AR. Distribution of iron in the basal ganglia and neocortex in postmortem tissue in Parkinson's disease and Alzheimer's disease.

Dementia 1993; 4: 61–65

[57] Péran P, Cherubini A, Assogna F et al. Magnetic resonance imaging markers of Parkinson's disease nigrostriatal signature. Brain 2010; 133: 3423–3433

[58] Gorell JM, Ordidge RJ, Brown GG, Deniau JC, Buderer NM, Helpern JA. Increased iron-related MRI contrast in the substantia nigra in Parkinson's disease. Neurology 1995; 45: 1138–1143

[59] Baudrexel S, Nürnberger L, Rüb U et al. Quantitative mapping of T1 and T2* discloses nigral and brainstem pathology in early Parkinson's disease. Neuroimage 2010; 51: 512–520

[60] Du G, Lewis MM, Styner M et al. Combined R2* and diffusion tensor imaging changes in the substantia nigra in Parkinson's disease. Mov Disord 2011; 26: 1627–1632

[61] Ye FQ, Allen PS, Martin WR. Basal ganglia iron content in Parkinson's disease measured with magnetic resonance. Mov Disord 1996; 11: 243–249

[62] Zhang J, Zhang Y, Wang J et al. Characterizing iron deposition in Parkinson's disease using susceptibility-weighted imaging: an in vivo MR study. Brain Res 2010; 1330: 124–130

[63] Jin L, Wang J, Zhao L et al. Decreased serum ceruloplasmin levels characteristically aggravate nigral iron deposition in Parkinson's disease. Brain 2011; 134: 50–58

[64] Martin WRW, Wieler M, Gee M. Midbrain iron content in early Parkinson's disease: a potential biomarker of disease status. Neurology 2008; 70: 1411–1417

[65] Martin WRW. Quantitative estimation of regional brain iron with magnetic resonance imaging. Parkinsonism Relat Disord 2009; 15 Suppl 3: S215–S218

[66] Brar S, Henderson D, Schenck J, Zimmerman EA. Iron accumulation in the substantia nigra of patients with Alzheimer's disease and parkinsonism. Arch Neurol 2009; 66: 371–374

[67] Wang Y, Butros SR, Shuai X et al. Different iron-deposition patterns of multiple system atrophy with predominant parkinsonism and idiopathetic Parkinson's diseases demonstrated by phase-corrected susceptibility-weighted imaging. AJNR Am J Neuroradiol 2012; 33: 266–273

[68] Boelmans K, Holst B, Hackius M et al. Brain iron deposition fingerprints in Parkinson's disease and progressive supranuclear palsy. Mov Disord 2012; 27: 421–427

[69] Ulla M, Bonny JM, Ouchchane L, Rieu I, Claise B, Durif F. Is R2* a new MRI biomarker for the progression of Parkinson's disease? A longitudinal follow-up. PLoS ONE 2013; 8: e57904

[70] Oba H, Araki T, Ohtomo K et al. Amyotrophic lateral sclerosis: T2 shortening in motor cortex at MR imaging. Radiology 1993; 189: 843–846

[71] Ignjatović A, Stević Z, Lavrnić S, Daković M, Bačić G. Brain iron MRI: a biomarker for amyotrophic lateral sclerosis. J Magn Reson Imaging 2013; 38: 1472–1479

[72] Imon Y, Yamaguchi S, Yamamura Y et al. Low intensity areas observed on T2-weighted magnetic resonance imaging of the cerebral cortex in various neurological diseases. J Neurol Sci 1995; 134 Suppl: 27–32

[73] Ellis CM, Suckling J, Amaro E, Jr et al. Volumetric analysis reveals corticospinal tract degeneration and extramotor involvement in ALS. Neurology 2001; 57: 1571–1578

[74] Langkammer C, Enzinger C, Quasthoff S et al. Mapping of iron deposition in conjunction with assessment of nerve fiber tract integrity in amyotrophic lateral sclerosis. J Magn Reson Imaging 2010; 31: 1339–1345

[75] Hecht MJ, Fellner C, Schmid A, Neundörfer B, Fellner FA. Cortical T2 signal shortening in amyotrophic lateral sclerosis is not due to iron deposits. Neuroradiology 2005; 47: 805–808

[76] Ngai S, Tang YM, Du L, Stuckey S. Hyperintensity of the precentral gyral subcortical white matter and hypointensity of the precentral gyrus on fluid-attenuated inversion recovery: variation with age and implications for the diagnosis of amyotrophic lateral sclerosis. AJNR Am J Neuroradiol 2007; 28: 250–254

# 第四部分

# 阿尔茨海默病

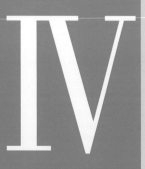

# 第10章 轻度认知功能损害

Kei Yamada, Koji Sakai

## 10.1 轻度认知功能损害概述

轻度认知功能损害（mild cognitive impairment, MCI），顾名思义，是一种认知功能下降，但尚未达到痴呆诊断标准的状态；MCI 被认为是介于正常认知和痴呆之间的中间状态（▶ 图 10.1）。MCI 的概念最初由 Petersen 等人[1]提出，主要强调记忆障碍和 MCI 作为阿尔茨海默病（Alzheimer's disease, AD）的先兆状态。几年后，MCI 被认为是一个具有多种临床表现、病因和患病率的概念[2-4]，并扩大适用于其他认知领域，从而扩展了其他痴呆症前驱阶段的早期诊断[5-7]。

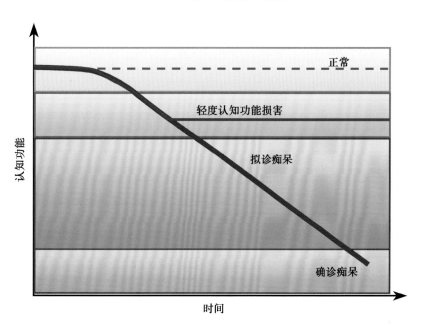

图 10.1 轻度认知功能损害是阿尔茨海默病纵向过程中的一个中间阶段。（Reprinted with permission from Smith GE, Bondi MW, Mild Cognitive Impairment and Dementia, Definitions, Diagnosis, and Treatment, New York: Oxford University Press; 2013:6.Original: Petersen, 2004.）

## 10.2 诊断概念及其演变

▶ 表 10.1 列出了 MCI 和 MCI 相关分期系统的概念性主题。作为一个早期的概念，Prichard 在 1837 年定义了痴呆症的四个阶段：(1)近期记忆缺失，远期记忆完好，(2)丧失推理能力，(3)理解障碍，(4)丧失本能行为[8]。1962 年，Kral 采用术语"良性衰老性遗忘"和"恶性衰老性遗忘"来区分相对未受损和受损的情况[9]。20 世纪 80 年代初，几种与 AD 相关的进行性老化和痴呆的分期系统被发表：限制性认知障碍[10]；临床痴呆评定量表（Clinical Dementia Rating, CDR）[11]0.5（"可疑痴呆"），和评估原发性退行性痴呆的总体衰退量表（global Deterioration Scale, GDS）[12]。GDS 的第三级最初定义为轻度认知减退，随后被 Reisberg 及其同事重新定义为轻度认知功能损害[13,14]。20 世纪 80 年代末，提出了几个诊断标准来描述伴随老化的认知衰退，并将其作为痴呆症的前兆：年龄相关的记忆障碍[15]，年龄相关的认知功能下降[16]，轻度认知功能损害[17]和轻度的神经认知障碍[18]。在 1992 年，Zaudig 提出了他自己对 MCI 的概念和定义[19]。有关 MCI 演变历史的更多详细信息详见于 Reisberg 及其同事的著作中[20]。

目前已被普遍接受和参考的 MCI 概念是由 Petersen 及其同事提出的[5,21]，这个概念将 MCI 分为四个亚型[21]：遗忘型单一领域 MCI、遗忘型多领域 MCI、非遗忘型单一领域 MCI 和非遗忘型多领域 MCI。

当前由美国国家衰老研究所（National Institute on Aging, NIA）和阿尔茨海默病协会工作组提供的诊断指南，在诊断时虽然还存在模棱两可及困难的问题[22,23]，但 MCI 这一术语已被认为是对介于认知功能下降与痴呆之间这一临床阶段的表达。

表 10.1 轻度认知功能损害（MCI）的主题：概念和标准

| 年份 | 研究 | 主题 |
|---|---|---|
| 1837 | Prichard[8] | 认知障碍分为四个阶段 |
| 1962 | Kral[9] | 良性或恶性衰老性遗忘 |
| 1982 | Gurland et al[10] | 有限的认知障碍 |
| 1982 | Hughes et al[11] | 临床痴呆评分（CDR） |
| 1982 | Reisberg et al[12] | 评估原发性退行性痴呆的总体衰退量表（GDS），（GDS 3 = 轻度认知功能损害） |
| 1986 | Crook et al[15] | 与年龄相关的记忆障碍（AAMI） |
| 1992 | Zaudig[1,9] | 轻度认知功能损害诊断和统计手册 IIIR/国际疾病分类 10 |
| 1994 | American Psychiatric Association[174] | 轻度神经认知障碍（MND） |
| 1995 | Levy[16] | 年龄相关性认知衰退（AACD） |
| 1995 | Christensen et al[17] | 轻度认知功能损害（MCD） |
| 1995 | Petersen[174] | Petersen 版轻度认知功能损害（CDR = 0.5） |
| 1995 | Ebly et al[173] | 无痴呆型认知障碍（CIND） |
| 2004 | Petersen[7] | 四个轻度认知功能损害类别 |
| 2011 | Albert et al[21] | 轻度认知功能损害和生物标志物的新标准 |

## 10.3 流行病学

### 10.3.1 轻度认知功能损害

　　流行病学研究的结果尚未提供有关 MCI 临床方面的统一信息。尽管一些关于 MCI 的成果已被报道，但由于不同的诊断标准、测量仪器、严重程度的定义以及基于研究人群和临床报告的不同样本，我们尚未建立 MCI 完整的流行病学调查结果。目前，世界各国正在进行几项与阿尔茨海默病神经影像学倡议（Alzheimer's Disease Neuroimaging Initiative, ADNI）[24]有关的全国流行病学研究。然而，直到今天，他们的发现，特别是关于 MCI 临床方面的发现，还没有被总结出来并与全世界的医生分享。我们在以下部分中总结了流行病学研究的结果。

　　通常，流行病学在公共卫生中发挥三重作用：描述、分析和干预。这些角色和 MCI 之间的关系如下[25]：

- 描述性流行病学：长期动态监测 MCI 患病率和发病率
- 分析性流行病学：确定危险因素及其相互作用的模式，构建疾病过程的假设性病因模型
- 干预性流行病学：确定潜在的干预措施以降低发病率和死亡率，指导更有针对性的临床研究

### 10.3.2 描述性流行病学

　　一般人群中显性和隐性 MCI 到底有多广泛？在不同的文献中 MCI 发病率各异。多项基于人群的队列研究报道，在老年人群（即 65~75 岁）中每年的发病率介于 14~111/1 000[26-32]；遗忘型 MCI 似乎比非遗忘型 MCI 更常见[31]。

### 10.3.3 分析性流行病学

　　多项研究报告指出：性别、种族和低教育程度与各种 MCI 的关系不一致[31-37]。一项以社区为基础的研究指出（参与者为 70~89 岁）[31,33]，MCI 以男性更常见（比值比[odds ratio, OR] = 1.5）；此外，高血压、糖尿病伴有或不伴症状性脑血管病、肥胖[34-41]、心脏病[42]和载脂蛋白 E4 基因型[43,44]均被发现是 MCI 或某些 MCI 亚型的高危险因素。与正常组相比，MCI 组常表现为左侧内侧颞叶萎缩和内侧颞叶体积的减小[45,46]。Artero 及其同事认为白质病灶与 MCI 相关，特别是脑室周围区域[47]。Tervo 及其同事[48]研究了一系列人口统计学、血管因素和遗传因素，发现最重要的危险因素是年龄（OR1.08）、载脂蛋白 E4（apolipoprotein E4, Apo-E4）等位基因（OR2.04）和药物性高血压（OR1.86）。

　　▶ 图 10.2 显示了发展为 MCI 的理论路径，其中纳入了大部分痴呆的已知危险因素。但目前人口数据不足，无法统计与单个风险因素相关的转移概率，也无法进行最大似然计算以评估 MCI 竞争性假说一般模型的总体预测价值。

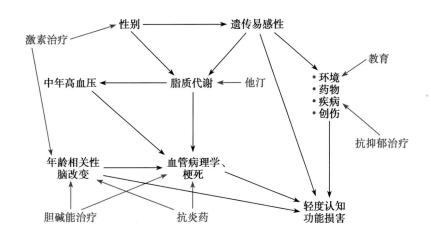

图 10.2　轻度认知功能损害的假设病因学模型(黑色)和可能的治疗(蓝色)。(Reprinted with permission from Fig.2 in Ritchie K. Mild cognitive impairment: an epidemiological perspective, Dialogues Clin Neurosci 2004;6(4): 401-408. © Les Laboratoires Servier)

### 10.3.4　干预性流行病学

目前对 MCI 尚无特定的治疗方案,但是通过对多种单一危险因素的管理可能降低总体风险[49],如管理高血压等心、脑血管危险因素,从青壮年起进行,以减少梗死和白质病灶积累的危险;控制抑郁症;从年轻时就提供适当的学习机会。

## 10.4　临床特点

### 10.4.1　症状

MCI 患者,特别是遗忘型 MCI,是以记忆障碍为主诉,这种记忆障碍是相对于基线的变化。已经发现:即便在患者测试表现正常的情况下,主观的记忆障碍仍可预测认知下降[50,51]。

MCI 患者的情绪和行为症状比具有完整认知的正常受试者更常见[52-55]。一项基于人群的大样本研究发现,与认知正常者相比,MCI 患者更易出现淡漠、激动、焦虑、烦躁、抑郁和妄想等症状[54]。

抑郁症与认知障碍之间的关系复杂。认知障碍可能是抑郁症的一个初始症状,即所谓的"假性痴呆"。许多基于人群的研究发现,各种抑郁症测量指标与 MCI 之间存在相关性[52,56,57]。但随访研究的结果却各种各样[52,56-61]。总体而言,尽管一些研究发现了不同的结果[62,63],抑郁症更可能是认知衰退的早期表现,而不是 MCI 的独立危险因素。

### 10.4.2　亚型

根据有无记忆障碍的表现和认知领域受损的数量,MCI 分为四个亚型:

(1)遗忘型 MCI,单一领域;(2)遗忘型 MCI,多领域;(3)非遗忘型 MCI,单一领域;(4)非遗忘型 MCI,多领域。

在 MCI 中有几种类型会进展为其他类型的退行性痴呆,而不是 AD,包括血管性痴呆和伴有身心原因的痴呆;而且一些 MCI 患者可以保持 MCI 状态多年,然后恢复健康状态[7]。遗忘型 MCI 通常被认为是 AD 的前兆[46]。对 MCI 患者脑部的尸检研究[64,65]并未发现与 MCI 神经病理学和临床特征有关的一致性结果。因此,MCI 被认为是"在异常的年龄表现出认知下降但尚未痴呆的一组患者,且日常生活不受影响。"

### 10.4.3　基础疾病

影响认知功能的疾病,如颅内疾病、精神疾病、系统性内部疾病和药物中毒,都可能是 MCI 潜在的基础疾病;已知可纳入该类别的疾病或病症包括 AD、边缘性神经原纤维缠结性痴呆(limbic neurofibrillary tangle dementia,LNTD)、路易体痴呆(dementia with Lewy body,DLB)、额颞叶变性(frontotemporal degeneration,FTD)、抑郁症和其他(▶表 10.2)。

表 10.2　轻度认知功能损害的基础疾病

| 痴呆 | 潜在的疾病和条件 |
| --- | --- |
| 伴退行性疾病的痴呆症 | 额颞叶变性(额颞痴呆、语义性痴呆)、Lewy 体痴呆、边缘系统神经纤维退行性痴呆、进行性核上麻痹、皮质基底变性 |
| 伴脑血管疾病的痴呆症 | 脑梗死,脑出血,多发性脑梗死痴呆,Binswanger's 病 |
| 伴内分泌疾病的痴呆症 | 甲状腺功能减退,甲状旁腺功能减退,反复低血糖发作 |

表 10.2　轻度认知功能损害的基础疾病（续）

| 痴呆 | 潜在的疾病和条件 |
|---|---|
| 伴营养不良和代谢紊乱的痴呆症 | 韦尼克脑病，维生素 $B_{12}$ 缺乏，慢性代谢紊乱（肝功能衰竭，肾衰竭），低钠血症 |
| 伴缺氧性疾病的痴呆症 | 心/肺疾病，一氧化碳中毒 |
| 伴肿瘤的痴呆症 | 脑肿瘤（原发、转移）、癌性脑膜炎、肿瘤远程疗效 |
| 伴传染病的痴呆症 | 脑膜炎、脑炎、脑肿瘤、神经梅毒、进行性多灶性白质脑病、艾滋病 |
| 伴金属代谢异常的痴呆症 | 铝（透析性脑病）铜（Wilson 病） |
| 伴药物中毒的痴呆症 | 抗肿瘤药、抗精神病药、安眠药、抗胆碱能药、左旋多巴、西咪替丁、阻络剂、洋地黄及其制剂、类固醇激素、抗结核药、降血糖药、酒精等 |
| 其他 | 常压脑积水、慢性硬膜下血肿、脑挫伤、忧郁性癫痫（海马硬化）等 |

## 10.4.4　鉴别诊断

在排除生理性因素（器质性因素）后，应考虑一些其他可能的诊断，包括抑郁症以及其他社会心理因素（如社会角色的丧失、丧失配偶或家人、疾病等）。患有抑郁症的老年患者可表现出认知功能下降，且由于注意力下降和精神运动活动减慢而导致体力活动下降，类似痴呆（术语称"假性痴呆"）[66]。这些症状应该分开看，因为它们可被抗抑郁药所缓解。另一方面，如果 MCI 患者开始出现抑郁症，则他们进展为 AD 的风险将比无抑郁症患者高 2.6 倍[67]。对于这些病例，长期观察非常重要。除了抑郁症，其他精神疾病如谵妄、癫痫和化学诱导的健忘（例如苯二氮䓬类药物）也应该与 MCI 相鉴别。

## 10.5　神经病理学

神经病理学研究认为：MCI 是年龄相关神经退行性疾病的早期临床阶段。多项尸检研究发现 MCI 患者具有 AD 病理，严重程度介于正常和进展型 AD 之间[44,64,68-74]。有些研究还发现，与其他痴呆过程（DLB、脑血管疾病）一致的病理可在 MCI 患者中过度表达[44,46,65,75,76]。因此，对 AD 病理学以及其他痴呆过程的广泛了解和知识更新对于进一步理解 MCI 至关重要。

Schneider 等[76]进行了一项大规模的尸体解剖研究，生前最终诊断为 MCI 的 134 名死亡患者中，略超过半数的患者病理改变符合 AD 诊断标准。在符合"明确 AD"病理学标准的受试者中遗忘型和非遗忘型 MCI 几乎各占半数，另外 20% 呈混合型病理改变（▶表10.3）。统计学表明，MCI 是一种病理异质性疾病；无论 MCI 被诊断为遗忘型或非遗忘型，许多受试者都表现出混合型病理。这些神经病理学研究结果表明，MCI 更多是临床医生不确定的一种状态，MCI 临床综合征也可能反映了一个过渡性的神经病理过程。

表 10.3　尸检时不同病理类型的遗忘型和非遗忘型 MCI 患者人数及百分比

| 病理学类型 | 遗忘型 MCI（$n=75$） | 非遗忘型 MCI（$n=59$） |
|---|---|---|
| 一种病理 | 41（54.7%） | 32（54.2%） |
| AD 表现型 | 27（36.0%） | 20（33.9%） |
| NIA：高 | 6（8%） | 4（6.8%） |
| NIA：中间 | 21（28.0%） | 16（27.1%） |
| 梗死 | 10（13.3%） | 11（18.6%） |
| 路易体 | 4（5.3%） | 1（1.7%） |
| 混合型病理 | 17（22.7%） | 9（15.3%） |
| AD+梗死 | 15（20.0%） | 8（13.6%） |
| AD+路易体 | 2（2.7%） | 1（1.7%） |
| AD+梗死+路易体 | 0 | 0 |
| 梗死+路易体 | 0 | 0 |
| 无 AD、梗死、路易体 | 17（22.7%） | 18（30.5%） |

缩写：AD，阿尔茨海默病；MCI，轻度认知功能损害；NIA，美国国家衰老研究所。资料来源：引用自 Schneider J，Arvanitakis Z，Leurgans S，et al. The neuropathology of probable Alzheimer's disease and mild cognitive impairment. Ann Neurol 2009;66:200-208 的表 3。

### 10.5.1　危险因素

AD 的最大危险因素是年龄和 *Apo-E4* 等位基因，一些研究报道指出大多数 MCI 患者 *Apo-E4* 阳性[77]。血管病变在 MCI 患者中也是重要的危险因素[78]。胆固醇血症可能与 MCI 和 AD 有关，后者近来备受关注[79]。Steenland 等报道晚期抑郁症也是正常人进展为 MCI 的高风险因素[80]。

### 10.5.2　生物标记物

MCI 患者中 AD 的年发病率相当高，粗略估计约 12%[81]，MCI 患者的一些尸检显示出与 AD 相似的病理特征。因此,诊断性预测 MCI 患者是否会进展为 AD 非常重要。至今,科学家们一直在不断探索,寻找能够区分可能发展为 AD 的 MCI 患者生物标志物。

1998 年,阿尔茨海默病协会的罗纳德和南希·里根研究所和国家老年工作组提出了以下 AD 生物标志物的指南[82]:(1)生物标志物能够检测到 AD 神经病理学的基本特征;(2)生物标志物应在神经病理学证实的 AD 病例中进行验证;(3)生物标志物应该具有精确性(即能够在其早期检测 AD 并将其与其他痴呆区分);(4)生物标志物应该是可靠的;(5)生物标志物应是无创的;(6)生物标志物应该简单易行;(7)生物标志物应该是便宜的。目前,在临床上没有符合这些所有标准的生物标志物。作为 AD 诊断性的生物标志物,脑脊液(cerebrospinal fluid,CSF)中的 Aβ42、Aβ40 以及总 tau 蛋白和磷酸化 tau 蛋白均已被作为临床证据[83],预计这些生物标志物将很快应用于 MCI。

### 10.5.3　当前诊断指南

目前,由美国国家衰老研究所(NIA)和阿尔茨海默病协会提出的 MCI 诊断指南如下:

- 关注由患者或知情者报告的或由临床医生观察到的认知变化
- 一个或多个认知领域功能受损的客观证据,尤其是记忆
- 保持功能上的独立性
- 无痴呆

然而,AD 病理学是大脑变化的连续过程,在 MCI 症状出现之前就已经持续了很长一段时间。因此,制定明确的标准去区分 MCI 和 AD 很不客观。不过,MCI 早期阶段的疗效的确需要有效的标准来区分 MCI 和 AD,因为目前 MCI 的诊断标准在 MCI 和痴呆分类上仍不明确,MCI 和轻度 AD 之间的重叠也会引起临床医生的混淆。

### 10.5.4　诊断程序

以下列举了一个 MCI 诊断的程序(▶图 10.3)[84]:

- 由患者或有文化的知情人提供的报告(背景、医疗或外科手术史、家族史、药物)或由临床医生提供的观察决定(参考评级措施,如 CDR 和阿尔茨海默病功能评估分期 [Functional Assessment Staging of Alzheimer's Disease,FAST][85])
- 神经精神测试(参考痴呆测试)
- 体格检查和神经系统检查
- 血液和尿液检测
- 神经影像学(CT、MRI、PET/SPECT)

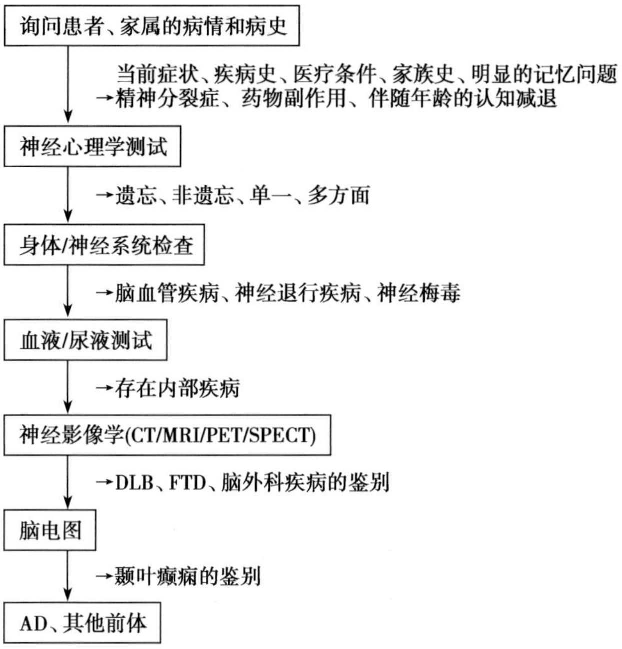

图 10.3　轻度认知功能损害诊断程序的示例。AD,阿尔茨海默病;CT,计算机断层成像;MRI,磁共振成像;PET,正电子发射断层成像;SPECT,单光子发射计算机断层成像。(Reprinted with permission from Mizukami K, How do we deal with mild cognitive impairment [in Japanese]. Seishin Shinkeigaku Zasshi. 2009;111(1):26-30.)

- 脑电图和其他测试

另外,应排除下列情况:(1)精神疾病,如抑郁症、精神分裂症和妄想症;(2)症状性精神病的病因;(3)药效治疗的副作用。ADNI 项目[81]有助于切实的检查。

## 10.6　神经影像

### 10.6.1　概述

尽管神经影像学评估 MCI 的价值尚未明确界定,但这些检查为健康老年人和 AD 患者提供了有价值的信息,因此,神经影像学的研究有望为阐明 MCI 病理学提供有价值的信息。主要的影像学方法为 SPECT、PET 和 MRI。神经影像学的主要作用是对 MCI 进行风险验证,并排除其他类型的神经变性性痴呆。用于验证 MCI 风险的神经影像学方法起源于用于痴呆症验证的方法。在以下小节中,总结了 MCI 的验证方法和神经影像学研究。

### 10.6.2　核医学成像:单光子发射计算机断层成像与正电子发射断层成像

PET 和 SPECT 提供的是放射性药物在身体某些区域浓聚的图像,这些方法可以验证脑血流和代谢的情况;但 PET 和 SPECT 的空间分辨率(3~6mm)相对低于

CT 和 MRI(0.5~1.5mm);而 CT 和 MRI 的主要功能是描绘大脑的结构。因此,这些神经影像学的方法被联合起来同时描述解剖学和功能信息。本节概述了使用单一和多种核医学方法进行的 MCI 神经影像学研究。

**单光子发射计算机断层成像对灌注的验证**

在 AD 病理学中,从正常老年人到 AD,MCI 被认为是代表了血流量下降的中间阶段。与健康老年受试相比,MCI 的 SPECT 典型特征是围绕大脑皮质后部(后扣带回、楔前叶、颞叶)与海马的联合区域血流减低(▶图 10.4)[86]。

由于 MCI 病理的变异性,血流的模式也多种多样。一般来说,转化组(显示相对短期的向 AD 进展),从后扣带回到颞顶叶区域的血流量下降比非转化组更加显著(▶图 10.5)[87-90]。

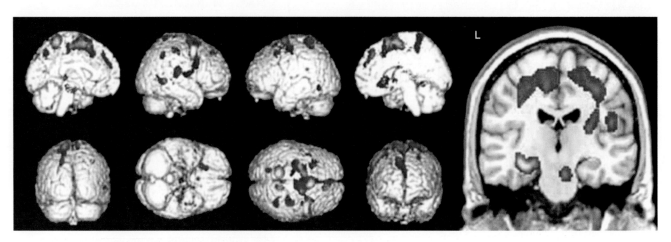

图 10.4　单光子发射计算机断层成像,MCI 与正常对照组间脑血流灌注的比较。(Caffarra P,Ghetti C,Concari L,Venneri A,Differential patterns of hypoperfusion in subtypes of mild cognitive impairment.The Open Neuroimaging Journal 2008;2:20-28.)

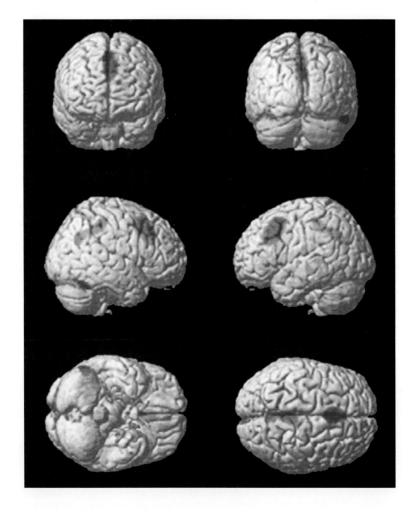

图 10.5　单光子发射计算机断层成像,与非转化型 MCI 相比,转化型 MCI 患者显示低灌注的脑区。(Reprinted with permission from Park KW, Yoon HJ, Kang DY, Kim BC, Kim SY, Kim JW, Regional cerebral blood flow differences in patients with mild cognitive impairment between those who did and did not develop Alzheimer's disease.Psychiatry Res Neuroimag 2012;203:201-206.)

此外,转化组显示出海马血流量的显著下降[91,92]。(▶图 10.6)。有关 AD 的神经生物学认识中也有类似低灌注的情况,如内嗅皮质最早受到损害,甚至在临床前期已有表现[93]。

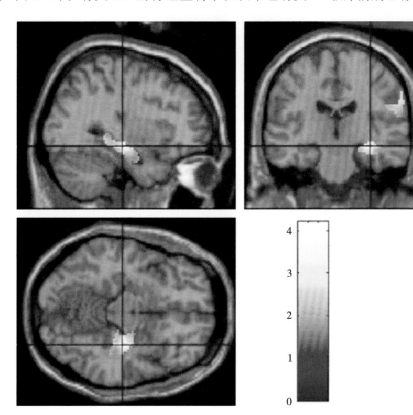

图 10.6　单光子发射计算机断层成像,与未转化的 MCI 相比,转化为 AD 的 MCI 检测到海马血流量显著下降。(Reprinted with permission from Habert MO, Horna JF, Sarazin M, et al.Brain perfusion SPECT with an automated quantitative tool can identify prodromal Alzheimer's disease among patients with mild cognitive impairment.Neurobiol Aging 2011;32:15-23.)

一项纵向随访研究[94]显示:MCI 组患者在扣带回中、后部以及额叶,颞叶和顶叶的小范围区域内灌注下降;与 MCI 组相比,AD 组显示所有脑叶灌注下降(▶图 10.7)。

在认知损害的临床症状明确出现之前,SPECT 定量分析(基于体素统计的 voxel-based statistical,VBS)能够鉴别有可能进展为 AD 的 MCI 与稳定的 MCI 患者,准确率约为 73%[95]。此外,SPECT 灌注可从其他类型的痴呆中区分 AD 型的 MCI 患者,敏感性为 84%,特异性为 89%[92,96,97]。转换为 AD 的 MCI 患者表现为双侧海马旁回和颞下回灌注减低。

### 基础代谢

氟脱氧葡萄糖(Fluorodeoxy-glucose,FDG)PET 能够测量葡萄糖代谢,根据 FDG-PET 的研究和经验,有研究表明 MCI 存在于正常老年人与 AD 患者之间。但通过肉眼观察很难在 FDG-PET 图像上检测到低代谢模式。因此,常常使用统计学图像分析方法。如图 10.8 所示,与健康老年人相比,MCI 患者的双侧顶叶和后扣带回代谢减低[98]。

为了与 AD 早期神经纤维病理的分布保持一致,葡萄糖代谢的下降涉及 MCI 中的边缘和旁边缘皮质,以及颞、顶叶联合皮质。纵向研究[99]表明,FDG PET 可以预测 MCI 患者向 AD 转化的进展情况(▶图 10.9)。

在进展为 AD 的 MCI 患者组中,糖代谢减低的区域包括双侧对称性海马及海马旁皮质、右下前额叶皮质、左岛叶前皮质、左颞中叶皮质、双侧顶下叶皮质和后扣带皮质的病灶(▶图 10.9a)。未发展为 AD 的 MCI 患者显示出双侧额下回和双侧颞叶轻微的异常(▶图 10.9b)。与稳定的 MCI 患者比较,MCI 转化组中双侧后扣带皮质和右楔前叶代谢明显降低(▶图 10.9c)。

### 淀粉样蛋白成像

一定量的脑 β-淀粉样蛋白(β-amyloid,Aβ)负荷已被认为是 AD 病理学中脑恶化和认知功能下降的主要原因[100],因此,淀粉样蛋白成像已经迅速成为 AD 进展研究中的核心生物标志物之一。在 β-淀粉样蛋白配体中,碳-11 标记的匹兹堡化合物 B(carbon-11-labeled Pittsburgh Compound B,[11]C-PIB)是迄今为止最常用的示踪剂,它以高灵敏度与脑纤维状 Aβ 沉积物结合[101,102]。如图 10.10a 所示,[11]C-PIB PET 成像显示非转化型 MCI 与 AD 的 [11]C-PIB 摄取明显不同[103]。

MCI 患者的摄取和滞留介于 AD 和非转化型之间,且在后扣带回、前扣带回和额叶皮质中出现类似的分布。尽管 [11]C-PIB 可用于 AD 的诊断,但是 [11]C 的放射性衰变半衰期相对较短(约 20 分钟),限制了其

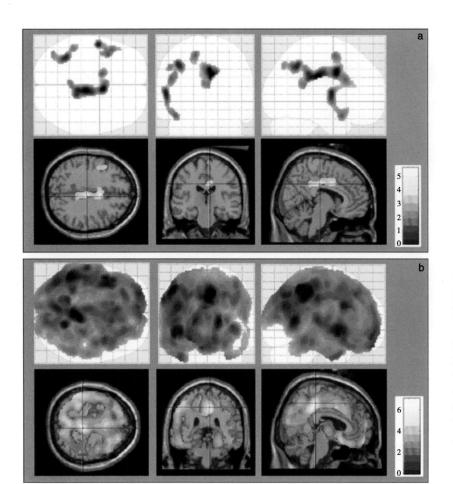

图 10.7 轻度认知功能损害（a）和阿尔茨海默病（b）组从基线到 2 年内随访期间脑灌注的区域性变化。（Reprinted with permission from Fig.2 in Alegret M，Cuberas-Borrós G，Vinyes-Junqué G，et al.A two-year follow-up of cognitive deficits and brain perfusion in mild cognitive impairment and mild Alzheimer's disease.J Alzheimer Dis 2012；30（1）：109-120.doi：10. 3233/JAD-2012-111850.）

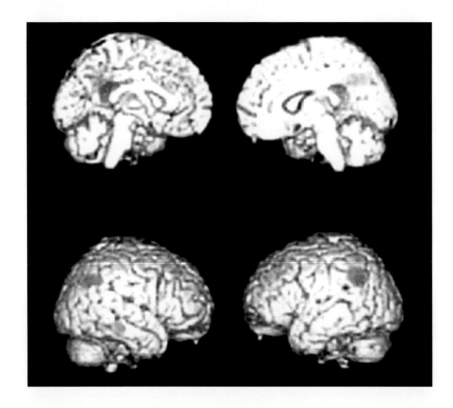

图 10.8 轻度认知功能损害与健康对照组间 FDG-PET 葡萄糖代谢的比较。（Reprinted with permission from Ishi K，PET Approaches for Diagnosis of Dementia，AJNR Am J Neuroradiol 2014；http:/dx.doi.org/10. 3174/ajnr. A3695Au：Please update with volume and page numbers.）

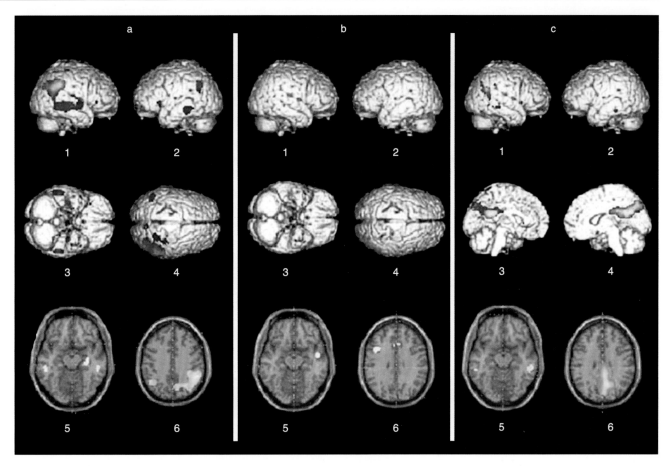

图 10.9　阿尔茨海默病患者(a)、健康志愿者(b)和 MCI 患者(c)基线和 1 年随访的脑区代谢改变。(Reprinted with permission from Fig.1,Drzezga A,Lautenschlager N,Siebner H,Cerebral metabolic changes accompanying conversion of mild cognitive impairment into Alzheimer's disease:a PET follow-up study.Eur J Nucl Med Mol Imaging 2003;30(8):1104-1113.)

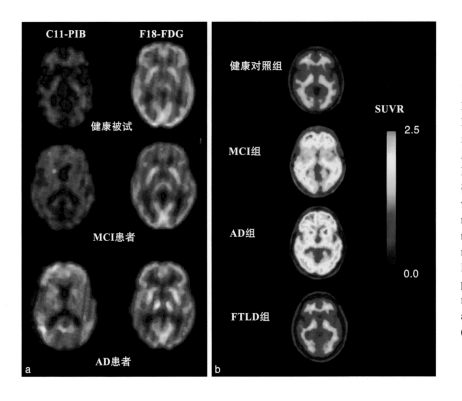

图 10.10　(a)[18]F-FDG 及[11]C-PIB 成像分别在正常人(上排)、MCI 患者(中间排)、AD 所致痴呆患者(下排)中的差异。(b)健康被试、MCI 患者、AD 患者及 FTLD 患者的[18]F-florbetaben 淀粉样蛋白成像差异。(Reprinted with permission from Jimenez Bonilla JF,Carril Carril JM.Molecular neuroimaging in degenerative dementias.Rev Esp Med Nucl Imag Mol 2013;32(5):301-309.)(Reprinted with permission from Villemagne VL,Rowe CG.Amyloid imaging.Int Psychogeriatrics 2011;23(Suppl 2):S41-S49.)

临床使用。为了克服这个限制，[18]F-标记的 Aβ 成像示踪剂如[18]F-氟比他班被用于研究（[18]F 半衰期约 110 分钟（▶图 10.10b）[104]。在 MCI 和 AD 受试者，[18]F-氟比他班在额叶、后扣带回/楔前叶和颞叶的皮质滞留非常明显，而枕叶和感觉运动皮质相对保留。相比之下，在健康对照或 FTD 受试者中没有观察到皮质[18]F-氟比他班的滞留。

随着个体进展为 MCI 和痴呆，临床退化和神经退变加速并表现为独立的淀粉样蛋白积累[105]。这个假设在很大程度上验证了杰克等人[106]提出的动态变化模式，其中 AD 的生物标志物在临床前期最有价值（▶图 10.11）。

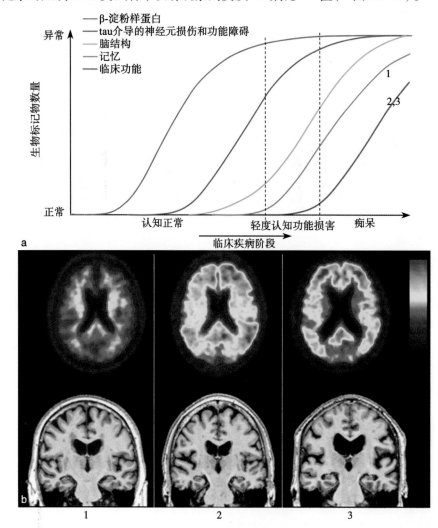

图 10.11 （a）阿尔茨海默病病理级联的动态生物标志物。（b）用匹兹堡化合物 B 进行 PET 淀粉样成像观察 MRI 表现无萎缩的正常人（图 1）、MRI 表现有萎缩的正常人（图 2）、阿尔茨海默病患者（图 3）。（Reprinted with permission from Figs.1 and 2 in Jack C Jr, Knopman D, Jagust W, et al, Hypothetical model of dynamic biomarkers of the Alzheimer pathological cascade, Lancet Neurol 2010;9(1): 119-128.）

此外，研究结果表明，在具有完整认知功能的老年患者中有很大比例也存在显著的 Aβ 斑块负荷[107]，进一步表明 Aβ 负荷是 AD 进展所必需的，但仅有 Aβ 还不够[108]。由于 Aβ 预测认知功能下降缺乏特异性，且与临床症状和疾病严重程度相关性较弱，降低了将大脑 Aβ 成像（如淀粉样蛋白成像）作为 AD 独立生物标志物进行研究的积极性。

### 10.6.3　磁共振成像

多种磁共振技术和方法已经补充在 MCI 的诊断研究中，包括 MR 容积测量、结构分析、用于代谢物评估的 H[1] 磁共振波谱、用于评估结构和组成的扩散加权成像、评估 MCI 患者激活脑区的功能磁共振成像（functional magnetic resonance imaging, fMRI）。以下部分总结了有关 MCI 的基于 MRI 技术的验证方法和研究。

#### MRI 容积测量

MRI 容积测量被定义为感兴趣区内体素或亚体素的积累。当体素被用于评估感兴趣区（region of interest, ROI）的形态学变化时，该方法称为基于体素的形态测量（voxel-based morphometry, VBM）。通过容积测量和 VBM 方法可以观察到 MCI 患者脑组织体积的减小，包括海马区、内嗅皮质和杏仁核区域。在 VBM 的研究中，Chételat 等[109]报道：与健康老年人相比，遗忘型 MCI 的一些脑区容积明显减小，常见于海马、后扣带回和胼胝体下区域；另一方面，与 AD

患者相比,小脑后部联合区域的灰质体积没有减小。Karas 等[110]的也报道发现:与健康老年人相比,遗忘型 MCI 患者在颞下叶、岛叶和丘脑区域表现出显著的体积减小;与 AD 患者相比,顶叶以及扣带回前后部的体积没有减小(▶图 10.12 和▶表 10.4)。通过

这些结果,有人认为遗忘型 MCI 患者可能在某些特定区域表现出明显的脑萎缩,尤其是在颞叶内部区域,包括海马区域,但不如 AD 患者那么广泛[109-111]。此外,Bell-McGinty 等[112]揭示了遗忘型 MCI 和多认知领域 MCI 的脑萎缩模式不同(▶图 10.13)。

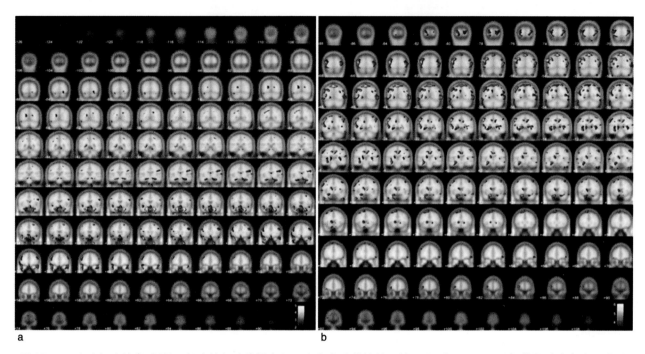

a　　　　　　　　　　　　　　　　　　　b

图 10.12　(a)相比健康对照组,轻度认知功能损害(MCI)存在脑萎缩的区域。(b)相比 MCI,阿尔茨海默病存在脑萎缩的区域。(Reprintedwith permission from Karas GB,Scheltens P,Rombouts SA,et al.Global and local gray matter loss in mild cognitive impairment and Alzheimer's disease.Neuroimage 2004;23:708-716.)

表 10.4　正常对照组与轻度认知功能损害和阿尔茨海默病患者解剖区域的灰质差异

| 标签 | 平均百分比差异 | | | |
|---|---|---|---|---|
| | NCLR vs MCI | | MCI vs AD | |
| | L | R | L | R |
| **脑叶** | | | | |
| 额叶 | 4.5 | 3.1 | 11.1 | 9.4 |
| 颞叶 | 1.7 | 0.8 | 10.9 | 11.2 |
| 顶叶 | 6.3 | 7.2 | 13.1 | 12.4 |
| 枕叶 | 0.5 | −0.2 | 12.9 | 11.2 |
| **颞中回,基底节,岛叶** | | | | |
| 杏仁核 | 3.3 | 4.1 | 10.7 | 7.6 |
| 海马 | 4.9 | 5.9 | 7.9 | 5.5 |
| 丘脑 | 13.4 | 12.4 | 14.1 | 14.2 |
| 尾状核头 | 4.6 | 4.1 | 10.5 | 10.6 |
| 岛叶 | 4.6 | 3.2 | 6.9 | 8.2 |
| 颞上回皮质 | 7.2 | 6.4 | 8.5 | 10.7 |
| **皮质关联区和扣带回** | | | | |
| 顶叶关联区 | 2.3 | 3.0 | 18.7 | 16 |
| 压后扣带皮质 | 3.1 | 3.5 | 7.3 | 5.9 |
| 前扣带回 | −0.2 | 1.2 | 9.2 | 8.1 |

缩写:AD,阿尔茨海默病;L,左侧;R,右侧;MCI,轻度认知功能损害;NCLR,正常对照组。资料来源:引用自 Karas KB,Scheltens P,Rombouts SA,et al. Global and local gray matter loss in mild cognitive impairment and Alzheimer's disease. Neuroimage 2004;23:708-716 的表 4。

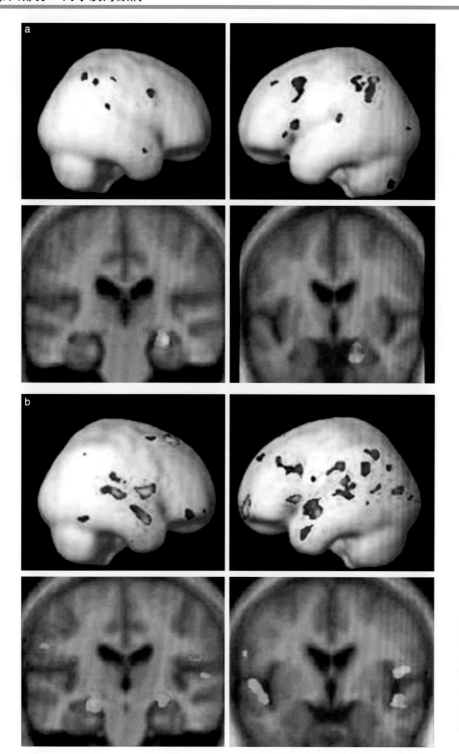

图 10.13 遗忘型轻度认知功能损害和多域型轻度认知功能损害间不同的萎缩模式。(Reprinted with permission from Bell-McGinty S, Lopez OL, Meltzer C, et al, Differential cortical atrophy in subgroups of mild cognitive impairment. Arch Neurol 2005; 62: 1393-1399.)

在遗忘组中,左侧内嗅皮质和顶下叶出现显著的体积减小;另一方面,在多认知领域的 MCI 受试者中,右侧额下回、右侧颞中回和双侧颞上回存在显著的体积减小。这些结果表明,以记忆障碍为主要特征的遗忘型 MCI 可能与内侧颞叶萎缩相关,而多认知领域的 MCI 可能与大脑皮质内的广泛病变相关。

纵向研究也为 MCI 的发展提供了有价值的信息和知识。Whitwell 等[113]前瞻性观察了 33 例遗忘型 MCI 患者多年,直到进展为 AD;然后采用 VBM 分析患者的纵向结构 MRI 数据(▶图 10.14)。AD 发作前 3 年,在左侧杏仁核、海马头部、内嗅皮质和梭状回中观察到明显却不严重的容积减小;AD 发作前 1 年,在双侧海马以及从颞叶后部到顶叶的区域发生显著的体积减小。到 AD 被诊断时,观察到涉及整个颞叶区域的严重体积减小以及从颞顶叶到额叶的大面积体积减小。

在这些研究中,与 AD 患者相比,MCI 患者中未观察到大脑皮质的广泛萎缩。但相比健康受试,海马区

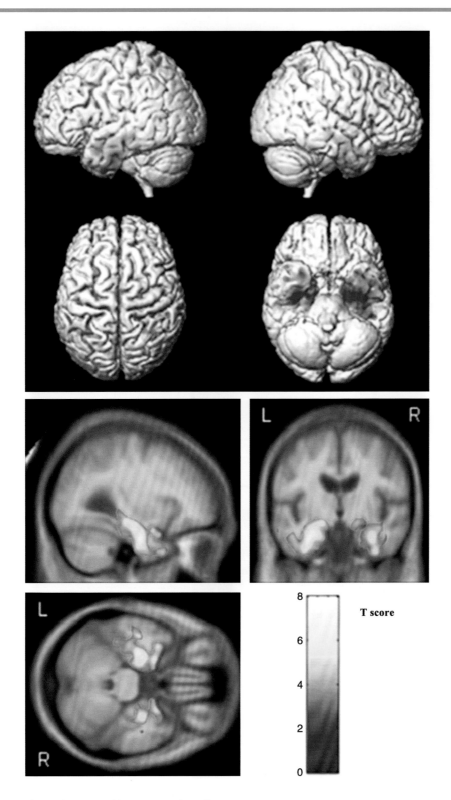

图 10.14　遗忘型轻度认知功能损害患者中在基线和 9 个至 18 个月随访期间脑萎缩的区域变化。L，左侧；R，右侧。（Reprinted with permission from Whitwell JL, Przybelski SA, Weigand SD, et al. 3D maps from multiple MRI illustrate changing atrophy patterns as subjects progress from mild cognitive impairment to Alzheimer's disease. Brain 2007;130:1777-1786.）

出现显著的萎缩。此外，海马区域的萎缩开始于 MCI 的早期阶段，并且有严重萎缩的患者更易于在短时间内进展为 AD。

动脉自旋标记血流分析

　　神经元活动与脑血流量（cerebral blood flow，CBF）密切相关，因此评估 MCI 或 AD 疾病进展的最可靠方法之一就是测量 CBF。测量 CBF 的 MRI 方法已不断发展并用于 MCI 或 AD 血流动力学研究，包括：动脉自旋标记（arterial spin labeling，ASL）[114] 和动态对比增强技术[115]。ASL 无须使用任何对比剂，是一种无创性测量 CBF 的 MRI 技术。一些研究者已报道 ASL 有助于揭示 MCI 患者 CBF 的异常。

　　使用脉冲式 ASL（PASL）对 MCI 或 AD 患者与健康老年对照组局部异常灌注区进行对照研究[116,117]，显示健康老年对照组与 MCI 和 AD 患者之间存在显著差异(▶图 10.15、▶图 10.16)。MCI 患者与健康对照者相比,在右侧和左侧上顶叶回、双侧角回、左侧顶下回、双侧颞中回以及枕中回出现 CBF 减低。AD 患者在右侧角回,双侧顶上回、双侧顶下叶、右侧枕中回、左侧楔前叶和尾状核的 CBF 值低于健康对照组。他们得出结论,认为 PASL 是研究从正常老化转化为痴呆时脑灌注变化的一项有价值工具。此外,使用 ASL 和 PET 两种方式对具有 AD 病理改变的 CBF 进行交叉验证研究,显示二者之间具有很好的一致性[118,119]。虽然 ASL 在 AD 病理学上的临床证据尚未建立,但由于其无创性,ASL 有望成为 AD 病理学的主要测量技术之一。

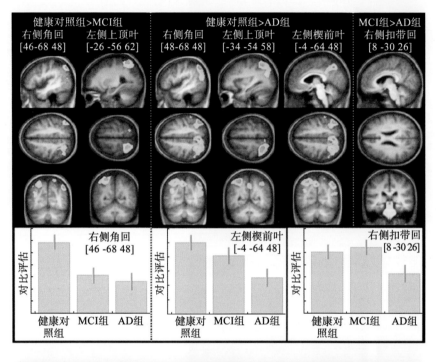

图 10.15　使用脉冲式动脉自旋标记(PASL),显示轻度认知功能损害(MCI)或阿尔茨海默病(AD)和健康老年对照组(HC)间区域性的灌注异常。L,左侧;R,右侧。( Reprinted with permission from Fig.1 in Alexopoulos P, Sorg C, Förschler A, et al. Perfusion abnormalities in mild cognitive impairment and mild dementia in Alzheimer's disease measured by pulsed arterial spin labeling MRI.Eur Arch Psychiatry Clin Neurosci.2012;262(1):69-77.)

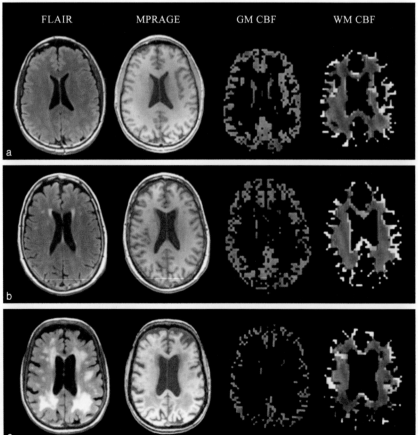

图 10.16　(a)对照组、(b)轻度认知功能损害和(c)阿尔茨海默病患者脑血流的区域性灌注差异。( Reprinted with permission from Zhang Q, Stafford RB, Wang Z, et al. Microvascular perfusion based on arterial spin labeled perfusion MRI as a measure of vascular risk in Alzheimer's disease,J Alzheimers Dis 2012;32(3):677-687.doi:10.3233/JAD-2012120964.)

## ¹H 磁共振波谱

氢质子磁共振波谱（Proton MR spectroscopy，¹H MRS）是一种在细胞水平上对大脑化学环境变化敏感的分析成像技术。利用¹H MRS，脑内主要的含质子代谢物，包括 N-乙酰天门冬氨酸（N-acetyl aspartate，NAA）、肌醇（myo-inositol，MI）、胆碱（choline，Cho）和肌酸（creatine，Cr），在常规数据采集期间可以被定量测量，测量值为感兴趣区内特定体素大小的平均值。因此，¹H MRS 可能在 AD 病理早期痴呆的临床评估和监测中发挥重要作用[120]。

几项研究旨在区分 AD 病理与正常对照组中脑代谢物的特征。NAA 是神经元完整性的标志物，在多种神经系统疾病中均降低，包括 MCI 和 AD[121,122]。MI

峰由负责渗透调节的神经胶质代谢产物组成[123]，MI 水平升高与中枢神经系统炎性脱髓鞘的神经胶质增生相关[124]，MCI 和 AD 患者 MI 水平高于正常认知的老年人[112]。脑内最大量的 Cho 结合在膜磷脂上，而膜磷脂是 Cho 和乙酰胆碱合成的前体。据推测 AD 患者 Cho 峰的升高是由于长期缺乏乙酰胆碱，膜磷脂酰胆碱提供游离 Cho 的结果。在 MCI 中 NAA 降低，而 MI 和 Cho 相对于正常值增加（▶图 10.17）[121]。此外，Kantarci 等[125]显示 NAA：MI 和海马体积:颅内总体积比显示出独立的效应，并且发现低水平的神经元完整性标记物 NAA 和高水平的神经胶质代谢物 MI 增加了 MCI 的风险。因此，这两个独立参数的联合作用可作为正常认知的老年人发生 MCI 的预测因子。

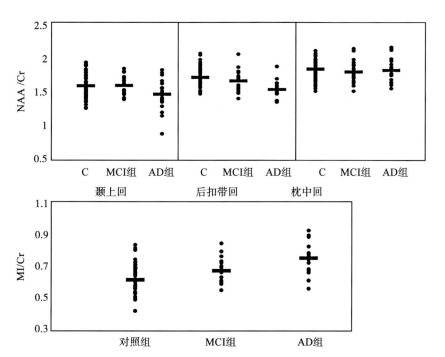

图 10.17　对照组（C）、轻度认知功能损害（MCI）和阿尔茨海默病（AD）患者的脑代谢物。Cr，肌酸；MI，肌醇；NAA，N-乙酰天冬氨酸。（Reprinted with permission from Figs.3 and 5 in Kantarci K，Jack C Jr，Xu Y，et al.Regional metabolic patterns in mild cognitive impairment and Alzheimer's disease：a 1H MRS study，Neurology 2000;55:210-217.）

根据以上研究得知，使用¹HMRS 观察 MCI 患者脑代谢物，可提供基于脑内生化活性的新的鉴别诊断方法。但是 MRS 的数值易受所用定量方法和脑内物理、化学环境如温度和酸碱度（pH）的影响，目前还没有找到根本的解决办法。因此，需要进一步观察和评估以期能够稳定的应用于 MCI 和 AD 病理研究。

## MR 扩散张量成像

扩散张量成像（diffusion tensor imaging，DTI）是一种可观察白质微观结构完整性的 MRI 技术[126]，基于平动扩散（平均扩散率[mean diffusivity，MD]、表观扩散系数[apparent diffusion coefficient，ADC]）和定向扩散（各向异性分数[fractional anisotropy，FA]）的变化，可评估白质结构的改变。此外，结合 MD 和 ADC 的

增加以及 FA 的降低可以说明白质的损害。

通过 DTI 测量 MD/ADC 和 FA 可以量化由于微观结构变化导致的水扩散率的改变。一些研究者使用这些水分子扩散指标，已经发现正常对照和 MCI 患者之间存在差异。受试者（正常对照和 MCI 患者）中 MCI 患者的白质结构 FA 值区域性显著降低[127-130]。Delano-Wood 等发现 MCI 患者胼胝体压部的 FA 值显著低于正常对照组，但总体形态或海马体积未见差异（▶图 10.18）[128]。此外，他们发现 MCI 患者在后扣带回（posterior cingulum，PC）中白质完整性明显减低（▶图 10.19）[129]。Stebbins 等[131]在综述中总结了 MCI 患者中 MD 增加和 FA 减少的脑叶，白质完整性破坏的模式倾向于从前向后梯度分布，且 AD 和 MCI 患者的后部区域具有更大的损伤。

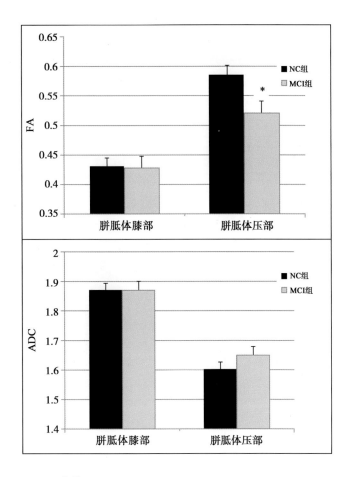

图 10.18　正常对照（normal control, NC）组和轻度认知功能损害（MCI）患者中的胼胝体膝部和胼胝体压部的平均各向异性分数（FA）和平均扩散率（MD）值。ADC，表观扩散系数。（Reprinted with permission from Fig.1 in Delano-Wood L, Bondi MW, Jak AJ, et al, Stroke risk modifies regional white matter differences in mild cognitive impairment.Neurobiol Aging 2010;31 (10):1721-1731.）

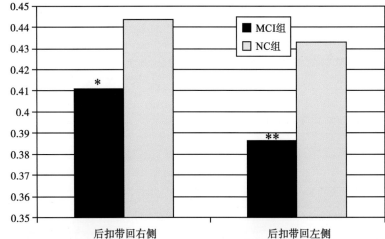

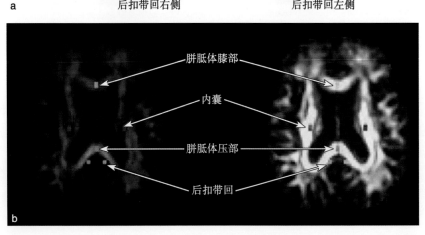

图 10.19　（a）,（b）后扣带回（PC）各向异性分数在正常对照（NC）和轻度认知功能损害（MCI）组间的半球差异。（Reprinted with permission from Figs. 1 and 2 in Delano-Wood L, Stricker N, Sorg S, et al. Posterior cingulum white matter disruption and its associations with verbal memory and stroke risk in mild cognitive impairment. J Alzheimer Dis 2012;29:589-603.）

如前所述,DTI 衍生的定量参数(如 FA 和 ADC)已经显示出它们的价值,在应用方面的进展也为 AD 病理学研究提供了新思路。此外,更多先进的无创成像技术有望从正常老年人中早期精确地识别出 MCI 患者[132]。

### 功能磁共振成像

fMRI 是一种无创性技术,通过测量局部血流动力学变化来研究高级认知功能的神经基础,这些血流动力学变化被认为与内在的细胞活性有关[133,134]。fMRI 检测到的血氧水平依赖( blood-oxygen-level-dependent,BOLD)信号变化被认为是通过测量血流量、血容量和氧合血红蛋白:脱氧血红蛋白比例的变化来代表整合的突触活动[135]。

在组块或事件相关设计范式中,通过脑区的激活和去激活模式,可以识别受实验任务调节的大脑区域和网络的活性。通过在完全不同的行为或认知状况(例如:注视与记忆编码)之间形成对比,结合 BOLD 信号的动态性质以及对活动相对静态的血流动力学

响应,可以推断哪个区域被任务选择性激活或去激活(即,任务阳性或任务阴性脑区)[136]。

所谓的无任务或静息状态或功能连接 MRI( functional connectivity MRI,fcMRI)研究使我们对任务阳性和任务阴性的脑网络有了更充分的理解,已经认识到若干大型神经网络由广泛分布解剖部位彼此分离的多个脑区组成,在静息状态下 BOLD 信号的动态变化存在统计相关性[137]。

在以下小节中,总结了基于任务和无任务的 fMRI 研究。

### 任务激活的研究( Task-Activated Studies)

大多数基于任务态的 fMRI 研究集中在记忆功能,这是因为考虑到 AD 的早期病理改变发生在内侧颞叶,且这些结构与学习和记忆有关。但应该指出的是,在基于任务态的 fMRI 研究中发现的任何患者组的特定异常在很大程度上取决于该研究使用的任务[138]。基于任务态的 fMRI 研究发现,与对照组相比,MCI 患者内侧颞叶表现出更大的激活区(▶图 10.20)[139]。

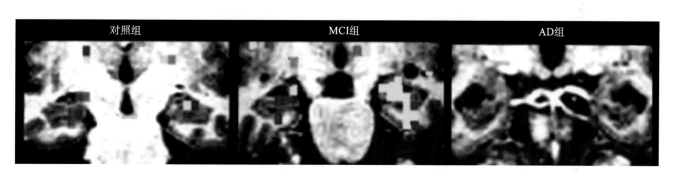

图 10.20　在轻度认知功能损害(MCI)转归为阿尔茨海默默(AD)痴呆之前,内侧颞叶(MTL)表现出补偿性过渡激活。( Reprinted with permission from Dickerson BC,Salat DH,Greve DN,Chua EF,Rand-Giovannetti E,Rentz DM,et al.(2005).Increased hippocampal activation in mild cognitive impairment compared with normal aging and AD. Neurology 2005;65:404-411.)

如前所述,这种方法要求执行认知任务,能够观察大脑功能的当前状态及其与相关区域的功能关系。因此,如果任务能够成功执行,结果将提供关于脑功能和 CBF 的有用信息。

### 无任务型研究( Task-Free Studies)

静息态 fMRI( Resting-state functional MRI,rs-fMRI)是一种通过血流量和氧合血红蛋白/脱氧血红蛋白比率的变化来反映突触活动的成像方法[140]。通过测量空间分离的脑区间功能连接,rs-fMRI 可用于评估脑功能[141,142]。包含多个脑区的网络在静息态下显示功能连接性,即所谓的静息状态网络[143-145]。默认模式网络( default mode network,DMN),由双侧顶叶皮质、楔前叶、后扣带皮质、前扣带皮质、内侧前额叶皮质、海马和丘脑组成,该网络在情景记忆和自传记忆检索期间活跃,但在执行认知任务期间需要关注外部刺激时

显示活动减少[136,146,147]。

近年来,利用静息态方法识别区分正常老龄化与 MCI 和 AD 脑内功能连接的改变已经获得了发展势头,尽管完成这方面的研究较少(▶图 10.21)[148]。一些研究报道发现:与对照组相比,遗忘型 MCI 患者后部 DMN(尤其是后扣带皮质)内的连接性降低(▶表 10.5)[149-152]。

如前所述,这种方法不需要执行认知任务,允许我们实施各种研究来观察大脑内默认网络的连接。近期由美国国家衰老研究所( NIA)和阿尔茨海默病协会工作组 Sperling 等人[153]制定的临床前 AD 的定义肯定了这种可能性,他们认为默认网络连接性的 fMRI 测量有望成为 AD 可能的临床前标志。进一步的研究可能会揭示正常、MCI 和 AD 受试者之间默认网络连接的差异。

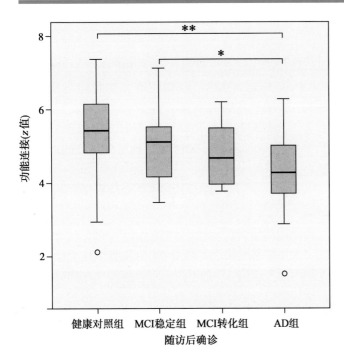

图 10.21 来自默认模式网络（DMN）$z$-图的平均 $z$ 值，揭示了连续 MCI（cMCI）和阿尔茨海默病（AD）中功能连接的改变。（Reprinted with permission from Fig.4 in Binnewijzend MAA, Schoonheim MM, SanzArigita E, et al.Resting-state fMRI changes in Alzheimer's disease and mild cognitive impairment, Neurobiol Aging 2012;33:2018-2028.）

表 10.5 aMCI 组与正常对照组静息状态默认模式网络活动研究的主要表现的比较

| 部位 | 研究项目 | Sorg 等人[1,54] | Bai[149] | Qi 等人[151,6] |
|---|---|---|---|---|
| 后扣带皮质/楔前叶 | −B | −L | −B | −B |
| 下顶叶 | +L | | +R | −R,+I |
| 内侧颞叶（海马、内嗅皮质、鼻周皮质、海马旁回） | −L | * | | |
| 梭状回 | −L | | +R | −L |
| 外侧前额叶皮质 | −B | −R | | +L |
| 内侧前额叶皮质 | +B | | | +B |
| 中央扣带皮质 | +B | | | |
| 颞内侧回 | −L | | | +L |
| 角回 | | −R | | |
| 壳核 | | | | +B |

缩写：−,aMCI 活动减少;+,aMCI 活动增加;aMCI,遗忘性轻度认知功能损害;B,双边;L,左;R,右。引用自 Jin M,Pelak VS,Cordes D. Aberrant default mode network in subjects with amnestic mild cognitive impairment using resting-state functional MRI. Magn Reson Imaging 2012;30(1):48-61 的表4。

### 10.6.4 图像分析

通过使用 PET、SPECT 和 MRI 等神经影像学技术，已经积累了关于 MCI 和 AD 的信息和知识，而其中，图像分析技术发挥了许多重要作用。传统上，视觉评估已广泛应用于日常临床工作中，但是该方法不能对病理状况进行定量评估。因此，手工放置 ROI 并统计 ROI 内的数据已应用于定量分析，但手工勾画 ROI 工作强度非常大，需要大量的时间来逐层勾画，作为常规评估不可行；因此，一些半自动化和全自动化的 ROI 分析方法逐渐发展起来[154-156]。

一般来说，医学图像分析技术大致分为：形态测量分析（形态测量）和灰度分析（灰度测量）。最近，全脑图像配准技术已成为常用的方法，它通过线性或非线性变换到标准化模板的大脑图像，提供了精确的解剖补偿[54,155,156]。使用统计参数图（Statistical Parametric Mapping，SPM）等软件可对全脑灰质、白质和脑脊液进行自动分割。此外，MRIstudio 可以提供不同被试和脑模板的配准，进而进行形态测量和灰度测量中的自动化的脑区分析[157,158]。通过使用这些软件，我们可以获得受试定量的体积变化和形态变化。这些过程归为形态测量[159]。此外，软件程序不仅可以提供 ROI 平均值，还可以在转换为标准化大脑模板（MRIstudio）后自动进行统计分析。一些研究已经使用这些软件程序来揭示伴或不伴有神经精神症状的 MCI 和 AD 患者[160]中的局域的特征性 DTI 变化[161]。这些过程被归类为灰度学。形态测量和灰度测量均是基于体素的分析（voxel-based analysis，VBA），强烈地受到配准不精确、运动伪影和成像伪影的影响。这是 VBA 的缺陷，误差导致难以比较来自不同扫描设备的结果。为了弥补这些缺陷，采用大 ROI 以包括大量的体素，可能是保证统计效能的一个解决方案。

图像分析方法正在研发中，许多软件程序都可以通过商业化和免费获得。不过，将通过图像分析获得的统计证据进行数据公开化尚未实现，不同中心和不同设备之间的差异仍未解决。

## 10.7 临床试验

### 10.7.1 轻度认知功能损害的药物治疗

目前，尚无有效的药物或非药物方法治疗 MCI，最有前景的治疗方法之一可能是现有的药物。已有报道一些临床试验使用胆碱酯酶抑制剂，如盐酸多奈哌齐、加兰他敏和利凡斯的明。2004 年，Salloway 等人首次报道了盐酸多奈哌齐治疗 MCI 的疗效[162]，药物组与安慰剂组的改善比例分别为 32.6% 和 24.3%，组间存在显著差异，没有严重的副作用。2005 年，Petersen 等[163]也报道了盐酸多奈哌齐治疗 MCI 的效果，这篇文章的结论是：在一年内，这种药物可以阻止向痴呆进展，在第二年后，未能观察到对控制进展有进一步的阳性反应。此外，也有临床试验用加兰他敏治疗 MCI，报道指出：该药物在预防 MCI 进展至痴呆方面表现出显著作用[164]。

## 10.7.2 随访

### 药物性随访

有权威人士认为，目前的 AD 药物，即胆碱酯酶抑制剂（cholinesterase inhibitors, ChEIs）可能会影响 MCI 患者的预后，尤其是遗忘型的患者。但 Raschetti 等人认为："胆碱酯酶抑制剂在 MCI 中的应用与 AD 或痴呆发作的推迟无关。"此外，这篇关于药物安全的综述表明：与 ChEIs 相关的风险不容忽视[165]。再者，英国精神药理学协会[166]认为：批准用于 AD 的药物未能显示出具有延缓或预防 MCI 患者发展为痴呆的疗效。

### 非药物性随访

记忆-认知康复和形成训练被认为是最有代表性的非药物性随访之一。计算机训练项目已经显示出有益于 MCI 患者认知和情绪、短故事回忆、抽象推理和行为等问题[167,168]。Belleville 等[169]报道，通过包括教育、基于计算机的训练和记忆补偿训练在内的混合训练，患者在回忆记忆列表、面部-姓名关联方面，以及主观记忆报告和良好意识方面都得到了改善。此外，在使用外部辅助的情况下，记忆补偿策略也显示出能够改善遗忘型 MCI 的初步证据[170]。通过体育锻炼干预来降低 MCI 认知功能的衰退也正处于探索阶段。最近，记忆补偿、决策、体能、与他人交谈以及教育计划的组合训练已经开展，评估数据显示对患者功能预后有积极影响。非药物性随访的多个方面可能对 MCI 患者有益。

## 10.7.3 预防性随访

几项预防性随访报告了 MCI 预防的益处。一项随访报告指出，那些有智力活动习惯的人，如阅读报纸或杂志、玩游戏、玩拼图或参观博物馆，痴呆症的风险下降 33%[171]。另一项随访报告显示，单身人士及和朋友见面少于 1 次/周的人与家居生活及和他人交往超过 1 次/周的人，二者间发病率有八倍的差异[172]。

## 参考文献

[1] Petersen RC, Smith GE, Waring SC, Ivnik RJ, Tangalos EG, Kokmen E. Mild cognitive impairment: clinical characterization and outcome. Arch Neurol 1999; 56: 303–308

[2] Voisin T, Touchon J, Vellas B. Mild cognitive impairment: a nosological entity? Curr Opin Neurol 2003; 16 Suppl 2: S43–S45

[3] Ganguli M, Dodge HH, Shen C, DeKosky ST. Mild cognitive impairment, amnestic type: an epidemiologic study. Neurology 2004; 63: 115–121

[4] Petersen RC. Conceptual overview. In: Petersen RC, ed. Mild Cognitive Impairment: Aging to Alzheimer's Disease. New York: Oxford University Press; 2003:1

[5] Petersen RC, Stevens JC, Ganguli M, Tangalos EG, Cummings JL, DeKosky ST Report of the Quality Standards Subcommittee of the American Academy of Neurology. Practice parameter: early detection of dementia: mild cognitive impairment (an evidence-based review). Neurology 2001; 56: 1133–1142

[6] Salmon D, Hodges JR. Introduction: mild cognitive impairment—cognitive, behavioral, and biological factors. Neurocase 2005; 11: 1–2

[7] Petersen RC. Mild cognitive impairment as a diagnostic entity. J Intern Med 2004; 256: 183–194

[8] Prichard JC. A Treatise on Insanity. Philadelphia: Haswell, Barrington, and Haswell; 1837

[9] Kral VA. Senescent forgetfulness: benign and malignant. Can Med Assoc J 1962; 86: 257–260

[10] Gurland BJ, Dean LL, Copeland J, Gurland R, Golden R. Criteria for the diagnosis of dementia in the community elderly. Gerontologist 1982; 22: 180–186

[11] Hughes CP, Berg L, Danziger WL, Coben LA, Martin RL. A new clinical scale for the staging of dementia. Br J Psychiatry 1982; 140: 566–572

[12] Reisberg B, Ferris SH, de Leon MJ, Crook T. The Global Deterioration Scale for assessment of primary degenerative dementia. Am J Psychiatry 1982; 139: 1136–1139

[13] Flicker C, Ferris SH, Reisberg B. Mild cognitive impairment in the elderly: predictors of dementia. Neurology 1991; 41: 1006–1009

[14] Reisberg B, Ferris SH, de Leon MJ et al. Stage-specific behavioral cognitive and in vivo changes in community residing subjects with age-associated memory impairment and primary degenerative dementia of the Alzheimer's type. Drug Dev Res 1988; 15: 101–114

[15] Crook T, Bartus RT, Ferris SH et al. Age-associated memory impairment; proposed diagnostic criteria and measures of clinical changes: report of National Institute of Mental Health Work Group. Dev Neuropsychology 1986; 2: 261–276

[16] Levy R. Aging-associated cognitive decline: Working Party of the International Psychogeriatric Association in collaboration with the World Health Organization. Int Psychogeriatr 1994; 6: 63–68

[17] Christensen H, Henderson AS, Jorm AF, Mackinnon AJ, Scott R, Korten AE. ICD-10 mild cognitive disorder: epidemiological evidence on its validity. Psychol Med 1995; 25: 105–120

[18] American Psychiatric Association. Diagnostic and Statistical Manual of Mental Disorders, 4th ed. Washington D.C.: American Psychiatric Association; 1994

[19] Zaudig M. A new systematic method of measurement and diagnosis of "mild cognitive impairment" and dementia according to ICD-10 and DSM-III-R criteria. Int Psychogeriatr 1992; 4 Suppl 2: 203–219

[20] Reisberg B, Ferris SH, Kluger A, Franssen E, Wegiel J, de Leon MJ. Mild cognitive impairment (MCI): a historical perspective. Int Psychogeriatr 2008; 20: 18–31

[21] Petersen RC, Morris JC. Mild cognitive impairment as a clinical entity and treatment target. Arch Neurol 2005; 62: 1160–1163, discussion 1167

[22] Albert MS, DeKosky ST, Dickson D et al. The diagnosis of mild cognitive impairment due to Alzheimer's disease: recommendations from the National Institute on Aging-Alzheimer's Association workgroups on diagnostic guidelines for Alzheimer's disease. Alzheimers Dement 2011; 7: 270–279

[23] Morris JC. Revised criteria for mild cognitive impairment may compromise the diagnosis of Alzheimer's disease dementia. Arch Neurol 2012; 69: 700–708

[24] World Wide Alzheimer's Disease Neuroimaging Initiative. Alzheimer's Association 2014. Available at: http://www.alz.org/research/funding/partnerships/ww-adni_europe.asp

[25] Ritchie K. Mild cognitive impairment: an epidemiological perspective. Dialogues Clin Neurosci 2004; 6: 401–408

[26] Manly JJ, Tang MX, Schupf N, Stern Y, Vonsattel JP, Mayeux R. Frequency and course of mild cognitive impairment in a multiethnic community. Ann Neurol 2008; 63: 494–506

[27] Caracciolo B, Palmer K, Monastero R, Winblad B, Bäckman L, Fratiglioni L.

Occurrence of cognitive impairment and dementia in the community: a 9-year-long prospective study. Neurology 2008; 70: 1778–1785

[28] Luck T, Luppa M, Briel S et al. Mild cognitive impairment: incidence and risk factors: results of the Leipzig Longitudinal Study of the Aged. J Am Geriatr Soc 2010; 58: 1903–1910

[29] Luck T, Luppa M, Briel S, Riedel-Heller SG. Incidence of mild cognitive impairment: a systematic review. Dement Geriatr Cogn Disord 2010; 29: 164–175

[30] Plassman BL, Langa KM, McCammon RJ et al. Incidence of dementia and cognitive impairment, not dementia in the United States. Ann Neurol 2011; 70: 418–426

[31] Roberts RO, Geda YE, Knopman DS et al. The incidence of MCI differs by subtype and is higher in men: the Mayo Clinic Study of Aging. Neurology 2012; 78: 342–351

[32] Lopez OL, Becker JT, Chang YF et al. Incidence of mild cognitive impairment in the Pittsburgh Cardiovascular Health Study-Cognition Study. Neurology 2012; 79: 1599–1606

[33] Petersen RC, Roberts RO, Knopman DS et al. The Mayo Clinic Study of Aging. Prevalence of mild cognitive impairment is higher in men. Neurology 2010; 75: 889–897

[34] Manly JJ, Bell-McGinty S, Tang MX, Schupf N, Stern Y, Mayeux R. Implementing diagnostic criteria and estimating frequency of mild cognitive impairment in an urban community. Arch Neurol 2005; 62: 1739–1746

[35] Kryscio RJ, Schmitt FA, Salazar JC, Mendiondo MS, Markesbery WR. Risk factors for transitions from normal to mild cognitive impairment and dementia. Neurology 2006; 66: 828–832

[36] Das SK, Bose P, Biswas A et al. An epidemiologic study of mild cognitive impairment in Kolkata, India. Neurology 2007; 68: 2019–2026

[37] Tyas SL, Salazar JC, Snowdon DA et al. Transitions to mild cognitive impairment, dementia, and death: findings from the Nun Study. Am J Epidemiol 2007; 165: 1231–1238

[38] Tschanz JT, Welsh-Bohmer KA, Lyketsos CG et al. Cache County Investigators. Conversion to dementia from mild cognitive disorder: the Cache County Study. Neurology 2006; 67: 229–234

[39] Luchsinger JA, Reitz C, Patel B, Tang MX, Manly JJ, Mayeux R. Relation of diabetes to mild cognitive impairment. Arch Neurol 2007; 64: 570–575

[40] Reitz C, Tang MX, Manly J, Mayeux R, Luchsinger JA. Hypertension and the risk of mild cognitive impairment. Arch Neurol 2007; 64: 1734–1740

[41] Roberts RO, Geda YE, Knopman DS et al. Association of duration and severity of diabetes mellitus with mild cognitive impairment. Arch Neurol 2008; 65: 1066–1073

[42] Roberts RO, Geda YE, Knopman DS et al. Cardiac disease associated with increased risk of nonamnestic cognitive impairment: stronger effect on women. JAMA Neurol 2013; 70: 374–382

[43] Schultz MR, Lyons MJ, Franz CE et al. Apolipoprotein E genotype and memory in the sixth decade of life. Neurology 2008; 70: 1771–1777

[44] Boyle PA, Buchman AS, Wilson RS, Kelly JF, Bennett DA. The APOE epsilon4 allele is associated with incident mild cognitive impairment among community-dwelling older persons. Neuroepidemiology 2010; 34: 43–49

[45] Wolf H, Grunwald M, Ecke GM et al. The prognosis of mild cognitive impairment in the elderly. J Neural Transm Suppl 1998; 54: 31–50

[46] Morris JC, Storandt M, Miller JP et al. Mild cognitive impairment represents early-stage Alzheimer's disease. Arch Neurol 2001; 58: 397–405

[47] Artero S, Tiemeier H, Prins ND, Sabatier R, Breteler MM, Ritchie K. Neuroanatomical localisation and clinical correlates of white matter lesions in the elderly. J Neurol Neurosurg Psychiatry 2004; 75: 1304–1308

[48] Tervo S, Kivipelto M, Hänninen T et al. Incidence and risk factors for mild cognitive impairment: a population-based three-year follow-up study of cognitively healthy elderly subjects. Dement Geriatr Cogn Disord 2004; 17: 196–203

[49] Gauthier S. Pharmacotherapy of mild cognitive impairment. Dialogues Clin Neurosci 2004; 6: 391–395

[50] van Norden AG, Fick WF, de Laat KF et al. Subjective cognitive failures and hippocampal volume in elderly with white matter lesions. Neurology 2008; 71: 1152–1159

[51] Scheef L, Spottke A, Daerr M et al. Glucose metabolism, gray matter structure, and memory decline in subjective memory impairment. Neurology 2012; 79: 1332–1339

[52] Palmer K, Berger AK, Monastero R, Winblad B, Bäckman L, Fratiglioni L. Predictors of progression from mild cognitive impairment to Alzheimer disease. Neurology 2007; 68: 1596–1602

[53] Feldman H, Scheltens P, Scarpini E et al. Behavioral symptoms in mild cognitive impairment. Neurology 2004; 62: 1199–1201

[54] Geda YE, Roberts RO, Knopman DS et al. Prevalence of neuropsychiatric symptoms in mild cognitive impairment and normal cognitive aging: population-based study. Arch Gen Psychiatry 2008; 65: 1193–1198

[55] Okura T, Plassman BL, Steffens DC, Llewellyn DJ, Potter GG, Langa KM. Prevalence of neuropsychiatric symptoms and their association with functional limitations in older adults in the United States: the aging, demographics, and memory study. J Am Geriatr Soc 2010; 58: 330–337

[56] Vinkers DJ, Gussekloo J, Stek ML, Westendorp RG, van der Mast RC. Temporal relation between depression and cognitive impairment in old age: prospective population based study. BMJ 2004; 329: 881

[57] Wilson RS, Schneider JA, Boyle PA, Arnold SE, Tang Y, Bennett DA. Chronic distress and incidence of mild cognitive impairment. Neurology 2007; 68: 2085–2092

[58] Geda YE, Knopman DS, Mrazek DA et al. Depression, apolipoprotein E genotype, and the incidence of mild cognitive impairment: a prospective cohort study. Arch Neurol 2006; 63: 435–440

[59] Goveas JS, Espeland MA, Woods NF, Wassertheil-Smoller S, Kotchen JM. Depressive symptoms and incidence of mild cognitive impairment and probable dementia in elderly women: the Women's Health Initiative Memory Study. J Am Geriatr Soc 2011; 59: 57–66

[60] Caracciolo B, Bäckman L, Monastero R, Winblad B, Fratiglioni L. The symptom of low mood in the prodromal stage of mild cognitive impairment and dementia: a cohort study of a community dwelling elderly population. J Neurol Neurosurg Psychiatry 2011; 82: 788–793

[61] Visser PJ, Scheltens P, Verhey FR. Do MCI criteria in drug trials accurately identify subjects with predementia Alzheimer's disease? J Neurol Neurosurg Psychiatry 2005; 76: 1348–1354

[62] Wilson RS, Arnold SE, Beck TL, Bienias JL, Bennett DA. Change in depressive symptoms during the prodromal phase of Alzheimer's disease. Arch Gen Psychiatry 2008; 65: 439–445

[63] Wilson RS, Hoganson GM, Rajan KB, Barnes LL, Mendes de Leon CF, Evans DA. Temporal course of depressive symptoms during the development of Alzheimer's disease. Neurology 2010; 75: 21–26

[64] Petersen RC, Parisi JE, Dickson DW et al. Neuropathologic features of amnestic mild cognitive impairment. Arch Neurol 2006; 63: 665–672

[65] Jicha GA, Parisi JE, Dickson DW et al. Neuropathologic outcome of mild cognitive impairment following progression to clinical dementia. Arch Neurol 2006; 63: 674–681

[66] Butters MA, Whyte EM, Nebes RD et al. The nature and determinants of neuropsychological functioning in late-life depression. Arch Gen Psychiatry 2004; 61: 587–595

[67] Modrego PJ, Ferrández J. Depression in patients with mild cognitive impairment increases the risk of developing dementia of Alzheimer type: a prospective cohort study. Arch Neurol 2004; 61: 1290–1293

[68] Petersen RC, Roberts RO, Knopman DS et al. Mild cognitive impairment: ten years later. Arch Neurol 2009; 66: 1447–1455

[69] Bennett DA, Schneider JA, Bienias JL, Evans DA, Wilson RS. Mild cognitive impairment is related to Alzheimer's disease pathology and cerebral infarctions. Neurology 2005; 64: 834–841

[70] Sabbagh MN, Shah F, Reid RT et al. Pathologic and nicotinic receptor binding differences between mild cognitive impairment, Alzheimer's disease, and normal aging. Arch Neurol 2006; 63: 1771–1776

[71] Davis KL, Mohs RC, Marin D et al. Cholinergic markers in elderly patients with early signs of Alzheimer's disease. JAMA 1999; 281: 1401–1406

[72] DeKosky ST, Ikonomovic MD, Styren SD et al. Upregulation of choline acetyltransferase activity in hippocampus and frontal cortex of elderly subjects with mild cognitive impairment. Ann Neurol 2002; 51: 145–155

[73] Markesbery WR, Schmitt FA, Kryscio RJ, Davis DG, Smith CD, Wekstein DR. Neuropathologic substrate of mild cognitive impairment. Arch Neurol 2006; 63: 38–46

[74] Haroutunian V, Hoffman LB, Beeri MS. Is there a neuropathology difference between mild cognitive impairment and dementia? Dialogues Clin Neurosci 2009; 11: 171–179

[75] Guillozet AL, Weintraub S, Mash DC, Mesulam MM. Neurofibrillary tangles, amyloid, and memory in aging and mild cognitive impairment. Arch Neurol 2003; 60: 729–736

[76] Schneider JA, Arvanitakis Z, Leurgans SE, Bennett DA. The neuropathology of probable Alzheimer's disease and mild cognitive impairment. Ann Neurol 2009; 66: 200–208

[77] Bartrés-Faz D, Junqué C, López-Alomar A et al. Neuropsychological and genetic differences between age-associated memory impairment and mild cognitive impairment entities. J Am Geriatr Soc 2001; 49: 985–990

[78] Kivipelto M, Helkala EL, Hänninen T et al. Midlife vascular risk factors and late-life mild cognitive impairment: a population-based study. Neurology 2001; 56: 1683–1689

[79] Zambón D, Quintana M, Mata P et al. Higher incidence of mild cognitive

impairment in familial hypercholesterolemia. Am J Med 2010; 123: 267–274

[80] Steenland K, Karnes C, Seals R, Carnevale C, Hermida A, Levey A. Late-life depression as a risk factor for mild cognitive impairment or Alzheimer's disease in 30 US Alzheimer's disease centers. J Alzheimers Dis 2012; 31: 265–275

[81] Alzheimer's Disease Neuroimaging Initiative. ADNI procedures, protocols, and grants. 2013. Available at: http://www.adni-info.org/Scientists/ADNIStudyProcedures.aspx

[82] The Ronald and Nancy Reagan Research Institute of the Alzheimer's Association and the National Institute on Aging Working Group. Consensus report of the Working Group on: "Molecular and Biochemical Markers of Alzheimer's Disease". Neurobiol Aging 1998; 19: 109–116

[83] Bateman RJ, Munsell LY, Morris JC, Swarm R, Yarasheski KE, Holtzman DM. Human amyloid-β synthesis and clearance rates as measured in cerebrospinal fluid in vivo. Nat Med 2006; 12: 856–861

[84] Mizukami K. [How do we deal with mild cognitive impairment?] [in Japanese] Seishin Shinkeigaku Zasshi 2009; 111: 26–30[Article in Japanese]

[85] Reisberg B. Dementia: a systematic approach to identifying reversible causes. Geriatrics 1986; 41: 30–46

[86] Caffarra P, Ghetti C, Concari L, Venneri A. Differential patterns of hypoperfusion in subtypes of mild cognitive impairment. Open Neuroimaging J 2008; 2: 20–28

[87] Hirao K, Ohnishi T, Hirata Y et al. The prediction of rapid conversion to Alzheimer's disease in mild cognitive impairment using regional cerebral blood flow SPECT. Neuroimage 2005; 28: 1014–1021

[88] Chételat G, Desgranges B, de la Sayette V, Viader F, Eustache F, Baron JC. Mild cognitive impairment: can FDG-PET predict who is to rapidly convert to Alzheimer's disease? Neurology 2003; 60: 1374–1377

[89] Mosconi L, Perani D, Sorbi S et al. MCI conversion to dementia and the APOE genotype: a prediction study with FDG-PET. Neurology 2004; 63: 2332–2340

[90] Park KW, Yoon HJ, Kang DY, Kim BC, Kim S, Kim JW. Regional cerebral blood flow differences in patients with mild cognitive impairment between those who did and did not develop Alzheimer's disease. Psychiatry Res 2012; 203: 201–206

[91] Habert MO, Horn JF, Sarazin M et al. Brain perfusion SPECT with an automated quantitative tool can identify prodromal Alzheimer's disease among patients with mild cognitive impairment. Neurobiol Aging 2011; 32: 15–23

[92] Caroli A, Testa C, Geroldi C et al. Cerebral perfusion correlates of conversion to Alzheimer's disease in amnestic mild cognitive impairment. J Neurol 2007; 254: 1698–1707

[93] Pennanen C, Kivipelto M, Tuomainen S et al. Hippocampus and entorhinal cortex in mild cognitive impairment and early AD. Neurobiol Aging 2004; 25: 303–310

[94] Alegret M, Cuberas-Borrós G, Vinyes-Junqué G et al. A two-year follow-up of cognitive deficits and brain perfusion in mild cognitive impairment and mild Alzheimer's disease. J Alzheimers Dis 2012; 30: 109–120

[95] Matsuda H. Role of neuroimaging in Alzheimer's disease, with emphasis on brain perfusion SPECT. J Nucl Med 2007; 48: 1289–1300

[96] Honda N, Machida K, Matsumoto T et al. Three-dimensional stereotactic surface projection of brain perfusion SPECT improves diagnosis of Alzheimer's disease. Ann Nucl Med 2003; 17: 641–648

[97] Elgh E, Sundström T, Näsman B, Ahlström R, Nyberg L. Memory functions and rCBF (99m)Tc-HMPAO SPET: developing diagnostics in Alzheimer's disease. Eur J Nucl Med Mol Imaging 2002; 29: 1140–1148

[98] Ishi K. PET approaches for diagnosis of dementia. AJNR Am J Neuroradiol 2014

[99] Drzezga A, Lautenschlager N, Siebner H et al. Cerebral metabolic changes accompanying conversion of mild cognitive impairment into Alzheimer's disease: a PET follow-up study. Eur J Nucl Med Mol Imaging 2003; 30: 1104–1113

[100] Hardy J, Selkoe DJ. The amyloid hypothesis of Alzheimer's disease: progress and problems on the road to therapeutics. Science 2002; 297: 353–356

[101] Hatashita S, Yamasaki H. Diagnosed mild cognitive impairment due to Alzheimer's disease with PET biomarkers of beta amyloid and neuronal dysfunction. PLoS ONE 2013; 8: e66877

[102] Laforce R, Jr, Rabinovici GD. Amyloid imaging in the differential diagnosis of dementia: review and potential clinical applications. Alzheimers Res Ther 2011; 3: 31

[103] Jiménez Bonilla JF, Carril Carril JM. Molecular neuroimaging in degenerative dementias. Rev Esp Med Nucl Imagen Mol 2013; 32: 301–309

[104] Villemagne VL, Rowe CC. Amyloid imaging. Int Psychogeriatr 2011; 23 Suppl 2: S41–S49

[105] Rabinovici GD, Jagust WJ. Amyloid imaging in aging and dementia: testing the amyloid hypothesis in vivo. Behav Neurol 2009; 21: 117–128

[106] Jack CR, Jr, Knopman DS, Jagust WJ et al. Hypothetical model of dynamic biomarkers of the Alzheimer's pathological cascade. Lancet Neurol 2010; 9: 119–128

[107] Sonnen JA, Santa Cruz K, Hemmy LS et al. Ecology of the aging human brain. Arch Neurol 2011; 68: 1049–1056

[108] Zaccai J, Brayne C, McKeith I, Matthews F, Ince PG MRC Cognitive Function, Ageing Neuropathology Study. Patterns and stages of alpha-synucleinopathy: relevance in a population-based cohort. Neurology 2008; 70: 1042–1048

[109] Chételat G, Desgranges B, De La Sayette V, Viader F, Eustache F, Baron JC. Mapping gray matter loss with voxel-based morphometry in mild cognitive impairment. Neuroreport 2002; 13: 1939–1943

[110] Karas GB, Scheltens P, Rombouts SA et al. Global and local gray matter loss in mild cognitive impairment and Alzheimer's disease. Neuroimage 2004; 23: 708–716

[111] Pennanen C, Testa C, Laakso MP et al. A voxel based morphometry study on mild cognitive impairment. J Neurol Neurosurg Psychiatry 2005; 76: 11–14

[112] Bell-McGinty S, Lopez OL, Meltzer CC et al. Differential cortical atrophy in subgroups of mild cognitive impairment. Arch Neurol 2005; 62: 1393–1397

[113] Whitwell JL, Przybelski SA, Weigand SD et al. 3D maps from multiple MRI illustrate changing atrophy patterns as subjects progress from mild cognitive impairment to Alzheimer's disease. Brain 2007; 130: 1777–1786

[114] Detre JA, Leigh JS, Williams DS, Koretsky AP. Perfusion imaging. Magn Reson Med 1992; 23: 37–45

[115] Liu HL, Pu Y, Liu Y et al. Cerebral blood flow measurement by dynamic contrast MRI using singular value decomposition with an adaptive threshold. Magn Reson Med 1999; 42: 167–172

[116] Alexopoulos P, Sorg C, Förschler A et al. Perfusion abnormalities in mild cognitive impairment and mild dementia in Alzheimer's disease measured by pulsed arterial spin labeling MRI. Eur Arch Psychiatry Clin Neurosci 2012; 262: 69–77

[117] Zhang Q, Stafford RB, Wang Z, Arnold SE, Wolk DA, Detre JA. Microvascular perfusion based on arterial spin labeled perfusion MRI as a measure of vascular risk in Alzheimer's disease. J Alzheimers Dis 2012; 32: 677–687

[118] Xu G, Rowley HA, Wu G et al. Reliability and precision of pseudo-continuous arterial spin labeling perfusion MRI on 3.0T and comparison with $^{15}$O-water PET in elderly subjects at risk for Alzheimer's disease. NMR Biomed 2010; 23: 286–293

[119] Chen Y, Wolk DA, Reddin JS et al. Voxel-level comparison of arterial spin-labeled perfusion MRI and FDG-PET in Alzheimer's disease. Neurology 2011; 77: 1977–1985

[120] Kantarci K, Petersen R, Boeve B et al. Annual decrease in N-acetylaspartate/creatine ratio correlates with the progression of Alzheimer's disease. Neurology 2004; 62: 300–305

[121] Kantarci K, Jack CR, Jr, Xu YC et al. Regional metabolic patterns in mild cognitive impairment and Alzheimer's disease: a 1 H MRS study. Neurology 2000; 55: 210–217

[122] Klunk WE, Engler H, Nordberg A et al. Imaging brain amyloid in Alzheimer's disease with Pittsburgh Compound-B. Ann Neurol 2004; 55: 306–319

[123] Urenjak J, Williams SR, Gadian DG, Noble M. Proton nuclear magnetic resonance spectroscopy unambiguously identifies different neural cell types. J Neurosci 1993; 13: 981–989

[124] Bitsch A, Bruhn H, Vougioukas V et al. Inflammatory CNS demyelination: histopathologic correlation with in vivo quantitative proton MR spectroscopy. AJNR Am J Neuroradiol 1999; 20: 1619–1627

[125] Kantarci K, Weigand SD, Przybelski SA et al. MRI and MRS predictors of mild cognitive impairment in a population-based sample. Neurology 2013; 81: 126–133

[126] Le Bihan D. Looking into the functional architecture of the brain with diffusion MRI. Nat Rev Neurosci 2003; 4: 469–480

[127] Medina D, DeToledo-Morrell L, Urresta F et al. White matter changes in mild cognitive impairment and AD: a diffusion tensor imaging study. Neurobiol Aging 2006; 27: 663–672

[128] Delano-Wood L, Bondi MW, Jak AJ et al. Stroke risk modifies regional white matter differences in mild cognitive impairment. Neurobiol Aging 2010; 31: 1721–1731

[129] Delano-Wood L, Stricker NH, Sorg SF et al. Posterior cingulum white matter disruption and its associations with verbal memory and stroke risk in mild cognitive impairment. J Alzheimers Dis 2012; 29: 589–603

[130] Bosch B, Arenaza-Urquijo EM, Rami L et al. Multiple DTI index analysis in normal aging, amnestic MCI and AD: relationship with neuropsychological performance. Neurobiol Aging 2012; 33: 61–74

[131] Stebbins GT, Murphy CM. Diffusion tensor imaging in Alzheimer's disease

and mild cognitive impairment. Behav Neurol 2009; 21: 39–49

[132] O'Dwyer L, Lamberton F, Bokde ALW et al. Using support vector machines with multiple indices of diffusion for automated classification of mild cognitive impairment. PLoS ONE 2012; 7: e32441

[133] Logothetis NK, Pauls J, Augath M, Trinath T, Oeltermann A. Neurophysiological investigation of the basis of the fMRI signal. Nature 2001; 412: 150–157

[134] Shmuel A, Augath M, Oeltermann A, Logothetis NK. Negative functional MRI response correlates with decreases in neuronal activity in monkey visual area V1. Nat Neurosci 2006; 9: 569–577

[135] Gusnard DA, Raichle ME, Raichle ME. Searching for a baseline: functional imaging and the resting human brain. Nat Rev Neurosci 2001; 2: 685–694

[136] Greicius MD, Krasnow B, Reiss AL, Menon V. Functional connectivity in the resting brain: a network analysis of the default mode hypothesis. Proc Natl Acad Sci U S A 2003; 100: 253–258

[137] Fox MD, Snyder AZ, Vincent JL, Corbetta M, Van Essen DC, Raichle ME. The human brain is intrinsically organized into dynamic, anticorrelated functional networks. Proc Natl Acad Sci U S A 2005; 102: 9673–9678

[138] Dickerson BC, Sperling RA. Functional abnormalities of the medial temporal lobe memory system in mild cognitive impairment and Alzheimer's disease: insights from functional MRI studies. Neuropsychologia 2008; 46: 1624–1635

[139] Dickerson BC, Salat DH, Greve DN et al. Increased hippocampal activation in mild cognitive impairment compared to normal aging and AD. Neurology 2005; 65: 404–411

[140] Schölvinck ML, Maier A, Ye FQ, Duyn JH, Leopold DA. Neural basis of global resting-state fMRI activity. Proc Natl Acad Sci U S A 2010; 107: 10238–10243

[141] Biswal B, Yetkin FZ, Haughton VM, Hyde JS. Functional connectivity in the motor cortex of resting human brain using echo-planar MRI. Magn Reson Med 1995; 34: 537–541

[142] Cordes D, Haughton VM, Arfanakis K et al. Frequencies contributing to functional connectivity in the cerebral cortex in "resting-state" data. AJNR Am J Neuroradiol 2001; 22: 1326–1333

[143] Beckmann CF, DeLuca M, Devlin JT, Smith SM. Investigations into resting-state connectivity using independent component analysis. Philos Trans R Soc Lond B Biol Sci 2005; 360: 1001–1013

[144] Damoiseaux JS, Beckmann CF, Arigita EJ et al. Reduced resting-state brain activity in the "default network" in normal aging. Cereb Cortex 2008; 18: 1856–1864

[145] Damoiseaux JS, Rombouts SA, Barkhof F et al. Consistent resting-state networks across healthy subjects. Proc Natl Acad Sci U S A 2006; 103: 13848–13853

[146] Greicius MD, Srivastava G, Reiss AL, Menon V. Default-mode network activity distinguishes Alzheimer's disease from healthy aging: evidence from functional MRI. Proc Natl Acad Sci U S A 2004; 101: 4637–4642

[147] Raichle ME, MacLeod AM, Snyder AZ, Powers WJ, Gusnard DA, Shulman GL. A default mode of brain function. Proc Natl Acad Sci U S A 2001; 98: 676–682

[148] Binnewijzend MAA, Schoonheim MM, Sanz-Arigita E et al. Resting-state fMRI changes in Alzheimer's disease and mild cognitive impairment. Neurobiol Aging 2012; 33: 2018–2028

[149] Sorg C, Riedl V, Mühlau M et al. Selective changes of resting-state networks in individuals at risk for Alzheimer's disease. Proc Natl Acad Sci U S A 2007; 104: 18760–18765

[150] Bai F, Zhang Z, Yu H et al. Default-mode network activity distinguishes amnestic type mild cognitive impairment from healthy aging: a combined structural and resting-state functional MRI study. Neurosci Lett 2008; 438: 111–115

[151] Jin M, Pelak VS, Cordes D. Aberrant default mode network in subjects with amnestic mild cognitive impairment using resting-state functional MRI. Magn Reson Imaging 2012; 30: 48–61

[152] Qi Z, Wu X, Wang Z et al. Impairment and compensation coexist in amnestic MCI default mode network. Neuroimage 2010; 50: 48–55

[153] Sperling RA, Aisen P, Beckett L et al. Toward defining the preclinical stages of Alzheimer's disease: recommendations from the National Institute on Aging–Alzheimer's Association Research Roundtable workgroups on diagnostic guidelines for Alzheimer's disease. Alzheimers Dement 2011; 7: 280–292

[154] Mapping SP. Wellcome Trust Centre for Neuroimaging. 2013. Available at: http://www.fil.ion.ucl.ac.uk/spm

[155] Studio MRI. An Image Processing Program. 17 May 2007. Available at: https://www.mristudio.org

[156] FSL. FMRIB Software Library v5.0. Analysis Group, FMRIB, Oxford UK. 2014. Available at: http://fsl.fmrib.ox.ac.uk/fsl/fslwiki

[157] Mori S, Crain BJ, Chacko VP, van Zijl PC. Three-dimensional tracking of axonal projections in the brain by magnetic resonance imaging. Ann Neurol 1999; 45: 265–269

[158] Jiang H, van Zijl PCM, Kim J, Pearlson GD, Mori S. DtiStudio: resource program for diffusion tensor computation and fiber bundle tracking. Comput Methods Programs Biomed 2006; 81: 106–116

[159] Miller MI, Priebe CE, Qiu A et al. Morphometry BIRN. Collaborative computational anatomy: an MRI morphometry study of the human brain via diffeomorphic metric mapping. Hum Brain Mapp 2009; 30: 2132–2141

[160] Mielke MM, Kozauer NA, Chan KCG et al. Regionally-specific diffusion tensor imaging in mild cognitive impairment and Alzheimer's disease. Neuroimage 2009; 46: 47–55

[161] Tighe SK, Oishi K, Mori S et al. Diffusion tensor imaging of neuropsychiatric symptoms in mild cognitive impairment and Alzheimer's dementia. J Neuropsychiatry Clin Neurosci 2012; 24: 484–488

[162] Salloway S, Ferris S, Kluger A et al. Donepezil 401 Study Group. Efficacy of donepezil in mild cognitive impairment: a randomized placebo-controlled trial. Neurology 2004; 63: 651–657

[163] Petersen RC, Thomas RG, Grundman M et al. Alzheimer's Disease Cooperative Study Group. Vitamin E and donepezil for the treatment of mild cognitive impairment. N Engl J Med 2005; 352: 2379–2388

[164] Petersen RC. Mild cognitive impairment clinical trials. Nat Rev Drug Discov 2003; 2: 646–653

[165] Raschetti R, Albanese E, Vanacore N, Maggini M. Cholinesterase inhibitors in mild cognitive impairment: a systematic review of randomised trials. PLoS Med 2007; 4: e338

[166] O'Brien JT, Burns A BAP Dementia Consensus Group. Clinical practice with anti-dementia drugs: a revised (second) consensus statement from the British Association for Psychopharmacology. J Psychopharmacol 2011; 25: 997–1019

[167] Talassi E, Guerreschi M, Feriani M, Fedi V, Bianchetti A, Trabucchi M. Effectiveness of a cognitive rehabilitation program in mild dementia (MD) and mild cognitive impairment (MCI): a case control study. Arch Gerontol Geriatr 2007; 44 Suppl 1: 391–399

[168] Rozzini L, Costardi D, Chilovi BV, Franzoni S, Trabucchi M, Padovani A. Efficacy of cognitive rehabilitation in patients with mild cognitive impairment treated with cholinesterase inhibitors. Int J Geriatr Psychiatry 2007; 22: 356–360

[169] Belleville S, Gilbert B, Fontaine F, Gagnon L, Ménard E, Gauthier S. Improvement of episodic memory in persons with mild cognitive impairment and healthy older adults: evidence from a cognitive intervention program. Dement Geriatr Cogn Disord 2006; 22: 486–499

[170] Greenaway M, Smith G, Lepore S et al. Compensating for memory loss in amnestic mild cognitive impairment. Alzheimers Dementia 2006; 2 Suppl 1: S571

[171] Wilson RS, Mendes De Leon CF, Barnes LL et al. Participation in cognitively stimulating activities and risk of incident Alzheimer's disease. JAMA 2002; 287: 742–748

[172] Fratiglioni L, Wang HX, Ericsson K, Maytan M, Winblad B. Influence of social network on occurrence of dementia: a community-based longitudinal study. Lancet 2000; 355: 1315–1319

[173] Ebly EM, Hogan DB, Parhad IM. Cognitive impairment in the nondemented elderly: results from the Canadian Study of Health and Aging. Arch Neurol 1995; 52: 612–619

[174] Petersen RC, Smith GE, Ivnik RJ et al. Apolipoprotein E status as a predictor of the development of Alzheimer's disease in memory-impaired individuals. JAMA 1995; 273: 1274–1278

# 第 11 章　阿尔茨海默病概述

Leonardo Cruz de Souza，Marie Sarazin

自从 Alois Alzheimer 于 1906 年首次描述阿尔茨海默病（Alzheimer's disease，AD）以来，这个以他的名字命名的疾病就已成为一个重大的公共卫生问题。迄今为止，全世界约 2 400 万人患有痴呆症，其中大多数人被认为是 AD。

AD 发病的主要危险因素是年龄[1]。流行病学数据显示，AD 患者的比例从 65 岁起每 5 年增加一倍[1]，60 岁人群的 AD 患病率为 1%，65 岁人群为 5%，85 岁人群为 30%[1,2]。但需要指出的是，尽管 AD 以影响老年人为主，但也可影响到一些年轻患者[2]。

考虑到 AD 和其他痴呆症的发病率随着年龄增加而增加，鉴于全球范围内人口寿命在增加[3]，估计在随后的几十年里痴呆症的患病率会增加。全球的痴呆人数预计每 20 年翻一番，到 2030 年将超过 6 500 万，到 2050 年超过 1.15 亿[4]。以 AD 为代表的痴呆症不仅会对患者及其家庭产生巨大影响，还增加了全球卫生保健系统和社区的经济压力，预计到 2015 年[3]，美国照顾痴呆病人的成本将增至近 1 900 亿美元。

## 11.1　神经病理学

AD 具有多种不同的神经病理学表现，例如神经元死亡和突触数目的减少，但其主要的病理标志仍是老年斑和神经原纤维缠结，分别反映淀粉样蛋白和 tau 蛋白病理学。

细胞外淀粉样斑块由 β-淀粉样蛋白肽（β-amyloid protein peptides，Aβ）组成，Aβ 是淀粉样前体蛋白（amyloid precursor protein，APP）裂解形成的片段[5]。APP 是一个跨膜糖蛋白，可被 α-和 γ-分泌酶加工，产生非淀粉样蛋白产物，或由 β-和 γ-分泌酶加工产生易于形成斑块的淀粉源性的 Aβ 肽。然而，皮质神经元老年斑的数量和形态与 AD 患者的认知缺陷之间无直接相关性，老年斑的数量与疾病的严重程度无关，淀粉样蛋白沉积在疾病进展期间似乎保持稳定[6-8]。最近的纵向影像研究表明，脑 Aβ 沉积先于 AD 的临床症状十年或更长时间出现[9]。

细胞内神经原纤维缠结(neurofibrillary tangles，NFTs)是由于 tau 蛋白的过度磷酸化和寡聚化而形成，tau 蛋白是微管相关蛋白，主要存在于神经元轴突中。脑部 tau 蛋白病理的进展与 Braak 所确立的临床症状和疾病的严重程度密切相关[10,11]。在 AD 早期（Braak Ⅰ、Ⅱ、Ⅲ 期），神经原纤维变性可以在负责情节记忆的关键脑区中被识别，如内侧颞叶区域（海马、海马旁回和内嗅皮质）；因此，情节记忆缺陷是大多数 AD 患者的首发症状。随着病情发展，一些重要功能（语言、实践、视觉空间能力）也会发生障碍，这与病变扩展到新皮质联合区域（Braak Ⅴ 期）一致。

## 11.2　遗传学

多数情况下，AD 被认为是由多种原因引起的疾病，是遗传因素与环境因素相互作用的结果[12]。遗传因素在 AD 发病和病理机制中的作用复杂。根据遗传因素[13]可将 AD 分为两种类型：（1）家族性 AD，具有孟德尔遗传模式，通常为早发（60 岁以前）；（2）散发性 AD，通常在年龄较大（60 岁以上）时发病，无常染色体显性遗传模式。但这种二分法应谨慎使用，因为有早发型 AD 病例无常染色体显性遗传的证据[13]；相反，遗传因素在散发性 AD 中的重要性已被确定[14]，这主要是由于分拣蛋白相关受体（sortilin-related receptor，SORL1）参与发病[15-17]。

常染色体显性遗传的家族性 AD 少见，仅占 AD 患者的不足 5%[17]。遗传学研究表明，这些形式与三种可能的突变有关[17,18]：（1）*APP* 基因，位于 21 号染色体；（2）早老素 *1* 基因（*presenilin 1*，*PSEN1*），位于 14 号染色体；（3）早老素 *2* 基因（*presenilin 2*，*PSEN2*），位于 1 号染色体。这些突变在 60 岁时具有几乎 100% 的外显率，*PSEN1* 基因突变最为常见（占所有家族性 AD 病例的 75%）[17,18]；相比之下，在冰岛人群的全基因组测序研究中，最近的一项工作发现了 *APP* 中的一种编码变异体，可防止 AD 和认知能力下降，该变异导致 BACE1 活性下降，Aβ 生成减少[19]。

散发性 AD 的遗传学很复杂，因为多数病例没有明显的家族聚集现象[18]。与没有家族史的患者相比，在一级亲属中有 AD 的正常人发生 AD 的风险增加了 4~10 倍[20]。

据悉，*SORL1* 基因参与散发性 AD 的致病[15-17]。*SORL1* 基因位于 11 号染色体上，参与淀粉样前体的细胞内运输，该基因缺失增加了毒性 β-淀粉样肽的产生[15,21]。但是这种突变并不存在于所有散发性 AD 病例中[16]。

在调节 AD 易感性的遗传因素中,载脂蛋白 E(apolipoprotein E,ApoE)的多态性最重要。ApoE 的主要作用是调节脂质代谢,与脂质颗粒的转运、分布、内吞作用和分解代谢有关[22]。它还通过参与突触形成和突触连接的稳定性在神经元可塑性的机制中发挥作用[22]。ApoE 参与 AD 病理生理的机制尚不完全清楚,但 ApoE 似乎在 Aβ 的代谢和积累中发挥重要作用[22,23]。

*ApoE* 基因位于 19 号染色体,有三个等位基因(*ε2*、*ε3* 和 *ε4*)。*ε3* 等位基因存在于 50%~90% 的个体中,*ε4* 等位基因为 5%~35%,*ε2* 等位基因为 1%~5%[23]。与 *ApoEε4* 相关的 AD 发病风险呈剂量依赖性:携带一个 *ε4* 等位基因的个体发病风险增加 3 倍,而 *ε4* 纯合子相比 *ε3* 纯合子患 AD 的风险高达 12 倍[22,23]。另一方面,*ε2* 等位基因与 AD 的发病风险降低相关[22-25]。

最近出版的文章显示,除了常染色体显性遗传的额颞叶变性之外,*颗粒蛋白前体(progranulin,PGRN)*基因的突变可能也是 AD 临床表型和神经病理学的危险因素[26]。

## 11.3 临床特征

### 11.3.1 情节记忆缺陷

AD 最突出的特征是认知功能下降,伴有早期顺行性情节记忆损害[17]。随着疾病的进展恶化,最初的遗忘性缺陷仍然保持为主要表现,这是 AD 最常见的临床表型[2]。遗忘症状是以近期事件记忆受损、不寻常的重复遗漏以及新信息学习困难为特征。最初,遗忘症状与自主性丧失无关,患者保持着日常生活能力的独立性。

对遗忘症状的观察需要进行规范的神经心理学测试,以量化和界定记忆缺陷的性质。事实上,记忆障碍也常见于 AD 以外神经精神疾病的患者,如帕金森病、血管性痴呆、抑郁症、甚至医源性疾病。此外,主观记忆下降的主诉在老年人中也很常见。恰当的神经心理学评估可以区分真正的记忆障碍(例如,信息存储和新的记忆形成失败)与注意力障碍或检索障碍(例如正常衰老或抑郁症)。更具体地说,提供编码特异性的神经心理学测试具有极大的优势,能够提高 AD 诊断的准确性。自由和线索选择性回忆测试(The Free and Cued Selective Reminding Test,FCSRT)是一

种将目标材料与语义线索一起编码的神经心理学工具,这些线索用于控制有效编码,随后优化检索[27]。

FCSRT 可以识别所谓的内侧颞叶型(或海马型)遗忘综合征,其定义为:(1)自由回忆差(正如在任何记忆障碍中);(2)由于线索效力不足引起整体记忆下降。尽管检索便利化,但整体记忆力较低,表明信息存储不足,这似乎是海马记忆障碍的特征。内侧颞叶型遗忘综合征与功能性及额叶皮质下记忆障碍有所不同,后者由于良好的线索效力总体记忆正常,但自由回忆差[28]。这种额叶皮质下记忆损伤在抑郁症[29]、血管性痴呆[30]和皮质下痴呆[28]中亦可观察到。

通过 FCSRT 识别内侧颞叶型遗忘综合征可以成功区分 AD 患者与健康者,即便在疾病的早期阶段。此外,FCSRT 能够在轻度认知功能障碍(MCI)患者中分离出海马型遗忘综合征,因此能够区分早期 AD 患者与 MCI"非转化者",具有高敏感性(80%)和特异性(90%)[31]。在一系列的 AD 患者研究中通过基于体素的形态测量和自动体积测量法发现:FCSRT 的表现与左颞叶内侧体积密切相关[32]。这些发现支持将 FCSRT 测量的情景记忆作为内侧颞叶损伤有用的临床依据。

一项包含 185 名 MCI 患者的德国多中心研究,调查 FCSRT 的结果是否能够预测 AD 的病理[33]。在这项研究中,比较三种不同的记忆测试(FCSRT、联合会建立 AD 注册表的词汇列表学习任务、Wechsler 记忆量表-修订版的记忆段落记忆测试)预测脑脊液(cerebrospinal fluid,CSF)中 AD 生物标志物的能力,由 $Aβ_{42}$/tau 比率定义[34]。结果显示:在三种记忆测试中,由 FCSRT 确定的线索回忆缺陷更能预测提示 AD 病理生理改变的 CSF 生物标志物。但必须指出,海马型遗忘综合征也可见于其他情况,如海马硬化或行为变异型额颞叶痴呆[35]。

### 11.3.2 其他认知缺陷

除情节记忆缺陷外,AD 初期阶段还存在时空定向障碍(在不熟悉的地方定向障碍,对近期的事件难以建立时间顺序)。在中期阶段,患者常表现为在自己熟悉的地方也定向困难,继而在进展期发展为在个人住所出现严重的定向障碍。

认知缺陷的发展继发于内在病理改变(特别是 tau 蛋白病理)在新皮质联合区域的扩展。患者可出现语言障碍、视觉空间和识别障碍,难以执行日常生活中更复杂的任务,导致自主能力的丧失和痴呆[17]。随病情进展,患者从日常生活中较高水平的活动丧失(如

金融交易和公共交通的使用）发展到日常生活中基本活动的异常，在疾病的严重阶段，即使是日常生活中的基本活动，患者也需要持续的帮助。

失语症可随病情的发展而出现，其特点是语言理解能力下降、命名困难。随着 AD 的进展，语言的各个方面（口语、理解、阅读和写作）都会受到损害，严重病例会出现语言不能或对语言不能理解。手势失用是指无法执行熟练的技能动作，且不能归因于判断的改变或对运动缺陷的感知。评估通常是通过要求患者模拟工具的使用（例如，要求患者模仿如何使用锤子）或做出象征性手势（要求患者执行军礼）或模仿无意义的手势等。在中度到重度 AD 期间可以观察到使用物品困难以及穿戴失用症[36]。AD 患者在中度阶段常显示视觉空间功能障碍，在需要感知分析和空间规划的复杂任务中，缺陷首先出现。通过绘画和复制任务可以轻松测试患者构造能力的受损。在典型 AD 中，视觉构建的缺陷预示着患者向严重依赖性发展。在疾病进展期可观察到视觉失认和复杂的视觉处理功能障碍，患者可表现出对物体或脸部的识别能力受损。

### 11.3.3 疾病的严重程度

AD 患者有不同的严重程度，从轻度、中度到重度（痴呆阶段）。根据最近提出的 AD 标准[38]："前驱性 AD"或"由于 AD 引起的 MCI"是指疾病的早期阶段[39,40]；在痴呆前期或 MCI 阶段，患者能够单独生活；在 AD 轻度阶段，患者需要有限的家庭护理；在中度阶段，患者需要监护，在大多数活动中需要帮助；在严重阶段，可能需要住院医疗。

简易精神状态检查量表（Mini-Mental State Examination，MMSE）可评估总体的认知效率，通常用于评估痴呆严重程度。虽然 MMSE 不是诊断 AD 的特异性神经心理学测试，但它简便易行，能够追踪认知衰退的整体进展。纵向研究表明，使用 MMSE 评价认知障碍，年平均进展速率为 2~6 分。临床痴呆评估量表（Clinical Dementia Rating Scale，CDR）对患者病情进行总体评估，可反映疾病严重程度的递进[41]，随疾病的进展功能逐渐下降。

### 11.3.4 非典型临床表现

神经病理学研究早已认识到 AD 可以没有明显的遗忘特征，表现为非典型或变异综合征[42-45]。最常见的 AD 变异表型是后部皮质萎缩（posterior cortical atrophy，PCA）、logopenic 型原发性进行性失语（logopenic-variant primary progressive aphasia，lgPPA）和额叶变异

型 AD。AD 的新标准将这些局灶性变异型归入非典型 AD，非典型 AD 在 AD 发病初期更为常见。

在 PCA 中，视觉空间缺陷是首发症状，随后出现 Bálint 综合征（眼运动障碍、视神经共济失调和综合失认）、Gerstmann 综合征（失算、失写、手指失认和左右定向障碍）、视觉失认和经皮质感觉性失语，而情节记忆保留或仅轻度受损[46]。MRI 和功能成像显示顶枕部局限性萎缩和低代谢[47]。

在 lgPPA 中，语言缺陷是最初的症状，其特点是频繁的停顿，扰乱了对话的流畅，语音错误的产生，伴随着语句不断重复。与其他形式的 PPA 相比，lgPPA 患者无运动性语言障碍或表现为语法缺失的非流利性 PPA，语义障碍的严重程度低于语义变异型 PPA 患者[48]。神经影像显示颞顶叶交界区不对称受累，优势半球侧更严重。

额叶变异型 AD 被定义为与额叶行为症状相关的显著执行障碍综合征，这些临床特征易被误诊为额颞叶痴呆[49]。

### 11.3.5 神经精神特征

与 AD 有关的行为和神经精神症状包括抑郁情绪、淡漠、激动、攻击性以及妄想和幻觉等精神病症状[50]，这些表现往往随时间而波动，导致个体差异。精神和行为障碍的患病率随疾病进展而增加，并且提示着预后不良[37,51]。

AD 患者最常见的行为障碍是淡漠，见于 25%~75% 的患者[50,52]，其患病率随痴呆的严重程度而增加。需要注意，淡漠不应该与抑郁相混淆，而且淡漠可能不伴有抑郁而单独存在。

妄想比幻觉更常见，发生率为 20%~70%[52]。偏执型妄想可能是最常见的类型，但错误识别现象和卡普格拉斯妄想也可见到。幻觉，通常是视觉的，在早期阶段比较少见，但随疾病的进展变得更加普遍。患者的精神症状或焦虑增加了患者的痛苦，加快认知衰退，增加了护理人员的负担，也促进了制度化管理患者建设的可能[53]。

## 11.4 阿尔茨海默病的诊断

最近，根据美国国立神经病、语言交流障碍和卒中研究所-阿尔茨海默病和相关疾病协会（National Institute of Neurological and Communicative Disorders and Stroke-Alzheimer's Disease and Related Disorders Association，NINCDS-ADRDA）关于 AD 的标准，AD 是指

以渐进性遗忘继之以其他认知和神经精神改变为主,影响患者社会功能和日常生活能力[54]为特征的临床痴呆症。在 NINCDS-ADRDA 标准中,推荐生物学检查(血液和脑脊液)和神经影像学检查(CT 或 MRI)以排除其他原因的痴呆综合征(血管性病变、肿瘤、感染或炎症过程)。

AD 的生物标记物可以提供与 AD 有关的病理生理过程的活体信息,在确定 AD 生物标志物方面的进展促进了新的诊断标准的提出[38,39,55,56]。根据这些框架,AD 的诊断主要依靠临床核心标准,影像和 CSF 等检测的生物标记物作为支持证据。临床和生物学方法的结合可提高诊断的准确性,能够在发展为痴呆之前早期诊断 AD。基于临床-生物学诊断方法,提出了对 AD 临床前阶段的诊断考虑,因为疾病的病理生理过程总是先于临床表现出现[57]。无论疾病处于何种程度,新的 AD 诊断标准都整合了临床检测生物标志物的方法,如神经影像学和生物学工具。

### 11.4.1　脑结构成像

脑部 MRI 对疑似 AD 患者的观察具有重要作用,不仅可以检出可治疗的认知障碍原因,如正常压力脑积水和硬膜下血肿,还能够识别与 AD 相关的特定的解剖损伤模式,这一重要价值越来越多地被认识。

在 AD 早期可以观察到内侧颞叶萎缩,主要是内嗅皮质和海马。AD 的海马萎缩在不同阶段逐渐进展,相比年龄匹配的对照组,AD 早期阶段(临床前)海马体积减小 10%~12%,轻度阶段减小 15%~30%,中度阶段减小 30%~40%[58]。测量内侧颞叶萎缩可以区分 AD 与年龄匹配的对照组,总体准确度大于 85%[59]。同样,测量海马可预测 MCI 患者向 AD 的转化,敏感性和特异性为 75%~80%[58-60]。使用特定软件的定量视觉分级或体积测量可用于评估海马萎缩[61,62],但定量方法仅限于研究中心,根据冠状面 T1WI 对内侧颞叶萎缩进行视觉评分在临床实践中具有价值[63]。

总之,通过体积测量或视觉分级评价海马体积和内侧颞叶的萎缩是最有效的早期 AD 标志。因此,在新的 AD 标准中,海马体积的减小被认为是 tau 蛋白病理间接引起神经元损伤的标志。

但应该强调,内侧颞叶萎缩并非 AD 的特异性表现,在其他情况也可观察到,如额颞叶痴呆、甚至抑郁症和正常老化[58,64]。此外,海马萎缩的速度可能是 AD 病理学较好的指标,因为 AD 患者海马萎缩的进展比健康对照组快 2~4 倍[65,66]。

### 11.4.2　脑脊液生物标记物

生物标记物被定义为"生物学或病理过程的客观度量,可用于评估疾病风险或预后、指导临床诊断或监测治疗干预措施"[67]。在 AD 背景下,生物标记物,尤其是 CSF 生物标记物的开发,开启了活体识别特定内在病理生理机制的可能性,由此重新定义疾病的临床诊断标准[68]。

诊断 AD 的主要生物标记物是 β-淀粉样肽($A\beta_{42}$)、总 tau 蛋白和磷酸化 tau 蛋白的异构体(P-$tau_{181}$ 和 P-$tau_{231}$)。一系列的临床病理学研究表明:这些生物标记物反映了 AD 的核心病理特征,其中脑脊液内 Aβ42 的水平反映 Aβ 肽的细胞外沉积,脑脊液中 tau 蛋白和 P-tau 蛋白的水平与神经原纤维缠结的数量相关[69-71],因此 CSF 的生物标记物被认为是 AD 病理生理过程的替代性标志[67]。

与健康对照相比,AD 患者常表现出 CSF 中 Aβ42 的减少和 tau 蛋白、P-tau 蛋白的增加[67,72,73]。每一个生物标记物鉴别 AD 与年龄匹配的对照组的敏感性和特异性为 80%~90%,联合使用 AD 主要的脑脊液标志物(总 tau 蛋白、P-tau 蛋白和 Aβ42)中的两个或以上可提高准确性。

脑脊液标志物还可以高度准确地识别 MCI 患者中 AD 的病理生理[67,74],这些患者被称为"前驱性 AD"[39]或"由 AD 引起的 MCI"[40]。CSF 生物标志物也越来越多地用于 AD 和其他痴呆之间的鉴别诊断[75-78]。CSF 生物标志物的联合分析可以准确地鉴别 AD 与额颞叶退变的行为或语义表现,还可识别 AD 非典型表现患者的内在机制,如 lgPPA 或 PCA[77,79]。

### 11.4.3　单光子发射计算机断层成像和氟脱氧葡萄糖正电子发射断层成像

功能性神经影像学技术包括基于锝 99m-六甲基丙烯胺肟($^{99m}$Tc-HMPAO)/$^{133}$Xe SPECT 测量脑血流量和基于氟脱氧葡萄糖($^{18}$F-FDG)-PET 测量葡萄糖代谢。在 AD 中,SPECT 或 $^{18}$F-FDG-PET 中的异常反映了主要由 tau 病理引起的神经元和突触的总体损伤。

$^{99m}$Tc-HMPAO SPECT 是区分 AD 与额颞叶痴呆的一种有价值的神经影像技术,但系统性回顾分析显示 AD 患者相比对照组的临床准确性仅为 74%[80],另一方面,在一组遗忘型 MCI 中,采用自动化定量工具测量 SPECT 脑灌注,使用双侧顶叶皮质和海马的平均活性能够鉴别早期阶段的 AD 和稳定的 MCI 患者(敏感性、特异性和准确性分别为 82%、90% 和 89%)[81]。

测量葡萄糖代谢的 PET 技术在区分 AD 患者与正常对照及非 AD 痴呆患者方面具有很好的准确性。AD 最常见的表现是双侧颞顶区和后扣带回皮质葡萄糖代谢减少[38,40,82]。但一项研究显示,在不同的影像标志物中,$^{18}$F-FDG-PET 诊断 AD 的似然比变异最大[83]。

### 淀粉样蛋白成像

在分子神经影像学中淀粉样蛋白标志物的发展能够在体评估淀粉样蛋白负荷,淀粉样蛋白负荷是 AD 病理生理改变中的关键特征。最广泛研究的淀粉样蛋白标志物是碳-11 标记的匹兹堡化合物 B($^{11}$C-PIB),已证实体内 $^{11}$C-PIB 的摄取与尸检测量的不溶性(纤维状)Aβ 肽沉积及斑块负荷具有高度的相关性[84]。

过去十年中大量研究表明,典型 AD 患者 $^{11}$C-PIB 皮质滞留率比年龄匹配的对照组高 50%~90%,因此可区分 AD 与年龄匹配的对照组,敏感性为 80%~100%[85];特异性依据年龄而变化,在年龄小于 70 岁的无症状受试,皮质 $^{11}$C-PIB 高度滞留低于 10%,但在 80 岁无症状患者中滞留高达 40%[86,87]。在脑淀粉样血管病和路易体痴呆中也发现皮质对 $^{11}$C-PIB 的高摄取[86,87],通过 PIB-PET 进行的淀粉样蛋白成像还可识别初期无遗忘表现的非典型 AD 患者,如 PCA 和 lgPPA[88]。

分子学淀粉样蛋白成像主要限于研究中心,但在该领域的研究进展可能会增加淀粉样蛋白标志物随后用于临床实践的可能性,尤其是一些新的淀粉样蛋白标志物已经进入研究,如 $^{18}$F 氟尿嘧啶($^{18}$F-florbetapir,$^{18}$FAV-45)和氟比他班($^{18}$F-BAY94-9172)[89]。

## 11.5　结论

将用于识别内在病理生理过程的生物学标志纳入 AD 的诊断标准,作为新的建议已被接受,与 1984 年发表的诊断标准相比[54],该方法能够在痴呆阶段之前建立 AD 的临床诊断。根据这些新的框架标准,疾病的早期诊断是可能的,此时认知症状轻微且自主性仍然保持。

核心的临床标准仍是临床实践中 AD 诊断的主要标志,但通过神经影像学、脑脊液标志物和淀粉样蛋白成像提供生物标志物的证据,有望增加诊断的特异性。最近的一项 META 分析显示,AD 影像学生物标志物的诊断准确性依赖于测量方法与标志物本身[83],在这些推荐方法被广泛应用于疾病的任何阶段之前,

需要大量的工作进行标准化。尽管仍存在局限性,但采用生物标志物以提高临床诊断的准确性,将成为主要针对特定病理生理学靶点进行治疗的新方案的基本条件。

## 参考文献

[1] Querfurth HW, LaFerla FM. Alzheimer's disease. N Engl J Med 2010; 362: 329–344

[2] Cummings JL. Alzheimer's disease. N Engl J Med 2004; 351: 56–67

[3] Middleton LE, Yaffe K. Promising strategies for the prevention of dementia. Arch Neurol 2009; 66: 1210–1215

[4] Abbott A. Dementia: a problem for our age. Nature 2011; 475: S2–S4

[5] Selkoe DJ. Toward a comprehensive theory for Alzheimer's disease. Hypothesis: Alzheimer's disease is caused by the cerebral accumulation and cytotoxicity of amyloid beta-protein. Ann N Y Acad Sci 2000; 924: 17–25

[6] Jack CR, Jr, Knopman DS, Jagust WJ et al. Hypothetical model of dynamic biomarkers of the Alzheimer's pathological cascade. Lancet Neurol 2010; 9: 119–128

[7] Cruz de Souza L, Corlier F, Habert MO et al. Similar amyloid-β burden in posterior cortical atrophy and Alzheimer's disease. Brain 2011; 134: 2036–2043

[8] Villemagne VL, Pike KE, Chételat G et al. Longitudinal assessment of Aβ and cognition in aging and Alzheimer's disease. Ann Neurol 2011; 69: 181–192

[9] Sperling RA, Karlawish J, Johnson KA. Preclinical Alzheimer's disease: the challenges ahead. Nat Rev Neurol 2013; 9: 54–58

[10] Hyman BT. Amyloid-dependent and amyloid-independent stages of Alzheimer's disease. Arch Neurol 2011; 68: 1062–1064

[11] Braak H, Braak E. Staging of Alzheimer's disease-related neurofibrillary changes. Neurobiol Aging 1995; 16: 271–284

[12] Lee JH, Cheng R, Honig LS, Vonsattel JP, Clark L, Mayeux R. Association between genetic variants in SORL1 and autopsy-confirmed Alzheimer's disease. Neurology 2008; 70: 887–889

[13] Bertram L, Lill CM, Tanzi RE. The genetics of Alzheimer's disease: back to the future. Neuron 2010; 68: 270–281

[14] Gatz M, Reynolds CA, Fratiglioni L et al. Role of genes and environments for explaining Alzheimer's disease. Arch Gen Psychiatry 2006; 63: 168–174

[15] Rogaeva E, Meng Y, Lee JH et al. The neuronal sortilin-related receptor SORL1 is genetically associated with Alzheimer's disease. Nat Genet 2007; 39: 168–177

[16] Lee JH, Barral S, Reitz C. The neuronal sortilin-related receptor gene SORL1 and late-onset alzheimer's disease. Curr Neurol Neurosci Rep 2008; 8: 384–391

[17] Ballard C, Gauthier S, Corbett A, Brayne C, Aarsland D, Jones E. Alzheimer's disease. Lancet 2011; 377: 1019–1031

[18] Bertram L, Tanzi RE. Thirty years of Alzheimer's disease genetics: the implications of systematic meta-analyses. Nat Rev Neurosci 2008; 9: 768–778

[19] Jonsson T, Atwal JK, Steinberg S et al. A mutation in APP protects against Alzheimer's disease and age-related cognitive decline. Nature 2012; 488: 96–99

[20] Mosconi L, Brys M, Switalski R et al. Maternal family history of Alzheimer's disease predisposes to reduced brain glucose metabolism. Proc Natl Acad Sci U S A 2007; 104: 19067–19072

[21] Mayeux R, Hyslop PS. Alzheimer's disease: advances in trafficking. Lancet Neurol 2008; 7: 2–3

[22] Kim J, Basak JM, Holtzman DM. The role of apolipoprotein E in Alzheimer's disease. Neuron 2009; 63: 287–303

[23] Verghese PB, Castellano JM, Holtzman DM. Apolipoprotein E in Alzheimer's disease and other neurological disorders. Lancet Neurol 2011; 10: 241–252

[24] Berlau DJ, Corrada MM, Head E, Kawas CH. APOE epsilon2 is associated with intact cognition but increased Alzheimer pathology in the oldest old. Neurology 2009; 72: 829–834

[25] Chiang GC, Insel PS, Tosun D et al. Alzheimer's Disease Neuroimaging Initiative. Hippocampal atrophy rates and CSF biomarkers in elderly APOE2 normal subjects. Neurology 2010; 75: 1976–1981

[26] Perry DC, Lehmann M, Yokoyama JS et al. Progranulin mutations as risk factors for Alzheimer's disease. JAMA Neurol 2013; 70: 774–778

[27] Grober E, Buschke H, Crystal H, Bang S, Dresner R. Screening for dementia by memory testing. Neurology 1988; 38: 900–903

[28] Pillon B, Blin J, Vidailhet M et al. The neuropsychological pattern of corticobasal degeneration: comparison with progressive supranuclear palsy and Alzheimer's disease. Neurology 1995; 45: 1477–1483

[29] Fossati P, Coyette F, Ergis AM, Allilaire JF. Influence of age and executive functioning on verbal memory of inpatients with depression. J Affect Disord 2002; 68: 261–271

[30] Traykov L, Baudic S, Raoux N et al. Patterns of memory impairment and perseverative behavior discriminate early Alzheimer's disease from subcortical vascular dementia. J Neurol Sci 2005; 229–230: 75–79

[31] Sarazin M, Berr C, De Rotrou J et al. Amnestic syndrome of the medial temporal type identifies prodromal AD: a longitudinal study. Neurology 2007; 69: 1859–1867

[32] Sarazin M, Chauviré V, Gerardin E et al. The amnestic syndrome of hippocampal type in Alzheimer's disease: an MRI study. J Alzheimers Dis 2010; 22: 285–294

[33] Wagner M, Wolf S, Reischies FM et al. Biomarker validation of a cued recall memory deficit in prodromal Alzheimer's disease. Neurology 2012; 78: 379–386

[34] Visser PJ, Verhey F, Knol DL et al. Prevalence and prognostic value of CSF markers of Alzheimer's disease pathology in patients with subjective cognitive impairment or mild cognitive impairment in the DESCRIPA study: a prospective cohort study. Lancet Neurol 2009; 8: 619–627

[35] Bertoux M, Cruz de Souza L, Corlier F et al. Two distinct amnesic profiles in behavioral variant frontotemporal dementia. Biol Psychiatry 2014; 75: 582–588

[36] Thomas-Anterion C, Laurent B. [Neuropsychological markers for the diagnosis of Alzheimer's disease] [in French] Rev Neurol (Paris) 2006; 162: 913–920

[37] Sarazin M, Stern Y, Berr C et al. Neuropsychological predictors of dependency in patients with Alzheimer's disease. Neurology 2005; 64: 1027–1031

[38] Dubois B, Feldman HH, Jacova C et al. Research criteria for the diagnosis of Alzheimer's disease: revising the NINCDS-ADRDA criteria. Lancet Neurol 2007; 6: 734–746

[39] Dubois B, Feldman HH, Jacova C et al. Revising the definition of Alzheimer's disease: a new lexicon. Lancet Neurol 2010; 9: 1118–1127

[40] Albert MS, DeKosky ST, Dickson D et al. The diagnosis of mild cognitive impairment due to Alzheimer's disease: recommendations from the National Institute on Aging-Alzheimer's Association workgroups on diagnostic guidelines for Alzheimer's disease. Alzheimers Dement 2011; 7: 270–279

[41] Morris JC. The Clinical Dementia Rating (CDR): current version and scoring rules. Neurology 1993; 43: 2412–2414

[42] Renner JA, Burns JM, Hou CE, McKeel DW, Jr, Storandt M, Morris JC. Progressive posterior cortical dysfunction: a clinicopathologic series. Neurology 2004; 63: 1175–1180

[43] Tang-Wai DF, Graff-Radford NR, Boeve BF et al. Clinical, genetic, and neuropathologic characteristics of posterior cortical atrophy. Neurology 2004; 63: 1168–1174

[44] Alladi S, Xuereb J, Bak T et al. Focal cortical presentations of Alzheimer's disease. Brain 2007; 130: 2636–2645

[45] Murray ME, Graff-Radford NR, Ross OA, Petersen RC, Duara R, Dickson DW. Neuropathologically defined subtypes of Alzheimer's disease with distinct clinical characteristics: a retrospective study. Lancet Neurol 2011; 10: 785–796

[46] McMonagle P, Deering F, Berliner Y, Kertesz A. The cognitive profile of posterior cortical atrophy. Neurology 2006; 66: 331–338

[47] Kas A, Cruz de Souza L, Samri D et al. Neural correlates of cognitive impairment in posterior cortical atrophy. Brain 2011; 134: 1464–1478

[48] Gorno-Tempini ML, Hillis AE, Weintraub S et al. Classification of primary progressive aphasia and its variants. Neurology 2011; 76: 1006–1014

[49] Taylor KI, Probst A, Miserez AR, Monsch AU, Tolnay M. Clinical course of neuropathologically confirmed frontal-variant Alzheimer's disease. Nat Clin Pract Neurol 2008; 4: 226–232

[50] Weiner MF, Hynan LS, Bret ME, White C, III. Early behavioral symptoms and course of Alzheimer's disease. Acta Psychiatr Scand 2005; 111: 367–371

[51] Scarmeas N, Brandt J, Albert M et al. Delusions and hallucinations are associated with worse outcome in Alzheimer's disease. Arch Neurol 2005; 62: 1601–1608

[52] Hodges JR. Alzheimer's centennial legacy: origins, landmarks and the current status of knowledge concerning cognitive aspects. Brain 2006; 129: 2811–2822

[53] Scarmeas N, Brandt J, Blacker D et al. Disruptive behavior as a predictor in Alzheimer's disease. Arch Neurol 2007; 64: 1755–1761

[54] McKhann G, Drachman D, Folstein M, Katzman R, Price D, Stadlan EM. Clinical diagnosis of Alzheimer's disease: report of the NINCDS-ADRDA Work Group under the auspices of Department of Health and Human Services Task Force on Alzheimer's Disease. Neurology 1984; 34: 939–944

[55] DeKosky ST, Carrillo MC, Phelps C et al. Revision of the criteria for Alzheimer's disease: A symposium. Alzheimers Dement 2011; 7: e1–e12

[56] Jack CR, Jr, Albert MS, Knopman DS et al. Introduction to the recommendations from the National Institute on Aging-Alzheimer's Association workgroups on diagnostic guidelines for Alzheimer's disease. Alzheimers Dement 2011; 7: 257–262

[57] Sperling RA, Aisen PS, Beckett LA et al. Toward defining the preclinical stages of Alzheimer's disease: recommendations from the National Institute on Aging-Alzheimer's Association workgroups on diagnostic guidelines for Alzheimer's disease. Alzheimers Dement 2011; 7: 280–292

[58] Frisoni GB, Fox NC, Jack CR, Jr, Scheltens P, Thompson PM. The clinical use of structural MRI in Alzheimer's disease. Nat Rev Neurol 2010; 6: 67–77

[59] Chincarini A, Bosco P, Calvini P et al. Alzheimer's Disease Neuroimaging Initiative. Local MRI analysis approach in the diagnosis of early and prodromal Alzheimer's disease. Neuroimage 2011; 58: 469–480

[60] Costafreda SG, Dinov ID, Tu Z et al. Automated hippocampal shape analysis predicts the onset of dementia in mild cognitive impairment. Neuroimage 2011; 56: 212–219

[61] Duara R, Loewenstein DA, Potter E et al. Medial temporal lobe atrophy on MRI scans and the diagnosis of Alzheimer's disease. Neurology 2008; 71: 1986–1992

[62] Cuingnet R, Gerardin E, Tessieras J et al. Alzheimer's Disease Neuroimaging Initiative. Automatic classification of patients with Alzheimer's disease from structural MRI: a comparison of ten methods using the ADNI database. Neuroimage 2011; 56: 766–781

[63] Boutet C, Chupin M, Colliot O et al. Alzheimer's Disease Neuroimaging Initiative. Is radiological evaluation as good as computer-based volumetry to assess hippocampal atrophy in Alzheimer's disease? Neuroradiology 2012; 54: 1321–1330

[64] Cruz de Souza L, Chupin M, Bertoux M et al. Is hippocampal volume a good marker to differentiate Alzheimer's disease from frontotemporal dementia? J Alzheimers Dis 2013; 36: 57–66

[65] den Heijer T, van der Lijn F, Koudstaal PJ et al. A 10-year follow-up of hippocampal volume on magnetic resonance imaging in early dementia and cognitive decline. Brain 2010; 133: 1163–1172

[66] Lo RY, Hubbard AE, Shaw LM et al. Alzheimer's Disease Neuroimaging Initiative. Longitudinal change of biomarkers in cognitive decline. Arch Neurol 2011; 68: 1257–1266

[67] Blennow K, Hampel H, Weiner M, Zetterberg H. Cerebrospinal fluid and plasma biomarkers in Alzheimer's disease. Nat Rev Neurol 2010; 6: 131–144

[68] Sarazin M, Cruz de Souza L, Lehéricy S, Dubois B. Clinical and research diagnostic criteria for Alzheimer's disease. Neuroimaging Clin N Am 2012; 22: 23–32, viii

[69] Buerger K, Ewers M, Pirttilä T et al. CSF phosphorylated tau protein correlates with neocortical neurofibrillary pathology in Alzheimer's disease. Brain 2006; 129: 3035–3041

[70] Tapiola T, Alafuzoff I, Herukka SK et al. Cerebrospinal fluid beta-amyloid 42 and tau proteins as biomarkers of Alzheimer-type pathologic changes in the brain. Arch Neurol 2009; 66: 382–389

[71] Seppälä TT, Nerg O, Koivisto AM et al. CSF biomarkers for Alzheimer's disease correlate with cortical brain biopsy findings. Neurology 2012; 78: 1568–1575

[72] De Meyer G, Shapiro F, Vanderstichele H et al. Alzheimer's Disease Neuroimaging Initiative. Diagnosis-independent Alzheimer's disease biomarker signature in cognitively normal elderly people. Arch Neurol 2010; 67: 949–956

[73] Forlenza OV, Diniz BS, Gattaz WF. Diagnosis and biomarkers of predementia in Alzheimer's disease. BMC Med 2010; 8: 89

[74] Hansson O, Zetterberg H, Buchhave P, Londos E, Blennow K, Minthon L. Association between CSF biomarkers and incipient Alzheimer's disease in patients with mild cognitive impairment: a follow-up study. Lancet Neurol 2006; 5: 228–234

[75] Bian H, Van Swieten JC, Leight S et al. CSF biomarkers in frontotemporal lobar degeneration with known pathology. Neurology 2008; 70: 1827–1835

[76] Bibl M, Mollenhauer B, Lewczuk P et al. Cerebrospinal fluid tau, P-tau 181 and amyloid-β 38/40/42 in frontotemporal dementias and primary progressive aphasias. Dement Geriatr Cogn Disord 2011; 31: 37–44

[77] Cruz de Souza L, Lamari F, Belliard S et al. Cerebrospinal fluid biomarkers in the differential diagnosis of Alzheimer's disease from other cortical dementias. J Neurol Neurosurg Psychiatry 2011; 82: 240–246

[78] Schoonenboom NS, Reesink FE, Verwey NA et al. Cerebrospinal fluid markers for differential dementia diagnosis in a large memory clinic cohort. Neurology 2012; 78: 47–54

[79] Kas A, Uspenskaya O, Lamari F et al. Distinct brain perfusion pattern associated with CSF biomarkers profile in primary progressive aphasia. J Neurol Neurosurg Psychiatry 2012; 83: 695–698

[80] Dougall NJ, Bruggink S, Ebmeier KP. Systematic review of the diagnostic accuracy of 99mTc-HMPAO-SPECT in dementia. Am J Geriatr Psychiatry 2004; 12:

554–570

[81] Habert MO, Horn JF, Sarazin M et al. Brain perfusion SPECT with an automated quantitative tool can identify prodromal Alzheimer's disease among patients with mild cognitive impairment. Neurobiol Aging 2011; 32: 15–23

[82] McKhann GM, Knopman DS, Chertkow H et al. The diagnosis of dementia due to Alzheimer's disease: recommendations from the National Institute on Aging-Alzheimer's Association workgroups on diagnostic guidelines for Alzheimer's disease. Alzheimers Dement 2011; 7: 263–269

[83] Frisoni GB, Bocchetta M, Chételat G et al. ISTAART's NeuroImaging Professional Interest Area. Imaging markers for Alzheimer's disease: which vs how. Neurology 2013; 81: 487–500

[84] Ikonomovic MD, Klunk WE, Abrahamson EE et al. Post-mortem correlates of in vivo PiB-PET amyloid imaging in a typical case of Alzheimer's disease.

Brain 2008; 131: 1630–1645

[85] Noble JM, Scarmeas N. Application of pet imaging to diagnosis of Alzheimer's disease and mild cognitive impairment. Int Rev Neurobiol 2009; 84: 133–149

[86] Herholz K, Ebmeier K. Clinical amyloid imaging in Alzheimer's disease. Lancet Neurol 2011; 10: 667–670

[87] Villemagne VL, Rowe CC. Amyloid imaging. Int Psychogeriatr 2011; 23 Suppl 2: S41–S49

[88] Leyton CE, Villemagne VL, Savage S et al. Subtypes of progressive aphasia: application of the International Consensus Criteria and validation using β-amyloid imaging. Brain 2011; 134: 3030–3043

[89] Fleisher AS, Chen K, Liu X et al. Using positron emission tomography and florbetapir F18 to image cortical amyloid in patients with mild cognitive impairment or dementia due to Alzheimer's disease. Arch Neurol 2011; 68: 1404–1411

# 第 12 章　阿尔茨海默病：遗传、神经病理和生物标志物

Maria Martinez-Lage Alvarez, Rashmi Tondon

阿尔茨海默病（Alzheimer's disease, AD）是一种成人发病、缓慢进展的神经退行性疾病，最初影响记忆，后期可累及其他认知和基本神经功能。AD 是痴呆最常见的形式，特别是在老年人中。据估计，2014 年美国有 520 万 AD 患者，其中约 20 万年龄小于 65 岁[1]。AD 脑内的病理标志是由 β-淀粉样蛋白（Aβ）组成的细胞外老年斑和由磷酸化 tau 蛋白组成的细胞内神经原纤维缠结（neurofibrillary tangles, NFTs），NFTs 也可以神经纤维螺纹和神经突的形式看到。临床上，AD 可以迟发或早发，取决于在 65 岁之前或之后出现症状。本章介绍 AD 的遗传、神经病理学表现和非影像学生物标志物。

## 12.1　阿尔茨海默病的遗传

### 12.1.1　迟发性阿尔茨海默病

超过 95% 的 AD 患者在 65 岁以后发病，并且已经确定 AD 的发病风险随年龄呈指数增长：65 岁及以上人群中患 AD 的比率为 11%，85 岁及以上年龄段的患病率是 32%[1]。这种散发性 AD（与遗传相反）的原因无疑是多因素的，可能是由脑血管疾病、2 型糖尿病或肥胖等因素引起。一些遗传易感基因位点的发现已经有二十多年了，但近年又发现了许多新的遗传危险因素候选者，这都归功于技术的改进以及更多精选的样本库进入基因组研究。

### 12.1.2　载脂蛋白 E

载脂蛋白 E（apolipoprotein E, ApoE）ε4 等位基因与欧洲血统的非西班牙裔白人中迟发型 AD 的关联已经发现十多年了。ApoE 是一种参与胆固醇转运的血浆蛋白，以三种异构体形式存在，该形式由三个等位基因（ε2、ε3 和 ε4）确定。单个 ApoEε4 等位基因变异发展为 AD 的风险增加 2~3 倍，而有 2 个 ε4 纯合子则风险增加 5 倍，表明存在叠加性的风险关联[2]。ε2 等位基因被认为具有保护性，也具有叠加的效应，因此纯合 ε2/ε2 基因型相比单一 ε2 等位基因具有更低的 AD 风险。ε4 等位基因不仅与更高的发病风险有关，而且发病年龄更早，但 ε4 的存在对于 AD 的发病既不充分，也不是必需的。

#### 分拣蛋白相关受体

分拣蛋白相关受体（sortilin-related receptor, SORL1）基因编码一种参与细胞表面和高尔基体之间囊泡运输的蛋白质，在关联研究中 SORL1 被选择作为 AD 易感性的潜在候选基因[3]。尽管复制队列的结果最初存在矛盾，但现在有足够的证据支持这种基因特异性变异与更高的 AD 发病风险相关联，至少在白种人群中是这样[4]。

#### 在全基因组关联研究中发现的其他基因

随着全基因组技术的发展，人们有可能摆脱候选基因的束缚，转向对整个基因组进行无偏倚的评估，无须预先选择候选物，并可能检测新基因或未被怀疑参与特定疾病基因的新途径。过去几年中，在 AD 方面的努力是巨大的，合作研究分析了超过 10 000 名患者和 10 000 名对照者[2]。值得一提的是，用这种方法已经鉴定了几个基因，并在不同的队列中复制，需要注意是这些其他基因中没有一个与 ApoE 相似，但

*ApoE* 仍然是迟发性 AD 的主要遗传风险因素。这些研究中确定的最显著的基因以及它们的相对比值比[2]列在 ▶ 表 12.1 中。重要的是,这些基因及其相关的编码蛋白可以聚集在一些功能和代谢途径中,包括脂质代谢、先天性和适应性免疫、细胞黏附和内吞作用,所有这些都可能参与 AD 的神经病理性机制的发展。

表 12.1　阿尔茨海默病的分子遗传分类

| 基因符号 | 基因名称 | 染色体位置 | 关键信息 |
| --- | --- | --- | --- |
| 确定的致病基因(早发性 AD 的致病突变) | | | |
| *APP* | 淀粉样蛋白前体蛋白 | 21q21.3 | 常染色体显性遗传,25 个致病突变,16% 的早发性 AD |
| *PSEN1* | 早老素-*1* | 14q24 | 常染色体显性遗传,185 个致病突变,66% 的早发性 AD |
| *PSEN2* | 早老素-*2* | 1q31 | 常染色体显性遗传,12 个致病突变 |
| 易感性增加的基因(迟发性 AD 的风险变异) | | | |
| *ApoE* | 载脂蛋白 *E* | 19q13.32 | ε2q13.32rot-15<br>ε5q13.32rotein-3 |
| *SORL1* | 分拣蛋白相关受体 | 11q24.1 | OR 1.08 |
| *ABCA7* | 三磷酸腺苷结合盒,亚科 *A*,成员 *7* | 19p13.3 | OR 1.2 |
| *BIN1* | 桥接集成商 *1* | 2q14.3 | OR 1.2 |
| *CD33(SIGLEC6)* | *CD33* 抗原/唾液酸结合免疫球蛋白样凝集素 *6* | 19q13.41 | OR 0.9 |
| *CD2AP* | *CD2* 相关蛋白 | 6p12.3 | OR 1.1 |
| *CLU* | 集群 | 8p21.1 | OR 0.8 |
| *CR1* | 受体 *1* 补体成分 | 1q32.2 | OR 1.2 |
| *EPHA1* | 肾上腺素受体 *EphA1* | 7q34-q35 | OR 0.9 |
| *MS4A4E/MS4A6A* | 跨膜的 *4* 结构域,亚家族 *A*,成员 *6E*、*4A* | 11q12.2 | OR 0.9 |
| *PICALM* | 磷脂酰肌醇结合网格蛋白组件蛋白质 | 11q14.2 | OR 0.8 |

缩写:OR,优势比(注意 OR>1 意味着疾病的相对风险较高,而 OR<1 意味着疾病的相对风险较低数量越大,该基因型的大小效应越大)。
资料来源:引用自 OMIM(http:/omim. org/entry/104300), Schellenberg GD, Montine TJ. The genetics and neuropathology of Alzheimer's disease. Acta Neuropathologica 2012;124(3):305-323.

### 12.1.3　早发性阿尔茨海默病

　　19 世纪 80 年代末到 90 年代初,通过对常染色体显性遗传模式的家族进行鉴定,发现有三个造成多数早发性 AD(约占 AD 病例的 1%)的基因。淀粉样前体蛋白(amyloid precursor protein,APP)和早老素 1 和 2(PSEN1 和 PSEN2)参与 Aβ 分子的修饰[5]。尽管这些基因的大多数突变是常染色体显性遗传,但并不总是完全外显,因为携带突变的个体必然会发展至 AD(除了不完全外显),这些被认为是致病基因,故检测个体中的基因突变可以诊断 AD。

**淀粉样前体蛋白**

　　*APP* 位于染色体 21q21.3 上,编码淀粉样前体蛋白,是一种分子量为 110~130kDa、广泛表达的跨膜蛋白,它含有编码 Aβ 肽的内部 39~43 个氨基酸序列。β-和 γ-分泌酶的裂解导致肽 $A\beta_{1-40}$ 和 $A\beta_{1-42}$ 的形成,这些是 AD 标志性老年斑的主要成分[6]。迄今为止,多达 25 个点突变被确定有致病性(参见 http://www. molgen. vib-ua. be/ADMutations)[7]。所有点突变聚集在 54 个氨基酸区段中,该区段位于编码 Aβ 肽的序列内或其邻近[2],除造成约 16% 的早发性 AD 外[8],*APP* 基因突变还可导致常染色体显性的脑淀粉样血

管病以及两者重叠的综合征。伦敦突变（*V717I*）是最常见的 *APP* 突变，并通过干扰 γ-分泌酶的活性而导致 $A\beta_{1-42}$ 水平增加，瑞典突变涉及两种不同的密码子（K670M 和 N671K），增加 Aβ 产生的总水平。过量的 Aβ 足以引起 AD，21 三体综合征患者 AD 的高发生率也极大的支持这一观点。21 三体综合征（唐氏综合征）患者携带了额外的 *APP* 基因复制，患者发生 AD 神经病理改变的概率较高，发生痴呆的概率也明显增加[2]。此外，几种与三体无关的基因复制也被认为是 AD 的致病因素[7]，北极突变（*E693G*），既不改变 Aβ 的总量，也不干扰 γ-分泌酶活性，但是产生了比野生型 Aβ 更易于聚集的突变肽[9]。

早老素 *1* 和 *2*

　　早老素 *1*（*presenilin 1，PSEN1*）的突变位于染色体 14q24.3，是造成常染色体显性早发性 AD 最常见的原因，占所有病例的 66% 以上[8]。至今已发现至少 185 种致病性突变[7]（见 http:/www. molgen. vib-ua. be/AD 基因突变），患者均在 60～65 岁，具有完全的外显率。与 *APP* 的情况一样，*PSEN1* 突变的个体在发病年龄（最早可 20 多岁）、疾病进展速度和严重程度方面的表型特征存在显著的异质性[10]。*PSEN1* 是 γ-分泌酶的催化组分，γ 分泌酶是负责许多膜蛋白（包括 APP）裂解的蛋白质复合物，正常的 γ-分泌酶活性主要产生 $A\beta_{1-40}$ 及较少量的 $A\beta_{1-42}$。*PSEN1* 突变改变了分泌酶活性[11]，导致 $A\beta_{1-42}$ 与 $A\beta_{1-40}$ 比例增加，从而促进淀粉样蛋白物质的沉积。早老素 2（*Presenilin 2，PSEN2*）是位于 1q31-q42 中的高度同源的蛋白质，在缺乏 PSEN1 的情况下也作为催化成分参与 γ-分泌酶复合物。*PSEN2* 突变不如 *PSEN1* 变体常见，迄今只有 13 种致病性突变[7]。与 *PSEN1* 相比，*PSEN2* 突变的患者发病年龄更大（解释了迟发型 AD 病例中有少数由遗传突变所致）、病程较长以及变异性较大[2]。

## 12.2　阿尔茨海默病的神经病理学

　　AD 的标志性病理学特征包括 Aβ 蛋白质片段在细胞外"老年"斑和其他沉积物中的蓄积，以及磷酸化 tau 蛋白以 NFT 和神经丝线形式在细胞内的积聚。其他特征性变化包括：由 Aβ 沉积在血管内和周围引起的脑淀粉样血管病（cerebral amyloid angiopathy，CAA）、突触丢失、神经元丢失、胶质细胞活化以及最终脑萎缩。▶图 12.1 列举了 AD 的这些病理特征。

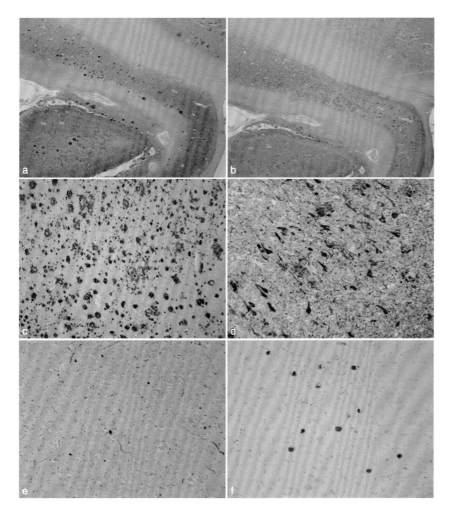

图 12.1　阿尔茨海默病（AD）的组织病理学标志，免疫组织化学染色的显微照片显示了 AD 和合并症的典型表现。β-淀粉样蛋白免疫组织化学突出显示进展性 AD 患者海马体（a，500x）及额叶皮质（c，100x）中丰富的老年斑；磷酸化 tau 蛋白免疫组织化学显示在相同病例海马体中神经原纤维缠结以及神经纤维线和神经炎突（b，500x；d，200x）。注意磷酸化 tau 蛋白还标记了许多神经炎性老年斑，因为在这些淀粉样斑块的中心存在 tau 蛋白阳性神经突，在这种情况下存在共存的病理学，如 AD 中常见的那样。通过 α-烯核蛋白免疫染色（e，200x）在杏仁核中观察到路易体和路易神经突；而用于磷酸化 TDP-43 的抗体也在相同区域（e，200x）中显示出包涵体。

淀粉样前体蛋白,即*APP*基因的产物,可以通过两个不同的途径修饰。当全长蛋白质被 α-和 γ-分泌酶裂解时,产生非淀粉样的 C-末端片段,相反,被 β-和 γ-分泌酶裂解时,可产生几种 Aβ 片段,其中 $A\beta_{1-40}$ 最常见,$A\beta_{1-42}$ 易于聚集(淀粉样)。$A\beta_{1-42}$ 分子形成有毒的寡聚体,然后聚集成具有 β-折叠片构象的细胞外不溶性原纤维,产生典型的淀粉样老年斑。Aβ 沉积物在形态上是可变的,范围从所谓的神经炎斑块(位于一簇 tau 蛋白阳性营养不良性神经突起的中心),到弥漫性(非神经炎性)斑块和称为淀粉样蛋白湖的弥漫性沉积。"淀粉样蛋白级联假说"认为:Aβ 原纤维在斑块中的积累是该病的主要病理改变,导致其他病理学特征的形成,如 NFTs、突触丧失、神经元变性和死亡[12]。

Tau 蛋白与微管相关,被认为参与调节它们在神经元轴突中的稳定性。由于一些未知原因,tau 蛋白变得异常过度磷酸化,从微管解离,并聚集成配对的螺旋丝和不溶性原纤维,随后沉积为特征性 NFTs 和具有 β-折叠片构象的神经纤维网。研究表明:至少在某些个体中,Tau 蛋白病理出现在 β 淀粉样蛋白沉积之前,这不能用淀粉样蛋白级联假说来解释,提示 tau 蛋白病理可能是疾病的起始事件。

包括淀粉样斑块和 NFTs 在内的 AD 病理学遵循特定的空间和解剖模式进展,起于边缘皮质(内嗅皮质和海马),逐渐扩展到新皮质表面、一些皮质下核团,某些情况下可到脑干。关于 NFTs,仍然推荐 Braak 和 Braak[13] 所描述的分级系统,因为它反映了这种进展模式,具有很强的可靠性。它提出了六期,但是当减少到四期时,提高了评判者间的一致性[14]:(1)无 NFTs;(2)Braak Ⅰ/Ⅱ期,NFTs 主要位于内嗅皮质及邻近相关区域;(3)Braak Ⅲ/Ⅳ期,NFTs 富集于海马和杏仁核中,联合皮质轻微受累;(4)Braak Ⅴ/Ⅵ期,NFTs 广泛分布于新皮质区域,最终累及初级运动和感觉区域。

此外,许多但并不是所有 AD 病例会出现脑内非 AD 型病理共存的现象,如路易体病(Lewy body disease,LBD)、血管性脑损伤、海马硬化和 TDP-43 病理[14]。Lewy 小体主要由 α-突触核蛋白组成,具有帕金森病和 LBD 的特征,常见于中度至重度 AD 变化的大脑,不仅出现在散发病例中,在一些 *PSEN1* 和 *PSEN2* 突变患者中也可发生[15]。脑血管疾病和血管性脑损伤以及 CAA 常与 AD 变化在脑内共存,需充分认识。TDP-43 是额颞叶变性病理性包涵体中的主要

蛋白,不是 tau 蛋白病理的结果,也见于肌萎缩侧索硬化症[16],越来越多的人认识到它存在于 AD 病理的脑边缘结构,无论是否伴有海马硬化。

目前,AD 的确切诊断仍然依赖于患者死后的大脑尸检,检出与 AD 临床症状相关的典型老年斑和 NFTs。2012 年,即在先前共识发布 25 年后,由美国国家衰老研究所和阿尔茨海默病协会发布了一项重要共识文件,对 AD 神经病理学检测和评估指南进行了修订[14]。诊断标准的主要变化是认识到 AD 是一个动态的疾病实体,具有无症状的痴呆前期,此时病理已经开始蓄积,但未引起主要症状,因此允许在无临床痴呆症状的情况下诊断 AD 神经病理学改变,并使早期和临床前 AD 的概念进入神经病理学领域。指南建议记录本文所述的 AD 病理特征,记录尸检报告中的合并症,包括 LBD、血管病理和 TDP-43 病理。根据记录中 AD 三种形态学特征中各自的相对数量,基于数据驱动,推荐使用"ABC"分期方案:A,Aβ/淀粉样蛋白斑块评分(基于 Thal 分期[17]:A0~A3);B,NFT 评分(基于 Braak 分期[13]:B0,B1 = Ⅰ/Ⅱ,B2 = Ⅲ/Ⅳ,B3 = Ⅴ/Ⅵ);C,神经炎斑块评分(基于 CERAD 标准[18]:C0~C3)。结合 A、B、C 的评分为每一个病例的 AD 神经病理改变做出"无""低""中等"和"高"的描述(完全独立于临床症状)[14]。

在尸检中,有致病突变(*APP*、*PSEN1* 和 *PSEN2*)的患者比散发性 AD 患者倾向具有更大数量的新皮质老年斑,tau 蛋白病理的数量无差异。与散发性病例相比,这些基因的一些突变也导致淀粉样蛋白病理形态的差异,例如 *APP* Flemish 突变中的大致密斑块[19]、*APP* 北极突变中的环状斑块[20] 和 *PSEN1* 突变中的棉毛斑块[2]。

## 12.3 阿尔茨海默病诊断中的非影像生物标记物

修订后的 AD 诊断临床标准和指南于 2011 年提出并发布[21],建议将 AD 认为是在临床症状出现前就已经开始、缓慢进展的疾病。过去二十年中,除影像学生物标记物被广泛研究外,巨大的精力也致力于发现 AD 诊断的其他生物标记物。正如前文所讨论的,明确诊断 AD 只能通过对受累大脑的死后尸检获得,但当我们需要考虑,无论是研究水平(例如,识别和监测可能的疾病抑制剂)还是临床水平,面对每一个患者都需要有一个明确的限制时,尸检的标准是不可行的。

## 12.3.1　血浆

血浆生物标记物的研究始于检测血浆中 β-淀粉样蛋白的想法。假设脑内 Aβ 的产生与沉积总是处于平衡状态,并且与血浆水平存在相关性,研究就能够确定血浆 Aβ 水平升高,至少在家族性 AD 患者中是如此[22]。但在总体人群中散发性 AD 的血浆 Aβ 水平是存在争议的,受到复杂的测试技术和实验方法的限制。

## 12.3.2　脑脊液

鉴于脑脊液存在于细胞外间隙,能够可靠地反映脑内化学和细胞内稳态的状态。因此,尽管在社区临床实践中仍未广泛应用,但自 2007 年起,脑脊液生物标记物已被纳入修订的 AD 诊断标准研究中[23]。Aβ1-42、总 tau 蛋白和磷酸化 tau 蛋白的水平可用于辅助诊断 AD[24]。脑脊液中 tau 蛋白总浓度的增加与皮质中的轴突变性直接相关,而磷酸化 tau 蛋白的水平与 NFTs 相关。因此,任何涉及皮质退化的过程(例如中风、创伤和其他神经退行性疾病),总 tau 水平都会增加[25],但磷酸化 tau 能够更精确地反映 AD 内在病理。脑脊液 AD 生物标记物不仅能对出现症状的患者确定诊断,其重要性还在于它们有助于早期诊断,识别痴呆前期的患者(包括轻度认知功能损害),有助于选择和监测临床试验的受试者。由于跨机构和地理位置所使用的技术(酶联免疫吸附试验和其他免疫分析方法)存在着分析问题,正在对技术进行明确的标准化,以建立结果的同质性,提高所获数据的产量和质量[25]。值得注意的是,CSF 生物标记物将与临床、遗传和神经影像数据结合使用,为 AD 提供更准确的诊断信息。

## 参考文献

[1] Alzheimer's Association. 2014 Alzheimer's disease facts and figures. Alzheimers Dement 2014; 10: e47–92

[2] Schellenberg GD, Montine TJ. The genetics and neuropathology of Alzheimer's disease. Acta Neuropathol 2012; 124: 305–323

[3] Rogaeva E, Meng Y, Lee JH et al. The neuronal sortilin-related receptor SORL1 is genetically associated with Alzheimer's disease. Nat Genet 2007; 39: 168–177

[4] Reitz C, Cheng R, Rogaeva E et al. Genetic and Environmental Risk in Alzheimer Disease 1 Consortium. Meta-analysis of the association between variants in SORL1 and Alzheimer's disease. Arch Neurol 2011; 68: 99–106

[5] Reitz C, Mayeux R. Alzheimer's disease: epidemiology, diagnostic criteria, risk factors and biomarkers. Biochem Pharmacol 2014; 88: 640–651

[6] O'Brien RJ, Wong PC. Amyloid precursor protein processing and Alzheimer's disease. Annu Rev Neurosci 2011; 34: 185–204

[7] Cruts M, Theuns J, Van Broeckhoven C. Locus-specific mutation databases for neurodegenerative brain diseases. Hum Mutat 2012; 33: 1340–1344

[8] Raux G, Guyant-Maréchal L, Martin C et al. Molecular diagnosis of autosomal dominant early onset Alzheimer's disease: an update. J Med Genet 2005; 42: 793–795

[9] Nilsberth C, Westlind-Danielsson A, Eckman CB et al. The 'Arctic' APP mutation (E693G) causes Alzheimer's disease by enhanced Abeta protofibril formation. Nat Neurosci 2001; 4: 887–893

[10] Ridge PG, Ebbert MT, Kauwe JS. Genetics of Alzheimer's disease. Biomed Res Int 2013; 2013: 254954

[11] Chau D-M, Crump CJ, Villa JC, Scheinberg DA, Li Y-M. Familial Alzheimer's disease presenilin-1 mutations alter the active site conformation of γ-secretase. J Biol Chem 2012; 287: 17288–17296

[12] Hardy J, Selkoe DJ. The amyloid hypothesis of Alzheimer's disease: progress and problems on the road to therapeutics. Science 2002; 297: 353–356

[13] Braak H, Braak E. Neuropathological staging of Alzheimer-related changes. Acta Neuropathol 1991; 82: 239–259

[14] Hyman BT, Phelps CH, Beach TG et al. National Institute on Aging-Alzheimer's Association guidelines for the neuropathologic assessment of Alzheimer's disease. Alzheimers Dement 2012; 8: 1–13

[15] Leverenz JB, Fishel MA, Peskind ER et al. Lewy body pathology in familial Alzheimer disease: evidence for disease- and mutation-specific pathologic phenotype. Arch Neurol 2006; 63: 370–376

[16] Neumann M, Sampathu DM, Kwong LK et al. Ubiquitinated TDP-43 in frontotemporal lobar degeneration and amyotrophic lateral sclerosis. Science 2006; 314: 130–133

[17] Thal DR, Rüb U, Orantes M, Braak H. Phases of Aβ-deposition in the human brain and its relevance for the development of AD. Neurology 2002; 58: 1791–1800

[18] Mirra SS, Heyman A, McKeel D et al. The Consortium to Establish a Registry for Alzheimer's Disease (CERAD). Part II. Standardization of the neuropathologic assessment of Alzheimer's disease. Neurology 1991; 41: 479–486

[19] Kumar-Singh S, Cras P, Wang R et al. Dense-core senile plaques in the Flemish variant of Alzheimer's disease are vasocentric. Am J Pathol 2002; 161: 507–520

[20] Basun H, Bogdanovic N, Ingelsson M et al. Clinical and neuropathological features of the arctic APP gene mutation causing early-onset alzheimer disease. Arch Neurol 2008; 65: 499–505

[21] McKhann GM, Knopman DS, Chertkow H et al. The diagnosis of dementia due to Alzheimer's disease: recommendations from the National Institute on Aging-Alzheimer's Association workgroups on diagnostic guidelines for Alzheimer's disease. Alzheimers Dement 2011; 7: 263–269

[22] Scheuner D, Eckman C, Jensen M et al. Secreted amyloid β-protein similar to that in the senile plaques of Alzheimer's disease is increased in vivo by the presenilin 1 and 2 and APP mutations linked to familial Alzheimer's disease. Nat Med 1996; 2: 864–870

[23] Dubois B, Feldman HH, Jacova C et al. Research criteria for the diagnosis of Alzheimer's disease: revising the NINCDS-ADRDA criteria. Lancet Neurol 2007; 6: 734–746

[24] Hansson O, Zetterberg H, Buchhave P et al. Prediction of Alzheimer's disease using the CSF Abeta42/Abeta40 ratio in patients with mild cognitive impairment. Dement Geriatr Cogn Disord 2007; 23: 316–320

[25] Kang JH, Korecka M, Toledo JB, Trojanowski JQ, Shaw LM. Clinical utility and analytical challenges in measurement of cerebrospinal fluid amyloid-β (1–42) and τ proteins as Alzheimer's disease biomarkers. Clin Chem 2013; 59: 903–916

# 第13章　阿尔茨海默病：影像学第 I 部分

Donald G. McLaren, Guofan Xu, Vivek Prabhakaran

阿尔茨海默病（Alzheimer's disease, AD）是最常见的痴呆症，是一种进行性、破坏性、不可逆性、最终致命的神经退行性疾病，导致记忆和独立能力的丧失[1]。预计到 2050 年，全球将有超过 1 600 万美国人和 1.35 亿人患上 AD。这些数据，加之目前治疗只能减缓 AD 临床进展的事实，急需我们利用和改进生物标记物以了解疾病过程，提高诊断准确性，并改善治疗效果。虽然 AD 病理学的空间演变过程已被理解多年[2,3]，但是用于评价空间发展的生物标记物仅部分地反映了其组织学进程。2011 年，美国国家衰老研究所和阿尔茨海默病协会（National Institute on Aging/Alzheimer's Association Workgroup, NIA/AA）发布了修订后的 AD 诊断标准[4]，要求在未来的诊断标准研究中使用异常水平的生物标记物，该工作组认为，生物标记物的发展将提高诊断的病理生理特异性。因此，本章重点关注的是 AD 结构（MRI）和代谢或分子成像（如 SPECT 和 PET），第 14 章聚焦于 AD 的功能神经影像学和脑连接（如灌注、fMRI 和 DTI）。请务必记住，不能用神经影像学和神经影像学生物标记物代替神经心理学或神经病学评估，相反，它们是互相补充的。

## 13.1　磁共振成像

磁共振成像是一种可以检测大脑结构和功能的无创影像技术（见第 14 章）。在施加射频脉冲之后，通过检测氢质子发射的射频信号来形成图像，通过调整脉冲的时间和强度以及检测发射信号的时间来获取不同类型的图像。脑部 MRI 最常见的类型是 T1 加权图像、T2 加权图像和 T2*加权图像。有些 MRI 扫描具有特定的临床用途，例如磁敏感加权成像（susceptibility weighted imaging, SWI）可用于检测脑微出血。

### 13.1.1　T1 加权成像

T1 加权扫描提供了大脑灰质和白质结构的清晰图像，在图像上分别显示为灰色和白色（▶图 13.1）。T1 加权像常用于评估患者大脑结构是正常或异常，在认知障碍的情况下，可用于排除中风和肿瘤，确定脑萎缩的部位。海马、内外侧颞叶、顶叶外侧和楔前叶的萎缩或体积减小是 AD 的典型模式（▶图 13.2）[5]。在轻度认知功能损害（mild cognitive impairment, MCI）患者中也发现了类似的模式，但是程度较轻，且更局限于颞叶[5]。

目前，研究人员专注于临床前期 AD 患者。2011年，美国国家衰老研究所和阿尔茨海默病协会（NIA/AA）提出了临床前期 AD 的三个阶段[6]。临床前第一阶段，无症状淀粉样变性，包括 PET 淀粉样蛋白高潴留或脑脊液 $A\beta_{1-42}$ 低的患者；临床前第二阶段，无症状淀粉样变性并神经退行性变，不仅符合第一阶段的定

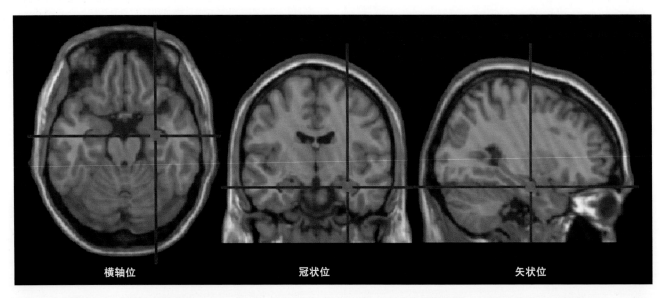

| 横轴位 | 冠状位 | 矢状位 |

图 13.1　轴位、冠状位和矢状 T1WI 像，显示灰质（灰色区域）和白质（白色区域）。蓝色十字位于左侧海马

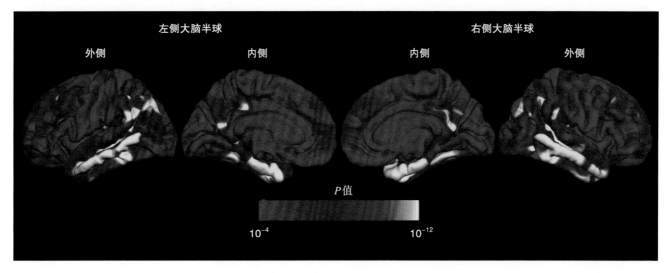

图 13.2　AD 皮质特征的图示（AD<对照P<0.000 1）。在 AD 和健康对照之间观察到皮质显著变薄的节点。数据显示位于 freeSurfer 平均大脑的软膜表面。（经许可使用 Gross AL, Manly JJ, Pa J, et al; Alzheimer's Disease Neuroimaging Initiative. Cortical signatures of cognition and their relationship to Alzheimer's disease. Brain Imaging Behav 2012;6(4):584-598）

义，而且 FDG-PET 显示神经元损伤，CSF 中高 tau/p-tau 或结构 MRI 上皮质变薄或海马萎缩；临床前第三阶段，无症状淀粉样变性、神经退行性变并轻微的认知下降，不仅符合第二阶段的定义，而且表现出轻微的认知下降，或在具有挑战性的认知测试中表现不佳，但不符合 MCI 标准。研究人员报告了在认知正常的老年人中各阶段的发病率[7,8]：临床前 AD 第一阶段为 16%，临床前 AD 第二阶段为 12%，临床前 AD 第三阶段为 2%。有意思的是，另有 23% 的患者具有海马体积异常或 FDG-PET 低代谢的证据，这些患者被归为疑似非 AD 病理，表明还有其他途径导致低灌注和海马体积减小。该研究表明，需要更多的研究来揭示 AD 最早的结构变化。

由于 MRI 扫描成本低，大规模研究（如阿尔茨海默病神经影像学倡议[Alzheimer's Disease Neuroimaging Initiative, ADNI]）常规采集高分辨率的 T1WI 用于基于体素的形态测量（voxel-based morphometry, VBM）和皮质厚度的研究[9]。VBM 研究[10]主要探讨灰质体积如何随着临床状态以及认知的变化而变化。例如，研究人员发现左侧缘上回、小脑前部和左侧颞上回的灰质体积与"自由和线索选择性回忆测验"（Free and Cued Selective Reminding Test）存在显著相关性[11]。皮质厚度的研究也探讨了皮质变薄与临床状态的关系[5,12,13]（▶图 13.2）以及皮质厚度与认知之间的关系[14,15]。在研究中，可使用 Freesurfer 来测量皮质厚度（http:/freesurfer. net）[16]；临床医生可能更喜欢使用来自 CorTech 实验室经 FDA 批准的商业化的 Neuroquant（http://www. cortechs. net）进行影像诊断。

诸如 ADNI 之类的大型纵向数据库促使采用更先进的萎缩分析方法用于 AD 谱。一项近期研究调查了MCI 患者脑区之间萎缩的协变性（▶图 13.3）[17]，该研究发现了与 AD 生物标记物有关的两种萎缩模式。第一种模式显示在默认网络的后部节点协调性萎缩，第二种模式主要表现为内侧颞叶萎缩。该研究表明，MCI 患者可能存在独立但同时导致萎缩的疾病过程。未来的纵向研究可能会研究这些不同萎缩模式的病理生理学基础。

### 13.1.2　白质高信号

白质高信号（white matter hyperintensities, WMHs）是深部白质的病灶，被认为是脑小血管病变的反映（▶图 13.4）。目前的观点认为是由慢性低灌注和血脑屏障完整性受到破坏所致[18]。WMHs 在 T2WI-FLAIR 序列表现为高信号，并且可以用软件进行量化。对于 WMHs 和 AD 之间的关联性，各研究结果不同，部分研究认为存在关系[19,20]，其他研究认为二者之间无关系[21]。研究之间的差异可能反映了所采用的分析方法不同。在上述认为存在关系的研究中，AD 患者是与健康对照组进行比较，而另一项研究旨在探索 WMHs 是否能够预测 AD 的发展。另一项研究发现，具有高认知储备的个体比低认知储备的个体能够应对更大的 WMHs 负担，这意味着认知储备可能能够延缓 AD 症状的发作[22]。这些研究表明，需要更多的研究来追踪正常老化及整个 AD 病理生理过程中 WMHs 的进展。相比 WMHs 与 AD 之间的关系，WMHs 与认知的关系更加明确。大量研究提出 WMHs 负荷的增加与认知功能降低有关[23-25]。尽管尚不清楚 AD 发展过程中的 WMHs 进展情况，但 WMHs 的危险因素是可以改变的。因此，临床上筛查 WMHs 可能具有潜在的价值，未来的研究会探讨常规 WMHs 扫描的潜在价值。

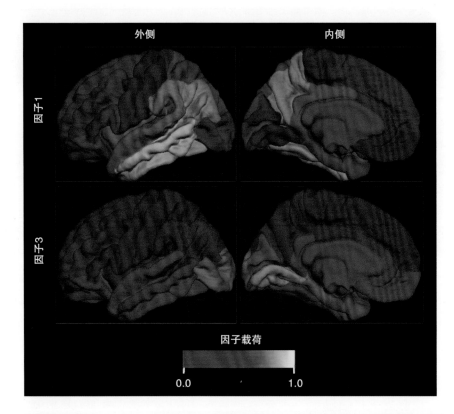

图13.3　与AD生物标志物有关的萎缩因素协同进化的视觉描绘。上行:因子1:后部默认模式网络与海马萎缩的协变性。下行:因子3:内侧颞叶皮质萎缩的协变性。注意:与AD生物标志物无关的因素未显示。(Modified, with permission, from Carmichael O, McLaren DG, Tommet D, Mungas D, Jones RN; for the Alzheimer's Disease Neuroimaging Initiative. Coevolution of brain structures in amnestic mild cognitive impairment. Neuroimage 2012; 66C:449-456)

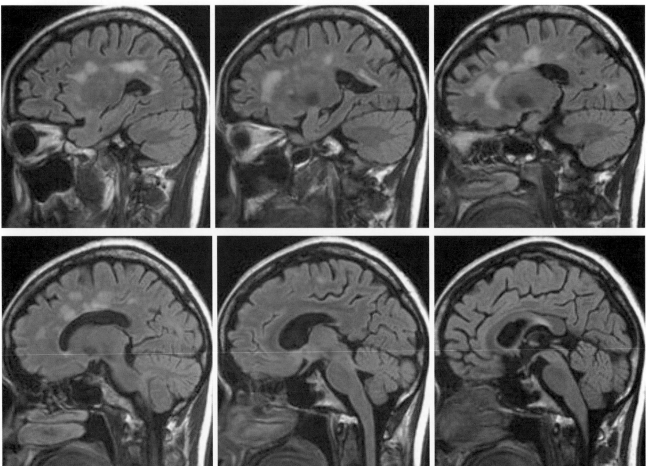

图13.4　T2-FLAIR像用于白质疾病的评估。白质高信号位于深部白质,被认为反映了小血管疾病,并提示胶质增生的区域

## 13.1.3　淀粉样蛋白相关影像异常

虽然淀粉样蛋白相关影像异常（amyloid-related imaging abnormalities，ARIA）的评估对于痴呆的诊断无效，但与抗淀粉样蛋白治疗的发展至关重要，在患者的抗淀粉样蛋白治疗中具有潜在的重要性。随着降低 Aβ 负荷的 AD 疗法出现，ARIAs 开始兴起，特别是降低淀粉样蛋白治疗的临床试验发现了代表 ARIA-水肿或积液（ARIA-edema or effusions，ARIA-E）和 ARIA 含铁血黄素积（ARIA hemosiderin deposition，ARIA-H）的 MRI 信号变化。因此，最新推荐 MRI 用于临床抗淀粉样蛋白治疗实践中[26]。

在接受抗淀粉样蛋白治疗的若干患者中，ARIA-E 表现为无法预测的短暂 MRI 信号异常（bapineuzumab，最高剂量组[5mg/kg]，10 名患者中 3 名发生 ARIA-E），且基于 MRI 特征最初被标记为血管源性水肿。由于缺乏组织病理学证据，所以这种 MRI 信号变化被认为 ARIA-E。ARIA-E 最常见的特征是在脑实质、柔脑膜或同时存在 T2-FLAIR 高信号。自发性 ARIA-E 的发生率较低。

ARIA-H 被认为是一种代表含铁血黄素沉积的 MRI 信号异常，包括微出血和浅表铁沉积。微出血是由 T2*-GRE、SWI 序列检测到的实质中圆形、局灶性、低信号病变。SWI 本质是 T2*-GRE 序列，增加了磁敏感权重，对检测微出血更敏感。毫不奇怪，检测到的微出血大小和数量与序列的分辨率、灵敏度和设备场强有关，因此，确定异常微出血的标准需要相应调整。浅表铁沉积表现为接近脑表面的线状低信号。微出血的发病率随着年龄增加而增加，据报道，80 岁以上人群的微出血患病率超过 35%，高血压和 AD 患者的发生率更高[26]。在抗淀粉样蛋白治疗的临床试验期间，基线就有微出血的患者更易出血[26]。目前相关工作还在进行中，试图了解随着年龄和临床状态的变化微出血增加的自然进程。

阿尔茨海默病协会研究工作组推荐：在至少 1.5T 扫描设备、采用至少 20 毫秒回波时间的 T2*-GRE 序列、层厚为 5 毫米或更小，以辨别 ARIA-H，采用 T2-FLAIR 序列以识别 ARIA-E[26]。其他建议如下：在 I 期和 II 期早期临床试验中多次扫描以确定异常的概率；在确定给药后扫描时间内应考虑药代动力学效应；对在治疗期间发生 ARIA 的个体缩短扫描间隔；应根据症状的严重程度和相关性来解释 ARIA-E；使用上述序列检测到四个以上微出血的患者，应从抗淀粉样蛋白治疗的临床试验中排除。该工作组还建议，停止对偶然发生 ARIA-H 但有显著临床症状的个体研究。现在及未来的工作旨在标准化和书面化 ARIA[27]。

## 13.2　单光子发射计算机断层成像/正电子发射断层扫描成像

用于中枢神经系统成像的核医学技术，如 SPECT 和 PET，与诸如 CT 和 MRI 的解剖学成像方法大不相同。核医学成像依赖于放射性示踪剂提供关于脑病理生理过程的特定分子信息。痴呆的核医学成像方法主要包括两种：SPECT 和 PET。放射性示踪剂已被开发用于测量局部脑血流量（regional cerebral blood flow，rCBF）、局部脑葡萄糖代谢、脑淀粉样蛋白沉积、神经原纤维缠结、多巴胺转运蛋白密度等。

## 13.3　单光子发射计算机断层成像

SPECT 脑成像使用可透过血脑屏障的亲脂性放射性药物来测量脑灌注。最常用的放射性示踪剂包括锝-99m-六甲基亚丙基胺肟（HMPAO）和 $^{99m}$Tc 三乙烯 L-半胱氨酸二聚体（ECD）。这两种药物均需静脉注射，剂量为 10～20mCi（370～740MBq），以快速首过摄取保留在脑组织中。摄取的放射性示踪剂位于活跃的脑组织，可以反映 rCBF。示踪剂注射后 15～20 分钟获得 SPECT 图像，图像的分辨率约为 1cm。尽管专用多探测器相机采集的高分辨率图像可以提供更多的解剖学细节，但 SPECT 成像的主要目的是评估相对 rCBF，而不是解剖结构的特异性。

基于紧密的神经血管偶联机制，大脑灌注良好且调节有序；rCBF 反映内在的正常生理或病理生理过程，外部的感觉刺激（如触觉、声音、嗅觉和视觉）以及患者的运动和认知活动都可能影响 rCBF。在痴呆患者中，局灶病理过程会导致严重的神经元丢失，导致灌注不足，特定的 rCBF 缺乏模式有助于痴呆症的诊断和鉴别。

灌注剂的正常分布与局部血流量成正比，灰质的摄取量约为白质的四倍。正常脑灌注是对称的，且沿着额叶、顶叶、颞叶、枕叶凸面的皮质带状结构灌注更大；皮质下灰质核团的活动及随后的摄取也很高，包括基底节和丘脑；白质活动显著较低并相应的低摄取，白质和侧脑室之间的界限可能显示不清。

通常对脑灌注图像进行视觉评价,如比较两侧半球的对称性或仔细检查皮质灰质边缘的连续性,相比对侧半球相同区域,局部灌注可以增加、相似或减少。在 AD 患者中,最常见的 SPECT 征象是双侧颞叶后部和顶叶对称性灌注不足,这种灌注减低的模式阳性预测值大于 80%[28],尽管该模式对于 AD 具有较高的阳性预测价值,但并不特异。其他病理生理过程也可以改变局灶性脑灌注,产生类似的灌注变化模式,类似的低灌注模式在血管性痴呆、帕金森病和各种脑病中也有报道。此外,约 30% 的 AD 患者表现出不对称的皮质灌注下降,可见单侧颞叶或顶叶低灌注,这取决于痴呆的阶段,额叶低灌注也可见,但预测价值较低。在疾病的中晚期,正常 SPECT 灌注扫描的阴性预测值较高[28]。

由于 SPECT 灌注相对分辨率较低、缺乏解剖特异性,加之轻度 AD 患者无特异性的低灌注模式,限制了其在痴呆诊断中的临床应用。然而,相对于 PET,其成本较低、普及性好,是痴呆成像中一个强大的神经影像学工具。

许多研究使用 SPECT 脑灌注来表征各种痴呆症、正常老化过程,以及灌注与认知变化之间的关系[29],SPECT 图像与相应的 CT 或 MRI 图像的计算机辅助融合推动了这些研究,然后根据高质量的"正常"大脑编辑对照组。最后,各种先进的成像分析技术,如基于体素的分析、三维立体定向表面投影和断层扫描 z-score 映射,极大地增强了 SPECT 灌注成像在痴呆表征中的灵敏性和特异性。另外,据报道,基于 MRI 解剖成像的部分容积校正可进一步提高痴呆表征的特异性和敏感性[29]。

## 13.4　正电子发射断层成像

PET 使用正电子发射放射性药物提供关于脑代谢或特定分子靶标(例如淀粉样蛋白)的空间特异性信息。2-脱氧-2-($^{18}$F)氟-D-葡萄糖(或称 FDG)(反映葡萄糖代谢的葡萄糖类似物)是目前临床痴呆成像中最广泛使用的 PET 示踪剂。但还有许多其他新兴的示踪剂,如淀粉样蛋白示踪剂、碳 11 标记的匹兹堡化合物 B( Pittsburgh compound B,PIB)或 $^{18}$F 标记的 Aβ-PET 放射性药物,能够检测活体脑淀粉样蛋白沉积和 tau 蛋白的示踪剂,$^{18}$F-标记的 T807 和 $^{18}$F-标记的 T808 能够检测体内过度磷酸化的 tau 蛋白,这些较新的示踪剂对于痴呆表征研究具有巨大的潜力。由于淀粉样蛋白沉积发生在症状出现前的几十年,淀粉样蛋白示踪剂可能用于早期诊断,并指导淀粉样蛋白相关性痴呆潜在的治疗[30]。

## 13.5　正电子发射断层成像:氟脱氧葡萄糖

FDG 在脑中的正常分布类似于 SPECT 灌注,即在灰质皮层、基底节和丘脑呈高摄取,这种正常的代谢模式随着年龄而变化,并在个体间存在着明显差异。据报道,摄入量随着正常老化而相对减少,但丘脑、基底神经节、枕叶皮质以及小脑的摄取通常不改变。后扣带皮质、颞叶外侧、后顶叶和前额叶通常具有较高的摄取量,与它们静息状态的高代谢有关。这些区域共同组成默认模式网络[31]。

FDG-PET 的代谢成像有助于在某些不相关的临床背景中评估痴呆的原因,包括 AD、额颞叶痴呆、路易体痴呆、帕金森病、多发梗死性痴呆和亨廷顿舞蹈病(▶图 13.5)。AD 患者在颞顶联合皮质葡萄糖代谢和 CBF 都有所减少,颞顶叶受累通常是双侧的,但也常看到不对称的灌注或代谢减低,随着疾病进展,功能缺失蔓延至额叶,而原发运动区、感觉区和视觉皮质区一般都可以保留到痴呆的晚期阶段,这些发现已被广泛认为是 AD 的诊断模式(▶图 13.5a)。与 SPECT 一样,尽管 FDG 诊断 AD 具有高度的预测性,但并不具有特征性[32]。

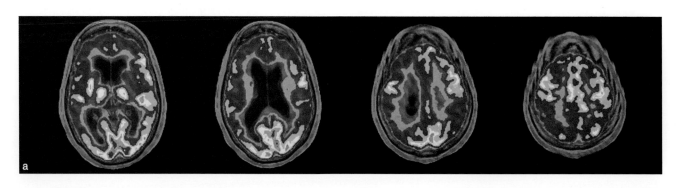

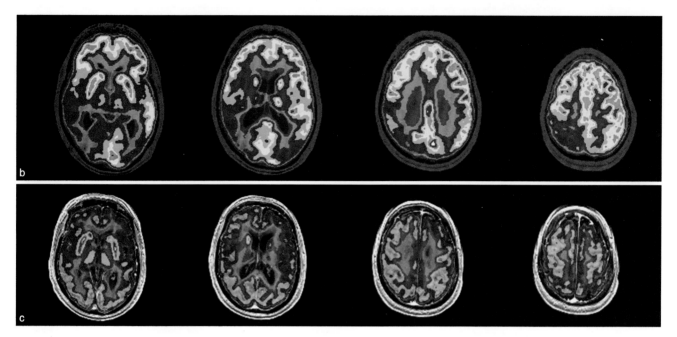

图 13.5 （a）阿尔茨海默病（AD）。一位 58 岁女性，主诉健忘，有 AD 家族史。FDG-PET 显示双侧颞顶叶联合皮质及双侧额叶明显低代谢。值得注意的是，运动和视觉皮质未累及。（b）路易体痴呆。一名 58 岁女性，进行性认知能力下降超过 2 年。FDG-PET 显示双侧颞顶叶联合皮质明显低代谢，右侧大于左侧，伴双侧视觉皮质代谢缺陷。需要注意，双侧额叶不受影响。（c）额颞叶痴呆。一名 66 岁的女性，进行性认知下降和记忆丧失 2 年伴言语困难。双侧额叶显著的 FDG 低代谢，左侧大于右侧。双侧颞叶也显示轻度低代谢，顶叶和后扣带皮质未受累

## 正电子发射断层成像：淀粉样蛋白和 tau 蛋白成像

许多其他非 FDG PET 示踪剂通过淀粉样蛋白沉积的在体成像在 AD 表征方面显示出极大的成功。在新兴示踪剂中，N-甲基[11C]2-（4-甲基氨基苯基）-6-羟基-苯并噻唑（匹兹堡化合物 B，命名为 11C-PIB）是痴呆神经影像学研究领域最成功的淀粉样蛋白示踪物[33,34]，它在 AD 患者体内呈高滞留，且与 AD 病理变化相关（► 图 13.6）。尽管其在体内淀粉样蛋白成像方面取得了巨大成功，但由于 11C-PIB 相对较短的半衰期和有限的有效性，其临床应用受到限制。

另一种有前景的药物，18F-氟伐他卡，也被称为 AV-45 或 Amyvid，在脑内 β 淀粉样蛋白密度成像中也显示出类似能力[35]。Amyvid 最近被 FDA 批准用于临床，由于其广泛的可用性，被选为针对无症状 AD（A4）抗淀粉样蛋白治疗试验中的示踪剂。

虽然淀粉样蛋白斑是 AD 确定的病理学特征之一，但脑内淀粉样蛋白（Aβ）沉积水平的升高也可见于没有痴呆的正常老年人和除痴呆以外的其他临床综合征患者[36]。淀粉样蛋白阳性表明显著的淀粉样蛋白负荷，但阴性不能预测未来的淀粉样蛋白沉积。因此，淀粉样蛋白 PET 成像的临床应用需要仔细考虑，以确保其在适当的临床背景中发挥价值，考虑如何经济有效地使用有限的医疗保健资源非常重要。目前淀粉样蛋白成像特别工作组（Amyloid Imaging Task Force）的诊断指南并不主张将这种神经影像生物标记物检测用于常规诊断目的[37,38]，这种限制有几个原因，包括：目前的临床核心标准为大多数患者提供了良好的诊断准确性和实用性；需要更多的工作以确保生物标记物使用的适当标准；缺乏生物标记物标准；生物标记物的获取有限。目前，这些先进的淀粉样蛋白成像仅在以下情况有用：观察性研究、临床试验、在临床医生认为合适的时候（如鉴别 AD 与额颞叶痴呆）作为可选的临床工具。

另一个研究性 PET 示踪剂氟乙基甲基氨基-2 萘乙亚甲基丙二腈（Fluoroethyl methyl amino-2napthyl ethylidene malononitrile，18F-FDDNP）似乎与老年斑和神经原纤维缠结相结合，因此，相比淀粉样蛋白成像，这种示踪剂似乎更佳。

最近，已开发的新型示踪剂（例如 F18-T807 和 F18-T808），被认为能与超磷酸化 tau 蛋白（PHF-tau）结合，如神经原纤维缠结[39,40]，tau 蛋白的特异性是由于示踪剂摄取与免疫反应性 PHF-tau 病理具有共同定位，而不是淀粉样蛋白病理[41]，最近的人体研究已经发现 AD 患者对该示踪剂的摄取增加[39,40]。目前研究人员正在研究能否用这种示踪剂绘制出 tau 蛋白从内嗅皮质到其他皮质区域的空间进展，以及超磷酸化 tau 蛋白沉积的临床意义。

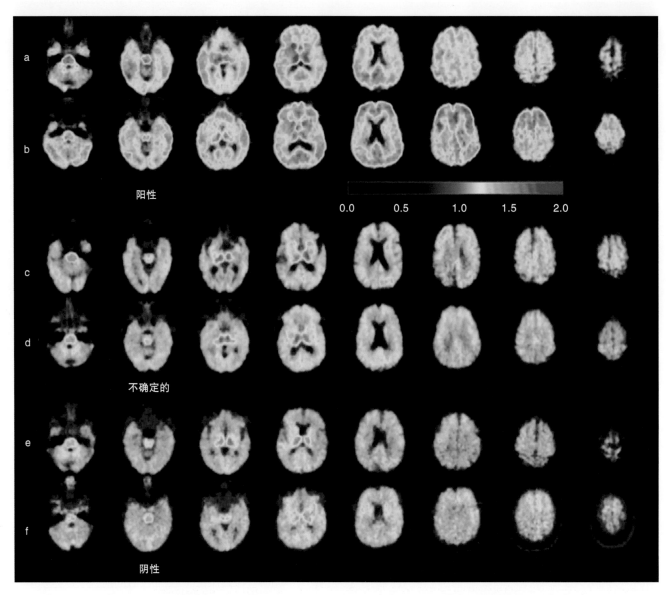

**图 13.6** $^{11}$C-PIB PET 扫描的淀粉样蛋白图像。(a,b)相对于白质和小脑,皮质中明确的淀粉样蛋白阳性结合。(c,d)在至少三个脑叶的皮质中存在灰质结合的不确定分类,类似于阿尔茨海默病(AD)模式,但强度不高,不像明显阳性那样令人信服。(e,f)无皮质淀粉样蛋白负荷或仅有非特异性白质摄取;非明显的斑片状或弥漫性皮质灰质结合,与 AD 模式不同(常见基底神经节显著摄取,在视觉评分中未考虑)(图片由 Sterling Johnson 博士提供)

## 13.6 阿尔茨海默病的早期诊断

鉴于 SPECT 灌注和 FDG-PET 对痴呆患者病理生理学异常的高敏感性,二者均已用于早期 AD 患者诊断或 AD 高危人群筛查,认识脑内的灌注及代谢异常对于采取可能的干预措施或疾病缓解治疗是至关重要的。遗忘型 MCI 患者有记忆问题但不符合 AD 的标准,未来最有可能转为 AD,诊断通常包括以下标准:患者有记忆问题,年龄不能解释的客观记忆障碍,总体认知功能正常,日常活动能力正常,无痴呆。许多研究表明,遗忘型 MCI 患者在后扣带皮质和楔前叶的葡萄糖代谢和 CBF 都降低,因为在表现正常的患者中这些脑区具有高

水平的灌注和代谢,故在疾病发作的早期阶段视觉上很难观察细微的降低,但统计分析显示遗忘型 MCI 患者在这些区域的代谢相比对照组明显减低。此外,这些区域代谢和灌注的减低可预测无症状患者(临床前第二阶段 AD)的认知下降,PET 上的葡萄糖代谢减低可反映来自其他脑区神经元功能损伤影响了投射,例如颞叶内侧的海马。相比轻度 AD,遗忘型 MCI 患者可能从早期干预和疾病缓解治疗中获益更多。AD 治疗在疾病的早期可能最有效,这一观点是 A4 临床试验的前提,研究人员给予有淀粉样蛋白的老年人(例如临床前 AD)索拉唑单抗(一种靶向淀粉样蛋白单克隆抗体)或安慰剂,希望早期治疗能改变疾病结局。

## 13.7　结论

在过去几十年中,结构、代谢和分子影像学的研究提高了我们对 AD 病理生理过程的认识,这些进步对 AD(生物标记物)病理学进展概念模式的建立具有深远影响[42]。但影像生物标记物不应取代临床神经学评估,最早的神经影像学生物标记物代价高昂,且 AD 的起始时间也是未知的,因此很难确定 AD 风险最早出现的原因。未来多模态的影像学研究,配合更敏感的 AD 病理学标记物,将有助于早期识别处于病理生理学级联中风险增加的个体,识别的关键是能够区分正常衰老的大脑变化和 AD 相关病理的大脑变化。为了区分 AD 与正常或过度衰老,许多研究调查了老化与神经影像学结果之间的关系,例如,在 FDG-PET 中研究,在额叶背外侧和内侧区以及外侧裂周围岛叶皮质中观察到与年龄最为相似的减少,而不是在默认网络中[29]。

越来越多的神经影像学文献专注于研究 AD 引起的大脑区域的变化,在一项研究中,AD 萎缩脑区较薄的皮质与从正常转变为 AD 的风险增加相关[43]。其他研究致力于制定定义异常生物标志物的标准,以帮助识别临床前 AD 不同阶段的个体[7-9]。未来的研究将使用临床前的 AD 阶段来寻找与 AD 病理学相关的其他细微变化。最后,针对萎缩和皮质变薄的结构网络研究,根据空间不同区域的协同变化,更有可能将 AD 相关脑改变与正常衰老进行鉴别[17]。

## 参考文献

[1] Blennow K, de Leon MJ, Zetterberg H. Alzheimer's disease. Lancet 2006; 368: 387–403

[2] Braak H, Braak E. Neuropathological staging of Alzheimer-related changes. Acta Neuropathol 1991; 82: 239–259

[3] Braak H, Braak E. Staging of Alzheimer-related cortical destruction. Int Psychogeriatr 1997; 9 Suppl 1: 257–261, discussion 269–272

[4] McKhann GM, Knopman DS, Chertkow H et al. The diagnosis of dementia due to Alzheimer's disease: recommendations from the National Institute on Aging-Alzheimer's Association workgroups on diagnostic guidelines for Alzheimer's disease. Alzheimers Dement 2011; 7: 263–269

[5] Dickerson BC, Bakkour A, Salat DH et al. The cortical signature of Alzheimer's disease: regionally specific cortical thinning relates to symptom severity in very mild to mild AD dementia and is detectable in asymptomatic amyloid-positive individuals. Cereb Cortex 2009; 19: 497–510

[6] Sperling RA, Aisen PS, Beckett LA et al. Toward defining the preclinical stages of Alzheimer's disease: recommendations from the National Institute on Aging-Alzheimer's Association workgroups on diagnostic guidelines for Alzheimer's disease. Alzheimers Dement 2011; 7: 280–292

[7] Jack CR, Jr, Knopman DS, Weigand SD et al. An operational approach to National Institute on Aging-Alzheimer's Association criteria for preclinical Alzheimer's disease. Ann Neurol 2012; 71: 765–775

[8] Knopman DS, Jack CR, Jr, Wiste HJ et al. Short-term clinical outcomes for stages of NIA-AA preclinical Alzheimer's disease. Neurology 2012; 78: 1576–1582

[9] Mueller SG, Weiner MW, Thal LJ et al. Ways toward an early diagnosis in Alzheimer's disease: the Alzheimer's Disease Neuroimaging Initiative (ADNI). Alzheimers Dement 2005; 1: 55–66

[10] Ashburner J, Friston KJ. Why voxel-based morphometry should be used. Neuroimage 2001; 14: 1238–1243

[11] Rami L, Solé-Padullés C, Fortea J et al. Applying the new research diagnostic criteria: MRI findings and neuropsychological correlations of prodromal AD. Int J Geriatr Psychiatry 2012; 27: 127–134

[12] Julkunen V, Niskanen E, Koikkalainen J et al. Differences in cortical thickness in healthy controls, subjects with mild cognitive impairment, and Alzheimer's disease patients: a longitudinal study. J Alzheimers Dis 2010; 21: 1141–1151

[13] Im K, Lee JM, Seo SW et al. Variations in cortical thickness with dementia severity in Alzheimer's disease. Neurosci Lett 2008; 436: 227–231

[14] Gross AL, Manly JJ, Pa J et al. Alzheimer's Disease Neuroimaging Initiative. Cortical signatures of cognition and their relationship to Alzheimer's disease. Brain Imaging Behav 2012; 6: 584–598

[15] Ahn H-J, Seo SW, Chin J et al. The cortical neuroanatomy of neuropsychological deficits in mild cognitive impairment and Alzheimer's disease: a surface-based morphometric analysis. Neuropsychologia 2011; 49: 3931–3945

[16] Fischl B, Dale AM. Measuring the thickness of the human cerebral cortex from magnetic resonance images. Proc Natl Acad Sci U S A 2000; 97: 11050–11055

[17] Carmichael O, McLaren DG, Tommet D, Mungas D, Jones RN for the Alzheimer's Disease Neuroimaging Initiative. Coevolution of brain structures in amnestic mild cognitive impairment. Neuroimage 2012; 66C: 449–456

[18] Debette S, Markus HS. The clinical importance of white matter hyperintensities on brain magnetic resonance imaging: systematic review and meta-analysis. BMJ 2010; 341: c3666

[19] Holland CM, Smith EE, Csapo I et al. Spatial distribution of white-matter hyperintensities in Alzheimer's disease, cerebral amyloid angiopathy, and healthy aging. Stroke 2008; 39: 1127–1133

[20] Provenzano FA, Muraskin J, Tosto G et al. Alzheimer's Disease Neuroimaging Initiative. White matter hyperintensities and cerebral amyloidosis: necessary and sufficient for clinical expression of Alzheimer's disease? JAMA Neurol 2013; 70: 455–461

[21] Weinstein G, Beiser AS, Decarli C, Au R, Wolf PA, Seshadri S. Brain imaging and cognitive predictors of stroke and Alzheimer's disease in the Framingham Heart Study. Stroke 2013; 44: 2787–2794

[22] Brickman AM, Siedlecki KL, Muraskin J, et al. White matter hyperintensities and cognition: Testing the reserve hypothesis. NBA. 2009:1–11

[23] Brickman AM, Honig LS, Scarmeas N et al. Measuring cerebral atrophy and white matter hyperintensity burden to predict the rate of cognitive decline in Alzheimer's disease. Arch Neurol 2008; 65: 1202–1208

[24] Hedden T, Mormino EC, Amariglio RE et al. Cognitive profile of amyloid burden and white matter hyperintensities in cognitively normal older adults. J Neurosci 2012; 32: 16233–16242

[25] Oosterman JM, Sergeant JA, Weinstein HC, Scherder EJA. Timed executive functions and white matter in aging with and without cardiovascular risk factors. Rev Neurosci 2004; 15: 439–462

[26] Sperling RA, Jack CR, Jr, Black SE et al. Amyloid-related imaging abnormalities in amyloid-modifying therapeutic trials: recommendations from the Alzheimer's Association Research Roundtable Workgroup. Alzheimers Dement 2011; 7: 367–385

[27] Barkhof F, Daams M, Scheltens P et al. An MRI rating scale for amyloid-related imaging abnormalities with edema or effusion. AJNR Am J Neuroradiol 2013; 34: 1550–1555

[28] Mettler F, Guiberteau M. Essentials of nuclear medicine imaging. Essentials of nuclear medicine imaging. 6th ed. Philadelphia: Elsevier/Saunders; 2012:71–97

[29] Matsuda H. Role of neuroimaging in Alzheimer's disease, with emphasis on brain perfusion SPECT. J Nucl Med 2007; 48: 1289–1300

[30] Rowe CC, Villemagne VL. Brain amyloid imaging. J Nucl Med Technol 2013; 41: 11–18

[31] Raichle ME, MacLeod AM, Snyder AZ, Powers WJ, Gusnard DA, Shulman GL. A default mode of brain function. Proc Natl Acad Sci U S A 2001; 98: 676–682

[32] Murray AD. Imaging approaches for dementia. AJNR Am J Neuroradiol 2012; 33: 1836–1844

[33] Klunk WE, Engler H, Nordberg A et al. Imaging brain amyloid in Alzheimer's disease with Pittsburgh Compound-B. Ann Neurol 2004; 55: 306–319

[34] Klunk WE, Lopresti BJ, Ikonomovic MD et al. Binding of the positron emission tomography tracer Pittsburgh compound-B reflects the amount of amyloid-beta in Alzheimer's disease brain but not in transgenic mouse brain. J Neurosci 2005; 25: 10598–10606

[35] Wong DF, Rosenberg PB, Zhou Y et al. In vivo imaging of amyloid deposition

in Alzheimer's disease using the radioligand $^{18}$F-AV-45 (florbetapir [corrected] F 18). J Nucl Med 2010; 51: 913–920

[36] Mintun MA, Larossa GN, Sheline YI et al. [$^{11}$C]PIB in a nondemented population: potential antecedent marker of Alzheimer's disease. Neurology 2006; 67: 446–452

[37] Johnson KA, Minoshima S, Bohnen NI et al. Alzheimer's Association. Society of Nuclear Medicine and Molecular Imaging. Amyloid Imaging Task Force. Appropriate use criteria for amyloid PET: A report of the Amyloid Imaging Task Force, the Society of Nuclear Medicine and Molecular Imaging, and the Alzheimer's Association. Alzheimers Dement 2013; 9: e-1–e-16

[38] Johnson KA, Minoshima S, Bohnen NI et al. Amyloid Imaging Task Force of the Alzheimer's Association and Society for Nuclear Medicine and Molecular Imaging. Update on appropriate use criteria for amyloid PET imaging: dementia experts, mild cognitive impairment, and education. Alzheimers Dement 2013; 9: e106–e109

[39] Chien DT, Bahri S, Szardenings AK et al. Early clinical PET imaging results with the novel PHF-tau radioligand [F-18]-T807. J Alzheimers Dis 2013; 34: 457–468

[40] Chien DT, Szardenings AK, Bahri S et al. Early clinical PET imaging results with the novel PHF-tau radioligand [F18]-T808. J Alzheimers Dis 2014; 38: 171–184

[41] Xia CF, Arteaga J, Chen G et al. [(18)F]T807, a novel tau positron emission tomography imaging agent for Alzheimer's disease. Alzheimers Dement 2013; 9: 666–676

[42] Jack CR, Jr, Knopman DS, Jagust WJ et al. Tracking pathophysiological processes in Alzheimer's disease: an updated hypothetical model of dynamic biomarkers. Lancet Neurol 2013; 12: 207–216

[43] Dickerson BC, Stoub TR, Shah RC et al. Alzheimer-signature MRI biomarker predicts AD dementia in cognitively normal adults. Neurology 2011; 76: 1395–1402

# 第 14 章　阿尔茨海默病：影像学第 II 部分

Christian La, Wolfgang Gaggl, Vivek Prabhakaran

为持续致力于识别各种生物标志物并早期诊断阿尔茨海默病（Alzheimer's Disease AD），阿尔茨海默病神经影像学倡议（Alzheimer's Disease Neuroimaging Initiative，ADNI）旨在帮助研究人员和临床医生开发新的治疗方法并提高药物开发的安全性和有效性。神经影像学最初主要关注大脑结构 MRI，采集 3D T1WI 磁化准备快速采集梯度回波（magnetization-prepared rapid acquisition with gradient echo，MP-RAGE）和双快速自旋回波（质子密度/T2WI）序列数据。ADNI-1 的数据提高了我们对 AD 影像与生物化学标志物之间关系的理解，作为该计划的延续，ADNI-GO 和 ADNI-2 扩展了 ADNI 成像核心序列，包括静息态 fMRI（resting-state fMRI，rs-fMRI）、T2 液体衰减反转恢复（T2 fluid-attenuated inversion recovery，T2 FLAIR）、扩散张量成像（diffusion tensor imaging，DTI）和动脉自旋标记（arterial spin label，ASL）。在本章中，我们将概述 AD 研究中所涉及的灌注成像、FLAIR、DTI 和磁共振波谱成像（Magnetic Resonance Spectroscopy，MRS）（▶表 14.1）。

**表 14.1　磁共振成像（MRI）ADNI-1 和 ADNI-GO/2 采集协议**

| ADNI-1:( 1. 5-Tesla 扫描仪) | ADNI-GO/2 ( 3-Tesla 扫描仪) |
|---|---|
| 定位 | 定位 |
| • MP-RAGE | • Sagittal MP-RAGE/IR-SPGR |
| • MP-RAGE (repeat) | • Accelerated sagittal MP-RAGE/IR-SPGR |
| • B1 calibration:head coil | • Resting-state fMRI (Philips Systems only):eyes open |
| • B1 calibration:body coil | • Axial T2-FLAIR |
| • T2 dual echo | • Axial T2 |
| | • Axial ASL perfusion (Siemens systems only)-eyes open |
| | • Axial DTI scan (GE systems) |

缩写：ADNI:阿尔茨海默病神经影像学倡议；ASL:动脉自旋标记；DTI:扩散张量成像；FLAIR:液体衰减反转恢复；fMRI:功能磁共振成像；MP-RAGE:磁化准备快速采集梯度回波。

Source：(http:/adni. loni. usc. edu/methods/mri-analysis/mri-acquisition/)

## 14.1　灌注成像

灌注成像（perfusion weighed imaging，PWI）是一种能敏感检测毛细血管和毛细血管床中血液流动的 MRI 序列，PWI 在 AD 和其他神经退行性疾病的研究中越来越受到重视。在过去的二十年里，SPECT 和 PET 已成为灌注和代谢成像的主要手段，且保持着较高效率；尽管放射活性的风险很小，但必要的同位素和放射性示踪剂制备制约着这些核医学技术的普及，目前只有少数大型医院和研究机构有资源支持这种系统。相比之下，PWI 提供了一种无须放射性同位素的灌注检查方式，易于实施，医院和医疗中心使用的大多数商用扫描仪都可以检查。

根据获得对比的方法,PWI 分为两大类:一类是动态磁敏感对比增强(dynamic susceptibility contrast,DSC),也称为团注法 MRI,是目前应用最广泛的方法。通过跟踪团注的顺磁性钆对比剂(gadolinium-based contrast,GBC),记录及评估相对的局部脑血流量(regional cerebral blood flow,rCBF)、局部脑血容量(regional cerebral blood volume,rCBV)、平均通过时间(mean transit time,MTT)和达峰时间(time-to-peak,TTP);但 GBC 制剂的应用有造成明显肾功能不全患者肾系统性纤维化的风险,限制了其应用。另一类是 ASL 技术,该技术利用内源性动脉血作为示踪剂来量化血流量,与 DSC 灌注提供的相对灌注测量不同,ASL 可获得绝对的定量灌注参数,以 ml/(100g·min)表示,从 ASL 获得的定量值可以对全脑 CBF 进行可靠的测量,与传统的 $^{15}$O-水 PET 灌注成像方法相当[1],且无放射性。ASL 具有易于采集、无创、高重复性的特点,因此成为一种极具吸引力且经济有效,能替代 PET 的手段。

灌注成像方法已成功地用于检测 AD 相关的灌注不足。AD 影像病理是以 rCBF 减少为常见特征、缓慢进展的神经退行性疾病,之前有报道称,有 AD 症状的患者与健康对照相比,均存在脑灌注不足的情况,AD 患者全脑血流量通常都有下降,但在某些特定区域,如楔前叶、后扣带皮质和顶叶外侧皮质,rCBF 降低更明显,DSC[2]和 ASL[3]两种方法(▶图 14.1)的结果是一致的。这些灌注异常早在轻度认知功能损害(mild cognitive impairment,MCI)患者和 AD 临床前期患者中就已出现,其影响持续到疾病晚期。在无症状个体的临床前阶段,载脂蛋白(apolipoprotein,Apo)E4 等位基因和家族史是 AD 发病的公认危险因素,ApoE4 等位基因的携带者和家族史的存在,尤其是母系家族史,增加了无症状人群 AD 相关低灌注的可能性。此前,患病父母的性别被认为是影响疾病进展的危险因素[4]。

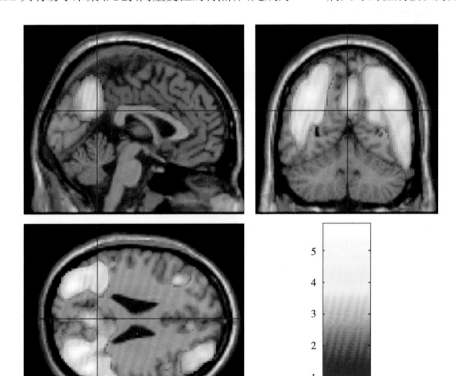

图 14.1 阿尔茨海默病(AD)患者与健康老年人相比脑灌注减少。通过动脉自旋标记获取的 AD 患者和健康老年人的脑血流量差异的统计 t-图显示激活代表患者灌注减少的区域 P <0.005 未校正。(图片由 Ozioma C.Okonwo 和威斯康星州阿尔茨海默病研究中心提供)

伴随着 CBF 的下降,即便是早期阶段的患者,皮质结构也通常发生改变,脑体积减小在颞中叶尤为突出[5],MCI 患者萎缩的程度更加有限。最终进展为 AD 的遗忘型 MCI 与临床稳定的 MCI 患者相比,颞叶内侧和颞下叶、颞顶、后扣带回、楔前叶、前扣带回以及额叶部分区域的灰质更常出现丢失[6]。尽管如此,在调整脑萎缩和灰质体积之后,如前所述的区域性低灌注在后扣带回、楔前叶、下顶叶和前额叶外侧皮质区域仍然存在,无法由脑萎缩来解释[3]。

这种低灌注模式与许多 FDG-PET 的研究结果[7]一致,普遍的认识是 CBF 和脑代谢紧密关联。一项研究对同一患者联合使用 FDG-PET 和 ASL-MR 灌注成像,结果显示:在 MRI 灌注和 PET 两种模式之间存在高度重叠[8]。在该研究中,FDG-PET 和 ASL-MRI 同时进行,结果显示:用两种方法检测出的 AD 异常区域相似,并且研究者认为这两种方法对 AD 检测的敏感性和特异性相当[8],低灌注和低代谢模式的一致性提示 ASL-CBF 可能对 AD 高危患者脑代谢的改变具有敏感性[3,8]。

尽管 FDG-PET 和 ASL-MRI 测量脑灌注与脑代谢的方法具有很强的相关性,但部分区域却显示出不同的观察结果。CBF 的减少某种程度上与 AD 人群一致,但有些研究结果却截然相反,即高灌注征象与许多 FDG-PET 研究所报道的同一区域的低代谢状态不一致[9],这种不一致尚无法解释,有人认为这种高灌注可能与局部炎症反应或针对神经退行性代偿活动增加有直接或间接关系[10]。

## 14.2 功能磁共振成像

fMRI 作为一种完全不同的模式已被成功用于 AD 人群的研究,并被列入 ADNI-2 中,鉴于记忆损伤与 AD 进展有关,许多 fMRI 研究聚焦于这个过程的功能变化。记忆问题是 AD 首次出现的症状之一,但并非所有记忆系统都同程度受损,情景记忆通常是记忆系统中首先出现也是影响最重的部分,既往报道指出:对于情景记忆至关重要的颞叶内侧区显示严重的神经元丢失[5]。AD 患者与年龄匹配的健康对照者相比,多个与情景记忆功能网络相关的脑区出现皮质激活模式的改变。执行情景记忆的任务态 fMRI 研究指出:AD 患者在诸如图片编码和词汇检索时,海马结构的活动减少[11,12];相反,在词汇检索期间,额叶外侧区域活动增加,提出了补偿机制的概念[12]。

尽管这些结果很有前景,但在 AD 人群中应用任务激发的 fMRI 受到个体差异和执行任务能力的严重干扰。静息态功能磁共振成像(resting-state fMRI,rs-fMRI),也称任务阴性或无任务 fMRI,提供了一个不受任务态复杂因素干扰的大脑网络研究,这种状态下的静息是指没有施加任何刺激的恒定条件。Biswal 等人[13]提出,通过观察静息状态下血氧水平依赖(blood-oxygen-level-dependent,BOLD)信号的自发低频波动(spontaneous low frequency fluctuation,SLFF),提取有价值的信息,使用这种技术可以评估一系列稳定、分离的功能网络或静息态网络(rs networks,RSNs)。功能连接分析能够对功能网络进行评估,评估临床患者与健康者相比特定 RSN 的网络完整性。对静息状态内在活动的研究可能与任务态激发的全脑功能一样甚至更加重要。

默认模式网络(default-mode network,DMN)也是研究的热点,该网络主要包括楔前叶、后扣带回、顶下小叶外侧和内侧前额叶皮质,被认为在自我内省和自我觉醒等功能中发挥作用。在正常老化、MCI、AD 和其他神经系统疾病中,DMN 会受到损害,特别是在功能联络方面(▶图 14.2)[14,15]。Greicius 等人[14]报道 AD 患者存在 DMN 异常,其中 13 例轻度 AD 患者后扣带回和海马的 DMN 共同活性降低,DMN 关联性降低,在 AD 患者[16,17]、MCI 患者[15]、携带淀粉样蛋白斑块、认知健康的老年对照组[18,19]以及携带 *ApoE4* 等位基因的健康老年人[19]中有同样的表现。Sorg 等[15]的研究还发现:健康对照中存在颞叶内侧海马与 DMN 后扣带回之间的功能联络,但患者的连接缺如,这提示持续的早期神经退行性改变产生的影响,也可能反映了晚期联络纤维束完整性的降低[20]。

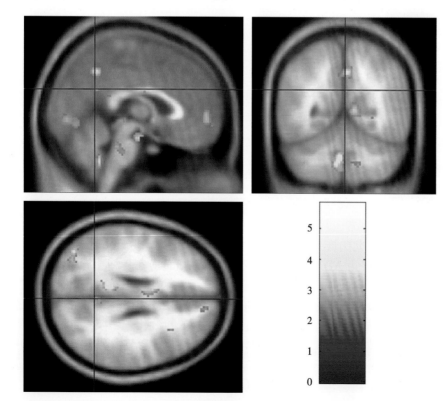

图 14.2　与健康老年对照者相比,阿尔茨海默病(AD)患者静息状态功能连接减少。AD 患者和健康老年人的功能连接性差异的统计学 t-图通过基于种子法与置于后扣带皮质(PCC)MNI[2-54 26]中的种子叠加在平均解剖脑图像上。激活集群表示与 PCC 功能连接减少的区域,PCC 是默认模式网络的主要组成部分,$P<0.005$,未矫正(图片由 Sterling C. Johnson 和 Wisconsin 提供阿尔茨海默病研究中心)

对 rs-fMRI 的研究分析得出了一致的结果,即在 AD 和 MCI 相关网络中(包括 DMN、背侧注意网络、突显网络和感觉运动网络)存在网络内连接的丢失[21]。在 DMN 内部,患者表现从网络后部到前部的功能连接中断[22]。尽管随着年龄的增长,前部 DMN 显示额叶连接性增加,后部 DMN 连接性整体下降但 AD 病理学的出现加速了这些与增龄相关的变化模式,特别是 DMN 的后部区域[16]。此外,空间距离远隔的脑区间功能关联性随着疾病的进展而明显减弱,这种损失与全局和节点网络拓扑的低效率有关[23]。

除了网络内部连接性减低之外,网间连接也会受到破坏[21]。研究发现 DMN 连接降低与前额叶连接增加[24]以及突显网络连接性的增加有关[17],这表明 AD 病理与广泛的功能性脑网络改变相关,这种改变远远超出了 DMN。几项任务态 fMRI 研究表明,AD 和 MCI 人群相比正常老年人群,表现与任务执行不相关脑区联络能力的降低[25],因此,执行任务期间减少大脑活动、DMN 功能失连接也与大脑健康有关。总之,这些发现表明 AD 病理与网络内部和网络间功能连接的广泛中断相关。

应用上述方法对携带 ApoE4 等位基因和有淀粉样蛋白聚集家族史的患者进行了研究,这是两种公认的 AD 风险因子。Fleisher 等[26]发现高危人群与低危人群相比表现出明显不同的特征。该研究根据痴呆的家族史以及参与者是否为 ApoE4 等位基因携带者来进行分组,两个危险组间有 9 个脑区的活动存在差异,包括前额叶、眶额叶和颞叶和顶叶[26]。在另一项对认知正常个体的研究中,有家族史的迟发型 AD 与 DMN 特定区域之间的静息态功能连接减低有关,即后扣带回和颞叶内侧皮质[27],前期已在有 AD 家族史的个体中观察到淀粉样蛋白在该部位的沉积,但在无家族史的患者中并不存在[28]。正如 Wang 等人所提出的观点[27],在有 AD 家族史的个体中,功能连接的下降可能与年龄依赖性的淀粉样蛋白沉积有关。

虽然许多工作都致力于解决 AD 诸多难题,但功能-结构连接与代谢参数之间的关系仍有待更深入的研究。既往的研究显示淀粉样蛋白沉积和有氧糖酵解与 AD 患者和认知正常、淀粉样蛋白阳性参与者均相关,提示局部有氧糖酵解与 AD 病理学后期发展之间也可能存在关联[29]。另外,健康个体中通常呈高有氧糖酵解的区域与 DMN 区域重合,而 AD 患者该区域代谢活性降低且伴淀粉样蛋白沉积的增加。总之,根据对这种独特网络模式的研究,提出了这些区域在 AD 病理生理学特别易感的观点[29]。

rs-fMRI 的研究已证明这些区域也与疾病发作时功能连接的降低有关,而且一些研究还提供了在脑淀粉样蛋白升高但认知正常的老年人中 DMN 内连接降低的证据[18],在认知正常老年人中的这一发现支持 rs-fMRI 可能具有在出现任何临床症状之前检测淀粉样蛋白(amyloid,Aβ)毒性早期表现的能力。

## 14.3　阿尔茨海默病的扩散张量成像

如前所述,容积成像、fMRI 和 rs-fMRI 研究中出现的变化是由于灰质丢失、神经元变性以及脑功能网络连接性改变引起。最近,白质变化在 AD 和 MCI 受试者中被发现,包括髓磷脂密度降低和髓磷脂碱性蛋白的减少以及少突胶质细胞丢失,此外,沃勒变性是神经元变性后引起轴突损失的机制。

DTI 是一种用于研究白质结构变化的有前景的 MRI 检查方法。沿纤维束走行方向扩散率(纵向或轴向扩散率)的变化主要是由于沃勒变性引起的轴突损失,而与纤维束垂直方向扩散率(横向或径向扩散率)的变化与细胞壁和髓鞘的损伤有关。Wang 等人报道了白质纤维束的损失[30],结果显示脑内多个区域中各向异性分数(fractional anisotropy,FA)降低和平均扩散率(mean diffusivity,MD)增加,参数改变与患者的功能障碍相关(Mini-Mental State Examination [MMSE]量表和 AD 评估量表)。Li 等[31]联合使用容积分析与 DTI 两种方法,比较轻度 AD 患者与正常老年对照组,结果发现轻度 AD 阶段出现海马萎缩。Solodkin 等[32]的一项研究表明:海马旁回的 DTI 可作为 AD 白质病理学进展的生物标志物,他们通过判别分析将 MCI 和 AD 病例进行分类,发现被确定为 AD 的 MCI 病例,要么符合 AD 的诊断标准,要么在 1 年后出现明显的认知下降。这些证据表明白质破坏是 AD 发病机制中的重要组成部分,Shu 等[33]对白质变化进行系统性研究,比较了 APP/PS1 小鼠模型与野生型对照组的 7T DTI 和组织学图像,FA 或轴向扩散率的异常与反映 AD 的组织病理学变化的超微结构表现一致。

将 DTI 作为 AD 标记进行研究的方法有两种,感兴趣区(region-of-interest,ROI)或基于体素的方法。ROI 法依靠手工绘制 ROI,其具有针对每个个体、解剖学定位准确的优点,或者依赖于模板形变,其优势在于组间研究时可以有效地处理许多受试者。基于白质骨架的分析为单个受试者手工 ROI 绘制提供了一种有效的替代方案。基于体素的方法总是依赖于将受试者解剖结构变形到特定模板,但是由于个体之间大脑的差异和非线性映射算法的缺陷,这种方法通常用于大样本研究。使用全脑评估或专注于已知 AD 改变的特定脑区,哪种方法更有效仍然是一个开放的问题。对于方法学的关注点在于模板映射期间解剖学标准化的效果及其对 DTI 标量测量的影响，但研究发现这比 ROI 研究中的平均或模糊要小得多。

一些 DTI 研究记录了 AD 患者在海马[34]、颞叶内侧[34]、海马旁回白质、穿通纤维[35]、内嗅皮质[36]和后扣带回[37]的变化，退行性变似乎遵循溯源模式，发育后期髓鞘形成的区域在疾病早期受影响，早期髓鞘形成区域在疾病进展后期受到影响；与健康老化相比，AD 患者后脑结构的 DTI 变化通常在疾病的早期发现，早于前额区域的变化[38]。

针对记忆丧失（AD 最普遍的症状）的 DTI 研究，专注于海马和海马旁回周围的白质区域[35]，通过前穿通纤维联系，从内嗅皮质到海马。多项研究发现，相比健康老龄组，AD 和 MCI 组前穿通纤维 DTI 均发生变化[39]，AD 的变化比 MCI 更明显。Solodkin 等[32]证明 DTI 可用于在体评估海马旁白质，以确定 MCI 患者

转化为 AD 的风险[32]。

此外，Bendlin 等[4]的一项研究通过观察有 AD 家族史的无症状患者，显示白质结构的改变远早于 AD 相关认知改变出现的时间。他们发现，具有家族史的 AD 患者与已确定为疾病相关脑区 FA 值的降低相关，包括海马、胼胝体、扣带回、钩束、绒毡层和邻近的白质结构。

相比正常老化，AD 和 MCI 受到影响的结构在各家报道中并不一致，如额叶和顶叶，但多数研究发现，应用 DTI 指标（通常是 FA 和 MD）在一些大脑区域表现一致的结构变化，反映了 AD 病理学变化的发展（▶图 14.3）。不同研究之间的差异可能与所使用分析方法（ROI、纤维骨架或体素）敏感性不同，与选择使用的 DTI 序列参数不同有关，例如图像分辨率、运动稳健性、涡流补偿、使用并行采集方法以及在设备硬件和 DTI 脉冲序列上的技术进步等[40]。

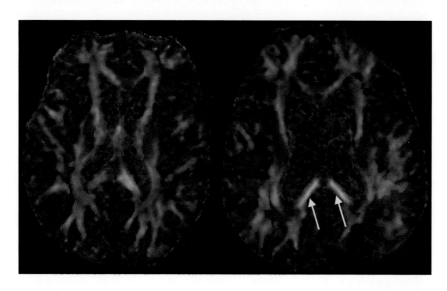

图 14.3 诊断阿尔茨海默氏病的患者（右图）与年龄相匹配的正常人（左图）。可以在胼胝体压部观察到白质萎缩（黄箭）（图片由威斯康星大学麦迪逊分校 S.C. 约翰逊提供）

## 14.4 磁共振波谱

磁共振波谱成像（magnetic resonance spectroscopy, MRS）可以通过 MRI 技术对生化代谢物进行定量分析，根据其相对标准水平的变化可以为疾病进展提供生物标记物，是其他诊断性成像方法的补充。通常定量的代谢物包括 N-乙酰天门冬氨酸（N-acetyl aspartate, NAA）、胆碱（Choline, Cho）、肌酸（Creatine, Cr）和肌醇（myo-inositol, MI），肌酸可用作内参照，因为它在 AD 中通常不变。由于缺乏证据，美国神经病学会不推荐将 MRS 作为 AD 诊断中的常规成像，但作为一种研究工具，MRS 可为研究疾病及其进展提供有价值的信息。Klunk 等人发现，与对照组相比，AD 患者死后脑样本中 NAA 的降低与老年斑和神经原纤维缠结的存在相关[41]。

一些研究表明，MRS 能够区分 AD 患者和健康对照。Klunk 等[41]报道 AD 患者 NAA 降低，另一些研究发现，乙酰胆碱酯酶治疗后的 AD 患者 NAA 水平可以改善[42]。NAA 也被证明与 AD 的精神成分相关，伴有精神病的 AD 患者 NAA 水平显著低于健康对照组[43]。

MRS 不仅有望通过深入观察代谢物作为疾病诊断的生物标志物的有效手段，而且还能够提供多种代谢产物的化学谱作为患者疾病状态的化学指纹[44]，结合其他技术，如海马体积测量[42]和淀粉样蛋白 PET 成像[45]，MRS 在临床诊断中可提供补充证据。有证据表明，淀粉样蛋白斑块在神经变性的行为症状出现之前就开始积累，在认知正常的老年人中，Cho：Cr 和 MI：Cr 的比值与淀粉样蛋白 PET 成像相关[45]，此外，MRS 中 MI 的升高可反映 AD 患者胶质细胞的活性[46]。

尽管有充分的证据表明，在 AD 的诊断和治疗中

加入 MRS 可以提供更全面的信息，并能够更好地监测疾病变化，为患者提供个体化治疗方案。在 AD 患者的常规临床路径中，该技术尚未广泛被采用，Graff-Radford 和 Kantarci[44]指出主要原因是在不同地域间缺乏标准化和规范化的数据，以及对 MRS 变化的病理基础理解不足，现实中通常是将 MRS 与其他临床影像技术联合使用（如 MR 容积测量、DTI、FC-MRI、FDG-PET）。

## 参考文献

[1] Xu G, Rowley HA, Wu G, et al. Reliability and precision of pseudo-continuous arterial spin labeling perfusion MRI on 3.0 T and comparison with $^{15}$O-water PET in elderly subjects at risk for Alzheimer's disease. NMR Biomed 2010; 23: 286–293

[2] Luckhaus C, Flüb MO, Wittsack H-J et al. Detection of changed regional cerebral blood flow in mild cognitive impairment and early Alzheimer's dementia by perfusion-weighted magnetic resonance imaging. Neuroimage 2008; 40: 495–503

[3] Johnson NA, Jahng G-H, Weiner MW et al. Pattern of cerebral hypoperfusion in Alzheimer's disease and mild cognitive impairment measured with arterial spin-labeling MR imaging: initial experience. Radiology 2005; 234: 851–859

[4] Bendlin BB, Ries ML, Canu E et al. White matter is altered with parental family history of Alzheimer's disease. Alzheimers Dement 2010; 6: 394–403

[5] Devanand DP, Pradhaban G, Liu X et al. Hippocampal and entorhinal atrophy in mild cognitive impairment: prediction of Alzheimer's disease. Neurology 2007; 68: 828–836

[6] Whitwell JL, Przybelski SA, Weigand SD et al. 3D maps from multiple MRI illustrate changing atrophy patterns as subjects progress from mild cognitive impairment to Alzheimer's disease. Brain 2007; 130: 1777–1786

[7] Landau SM, Harvey D, Madison CM et al. Alzheimer's Disease Neuroimaging Initiative. Associations between cognitive, functional, and FDG-PET measures of decline in AD and MCI. Neurobiol Aging 2011; 32: 1207–1218

[8] Musiek ES, Chen Y, Korczykowski M et al. Direct comparison of fluorodeoxyglucose positron emission tomography and arterial spin labeling magnetic resonance imaging in Alzheimer's disease. Alzheimers Dement 2012; 8: 51–59

[9] De Santi S, de Leon MJ, Rusinek H et al. Hippocampal formation glucose metabolism and volume losses in MCI and AD. Neurobiol Aging 2001; 22: 529–539

[10] Hu WT, Wang Z, Lee VM, Trojanowski JQ, Detre JA, Grossman M. Distinct cerebral perfusion patterns in FTLD and AD. Neurology 2010; 75: 881–888

[11] Rombouts SA, Barkhof F, Veltman DJ et al. Functional MR imaging in Alzheimer's disease during memory encoding. AJNR Am J Neuroradiol 2000; 21: 1869–1875

[12] Becker JT, Mintun MA, Aleva K, Wiseman MB, Nichols T, DeKosky ST. Compensatory reallocation of brain resources supporting verbal episodic memory in Alzheimer's disease. Neurology 1996; 46: 692–700

[13] Biswal B, Yetkin FZ, Haughton VM, Hyde JS. Functional connectivity in the motor cortex of resting human brain using echo-planar MRI. Magn Reson Med 1995; 34: 537–541

[14] Greicius MD, Srivastava G, Reiss AL, Menon V. Default-mode network activity distinguishes Alzheimer's disease from healthy aging: evidence from functional MRI. Proc Natl Acad Sci U S A 2004; 101: 4637–4642

[15] Sorg C, Riedl V, Mühlau M et al. Selective changes of resting-state networks in individuals at risk for Alzheimer's disease. Proc Natl Acad Sci U S A 2007; 104: 18760–18765

[16] Jones DT, Machulda MM, Vemuri P et al. Age-related changes in the default mode network are more advanced in Alzheimer's disease. Neurology 2011; 77: 1524–1531

[17] Zhou J, Greicius MD, Gennatas ED et al. Divergent network connectivity changes in behavioural variant frontotemporal dementia and Alzheimer's disease. Brain 2010; 133: 1352–1367

[18] Hedden T, Van Dijk KRA, Becker JA et al. Disruption of functional connectivity in clinically normal older adults harboring amyloid burden. J Neurosci 2009; 29: 12686–12694

[19] Sheline YI, Morris JC, Snyder AZ et al. APOE4 allele disrupts resting state fMRI connectivity in the absence of amyloid plaques or decreased CSF A β42. J Neurosci 2010; 30: 17035–17040

[20] Zhang Y, Schuff N, Jahng GH et al. Diffusion tensor imaging of cingulum fibers in mild cognitive impairment and Alzheimer's disease. Neurology 2007; 68: 13–19

[21] Brier MR, Thomas JB, Snyder AZ et al. Loss of intranetwork and internetwork resting state functional connections with Alzheimer's disease progression. J Neurosci 2012; 32: 8890–8899

[22] Bai F, Zhang Z, Yu H et al. Default-mode network activity distinguishes amnestic type mild cognitive impairment from healthy aging: a combined structural and resting-state functional MRI study. Neurosci Lett 2008; 438: 111–115

[23] Liu Y, Yu C, Zhang X et al. Impaired long distance functional connectivity and weighted network architecture in Alzheimer's disease. Cereb Cortex 2014; 24: 1422–1435

[24] Agosta F, Pievani M, Geroldi C, Copetti M, Frisoni GB, Filippi M. Resting state fMRI in Alzheimer's disease: beyond the default mode network. Neurobiol Aging 2012; 33: 1564–1578

[25] Lustig C, Snyder AZ, Bhakta M et al. Functional deactivations: change with age and dementia of the Alzheimer type. Proc Natl Acad Sci U S A 2003; 100: 14504–14509

[26] Fleisher AS, Sherzai A, Taylor C, Langbaum JBS, Chen K, Buxton RB. Resting-state BOLD networks versus task-associated functional MRI for distinguishing Alzheimer's disease risk groups. Neuroimage 2009; 47: 1678–1690

[27] Wang L, Roe CM, Snyder AZ et al. Alzheimer's disease family history impacts resting state functional connectivity. Ann Neurol 2012; 72: 571–577

[28] Xiong C, Roe CM, Buckles V et al. Role of family history for Alzheimer biomarker abnormalities in the adult children study. Arch Neurol 2011; 68: 1313–1319

[29] Buckner RL, Snyder AZ, Shannon BJ et al. Molecular, structural, and functional characterization of Alzheimer's disease: evidence for a relationship between default activity, amyloid, and memory. J Neurosci 2005; 25: 7709–7717

[30] Wang JH, Lv PY, Wang HB et al. Diffusion tensor imaging measures of normal appearing white matter in patients who are aging, or have amnestic mild cognitive impairment, or Alzheimer's disease. J Clin Neurosci 2013; 20: 1089–1094

[31] Li YD, Dong HB, Xie GM, Zhang LJ. Discriminative analysis of mild Alzheimer's disease and normal aging using volume of hippocampal subfields and hippocampal mean diffusivity: an in vivo magnetic resonance imaging study. Am J Alzheimers Dis Other Demen 2013; 28: 627–633

[32] Solodkin A, Chen EE, Van Hoesen GW et al. In vivo parahippocampal white matter pathology as a biomarker of disease progression to Alzheimer's disease. J Comp Neurol 2013; 521: 4300–4317

[33] Shu X, Qin YY, Zhang S et al. Voxel-based diffusion tensor imaging of an APP/PS1 mouse model of Alzheimer's disease. Mol Neurobiol 2013; 48: 78–83

[34] Kantarci K, Jack CR, Jr, Xu YC et al. Mild cognitive impairment and Alzheimer's disease: regional diffusivity of water. Radiology 2001; 219: 101–107

[35] Kalus P, Slotboom J, Gallinat J et al. Examining the gateway to the limbic system with diffusion tensor imaging: the perforant pathway in dementia. Neuroimage 2006; 30: 713–720

[36] Rose SE, McMahon KL, Janke AL et al. Diffusion indices on magnetic resonance imaging and neuropsychological performance in amnestic mild cognitive impairment. J Neurol Neurosurg Psychiatry 2006; 77: 1122–1128

[37] Yoshiura T, Mihara F, Ogomori K, Tanaka A, Kaneko K, Masuda K. Diffusion tensor imaging in posterior cingulate gyrus: correlation with cognitive decline in Alzheimer's disease. Neuroreport 2002; 13: 2299–2302

[38] Head D, Buckner RL, Shimony JS et al. Differential vulnerability of anterior white matter in nondemented aging with minimal acceleration in dementia of the Alzheimer type: evidence from diffusion tensor imaging. Cereb Cortex 2004; 14: 410–423

[39] Stahl R, Dietrich O, Teipel SJ, Hampel H, Reiser MF, Schoenberg SO. White matter damage in Alzheimer's disease and mild cognitive impairment: assessment with diffusion-tensor MR imaging and parallel imaging techniques. Radiology 2007; 243: 483–492

[40] Stebbins GT, Murphy CM. Diffusion tensor imaging in Alzheimer's disease and mild cognitive impairment. Behav Neurol 2009; 21: 39–49

[41] Klunk WE, Panchalingam K, Moossy J, McClure RJ, Pettegrew JW. N-Acetyl-L-aspartate and other amino acid metabolites in Alzheimer's disease brain: a preliminary proton nuclear magnetic resonance study. Neurology 1992; 42: 1578–1585

[42] Krishnan KR, Charles HC, Doraiswamy PM et al. Randomized, placebo-controlled trial of the effects of donepezil on neuronal markers and hippocampal volumes in Alzheimer's disease. Am J Psychiatry 2003; 160: 2003–2011

[43] Sweet RA, Panchalingam K, Pettegrew JW et al. Psychosis in Alzheimer disease: postmortem magnetic resonance spectroscopy evidence of excess neuronal and membrane phospholipid pathology. Neurobiol Aging 2002; 23: 547–553

[44] Graff-Radford J, Kantarci K. Magnetic resonance spectroscopy in Alzheimer's disease. Neuropsychiatr Dis Treat 2013; 9: 687–696

[45] Kantarci K, Lowe V, Przybelski SA et al. Magnetic resonance spectroscopy, β-amyloid load, and cognition in a population-based sample of cognitively normal older adults. Neurology 2011; 77: 951–958

[46] Hattori N, Abe K, Sakoda S, Sawada T. Proton MR spectroscopic study at 3 Tesla on glutamate/glutamine in Alzheimer's disease. Neuroreport 2002; 13: 183–186

# 第 15 章　阿尔茨海默病的磁共振成像和组织病理学相关性

Mark D. MeADowcroft, Qing X. Yang

MRI 作为一种无创的成像方法,为神经退行性疾病及其进展研究提供了独特的机遇。尽管 MRI 在临床诊断和治疗中具有极其重要的价值,但目前,MRI 参数与阿尔茨海默病(Alzheimer's disease, AD)脑组织特定病理改变之间的关系尚未建立和验证。MRI 对比度/指标与疾病病理的微观、宏观组织学模式的改变之间存在差距,这导致我们在没有直接了解图像对比度与疾病病理之间的关系时,就使用 MRI 检查结果来解释临床疾病的发展过程存在不足。尽管许多活体研究表面上已经报道了 MRI 对比度和指标与 AD 分期的相关性,但 MRI 研究结果的确切解剖病理基础和相关性仍不清楚。

MRI 技术进展使研究人员能够应用微观磁振成像(microscopic magnetic resonance imaging, μMRI)来突破分辨率的限制。已有的大量微成像研究文献的大多数技术是将整个组织样本置于容积内或表面射频线圈之下,这样所选择的 MR 层面与在低温恒温器或振动切片机上切割的实际组织切片很难匹配,通过对组织样本切片进行直接成像,然后对组织切片进行组织学染色,可以克服这一障碍,从而在 MRI 和显微镜图像之间进行一对一的比较[1,2]。

β 淀粉样蛋白(Aβ)斑块(老年斑)的形成仍然是 AD 病理学的主要神经病理学标志和特征,已在人类 AD 离体组织样本和产生淀粉样斑块的活体转基因小鼠中证实了 MRI 具有鉴别 Aβ 斑块的能力,研究数据显示 Aβ 斑块在 T2WI 上表现为低信号,在 T2*WI 图像显示更低信号,T2/T2*WI 图像中的信号丢失归因于人脑组织样本中 Aβ 斑块相关的铁沉积(▶图 15.1)。已知在 AD 脑组织中发生了铁的稳态失衡,AD 患者脑组织中铁浓度的增加已经得到了证实[3-5],AD 组织中的铁与淀粉样蛋白斑块密切相关[6,7]。Aβ 淀粉样原纤维对铁有很高的亲和力,比转铁蛋白高 8 个数量级[8],在富含铁的环境中,这种与铁的高亲合力加速了 Aβ 原纤维与斑块的结合[9,10]。以含铁血黄素形式存在的铁沉积,源自铁蛋白分解或脑微出血,在 AD 脑实质内可见弥漫性铁沉积。

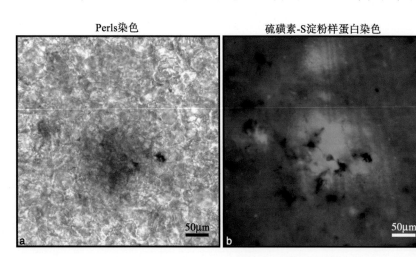

图 15.1　放大 400 倍的镜下 AD 中 β 淀粉状蛋白斑块相关的铁。淀粉样蛋白是一种对铁有高亲和力的金属蛋白;铁遍布在弥漫性斑块区域以及高度纤维状的核心;在淀粉状蛋白斑块周围可以观察到小胶质细胞内的铁。(a)Perls 染色;(b)硫磺素-S 淀粉样蛋白染色

宏观 MRI 图像显示晚期 AD 患者（Braak VI）的组织样本在梯度回波（gradient-echo，GRE）图像中表现为灰质内局灶性低信号（▶图 15.2）。对相同的

MRI 组织样品进行纤维状淀粉样蛋白的硫磺素-S 染色和铁的 Perls 染色，分析显示这些低信号与淀粉样蛋白斑和/或局灶性铁沉积相对应，高铁含量的淀粉样

AD组织切片     对照组织切片

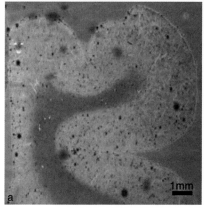 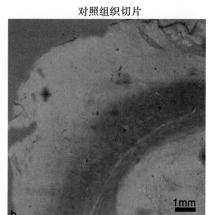

图 15.2 组织切片的 GRE 微观 MR 图像，分别来自 AD（a）和年龄匹配对照（b）的内嗅皮质（Brodmann 区域 28/34），60μm 厚。两组图像分辨率相同，皮质灰质和皮质下白质清晰可见。AD 组织显示为皮质灰质内的点状低信号，但在对照组织的灰质内未见

斑块在 GRE 图像上表现出的信号丢失比含有最小结合铁的 Aβ 斑块范围更大（▶图 15.3）。较大的斑块比小斑块表现出更大的信号丢失，很显然 MRI 上信号丢失的数量与该位置存在的铁含量及斑块形态有关。

制作含有人类淀粉样前体蛋白（amyloid precursor protein，APP）和早老素-1（presenilin-1，PS1）基因突变的转基因小鼠模型，对其淀粉样蛋白斑块进行成像，发现了类似的横向弛豫趋势。小鼠在大约 9 个月大时，随着 Aβ 生成量的增加，整个大脑产生斑块，小鼠斑块的 GRE 图像表现出与 AD 的 Aβ 斑块相同的低信号（▶图 15.4）。当对纤维状淀粉样蛋白和铁进行染色时，在小鼠脑组织的斑块中可以观察到微量的三价铁，单个斑块和周围组织感兴趣区的横向 MR 弛豫测量表明，AD 和 APP/PS1 转基因小鼠组织中的斑块比周围组织具有更快的弛豫率。将 AD 中的斑块与转基因小鼠组织中的斑块相比较，人斑块具有较短的弛豫时间（T2*）和较高的弛豫率（R2*）（▶图 15.5）。尽管在 AD 和 APP 组织中没有斑块的区域与对照组织相比，弛豫没有差异，但 AD 和 APP/PS1 转基因小鼠 Aβ 斑块之间存在显著的弛豫差异。相同组织切片的组织学染色显示 APP/PS1 小鼠模型中与含铁淀粉样斑块相关的铁较少（▶图 15.6）。与 AD 斑块相比，转基因小鼠的斑块内铁减少与斑块中 R2 减少一致，AD 和 APP/PS1 小鼠之间的 R2 差异约为 22%，这可能是由于 Aβ 斑块和铁在横向弛豫中的协同作用所致。AD 斑块中增加的弛豫率主要是斑块中更高的铁含量和形态引起的弛豫总和的结果。尽管人和转基因小鼠斑块都是由 Aβ 蛋白原纤维的聚积构成的，但转基因小鼠的斑块形态与 AD 组织中发现的老年斑颇

有不同，APP/PS1 小鼠斑块较大，呈球形，并具有较大的致密核心，在周围的冠状区域范围较小，而 AD 斑块通常较小，核心也较小，冠状区域较大。Aβ 斑块大小有助于它们在 MRI 图像上显示，较大的斑块更容易区分，可辨别的转基因小鼠和 AD 斑块的最小直径约为 40μm，值得注意的是，仅斑块直径并不能帮助显示 Aβ 斑块，相似大小但不含铁的 AD 斑块在 MRI 上可辨别边缘，而相同大小不含铁的 APP/PS1 小鼠斑块表现为点状低信号。

在解释图像对比度和参数测量的相关变化时，Aβ 斑块的组成和形态非常重要。免疫组织染色显示 AD 老年斑的核心主要由 42 个氨基酸组成的 Aβ 变体（Aβ42），冠状区域由 Aβ40 组成，而转基因小鼠的斑块染色显示在核心和冠状区域均为 Aβ40（▶图 15.7）。Aβ 蛋白的组成含有许多疏水性氨基酸残基，其中 Aβ42 与 Aβ40 相比含有两个额外的疏水性氨基酸残基[11]，推测 Aβ42 蛋白疏水性的增加导致特征性淀粉样变的风险，一般来说，蛋白质的热折叠过程集中在蛋白质中间的疏水侧链，AD 的 Aβ 斑块中间核心组成与这个概念一致，相反，转基因小鼠斑块核心和冠状区域由疏水性较低的 Aβ40 组成。

转基因小鼠斑块的低信号对比是由于斑块中疏水性 Aβ 蛋白的聚积导致流动水含量降低而产生。除移动的质子（水）含量之外，AD 斑块的图像对比度还取决于共存于斑块内的铁含量，斑块内的铁造成局部磁化率的不均匀性。为了消除由于铁含量和斑块形态造成的对比增强的协同效应，将 AD 组织样本与甲磺酸去铁胺盐（deferoxamine mesylate salt，DFO）放置一晚上，以螯合铁，减少 Aβ 斑块的铁载量。DFO 对

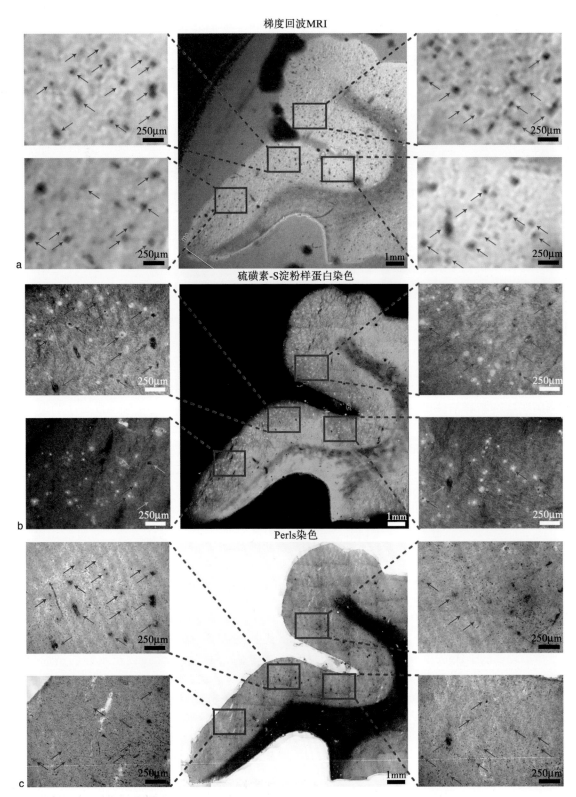

图 15.3　T2*WI 磁共振成像（MRI）（a）和 β 淀粉样斑块的组织学图像（b）和硫磺素-S 染色的 Perls 铁染色（c），均为 AD 患者内嗅皮质 60μm 厚的组织样品。MRI 中选定的低信号对应于淀粉样蛋白斑块的位置（红箭）和/或局灶性高铁区（蓝箭）。该图表明 β 淀粉状蛋白斑块的大小和淀粉样斑块相关的局灶性铁含量是 T2*WI 图像上低信号的原因。大斑块在图像上更容易看到，含有大量铁的斑块也是如此。直径较小的 β 淀粉状蛋白斑块和相关铁含量极少的 β 淀粉状蛋白斑块可见度降低

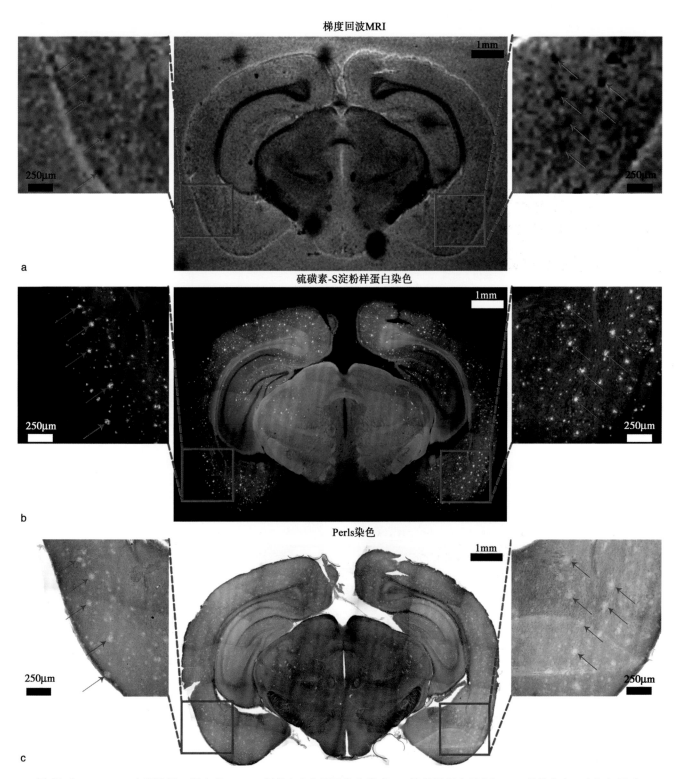

图 15. 4　*APP/PS1* 小鼠脑同一样本的 T2*WI 图像（a）和组织学硫磺素-Sβ-淀粉样蛋白（b）和 Perls 铁染色（PS1）（c），取自 −2.92mm Bregma 区，60μm 厚切片。选取 MRI 图像上的低信号，对应于 β 淀粉样斑块的位置，用红箭突出显示。该图说明在 T2*WI 图像中看到的低信号与 50μm 至 60μm 直径的大 β-淀粉样斑块处于相同区域。不同于 AD 组织不同，铁沉积不是在斑块的位置。与 AD 组织相似，斑块直径是 MRI 可见度的重要考虑因素，因为较大的斑块更容易在 T2*WI 图像上看到

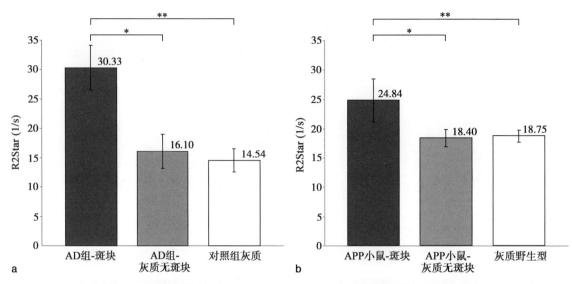

图 15.5　人(a)和小鼠(b)的斑块、无斑块及对照组内感兴趣区的横向弛豫 R2*率。AD 组织中斑块 ROI 的 R2*比率明显大于无斑块和对照组织切片的两个区域。小鼠标数据中也有类似的趋势。AD 斑块 ROI 相比*APP/PS1* 小鼠 R2*率增加可能是 AD 斑块中更高的铁所致。

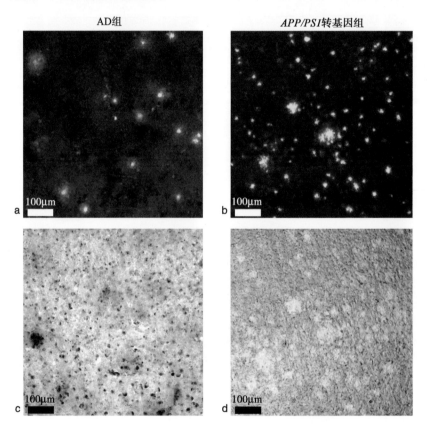

图 15.6　在 100 倍镜下，AD(左)和*APP/PS1* 转基因(右)的 β-淀粉样斑块的硫磺素-S(a,b)和 Perls 铁染色(c,d)放大 100 倍。硫磺素-S 染色和 Perls 染色显示了 β 淀粉样斑块和 AD 中局灶性铁沉积之间的密切关系。斑块和铁之间的关系在*APP/PS1* 动物中未见。AD 和*APP/PS1* 斑块之间斑块形态的差异是明显的。人 AD 斑块具有纤维状淀粉样蛋白的致密核心，并具有淀粉样蛋白的晕圈。*APP/PS1* 斑块表现出较大且密集的硫磺素-S 阳性核心，其周围具有较小的晕圈区域。与人类 AD 斑块相比，*APP/PS1* 图像显示在整个斑块中弥漫性分布的斑块内局灶性铁的减少

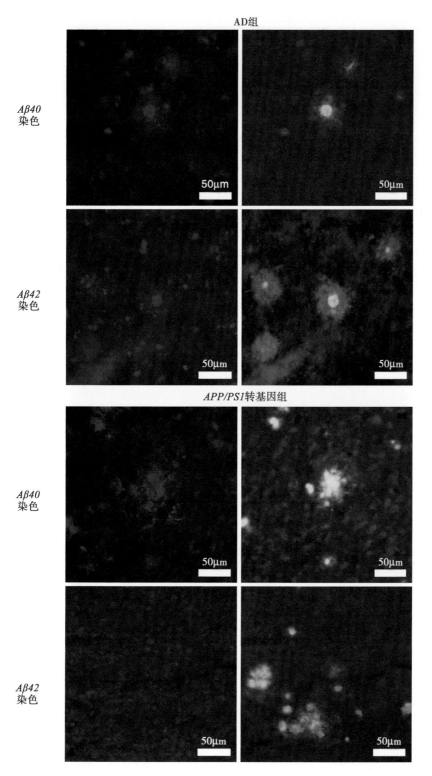

图 15.7 AD（顶部）和*APP/PS1*（底部）组织样品中淀粉样斑块的 β-淀粉样蛋白*Aβ40*和*Aβ42*免疫组织化学和硫磺素-S（Thio-S）染色，放大200 倍。AD 斑块含有 40 个和 42 个氨基酸的 β-淀粉样蛋白片段。*APP/PS1* 转基因斑块仅含有 40 个氨基酸变体，而对*Aβ42*呈阴性染色。该图说明 AD 和转基因斑块之间的形态学和成分存在差异

$Fe^{3+}$ 的亲合力大于 Aβ,对 $Fe^{3+}$（非 $Fe^{2+}$）特异性结合常数约为 $10^{30}$,对斑块和铁分别进行硫磺素-S 和 Perls 染色,表明 DFO 螯合作用减少了与 Aβ 斑块相关的铁含量(▶图 15.8)。将 DFO 处理的 AD 组织样品进行 MRI 分析,发现 AD 的 Aβ 斑块在没有铁负荷的情况下很容易辨别(▶图 15.9),且与转基因小鼠斑块的情况一致,而后者也具有低铁负荷。研

究还注意到用 DFO 治疗的 AD 斑块 MRI 信号减少明显小于未治疗 AD 斑块,在含铁斑块中相应的 R2* 比率高于不含铁斑块,这类似于 AD 与转基因小鼠斑块(▶图 15.5)。

在 MRI 上辨别 Aβ 斑块的能力通常归因于斑块内的铁[12,13],μMRI 提供的证据表明,铁不是导致 Aβ 斑块相关低信号的唯一原因。 我们的数据显示,斑

DFO未处理铁未螯合　　　　　　　　DFO铁螯合

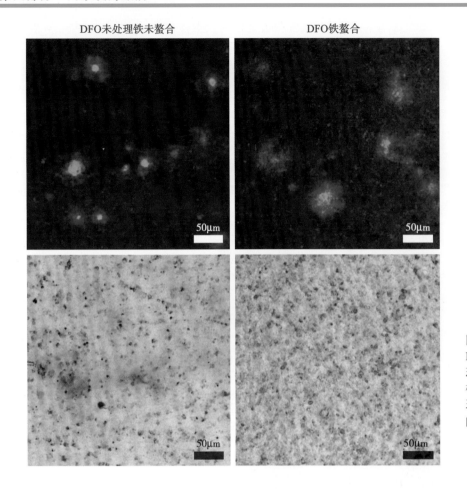

图 15.8　硫磺素-S（顶部）和 Perls 铁（底部）染色，DFO 未处理（左）和处理（右）的 AD 组织样品，放大 200 倍。与未处理的斑块相比，DFO 铁螯合的样品中 β-淀粉状蛋白斑块的铁被驱除

DFO未处理铁未螯合　　　　　　　　　　　　　　DFO铁螯合

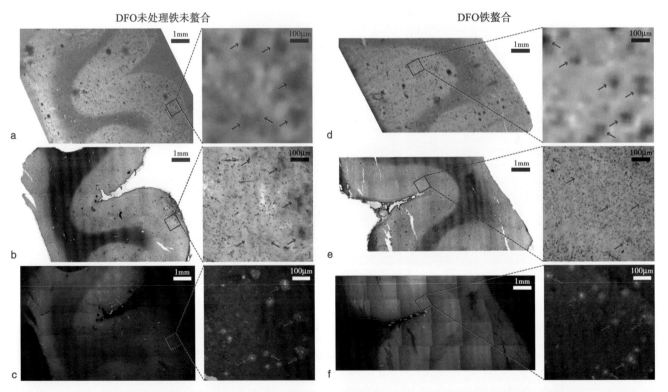

图 15.9　Perls 铁（b，e）和硫磺素-S（c，f）染色，DFO 未处理（左）和处理（右）的 AD 内嗅皮质组织样本的 T2*WI（a，d）和组织学染色。未经 DFO 处理的样品在 MRI 上很容易看到大斑块和高铁含量的斑块。梯度回波数据可辨别经 DFO 处理后有少量或没有铁的淀粉样斑块。螯合后不含铁的 AD 斑块在 T2*WI 图像上表现为低信号，类似于无铁的*APP/PS1* 斑块。这些数据说明了在没有铁的情况下依然具有观察斑块的能力，并且支持协同假设，即由于铁与斑块形态的联合作用引起横向质子的弛豫

块内整合的铁量与斑块的大小或形态之间存在协同双弛豫机制,弛豫数据支持斑块的大小和形态可能在成像中占主导地位,因为铁螯合后大部分弛豫仍然存在。值得注意的是,驱除铁的斑块中 R2*率与周围灰质相比仍然非常高,与转基因小鼠斑块相似,螯合和未螯合条件下的斑块 R2*值显著大于周围灰质,Aβ 斑块铁螯合后 R2*值减少 14.6%,白质为 17.4%、灰质为 2.0%。已知白质中含有大量与少突胶质细胞相关的铁,而髓鞘形成需要铁,白质和 Aβ 斑块 R2*同幅度的减少表明这些类型的组织中具有同样铁含量的减少。灰质组织的铁含量较少,而螯合作用导致这些区域的 R2*率仅有轻微变化。

Aβ 斑块中 T2 的弛豫机制是多方面的,斑块中的铁负荷明显占了横向弛豫的一部分。众所周知,铁会干扰局部磁场,斑块内和斑块附近的水分子在每个回波时间内快速扩散引起失相位而产生 MRI 信号[14],但斑块自身的形态和成分也协同参与其中,发挥着重要作用。几种可能的机制可导致转基因小鼠和人 AD 斑块中 T2 弛豫率增加,而不改变铁含量,透射电子显微镜(transmission electron microscopy, TEM)(► 图 15.10)中显示的 Aβ 斑块形态为合理的弛豫机制提供了证据。转基因小鼠斑块是致密的球状聚集体,而 AD 斑块表现为松散连结的斑片状,斑块内有许多交织的间隙或通道。高度致密的斑块表现类似于聚合物样固体,在这种情况下,水分子能从疏水部分排出和/或与斑块的亲水区域结合,水分子与亲水区域的氢键将通过质子-质子磁化交换产生一级交叉弛豫,导致快速的 T2 弛豫,这种效应称为斑块脱水(plaque dehydration),可能是斑块中 T2 低信号的重要原因。此外,高密度的 Aβ 蛋白质团与周围组织之间的磁化率差异可以引起与铁一致的静磁场不均匀表现,但程度较小。人类 AD 斑块中的空隙和通道允许水分子在斑块内和斑块外弥散,导致水分子与大分子环境的相互作用增加,继而增加质子 T2 弛豫。我们的数据表明,斑块脱水似乎是 Aβ 斑块内缩短 T2 弛豫的主要因素,而不是铁负荷通过使用磁化传递(magnetization transfer, MT)对比成像可以验证脱水的机制。据报道,对于 AD 患者,全脑磁化传递率(magnetization transfer ratio, MTR)(有和无 RF 频率偏移的图像之间对比度的比率)降低[15],与对照组相比,AD 和 MCI 患者的海马、杏仁核和颞叶区域的 MTR 值降低[16]。也有报道 AD 患者在 6 年和 12 年期间,全脑 MTR 有纵向下降[17],推测 MTR 减少的原因是因为灰白质微观结构的改变,具体而言,神经变性、炎症、胶质增生和间质增加可能

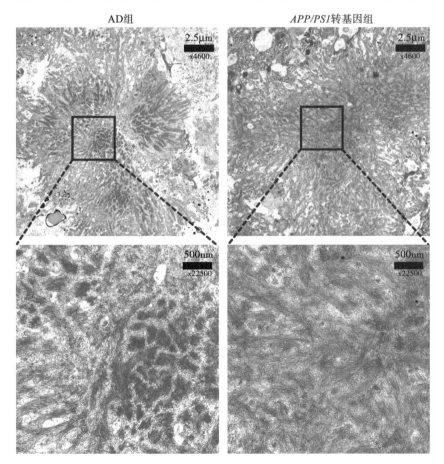

AD组　　　　APP/PS1转基因组

图 15.10　放大 4 600 倍(顶部)和 22 500 倍(底部)的 AD(左)和 APP/PS1 转基因小鼠(右)斑块的透射电子显微镜图像。在图像中,AD 和 APP/PS1 斑块的超微结构组成是明显的;AD 斑块的密度比转基因斑块降低,甚至在淀粉样物质的密集的核心(底部);AD 斑块密度的降低可使水(质子)渗入核心,推测这会增加 AD 斑块相关的横向弛豫

会降低 MTR。值得注意的是,当过渡到临床前期,针对产生淀粉样蛋白的转基因小鼠模型研究呈现的数据与 AD 中的 MTR 相反。据报道,与对照组相比,*APP/PS1* 小鼠模型中的全脑和区域脑 MTR 有纵向增加[18,19],*APP/PS1* 小鼠模型中 MTR 增加的机制可能与 Aβ 斑块负荷有关。为了更好地理解人类和动物模型数据相反的原因,有必要了解 MT 技术的物理机制,MT 成像传递自由水和结合水分子之间交换的信息[20],与自由扩散的水分子相比,大分子或细胞结构附近的水质子横向弛豫非常短(>1ms),因为它们通过氢键与大分子旋转(或无旋转)结合。因此,通过偶极偶联或化学交换机制,大分子池能够影响游离质子的弛豫,通过给定频率的射频脉冲使与蛋白质结合的大分子达到饱和,进而导致自由水池的净磁化强度降低,MTR 增加。

为探讨 Aβ 斑块附近质子磁化转移的直接机制,将 60μm 厚的 AD 组织切片行淀粉样蛋白结合质子的非共振饱和实验,用 15kHz(50ppm)的最佳预定非谐振脉冲饱和淀粉样蛋白结合的质子池,再用硫磺素染色可见淀粉状蛋白斑,且对应于 GRE 图像上的低信号。当斑块位置覆盖在 MTR 数据集上时,含有淀粉样斑块的体素与周围灰质相比,MTR 增加(► 图 15.11)。白质 MTR 的增加也验证了 MTR 计算结果,正如我们已知的白质 MTR 高于灰质 MTR,斑块中感兴趣区的 MTR 高于周围灰质,根据已知的灰、白质 MTR 值的趋势,在数据集中,白质 MTR 比灰质更大。

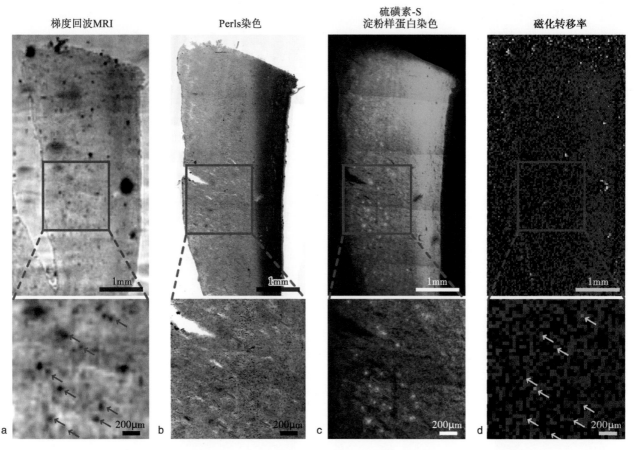

**图 15. 11**　AD 内嗅皮质组织相同样品的 T2*WI(a)、Perls 铁染色(b)、硫磺素-S 染色(c) 和 MTR 图像。GRE 图像上的低信号对应于硫磺素和铁阳性淀粉样斑块(箭头);磁化转移图像表明这些斑块可引起磁化转移的增加,尽管存在图像中的噪声;推测这是由于淀粉样物质附近的质子间大分子相互作用引起;另外,在图像中还可以看到与白质束相关的已知 MTR 的增加

　　AD 斑块中 MTR 的降低趋势与之前发表的产生淀粉样蛋白的转基因小鼠模型的数据一致,这些转基因小鼠产生了伴有中度神经胶质炎症反应的 Aβ 斑块,来自单个斑块测量的数据支持这样的假设,即转基因小鼠的 MTR 增加实际上是由淀粉样蛋白负荷造成的。AD 组织中的 Aβ 斑块 MTR 也有增加,但在活体存在一种假设,就是斑块 MTR 的增加会因为区域性间质液体增加引起的 MTR 减少的部分容积效应而被掩盖。

　　AD 患者的 MRI 和来自相同组织标本 Aβ 斑块的

相应组织学分析已允许建立图像度量与疾病病理学之间的特定关系，这种关系将为 AD 和其他神经退行性疾病 MRI 表现的临床解释提供依据，即 MRI 确定 Aβ 斑块负荷的能力以帮助诊断 AD 严重程度。

# 参考文献

[1] Meadowcroft MD, Connor JR, Smith MB, Yang QX. MRI and histological analysis of beta-amyloid plaques in both human Alzheimer's disease and APP/PS1 transgenic mice. J Magn Reson Imaging 2009; 29: 997–1007

[2] Meadowcroft MD, Zhang S, Liu W et al. Direct magnetic resonance imaging of histological tissue samples at 3.0 T. Magn Reson Med 2007; 57: 835–841

[3] Connor JR, Snyder BS, Beard JL, Fine RE, Mufson EJ. Regional distribution of iron and iron-regulatory proteins in the brain in aging and Alzheimer's disease. J Neurosci Res 1992; 31: 327–335

[4] Connor JR, Menzies SL, St Martin SM, Mufson EJ. A histochemical study of iron, transferrin, and ferritin in Alzheimer's diseased brains. J Neurosci Res 1992; 31: 75–83

[5] Lovell MA, Robertson JD, Teesdale WJ, Campbell JL, Markesbery WR. Copper, iron and zinc in Alzheimer's disease senile plaques. J Neurol Sci 1998; 158: 47–52

[6] Collingwood J, Dobson J. Mapping and characterization of iron compounds in Alzheimer's tissue. J Alzheimers Dis 2006; 10: 215–222

[7] Collingwood JF, Chong RK, Kasama T et al. Three-dimensional tomographic imaging and characterization of iron compounds within Alzheimer's plaque core material. J Alzheimers Dis 2008; 14: 235–245

[8] Jiang D, Li X, Williams R et al. Ternary complexes of iron, amyloid-beta, and nitrilotriacetic acid: binding affinities, redox properties, and relevance to iron-induced oxidative stress in Alzheimer's disease. Biochemistry 2009; 48: 7939–7947

[9] Collingwood JF, Mikhaylova A, Davidson M et al. In situ characterization and mapping of iron compounds in Alzheimer's disease tissue. J Alzheimers Dis 2005; 7: 267–272

[10] Bush AI. The metallobiology of Alzheimer's disease. Trends Neurosci 2003; 26: 207–214

[11] Yan Y, Liu J, McCallum SA, Yang D, Wang C. Methyl dynamics of the amyloid-beta peptides Abeta40 and Abeta42. Biochem Biophys Res Commun 2007; 362: 410–414

[12] Falangola MF, Lee SP, Nixon RA, Duff K, Helpern JA. Histological co-localization of iron in Abeta plaques of PS/APP transgenic mice. Neurochem Res 2005; 30: 201–205

[13] Jack CR, Jr, Garwood M, Wengenack TM et al. In vivo visualization of Alzheimer's amyloid plaques by magnetic resonance imaging in transgenic mice without a contrast agent. Magn Reson Med 2004; 52: 1263–1271

[14] Chavhan GB, Babyn PS, Thomas B, Shroff MM, Haacke EM. Principles, techniques, and applications of T2*-based MR imaging and its special applications. Radiographics 2009; 29: 1433–1449

[15] Kabani NJ, Sled JG, Chertkow H. Magnetization transfer ratio in mild cognitive impairment and dementia of Alzheimer's type. Neuroimage 2002; 15: 604–610

[16] Mascalchi M, Ginestroni A, Bessi V et al. Regional analysis of the magnetization transfer ratio of the brain in mild Alzheimer's disease and amnestic mild cognitive impairment. AJNR Am J Neuroradiol 2013; 34: 2098–2104

[17] Ropele S, Schmidt R, Enzinger C, Windisch M, Martinez NP, Fazekas F. Longitudinal magnetization transfer imaging in mild to severe Alzheimer's disease. AJNR Am J Neuroradiol 2012; 33: 570–575

[18] Pérez-Torres CJ, Reynolds JO, Pautler RG. Use of magnetization transfer contrast MRI to detect early molecular pathology in Alzheimer's disease. Magn Reson Med 2014; 71: 333–338

[19] Bigot C, Vanhoutte G, Verhoye M, Van der Linden A. Magnetization transfer contrast imaging reveals amyloid pathology in Alzheimer's disease transgenic mice. Neuroimage 2014; 87: 111–119

[20] Henkelman RM, Stanisz GJ, Graham SJ. Magnetization transfer in MRI: a review. NMR Biomed 2001; 14: 57–64

# 第五部分
## 非阿尔茨海默皮质型痴呆

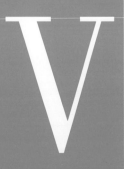

# 第 16 章　路易体痴呆

Aristides A. Capizzano, Toshio Moritani

## 16.1　发展史

路易体痴呆（dementia with Lewy body, DLB）是最近公认的主要神经退行性痴呆症。路易体（Lewy body, LB）是神经元胞质内的蛋白质包涵体，最早由 Friedrich Lewy 在帕金森病（Parkinson's disease, PD）中描述（▶图 16.1）[1]。经典的脑干型和皮质型是形态和分子完全不同的两种 LB 类型，两者都对突触前 α-突触核蛋白具有免疫反应（▶图 16.2）[2]，因此，从分子学的观点，DLB 连同 PD 和多系统萎缩（multiple system atrophy, MSA）被列为 α 突触核蛋白病。

1961 年，一篇报道中描述了两名老年男性出现进行性痴呆和屈曲挛缩，神经病理学检查中病理改变是沿着神经轴索的大量 LB[3]。在随后的二十年里，日本研究人员陆续报告了 30 多例临床痴呆病例，其中伴或不伴老年斑和神经原纤维缠结的 LB 是主要的病理学表现[4]。LB 和阿尔茨海默病（Alzheimer's disease,

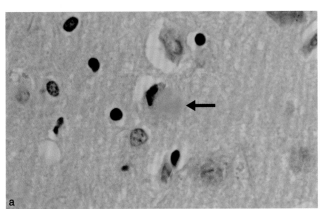

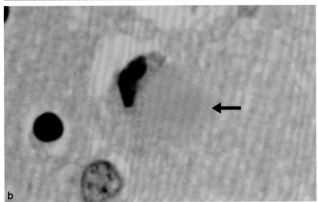

**图 16.1**　（a）苏木精和伊红染色，600x。DLB 患者的皮质 LB（箭）。（b）同一 LB，1 000x。（艾奥瓦大学 Dr. Patricia Kirby 供图）

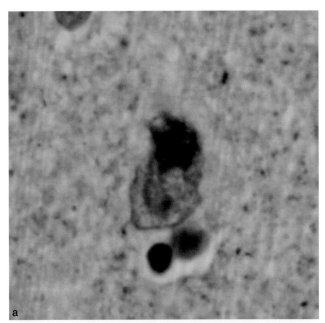

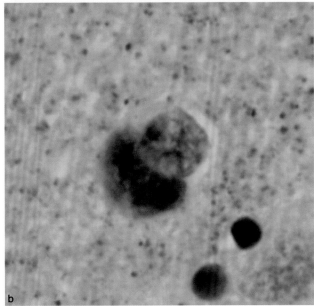

**图 16.2**　（a,b）α-突触核蛋白免疫组化，1 000x。皮质 LB。（艾奥瓦大学 Dr. Patricia Kirby 供图）

AD）样神经病理学之间的重叠导致将 DLB 考虑为 AD 的变异[5]。

到 20 世纪 80 年代后期，人们逐渐认识到有一种综合征多达老年痴呆人群的 20% 以上，表现为意识模糊、幻觉和行为障碍综合征，病理特征为皮质和皮质下 LB 伴数量不等的斑块形成[6]。这种"路易体型老年性痴呆"综合征被认为属于 LB 疾病谱，介于 PD 的极端类型和"弥漫性路易体病"之间。神经病理学 LB 标记技术的进步,如抗泛素免疫组织化学法,在对 DLB 的理解方面发挥着重要的推进作用。DLB 约占迟发性痴呆的 15%,被认为是 AD 后第二大主要退行性痴呆。

## 16.2　临床特点

DLB 特征性的初始症状和体征已于 1996 年出版的诊断标准中达成共识[7],2005 年进行过修订[8]。基本特征是痴呆,早期不一定伴有记忆力障碍,但常逐渐进展,特别是注意力、行为及视觉空间能力下降的表现尤为显著。核心特征是波动性认知功能障碍、反复幻视及自发性帕金森综合征,借此可区别 DLB 与 AD。提示性诊断特征是快速动眼(rapid eye movement,REM)睡眠行为障碍、严重的抗神经病药物的敏感性和 SPECT 或 PET 成像中基底节多巴胺转运蛋白的摄取减少。具有两项核心特征或一项核心特征加至少一项提示特征为拟诊 DLB。有一项核心特征或一个或更多的提示性特征可能诊断为 DLB[8]。诊断的支持性特征常见,但没有诊断特异性,包括反复跌倒、短暂不明原因的意识丧失、严重的自主神经功能障碍、系统性妄想、抑郁、非视觉幻视,在结构像上内侧颞叶体积相对保留,普遍性的 SPECT/PET 低摄取并枕叶活动度降低,心肌[123]I-间碘苄胍([123]I-metaiodobenzyl-guanidine,MIBG)低摄取,以及在脑电图显示颞叶短暂尖锐波的慢波活动。如果出现脑血管病的临床或影像学征象,或任何其他足以部分解释临床症状的疾病,或仅在严重痴呆阶段出现的帕金森综合征,则诊断 DLB 的可能性较小[8]。

男性比女性更容易罹患 DLB。帕金森综合征的症状通常为双侧,伴随僵硬、运动迟缓、表情不能和缓慢的拖曳步态,而静止性震颤少见[9];这些症状对左旋多巴治疗反应不大。幻视是与 AD 最好的临床鉴别点,见于高达 80% 的 DLB 患者,常反复发作、内容栩栩如生,通常是动物或人。抑郁常与 DLB 有关。在影像学方面,DLB 诊断的支持特征是无颞叶内侧的萎缩(AD 的典型特征)、枕叶 SPECT/PET 低灌注以及低的 MIBG 心肌显像。

DLB 的主要鉴别诊断是 PD 痴呆(PD dementia,PDD)和 AD。诊断标准提示痴呆在帕金森综合征之前或与其同时发生应诊断为 DLB[8],帕金森综合征在痴呆发作之前存在 12 个月或更长时间时应诊断为 PDD[10]。DLB 和 PDD 之间区别的任意性,明确提示,两种临床表型具有相同病理学的连续体。

## 16.3　基因学

DLB 长期以来被认为是迟发型的散发性疾病,双胞胎 DLB 的调查研究并不支持遗传是其主要病因[11]。但是,DLB 和核心临床特征有家庭聚积性[12],一项系统性综述提示家族性 DLB 和 PDD 病例之间存在基因重叠[13],一些同时具有痴呆和帕金森综合征特征的家族以孟德尔方式遗传,这些证据进一步支持 DLB 具有遗传易感性[14]。在经尸检证实为 DLB 的常染色体显性遗传家族中,DLB 的第一个基因定位于 *2q35-q36* 染色体[15],但深入的分子遗传学随访研究未能发现与 DLB 共分离的简单致病或基因剂量突变,表明该家族中导致 DLB 的突变是复杂的[16]。由于目前对 DLB 遗传学的理解尚不清楚,尚未发现引起 DLB 的主要基因,说明 DLB 的基因突变在生物学上比预期的单基因疾病还要复杂[14]。

## 16.4　神经病理学

大体观,DLB 皮质萎缩程度是多变的。基于区分 DLB 与 AD 的临床重要性,一些研究比较了两种疾病在海马结构中的病理和影像学变化。DLB 患者大脑内侧颞叶(包括海马和海马旁回)的体积测量明显大于 AD 或者 AD/DLB 混合病例[17]。相应地,AD 与 DLB 和对照组相比,连接内嗅皮质和齿状回的前穿质通路上神经元数量明显减少,但是已报道结果有高度变异性[18]。DLB 脑组织一个重要的大体特征是黑质和蓝斑的颜色变浅,类似于 PD,反映了神经黑色素的缺失。PD 与对照组比较,初步结果显示:活体黑质在 MRI 重 T1WI 图像表现为信号丢失,这可能反映了顺磁性神经黑素的缺失[19]。

微观上,LB 的存在是诊断 DLB 的唯一组织病理学要求[7,20]。经典的脑干型和皮质型 LB 最好使用 α-突触核蛋白的免疫染色来证实[21](▶图 16.2),但它们含有各种其他分子成分,如泛素、神经丝、parkin、泛素蛋白酶体系统的组分、分子伴侣和脂质[2]。LB 可能代表对异常蛋白质积聚的细胞反应,并在其形成过程中经历几个阶段[2]。皮质型 LB 的进展是始于杏仁核,蔓延到边缘皮质,并最终延伸至新皮质[22]。除 LB 外,DLB 的其他组织病理学特征是 LB 相关性神经突、AD 型病理学(斑块和缠结)、海绵状改变和突触缺失[7]。

根据美国国家老龄研究所的 AD 诊断标准[23]，DLB 的诊断与病理学 LB 的负荷直接相关，而与 AD 病理学负荷呈负相关[8]。已经认识到 DLB 的亚型与 AD 型病理学程度相关[24]。"单纯"型 DLB 只在脑干和大脑皮质含有 LB，LB 与老年斑并存但只是低级的 Braak 缠结，定义为"普通"型 DLB；在"AD"型 DLB 中可以看到 LB 和足以诊断 AD 的老年斑与 NFT。

## 16.5　神经影像

### 16.5.1　结构磁共振成像

大量神经影像学研究报道了 AD 的脑萎缩变化，与 AD 不同的是，DLB 脑萎缩变化不明显，且所报道的分布位置不同（图 16.3）。应用基于体素的形态测量（voxel-based morphometry，VBM）技术，发现 DLB 体积减小的模式为：累及背侧中脑、下丘脑和无名质，而保留海马和颞顶叶皮质（▶图 16.4、图 16.5）[25]。此外，经尸检神经病理学评估认为 DLB 高度可疑的患者，其生前 MRI 显示背侧脑桥中的灰质体积较少，而

海马体积正常[26]。同时，一项关于内侧颞叶的亚毫米级别高分辨率研究显示[27]：与 DLB 相比，AD 患者有较薄的下丘、较小的 CA1 区并且海马条纹消失，此特征可以鉴别两种疾病。另外，也有其他研究发现 DLB 患者海马体积减小。对 DLB 海马体积的形态分析显示：与 AD 相比，DLB 的海马萎缩模式明显不同，主要累及 CA1 区的前部[28]；相比对照组，DLB 患者海马体积缺失率为 10%~20%（▶图 16.6）。最近，采用与前述研究相同的海马径向距离测量技术，发现：与对照组相比，DLB 以左侧海马萎缩为主，主要集中在 CA1 和下丘，而 DLB 和 AD 之间无显著性差异，尽管后者可能是 DLB 样本量较小的原因[29]。

白质高信号（white matter hyperintensities，WMHs）是老年人、神经退行性变或血管性痴呆患者的一个常见特征，与年龄、高血压病史有关，表示髓鞘丢失、神经胶质增生和脑室周围间质积液。比较 DLB 和 AD 发现：即使在定量研究中，WMHs 负荷的结果也不一致，可能是由于方法或受试者纳入标准存在差异。在 AD 中可以观察到比 DLB 中更大范围的 WMHs，后者表现出与对照组相似的 WMHs[30]，但也有报道 AD 和

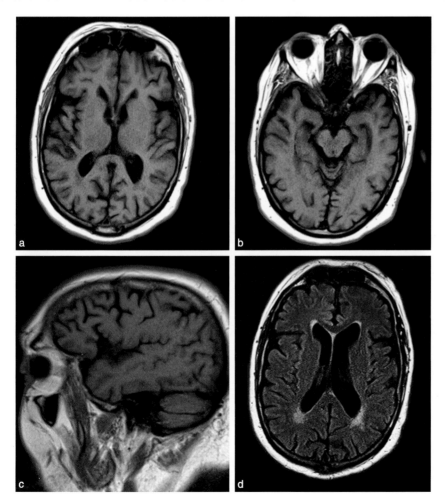

图 16.3　75 岁，男性，有视觉空间功能障碍和幻视，快速眼动（rapid eye movement，REM）行为障碍和步态蹒跚，考虑为 DLB。（a,b）轴位 T1WI 像显示双侧额颞叶体积轻度减小。（c）矢状位 T1WI 像显示外侧裂池轻度扩张。（d）轴位 FLAIR 显示双侧侧脑室后角轻度脑白质疏松

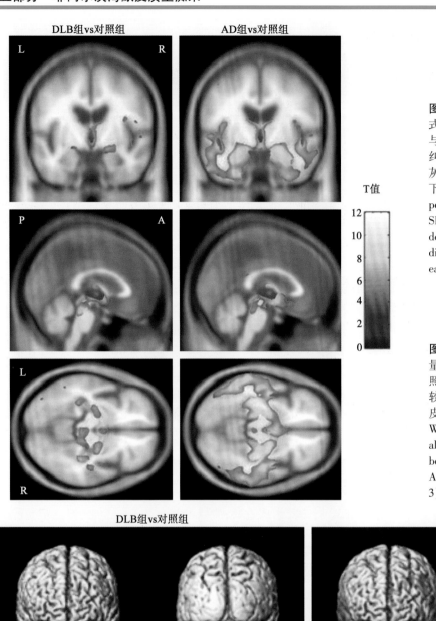

图 16.4　基于体素形态测量衍生模式,对 DLB 与对照组间(左侧)和 AD 与对照组间(右侧)的灰质丢失进行了纠正性的多重比较,P<0.05。DLB 的灰质丢失集中在无名质,中脑背侧和下丘脑。A:前方;P:后方。( Used with permission from Whitwell JL, Weigand SD, Shiung MM, et al. Focal atrophy in dementia with Lewy bodies on MRI: a distinct pattern from Alzheimer's disease. Brain 2007;130( Pt 3):708-719. )

图 16.5　三维立体显示基于形态测量的 DLB 与对照组间(左)和 AD 与对照组间(右)的灰质损失模式多重比较;P<0.05。DLB 比 AD 显示更少的皮质萎缩。( Used with permission from Whitwell JL, Weigand SD, Shiung MM, et al. Focal atrophy in dementia with Lewy bodies on MRI: a distinct pattern from Alzheimer's disease. Brain 2007;130( Pt 3):708-719. )

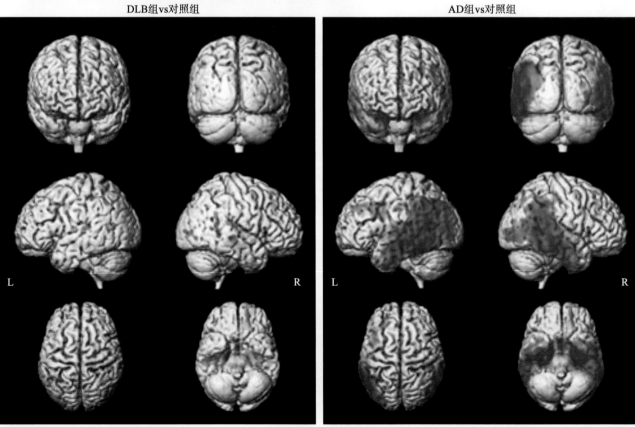

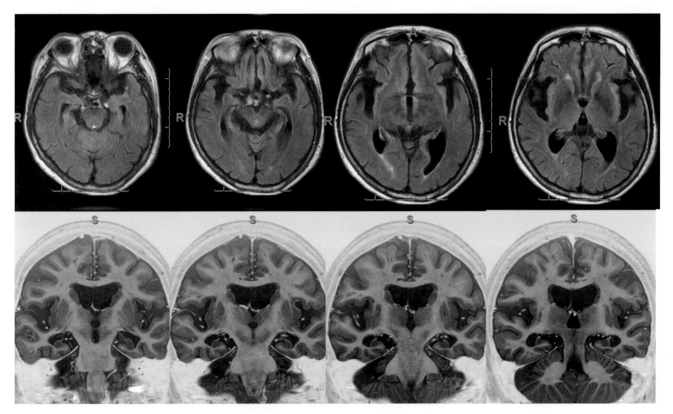

图 16.6 一名 71 岁 DLB 的女性患者,患有帕金森综合征、谵妄和直立性低血压。轴位 FLAIR(上排)和冠状位反转恢复(IR)T1WI 图像(下排)显示双侧颞叶和海马萎缩而无明显 FLAIR 高信号。R,右;S,上。( Courtesy of Dr. Kei Yamada,Kyoto Prefectural University of Medicine,Japan. )

DLB 的 WMHs 的负载相似[31],DLB 与 AD 同时存在的概率也应考虑到(▶图 16.7)。

除了上述 DLB 和 AD 之间的差异外,另外一个重要的比较是 DLB 和 PDD 的萎缩模式,而 PDD 属于 LB 病理的主要临床表型。使用 VBM 研究发现:与 PDD 相比,DLB 患者的右上额部、运动前区及额下部区域的灰质减少[32];此外,DLB 患者额叶灰质的缺失与注意力缺失相关,右侧海马和杏仁核的体积与视觉记忆表现相关。在一组经病理学证实的 DLB 和 PDD 队列中,活体 MRI 所示杏仁核的体积与神经病理学杏仁核中的 LB 密度呈负相关[33]。

### 16.5.2 扩散张量成像

应用纤维束追踪的空间统计学技术(tract-based spatial statistics,TBSS),以 VBM 方法处理扩散张量成像(diffusion tensor imaging,DTI)数据,DLB 患者顶枕叶白质的各向异性分数(fractional anisotropy,FA)值低于对照组,在额叶区无明显改变;另一方面,AD 受试者在两侧中央沟的 FA 值明显减低。平均扩散率(mean diffusivity,MD)变化在两种情况下都很普遍。DLB 中的 DTI 变化与情景记忆、字母流畅性和 PD 征

象相关[34]。既往研究发现 DLB 中杏仁核的 MD 增加与下纵束 FA 的降低,分别与 PD 和视幻觉相关,但与 AD 患者累及颞顶叶及相关白质纤维束的 DTI 变化模式不同[35]。此外,与对照组相比,DLB(但不是 AD)患者双侧下前额叶和左侧下纵束的 FA 降低,包括视觉联合区域,两个痴呆组在双侧钩状束均显示较低的 FA[36]。

### 16.5.3 多巴胺能成像

无论是使用 SPECT 或 PET 技术,DLB 患者的多巴胺功能已经成为共识性标准中的提示性诊断特征[7,8]。与对照组和 AD 患者相比,DLB 和 PDD 患者在尾状核和壳核中显示多巴胺能摄取严重减少。[123I] N-ω-氟丙基-2β-甲氧基-3β-(4-碘苯基)正烷([123I] N-ω-fluoropropyl-2β-carbomethoxy-3β-(4-iodophenyl)nortropane, FP-CIT) SPECT 对 DLB 和 PDD[37] 诊断的敏感性和特异性为 80% ~ 90%,这对 DLB 和 AD 的鉴别诊断具有临床意义。但 FP-CIT 扫描鉴别 DLB 和 FTD 的特异性明显较低,因为三分之一的 FTD 病例纹状体多巴胺摄取也减少[38]。DLB 患者基底节多巴胺能摄取的减少与黑质神经元的退变相关,

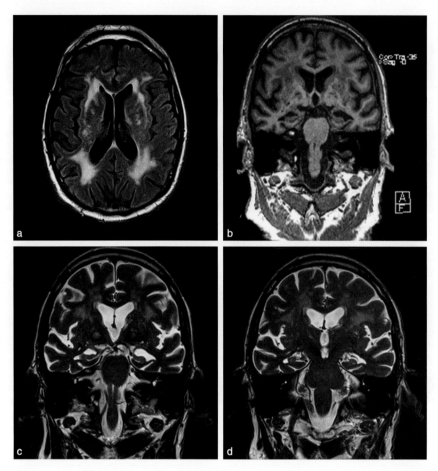

**图16.7**　一名74岁男性，临床表现与混合 DLB/AD 痴呆相一致。(a)轴位 FLAIR 图像显示融合的脑白质疏松症。垂直于颞角的斜冠状位 T1WI(b)和 T2WI(c,d)图像显示严重的海马萎缩和融合性脑白质疏松症

但与 α-突触核蛋白、tau 或淀粉样蛋白沉积的病理负荷无关，表明黑质纹状体途径破坏是造成 FP-CIT 扫描异常的原因[39]。

### 16.5.4　灌注和代谢成像

SPECT 和氟脱氧葡萄糖（fluorodeoxyglucose，FDG）-PET 研究分别报道了 DLB 患者枕叶的低灌注和低代谢[40]，但在区分 DLB 和 AD 时，FP-CIT 比 99 锝-SPECT 显示出更好的诊断准确性[41]。因此，枕叶 SPECT/PET 低摄取被认为是 DLB 支持性诊断特征之一[8]。对 DLB 患者枕叶及顶叶的改变，FDG-PET 比 SPECT-碘安非他明显像更敏感，这可能是由于 PET 相比 SPECT 有更高的空间分辨率，并且 DLB 患者中代谢降低比灌注减低更明显[42]。此外，DLB 中的精神症候群与灌注不足的解剖分布相关，视幻觉与顶枕叶低灌注相关[43]。临床波动是 DLB 的核心特征，与六甲基丙烯胺（hexamethylpropyleneamine，HMPAO）SPECT 脑灌注改变相关[44]，乙酰胆碱酯酶抑制剂多奈哌齐减轻幻觉的作用与枕叶血流改善相关[45]。

### 16.5.5　路易体痴呆的管理

目前，尚无针对 DLB 的特效治疗方式。非药物干预包括教育、安慰、定向和记忆的刺激、注意线索和有针对性的行为干预[46]。帕金森综合征采用最低有效剂量的左旋多巴治疗，因为较高剂量会导致意识和幻觉恶化。运动改善超过10%的 DLB 患者比率低于 PD 和 PDD 患者[47]。胆碱酯酶抑制剂治疗神经精神和认知症状是有效且相对安全的[48]，这些药物在 DLB 中的作用可能变得很重要，因为部分患者使用抗精神病药物会导致严重的敏感性反应和脑血管事件。但是，目前支持胆碱酯酶抑制剂或 N-甲基-D-天冬氨酸受体拮抗剂美金刚对 DLB 有效的证据尚无定论[49]。

### 参考文献

[1]　Lewy F. Paralysis Agitans: I. Pathologische Anatomie. In: Handbuch Der Neurologie, Vol 3. Berlin: Julius Springer; 1912:920–933

[2]　Jellinger KA. Formation and development of Lewy pathology: a critical update. J Neurol 2009; 256 Suppl 3: 270–279

[3] Okazaki H, Lipkin LE, Aronson SM. Diffuse intracytoplasmic ganglionic inclusions (Lewy type) associated with progressive dementia and quadriparesis in flexion. J Neuropathol Exp Neurol 1961; 20: 237–244

[4] Kosaka K. Diffuse Lewy body disease in Japan. J Neurol 1990; 237: 197–204

[5] Hansen L, Salmon D, Galasko D et al. The Lewy body variant of Alzheimer's disease: a clinical and pathologic entity. Neurology 1990; 40: 1–8

[6] Perry RH, Irving D, Blessed G, Fairbairn A, Perry EK. Senile dementia of Lewy body type: a clinically and neuropathologically distinct form of Lewy body dementia in the elderly. J Neurol Sci 1990; 95: 119–139

[7] McKeith IG, Galasko D, Kosaka K et al. Consensus guidelines for the clinical and pathologic diagnosis of dementia with Lewy bodies (DLB): report of the consortium on DLB international workshop. Neurology 1996; 47: 1113–1124

[8] McKeith IG, Dickson DW, Lowe J et al. Consortium on DLB. Diagnosis and management of dementia with Lewy bodies: third report of the DLB Consortium. Neurology 2005; 65: 1863–1872

[9] McKeith I. Clinical aspects of dementia with Lewy bodies. In: Aminoff M, Boller F, Swaab D, eds. 3rd Series. New York: Elsevier; 2008;307–311

[10] Emre M, Aarsland D, Brown R et al. Clinical diagnostic criteria for dementia associated with Parkinson's disease. Mov Disord 2007; 22: 1689–1707, quiz 1837

[11] Wang CS, Burke JR, Steffens DC, Hulette CM, Breitner JCS, Plassman BL. Twin pairs discordant for neuropathologically confirmed Lewy body dementia. J Neurol Neurosurg Psychiatry 2009; 80: 562–565

[12] Nervi A, Reitz C, Tang MX et al. Familial aggregation of dementia with Lewy bodies. Arch Neurol 2011; 68: 90–93

[13] Kurz MW, Schlitter AM, Larsen JP, Ballard C, Aarsland D. Familial occurrence of dementia and parkinsonism: a systematic review. Dement Geriatr Cogn Disord 2006; 22: 288–295

[14] Meeus B, Theuns J, Van Broeckhoven C. The genetics of dementia with Lewy bodies: what are we missing? Arch Neurol 2012; 69: 1113–1118

[15] Bogaerts V, Engelborghs S, Kumar-Singh S et al. A novel locus for dementia with Lewy bodies: a clinically and genetically heterogeneous disorder. Brain 2007; 130: 2277–2291

[16] Meeus B, Nuytemans K, Crosiers D et al. Comprehensive genetic and mutation analysis of familial dementia with Lewy bodies linked to 2q35-q36. J Alzheimers Dis 2010; 20: 197–205

[17] Lippa CF, Johnson R, Smith TW. The medial temporal lobe in dementia with Lewy bodies: a comparative study with Alzheimer's disease. Ann Neurol 1998; 43: 102–106

[18] Lippa CF, Pulaski-Salo D, Dickson DW, Smith TW. Alzheimer's disease, Lewy body disease and aging: a comparative study of the perforant pathway. J Neurol Sci 1997; 147: 161–166

[19] Schwarz ST, Rittman T, Gontu V, Morgan PS, Bajaj N, Auer DP. T1-weighted MRI shows stage-dependent substantia nigra signal loss in Parkinson's disease. Mov Disord 2011; 26: 1633–1638

[20] Tolnay M, Probst A. International Winter Meeting on Neuropathology and Genetics, of Dementia. In: Neuropathology and Genetics of Dementia. Tolnay M, Probst A, eds. New York; London: Kluwer Academic/Plenum Publishers; 2001

[21] Lowe J. Neuropathology of dementia with Lewy bodies. In: Handbook of Clinical Neurology: Dementias. Aminoff M, Boller F, Swaab D, eds. 3rd Series. New York: Elsevier; 2008;321–330

[22] Marui W, Iseki E, Nakai T et al. Progression and staging of Lewy pathology in brains from patients with dementia with Lewy bodies. J Neurol Sci 2002; 195: 153–159

[23] Consensus recommendations for the postmortem diagnosis of Alzheimer's disease. The National Institute on Aging, and Reagan Institute working group on diagnostic criteria for the neuropathological assessment of Alzheimer's disease. Neurobiol Aging 1997; 18 Suppl: S1–S2

[24] Marui W, Iseki E, Kato M, Akatsu H, Kosaka K. Pathological entity of dementia with Lewy bodies and its differentiation from Alzheimer's disease. Acta Neuropathol 2004; 108: 121–128

[25] Whitwell JL, Weigand SD, Shiung MM et al. Focal atrophy in dementia with Lewy bodies on MRI: a distinct pattern from Alzheimer's disease. Brain 2007; 130: 708–719

[26] Kantarci K, Ferman TJ, Boeve BF et al. Focal atrophy on MRI and neuropathologic classification of dementia with Lewy bodies. Neurology 2012; 79: 553–560

[27] Firbank MJ, Blamire AM, Teodorczuk A et al. High resolution imaging of the medial temporal lobe in Alzheimer's disease and dementia with Lewy bodies. J Alzheimers Dis 2010; 21: 1129–1140

[28] Sabattoli F, Boccardi M, Galluzzi S, Treves A, Thompson PM, Frisoni GB. Hippocampal shape differences in dementia with Lewy bodies. Neuroimage 2008; 41: 699–705

[29] Chow N, Aarsland D, Honarpisheh H et al. Comparing hippocampal atrophy in Alzheimer's dementia and dementia with lewy bodies. Dement Geriatr Cogn Disord 2012; 34: 44–50

[30] Burton EJ, McKeith IG, Burn DJ, Firbank MJ, O'Brien JT. Progression of white matter hyperintensities in Alzheimer's disease, dementia with lewy bodies, and Parkinson's disease dementia: a comparison with normal aging. Am J Geriatr Psychiatry 2006; 14: 842–849

[31] Oppedal K, Aarsland D, Firbank MJ et al. White matter hyperintensities in mild lewy body dementia. Dement Geriatr Cogn Dis Extra 2012; 2: 481–495

[32] Sanchez-Castaneda C, Rene R, Ramirez-Ruiz B et al. Correlations between gray matter reductions and cognitive deficits in dementia with Lewy Bodies and Parkinson's disease with dementia. Mov Disord 2009; 24: 1740–1746

[33] Burton EJ, Mukaetova-Ladinska EB, Perry RH, Jaros E, Barber R, O'Brien JT. Neuropathological correlates of volumetric MRI in autopsy-confirmed Lewy body dementia. Neurobiol Aging 2012; 33: 1228–1236

[34] Watson R, Blamire AM, Colloby SJ et al. Characterizing dementia with Lewy bodies by means of diffusion tensor imaging. Neurology 2012; 79: 906–914

[35] Kantarci K, Avula R, Senjem ML et al. Dementia with Lewy bodies and Alzheimer's disease: neurodegenerative patterns characterized by DTI. Neurology 2010; 74: 1814–1821

[36] Kiuchi K, Morikawa M, Taoka T et al. White matter changes in dementia with Lewy bodies and Alzheimer's disease: a tractography-based study. J Psychiatr Res 2011; 45: 1095–1100

[37] McKeith I, O'Brien J, Walker Z et al. DLB Study Group. Sensitivity and specificity of dopamine transporter imaging with [123]I-FP-CIT SPECT in dementia with Lewy bodies: a phase III, multicentre study. Lancet Neurol 2007; 6: 305–313

[38] Morgan S, Kemp P, Booij J et al. Differentiation of frontotemporal dementia from dementia with Lewy bodies using FP-CIT SPECT. J Neurol Neurosurg Psychiatry 2012; 83: 1063–1070

[39] Colloby SJ, McParland S, O'Brien JT, Attems J. Neuropathological correlates of dopaminergic imaging in Alzheimer's disease and Lewy body dementias. Brain 2012; 135: 2798–2808

[40] Taylor JP, O'Brien J. Neuroimaging of dementia with Lewy bodies. Neuroimaging Clin N Am 2012; 22: 67–81, viiiviii

[41] Colloby SJ, Firbank MJ, Pakrasi S et al. A comparison of 99mTc-exametazime and 123I-FP-CIT SPECT imaging in the differential diagnosis of Alzheimer's disease and dementia with Lewy bodies. Int Psychogeriatr 2008; 20: 1124–1140

[42] Ishii K, Hosaka K, Mori T, Mori E. Comparison of FDG-PET and IMP-SPECT in patients with dementia with Lewy bodies. Ann Nucl Med 2004; 18: 447–451

[43] Nagahama Y, Okina T, Suzuki N, Matsuda M. Neural correlates of psychotic symptoms in dementia with Lewy bodies. Brain 2010; 133: 557–567

[44] O'Brien JT, Firbank MJ, Mosimann UP, Burn DJ, McKeith IG. Change in perfusion, hallucinations and fluctuations in consciousness in dementia with Lewy bodies. Psychiatry Res 2005; 139: 79–88

[45] Mori T, Ikeda M, Fukuhara R, Nestor PJ, Tanabe H. Correlation of visual hallucinations with occipital rCBF changes by donepezil in DLB. Neurology 2006; 66: 935–937

[46] McKeith I. Clinical aspects of dementia with Lewy bodies. In: Handbook of Clinical Neurology: Dementias. Aminoff M, Boller F, Swaab D, eds. 3rd Series. New York: Elsevier; 2008;307–311

[47] Bonelli SB, Ransmayr G, Steffelbauer M, Lukas T, Lampl C, Deibl M. L-dopa responsiveness in dementia with Lewy bodies, Parkinson's disease with and without dementia. Neurology 2004; 63: 376–378

[48] Aarsland D, Mosimann UP, McKeith IG. Role of cholinesterase inhibitors in Parkinson's disease and dementia with Lewy bodies. J Geriatr Psychiatry Neurol 2004; 17: 164–171

[49] Schwarz S, Froelich L, Burns A. Pharmacological treatment of dementia. Curr Opin Psychiatry 2012; 25: 542–550

# 第 17 章　额颞叶变性

Aristides A. Capizzano，Toshio Moritani

额颞叶变性（frontotemporal degeneration，FTD）包括一系列以进行性行为改变和语言障碍为临床特征的神经退行性疾病。临床平均发病年龄为 50~60 岁，男女发病率大致相当。据报道，65 岁以下人群的患病率为 15/10 万人[1]，接近早老性阿尔茨海默病（Alzheimer's disease，AD）。20% 的 FTD 患者发病年龄超过 65 岁[2]。尽管所涉及的特定 FTD 综合征存在异质性，但 FTD 的功能和认知下降明显快于 AD，生存期短于 AD[3]。

## 17.1　临床特征

### 17.1.1　额颞叶痴呆综合征

额颞叶痴呆（frontotemporal dementia，FTD）综合征包括三种临床综合征：行为变异型额颞叶痴呆（behavioral variant frontotemporal dementia，bvFTD）、语义性痴呆（semantic dementia，SD）和进行性非流利性失语（progressive nonfluent aphasia，PNFA）[4]。这些亚型在临床和解剖术语上有所区别，但病理机制相同；在疾病早期以一种综合征为主，但随着脑萎缩的进展，临床重叠越来越多[5]。

bvFTD 的特点是人格改变（去抑制和/或淡漠）、反应迟钝、缺乏洞察力和同情心以及强制言语，由于这些特征患者常首先就诊于精神科。解剖学上，它可能累及前额叶区域的背内侧或腹内侧和眶额部。认知缺陷不像人格改变那么严重，主要累及执行任务，包括工作记忆、注意力、定势转移、语言流畅、反应抑制和抽象推理能力受损。记忆减退（memory complaints）表现多样，与 AD 不同的是，其保留了陈述性的言语和视觉记忆。

SD 或语义变异型原发性进行性失语（semantic variant of primary progressive aphasia，svPPA）是一种词汇及概念等知识逐渐丧失的疾病，这与前颞叶萎缩有关。临床表现取决于优先受累的一侧半球；左侧为主型的病例表现为流利性、命名性失语，患者自诉找词困难和命名困难，但语言保持流畅，语法和韵律完整，知识的丧失超出了语言范围，不能将对象放入适当的上下文中，但情景记忆、执行和空间功能正常；右侧为主的颞叶萎缩患者表现为情感缺失、洞察力缺乏和社会行为改变的行为综合征。

PNFA 或非语法变异型原发性进行性失语（agrammatic variant of primary progressive aphasia，agPPA）是一种语言表达和言语产生障碍的疾病，与左侧外侧裂区萎缩有关。命名和重复受损，但保留对单个词语的理解，阅读和书写都会受到影响，并且通常会出现言语失用症。PNFA 可能类似于 logopenic 失语症（▶图 17.1），该病脑萎缩涉及更多脑后部区域，认为是与 AD 相关[6]。

除了上述三种典型综合征外，FTD 与肌萎缩侧索硬化（amyotrophic lateral sclerosis，ALS）之间存在密切关联：半数的 ALS 患者有额叶型认知障碍，15% 符合 FTD 的标准[7]；相反，在一项前瞻性研究中，高达 50% 的 FTD 患者具有 ALS 的临床特征，14% 符合 ALS 诊断标准[8]。除临床重叠外，FTD 和 ALS 具有共同的病理和遗传特征，表明两种疾病具有同一发病过程[9]。最后，在临床上也与皮质基底节变性（corticobasal degeneration，CBD）及进行性核上性麻痹（progressive supranuclear palsy，PSP）存在重叠，这两者也是 tau 蛋白病，本卷第 18 章对此进行了介绍。

### 17.1.2　纳入和排除标准

FTD 综合征核心的共识标准已广泛用于科研和临床实践[4]。对于 bvFTD，需要符合五个核心诊断标准：1）隐袭起病并逐渐进展；2）社会人际交往能力的早期下降；3）个人行为调节能力的早期下降；4）早期情感迟钝；5）早期自知力丧失[4]。然而，由于这些标准的局限性，例如一些含混不清的描述性语句以及核心和支持特征的随意性，最近对 bvFTD 诊断指南进行了修订[10]。国际共识诊断标准中：可能诊断为 bvFTD 需要以下症状中的三项：早期去抑制行为；早期出现冷漠和/或迟钝；早期丧失同情心和同理心；早期出现持续、刻板或强迫行为；口欲亢进；以及记忆和视觉空间功能保留但执行功能障碍的神经心理学特征。拟诊为 bvFTD 除了满足可能诊断为 bvFTD 的标准外，还存在以下症状：明显功能受损、额叶和/或前颞叶萎缩（MRI 或 CT）或低代谢或低灌注（PET 或 SPECT）。bvFTD 的排除标准是：功能缺失症状可以由非退行性疾病解释，行为异常更符合精神病学诊断，生物学标志物强烈提示 AD 或其他神经退行性病变[10]。

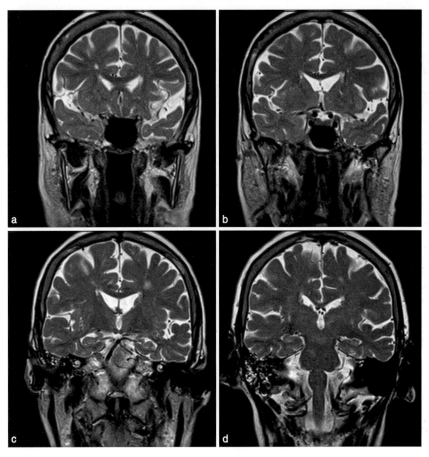

图 17.1 73 岁,女性患者,原发性疾病进行性失语,logopenic 变异型。垂直于颞叶水平轴的冠状位 T2WI(a-d),从前至后显示左颞极及左侧海马轻至中度萎缩

## 17.2 遗传学

35%~50%的 FTD 患者具有痴呆家族史,强烈支持本病具有遗传性,通常为常染色体显性遗传[11]。大约 50%的家族性病例与 tau 蛋白-或颗粒蛋白前体(PGRN)基因突变有关,不到 5%的基因突变发生在含缬酪肽蛋白(valosin-containing protein,VCP)、带电荷的多囊泡体蛋白 2B(charged mul-tivesicular body protein 2B,CHMP2B)、TAR-DNA 结合蛋白 43[trans-active response(TAR)-DNA binding protein,TARDBP]以及肉瘤融合蛋白(fused in sarcoma,FUS),说明了 FTD 的异质性[12]。与染色体 17q(FTD and parkin-sonism associated with chromosome 17q,FTDP-17)相关的 FTD 和帕金森综合征家族中,已经识别出超过 40 种与 tau 神经病理相关的 tau 基因突变[13]。同样位于 17 号染色体上的 GRN 基因,与 tau 相似,已参与家族性 FTD 的 60 多种突变。GRN 编码颗粒蛋白前体,这是一种在特定神经元群体中大量表达的生长因子;神经病理学上,GRN 突变导致 tau-阴性、泛

素和 TDP-43 阳性包涵体,这些均为特征性的核内神经元包涵体[14]。最近,在 9p 染色体上 C9ORF72 基因中非编码六核苷酸重复序列的扩增被证明是家族性 FTD(11.7%)和家族性 ALS(23.5%)中最常见的遗传异常[15]。在 C9ORF72、tau、颗粒体蛋白前体突变和散发性 FTD 患者中采用基于体素的形态测量(voxel-based morphometry,VBM)可以识别出不同的灰质萎缩模式[16]。

## 17.3 神经病理学

尽管 FTD 在病理上存在异质性,但不同的亚型具有共同的特征。早期公认的特征是局限于额叶或前颞叶的严重萎缩。临床影像所显示的早期萎缩模式决定其特定的临床综合征。因而,前额叶萎缩导致 bvFTD,前颞叶萎缩与 SD 相关,左侧外侧裂区萎缩与 PNFA 相关。由于 FTD 中的萎缩顺序是可预测的,因此提出了一种分期系统:起初萎缩发生在眶额区、上内侧额叶皮质及海马(第 1 阶段),进展到其他前额

叶、颞叶皮质和基底节区(第 2 阶段),然后表现为弥漫性白质缺失和脑室扩张(第 3 阶段),直到全脑区都观察到明显的萎缩,包括明显的基底节变平导致侧脑室扩张(第 4 阶段)[17]。

根据细胞内包涵体和免疫组化的类型,FTD 分为三种亚型[18]:(1)tau 阳性,伴或不伴有包涵体;(2)tau 阴性-泛素阳性包涵体;(3)tau 阴性-泛素阴性。

### 17.3.1　额颞叶变性-Tau:Pick 病和其他 Tau 病变

Arnold Pick 在 1892 年报道了一例 71 岁男性患者,有行为改变和进行性失语并伴局灶性左侧颞叶萎缩,随后以他的名字命名该病。Pick 病的特征是 Pick 小体:圆形/椭圆形嗜银细胞质神经元包涵体( ▶ 图 17.2),它们存在于海马、杏仁核以及额叶和颞叶皮质中,tau 免疫组化易于检测,并且可用泛素进行染色。Pick 病主要是 3R tau 蛋白亚型[19]。

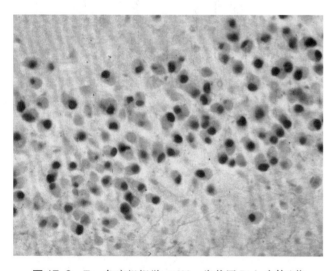

**图 17.2**　Tau 免疫组织学,×600。齿状回 Pick 小体(荷华大学 Patricia Kirby 博士提供)

### 17.3.2　额颞叶变性伴有泛素和 TDP-43 阳性包涵体

43k Da 的 TAR DNA 结合蛋白( transactive-response DNA-binding protein of 43k Da, TDP-43)是一种在神经元和神经胶质核中表达的 RNA 和 DNA 结合蛋白,正常情况下参与基因转录调节。TDP-43 是运动神经元疾病 ALS 和 FTLD-U 中包涵体的主要成分,可在细胞质中检测到[20]。泛素和

TDP-43 阳性包涵体的形态各异,分布范围很广,FTD 和 ALS 之间存在明显重叠,表明这些综合征具有很强的相关性[21]。

### 17.3.3　缺乏清楚组织学的痴呆

术语"缺乏清楚组织学的痴呆"( dementia lacking distinctive histology,DLDH)是指那些具有明显脑萎缩但免疫组化 tau 和泛素均为阴性的少数痴呆病例[22]。除了涵盖大部分 FTD 病例的 FTD-T、FTD-U 和 DLDH 外,其他罕见的亚型也已报道。更重要的是,有 FTD 临床综合征的患者可能缺乏 FTD 神经病理学,但有 AD、血管性痴呆、路易体痴呆( dementia with Lewy body,DLB)、朊病毒病的病理学表现,或者尸检甚至都是正常大脑[23]。

## 17.4　神经影像学

### 17.4.1　结构成像

与 DLB 结构成像的细微变化相反,FTLD 在临床 CT 和 MRI 影像学上表现出与临床综合征相关的特征性萎缩模式[24]。bvFTD 表现为前后呈阶梯样分布的萎缩,主要累及额叶和颞叶,顶叶和枕叶保持正常;虽然常累及双侧,但通常为不对称萎缩( ▶ 图 17.3、 ▶ 图 17.4)。最近一项 VBM 研究的 Meta 分析表明,bvFTD 患者前额叶脑区的灰质体积相比对照组明显减少,额叶内侧的体积减小最明显,岛叶和纹状体的体积同样出现减小[25]。最早受累的部位是眶额皮质,显示为近中额部以前的脑沟增宽。前额叶背外侧皮质在疾病后期受累( ▶ 图 17.5),bvFTD 也可见海马和杏仁核萎缩[26]。FTD 中,颞中叶前部包括杏仁核和海马头的萎缩占主导地位,且与颞极萎缩相关。在疾病的早期阶段,影像表现通常正常,但多数患者后期进展为额颞叶萎缩。在 1 年的随访中,bvFTD 患者在边缘和旁边缘区域,特别是前扣带皮质,表现出进展性灰质萎缩[27]。此外,脑萎缩主要部位的基线确定可以预测 bvFTD 的功能下降,额叶和额颞叶为主的萎缩比颞叶和额颞顶叶萎缩为主的亚型功能下降更快[28]。行为缺陷,如去抑制和冷漠,与痴呆患者的右侧额颞叶萎缩有关[29]。

另一方面,已经认识到 bvFTD 的一个亚组在 MRI 上不显示脑萎缩,并且具有明显良性的病程[30]。另一

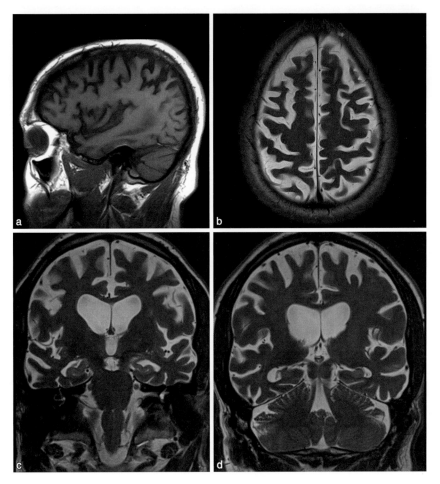

**图 17.3**　55 岁, 男性患者, 患有失用症、视觉推理受损、失算、执行功能下降以及快速视觉处理能力缺陷。他在语言记忆、联想流畅性和对复杂指令的语言理解方面没有明显缺陷。症状进展超过 7 年。(a) 右矢状位 T1WI, (b) 轴位 T2WI, (c, d) 冠状 T2WI

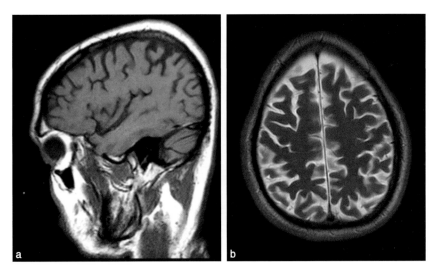

**图 17.4**　与图 17.3 同一患者七年前的 MRI 图像。(a) 右矢状位 T1WI 和 (b) 轴位 T2WI 分别与图 17.3 的 (a) 和 (b) 层面相对应, 显示了七年间, 右侧额颞叶和顶叶为主的萎缩快速进展

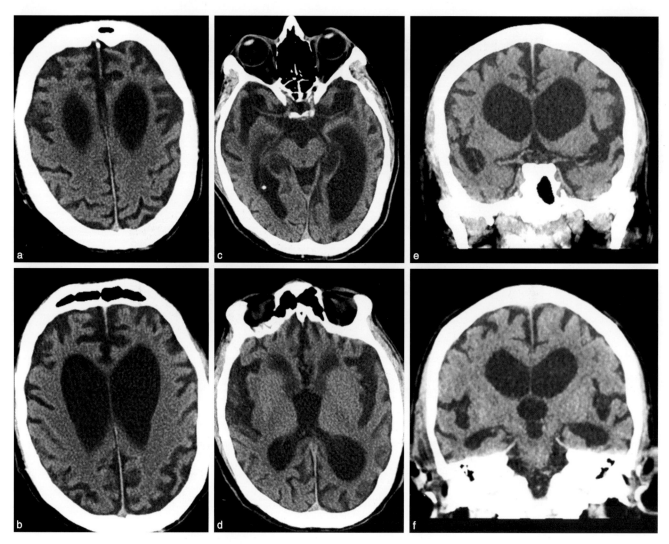

**图 17.5**　60 岁，男性患者，严重的混合性痴呆，有 10 年的演变：早发性 AD，bvFTD。（a-d）轴位 CT、（e，f）冠状位 CT 显示双侧前额叶皮质显著萎缩，双侧内侧颞叶明显萎缩（左>右）及第三脑室扩大

个令人困惑的现象是，显示为脑下垂的低颅压患者出现了 bvFTD 症状[31]，低颅压是一种可逆性疾病，也被称为"额颞叶脑下垂综合征"（ ▶ 图 17.6）。有意思的是，后两组患者几乎都是男性，这表明对一些 bvFTD 临床表型，性别具有强烈的易感性。

SD 通常均表现为左前颞叶萎缩，也累及颞下叶和颞叶内侧区域，且具有前后梯度变化趋势，即前部萎缩更明显，借此可区分 SD 和 AD[32]。与 AD 相比，FTD（主要是额叶萎缩）和 SD（主要是颞叶萎缩）脑容积减少的速度要更快[33]。PNFA 导致左侧额下叶的皮质变薄和萎缩，包括 Broca 区、颞上叶和岛叶（ ▶ 图 17.7）[6,34]。皮质变薄的模式有别于原发性进行性失语（primary progressive aphasia，PPA）的两种变异型，在 PNFA 中额叶和顶叶萎缩更显著，SD 以双侧颞叶皮质萎缩更多见[34]。表现为失语症、运动语言障碍（特征

为：语速减慢、异常韵律、扭曲的声音替换、添加和重复）的 PPA 患者以前运动和辅助运动皮质萎缩明显，而前外侧裂周区与非流利性失语有关[35]。

### 17.4.2　扩散张量成像和功能磁共振成像

扩散张量成像（diffusion tensor imaging，DTI）研究显示，bvFTD 患者中连接双侧额叶的白质纤维束受累，例如前扣带、上纵束和胼胝体膝部[36,37]。PPA 患者局灶性白质病变比 bvFTD 患者更多见，且 PPA 三种临床亚型（非流利、语义和 logopenic 变异）的患者具有不同的累及范围[37]。FTD 中的白质破坏可能是继发于神经元死亡后的轴突变性，皮质萎缩与白质变化的相关性支持了这一论点。

DTI 研究显示 SD 患者存在钩状束和下纵束白质的异常，而非流利性失语患者则出现上纵束的损害[38]，这与这些疾病中皮质萎缩的断面相对应。PNFA

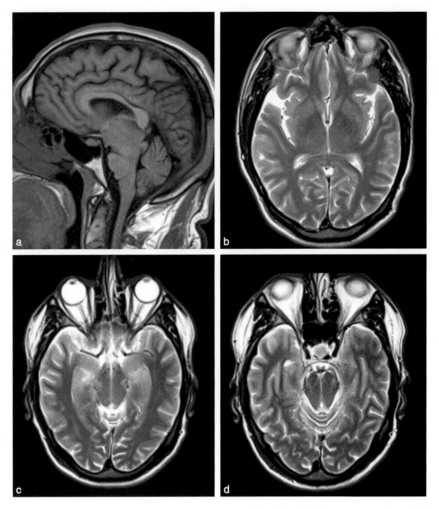

图 17.6　额颞叶脑下垂综合征。48 岁，男性患者，临床诊断为 bvFTD，MRI 显示严重的脑下垂。(a) 矢状位 T1WI；(b-d) 轴位 T2WI。尸检的神经病理学证实 FTD 呈阴性

中白质纤维束的变性主要累及左侧上纵束以及弓状束中投射至额下叶的部分，保留腹侧束[38]。

评估功能连接的静息态 fMRI 研究显示：bvFTD 中突显网络(包括前扣带和额岛叶脑区)的连接降低，而默认网络的连接增加，这一特征可区分 FTD 与 AD[39]。

### 17.4.3　核医学

核医学成像 SPECT 和 PET 研究分别显示 FTD 患者脑灌注和葡萄糖代谢异常。最近一项 meta 分析评价了 SPECT 脑灌注研究鉴别 AD 与 FTD 的情况，报道指出混合加权敏感性为 79.7%，混合加权特异性为 79.9%[40]。经病理证实的 FTD 的特征是在没有顶叶灌注不足的情况下出现双侧额叶脑血流量减少[41]，

但已报道的 SPECT 结果间存在很大的差异。FTD 与对照组相比，FDG-PET 显示额叶和前颞叶葡萄糖代谢减少(▶图 17.8)，同时也累及内侧颞叶、纹状体和丘脑[42]；FTD 中代谢减少的区域与 MRI 使用 VBM 方法确定的皮质萎缩的区域一致，而在颞叶一致性较低且不对称[43]。

PiB-PET 可以标记淀粉样沉积物，这种物质存在于 AD 神经病理中，但 FTD 中不存在，PET 成像鉴别 FTD 与 AD 的敏感性为 89.5%，特异性为 83%，诊断准确性与 FDG-PET 相似[44]。PNFA 显示左额叶葡萄糖代谢减少，而在 SD 中左前颞叶呈低代谢[45]。相比于最近被称为 AD 变异型的 logopenic 变异型 PPA，这两种 FTD 亚型淀粉样蛋白示踪剂摄取较少。

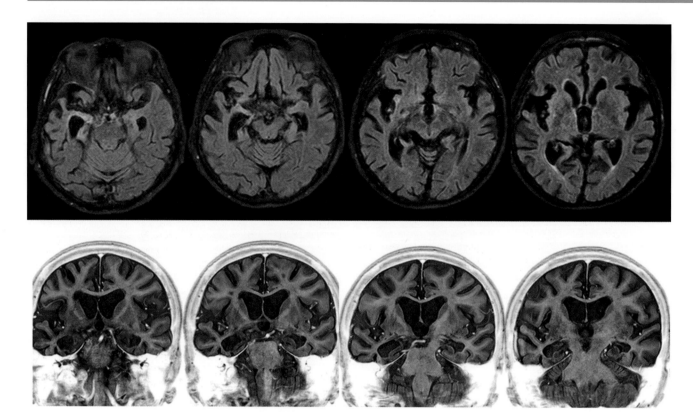

图 17.7 84 岁,女性患者,PNFA。轴位 FLAIR 图像(上排)和冠状位 IR T1WI 图像(下排)显示双侧(右>左)外侧裂区及海马萎缩,FLAIR 呈高信号(Courtesy Dr. Kei Yamada, Kyoto Prefectural University of Medicine, Japan. )

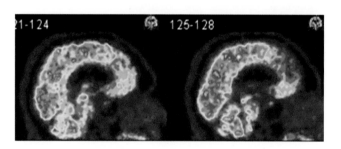

图 17.8 FDG-PET 扫描的矢状位重建图像,显示 FTD 患者的典型表现,即:额叶明显低代谢,枕顶叶葡萄糖摄取正常(Courtesy Dr. Yusuf Menda, University of Iowa. )

# 参考文献

[1] Harvey RJ, Skelton-Robinson M, Rossor MN. The prevalence and causes of dementia in people under the age of 65 years. J Neurol Neurosurg Psychiatry 2003; 74: 1206–1209

[2] Rosso SM, Donker Kaat L, Baks T et al. Frontotemporal dementia in the Netherlands: patient characteristics and prevalence estimates from a population-based study. Brain 2003; 126: 2016–2022

[3] Roberson ED, Hesse JH, Rose KD et al. Frontotemporal dementia progresses to death faster than Alzheimer's disease. Neurology 2005; 65: 719–725

[4] Neary D, Snowden JS, Gustafson L et al. Frontotemporal lobar degeneration: a consensus on clinical diagnostic criteria. Neurology 1998; 51: 1546–1554

[5] Rabinovici G, Rascovsky K, Miller B. Frontotemporal lobar degeneration: Clinical and pathological overview. In: Aminoff M, Boller F, Swaab D, eds. Handbook of Clinical Neurology: Dementias. 3rd Series. New York: Elsevier; 2008:343–364

[6] Gorno-Tempini ML, Dronkers NF, Rankin KP et al. Cognition and anatomy in three variants of primary progressive aphasia. Ann Neurol 2004; 55: 335–346

[7] Ringholz GM, Appel SH, Bradshaw M, Cooke NA, Mosnik DM, Schulz PE. Prevalence and patterns of cognitive impairment in sporadic ALS. Neurology 2005; 65: 586–590

[8] Lomen-Hoerth C, Anderson T, Miller B. The overlap of amyotrophic lateral sclerosis and frontotemporal dementia. Neurology 2002; 59: 1077–1079

[9] Morris HR, Waite AJ, Williams NM, Neal JW, Blake DJ. Recent advances in the genetics of the ALS-FTLD complex. Curr Neurol Neurosci.Rep 2012; 12: 243–250

[10] Rascovsky K, Hodges JR, Knopman D et al. Sensitivity of revised diagnostic criteria for the behavioural variant of frontotemporal dementia. Brain 2011; 134: 2456–2477

[11] Chow TW, Miller BL, Hayashi VN, Geschwind DH. Inheritance of frontotemporal dementia. Arch Neurol 1999; 56: 817–822

[12] Seelaar H, Rohrer JD, Pijnenburg YAL, Fox NC, van Swieten JC. Clinical, genetic and pathological heterogeneity of frontotemporal dementia: a review. J Neurol Neurosurg Psychiatry 2011; 82: 476–486

[13] Hutton M, Lendon CL, Rizzu P et al. Association of missense and 5'-splice-site mutations in tau with the inherited dementia FTDP-17. Nature 1998; 393: 702–705

[14] Mackenzie IR, Baker M, Pickering-Brown S et al. The neuropathology of frontotemporal lobar degeneration caused by mutations in the progranulin gene. Brain 2006; 129: 3081–3090

[15] DeJesus-Hernandez M, Mackenzie IR, Boeve BF et al. Expanded GGGGCC hexanucleotide repeat in noncoding region of C9ORF72 causes chromosome 9p-linked FTD and ALS. Neuron 2011; 72: 245–256

[16] Whitwell JL, Weigand SD, Boeve BF et al. Neuroimaging signatures of frontotemporal dementia genetics: C9ORF72, tau, progranulin and sporadics. Brain 2012; 135: 794–806

[17] Broe M, Hodges JR, Schofield E, Shepherd CE, Kril JJ, Halliday GM. Staging disease severity in pathologically confirmed cases of frontotemporal dementia. Neurology 2003; 60: 1005–1011

[18] Cairns NJ, Bigio EH, Mackenzie IRA et al. Consortium for Frontotemporal

Lobar Degeneration. Neuropathologic diagnostic and nosologic criteria for frontotemporal lobar degeneration: consensus of the Consortium for Frontotemporal Lobar Degeneration. Acta Neuropathol 2007; 114: 5–22

[19] Muñoz DG, Dickson DW, Bergeron C, Mackenzie IRA, Delacourte A, Zhukareva V. The neuropathology and biochemistry of frontotemporal dementia. Ann Neurol 2003; 54 Suppl 5: S24–S28

[20] Neumann M, Sampathu DM, Kwong LK et al. Ubiquitinated TDP-43 in frontotemporal lobar degeneration and amyotrophic lateral sclerosis. Science 2006; 314: 130–133

[21] Mackenzie IRA, Feldman HH. Ubiquitin immunohistochemistry suggests classic motor neuron disease, motor neuron disease with dementia, and frontotemporal dementia of the motor neuron disease type represent a clinicopathologic spectrum. J Neuropathol Exp Neurol 2005; 64: 730–739

[22] McKhann GM, Albert MS, Grossman M, Miller B, Dickson D, Trojanowski JQ Work Group on Frontotemporal Dementia and Pick's Disease. Clinical and pathological diagnosis of frontotemporal dementia: report of the Work Group on Frontotemporal Dementia and Pick's Disease. Arch Neurol 2001; 58: 1803–1809

[23] Forman MS, Farmer J, Johnson JK et al. Frontotemporal dementia: clinicopathological correlations. Ann Neurol 2006; 59: 952–962

[24] Lu PH, Mendez MF, Lee GJ et al. Patterns of brain atrophy in clinical variants of frontotemporal lobar degeneration. Dement Geriatr Cogn Disord 2013; 35: 34–50

[25] Pan PL, Song W, Yang J et al. Gray matter atrophy in behavioral variant frontotemporal dementia: a meta-analysis of voxel-based morphometry studies. Dement Geriatr Cogn Disord 2012; 33: 141–148

[26] Muñoz-Ruiz MA, Hartikainen P, Koikkalainen J et al. Structural MRI in frontotemporal dementia: comparisons between hippocampal volumetry, tensor-based morphometry and voxel-based morphometry. PLoS ONE 2012; 7: e52531–e52531

[27] Brambati SM, Renda NC, Rankin KP et al. A tensor based morphometry study of longitudinal gray matter contraction in FTD. Neuroimage 2007; 35: 998–1003

[28] Josephs KA, Jr, Whitwell JL, Weigand SD et al. Predicting functional decline in behavioural variant frontotemporal dementia. Brain 2011; 134: 432–448

[29] Rosen HJ, Allison SC, Schauer GF, Gorno-Tempini ML, Weiner MW, Miller BL. Neuroanatomical correlates of behavioural disorders in dementia. Brain 2005; 128: 2612–2625

[30] Davies RR, Kipps CM, Mitchell J, Kril JJ, Halliday GM, Hodges JR. Progression in frontotemporal dementia: identifying a benign behavioral variant by magnetic resonance imaging. Arch Neurol 2006; 63: 1627–1631

[31] Wicklund MR, Mokri B, Drubach DA, Boeve BF, Parisi JE, Josephs KA. Fronto-

temporal brain sagging syndrome: an SIH-like presentation mimicking FTD. Neurology 2011; 76: 1377–1382

[32] Chan D, Fox NC, Scahill RI et al. Patterns of temporal lobe atrophy in semantic dementia and Alzheimer's disease. Ann Neurol 2001; 49: 433–442

[33] Krueger CE, Dean DL, Rosen HJ et al. Longitudinal rates of lobar atrophy in frontotemporal dementia, semantic dementia, and Alzheimer's disease. Alzheimer Dis Assoc Disord 2010; 24: 43–48

[34] Rohrer JD, Warren JD, Modat M et al. Patterns of cortical thinning in the language variants of frontotemporal lobar degeneration. Neurology 2009; 72: 1562–1569

[35] Josephs KA, Duffy JR, Strand EA et al. Clinicopathological and imaging correlates of progressive aphasia and apraxia of speech. Brain 2006; 129: 1385–1398

[36] Whitwell JL, Avula R, Senjem ML et al. Gray and white matter water diffusion in the syndromic variants of frontotemporal dementia. Neurology 2010; 74: 1279–1287

[37] Agosta F, Scola E, Canu E et al. White matter damage in frontotemporal lobar degeneration spectrum. Cereb Cortex 2012; 22: 2705–2714

[38] Galantucci S, Tartaglia MC, Wilson SM et al. White matter damage in primary progressive aphasias: a diffusion tensor tractography study. Brain 2011; 134: 3011–3029

[39] Zhou J, Greicius MD, Gennatas ED et al. Divergent network connectivity changes in behavioural variant frontotemporal dementia and Alzheimer's disease. Brain 2010; 133: 1352–1367

[40] Yeo JM, Lim X, Khan Z, Pal S. Systematic review of the diagnostic utility of SPECT imaging in dementia. Eur Arch Psychiatry Clin Neurosci 2013; 263: 539–552

[41] McNeill R, Sare GM, Manoharan M et al. Accuracy of single-photon emission computed tomography in differentiating frontotemporal dementia from Alzheimer's disease. J Neurol Neurosurg Psychiatry 2007; 78: 350–355

[42] Ishii K. PET approaches for diagnosis of dementia. AJNR Am J Neuroradiol 2013[epub ahead of print]

[43] Kanda T, Ishii K, Uemura T et al. Comparison of grey matter and metabolic reductions in frontotemporal dementia using FDG-PET and voxel-based morphometric MR studies. Eur J Nucl Med Mol Imaging 2008; 35: 2227–2234

[44] Rabinovici GD, Rosen HJ, Alkalay A et al. Amyloid vs FDG-PET in the differential diagnosis of AD and FTLD. Neurology 2011; 77: 2034–2042

[45] Rabinovici GD, Jagust WJ, Furst AJ et al. Abeta amyloid and glucose metabolism in three variants of primary progressive aphasia. Ann Neurol 2008; 64: 388–401

# 第六部分

## 锥体外系综合征伴痴呆

# VI

# 第 18 章　帕金森病

Jennifer G. Goldman，John W. Ebersole，Doug Merkitch，Glenn T. Stebbins

帕金森病（Parkinson's disease，PD）是一种慢性进行性神经变性疾病，全球 60 岁以上人群的患病率为 1%~2%，预计到 2030 年[1]，50 岁以上的 PD 患者约 400 万，患病率会增长 1 倍。PD 症状包括核心运动症状（包括运动迟缓、静止性震颤、强直、步态或姿势异常）和非运动特征（包括认知、行为、情绪、睡眠、自主神经功能、视觉和痛觉系统）的异常。上述运动和非运动症状可发生在 PD 的各个阶段，从运动前期或早期到中期及进展期，严重影响患者和护理人员的日常功能、自主能力和生活质量。但对于已确诊的 PD 患者，目前尚无可治愈或有效的神经保护治疗，影像和其他生物标记在这些治疗方法的发展中可能发挥重要作用。

PD 的诊断在很大程度上基于临床，但近期一些技术，如多巴胺转运体显像、经颅超声（transcranial ultrasound，TCS）、扩散张量成像（diffusion tensor imaging，DTI）以及其他技术，提供了检测 PD 或帕金森样疾病相关脑变化的方法。结构、功能、代谢和神经化学成像技术可以加深我们对 PD 内在神经化学和神经病理的理解。PD 常伴随脑干、纹状体、皮质下、皮质区域神经变性和神经递质的改变，影响去甲肾上腺素、5-羟色胺、多巴胺、乙酰胆碱和谷氨酸盐等。α-突触核蛋白染色阳性的路易体和黑质神经元脱色素是 PD 神经病理学的标志。已提出 PD 变性是一个逐步分期的过程，首先是自主神经系统和嗅觉系统出现路易体相关变化，随后累及脑干和皮质[2,3]。尽管相关研究正在进行中，但有待 PD 患者在体的 α-突触核蛋白成像技术验证。本章主要讨论与 PD 诊断相关的神经影像学、其运动症状和并发症以及发生在 PD 任何阶段的非运动症状。

## 18.1　PD 影像诊断

### 18.1.1　早期诊断

PD 的诊断在很大程度上依赖于临床标准，即出现静止性震颤、运动迟缓、强直和步态紊乱等典型的运动特征[4]。但有证据表明，黑质中的多巴胺能神经元变性往往先于症状出现，直到近 80% 纹状体和 50% 黑质多巴胺能神经元丢失才出现临床症状。此外，多巴胺能神经元的变性在症状前期和症状出现后前几年中进展最快[6-8]。因此，早期诊断对于早期干预和采取可能的神经保护措施至关重要。影像技术有助于 PD 早期或症状前期的诊断，包括：SPECT 和 PET、TCS、MRI 中的 DTI 等技术。SPECT 可以测量跨膜多巴胺转运蛋白（dopamine transporters，DAT）的密度，从而反映体内突触前多巴胺能神经元的完整性。[123I] FP-CIT（ioflupane I-123，DaTSCAN）和 123-I-1-2-甲酯-3-（4-碘）苯-甲氧烷（[123I]-β-CIT）等放射性示踪剂用于 SPECT 脑成像[9]。DAT 成像中不同配体的动力学不同，与多巴胺转运蛋白的亲和力不同，[123I]FP-CIT 有一个快速的达峰时间（2~3 个小时），而[123I]-β-CIT 有较长的达峰时间（8~18 小时），但是两者都有一个很长的半衰期。一些基于纹状体区的信号形态和强度的研究显示正常者显示为两个对称的新月形的摄取区，与周围脑组织边界清晰（▶图 18.1），而异常者，如 PD，显示壳核的对称、非对称性摄取减低或缺失，比尾状核更明显[10]。SPECT 成像被推荐作为早期 PD 高度敏感的指示剂[11]。与运动障碍专家制定的临床诊断金标准相比，[123I]-β-CIT SPECT 成像在 PD 诊断中敏感性为 92%，特异性为 100%[12,13]。对临床不确定的病例，SPECT 可帮助排除 PD。对疑似 PD 的患者，DAT 的结合力将减少 90%[14]。在几项研究中证实在鉴别 PD 和特发性震颤（essential tremor，ET）[123I]FP-CIT 已经有较高的敏感性和特异性，ET 是一种以手部的姿势性或动作性震颤或累及头、颈或声音的震颤为特征的神经系统疾病，与 PD 某些症状类似[15]。2011 年，美国食品与药品监督管理局（Food and Drug Administration，FDA）根据两个多中心的三期研究，批准使用[123I]FP-CIT DaTSCAN 用于疑似帕金森综合征的诊断[13,16]。与非震颤 PD 患者和健康对照相比，伴或不伴震颤的早期帕金森样症状患者（可能诊断和拟诊 PD），DaTSCAN 有 79% 的敏感性和 97% 的特异性，虽然在临床早期 PD 诊断的敏感性为 98%，然而特异性仅有 67%。

PET 是一种研究人体多巴胺能功能、脑血流量和代谢变化的活体成像技术。除了多巴胺能功能，人们对 5-羟色胺、乙酰胆碱和阿片类的放射性示踪剂的研究以及 PD 研究中淀粉样蛋白和小胶质细胞活性的测量越来越感兴趣。PET 可以测量纹状多巴胺能神经

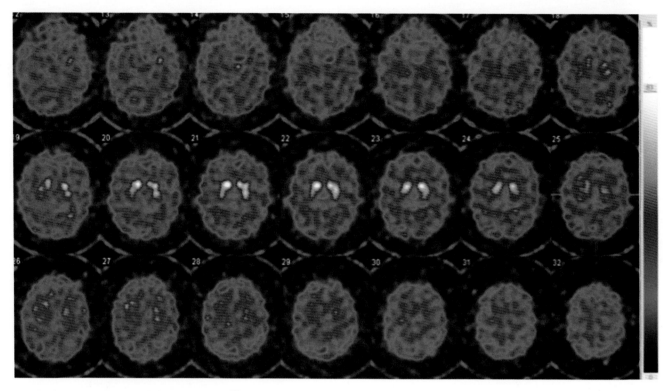

图18.1　具有帕金森病特征的患者的[123I] FP-CIT(Ioflupane I-123,DaTSCAN)单光子发射计算机CT扫描。增加的信号表明尾状核和壳核中突触前多巴胺转运蛋白受体结合增加的区域。注意相对模糊的边缘和略微不对称的摄取,与尾状壳相比,尾状区域表现出摄取增加。色标表示配体摄取的量级,在深绿色/黑色中表现最低,在亮橙色/白色中表现最高。图像的右侧代表大脑的左侧

元对放射标记的左旋多巴的代谢能力,使用各种$^{11}$C或$^{18}$F标记的示踪剂可测量多巴胺的代谢和多巴胺脱羧酶的活性。PD患者典型的PET表现是壳核对放射性药物的摄取呈非对称性的减低,摄取减低的顺序从头侧到尾侧,尾状核的摄取相对保留,壳核从前到后摄取逐渐减少,这与正常老年化中所见的方向相反[11]。到运动症状出现时,6-[$^{18}$F]-氟多巴($^{18}$F-dopa)摄取减少50%,表明PET可用于PD症状出现前的诊断和进展监测[17]。尽管PET扫描的安全性好、示踪剂剂量低,但是仍有一些局限性,包括回旋加速器的利用率低、有限的空间分辨率和部分容积效应引起的区域特异性、较长的扫描时间和放射性配体。为了真正定量测量配体的吸收,还需要监测动脉内示踪剂的成分。

TCS可以显示中脑脑干水平的黑质回声。PD患者典型的TCS表现是中脑的两侧回声增加,存在于在90%~96%临床已确诊的PD患者中。但回声的程度与PD运动症状的严重程度无关[18-20]。黑质的回声可能代表铁沉积和对PD易感性的增加,但其确切原因尚不清楚,并且其他富含铁的脑区并未表现出高回声[21]。这些表现加上其灵敏度高、价格低、无创性以

及便利性,使TCS成为早期PD筛查一项有前景的技术。然而,其缺点包括依赖于医生的经验、是否获得足够的骨窗,对高回声或低回声缺乏确定的阈值和相当高的假阳性率,尤其是对于ET,约16%的ET患者有阳性发现[22]。

总的来说,结构MRI除了排除其他诊断,如脑积水或脑血管疾病,对PD的早期诊断价值有限。DWI能测量脑组织中水分子自由扩散的能力,对纹状体的结构变化非常敏感。测量T2弛豫的实验显示PD患者黑质的T2弛豫时间减低,可能表明MRI可检测的组织的破坏[23]。DTI可测量水分子的定向扩散,被认为可反映组织的完整性(▶图18.2),DTI已显示在不同的皮质和皮质下区具有不同的各项异性分数(fractional ansiotropy,FA)(▶图18.3)。在14例最新诊断的PD中,黑质的FA值比健康对照组减少,提示该检测具有较高的敏感性和特异性[24]。黑质FA值的减低发生在尾端,与尸检多巴胺能细胞丢失的位置一致。能够检测脑内结构神经化学成分差异的MRS发现PD患者的脑桥和壳核区γ-氨基丁酸(GABA)浓度高于健康对照[25],提示低位脑干结构受累,类似于Braak PD分期以及早期PD的基底节。

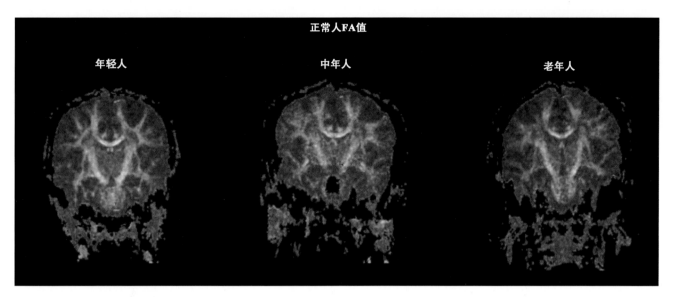

**图18.2** 在弥散张量成像中,应用至少六个非共线梯度创建了一个 3×3 矩阵,可以用一个称为张量的数学结构来描述。根据每个体素的扩散张量,三个特征值($\lambda_1$,$\lambda_2$ 和 $\lambda_3$)定义了扩散系统的大小和描述扩散系统方向的三个相关的特征矢量。根据三个特征值的比值,可以确定氢扩散的体内方向,称为各向异性分数(FA)。脑脊液具有极低的 FA 值,因为氢可自由地向任何方向扩散。灰质具有低 FA,因为细胞结构(例如细胞膜,细胞器)阻碍氢的自由扩散,但是这些结构不促进在组织的定向扩散。高度组织的白质束具有较高的 FA,因为氢扩散受到细胞组织的方向约束。在图中,FA 在整个寿命周期内的变化可以看作主要白质通路中强度的降低

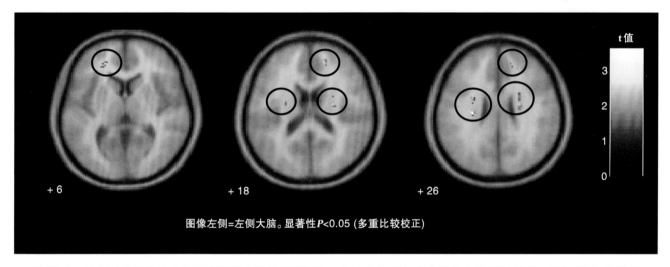

**图18.3** 20 例帕金森病患者与 20 例年龄和性别相匹配的正常对照者相比,各向异性分数(FA)降低。双侧额叶,上纵束和内囊的前后肢(黑色区域)中发现 FA 显著降低。在脑干中注意到 FA 减少的其他区域(未显示)。使用双样本 $t$ 检验方差分析减低。显著性阈值设置为 $P<0.05$,通过多重比较校正。体素的显著性差异显示在典型脑图像上的代表性轴向部位。色标表示 $t$ 值的大小,最低值出现在深红色,最高出现在亮黄色/白色。图像的左侧代表大脑的左侧

## 18.1.2　鉴别诊断

　　特发性 PD 与其他帕金森病综合征的鉴别比较困难,特别是在某些症状还未出现或未完全表现的 PD 早期。临床差异不明显导致高达 24% 的病例误诊[26]。其他诊断可能包括非典型帕金森综合征(如多系统萎缩[multiple system atrophy,MSA]、进行性核上性麻痹 [progressive supranuclear palsy,PSP]、皮质基底节变性 [corticobasal degeneration,CBD])、ET、血管性帕金森综

合征和药物性帕金森综合征。影像学检查有助于对这些疾病进行鉴别诊断,并随后指导患者管理。

　　在 MRI 研究中,MSA-P 型患者在 1.5T MRI 的 T1WI 图像上显示壳核呈低信号,壳核外侧出现高信号边缘。在 MSA-C 型患者,除小脑萎缩外,T2WI 图像可显示"十字交叉面包征",被认为可提示横向脑桥小脑纤维的脱髓鞘。PSP 患者有中脑和额叶的萎缩,由于中脑萎缩和第三脑室扩张,在 MRI 矢状位表现"蜂鸟征"[27]。CBD 患者在结构 MRI 上可表现出额叶

后部和顶叶的不对称萎缩。在一些研究中,ADC 值可将 MSA 或 PSP 与 PD 区分开来,具有高的敏感性和阳性预测值[28-30]。TCS 也可以帮助鉴别 PD 与非典型帕金森综合征,非典型帕金森综合征比 PD 明显高回声,敏感性为 91%,特异性为 82%[31]。

虽然壳核和尾状核的更多对称性丢失可能提示非典型帕金森综合征,但是多巴胺转运体 SPECT 显像并不容易区分帕金森病综合征。然而,临床诊断的早期 PD 患者中约有 10% 在 SPECT 扫描中没有多巴胺能缺乏(scans without evidence of dopaminergic deficiency,SWEDDs)的证据[32]。大多数 SWEDD 患者在随访中不太可能患有 PD,部分为 ET 或肌张力障碍[13]。DAT SPECT 扫描可以将 PD 与其他神经系统诊断(如 ET)区分开来,敏感性和特异性为 95%[33]。血管性帕金森综合征在临床上表现为明显的步态紊乱和姿势不稳,被称为下肢帕金森综合征",在结构 MRI 上可伴有白质缺血性改变或基底节区的腔隙性病变,但确定诊断血管性帕金森综合征只能靠尸检。

与健康对照组相比,血管性帕金森综合征患者基底节区的平均[123I]FP-CIT 摄取显著降低,保持对称性摄取可能有助于将其与 PD 鉴别[34,35]。由多巴胺阻断药物引起的药物性帕金森综合征(恶心或精神病的原因)在临床上类似 PD。[123I]FP-CIT SPECT 可通过显示药物诱导的帕金森综合征中黑质纹状体神经元的完整性,与 PD 中这些神经元的退化和摄取减少来鉴别[36]。

## 18.2　帕金森病运动特征和影像学

### 运动标志

对 PD 典型运动症状的评估除了临床检查和评定量表外,影像技术也是一种补充方法,用于了解 PD 患者脑内结构、功能和代谢改变,以及这些改变与病理生理、运动表型和疾病进展之间的关系。本节重点介绍几种不同的成像技术用于检查 PD 的运动特征(▶表 18.1)。

**表 18.1　影像学和帕金森病运动严重程度**

| 模态/分析 | 被试 | 与运动评定量表相关的脑区 |
|---|---|---|
| [18F]F-DOPA PET | 32 例 PD,在基线、平均 18+/-6 个月时评估 | 壳核>尾状核摄取减少,与 UPDRS 呈负相关<br>壳核具有最快的平均进展速度(4.7%的正常平均值/每年)[17] |
| [18F]DOPA PET | 27 例无痴呆 PD<br>10 例健康对照组 | 壳核>尾状核摄取减少,与 Hoehn-Yahr 分期和 UPDRS 呈负相关[63] |
| [123I]CIT SPECT | 12 例 PD | 壳核摄取减少,与 UPDRS,特别是运动迟缓评分呈负相关[145] |
| MRI:FreeSurfer 软件 | 142 例 PD | 颞顶叶皮质厚度减少,与 UPDRS 负相关[48] |
| MRI-VBM 灰质 | PD 患者的 Meta 分析<br>498 例 PD<br>375 例对照 | 左额下回/眶额回灰质体积减小,与 Hoen-Yahr 分期呈负相关[146] |
| MRI 测量 DTI 感兴趣区(尾状核、壳核、苍白球、丘脑、黑质)的 FA 值 | 151 例 PD<br>78 例对照 | 黑质 FA 减少与 Hoen-Yahr 分期呈负相关[147] |

缩写:CIT,甲氧羰基-碘苯基-托诺芬;FA,分数各向异性;FDOPA,氟多巴;MRI,磁共振成像;PD,帕金森病;PET,正电子发射断层扫描;SPECT,单光子发射计算机断层扫描;UPDRS,统一 PD 等级量表;VBM,基于体素的形态测量。

### 震颤

静止性震颤是与 PD 相关的核心运动特征之一,出现在约 70% 的患者,尽管黑质纹状体多巴胺能神经元变性是 PD 的病理学标志,但是震颤与纹状体多巴胺能缺乏的严重程度无关[37,38]。因此,非多巴胺能机制和超出纹状体的环路在 PD 震颤中发挥着作用。研究表明 PD 震颤是由基底节、小脑和丘脑环路的相互作用介导的[39]。表面肌电图结合全头脑磁图,可在脑网络内发现震颤相关的振荡活动,在小脑-间脑-皮质环与震颤手对侧的运动、感觉区域存在异常的连接[40]。在 fMRI 扫描执行运动想象任务时,PD 震颤患者与 PD 无震颤患者和健康对照组相比,体感区域表现出与想象相关的激活增加。这种激活增加独立于在运动皮质、小脑和丘脑腹侧中间核(Vim)中识别的震颤相关活动,而这些区域正是震颤患者深部脑刺激的靶点。在使用基于体素的形态测量(voxel-based morphometry,VBM)技术的结构 MRI 研究中(▶图 18.4),虽然没有包括对照组,但是单侧静止性震颤的

优化的VBM处理流程

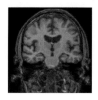

高分辨率图像分割

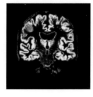

个体水平灰质模板标准化

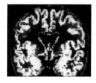

标准化参数用于原始图像

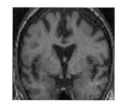

标准化图像分割

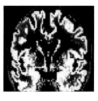

雅可比行列式调整

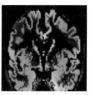

高斯核平滑(12mm半高全宽)

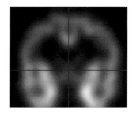

一般线性模型比较

图 18.4　基于体素的形态测量（VBM）处理允许比较标准化坐标系中的各个图像。在此过程中，图像首先被分割成灰质，白质，脑脊液（CSF）和非脑室。然后，使用 12 参数仿射归一化和使用 7×7×7 基函数的非线性调整将灰质片段空间归一化为标准灰质模板。然后将从灰质归一化获得的变换参数应用于全脑 T1 加权体积。然后将单独的标准化全脑体积分割成灰质，白质，脑脊液和非脑分区。为了在归一化期间校正可能的体积变化，标准化的灰色和白质物质片段被调制以保持归一化的灰色和白质物质片段中每个体素的原始非归一化体积。在调制步骤中，体素值乘以从 T1 加权图像归一化得到的雅可比行列式。然后用高斯内核对分段，归一化和调制的段进行平滑。平滑步骤补偿个体间变异性，并使数据更接近于高斯随机场理论，其提供了校正的统计推断[143,144]

PD 患者显示在受影响最大的对侧 Vim 灰质增加[41]。与无静止性震颤的 PD 患者相比，静止性震颤 PD 患者右后小脑方叶的灰质减少和小脑衰退[42]。使用[18]F-FDG PET，震颤相关代谢模式的特点是小脑/齿状核、初级运动皮质活性增加，并且检测到纹状体在一定程度上激活也是增加的。这种模式与震颤的临床评分显著相关，但与少动强直评分无关。震颤相关代谢模式的表达在很大程度上被 Vim 抑制而不是下丘脑底核深部脑刺激，从而支持 PD 震颤患者小脑丘脑运动皮质通路选择性受累[43]。一些影像学研究表明在 PD 震颤中 5-羟色胺能功能障碍。5-羟色胺（5HT）受体 1A 结合潜力可通过[11]C-WAY 100635 PET 测量（是 $5HT_{1A}$ 受体的选择性拮抗剂），PD 患者 $5HT_{1A}$ 明显较健康对照组减少。另外，$5HT_{1A}$ 结合与震颤等级评分显著相关，而与运动迟缓或僵硬评分无关[44]。使用[11]C-3-氨基-4-{2[（二（甲基）氨基）甲基]苯基}硫烷

基苯并腈（[11]C-DASB，是 5-羟色胺转运蛋白结合的标记）的 PET 研究发现，震颤为主的 PD 患者与少动强直的 PD 患者和健康对照组相比，中缝核、尾状核、壳核、丘脑和运动环路区域中显示示踪剂摄取减少，提示突触前 5HT 终末功能障碍是 PD 震颤的潜在原因，虽然这种减少主要与动作和姿势性震颤有关，但还需要进一步研究与静息性震颤的关系[45]。

**运动迟缓和僵硬**

部分影像研究单独或者联合对运动迟缓和强直进行了观察。运用[18F]FDG-PET，通过葡萄糖代谢模式可区别 PD 患者与健康对照和 MSA（纹状体黑质变性）患者[46]。这种 PD 相关的运动模式，即苍白球、壳核和丘脑代谢活性增加，额叶外侧、旁中央区、顶下部和顶枕区代谢活动减少，与 PD 运动迟缓和僵硬评分量表（Unified PD Rating Scale，UPDRS）显著相关，而与震颤等级无关。使用氧-15 水（$H_2O_{15}$）和[18F]FDG-

PET 扫描对 PD 相关运动模式进行了进一步验证,证明在早期和进展期 PD 患者中无论是受试者之间还是反复测试,都具有很高的可重复性[47]。诸如此类的独特代谢模式可用于诊断或治疗监测。结构 MRI 扫描分析了皮质厚度,发现在颞顶叶感觉相关区域皮质厚度的减少和更长的 PD 持续时间和 UPDRS 运动缺陷的增加之间具有相关性,特别是运动迟缓和轴向运动功能缺陷[48];但是这个 PD 样本中的皮质厚度与震颤评分无关。虽然需要进一步的研究,但这些皮质区域与其他研究中表现为代谢活动降低的区域重叠,提示大脑皮质功能紊乱在 PD 进展中的作用。

### 震颤为主型和少动强直型 PD 的比较

部分影像学研究已经确定在 PD 三种表型之间(震颤为主型、姿势不稳-步态障碍型或少动强直型)神经化学和神经回路存在显著差异。震颤为主型 PD 患者发病时通常更年轻,疾病进展速度更慢,认知功能下降更少。使用[123I]FP-CIT 扫描,黑质纹状体多巴胺能系统受损,伴豆状核和尾状核区摄入减少,这种模式与僵直迟缓型关系较震颤为主型更密切,在 PD 的早期阶段也表现同样的改变[49]。然而,其他[123I]FP-CIT 研究未能发现在震颤为主型和非震颤为主型两组间存在纹状体多巴胺转运体摄取的显著差异[37]。这些研究表明非多巴胺能机制可能参与 PD 运动表型的差异,进一步提炼最佳的分类方法(视觉形态、半定量或其他)是很有必要的。

由于针对不同运动表型 PD 患者的结构性 MRI 扫描未能显示显著的差异,研究开始探索 fMRI 中血氧水平依赖性(BOLD)的差异。与震颤为主型 PD 相比,非震颤为主型 PD 患者双侧前额叶背外侧皮质、对侧舌回、尾状核、苍白球内侧、外侧以及同侧丘脑的 BOLD 激活减少。用 VBM 技术显示不同组间灰质和白质容积无显著差异[50]。另一项 fMRI 研究使用感兴趣区检测纹状体-丘脑-皮质和小脑丘脑-皮质环路,少动强直型 PD 患者在执行手指敲击任务时多个皮质和皮质下区以及纹状体-丘脑-皮质以及小脑-丘脑-皮质环路区域表现出比震颤为主型 PD 更多的激活,相反,震颤为主型 PD 在小脑蚓、对侧小脑半球、同侧丘脑有更多的激活[51]。因此,不同的影像技术可以区分 PD 亚型,可确定特定的神经生物学底物以鉴别不同运动表型。

### 步态障碍

PD 的步态和平衡问题与患者的发病率、死亡率和残疾关系密切,发展到进展期可能对多巴胺能治疗反应不佳。跌倒、起步困难、冻结步态均可出现于进展期。鉴于大多数扫描仪都要求被试者保持不动和仰卧,因此在实际步态障碍期间成像通常是不可能的,故而新方法(例如运动想象、虚拟现实或脚踏板)已经被研发来刺激步态相关的大脑活动。

SPECT 研究显示,虽然患者和健康对照组具有相似的与步态相关的大脑激活模式(例如,脚和躯干的皮质运动区域、脑干和小脑),但 PD 患者右侧辅助运动区、左楔前叶、右小脑半球的局部脑血流量明显减少。此外,当增加视觉提示以改善步态时,PD 患者的外侧前运动区激活增加[52]。使用 fMRI 在心理臆想期间测量步态相关性激活,PD 组的平均步态激活模式与健康组对照组不同(顶枕区、左侧海马、小脑中线/外侧和脚桥核运动区内的活动减少);右侧后顶叶皮质的激活水平与步态测量的严重程度相关[53]。另一项 fMRI 研究观察与步态相关的激活,受试观看步态开始、跨过障碍物及步态终止的视频刺激并心理臆想,发现 PD 患者在后两种心理臆想的情景中具有比健康对照更大的视觉运动区激活[54]。其他研究表明 PD 的步态紊乱会激发非多巴胺能神经系统和锥体外系统,包括参与运动和认知的胆碱能系统。比较 PD 有跌倒史和无跌倒史两组患者的乙酰胆碱酯酶水解率,[11C]PMP-PET 的结果提示"跌倒者"中丘脑乙酰胆碱酯酶活性降低;相反,DTZB-PET 扫描发现两组间黑质纹状体多巴胺能无明显差异[55]。冻结步态(Freezing of gait,FOG)是一个有趣的不定期出现的步态现象,发生是在中度至进展期 PD,虽然不是很好理解,但其特征在于无法启动和产生有效的迈步或步态模式[56]。已有研究比较了具有 FOG(FOG+)和不具有 FOG(FOG-)的两组 PD 患者,观察与 FOG 相关的代谢、功能和结构影像相关性。使用 [18F]-6-氟-左旋多巴(FDOPA)和[18F]FDG 研究一个小样本量的 PD 患者,注意到纹状体对示踪剂的摄取在 FOG+与 FOG-两组间存在差异。在 FOG+患者中,尾状核对 FDOPA 和 FDG 的摄取减少,而壳核 FDOPA 的减少与 FDG 增加相关。已经开发了基于计算机的虚拟现实范例在 MRI 环境中来模拟 FOG。已经表明在双脚运动活动期间(如使用脚踏板)获得的认知和环境信息能够诱发 PD 患者的 FOG 样症状,这些患者在"关"期易于发生 FOG[57]。使用任务态 fMRI,对比运动骤停和模拟"行走"的过程中,发现双侧前额叶背外侧皮质和顶叶后皮质 BOLD 信号增加,同时双侧感觉运动皮质的 BOLD 信号减少。此外,与"行走"相比,运动停滞期间多个基底神经节和丘脑核团 BOLD 信号显著降低[58]。部分学者还研究了 PD 中与 FOG 相关的灰白质结构差异。使用 VBM,FOG+患者额叶和顶叶皮质中的灰质萎缩明显大于 FOG-患者,提示执行功能障碍和/或感知判断改变[59]。另一项 VBM 研究表明灰质萎缩主要存在于后部(楔叶、楔前叶、舌回和后扣带皮质),这可能提示 FOG 患者的视觉敏感性和辨别功能障碍[60]。使用概率性示踪 DTI 分析技术检查小样本 PD 患者中的脚桥核的白质连接,与 FOG-患者相比,FOG+患者的脚桥核与小脑的连接降低,与脑桥的连接增加[61]。

## 18.3 帕金森病非运动特征及并发症和影像

### 非运动特征

除上述运动特征外,非运动特征现在已被证实与 PD 伴随,可以发生在疾病的任何阶段。早期的非运动特征包括嗅觉减退或丧失、抑郁、焦虑、便秘、认知障碍和睡眠障碍,包括快速动眼(rapid eye movement,REM)期间做梦伴肌肉不能正常松弛(即 REM 行为障碍,或 RBD)。中期至进展期 PD,非运动症状可包括抑郁、焦虑、疲劳、冷漠、睡眠障碍、认知障碍或痴呆,以及幻觉或精神病。有关结构、功能、代谢的影像研究和其他技术已被用于确定各种非运动特征的神经生物学机制,并研究其相关生物标志物。本节重点介绍 PD 相关的嗅觉、睡眠、认知和行为问题的影像学研究。

### 运动前症状

近年来,PD 前驱期或运动前期的概念已经明确,是指典型运动症状出现前,主要以多种非运动症状为特征,且发展为 PD 的风险增加[62-65]。这些症状包括嗅觉障碍或嗅觉丧失、便秘、抑郁、焦虑和 RBD,可能是由于 PD 相关的嗅觉系统、胃肠黏膜和脑干内神经化学和神经病理学改变所致[2,3]。

在流行病学和影像研究中已将 PD 患者或部分一级亲属的嗅觉减退或嗅觉丧失作为 PD 发展的生物标志物进行研究[66,67]。在一项前瞻性研究中,对 361 名无症状的 PD 患者一级亲属行 DaT-SPECT 扫描并嗅觉测试。5 年后,40 例嗅觉减低者中有 5 例根据临床标准诊断为 PD,这 5 例的基线 DaT 扫描全部异常[67,68]。此外,一些研究聚焦于临床确诊 PD 患者的嗅觉。[18F]FDG PET 被用于一项针对 69 名日本籍存在嗅觉障碍的非痴呆 PD 患者,研究证实嗅觉功能障碍与认知功能障碍有临床相关性,但也与梨状皮质和杏

仁核的异常脑葡萄糖代谢有关,这些区域参与嗅觉、记忆和情绪功能[69]。有趣的是,在一项只有 8 例 PD 患者的小样本 fMRI 研究中,类似脑区相比对照组出现异常激活,在 fMRI 期间所有受试者接受愉快的或不愉快的嗅觉刺激。在 PD 组,无论是愉快的或不愉快的气味均与杏仁核海马复合体中激活减少有关,而在对照组中,愉快的气味与纹状体和左侧额下回的激活增加有关,不愉快气味与腹侧纹状体激活减少相关[70]。有研究通过 PET 扫描使用配体测量胆碱能和单胺能活性,以研究与 PD 嗅觉障碍相关的神经化学缺陷。一项研究非痴呆 PD 患者接受[11C]-甲基-4-哌啶丙酸酯乙酰胆碱酯酶 PET 和[11C]二氢丁苯那嗪囊泡单胺转运体 2 型 PET 以及嗅觉测试,其气味识别评分与海马、杏仁核、新皮质中的乙酰胆碱酯酶活性和纹状体中单胺能活性呈正相关[71]。目前一些研究关注嗅觉结构白质微观结构的完整性。在一项基于体素分析的研究中,PD 患者嗅束的扩散率比对照组增加[72]。另一项研究使用基于纤维束的空间统计分析,发现嗅觉障碍或嗅觉缺失的 PD 患者直回或初级嗅觉区域的白质 FA 值降低[73]。

在运动性帕金森症状出现之前,快速眼动睡眠行为障碍(rapid eye movement behavior disorder symptom,RBD)的症状可先于 PD 或其他突触核蛋白病症多达 5~50 年[74,75]。与嗅觉成像研究类似,一些研究侧重于特发性 RBD 或 PD 发展相关的脑变化,而其他人研究已确诊 PD 且有 RBD 症状的患者。一项 VBM 的结构性 MR 研究对比了 20 例特发性 RBD 患者与对照组,RBD 患者的双侧小脑前叶、脑桥被盖和左侧海马旁回灰质体积显著减少[76]。在特发性 RBD 患者的 DTI 研究中,也发现相比健康对照脑干白质发生了变化,其中中脑被盖和脑桥吻侧 FA 降低,脑桥网状结构平均扩散率(mean diffusivity,MD)增加。有趣的是,这项研究还检测到 RBD 患者双侧海马的灰质密度增加,这需要进一步研究[77]。黑质的功能连接研究使用体素分析,发现:与 PD 患者和健康对照相比,RBD 患者左侧黑质和左侧壳核之间以及右侧楔形韧带/楔前叶和枕上回之间,具有不同的相关性[78]。接受系列[123I]FP-CIT 多巴胺转运体成像的 RBD 患者显示 3 年后纹状体区域的平均多巴胺转运蛋白结合相比基线减低。3 年后,3 例患者被诊断为 PD,这些患者在基线时的多巴胺转运蛋白摄取最低,3 年随访时纹状体摄取平均降低 24%~33%[79]。使用锝 99m 乙烯半胱氨酸二聚体(ECD)SPECT,在基线水平检查 20 例特发性 RBD 患者,其中 10 例患者在 3 年后发展为 PD 或路易

体痴呆,这 10 例患者基线时海马区的脑血流量相比那些没有转化的 RBD 患者有增加[80]。在某些情况下,RBD 与轻度认知功能损害有关,灌注改变可能与初期或轻度认知缺陷有关[81]。使用乙酰胆碱,5-羟色胺和单胺配体的 PET 研究表明,有 RBD 症状的非痴呆 PD 患者与没有 RBD 症状的患者相比较,新皮质、边缘区、丘脑胆碱能神经支配区激活减少,但在脑干或纹状体血清素转运体结合方面没有差异[82]。

认知和行为症状

认知和行为症状是影响 PD 患者总体功能和健康状况、生活质量和结局的重要因素。这些症状包括轻度认知功能损害和痴呆、抑郁、焦虑、淡漠或其他情绪障碍,以及幻觉和妄想。近年来,影像技术已被用于识别这些问题的特定神经生物学底物和提示潜在神经病理学或疾病进展的生物标志物。

随着疾病的进展,大约80%的患者发生 PD 的认知衰退和痴呆[83,84]。轻度认知功能损害(mild cognitive impairment,MCI)是指有轻度认知缺陷,但不影响一个人日常生活中进行活动的能力[85,86]。约有 40% 的 PD 患者发展为痴呆[87],一般来说这些患者年龄越大、疾病更严重、PD 发病年龄越大、有时更大的后部皮质神经心理缺陷(语义流利性、视觉空间能力受损)[88]。许多 PD 痴呆患者的结构性 MRI 研究侧重于内侧颞叶的灰质萎缩,主要基于在 AD 中使用的手动容积测量、视觉评定量表或半自动技术(全脑或感兴趣区域 VBM)[89-99]。总之,这些研究强调海马萎缩发生在 PD 痴呆(PD dementia,PDD)中,部分研究在非痴呆 PD 中;但 PDD 中的海马或内侧颞叶萎缩不如 AD 严重。一些容积测量 MRI 研究发现,与认知功能正常或未痴呆 PD 患者相比,PDD 患者前扣带回、杏仁核或内嗅皮质严重萎缩[93,95,98,100-102]。PD-MCI 患者的结构 MRI VBM 研究出现了不同的结果,有些发现 PD-MCI 患者和对照组之间灰质没有差异[103-105],但其他研究则认为伴言语记忆、决策和反应时间测试损害的 PD-MCI 患者的颞叶(例如海马)、顶叶、和额叶(例如前额和眶额)有更严重的灰质萎缩[103-109]。少数研究评估了 T2WI 或 FLAIR 序列高信号的白质变化,均使用视觉评定量表或半自动分割协议或 DTI 测量 FA 和 MD 改变评价微观结构完整性的变化。部分研究报道:与认知正常的 PD 或 PD-MCI 患者相比,PDD 与深部及脑室周围白质高信号的增加相关。基于纤维束示踪空间统计的 DTI 研究发现:相比于那些认知正常的 PD 患者,PDD 患者在上纵束、下纵束、枕额束、钩束、扣带束及胼胝体束的 FA 减低。还需要进一步的研究以确定 PD-

MCI 是否有差异[110,111]。有两项研究使用了[18F]FDG-PET 和 VBM 方法,发现了与 PD 相关认知模式的特征,即额叶和与其相关区域的代谢减少,小脑代谢相对的增加,与记忆测试和执行功能相关,同时随着 PD 认知谱的变化从认知正常到单一 PD-MCI 或多域损害 PD-MCI[112,113],代谢改变逐渐恶化。因为尸检发现一些 PDD 患者合并 AD 病理,所以对 PET 示踪剂匹兹堡化合物 B(Pittsburgh Compound B,PIB)的淀粉样蛋白成像感兴趣。但针对 PDD 的 PIB 研究结果不太一致,尽管有几次结果显示 PIB 摄取增加或淀粉样蛋白负荷增加,但通常低于 AD 和路易体痴呆的程度[114-116]。

约45%的 PD 患者[117]会发生抑郁症等情绪障碍,并且可出现于运动前期或早期以及进展期的 PD。脑干、额叶/边缘皮质区域和皮质下结构可发生内在神经化学改变和神经退行性改变。抑郁症的结构 MRI 研究,部分病例伴有淡漠或焦虑,对形态学变化产生了混合的结果[120]。使用 VBM,一项研究发现左侧眶额叶皮质,双侧直回和右上颞极的灰质萎缩较严重[118],但另一项研究未发现 PD 抑郁症的灰质差异[119]。通过视觉评分量表测量 MRI 上 T2WI 白质高信号的研究证实与具有相似年龄、性别以及脑血管危险因素的无抑郁 PD 和健康对照组相比,抑郁 PD 患者的脑室周围区域的白质高信号显著增加,但在其他大脑区域未显示显著差异[120]。在 VBM 研究中,在抑郁 PD 患者中检测到右额叶、前扣带回和下眶额区的白质减少[119]。此外,DTI 研究中抑郁、PD 与无抑郁 PD 患者相比,双侧背内侧丘脑区域的 FA 降低[121]。静息态 fMRI 研究表明抑郁 PD 患者在前额叶-边缘脑网络活动异常。在两项研究中,抑郁 PD 患者与无抑郁 PD 及健康对照组相比,在左侧眶额区[122]、背外侧前额叶皮质、腹内侧前额叶皮质和前扣带回吻侧皮质的低频波动幅度减低[123]。5-羟色胺的异常被公认与抑郁症相关。在一项使用[18F]MPPF(一种选择性 $5HT_{1A}$ 受体拮抗剂)PET 评测突触后 5-羟色胺能系统的研究显示,抑郁 PD 患者与无抑郁 PD 患者相比,左侧海马、右侧岛叶、左侧上颞叶皮质和眶额叶皮质的示踪剂摄取减少,从而提示边缘性 5-羟色胺能功能障碍[124]。一项研究使用不同的 5-羟色胺配体-[11C]DASB 显示与健康对照组相比,抑郁 PD 表现在背外侧前额叶皮质 DASB 的结合增加[125]。

PD 的精神失常范围从轻微幻觉到幻觉形成再到错觉[126,127]。幻觉发生在约三分之一接受慢性多巴胺能治疗的 PD 患者,且大多数是视觉性的。这些幻觉可能是药物引起,也可能是由于疾病相关因素所致,如年龄、少动-僵直运动表型、认知障碍或注意力受损、抑郁、睡眠障碍和视觉问题。幻视觉 PD 患者的结构性 MRI 研究已经研究了区域和全脑萎缩模式。VBM 研究比较了有幻觉 PD 患者和无幻觉 PD 患者以及健康对照组,显示海马、边缘系统、前额叶和新皮质区域的灰质萎缩[94,128-130]。这些研究支持幻觉与认知障碍存在区域的神经解剖学变化,且之间联系密切,但也会构成潜在的困惑,因为这些大脑区域与认知障碍或痴呆有关。其他 VBM 研究表明,有幻觉的 PD 患者会有丘脑或脑桥脚的萎缩[128,131]。然而,鉴于 PD 中主要的视幻觉表型,其他 VBM 研究发现,和无幻觉的 PD 相比,严格控制认知状态,有幻觉的 PD 患者视觉处理有关的区域灰质萎缩更严重,包括左侧舌回和双侧上顶叶[132]、双侧楔叶、纺锤体、枕中回、前中央回、扣带回、顶下小叶、右侧舌回和左侧旁中央回[133]。fMRI 发现有幻觉、PD 患者和无幻觉、PD 患者的皮质激活模式不同。使用视觉刺激 fMRI 模式(即频闪和运动学),与无幻觉 PD 相比,有幻觉 PD 组在额叶和皮质下脑区活动显著激活,而在枕叶、顶叶和颞-顶区脑活动减少[134],从而提示幻觉患者正常视觉处理机制破坏(▶图 18.5)。另一项对于复杂的视觉刺激(例如脸部

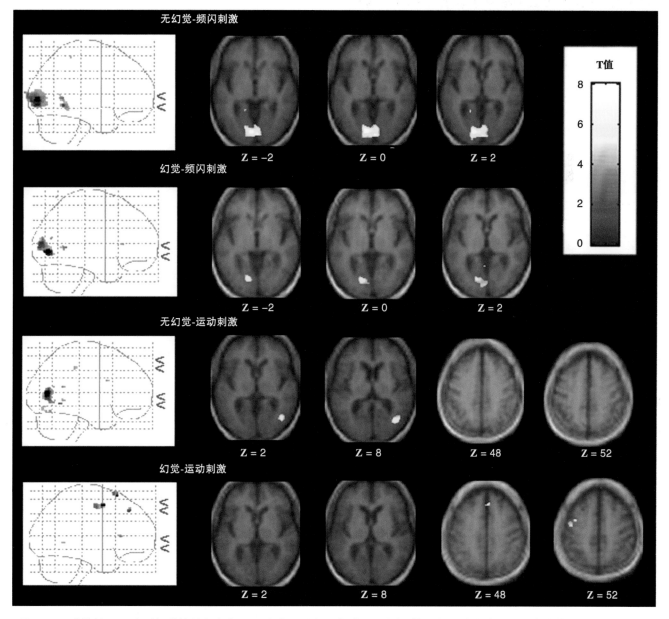

图 18.5 功能性 MRI 在无幻觉的帕金森病(PD)患者(上图)和幻觉 PD 患者(第二小图)频闪与无视觉刺激期间显著激活的代表性区域。显示有幻觉的 PD 患者的枕叶活动减少。下面两组图显示了在无幻觉 PD 患者(第三小图)和幻觉 PD 患者(最下部)在明显的运动与静止视觉刺激期间的激活差异。还显示在有幻觉 PD 患者中,MT/V5 区域的激活减少和额叶激活增加。对于两种分析,显著性阈值设定为 $P<0.001$(多重比较未校正)。激活的体素显示在典型脑图像上的代表性轴向部分($z=z$ 平面 Talairach 坐标)上。色标表示 $t$ 值的大小,最低值出现在深红色,最高出现在亮黄色/白色。图像的左侧代表大脑的左侧

识别任务)的研究证实,与无幻觉 PD 和健康对照组相比,有幻觉 PD 显示在右前额叶区激活显著减少,包括额下回、额上回和额中回、前扣带回[135]。有幻觉 PD 视觉处理受损的进一步证据来自 fMRI 研究,在图像识别任务的前几秒,与无幻觉 PD 和健康对照组相比,无痴呆有幻觉 PD 患者枕叶外侧皮质和纹外颞叶视觉皮质的激活减少[136]。这些研究的问题在于成像期间无法捕捉实际的幻觉事件,对比是通过自我报告是否产生幻觉或否认幻觉。最近的一项研究能够在单个 PD 患者出现视幻觉中捕获 BOLD 激活,观察到额叶、岛叶、扣带回、丘脑和脑干在视觉幻觉期间激活增加,但在梭状回、下枕叶,颞上回,额中回激活减少(▶图 18.6)[137]。在静息态 fMRI 研究,伴有理解错误的 PD 患者在腹侧和背侧注意网络之间功能连接减少,从而提示注意力在产生幻觉中有重要作用[130]。在 PD 幻觉发生器中,一些 SPECT 或 PET 的研究报道:经常参与视觉处理的大脑后部区域灌注或葡萄糖代谢减低,而额叶灌注或代谢增加。使用锝 99m-六甲基亚丙基胺肟(HMPAO)SPECT 检查,与无幻觉 PD 组相比,有幻觉 PD 在颞枕叶区脑血流量减少[138],并且双侧顶枕区灌注减少[139]。然而,另一项[123I]IMP SPECT 研究发现,当 Mini 精神状态检查评分和 PD 患病时间共同变化时,有幻觉 PD 患者在右侧枕颞内侧回灌注不足,而右侧额上回、额中回过度灌注[140]。同样地,用[18F]FDG-PET 与那些无幻觉 PD 患者相比,已确定有幻觉 PD 患者在颞枕顶区代谢减低,在额叶代谢增加,尤其是左侧额上回[141,142]。

**单个被试在扫描中视幻觉活动脑区**

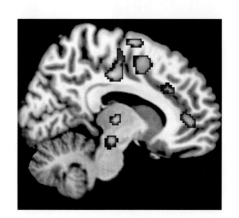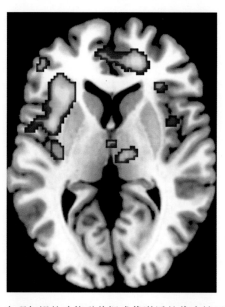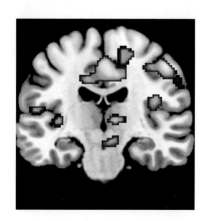

**图 18.6**　该图显示了 PD 患者在扫描仪中出现幻视的功能磁共振成像激活的代表性区域。这个人对非洲部落和黑猩猩有频繁和短暂的幻觉。在扫描过程中,患者报告了 16 个幻觉,穿插在无幻觉的时期。在矢状位,轴位,冠位显示幻觉期间显著差异的激活的体素。色标表示 *t* 值的大小,最低值出现在深红色,最高出现在明黄色/白色。图像的左侧代表大脑的左侧

## 18.4　总结

　　PD 的神经影像学近年来发展非常迅速,提高了我们对 PD 相关运动和非运动特征的神经生物学机制的理解,神经影像学生物标志物对于诊断运动前 PD 和典型 PD、监测疾病进展、评价 PD 相关运动和非运动症状的疗效都是相关且非常重要的。

## 参考文献

[1] Dorsey ER, Constantinescu R, Thompson JP et al. Projected number of people with Parkinson's disease in the most populous nations, 2005 through 2030. Neurology 2007; 68: 384–386

[2] Braak H, Del Tredici K, Rüb U, de Vos RA, Jansen Steur EN, Braak E. Staging of brain pathology related to sporadic Parkinson's disease. Neurobiol Aging 2003; 24: 197–211

[3] Braak H, Ghebremedhin E, Rüb U, Bratzke H, Del Tredici K. Stages in the development of Parkinson's disease-related pathology. Cell Tissue Res 2004; 318: 121–134

[4] Hughes AJ, Daniel SE, Blankson S, Lees AJ. A clinicopathologic study of 100 cases of Parkinson's disease. Arch Neurol 1993; 50: 140–148

[5] Fearnley JM, Lees AJ. Ageing and Parkinson's disease: substantia nigra regional selectivity. Brain 1991; 114: 2283–2301

[6] Hilker R, Schweitzer K, Coburger S et al. Nonlinear progression of Parkinson's disease as determined by serial positron emission tomographic imaging of striatal fluorodopa F 18 activity. Arch Neurol 2005; 62: 378–382

[7] Lee CS, Schulzer M, de la Fuente-Fernández R et al. Lack of regional selectivity during the progression of Parkinson's disease: implications for pathogenesis. Arch Neurol 2004; 61: 1920–1925

[8] Nandhagopal R, Kuramoto L, Schulzer M et al. Longitudinal progression of sporadic Parkinson's disease: a multi-tracer positron emission tomography study. Brain 2009; 132: 2970–2979

[9] Jaber M, Jones S, Giros B, Caron MG. The dopamine transporter: a crucial component regulating dopamine transmission. Mov Disord 1997; 12: 629–633

[10] Hauser RA, Grosset DG. [123I]FP-CIT (DaTscan) SPECT brain imaging in patients with suspected parkinsonian syndromes. J Neuroimaging 2012; 22: 225–230

[11] Godau J, Hussl A, Lolekha P, Stoessl AJ, Seppi K. Neuroimaging: current role in detecting pre-motor Parkinson's disease. Mov Disord 2012; 27: 634–643

[12] Jennings DL, Seibyl JP, Oakes D, Eberly S, Murphy J, Marek K. (123I) beta-CIT and single-photon emission computed tomographic imaging vs clinical evaluation in Parkinsonian syndrome: unmasking an early diagnosis. Arch Neurol 2004; 61: 1224–1229

[13] Marshall VL, Reininger CB, Marquardt M et al. Parkinson's disease is overdiagnosed clinically at baseline in diagnostically uncertain cases: a 3-year European multicenter study with repeat [123I]FP-CIT SPECT. Mov Disord 2009; 24: 500–508

[14] Benamer HT, Patterson J, Wyper DJ, Hadley DM, Macphee GJ, Grosset DG. Correlation of Parkinson's disease severity and duration with 123I-FP-CIT SPECT striatal uptake. Mov Disord 2000; 15: 692–698

[15] Cummings JL, Henchcliffe C, Schaier S, Simuni T, Waxman A, Kemp P. The role of dopaminergic imaging in patients with symptoms of dopaminergic system neurodegeneration. Brain 2011; 134: 3146–3166

[16] Benamer TS, Patterson J, Grosset DG et al. Accurate differentiation of parkinsonism and essential tremor using visual assessment of [123I]-FP-CIT SPECT imaging: the [123I]-FP-CIT study group. Mov Disord 2000; 15: 503–510

[17] Morrish PK, Rakshi JS, Bailey DL, Sawle GV, Brooks DJ. Measuring the rate of progression and estimating the preclinical period of Parkinson's disease with [18F]dopa PET. J Neurol Neurosurg Psychiatry 1998; 64: 314–319

[18] Berg D, Merz B, Reiners K, Naumann M, Becker G. Five-year follow-up study of hyperechogenicity of the substantia nigra in Parkinson's disease. Mov Disord 2005; 20: 383–385

[19] Berg D, Siefker C, Becker G. Echogenicity of the substantia nigra in Parkinson's disease and its relation to clinical findings. J Neurol 2001; 248: 684–689

[20] Walter U, Niehaus L, Probst T, Benecke R, Meyer BU, Dressler D. Brain parenchyma sonography discriminates Parkinson's disease and atypical parkinsonian syndromes. Neurology 2003; 60: 74–77

[21] Berg D, Roggendorf W, Schröder U et al. Echogenicity of the substantia nigra: association with increased iron content and marker for susceptibility to nigrostriatal injury. Arch Neurol 2002; 59: 999–1005

[22] Stockner H, Sojer M, K KS et al. Midbrain sonography in patients with essential tremor. Mov Disord 2007; 22: 414–417

[23] Behnke S, Schroeder U, Dillmann U et al. Hyperechogenicity of the substantia nigra in healthy controls is related to MRI changes and to neuronal loss as determined by F-Dopa PET. Neuroimage 2009; 47: 1237–1243

[24] Vaillancourt DE, Spraker MB, Prodoehl J et al. High-resolution diffusion tensor imaging in the substantia nigra of de novo Parkinson's disease. Neurology 2009; 72: 1378–1384

[25] Emir UE, Tuite PJ, Öz G. Elevated pontine and putamenal GABA levels in mild-moderate Parkinson's disease detected by 7 tesla proton MRS. PLoS ONE 2012; 7: e30918

[26] Hughes AJ, Daniel SE, Ben-Shlomo Y, Lees AJ. The accuracy of diagnosis of parkinsonian syndromes in a specialist movement disorder service. Brain 2002; 125: 861–870

[27] Morelli M, Arabia G, Salsone M et al. Accuracy of magnetic resonance parkinsonism index for differentiation of progressive supranuclear palsy from probable or possible Parkinson's disease. Mov Disord 2011; 26: 527–533

[28] Nicoletti G, Lodi R, Condino F et al. Apparent diffusion coefficient measurements of the middle cerebellar peduncle differentiate the Parkinson variant of MSA from Parkinson's disease and progressive supranuclear palsy. Brain 2006; 129: 2679–2687

[29] Schocke MF, Seppi K, Esterhammer R et al. Diffusion-weighted MRI differentiates the Parkinson variant of multiple system atrophy from PD. Neurology 2002; 58: 575–580

[30] Seppi K, Schocke MF, Esterhammer R et al. Diffusion-weighted imaging discriminates progressive supranuclear palsy from PD, but not from the parkinson variant of multiple system atrophy. Neurology 2003; 60: 922–927

[31] Gaenslen A, Unmuth B, Godau J et al. The specificity and sensitivity of transcranial ultrasound in the differential diagnosis of Parkinson's disease: a prospective blinded study. Lancet Neurol 2008; 7: 417–424

[32] Schwingenschuh P, Ruge D, Edwards MJ et al. Distinguishing SWEDDs patients with asymmetric resting tremor from Parkinson's disease: a clinical and electrophysiological study. Mov Disord 2010; 25: 560–569

[33] Asenbaum S, Pirker W, Angelberger P, Bencsits G, Pruckmayer M, Brücke T. [123I]beta-CIT and SPECT in essential tremor and Parkinson's disease. J Neural Transm 1998; 105: 1213–1228

[34] Zijlmans J, Evans A, Fontes F et al. [123I] FP-CIT spect study in vascular parkinsonism and Parkinson's disease. Mov Disord 2007; 22: 1278–1285

[35] Benítez-Rivero S, Marín-Oyaga VA, García-Solís D et al. Clinical features and 123I-FP-CIT SPECT imaging in vascular parkinsonism and Parkinson's disease. J Neurol Neurosurg Psychiatry 2013; 84: 122–129

[36] Diaz-Corrales FJ, Sanz-Viedma S, Garcia-Solis D, Escobar-Delgado T, Mir P. Clinical features and 123I-FP-CIT SPECT imaging in drug-induced parkinsonism and Parkinson's disease. Eur J Nucl Med Mol Imaging 2010; 37: 556–564

[37] Song IU, Chung YA, Oh JK, Chung SW. An FP-CIT PET comparison of the difference in dopaminergic neuronal loss in subtypes of early Parkinson's disease. Acta Radiol 2014; 55: 366–371

[38] Zaidel A, Arkadir D, Israel Z, Bergman H. Akineto-rigid vs. tremor syndromes in Parkinsonism. Curr Opin Neurol 2009; 22: 387–393

[39] Helmich RC, Bloem BR, Toni I. Motor imagery evokes increased somatosensory activity in Parkinson's disease patients with tremor. Hum Brain Mapp 2012; 33: 1763–1779

[40] Timmermann L, Gross J, Dirks M, Volkmann J, Freund HJ, Schnitzler A. The cerebral oscillatory network of parkinsonian resting tremor. Brain 2003; 126: 199–212

[41] Kassubek J, Juengling FD, Hellwig B, Spreer J, Lücking CH. Thalamic gray matter changes in unilateral Parkinsonian resting tremor: a voxel-based morphometric analysis of 3-dimensional magnetic resonance imaging. Neurosci Lett 2002; 323: 29–32

[42] Benninger DH, Thees S, Kollias SS, Bassetti CL, Waldvogel D. Morphological differences in Parkinson's disease with and without rest tremor. J Neurol 2009; 256: 256–263

[43] Mure H, Hirano S, Tang CC et al. Parkinson's disease tremor-related metabolic network: characterization, progression, and treatment effects. Neuroimage 2011; 54: 1244–1253

[44] Doder M, Rabiner EA, Turjanski N, Lees AJ, Brooks DJ 11C-WAY 100635 PET study. Tremor in Parkinson's disease and serotonergic dysfunction: an 11C-WAY 100635 PET study. Neurology 2003; 60: 601–605

[45] Loane C, Wu K, Bain P, Brooks DJ, Piccini P, Politis M. Serotonergic loss in motor circuitries correlates with severity of action-postural tremor in PD. Neurology 2013; 80: 1850–1855

[46] Eidelberg D, Moeller JR, Dhawan V et al. The metabolic topography of parkinsonism. J Cereb Blood Flow Metab 1994; 14: 783–801

[47] Ma Y, Tang C, Spetsieris PG, Dhawan V, Eidelberg D. Abnormal metabolic network activity in Parkinson's disease: test-retest reproducibility. J Cereb Blood Flow Metab 2007; 27: 597–605

[48] Lyoo CH, Ryu YH, Lee MS. Cerebral cortical areas in which thickness correlates with severity of motor deficits of Parkinson's disease. J Neurol 2011; 258: 1871–1876

[49] Schillaci O, Chiaravalloti A, Pierantozzi M et al. Different patterns of nigrostriatal degeneration in tremor type versus the akinetic-rigid and mixed types of Parkinson's disease at the early stages: molecular imaging with 123I-FP-CIT SPECT. Int J Mol Med 2011; 28: 881–886

[50] Prodoehl J, Planetta PJ, Kurani AS, Comella CL, Corcos DM, Vaillancourt DE. Differences in brain activation between tremor- and nontremor-dominant Parkinson's disease. JAMA Neurol 2013; 70: 100–106

[51] Lewis MM, Du G, Sen S et al. Differential involvement of striato- and cerebello-thalamo-cortical pathways in tremor- and akinetic/rigid-predominant Parkinson's disease. Neuroscience 2011; 177: 230–239

[52] Shibasaki H, Fukuyama H, Hanakawa T. Neural control mechanisms for normal versus parkinsonian gait. Prog Brain Res 2004; 143: 199–205

[53] Crémers J, D'Ostilio K, Stamatakis J, Delvaux V, Garraux G. Brain activation pattern related to gait disturbances in Parkinson's disease. Mov Disord 2012;

27: 1498–1505

[54] Wai YY, Wang JJ, Weng YH et al. Cortical involvement in a gait-related imagery task: comparison between Parkinson's disease and normal aging. Parkinsonism Relat Disord 2012; 18: 537–542

[55] Bohnen NI, Müller ML, Koeppe RA et al. History of falls in Parkinson's disease is associated with reduced cholinergic activity. Neurology 2009; 73: 1670–1676

[56] Giladi N, Treves TA, Simon ES et al. Freezing of gait in patients with advanced Parkinson's disease. J Neural Transm 2001; 108: 53–61

[57] Shine JM, Ward PB, Naismith SL, Pearson M, Lewis SJ. Utilising functional MRI (fMRI) to explore the freezing phenomenon in Parkinson's disease. J Clin Neurosci 2011; 18: 807–810

[58] Shine JM, Matar E, Ward PB et al. Exploring the cortical and subcortical functional magnetic resonance imaging changes associated with freezing in Parkinson's disease. Brain 2013; 136: 1204–1215

[59] Kostic VS, Agosta F, Pievani M et al. Pattern of brain tissue loss associated with freezing of gait in Parkinson's disease. Neurology 2012; 78: 409–416

[60] Tessitore A, Amboni M, Cirillo G et al. Regional gray matter atrophy in patients with Parkinson's disease and freezing of gait. AJNR Am J Neuroradiol 2012; 33: 1804–1809

[61] Schweder PM, Hansen PC, Green AL, Quaghebeur G, Stein J, Aziz TZ. Connectivity of the pedunculopontine nucleus in parkinsonian freezing of gait. Neuroreport 2010; 21: 914–916

[62] Abbott RD, Petrovitch H, White LR et al. Frequency of bowel movements and the future risk of Parkinson's disease. Neurology 2001; 57: 456–462

[63] Postuma RB, Gagnon JF, Vendette M, Fantini ML, Massicotte-Marquez J, Montplaisir J. Quantifying the risk of neurodegenerative disease in idiopathic REM sleep behavior disorder. Neurology 2009; 72: 1296–1300

[64] Postuma RB, Lang AE, Gagnon JF, Pelletier A, Montplaisir JY. How does parkinsonism start? Prodromal parkinsonism motor changes in idiopathic REM sleep behaviour disorder. Brain 2012; 135: 1860–1870

[65] Ross GW, Abbott RD, Petrovitch H, Tanner CM, White LR. Pre-motor features of Parkinson's disease: the Honolulu-Asia Aging Study experience. Parkinsonism Relat Disord 2012; 18 Suppl 1: S199–S202

[66] Siderowf A, Jennings D, Eberly S et al. PARS Investigators. Impaired olfaction and other prodromal features in the Parkinson At-Risk Syndrome Study. Mov Disord 2012; 27: 406–412

[67] Berendse HW, Ponsen MM. Diagnosing premotor Parkinson's disease using a two-step approach combining olfactory testing and DAT SPECT imaging. Parkinsonism Relat Disord 2009; 15 Suppl 3: S26–S30

[68] Ponsen MM, Stoffers D, Wolters ECh, Booij J, Berendse HW. Olfactory testing combined with dopamine transporter imaging as a method to detect prodromal Parkinson's disease. J Neurol Neurosurg Psychiatry 2010; 81: 396–399

[69] Baba T, Takeda A, Kikuchi A et al. Association of olfactory dysfunction and brain. Metabolism in Parkinson's disease. Mov Disord 2011; 26: 621–628

[70] Hummel T, Fliessbach K, Abele M et al. Olfactory fMRI in patients with Parkinson's disease. Front Integr Neurosci 2010; 4: 125

[71] Bohnen NI, Müller ML, Kotagal V et al. Olfactory dysfunction, central cholinergic integrity and cognitive impairment in Parkinson's disease. Brain 2010; 133: 1747–1754

[72] Scherfler C, Schocke MF, Seppi K et al. Voxel-wise analysis of diffusion weighted imaging reveals disruption of the olfactory tract in Parkinson's disease. Brain 2006; 129: 538–542

[73] Ibarretxe-Bilbao N, Junque C, Marti MJ et al. Olfactory impairment in Parkinson's disease and white matter abnormalities in central olfactory areas: A voxel-based diffusion tensor imaging study. Mov Disord 2010; 25: 1888–1894

[74] Claassen DO, Josephs KA, Ahlskog JE, Silber MH, Tippmann-Peikert M, Boeve BF. REM sleep behavior disorder preceding other aspects of synucleinopathies by up to half a century. Neurology 2010; 75: 494–499

[75] Hawkes CH. The prodromal phase of sporadic Parkinson's disease: does it exist and if so how long is it? Mov Disord 2008; 23: 1799–1807

[76] Hanyu H, Inoue Y, Sakurai H et al. Voxel-based magnetic resonance imaging study of structural brain changes in patients with idiopathic REM sleep behavior disorder. Parkinsonism Relat Disord 2012; 18: 136–139

[77] Scherfler C, Frauscher B, Schocke M et al. SINBAR (Sleep Innsbruck Barcelona) Group. White and gray matter abnormalities in idiopathic rapid eye movement sleep behavior disorder: a diffusion-tensor imaging and voxel-based morphometry study. Ann Neurol 2011; 69: 400–407

[78] Ellmore TM, Castriotta RJ, Hendley KL et al. Altered nigrostriatal and nigrocortical functional connectivity in rapid eye movement sleep behavior disorder. Sleep 2013; 36: 1885–1892

[79] Iranzo A, Valldeoriola F, Lomeña F et al. Serial dopamine transporter imaging of nigrostriatal function in patients with idiopathic rapid-eye-movement

[80] Dang-Vu TT, Gagnon JF, Vendette M, Soucy JP, Postuma RB, Montplaisir J. Hippocampal perfusion predicts impending neurodegeneration in REM sleep behavior disorder. Neurology 2012; 79: 2302–2306

[81] Vendette M, Montplaisir J, Gosselin N et al. Brain perfusion anomalies in rapid eye movement sleep behavior disorder with mild cognitive impairment. Mov Disord 2012; 27: 1255–1261

[82] Kotagal V, Albin RL, Müller ML et al. Symptoms of rapid eye movement sleep behavior disorder are associated with cholinergic denervation in Parkinson's disease. Ann Neurol 2012; 71: 560–568

[83] Aarsland D, Andersen K, Larsen JP, Lolk A, Kragh-Sørensen P. Prevalence and characteristics of dementia in Parkinson's disease: an 8-year prospective study. Arch Neurol 2003; 60: 387–392

[84] Hely MA, Reid WG, Adena MA, Halliday GM, Morris JG. The Sydney multicenter study of Parkinson's disease: the inevitability of dementia at 20 years. Mov Disord 2008; 23: 837–844

[85] Litvan I, Aarsland D, Adler CH et al. MDS Task Force on mild cognitive impairment in Parkinson's disease: critical review of PD-MCI. Mov Disord 2011; 26: 1814–1824

[86] Litvan I, Goldman JG, Tröster AI et al. Diagnostic criteria for mild cognitive impairment in Parkinson's disease: Movement Disorder Society Task Force guidelines. Mov Disord 2012; 27: 349–356

[87] Emre M, Aarsland D, Brown R et al. Clinical diagnostic criteria for dementia associated with Parkinson's disease. Mov Disord 2007; 22: 1689–1707, quiz 1837

[88] Williams-Gray CH, Evans JR, Goris A et al. The distinct cognitive syndromes of Parkinson's disease: 5 year follow-up of the CamPaIGN cohort. Brain 2009; 132: 2958–2969

[89] Beyer MK, Larsen JP, Aarsland D. Gray matter atrophy in Parkinson's disease with dementia and dementia with Lewy bodies. Neurology 2007; 69: 747–754

[90] Burton EJ, McKeith IG, Burn DJ, Williams ED, O'Brien JT. Cerebral atrophy in Parkinson's disease with and without dementia: a comparison with Alzheimer's disease, dementia with Lewy bodies and controls. Brain 2004; 127: 791–800

[91] Camicioli R, Moore MM, Kinney A, Corbridge E, Glassberg K, Kaye JA. Parkinson's disease is associated with hippocampal atrophy. Mov Disord 2003; 18: 784–790

[92] Duncan GW, Firbank MJ, O'Brien JT, Burn DJ. Magnetic resonance imaging: a biomarker for cognitive impairment in Parkinson's disease? Mov Disord 2013; 28: 425–438

[93] Goldman JG, Stebbins GT, Bernard B, Stoub TR, Goetz CG, deToledo-Morrell L. Entorhinal cortex atrophy differentiates Parkinson's disease patients with and without dementia. Mov Disord 2012; 27: 727–734

[94] Ibarretxe-Bilbao N, Ramírez-Ruiz B, Tolosa E et al. Hippocampal head atrophy predominance in Parkinson's disease with hallucinations and with dementia. J Neurol 2008; 255: 1324–1331

[95] Junqué C, Ramírez-Ruiz B, Tolosa E et al. Amygdalar and hippocampal MRI volumetric reductions in Parkinson's disease with dementia. Mov Disord 2005; 20: 540–544

[96] Laakso MP, Partanen K, Riekkinen P et al. Hippocampal volumes in Alzheimer's disease, Parkinson's disease with and without dementia, and in vascular dementia: An MRI study. Neurology 1996; 46: 678–681

[97] Nagano-Saito A, Washimi Y, Arahata Y et al. Cerebral atrophy and its relation to cognitive impairment in Parkinson's disease. Neurology 2005; 64: 224–229

[98] Summerfield C, Junqué C, Tolosa E et al. Structural brain changes in Parkinson's disease with dementia: a voxel-based morphometry study. Arch Neurol 2005; 62: 281–285

[99] Tam CW, Burton EJ, McKeith IG, Burn DJ, O'Brien JT. Temporal lobe atrophy on MRI in Parkinson's disease with dementia: a comparison with Alzheimer's disease and dementia with Lewy bodies. Neurology 2005; 64: 861–865

[100] Beyer MK, Janvin CC, Larsen JP, Aarsland D. A magnetic resonance imaging study of patients with Parkinson's disease with mild cognitive impairment and dementia using voxel-based morphometry. J Neurol Neurosurg Psychiatry 2007; 78: 254–259

[101] Bouchard TP, Malykhin N, Martin WR et al. Age and dementia-associated atrophy predominates in the hippocampal head and amygdala in Parkinson's disease. Neurobiol Aging 2008; 29: 1027–1039

[102] Kenny ER, Burton EJ, O'Brien JT. A volumetric magnetic resonance imaging study of entorhinal cortex volume in dementia with lewy bodies. A comparison with Alzheimer's disease and Parkinson's disease with and without

dementia. Dement Geriatr Cogn Disord 2008; 26: 218–225

[103] Apostolova LG, Beyer M, Green AE et al. Hippocampal, caudate, and ventricular changes in Parkinson's disease with and without dementia. Mov Disord 2010; 25: 687–695

[104] Dalaker TO, Zivadinov R, Larsen JP et al. Gray matter correlations of cognition in incident Parkinson's disease. Mov Disord 2010; 25: 629–633

[105] Hattori T, Orimo S, Aoki S et al. Cognitive status correlates with white matter alteration in Parkinson's disease. Hum Brain Mapp 2012; 33: 727–739

[106] Brück A, Kurki T, Kaasinen V, Vahlberg T, Rinne JO. Hippocampal and prefrontal atrophy in patients with early non-demented Parkinson's disease is related to cognitive impairment. J Neurol Neurosurg Psychiatry 2004; 75: 1467–1469

[107] Melzer TR, Watts R, MacAskill MR et al. Grey matter atrophy in cognitively impaired Parkinson's disease. J Neurol Neurosurg Psychiatry 2012; 83: 188–194

[108] Song SK, Lee JE, Park HJ, Sohn YH, Lee JD, Lee PH. The pattern of cortical atrophy in patients with Parkinson's disease according to cognitive status. Mov Disord 2011; 26: 289–296

[109] Weintraub D, Doshi J, Koka D et al. Neurodegeneration across stages of cognitive decline in Parkinson's disease. Arch Neurol 2011; 68: 1562–1568

[110] Beyer MK, Aarsland D, Greve OJ, Larsen JP. Visual rating of white matter hyperintensities in Parkinson's disease. Mov Disord 2006; 21: 223–229

[111] Shin J, Choi S, Lee JE, Lee HS, Sohn YH, Lee PH. Subcortical white matter hyperintensities within the cholinergic pathways of Parkinson's disease patients according to cognitive status. J Neurol Neurosurg Psychiatry 2012; 83: 315–321

[112] Huang C, Mattis P, Perrine K, Brown N, Dhawan V, Eidelberg D. Metabolic abnormalities associated with mild cognitive impairment in Parkinson's disease. Neurology 2008; 70: 1470–1477

[113] Huang C, Mattis P, Tang C, Perrine K, Carbon M, Eidelberg D. Metabolic brain networks associated with cognitive function in Parkinson's disease. Neuroimage 2007; 34: 714–723

[114] Gomperts SN, Locascio JJ, Marquie M et al. Brain amyloid and cognition in Lewy body diseases. Mov Disord 2012; 27: 965–973

[115] Edison P, Rowe CC, Rinne JO et al. Amyloid load in Parkinson's disease dementia and Lewy body dementia measured with [11C]PIB positron emission tomography. J Neurol Neurosurg Psychiatry 2008; 79: 1331–1338

[116] Foster ER, Campbell MC, Burack MA et al. Amyloid imaging of Lewy body-associated disorders. Mov Disord 2010; 25: 2516–2523

[117] Cummings JL, Masterman DL. Depression in patients with Parkinson's disease. Int J Geriatr Psychiatry 1999; 14: 711–718

[118] Feldmann A, Illes Z, Kosztolanyi P et al. Morphometric changes of gray matter in Parkinson's disease with depression: a voxel-based morphometry study. Mov Disord 2008; 23: 42–46

[119] Kostić VS, Agosta F, Petrović I et al. Regional patterns of brain tissue loss associated with depression in Parkinson's disease. Neurology 2010; 75: 857–863

[120] Petrovic IN, Stefanova E, Kozic D et al. White matter lesions and depression in patients with Parkinson's disease. J Neurol Sci 2012; 322: 132–136

[121] Li W, Liu J, Skidmore F, Liu Y, Tian J, Li K. White matter microstructure changes in the thalamus in Parkinson's disease with depression: a diffusion tensor MR imaging study. AJNR Am J Neuroradiol 2010; 31: 1861–1866

[122] Luo C, Chen Q, Song W et al. Resting-state fMRI study on drug-naive patients with Parkinson's disease and with depression. J Neurol Neurosurg Psychiatry 2014

[123] Wen X, Wu X, Liu J, Li K, Yao L. Abnormal baseline brain activity in non-depressed Parkinson's disease and depressed Parkinson's disease: a resting-state functional magnetic resonance imaging study. PLoS ONE 2013; 8: e63691

[124] Ballanger B, Klinger H, Eche J et al. Role of serotonergic 1A receptor dysfunction in depression associated with Parkinson's disease. Mov Disord 2012; 27: 84–89

[125] Boileau I, Warsh JJ, Guttman M et al. Elevated serotonin transporter binding

in depressed patients with Parkinson's disease: a preliminary PET study with [11C]DASB. Mov Disord 2008; 23: 1776–1780

[126] Fénelon G, Alves G. Epidemiology of psychosis in Parkinson's disease. J Neurol Sci 2010; 289: 12–17

[127] Ravina B, Marder K, Fernandez HH et al. Diagnostic criteria for psychosis in Parkinson's disease: report of an NINDS, NIMH work group. Mov Disord 2007; 22: 1061–1068

[128] Shin S, Lee JE, Hong JY, Sunwoo MK, Sohn YH, Lee PH. Neuroanatomical substrates of visual hallucinations in patients with non-demented Parkinson's disease. J Neurol Neurosurg Psychiatry 2012; 83: 1155–1161

[129] Ibarretxe-Bilbao N, Ramirez-Ruiz B, Junque C et al. Differential progression of brain atrophy in Parkinson's disease with and without visual hallucinations. J Neurol Neurosurg Psychiatry 2010; 81: 650–657

[130] Shine JM, Halliday GM, Gilat M et al. The role of dysfunctional attentional control networks in visual misperceptions in Parkinson's disease. Hum Brain Mapp 2014

[131] Janzen J, van 't Ent D, Lemstra AW, Berendse HW, Barkhof F, Foncke EM. The pedunculopontine nucleus is related to visual hallucinations in Parkinson's disease: preliminary results of a voxel-based morphometry study. J Neurol 2012; 259: 147–154

[132] Ramírez-Ruiz B, Martí MJ, Tolosa E et al. Cerebral atrophy in Parkinson's disease patients with visual hallucinations. Eur J Neurol 2007; 14: 750–756

[133] Goldman JG, Stebbins GT, Dinh V et al. Visuoperceptive region atrophy independent of cognitive status in patients with Parkinson's disease with hallucinations. Brain 2014; 137: 849–859

[134] Stebbins GT, Goetz CG, Carrillo MC et al. Altered cortical visual processing in PD with hallucinations: an fMRI study. Neurology 2004; 63: 1409–1416

[135] Ramírez-Ruiz B, Martí MJ, Tolosa E et al. Brain response to complex visual stimuli in Parkinson's patients with hallucinations: a functional magnetic resonance imaging study. Mov Disord 2008; 23: 2335–2343

[136] Meppelink AM, de Jong BM, Renken R, Leenders KL, Cornelissen FW, van Laar T. Impaired visual processing preceding image recognition in Parkinson's disease patients with visual hallucinations. Brain 2009; 132: 2980–2993

[137] Goetz CG, Vaughan CL, Goldman JG, Stebbins GT. I finally see what you see: Parkinson's disease visual hallucinations captured with functional neuroimaging. Mov Disord 2014; 29: 115–117

[138] Okada K, Suyama N, Oguro H, Yamaguchi S, Kobayashi S. Medication-induced hallucination and cerebral blood flow in Parkinson's disease. J Neurol 1999; 246: 365–368

[139] Matsui H, Nishinaka K, Oda M et al. Hypoperfusion of the visual pathway in parkinsonian patients with visual hallucinations. Mov Disord 2006; 21: 2140–2144

[140] Oishi N, Udaka F, Kameyama M, Sawamoto N, Hashikawa K, Fukuyama H. Regional cerebral blood flow in Parkinson's disease with nonpsychotic visual hallucinations. Neurology 2005; 65: 1708–1715

[141] Boecker H, Ceballos-Baumann AO, Volk D, Conrad B, Forstl H, Haussermann P. Metabolic alterations in patients with Parkinson's disease and visual hallucinations. Arch Neurol 2007; 64: 984–988

[142] Nagano-Saito A, Washimi Y, Arahata Y et al. Visual hallucination in Parkinson's disease with FDG PET. Mov Disord 2004; 19: 801–806

[143] Good CD, Johnsrude IS, Ashburner J, Henson RN, Friston KJ, Frackowiak RS. A voxel-based morphometric study of ageing in 465 normal adult human brains. Neuroimage 2001; 14: 21–36

[144] Good CD, Scahill RI, Fox NC et al. Automatic differentiation of anatomical patterns in the human brain: validation with studies of degenerative dementias. Neuroimage 2002; 17: 29–46

[145] Shinotoh H, Uchida Y, Ito H, Harrori T. Relationship between striatal [123I] beta-CIT binding and four major clinical signs in Parkinson's disease. Ann Nucl Med 2000; 14: 199–203

[146] Pan PL, Song W, Shang HF. Voxel-wise meta-analysis of gray matter abnormalities in idiopathic Parkinson's disease. Eur J Neurol 2012; 19: 199–206

[147] Chan LL, Rumpel H, Yap K et al. Case control study of diffusion tensor imaging in Parkinson's disease. J Neurol Neurosurg Psychiatry 2007; 78: 1383–1386

# 第19章　非典型帕金森综合征

Nicola Pavese，David J. Brooks

本章我们将讨论结构功能成像对非典型帕金森综合征诊断和治疗中的不同贡献，主要侧重于临床最常见的疾病：多系统萎缩（multiple system atrophy，MSA）、进行性核上性麻痹（progressive supranuclear palsy，PSP）、皮质基底节变性（corticobasal degeneration，CBD）。

## 19.1　多系统萎缩

MSA 是一种进行性神经变性疾病，其临床特征表现为帕金森综合征、小脑功能障碍、自主神经功能障碍和皮质脊髓束受损的不同组合。根据主要症状，MSA 分为两种亚型：以帕金森综合征为主的 MSA（MSA-P）和以小脑功能障碍为主的 MSA（MSA-C）。

该病的病理标志是纹状体、黑质、橄榄-脑桥-小脑网络和脊髓侧柱中的神经元缺失和胶质增生，少突胶质细胞和神经元胞质内和核内含有 α-突触核蛋白的嗜银纤维包涵体[2]。尽管 MSA 和帕金森病（Parkinson's disease，PD）具有不同的病理改变，但二者之间临床显著重叠，特别是在疾病的早期阶段。已经针对 MSA 提出了三种水平的诊断——可能的诊断、拟诊和确诊，并且结构功能成像中的异常征象是诊断可能的

MSA 的支持性特征[1]。

### 结构影像

常规 MRI 和更敏感的扩散加权（diffusion weighed imaging，DWI）和扩散张量成像（diffusion tensor imaging，DTI）已被证明可区分 MSA 与典型 PD 和其他非典型帕金森综合征[3,4]。T2WI 像中存在的壳核萎缩、壳核外缘的"裂隙样"高信号（所谓的"裂隙征"）和壳核低信号是 MSA 的特征，但仅存在于约半数的病例中（▶图 19.1）。MSA 的其他典型特征包括几个幕下结构的萎缩，如脑桥、小脑中脚和小脑，伴第四脑室扩张。MSA-C 型严重的神经元缺失、基底部纤维的脱髓鞘和中间网状结构的胶质增生在 T2WI 像上产生了脑桥特征性十字形高信号，这被称为"十字面包征"（▶图 19.1），该征象也可见于 MSA-P 患者。Horimoto 等人针对一组 MSA 患者进行了一个纵向的 MRI 研究[5]，以确定出现十字面包征和裂隙征的确切时间。他们将十字面包征分为六个进展阶段，将裂隙征分为四个阶段。MSA-C 型患者十字面包征的出现（MRI 显示交叉，Ⅳ期）早于 MSA-P，通常在症状持续 5 年之前出现。相反，MSA-P 显示双侧壳核的改变（Ⅱ期）早于 MSA-C，通常在症状出现前 3 年（Ⅰ期）。

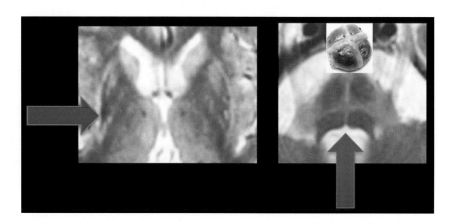

图 19.1　轴位 T2WI 像示"裂隙"征（红箭）和"十字交叉面包"征（蓝箭）。

尽管对诊断 MSA 具有高度特异性（特异性＞90%），但尚未证实在 MRI T2WI 上看到这些异常，其敏感性足以具有诊断价值（敏感性达 50%~60%，基底节异常的敏感性高于幕下结构改变）[3,4]。

相比之下，DWI 和 DTI 对壳核结构的改变更敏

感，可能有助于区分 MSA 与特发性 PD。据报道 DWI 在临床拟诊的 MSA 患者中几乎 100% 可以检测到壳核水分子表观弥散系数（apparent diffusion coefficient，ADC）的增高，而在 PD 壳核的 ADC 是正常的[6-8]。有报道，大脑中脚水分子弥散信号的改变有助于区分

MSA 和 PSP[8]。这些研究的局限性可能是它们的案例都是典型的临床病例，然而对临床不确定的早期病例，DWI 的价值还有待证实。

基于体素的形态测量（voxel-based morphometry，VBM）是一种可以定位疾病中灰质和白质密度显著变化的 MRI 技术。与对照组相比，MSA 患者在小脑、大脑皮质的灰质和小脑脚、脑干的白质显著减少。在 MSA 患者中胼胝体的白质缺失也有报道[9]。

最后，脑实质 TSC 检查显示，超过 90% 的特发性 PD 患者会出现中脑边缘高回声，而在大多数 MSA 病例中是正常的。MSA 患者可显示豆状核回声增强，而这在不会出现在典型 PD 患者中。研究显示结合正常中脑信号和豆状核高回声，非典型 PD 与典型 PD 鉴别的敏感性为 59%、特异性为 100%、阳性预测值为 100%[10]。

## 19.1.2　功能影像

MSA 在体的功能神经影像学研究侧重于 MAS-P 型患者多巴胺能功能障碍以及 MSA-P 和 MSA-C 亚型患者脑区葡萄糖代谢和脑血流量的变化。

已报道 MSA-P 患者突触前[11,12]和突触后纹状体多巴胺均缺陷[13,14]。局部脑内[18F]氟多巴（18F-DOPA）摄取，表示为流入常数 Ki，反映单胺能末端的功能完整性[15]。在纹状体，来自中脑黑质的多巴胺神经支配是主要的单胺能成分，18F-DOPA 摄取反映了多巴胺能黑质纹状体末端的完整性，并与纹状体多巴胺水平以及尸检和动物研究中的黑质纹状体细胞计数密切相关。MSA 患者在 18F-DOPA PET 上表现出双侧纹状体摄取不对称减少，类似特发性 PD 表现，伴尾状核头部的功能相对保留。MSA 中尾状核受到比 PD 更严重的影响，导致纹状体结构内示踪剂摄取更均匀的减少（▶ 图 19.2）。然而，在 MSA 和 PD 患者中，壳核对 18F-DOPA 的摄取情况在个体间存在重叠。因此，18F-DOPA PET 在临床实践中不能用于区分 MSA 和典型 PD，类似的结果也在多项多巴胺转运蛋白（dopamine transporter，DAT）成像的 PET 和 SPECT 研究中观察到，DAT 是另一种常用于纹状体中黑质纹状体多巴胺能末梢神经的标记物。最近一项 18F-FP-CIT PET 的研究报道：相比 PD，MSA 患者壳核腹侧 DAT 的丢失更显著、更早。简而言之，MSA 和 PD 两组均显示出壳核 DAT 丢失呈相似的前后梯度改变，但是 MSA 组壳核 DAT 的丢失并没有显示出像 PD 那样典型的腹背侧梯度改变，而事实上，从腹侧壳核到背侧壳核存在相对均匀的 DAT 缺失，这可能反映了 MSA 在黑质受累之前先有纹状体多巴胺能末端的丢失。这些作者认为，评估腹背侧梯度有助于区分 PD 与 MSA，即使在早期阶段。

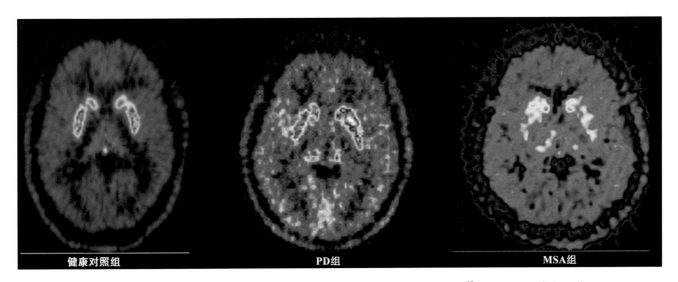

|健康对照组|PD组|MSA组|

图 19.2　健康对照（HC）、帕金森病（PD）患者和多系统萎缩（MSA）患者的 18F-DOPA PET 扫描图像

突触后 D2 受体的可用性可以使用 PET 和 SPECT 苯甲酰胺示踪剂如 11C-雷氯必利和 123I-IBZM 进行评估。与正常受试和未治疗的 PD 患者相比，MSA 患者中 11C-raclopride 和 123I-IBZM 的结合均降低，表明该病有纹状体 D2 受体的退化。不幸的是，这一发现敏感性不足以在临床实践中用于区分 MSA 与 PD，因为二者 D2 结合的范围有重叠。

对 MSA 患者的 18F-2-氟-2-脱氧葡萄糖（FDG）PET 研究显示 MSA 在尾状核和壳核中均有显著的双侧代谢减低，进一步小脑和额叶皮质的代谢减低也见有报道，在 SPECT 灌注中显示相同区域的局部脑血流量减少。MSA-C 型患者小脑和脑桥的低代谢和低灌注尤为突出。Eckert 及其同事报道，当应用计算机辅助方法时，FDG-PET 诊断 MSA 与 PD 的敏感性为96%，特异性为99%，这一发现在随后的研究中得到证实。最后，对 FDG-PET 扫描采用空间协方差分析对全脑代谢改变进行网络分析，发现了一种 MSA 相关模式（MSA-related pattern，MSARP），其特征在于壳核和小脑的共同代谢减少。MSARP 值与运动障碍的临床评分和疾病持续时间相关。有人提议 MSARP 在MSA 新型神经保护治疗试验中可能是一个有用的生物模式。

尽管尸检研究中报道了在 MSA 患者存在广泛的皮质下神经变性，但活体功能性神经影像尚未广泛地研究纹状体外单胺能和胆碱能途径。Scherfler 等人报道使用 SPECT 与 $^{123}$I-β-CIT（一种对所有单胺转运蛋白具有高亲和力的托烷衍生物），MSA-P 患者中脑和脑桥区域的摄取减少，但 PD 患者中没有。最近的一项研究使用 $^{18}$F-DOPA PET 探索 MSA-P 脑内纹状体和纹状体外区域单胺能功能的变化，将 MSA-P 患者的结果与病程匹配的特发性 PD 和健康对照的结果进行比较，结果表明，与疾病持续时间相似的 PD 患者相比，MSA 中存在更广泛的单胺能功能障碍。与对照组相比，MSA 患者在壳核、尾状核、腹侧纹状体、苍白球外部和红核中 $^{18}$F-DOPA 的摄取显著降低，而 PD 患者仅在壳核、尾状核和腹侧纹状体中有降低。此外，与 PD 相反，没有证据表明 MSA 患者存在早期代偿性苍白球区域性的摄取增加。有趣的是，直立性低血压的MSA 患者相比无此症状者，在蓝斑位置具有较低的 $^{18}$F-DOPA 摄取[35]。

MSA-P 患者的胆碱能途径已经使用 $^{11}$C-PMP PET（一种乙酰胆碱酯酶[AChE]活性的标志物）进行了研究。尽管与正常对照组相比，MSA-P、PD 和 PSP 患者大脑皮质胆碱能活性降低至相似水平，但 MSA-P 和PSP 患者丘脑和脑桥的胆碱能活性显著低于 PD 患者。有趣的是，所有这三种疾病脑干和小脑 AChE 活性的降低与平衡和步态紊乱相关。作者认为，早期胆碱能的减少可能是 MSA-P 和 PSP 早期阶段相比 PD步态紊乱更显著的原因[36]。

用 PET 评估了小样本量 MSA-C 患者的胆碱酯酶活性[37]，也显示出丘脑和小脑中 AChE 活性的降低。综合上述研究结果表明：用药物刺激增强胆碱能系统可能在治疗这些病症中起作用。

神经炎和小胶质细胞激活在 MSA 发病机制中的作用采用 $^{11}$C-(R)-PK11195PET（一种小胶质细胞激活的选择性活体内标记物）进行了研究。

在急性和慢性脑损伤后，小胶质细胞反应性激活以重塑损伤脑区的连接并清除受损组织。但是越来越多的证据表明，在以广泛的慢性小胶质细胞激活为特征的疾病中，细胞因子和其他神经毒性因子被这些细胞释放，这可能通过引起周围健康神经元的死亡促进神经变性[38]。Gerhard 及其同事[39]报道，与正常对照组相比，MSA 患者的基底节（壳核、苍白球）和纹状体外区域（前额叶背外侧皮质、脑桥和黑质）$^{11}$C-(R)-PK11195 结合增加，表明 MSA 中由小胶质细胞激活引起神经炎症反应，并可能促进神经变性过程。

一项为期 48 周的前瞻性、随机、双盲、多中心临床试验，观察抗生素米诺环素（一种微胶质激活的抑制剂）作为 MSA-P 患者药物治疗的疗效[40]，并对一个亚组的患者使用 $^{11}$C-(R)-PK11195-PET 成像以评估米诺环素对活化的小胶质细胞的影响。通过临床运动功能评估症状严重程度，该研究未能显示米诺环素对运动症状改善的临床效果。但在 PET 亚组中，与两名使用安慰剂的患者相比，三名使用米诺环素治疗的患者显示小胶质细胞激活减少 30%。这些发现值得进一步研究。

最后，MIBG SPECT 和 $^{18}$F-DOPA PET 研究报道：特发性 PD 患者显示心脏肾上腺素能神经支配显著丧失，MSA 患者中没有观察到这种现象，因为交感神经功能的丧失是突触前而不是突触后。但是高达 50%的早期 PD 病例（Hoehn-Yahr Ⅰ 期）仍然显示正常的示踪剂结合[41,42]，因此心脏交感神经成像对鉴别 PD 与MSA 不敏感。

## 19.2　进行性核上性麻痹

PSP 是帕金森综合征的另一个病因，占 5% 左右，通常发生在 60 岁后发病，以躯干和颈部的对称性帕金森样症状（通常是伸展而不是屈曲的）、垂直方向核上性凝视麻痹、皮质下型痴呆和假性延髓性麻痹征象（包括吞咽困难、构音障碍和情绪性尿失禁）为临床特征，运动迟缓，僵硬（躯干的僵硬程度大于四肢）、姿势不稳和步态紊乱是最常见的帕金森综合征症状。

PSP 的病理变化包括黑质和蓝斑色素的减少以及基底节、脑干和动眼核团、小脑核团和额叶皮质中神经元的丢失。神经元纤维缠结 4R 异构体存在于受累的结构、额叶以及萎缩的中脑；在晚期病例中常发生第三脑室增宽。

### 19.2.1　结构成像

MRI 常规的 T1WI 和 T2WI 序列用于检测已确诊

PSP 患者的特征性结构改变。PSP 最常见的 MRI 表现是中脑和小脑上脚的萎缩和三脑室扩张,其他常见表现包括基底节、额叶和颞叶皮质萎缩,以及中脑 T2 信号增加。中脑的选择性萎缩,伴第三脑室扩张和相对正常的脑桥形态,在正中矢状位 T2WI 图像上产生独特的视觉效果,称为"企鹅"或"蜂鸟"征,其中萎缩的中脑形成鸟头,而脑桥构成身体。该征象对 PSP 具有高度特异性( ▶图 19.3 )[43]。在轴位 T2WI 图像上,中脑前后径的减少、中脑被盖选择性的萎缩以及大脑脚的变薄,形成所谓的"牵牛花"或"米老鼠"征( ▶图 19.3 )。

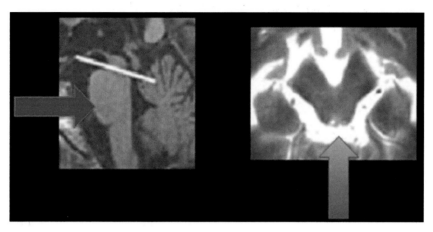

图 19.3　T2WI 示"企鹅"征(红箭)和"米老鼠"征(蓝箭)。正中矢状位可见"企鹅"征,而轴位可见"米老鼠"征

针对脑桥、中脑、小脑中脚、上脚进行的多平面测量推荐用于区分 PSP 与特发性 PD 和 MSA。当中脑-脑桥比率(m:p 比率)和更复杂的 MR 帕金森病综合征指数(MRPI)[44]在用于区分 PSP 与对照、MSA 和特发性 PD 时,诊断准确性已达 80% ~ 100%,MRPI 可以更准确地区分 PSP 与 MSA-P,m:p 比率区分 PSP 与 PD 更敏感[45]。

DWI 显示:与对照组和 PD 患者相比,PSP 患者水分子 ADC 值在小脑上脚(而非小脑中脚)、尾状核、壳核、苍白球、丘脑、脑桥、前额叶白质和前中央白质显著升高。

最后,在 PSP 患者中,VBM 检测到额颞叶皮质(包括前额叶和岛叶皮质),灰质以及中脑中部和大脑脚白质明显减少。

### 19.2.2　功能成像

SPECT 灌注研究显示 PSP 患者额叶皮质和中脑的低灌注[18,28,46]。FDG-PET 研究也发现额叶皮质、中脑和纹状体葡萄糖代谢减少[47,48]。这些发现与 MSA 中观察到的结果相同。但是当应用计算机辅助方法时,有报道 FDG-PET 区分 PSP 与其他帕金森综合征的敏感性为 85%,特异性为 99%[30]。

[18]F-DOPA PET 研究揭示了尾状核和前后壳核中多巴胺的储积均匀对称的减少,而 PD 和 MSA 的减少是不对称的且主要见于壳核。使用基于体素的统计参数图,Tai 及其同事[49]检测到家族性 PSP 患者眶额回皮质中[18]F-DOPA 摄取的减少。用[11]C-raclopride PET 和[123]I-IBZM SPECT 测量发现 PSP 患者的纹状体 D2 结合降低,明显低于健康对照和 PD 患者,这是 D2 受体退化的结果[22,50]。

PSP 患者的胆碱功能已采用[11]C-MP4A PET (AChE 活性的标记物)进行过研究。PSP 患者显示丘脑对[11]C-MP4A 的摄取严重减少[51],可能反映了来自退化的大脑脑桥核和其他脑干胆碱能核的输入减少,这是丘脑胆碱能输入的主要来源。大脑脑桥核参与姿势和步态控制、眼球运动和注意力。因此,其功能障碍可能导致 PSP 患者的运动和认知障碍。

最后,Gerhard 及其同事已报道:PSP 患者基底节、中脑、额叶和小脑中广泛的小胶质细胞激活的增加[52]。

## 19.3　皮质基底节变性

CBD 是一种累及基底节和大脑皮质的进行性神经变性疾病。临床上,CBD 表现为渐进性的不对称少动-僵直综合征伴有失用、肢体肌张力障碍、肌阵挛以及皮质功能障碍的其他特征,如皮质感觉丧失、异己现象和镜像运动。CBD 的神经病理学标志包括皮质脑回的轻度萎缩伴肿胀、无染色的神经元散布在整个大脑中,特别是在后额叶和下顶叶区,同时有黑质严重的神经元丢失。在神经元和神经胶质细胞中 tau 蛋白的异常累积广泛分布于皮质、基底节、间脑和吻侧脑干的灰质和白质中。星形胶质细胞内异常的 tau 聚集形成特征性的星形细胞斑[53]。

## 19.3.1　结构影像

CBD 最常见的 MRI 表现是不对称的皮质萎缩，但对称性萎缩也有报道。皮质萎缩通常以顶叶、旁中央沟区域和额叶（前中和后下额叶）为主，也常见同侧大脑脚的萎缩。萎缩皮质相邻的白质在 FLAIR 图像上呈稍高信号，可能反映继发于轴突缺失或功能障碍的脱髓鞘改变。相反，这些患者的基底节结构成像通常显示体积和信号正常[54]。

Josephs 等[55] 使用 VBM 分析了经尸检证实的 CBD 患者生前的 MRI 图像。所有 MRI 都是在第一次神经系统评估时获得。CBD 患者被分为两组：以痴呆综合征（dementia syndrome）为主要临床表现并经病理学证实的 CBD（D-CBD）、以锥体外系特征（extrapyramidal features）为主要临床表现并经病理学证实的 CBD（E-CBD）。他们发现：不管是哪一型临床综合征，患者均可见一种特征性的后额叶萎缩模式，提示该征象可能是 CBD 病理学一项有用的生物标志。对胼胝体中部和基底节特别是苍白球的影响最严重，但并没有脑干萎缩的证据。E-CBD 和 D-CBD 两个亚组在萎缩模式方面不同。与 E-CBD 亚组相比，D-CBD 组表现出更多的皮质灰质萎缩，但无白质萎缩；但 E-CBD 亚组具有中度皮质灰质和白质萎缩。

最后，在 CBD 中，DTI 显示在运动丘脑、SMA、受累肢体对侧的中央前回和中央后回中水分子的弥散系数增加。中央前回、SMA、中央后回和扣带回 FA 值减少。

## 19.3.2　功能影像

CBD 患者的纹状体对 $^{18}$F-DOPA 的摄取呈不对称的减少，尾状核和壳核也有相似表现[56]。也有报道 CBD 患者纹状体 DAT 结合表现为不对称的降低。突触后纹状体 D2 受体可用性可能会降低或被保留[57]。

SPECT 灌注成像显示 CBD 患者基底节和额顶皮质出现不对称的灌注减低。类似地，FDG-PET 研究也显示在受影响严重的对侧，纹状体、丘脑和顶叶下皮质呈特征性的葡萄糖代谢减少。据报道，应用计算机辅助方法时，与其他帕金森综合征相比较，FDG-PET 诊断 CBD 的敏感性为 91%，特异性为 99%[30]。

小胶质细胞激活参与 CBD 发病机制的证据已有报道[52]。

最后，fMRI 研究显示，当手部进行简单或复杂运动时，早期 CBD 患者在受影响较重的手臂对侧顶叶激活减少。这一发现表明，CBD 早期就存在高级皮质运动功能的改变[58]。

## 参考文献

[1] Gilman S, Wenning GK, Low PA et al. Second consensus statement on the diagnosis of multiple system atrophy. Neurology 2008; 71: 670–676

[2] Wenning GK, Stefanova N, Jellinger KA, Poewe W, Schlossmacher MG. Multiple system atrophy: a primary oligodendrogliopathy. Ann Neurol 2008; 64: 239–246

[3] Seppi K, Poewe W. Brain magnetic resonance imaging techniques in the diagnosis of parkinsonian syndromes. Neuroimaging Clin N Am 2010; 20: 29–55

[4] Massey LA, Micallef C, Paviour DC et al. Conventional magnetic resonance imaging in confirmed progressive supranuclear palsy and multiple system atrophy. Mov Disord 2012; 27: 1754–1762

[5] Horimoto Y, Aiba I, Yasuda T et al. Longitudinal MRI study of multiple system atrophy - when do the findings appear, and what is the course? J Neurol 2002; 249: 847–854

[6] Schocke MF, Seppi K, Esterhammer R et al. Diffusion-weighted MRI differentiates the Parkinson variant of multiple system atrophy from PD. Neurology 2002; 58: 575–580

[7] Seppi K, Schocke MF, Esterhammer R et al. Diffusion-weighted imaging discriminates progressive supranuclear palsy from PD, but not from the parkinson variant of multiple system atrophy. Neurology 2003; 60: 922–927

[8] Nicoletti G, Lodi R, Condino F et al. Apparent diffusion coefficient measurements of the middle cerebellar peduncle differentiate the Parkinson variant of MSA from Parkinson's disease and progressive supranuclear palsy. Brain 2006; 129: 2679–2687

[9] Minnerop M, Lüders E, Specht K et al. Callosal tissue loss in multiple system atrophy—a one-year follow-up study. Mov Disord 2010; 25: 2613–2620

[10] Walter U, Dressler D, Probst T et al. Transcranial brain sonography findings in discriminating between parkinsonism and idiopathic Parkinson's disease. Arch Neurol 2007; 64: 1635–1640

[11] Brooks DJ, Ibanez V, Sawle GV et al. Differing patterns of striatal $^{18}$F-dopa uptake in Parkinson's disease, multiple system atrophy, and progressive supranuclear palsy. Ann Neurol 1990; 28: 547–555

[12] Varrone A, Marek KL, Jennings D, Innis RB, Seibyl JP. [$^{123}$I]β-CIT SPECT imaging demonstrates reduced density of striatal dopamine transporters in Parkinson's disease and multiple system atrophy. Mov Disord 2001; 16: 1023–1032

[13] Antonini A, Leenders KL, Vontobel P et al. Complementary PET studies of striatal neuronal function in the differential diagnosis between multiple system atrophy and Parkinson's disease. Brain 1997; 120: 2187–2195

[14] Schulz JB, Klockgether T, Petersen D et al. Multiple system atrophy: natural history, MRI morphology, and dopamine receptor imaging with $^{123}$IBZM-SPECT. J Neurol Neurosurg Psychiatry 1994; 57: 1047–1056

[15] Moore RY, Whone AL, McGowan S, Brooks DJ. Monoamine neuron innervation of the normal human brain: an $^{18}$F-DOPA PET study. Brain Res 2003; 982: 137–145

[16] Snow BJ, Tooyama I, McGeer EG et al. Human positron emission tomographic [$^{18}$F]fluorodopa studies correlate with dopamine cell counts and levels. Ann Neurol 1993; 34: 324–330

[17] Pate BD, Kawamata T, Yamada T et al. Correlation of striatal fluorodopa uptake in the MPTP monkey with dopaminergic indices. Ann Neurol 1993; 34: 331–338

[18] Pirker W, Djamshidian S, Asenbaum S et al. Progression of dopaminergic degeneration in Parkinson's disease and atypical parkinsonism: a longitudinal beta-CIT SPECT study. Mov Disord 2002; 17: 45–53

[19] Burn DJ, Sawle GV, Brooks DJ. Differential diagnosis of Parkinson's disease, multiple system atrophy, and Steele-Richardson-Olszewski syndrome: discriminant analysis of striatal $^{18}$F-dopa PET data. J Neurol Neurosurg Psychiatry 1994; 57: 278–284

[20] Oh M, Kim JS, Kim JY et al. Subregional patterns of preferential striatal dopamine transporter loss differ in Parkinson's disease, progressive supranuclear palsy, and multiple-system atrophy. J Nucl Med 2012; 53: 399–406

[21] Goto S, Matsumoto S, Ushio Y, Hirano A. Subregional loss of putaminal effer-

ents to the basal ganglia output nuclei may cause parkinsonism in striatonigral degeneration. Neurology 1996; 47: 1032–1036

[22] Brooks DJ, Ibanez V, Sawle GV et al. Striatal $D_2$ receptor status in Parkinson's disease, striatonigral degeneration, and progressive supranuclear palsy, measured with $^{11}$C-raclopride and positron emission tomography. Ann Neurol 1992; 31: 184–192

[23] Plotkin M, Amthauer H, Klaffke S et al. Combined $^{123}$I-FP-CIT and $^{123}$I-IBZM SPECT for the diagnosis of parkinsonian syndromes: study on 72 patients. J Neural Transm 2005; 112: 677–692

[24] Otsuka M, Ichiya Y, Kuwabara Y et al. Glucose metabolism in the cortical and subcortical brain structures in multiple system atrophy and Parkinson's disease: a positron emission tomographic study. J Neurol Sci 1996; 144: 77–83

[25] Taniwaki T, Nakagawa M, Yamada T et al. Cerebral metabolic changes in early multiple system atrophy: a PET study. J Neurol Sci 2002; 200: 79–84

[26] Juh R, Pae C-U, Lee C-U et al. Voxel based comparison of glucose metabolism in the differential diagnosis of the multiple system atrophy using statistical parametric mapping. Neurosci Res 2005; 52: 211–219

[27] Cilia R, Marotta G, Benti R, Pezzoli G, Antonini A. Brain SPECT imaging in multiple system atrophy. J Neural Transm 2005; 112: 1635–1645

[28] Van Laere K, Casteels C, De Ceuninck L et al. Dual-tracer dopamine transporter and perfusion SPECT in differential diagnosis of parkinsonism using template-based discriminant analysis. J Nucl Med 2006; 47: 384–392

[29] Shinotoh H. Neuroimaging of PD, PSP, CBD and MSA-PET and SPECT studies. J Neurol 2006; 253 Suppl 3: iii30–iii34

[30] Eckert T, Barnes A, Dhawan V et al. FDG PET in the differential diagnosis of parkinsonian disorders. Neuroimage 2005; 26: 912–921

[31] Kwon KY, Choi CG, Kim JS, Lee MC, Chung SJ. Diagnostic value of brain MRI and 18F-FDG PET in the differentiation of Parkinsonian-type multiple system atrophy from Parkinson's disease. Eur J Neurol 2008; 15: 1043–1049

[32] Hellwig S, Amtage F, Kreft A et al. [$^{18}$F]FDG-PET is superior to [$^{123}$I]IBZM-SPECT for the differential diagnosis of parkinsonism. Neurology 2012; 79: 1314–1322

[33] Poston KL, Tang CC, Eckert T et al. Network correlates of disease severity in multiple system atrophy. Neurology 2012; 78: 1237–1244

[34] Scherfler C, Seppi K, Donnemiller E et al. Voxel-wise analysis of [$^{123}$I]beta-CIT SPECT differentiates the Parkinson variant of multiple system atrophy from idiopathic Parkinson's disease. Brain 2005; 128: 1605–1612

[35] Lewis SJ, Pavese N, Rivero-Bosch M et al. Brain monoamine systems in multiple system atrophy: a positron emission tomography study. Neurobiol Dis 2012; 46: 130–136

[36] Gilman S, Koeppe RA, Nan B et al. Cerebral cortical and subcortical cholinergic deficits in parkinsonian syndromes. Neurology 2010; 74: 1416–1423

[37] Hirano S, Shinotoh H, Arai K et al. PET study of brain acetylcholinesterase in cerebellar degenerative disorders. Mov Disord 2008; 23: 1154–1160

[38] Smith JA, Das A, Ray SK, Banik NL. Role of pro-inflammatory cytokines released from microglia in neurodegenerative diseases. Brain Res Bull 2012; 87: 10–20

[39] Gerhard A, Banati RB, Goerres GB et al. [$^{11}$C](R)-PK11195 PET imaging of microglial activation in multiple system atrophy. Neurology 2003; 61: 686–689

[40] Dodel R, Spottke A, Gerhard A et al. Minocycline 1-year therapy in multiple-system-atrophy: effect on clinical symptoms and [$^{11}$C] (R)-PK11195 PET (MEMSA-trial). Mov Disord 2010; 25: 97–107

[41] Goldstein DS, Holmes CS, Dendi R, Bruce SR, Li ST. Orthostatic hypotension from sympathetic denervation in Parkinson's disease. Neurology 2002; 58: 1247–1255

[42] Takatsu H, Nishida H, Matsuo H et al. Cardiac sympathetic denervation from the early stage of Parkinson's disease: clinical and experimental studies with radiolabeled MIBG. J Nucl Med 2000; 41: 71–77

[43] Kato N, Arai K, Hattori T. Study of the rostral midbrain atrophy in progressive supranuclear palsy. J Neurol Sci 2003; 210: 57–60

[44] Quattrone A, Nicoletti G, Messina D et al. MR imaging index for differentiation of progressive supranuclear palsy from Parkinson's disease and the Parkinson variant of multiple system atrophy. Radiology 2008; 246: 214–221

[45] Hussl A, Mahlknecht P, Scherfler C et al. Diagnostic accuracy of the magnetic resonance Parkinsonism index and the midbrain-to-pontine area ratio to differentiate progressive supranuclear palsy from Parkinson's disease and the Parkinson variant of multiple system atrophy. Mov Disord 2010; 25: 2444–2449

[46] Johnson KA, Sperling RA, Holman BL, Nagel JS, Growdon JH. Cerebral perfusion in progressive supranuclear palsy. J Nucl Med 1992; 33: 704–709

[47] Karbe H, Grond M, Huber M, Herholz K, Kessler J, Heiss WD. Subcortical damage and cortical dysfunction in progressive supranuclear palsy demonstrated by positron emission tomography. J Neurol 1992; 239: 98–102

[48] Piccini P, de Yebenez J, Lees AJ et al. Familial progressive supranuclear palsy: detection of subclinical cases using 18F-dopa and 18fluorodeoxyglucose positron emission tomography. Arch Neurol 2001; 58: 1846–1851

[49] Tai YF, Ahsan RL, de Yébenes JG, Pavese N, Brooks DJ, Piccini P. Characterization of dopaminergic dysfunction in familial progressive supranuclear palsy: an $^{18}$F-dopa PET study. J Neural Transm 2007; 114: 337–340

[50] Schwarz J, Tatsch K, Arnold G et al. $^{123}$I-iodobenzamide-SPECT in 83 patients with de novo parkinsonism. Neurology 1993; 43 Suppl 6: S17–S20

[51] Shinotoh H, Namba H, Yamaguchi M et al. Positron emission tomographic measurement of acetylcholinesterase activity reveals differential loss of ascending cholinergic systems in Parkinson's disease and progressive supranuclear palsy. Ann Neurol 1999; 46: 62–69

[52] Gerhard A, Trender-Gerhard I, Turkheimer F, Quinn NP, Bhatia KP, Brooks DJ. In vivo imaging of microglial activation with [$^{11}$C](R)-PK11195 PET in progressive supranuclear palsy. Mov Disord 2006; 21: 89–93

[53] Kouri N, Whitwell JL, Josephs KA, Rademakers R, Dickson DW. Corticobasal degeneration: a pathologically distinct 4 R tauopathy. Nat Rev Neurol 2011; 7: 263–272

[54] Koyama M, Yagishita A, Nakata Y, Hayashi M, Bandoh M, Mizutani T. Imaging of corticobasal degeneration syndrome. Neuroradiology 2007; 49: 905–912

[55] Josephs KA, Whitwell JL, Dickson DW et al. Voxel-based morphometry in autopsy proven PSP and CBD. Neurobiol Aging 2008; 29: 280–289

[56] Sawle GV, Brooks DJ, Marsden CD, Frackowiak RS. Corticobasal degeneration. A unique pattern of regional cortical oxygen hypometabolism and striatal fluorodopa uptake demonstrated by positron emission tomography. Brain 1991; 114 Pt 1B: 541–556

[57] Klaffke S, Kuhn AA, Plotkin M et al. Dopamine transporters, $D_2$ receptors, and glucose metabolism in corticobasal degeneration. Mov Disord 2006; 21: 1724–1727

[58] Ukmar M, Moretti R, Torre P, Antonello RM, Longo R, Bava A. Corticobasal degeneration: structural and functional MRI and single-photon emission computed tomography. Neuroradiology 2003; 45: 708–712

# 第 20 章　继发性帕金森综合征

Thyagarajan Subramanian, Kala Venkiteswaran, Elisabeth Lucassen

　　本章讲述一组存在明确继发性原因所致临床帕金森样表现的疾病,即继发性帕金森综合征。最简单有效分类继发帕金森综合征的方法是根据中枢神经系统病理改变的位置,此方法有助于分类管理各种疾病。第一组疾病,病灶主要累及中脑黑质致密带(Substantia Nigra pars compacta, SNpc)导致的继发性帕金森综合征。例如,局灶性血管畸形或中脑缺血性梗死所致的偏侧帕金森伴偏瘫,或黑质及其周围结构发育缺陷所致的偏侧帕金森-偏侧萎缩综合征（Hemiatrophy-Hemiparkinsonism Syndrome，HA-HPs）等。第二组疾病，病灶主要累及纹状体水平（尾状核和壳核）或其与基底神经节保持联络的其余结构而导致的继发性帕金森综合征，包括药物源性帕金森综合征、血管性帕金森综合征、Wilson病、亨廷顿病（Huntington disease，HD）性帕金森综合征、齿状核-红核-苍白球-丘脑下部萎缩（dentatorubral-pallidoluysian atrophy，DRPLA）、泛酸激酶相关神经退行性疾病（PKAN，Hallervorden-Spatz综合征）、其他相关疾病包括伴有脑内铁沉积相关障碍的神经退行性疾病（neurodegeneration with brain iron accumulation，NBIA）及毒素诱发的帕金森综合征。第三组疾病，病灶广泛累及SNpc及其纹状体靶区、其他基底节核团和中枢神经系统的弥漫性病理改变的继发性帕金森综合征。例如感染后帕金森综合征和额颞叶痴呆伴帕金森综合征等。因为部分疾病在本书的其他地方都有详细的讨论，本章重点讨论继发性帕金森综合征内在的常见病理，并对四种关键的帕金森综合征进行更详细的讨论：HD、DRPLA、Wilson病、血管性帕金森综合征。

## 20.1 继发性帕金森综合征的病理

继发性帕金森综合征的关键病理介质之一是黑质-纹状体多巴胺能通路及纹状体靶点。要了解这种病理改变，有必要简要的回顾基底节的神经连接。SNpc的多巴胺能神经元分布在中脑，与大脑脚、红核和中脑导水管相邻，这些细胞发出的轴突主要终止于尾状核和纹状体，但也有少量连接于苍白球内侧（globus pallidus internal segment，GPi）、苍白球外侧（globus pallidus external segment，GPe）、丘脑、黑质网状结构带（substantia nigra pars reticulata，SNr），进入丘脑底核（subthalamic nucleus，STN）。这些连接只占黑质纹状体多巴胺合成通路的20%。虽然大多数是单侧连接，但有证据显示黑质-纹状体通路可能存在非常重要的半球间连接[1]。黑质纹状体通路分泌的绝大部分多巴胺作用于位于中型多棘神经元的纹状体D1型、D2型受体，这些中型多棘神经元通过GPi/SNr直接通路或GPe间接通路途径与轴突连接。GPe神经元投射到STN，继之投射到GPi和SNr。GPi和SNr的输出通过运动丘脑，最好均投射至初级运动皮质和辅助运动皮质。这些直接和间接的途径不仅能够调节运动系统，还可以调节与各种形式帕金森综合征相关的情绪、眼球运动、认知能力等[2]。

如本章前面定义的第一组疾病，若病灶位于中脑水平黑质细胞体的继发性帕金森综合征，常伴随邻近锥体束的损伤，是单侧帕金森综合征的最常见的原因。海绵状血管瘤属于这种病理类型，其出血引起局灶性中脑神经元损伤[3-5]，其他还包括创伤性损伤和神经外科中脑操作中的偶然损伤[6-10]。HA-HPs非常罕见[11,12]，是由于遗传或发育障碍所致，其病理改变与对侧中脑发育性萎缩有关，并且在大多情况下累及整个大脑半球。尽管通常认为HA-HPs是由于SNpc及其周围组织的病理改变所致，但近期一篇报道指出HA-HPs应该纳入纹状体病理改变组。脑炎后帕金森综合征可见SNpc细胞体损伤，尤其是乙脑病毒、西尼罗河病毒、柯萨奇病毒和脊髓灰质炎病毒等嗜神经病毒感染相关的脑炎[13-17]。但这些患者大多具有SNpc以外更弥漫的中枢神经系统病变，仅累及SNpc的病例非常罕见。神经毒素1-甲基-4-苯基-1,2,3,6-四氢吡啶（neurotoxin 1-methyl-4-phenyl-1, 2, 3, 6-tetrahydropyridine，MPTP）特异性的引起SNpc退化，在黑质纹状体通路中产生病理学改变，其在许多方面与特发性PD相似[18]，但MPTP病理改变是对称的，胞质内缺乏PD应有的典型的$\alpha$-突触核蛋白阳性的Lewy体[19,20]。路易体痴呆也属于累及SNpc）而导致的继发性帕金森综合征，其病理学改变主要是在突触前膜（即SNpc及其轴突）[21]。在第16章讨论过这个病例。

病理改变主要累及纹状体的继发性帕金森综合征更常见。药物性帕金森综合征是最常见的对称性帕金森综合征[22]，其D1型和D2型受体不同程度地被阻断，导致帕金森综合征，但对这类患者的病理研究很少[23]。一般而言，此类患者的病理研究没提供任何特定的线索，除了使用多巴胺拮抗剂造成的主要病理改变（例如精神分裂症），或具有易患帕金森综合征的血管损伤因素存在。

血管性帕金森综合征是对称性帕金综合征的第二大疾病[24]，最常见于豆纹动脉受累引起的双侧多发腔隙性梗死[25]。除纹状体外，腔隙性梗死常累及内囊，出现对称性帕金森综合征和锥体束征。在皮质下白质中常见缺血性改变，高血压、糖尿病和高胆固醇血症控制不佳时的相关病理也常见。总的来说，脑萎缩和血管病变的证据也很常见，如脑桥和小脑[24,25]。锰中毒、NBIA和Wilson病以基底神经节金属沉积为特征，在临床上被视为最常见的对称性帕金森综合征[26-29]。纹状体和苍白球的锰蓄积可见于环境或职业（例如锰矿）暴露于大量锰的患者，也可发生在慢性肝衰竭的背景下，导致微量的锰沉积，导致帕金森综合征,类似于其他继发性帕金森综合征。NBIA 的特征为苍白球中铁的沉积,在 MRI 上呈"虎眼"征,以及其他特征性的影像表现[26,27]。Wilson 病的病理改变是铜在大脑、眼睛和许多其他器官的沉积,但重金属对基底神经节具有选择性亲和力的病理生理原因尚未完全确定。在基底神经节中大量重金属相关的酶可能是基底神经节具有重金属沉积风险的可能原因,但尚不清楚为什么会导致帕金森综合征。Wilson 病的分子病理学研究做得最好,发现 Wilson 病存在蛋白 ATP7B 基因的突变。这是一种常染色体隐性遗传疾病,当孩子遗传了两个突变基因的复制,导致血浆铜蓝蛋白不足并释放游离铜进入血浆,导致其在体内广泛沉积,特别是在肾脏、眼和大脑中。经典的 Wilson 病的病理表现为血清中铜蓝蛋白明显不足,血清铜含量过低(认为是由于其在组织中的沉积),尿中铜过量分泌以及铜沉积到角膜(KF 环)以及基底神经节[30]。

亨廷顿病和密切相关的 DRPLA 具有独特的病理学特征,即主要为发生在基底神经节尾状核和壳核的神经元渐进性退化,许多其他疾病可以表现为类似 HD 的继发帕金森综合征,包括共济失调伴动眼神经失用、某些脊髓小脑性共济失调、PLA2G6 相关的神经变性、Wilson 病(如前所述)和由 NBIA 导致的 PKAN。然而,所有这些情况下导致帕金森综合征的病理学改变似乎都集中在纹状体水平,其中的大多疾病也与中枢神经系统其他部分有病理学关联[31]。本章不再回顾所有的病理学和遗传学,主要关注亨廷顿病理学。

除纹状体病理改变外,HD 与颞叶和额叶脑皮质变性有关,这些皮质负责整合高级心理功能、运动和感觉。HD 的退行性改变主要影响纹状体内投射到 GP 和 SNR 的中型棘神经元,这些神经元主要分泌神经递质 γ-氨基丁酸。有一种理论认为,这些参与基底神经节"间接通路"的特化细胞的选择性丧失和参与基底神经节"直接途径"细胞的相对保留,导致丘脑的抑制减少(即活性增加)。因此,丘脑增加输出到运动皮质区域,这可能是产生舞蹈症过度(运动过度)不协调运动模式的原因。但随着疾病进展,越来越多的中型多棘神经元的退化,在进展期 HD,参与直接和间接通路的中型多棘神经元受累程度相当,舞蹈症不再发生,而代之以严重的继发性帕金森综合征。据报道,即使在进展期 HD,SNpc 仍相对规避。

HD 是由于基因突变导致的常染色体显性遗传病。虽然 HD 通常发生在特定家庭,但有时可能由于散发性基因突变造成。HD 的致病基因为位于 4 号染色体上的 IT15,该基因调节、控制或编码被称为亨廷

顿蛋白的产生,IT15 基因的突变导致异常的长 CAG 三核苷酸重复,扩展的 CAG 序列造成异常亨廷顿蛋白(聚谷氨酰胺)的产生。扩展的 CAG 重复序列的长度被认为与症状发作时的年龄有一定关系。例如,重复扩展数量大的患者倾向于在较早年龄出现症状[32],CAG 重复长度较大(通常 >60)的患者在儿童或青春期出现症状,这种类型的 HD 称为青少年 HD(Westphal 变异型)[33]。

大多数青少年 HD 患者的发病年龄比他们的父母要更小,疾病的进展也更为迅速。这种情况被描述为遗传预期,即随着连续代代,疾病的严重程度不断增加。遗传预期发生在许多其他遗传疾病,而不是 HD 所独有的。HD 的分子病理学一直是研究重点[34]。与其他退行性疾病间有一些共性,但是亨廷顿蛋白的错误折叠是 HD 发生退行性变的关键。

第三组疾病具有更广泛的病理学改变,通常既累及 SNpc 细胞体也累及纹状体靶标。包括西尼罗河脑炎引起的感染后帕金森综合征,患者表现为帕金森综合征,其病理改变弥漫,常涉及基底神经节中的多个核团[35,36]。也有报道,感染后帕金森综合征见于登革热、乙型脑炎和 1915~1926 年间发生的流行病"昏睡性脑炎"。这个疾病的有效性最近受到质疑,其病理变化很大[14,37,38]。因此,现在影像学上出现中脑和基底节异常的感染后帕金森综合征应与昏睡性脑炎相鉴别。

## 继发性帕金森综合征的具体实例

### 亨廷顿病

HD 是一种遗传性进行性神经退行性疾病,其特征为进行性情绪、行为和精神异常,已获得的智力或认知功能丧失,以及运动异常[39]。HD 的经典征象包括舞蹈症或不自主、快速的、不规则的、快速的舞蹈样运动,同时累及近端和远端肌肉。这种运动障碍可能会影响面部、手臂、腿或躯干,患者思维处理能力和已获得的智力逐渐丧失(痴呆症),此外,还有记忆力、抽象思维和判断力受损、定向障碍、易激惹和性格改变等。虽然通常在 40~50 岁症状更为明显,但发病年龄变化较大,从幼儿期到成年晚期均可发生。HD 以常染色体显性方式遗传,由于 4 号染色体(4p16.3)的基因突变。病理学细节请参阅本书前面部分。

HD 的临床过程可持续 15 年至 20 年。在早期阶段,舞蹈症是局灶性和节段性的,逐渐进展涉及身体多个部位。舞蹈症通常在 10 年内达到高峰,并逐渐被运动迟缓、僵硬和肌张力障碍等症状取代。在很少一

部分病例中,HD 可表现为帕金森综合征而不是舞蹈症(Westphal 变异型)[33,40],通常发病较早(例如<20岁)。HD 的行为和认知障碍特征通常是患者残疾的主要原因,也是患者家庭面临的主要困难。大约三分之一的患者发展为情绪不良或情感障碍,三分之一为间歇性、爆发性疾病;而其余三分之一表现为药物滥用问题、性功能障碍,反社会人格特征或精神分裂症。有自杀倾向的抑郁症并不少见,即使是不表现出行为问题的少数人,最终也会出现痴呆。因此,HD 中的继发性帕金森综合征是成人患者的晚期特征,是青少年HD 的早期特征。当患者拟诊为 HD 被推荐进行神经影像学检查时,这是一个重要的影像学问题。

基因检测可证实 HD 的诊断。影像异常通常涉及中枢神经系统体积的过早减小和疾病早期尾状核头部的萎缩(▶图 20.1)随着疾病进展,整个纹状体和邻近基底神经节结构会出现进一步的退化和萎缩,中脑相对不受影响。在更晚期,可观察到小脑的退行性改变和皮质进一步的萎缩,特别是前额叶。

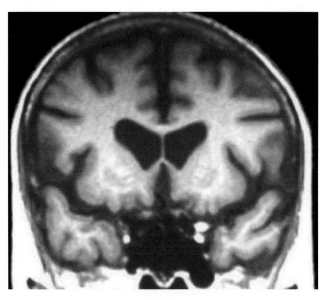

**图 20.1**　成人亨廷顿病,冠状位 MRI 显示尾状核和壳核萎缩,也伴随皮质萎缩,尾状核头部的信号丢失致侧脑室形状和大小改变是诊断这种疾病的典型特征

HD 的治疗需要一个多学科团队,在整个疾病过程中可以给病人和家人提供社交、医疗、神经精神和遗传指导。虽然多巴胺阻滞剂对舞蹈症有中度疗效,但可能加重运动迟缓和肌张力障碍。丁苯那嗪是一种短效药物,可缓解症状且无引起帕金森综合征的高风险,通常用于 HD 治疗。对合并抑郁和药物滥用的治疗也非常重要,从影像的角度来看,这些问题需要在

解释 HD 影像结果中考虑。见第 40 章关于老年痴呆症治疗进展情况的细节。

### 齿状核-红核-苍白球-丘脑下部萎缩

齿状核-红核-苍白球-丘脑下部萎缩是常染色体显性遗传的 I 型小脑共济失调的罕见亚型,它的特点是不自主运动、共济失调、癫痫、精神障碍、认知减退和突出的遗传预期[40,41]。该病在日本人群中最常见,发病率估计为 1:208 000,发病年龄在 1~60 岁之间,临床症状多样,主要取决于发病年龄;肌阵挛、癫痫、精神发育迟缓是青少年发病的主要症状,而小脑共济失调、手足徐动舞蹈症、痴呆则出现在成年发病的患者中,这与一些成年发病的 HD 非常相似。临床特征与 CAG 重复的大小显著相关。头部 MRI 显示小脑、脑干、大脑的萎缩和脑室周围白质高信号[41]。T1WI常显示主要位于额颞部区域的脑萎缩伴侧脑室扩张,小脑、脑桥和中脑萎缩伴第四脑室和导水管扩张(▶图20.2)。

脑室周围白质和半卵圆中心弥漫的 T2WI 高信号,类似于脑白质疏松症或脑白质营养不良,是 DRP-LA 特征性表现。液体衰减反转恢复序列(FLAIR)图像对白质病变的显示优于常规 T2WI。轴位图像显示中脑红核和周围的纤维束之间的信号差异,是本病的特征表现。神经病理学中,DRPLA 的特征性表现是齿状核红核和苍白球路易体系统的联合变性[42],此外,还包括颅骨增厚、脑萎缩、齿状核及其传入纤维的退变、GP-STN 细胞核系统的退变、脑干被盖特别是脑桥的萎缩、纹状体退变、上丘变性、变性细胞核变性、锥体束变性、小脑皮质轻度变性、大脑皮质轻度变性和白质变性。在青少年型伴有进行性肌阵挛癫痫综合征的患者中,GP 的变性比齿状核更严重。在成人患者中,小脑共济失调、舞蹈手足徐动症无肌阵挛或癫痫的齿状核变性比 GP 更严重[43]。

DRPLA 中 SNpc 保留的特点是它与其他有具有相似病理的疾病间一个明显的区别[44]。在皮质下白质中观察到的弥漫性白质变化的病理学基础尚不清楚,组织病理学研究已经揭示了髓鞘和轴突的弥漫性减少,无胶质增生,也没有微血管病理学证据。这些研究结果表明,遗传缺陷可能是 MRI 检测到的脑白质病变主要的病理基础。FLAIR 图像中的明显白质改变非常有用,因为需要与 DRPLA 鉴别的 HD 或其他类型的脊髓小脑萎缩通常无此征象。在 12 号染色体短臂(ATNI 基因;12p13.31)的 DRPLA 基因出现三核苷酸(CAG)不稳定的扩展重复已被确定为致病原因。DRPLA 进展相当迅速,疾病持续时间平均约为

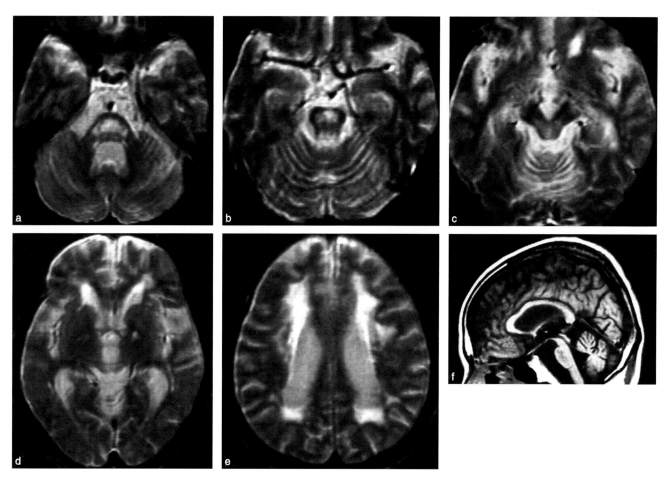

**图 20.2** 60 岁,成人发病 DRPLA 患者的 MRI 图像(a-f)。轴位 T2WI 图像,除左侧苍白球由于陈旧性腔梗呈点状高信号外(d),脑桥中上部、中脑被盖和大脑白质也见高信号病灶,(f)正中矢状位 T1WI 图像显示脑干和小脑萎缩

13 年,反复癫痫和吞咽困难伴频繁发生的液体和食物误吸导致支气管肺炎并随后死亡,但有些患者可以存活达到 60 岁或以上。

### Wilson 病

Wilson 病是一种罕见的遗传性铜代谢障碍疾病,导致铜在某些组织和器官中过度积聚,包括肝脏、大脑、肾脏或角膜。没有及时、适当的治疗,铜代谢障碍会导致进行性肝病、脑退化性改变、精神异常和其他症状。神经系统表现包括静止、动作或姿势性震颤;有些特征的扑翼样震颤或拍打震颤,患者在肩部有近端震颤,类似鸟类拍动着翅膀;舞蹈手足徐动;持续肌肉收缩(例如,苦笑面容,强迫面部鬼脸);肌张力障碍;构音障碍和吞咽困难。一些患者也可能表现为烦躁不安、焦虑、严重的抑郁症,或其他精神症状。通过基因检测做出诊断,血液、尿液的实验室检查来记录铜代谢异常,详见前面的病理部分。Wilson 病的影像学改变已经很清楚。MRI 显示 T2 和 FLAIR 高信号累及丘脑、中脑、脑桥,这些病变在 T1WI 像通常呈低信号,无弥散受限。偶尔,T2/FLAIR 图像上的高信号也

见于纹状体,累及中脑时出现"大熊猫脸"样表现,因为背侧脑桥异常信号类似于熊猫幼崽的脸。大熊猫和幼崽的脸部构成了这种疾病特有的"双熊猫标志"(►图 20.3、►图 20.4)[45]。

这些结果归因于铜在纹状体和 GP 中的沉积和神经退行性病变,"大熊猫脸"征由被盖的高信号、双侧 SN 网状带外侧部和红核保留的信号及上丘的低信号组成。熊猫脸在背侧脑桥有时可见,"熊猫的眼睛"由中央被盖束的相对低信号形成,与开口进入第四脑室的导水管高信号相反,("熊猫的鼻子和嘴")位于上髓帆的下方。"大熊猫的脸"是由小脑上脚形成[46]。从儿童时期早期开始治疗通常有疗效。对 Wilson 病的标准治疗逐步发展,将在第 40 章详细讨论。部分选定的患者需要肝移植,如果成功可以治愈患者。

### 血管性帕金森综合征

血管性帕金森综合征的常见表现,典型者被描述为"下半身帕金森综合征"[47],患者常表现为在下半身(脐下)出现不成比例的帕金森症症状,症状发作隐匿,有时被视为轻度认知缺陷;最常见的表现是行走

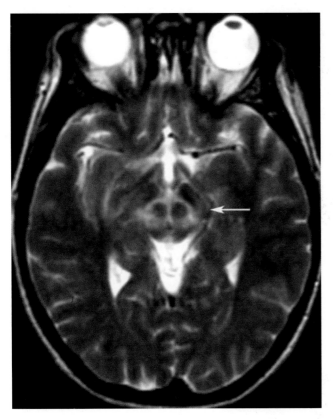

图 20.3 MRI 轴位 T2WI 像显示中脑的"大熊猫脸"（箭）

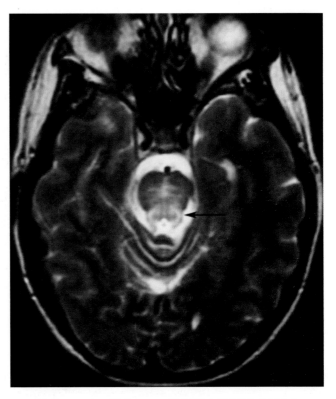

图 20.4 MRI 轴位 T2WI 像显示在脑桥被盖的"小熊猫脸"（箭）

缓慢、爬楼梯困难。检查可发现患者的脚步沉重，运动迟缓，步态也是缓慢的，且转身困难；一些患者具有积极的回缩测试；深部腱反射可能亢进，Babinski 阳性多见；有些患者在上半身也有轻度不呈比例的帕金森综合征；常合并其他疾病，如糖尿病、高血压、心血管疾病或高胆固醇血症；其他众所周知的血管危险因素也很常见，如中风或心血管疾病家族史，一些患者还有尼古丁滥用史。脑影像常证实基底节区（▶图

20.5）、放射冠、丘脑或脑桥中的腔隙性梗死[48]。

许多患者无任何先兆症状，病灶呈静默性，其他患者有短暂性脑缺血发作或明确的中风记录但随后几乎完全恢复，也常有脑体积萎缩的报告，伴发 Binswanger 病的临床诊断并不少见。有趣的是，对诊断为血管性帕金森综合征患者的大系列影像学研究中未能提供影像异常的具体标准[25]。取而代之的是，大量的多灶性小血管病变。值得注意的是，从影像角度看，这些患者的影像表现极不可能仅限于 SNPc，而

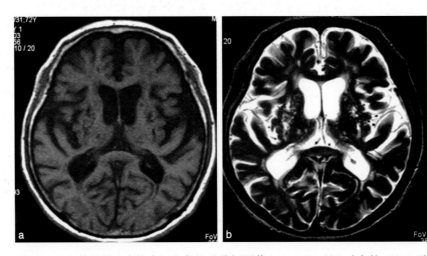

图 20.5 血管性帕金森综合征患者的磁共振图像（a）T1WI、（b）对应的 T2WI，示双侧壳核多发腔隙性梗死

这在特发性 PD 更具特征。但中脑萎缩常见于血管性帕金森综合征患者，认为是继发于华勒氏变性和脑萎缩[49]。

血管性帕金森综合征主要采取对症治疗。值得注意的是每天多次大剂量左旋多巴治疗可以获得适度的临床改善，左旋多巴取得临床获益的剂量通常为 1.5～2g/天[50]。有趣的是，这类患者一般不会出现特发性 PD 患者明显的运动波动症状，且这类患者很少发生药物诱导的运动障碍[24]。这是一个重要的临床区别，从影像角度，可降低不自主运动对图像质量的干扰。从临床角度区分血管性帕金森综合征和特发性帕金森病通常并不困难，但有时候，对特发性 PD 的某些亚型临床鉴别还存在问题，多巴胺转运蛋白 SPECT 扫描可能有帮助[51]。血管性帕金森综合征的鉴别诊断包括正常压力脑积水（normal pressure hydrocephalus，NPH），影像学检查往往是有帮助的，整个脑室系统有或多或少的均匀扩大，伴皮质萎缩，这是 NPH 的显著特征，而血管性帕金森综合征无此征象。相反，在血管性帕金森综合征中，由于多发腔隙性梗死继发尾状核和壳核灰质体积减小，导致侧脑室明显扩大。然而在某些情况下，仅仅依据结构成像鉴别依然困难。在日常工作中常采取一种诊断性测试，即通过脑脊液放液试验观察病人帕金森样症状和步态是否有明显改善，但就测试而言，测试以及测试后帕金森氏症状的任何改善都不是绝对的。这些患者仍存在诊断的不确定性，通常需要采取脑脊液分流术与药物治疗相结合的治疗方法[52,53]。

# 参考文献

[1] Lieu CA, Subramanian T. The interhemispheric connections of the striatum: Implications for Parkinson's disease and drug-induced dyskinesias. Brain Res Bull 2012; 87: 1–9

[2] Lieu CA, Shivkumar V, Gilmour TP, et al. Pathophysiology of drug-induced dyskinesias. In: Parkinson's Disease Book 3 [Internet], 2011; InTech Publishers. http://www.intechopen.com/books/symptoms-of-parkinson-s-disease

[3] Ghaemi K, Krauss JK, Nakamura M. Hemiparkinsonism due to a pontomesencephalic cavernoma: improvement after resection: case report. J Neurosurg Pediatr 2009; 4: 143–146

[4] Li ST, Zhong J. Surgery for mesencephalic cavernoma: case report. Surg Neurol 2007; 67: 413–417, discussion 417–418

[5] Vhora S, Kobayashi S, Okudera H. Pineal cavernous angioma presenting with Parkinsonism. J Clin Neurosci 2001; 8: 263–266

[6] Matsuda W, Matsumura A, Komatsu Y, Yanaka K, Nose T. Awakenings from persistent vegetative state: report of three cases with parkinsonism and brain stem lesions on MRI. J Neurol Neurosurg Psychiatry 2003; 74: 1571–1573

[7] Pérez Errazquin F, Gomez Heredia MJ. [Levodopa-responsive parkinsonism-dystonia due to a traumatic injury of the substantia nigra] [in Spanish] Neurologia 2012; 27: 181–183

[8] Bhatt M, Desai J, Mankodi A, Elias M, Wadia N. Posttraumatic akinetic-rigid syndrome resembling Parkinson's disease: a report on three patients. Mov Disord 2000; 15: 313–317

[9] Nayernouri T. Posttraumatic parkinsonism. Surg Neurol 1985; 24: 263–264

[10] Krauss JK, Trankle R, Raabe A. Tremor and dystonia after penetrating diencephalic-mesencephalic trauma. Parkinsonism Relat Disord 1997; 3: 117–119

[11] Silvers DS, Menkes DL. Hemibody mirror movements in hemiparkinsonism-hemiatrophy syndrome. J Neurol Sci 2009; 287: 260–263

[12] Wijemanne S, Jankovic J. Hemiparkinsonism-hemiatrophy syndrome. Neurology 2007; 69: 1585–1594

[13] Sridam N, Phanthumchinda K. Encephalitis lethargica like illness: case report and literature review. J Med Assoc Thai 2006; 89: 1521–1527

[14] Vilensky JA, Gilman S, McCall S. A historical analysis of the relationship between encephalitis lethargica and postencephalitic parkinsonism: a complex rather than a direct relationship. Mov Disord 2010; 25: 1116–1123

[15] Hayase Y, Tobita K. Influenza virus and neurological diseases. Psychiatry Clin Neurosci 1997; 51: 181–184

[16] Toovey S. Influenza-associated central nervous system dysfunction: a literature review. Travel Med Infect Dis 2008; 6: 114–124

[17] Misra UK, Kalita J. Overview: Japanese encephalitis. Prog Neurobiol 2010; 91: 108–120

[18] Centers for Disease Control. Street-drug contaminant causing parkinsonism. Morbidity Mortal Week Rep. 1984; 33: 351–352

[19] Langston JW, Ballard P, Tetrud JW, Irwin I. Chronic Parkinsonism in humans due to a product of meperidine-analog synthesis. Science 1983; 219: 979–980

[20] Vingerhoets FJ, Snow BJ, Tetrud JW, Langston JW, Schulzer M, Calne DB. Positron emission tomographic evidence for progression of human MPTP-induced dopaminergic lesions. Ann Neurol 1994; 36: 765–770

[21] Yasuda T, Nakata Y, Choong CJ, Mochizuki H. Neurodegenerative changes initiated by presynaptic dysfunction. Transl Neurodegener 2013; 2: 16

[22] Bondon-Guitton E, Perez-Lloret S, Bagheri H, Brefel C, Rascol O, Montastruc JL. Drug-induced parkinsonism: a review of 17 years' experience in a regional pharmacovigilance center in France. Mov Disord 2011; 26: 2226–2231

[23] Bower JH, Dickson DW, Taylor L, Maraganore DM, Rocca WA. Clinical correlates of the pathology underlying parkinsonism: a population perspective. Mov Disord 2002; 17: 910–916

[24] Kalra S, Grosset DG, Benamer HT. Differentiating vascular parkinsonism from idiopathic Parkinson's disease: a systematic review. Mov Disord 2010; 25: 149–156

[25] Zijlmans JC, Daniel SE, Hughes AJ, Révész T, Lees AJ. Clinicopathological investigation of vascular parkinsonism, including clinical criteria for diagnosis. Mov Disord 2004; 19: 630–640

[26] Kimura Y, Sato N, Sugai K et al. MRI, MR spectroscopy, and diffusion tensor imaging findings in patient with static encephalopathy of childhood with neurodegeneration in adulthood (SENDA). Brain Dev 2013; 35: 458–461

[27] Kruer MC, Boddaert N, Schneider SA et al. Neuroimaging features of neurodegeneration with brain iron accumulation. AJNR Am J Neuroradiol 2012; 33: 407–414

[28] Kim TJ, Kim IO, Kim WS et al. MR imaging of the brain in Wilson disease of childhood: findings before and after treatment with clinical correlation. AJNR Am J Neuroradiol 2006; 27: 1373–1378

[29] Racette BA, Aschner M, Guilarte TR, Dydak U, Criswell SR, Zheng W. Pathophysiology of manganese-associated neurotoxicity. Neurotoxicology 2012; 33: 881–886

[30] Ala A, Walker AP, Ashkan K, Dooley JS, Schilsky ML. Wilson's disease. Lancet 2007; 369: 397–408

[31] Martino D, Stamelou M, Bhatia KP. The differential diagnosis of Huntington's disease-like syndromes: 'red flags' for the clinician. J Neurol Neurosurg Psychiatry 2013; 84: 650–656

[32] Snell RG, MacMillan JC, Cheadle JP et al. Relationship between trinucleotide repeat expansion and phenotypic variation in Huntington's disease. Nat Genet 1993; 4: 393–397

[33] Douglas I, Evans S, Rawlins MD, Smeeth L, Tabrizi SJ, Wexler NS. Juvenile Huntington's disease: a population-based study using the General Practice Research Database. BMJ Open 2013; 3

[34] Labbadia J, Morimoto RI. Huntington's disease: underlying molecular mechanisms and emerging concepts. Trends Biochem Sci 2013; 38: 378–385

[35] Petersen LR, Brault AC, Nasci RS. West Nile virus: review of the literature. JAMA 2013; 310: 308–315

[36] Sejvar JJ, Haddad MB, Tierney BC et al. Neurologic manifestations and outcome of West Nile virus infection. JAMA 2003; 290: 511–515

[37] Vilensky JA, Gilman S, McCall S. Does the historical literature on encephalitis lethargica support a simple (direct) relationship with postencephalitic Parkinsonism? Mov Disord 2010; 25: 1124–1130

[38] Anderson LL, Vilensky JA, Duvoisin RC. Review: neuropathology of acute

phase encephalitis lethargica: a review of cases from the epidemic period. Neuropathol Appl Neurobiol 2009; 35: 462–472

[39] Finkbeiner S. Huntington's Disease. Cold Spring Harb Perspect Biol 2011; 3: a007476

[40] Wardle M, Morris HR, Robertson NP. Clinical and genetic characteristics of non-Asian dentatorubral-pallidoluysian atrophy: a systematic review. Mov Disord 2009; 24: 1636–1640

[41] Yoshii F, Tomiyasu H, Shinohara Y. Fluid attenuation inversion recovery (FLAIR) images of dentatorubropallidoluysian atrophy: case report. J Neurol Neurosurg Psychiatry 1998; 65: 396–399

[42] Takeda S, Takahashi H. Neuropathology of dentatorubropallidoluysian atrophy. Neuropathology 2007; 16: 48–55

[43] Takahashi H, Yamada M, Takeda S. [Neuropathology of dentatorubral-pallidoluysian atrophy and Machado-Joseph disease] [in Japanese] No To Shinkei 1995; 47: 947–953

[44] Wong JC, Armstrong MJ, Lang AE, Hazrati LN. Clinicopathological review of pallidonigroluysian atrophy. Mov Disord 2013; 28: 274–281

[45] Singh P, Ahluwalia A, Saggar K, Grewal CS. Wilson's disease: MRI features. J Pediatr Neurosci 2011; 6: 27–28

[46] Jacobs DA, Markowitz CE, Liebeskind DS, Galetta SL. The "double panda sign" in Wilson's disease. Neurology 2003; 61: 969

[47] Demirkiran M, Bozdemir H, Sarica Y. Vascular parkinsonism: a distinct, heterogeneous clinical entity. Acta Neurol Scand 2001; 104: 63–67

[48] Zijlmans JC, Thijssen HO, Vogels OJ et al. MRI in patients with suspected vascular parkinsonism. Neurology 1995; 45: 2183–2188

[49] Choi SM, Kim BC, Nam TS et al. Midbrain atrophy in vascular Parkinsonism. Eur Neurol 2011; 65: 296–301

[50] Zijlmans JC, Katzenschlager R, Daniel SE, Lees AJ. The L-dopa response in vascular parkinsonism. J Neurol Neurosurg Psychiatry 2004; 75: 545–547

[51] Gerschlager W, Bencsits G, Pirker W et al. [123I]beta-CIT SPECT distinguishes vascular parkinsonism from Parkinson's disease. Mov Disord 2002; 17: 518–523

[52] Ondo WG, Chan LL, Levy JK. Vascular parkinsonism: clinical correlates predicting motor improvement after lumbar puncture. Mov Disord 2002; 17: 91–97

[53] Akiguchi I, Ishii M, Watanabe Y et al. Shunt-responsive parkinsonism and reversible white matter lesions in patients with idiopathic NPH. J Neurol 2008; 255: 1392–1399

# 第七部分

## 血管性痴呆

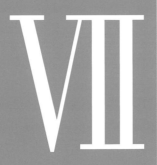

# 第 21 章　血管性痴呆

A. M. Barrett, Vahid Behravan

部分缺血性疾病与认知功能障碍密切相关,包括血管性痴呆、血管性认知障碍[1]、多发性梗死性痴呆[2]、皮质下血管性痴呆[3,4]。早在 19 世纪,Binswanger 和 Alzheimer 首次将这种临床卒中或亚临床血管性脑损伤合并记忆及认知等相关功能障碍的综合征[5]引入该领域[6]。不同于神经退行性疾病损伤脑组织造成的痴呆,如阿尔茨海默病(Alzheimer's disease,AD)、额颞叶痴呆及其变异型(主要是皮质)、帕金森叠加综合征、亨廷顿病及其他主要影响皮质下系统的神经退行性疾病,血管性和缺血相关性痴呆被认为是"继发性"痴呆[7]。在认知损害的机制上与原发性神经退行性疾病不同:"继发性"痴呆不仅对皮质、皮质下细胞以及

白质环路造成直接损伤,还通过异常的细胞稳态(如血管性痴呆常受到糖尿病和高血糖的共同影响,同时发生的心血管疾病可能改变脑血流灌注机制)造成间接损伤。

血管性痴呆常在早期出现思维动机、启动和组织障碍(为皮质下损害,且对既往已获取的知识无影响),有一次或多次后顶叶皮质区域的卒中,可直接影响皮质或破坏来自丘脑或其他皮质区的白质输入间接损伤皮质,据此,通常可与 AD 鉴别。(▶图 21.1)[8]尽管如此,其与 AD 这类皮质性痴呆的临床表现常有重叠,因此,脑部成像是诊断血管性痴呆的关键部分。

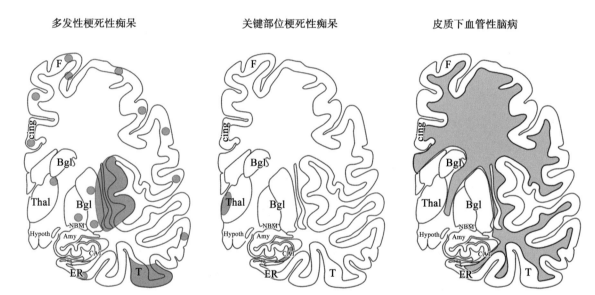

图 21.1　血管性痴呆不同病理综合征的冠状位切片示意图。灰色区域代表缺血和梗死脑区。多发梗死性痴呆以遍布灰质的(左侧)小血管和大血管病变为特征;关键部位梗死性痴呆以记忆功能关键脑区,如海马或旁正中丘脑的较少病灶为特征;在皮质下血管性脑病,脑室周围白质多发融合病灶可与小血管病变同时发生。Amy,杏仁核;Bgl,基底节;CA1,海马 CA1 区;Cing,扣带回;ER,内嗅皮质;F,额叶新皮质;Hypoth,下丘脑;NBM,Meynert 基底核;T,颞叶新皮质;Thal,丘脑。(Used with permission from Van der Flier WM, Cordonnier C. Microbleeds in vascular dementia:clinical aspects. Exp Gerontol 2012;47(11):853-857.)

## 21.1　诊断标准

血管性痴呆(vascular dementia,VaD)的诊断尚不统一,阿尔茨海默病诊断和治疗中心(Alzheimer's Disease Diagnostic and Treatment Centers,ADDTC)[9]、世界卫生组织的国际疾病分类第 10 版(International Statistical Classification of Diseases-10,ICD-10[10])、美国国立神经系统疾病与卒中研究所和瑞士神经科学研究

所国际协会(National Institute of Neurological Disorders and Stroke-Association Internationale pour la Recherche et l'Enseignement en Neurosciences,NINDS-AIREN[11])和 Hachinski 缺血量表评分[12,13]均有不同的定义,美国精神病协会诊断和统计手册(American Psychiatric Association Diagnostic and Statistical Manual,DSM,第 4 版)提供的[14]是一套非常好的诊断标准。DSM 将血管性痴呆定义为:(1)记忆障碍(学习新知识的能力受损

或回忆以前学过的知识），诊断痴呆症和显著的早期症状所需的；（2）一种（或多种）认知障碍，包括失语症（语言障碍）、失用症（尽管力量完好，但以技能为目的运动时功能失调）、失认（尽管感官功能完整，但是无法识别或辨认面孔、物体、手势或其他特定信息）、执行功能紊乱（如计划、组织、排序、抽象），命名障碍（难以说出词语或物体的名称）足以满足失语症的标准。认知障碍必然会严重影响其社会或工作能力，与先前功能水平相比显著下降。

即将出版的第 5 版 DSM 提出，诊断血管性痴呆（痴呆）的主要神经认知障碍应包括记忆；但次要神经认知障碍可定义为单一认知障碍，如执行功能障碍。此时患者在使用代偿措施时仍可继续功能活动。

相比其他类型的痴呆，血管性痴呆的定义包括：局灶性神经系统症状和体征（深部腱反射亢进、伸肌跖反应、假性延髓性麻痹、步态异常、四肢无力），或有脑血管病的实验室证据，且这些证据与功能障碍有因果关系（如累及皮质和皮质下白质的多发梗死）[8,15]；最后，在血管性痴呆中，认知障碍和神经系统症状不只发生在谵妄的过程中。

## 21.2 病理生理学

五种不同但相互关联的病理变化（▶表 21.1）在血管性痴呆认知和功能障碍的发生和发展中发挥作用[5,15,16]。这些变化包括：大血管栓塞性卒中（心脏或大动脉起源）、由低灌注引起的脑内大面积分水岭梗死（▶图 21.2）、小血管腔隙性梗死、脑室周围白质慢性缺血（▶图 21.2）、脑微出血（▶图 21.2、▶图 21.3）以及内侧颞叶萎缩。

**表 21.1 与血管性痴呆进行性认知损害相关的病理学**

| 病理性疾病 | 病因 | 参考文献 |
| --- | --- | --- |
| 大动脉和分水岭梗死 | 栓塞，低灌注 | Wright,2013[15]；Leyset al,2005[40] |
| 小动脉梗死或腔隙性梗死，计为 NINDS-AIREN 标准的一部分 | 影响尾状核、壳核、苍白球、丘脑、内囊、小脑、脑干的血栓形成 | Arvanitakis et al,2011[41]；Roman et al,1993[11] |
| 慢性皮质下缺血，影响>25% 的脑室周围白质 | 脑血管疾病，动脉粥样硬化/透明变性 | Chui et al,2000[9]；Thal et al,2012[5] |
| 脑微出血 | 脑血管异常 | Kirsch et al,2009[42]；Van der Flier,Cordonnier,2012[36] |
| 海马萎缩和硬化 | 神经退变，可能由于代谢不足或慢性缺血 | Gorelick et al,2011[43]；Zarow et al,2008[44] |

缩写：NINDS-AIREN，美国国立神经系统疾病与卒中研究所和瑞士神经科学研究所国际协会。

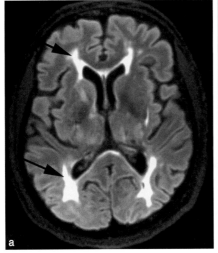
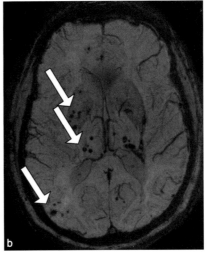

图 21.2 （a）脑部 MR FLAIR 图像示脑室周围白质信号异常（信号强度增加区域，黑箭）。（b）T2*WI 像可见微出血（信号强度减低区域，白箭）。（Used with permission from Van der Flier WM，Cordonnier C. Microbleeds in vascular dementia：clinical aspects. Exp Gerontol 2012；47（11）：853-857.）

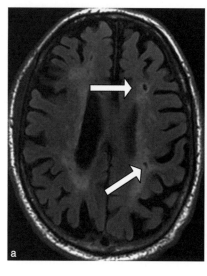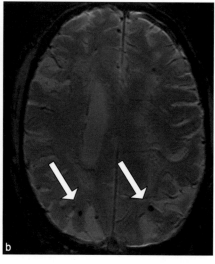

图21.3　（a）脑部 MR FLAIR 图像示腔隙性卒中（信号强度降低区域，白箭）。（b）T2* WI 像显示微出血（信号强度降低区域，白箭）。（Used with permission from Van der Flier WM，Cordonnier C. Microbleeds in vascular dementia：clinical aspects. Exp Gerontol 2012；47（11）：853-857. ）

目前一些综述报道认为内侧颞叶、海马萎缩与血管性痴呆的病理证据共存，由于内侧颞叶萎缩的受试者除脑血管病变外，还可能有未被发现的 AD，因此这一观点受到质疑。相比血管性痴呆的其他放射学征象，即使内侧颞叶萎缩具有独立的原因，它也可独立预测随时间出现的认知症状进展[17]。

## 21.3　遗传学

血管性痴呆的遗传学研究与 AD 及其他原发性神经退行性疾病一样得到了共同发展，这些疾病之间的区别已被阐明（▶表21.2）。AD 的遗传危险因素被广泛研究，这些相同或不同的基因与发展成为血管性痴呆的风险关系已被研究。

表21.2　与皮质下、卒中相关和血管性痴呆相关的疾病及遗传相关性详情请参阅下表

| 疾病 | 基因 | 位置 |
| --- | --- | --- |
| AD 和 VaD | 载脂蛋白 E | 染色体 19 |
| CADASIL | NOTCH 3 | 染色体 19 |
| CARASIL | *HTRA1* | 染色体 10 |
| CRV，HERNS，HVR | *TREX1* | 染色体 3 |
| HDLS | CFR1R | 染色体 5 |
| FBD | *BRI* | 染色体 13 |
| 遗传性脑淀粉样血管病 | *APP*、*CST3*、*ITM2B* | 染色体 21、20、13 |

缩写：CADASIL，伴皮质下梗死和白质脑病的常染色体显性遗传性脑动脉病；CARASIL，伴皮质下梗死和白质脑病的常染色体隐性遗传性脑动脉病；CRV，脑视网膜血管病；FBD，英国家族性痴呆；HDLS，遗传性弥漫性白质脑病合并轴索球样变；HERNS，遗传性内皮病合并视网膜病变-肾病-卒中；HVR，遗传性血管性视网膜病。

传统上，为了寻找某种疾病的遗传相关性，需要研究受疾病影响的大家系或种族。当我们考虑血管性痴呆相关的主要病理疾病时，遗传预测因子与以下三种类型相关：多发梗死性痴呆、小血管和关键部位梗死性痴呆以及皮质下动脉硬化性白质脑病（Binswanger 脑病）。但一些血管性痴呆相关基因可能主要反映 AD 的遗传；诊断为 AD 的患者中 AD 与血管性痴呆同时发生者多达半数。

在 AD 中被广泛研究的基因——载脂蛋白 E（apolipoprotein E，ApoE），是一种胆固醇载体，参与大脑的损伤修复。ApoE 的多态等位基因是 AD 风险的决定性遗传因素，与 AD 风险增加最相关的 Apo-E 4 等位基因被认为也会增加血管性痴呆的风险[18-20]。

伴皮质下梗死和白质脑病的常染色体显性遗传性脑动脉病（cerebral autosomal dominant arteriopathy with subcortical infarcts and leukoencephalopathy，CADASIL）被认为是成人卒中和血管性痴呆最常见的遗传性原因，是血管性痴呆的一种家族性遗传形式[21,22]，由位于 19 号染色体上的 *NOTCH3* 基因突变引起，临床特征为先兆偏头痛、复发缺血性卒中、认知和行为障碍以及痴呆。伴皮质下梗死和白质脑病的常染色体隐性遗传性脑动脉病（cerebral autosomal recessive arteriopathy with subcortical infarcts and leukoencephalopathy，CARASIL，也称为 Maeda 综合征）也是一种遗传性小血管病，临床以非高血压性白质脑病伴脱发和脊椎关节病为特征[23]。诊断依赖于脑部 MRI 表现和分子遗传学检测定位于 10 号染色体上的 *HTRA1* 基因。

其他可导致卒中、潜在认知损害和痴呆的遗传性脑血管病不常见，主要包括：遗传性血管性视网膜病（hereditary vascular retinopathy，HVR）脑视网膜血管病（cerebroretinal vasculopathy，CRV）和遗传性内皮病合并视网

膜病变-肾病-卒中(hereditary endotheliopathy with retinopathy, nephropathy, and stroke, HERNS)[24]。HERNS 以视网膜毛细血管闭塞和 CNS 血管病变为特征,患者常有痴呆,并且与 CADASIL 患者一样偏头痛。HERNS 与染色体 3p21 相关,以常染色体显性方式遗传。

遗传性脑淀粉样血管病可导致进行性痴呆、卒中和其他神经系统症状。许多不同的类型与国籍有关,荷兰型遗传性脑淀粉样血管病是最常见的类型,已知与痴呆相关的还有佛兰德、意大利、冰岛和北极型的遗传性脑淀粉样血管病和两种其他类型-英国家族性痴呆(familial British dementia, FBD)和丹麦家族性痴呆[25-28]。FBD 淀粉样血管病系常染色体显性遗传,以血管性痴呆、进行性痉挛性截瘫和小脑性共济失调为

特征,60 岁左右发病,主要由第 13 号染色体上 BRI 基因的点突变造成[29]。

遗传相关的血管性痴呆的其他罕见原因包括 Sneddon 综合征(伴有脑血管疾病的网状青斑),可导致进行性动脉病变。Sneddon 综合征多为散发,但家族病例也有报道,以常染色体显性(不完全外显)或常染色体隐性方式遗传[30]。

痴呆也见于其他遗传性白质脑病,如遗传性弥漫性白质脑病合并轴索球样变(hereditary diffuse leukoencephalopathy with neuroaxonal spheroids, HDLS)[31]或白质消融疾病[32]。这一点很重要,因为遗传或代谢性脑白质营养不良的影像学异常可被误认为是缺血性改变[33]。(▶图 21.4)

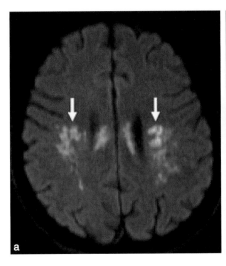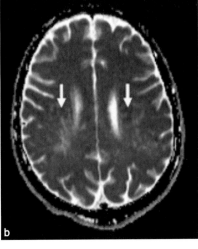

图 21.4 遗传性白质脑病(HDLS)患者的轴位(a)DWI 和(b)ADC 图像,显示在 DWI 中(a 箭)和 ADC 图(b 箭)均显示信号增高。(Used with permission from Boissé L, Islam O, Woulfe J, Ludwin SK, Brunet DG. Neurological picture: hereditary diffuse leukoencephalopathy with neuroaxonal spheroids; novel imaging findings. J Neurol Neurosurg Psychiatry 2010;81(3):313-314.)

## 21.4 分类

在计算机程序广泛用于计算脑内病灶体积和白质异常程度之前,常用视觉评分法对血管性痴呆的缺血性损伤进行分级。Fazekas 量表[34]将弥漫性和脑室周围白质高信号作为小血管疾病的标志物进行分级。Scheltens 等[35]建议进一步修改 Fazekas 量表以量化基底节区的高信号;但这些方法与计算机体积评估相关性不佳,可靠性和有效性也未得到证实,甚至计算机体积测量的结果与认知和功能损害的进展也无相关性,因此这些技术的价值受到质疑。但是,有证据表明:阈值与认知障碍明确相关,与小血管和大血管缺血中的步态和运动功能问题之间有更密切的关系,因此这些技术依然有临床价值。

微出血尚不能用于血管性痴呆临床诊断或症状进展的预测,但未来通过微出血点的计数可能有助于预测认知功能的进展[36]。

尽管已经可运用计算机技术,但视觉评分仍是对

颞叶内侧萎缩进行分类的常用方法。Scheltens 及其同事推荐了 1~5 级量表[37]。在 AD 中,视觉评估海马萎缩的敏感性超过 80%,诊断特异性大于 90%[16]。

## 21.5 其他需要注意的神经解剖学行为

Barrett 及其同事[38]和 Cramer 等[39]指出,模态特异性的结果能够准确评估卒中后特定表现(如失语症、空间忽略和肢体不适)的自然演变。关键部位梗死能影响记忆和认知功能的关键区域,如左侧颞顶叶交界处。当患者既往存在失语、空间忽略或其他重要认知综合征,发展至认知功能进一步逐渐丧失时(如无法独立着装),临床医生常需通过脑影像以确定是否有新发的大血管卒中。鉴于脑白质病变负荷量、腔隙灶计数、微出血量体积以及海马萎缩与血管性痴呆具有潜在的相关性,推测这些指标也有助于预测功能性残疾的进展、确定在大动脉卒中后是否需要侵入性处理并治疗危险因素。这意味着,将来临床医生会对新发

或慢性大动脉卒中的患者进行常规检查,通过评估神经放射学-神经病理学数据,判断未来发生血管性痴呆的风险,并使血管性痴呆的新疗法能更广泛地使用。

## 21.6　致谢

这项工作得到了凯斯勒基金会、国立卫生研究院和教育部/国家残疾和康复研究所(赠款 K24 HD062647,H133 G120203,PI:巴雷特)的资助。研究内容不代表教育部的政策,也不应该由联邦政府认可。

## 参考文献

[1] Hachinski V, Iadecola C, Petersen RC et al. National Institute of Neurological Disorders and Stroke-Canadian Stroke Network vascular cognitive impairment harmonization standards. Stroke 2006; 37: 2220–2241

[2] Hachinski VC, Lassen NA, Marshall J. Multi-infarct dementia: a cause of mental deterioration in the elderly. Lancet 1974; 2: 207–210

[3] Tomimoto H. Subcortical vascular dementia. Neurosci Res 2011; 71: 193–199

[4] Jellinger KA. Pathology and pathogenesis of vascular cognitive impairment—a critical update. Front Aging Neurosci 2013; 5: 17

[5] Thal DR, Grinberg LT, Attems J. Vascular dementia: different forms of vessel disorders contribute to the development of dementia in the elderly brain. Exp Gerontol 2012; 47: 816–824

[6] Libon DJ, Price CC, Davis Garrett K, Giovannetti T. From Binswanger's disease to leukoaraiosis: what we have learned about subcortical vascular dementia. Clin Neuropsychol 2004; 18: 83–100

[7] Emre M. Classification and diagnosis of dementia: a mechanism-based approach. Eur J Neurol 2009; 16: 168–173

[8] Barrett AM. Is it Alzheimer's disease or something else? 10 disorders that may feature impaired memory and cognition. Postgrad Med 2005; 117: 47–53

[9] Chui HC, Mack W, Jackson JE et al. Clinical criteria for the diagnosis of vascular dementia: a multicenter study of comparability and interrater reliability. Arch Neurol 2000; 57: 191–196

[10] World Health Organization (WHO). International Statistical Classification of Diseases and Related Health Problems, 10th Revision (ICD-10), Geneva: WHO; 1992

[11] Román GC, Tatemichi TK, Erkinjuntti T et al. Vascular dementia: diagnostic criteria for research studies. Report of the NINDS-AIREN International Workshop. Neurology 1993; 43: 250–260

[12] Hachinski VC, Bowler JV. Vascular dementia. Neurology 1993; 43: 2159–2160, author reply 2160–2161

[13] Pantoni L, Inzitari D. Hachinski's ischemic score and the diagnosis of vascular dementia: a review. Ital J Neurol Sci 1993; 14: 539–546

[14] American Psychiatric Association. Diagnostic and Statistical Manual of Mental Disorders Revised 4th ed. Washington, DC. 2000

[15] Wright CB. Etiology, Clinical Manifestations and Diagnosis of Vascular Dementia. Waltham, MA: UptoDate Inc; 2013

[16] Román G, Pascual B. Contribution of neuroimaging to the diagnosis of Alzheimer's disease and vascular dementia. Arch Med Res 2012; 43: 671–676

[17] Mungas D, Jagust WJ, Reed BR et al. MRI predictors of cognition in subcortical ischemic vascular disease and Alzheimer's disease. Neurology 2001; 57: 2229–2235

[18] Baum L, Lam LC, Kwok T et al. Apolipoprotein E epsilon4 allele is associated with vascular dementia. Dement Geriatr Cogn Disord 2006; 22: 301–305

[19] McGuinness B, Carson R, Barrett SL, Craig D, Passmore AP. Apolipoprotein epsilon4 and neuropsychological performance in Alzheimer's disease and vascular dementia. Neurosci Lett 2010; 483: 62–66

[20] Chuang YF, Hayden KM, Norton MC et al. Association between APOE epsilon4 allele and vascular dementia: the Cache County study. Dement Geriatr Cogn Disord 2010; 29: 248–253

[21] Tournier-Lasserve E, Joutel A, Melki J et al. Cerebral autosomal dominant arteriopathy with subcortical infarcts and leukoencephalopathy maps to chromosome 19q12. Nat Genet 1993; 3: 256–259

[22] Peters N, Opherk C, Zacherle S, Capell A, Gempel P, Dichgans M. CADASIL-associated Notch3 mutations have differential effects both on ligand binding and ligand-induced Notch3 receptor signaling through RBP-Jk. Exp Cell Res 2004; 299: 454–464

[23] Fukutake T. Cerebral autosomal recessive arteriopathy with subcortical infarcts and leukoencephalopathy (CARASIL): from discovery to gene identification. J Stroke Cerebrovasc Dis 2011; 20: 85–93

[24] Ophoff RA, DeYoung J, Service SK et al. Hereditary vascular retinopathy, cerebroretinal vasculopathy, and hereditary endotheliopathy with retinopathy, nephropathy, and stroke map to a single locus on chromosome 3p21.1-p21.3. Am J Hum Genet 2001; 69: 447–453

[25] Maat-Schieman M, Roos R, van Duinen S. Hereditary cerebral hemorrhage with amyloidosis-Dutch type. Neuropathology 2005; 25: 288–297

[26] Maia LF, Mackenzie IR, Feldman HH. Clinical phenotypes of cerebral amyloid angiopathy. J Neurol Sci 2007; 257: 23–30

[27] Palsdottir A, Snorradottir AO, Thorsteinsson L. Hereditary cystatin C amyloid angiopathy: genetic, clinical, and pathological aspects. Brain Pathol 2006; 16: 55–59

[28] Mead S, James-Galton M, Revesz T et al. Familial British dementia with amyloid angiopathy: early clinical, neuropsychological and imaging findings. Brain 2000; 123: 975–991

[29] Revesz T, Ghiso J, Lashley T et al. Cerebral amyloid angiopathies: a pathologic, biochemical, and genetic view. J Neuropathol Exp Neurol 2003; 62: 885–898

[30] Mascarenhas R, Santo G, Gonçalo M, Ferro MA, Tellechea O, Figueiredo A. Familial Sneddon's syndrome. Eur J Dermatol 2003; 13: 283–287

[31] Keegan BM, Giannini C, Parisi JE, Lucchinetti CF, Boeve BF, Josephs KA. Sporadic adult-onset leukoencephalopathy with neuroaxonal spheroids mimicking cerebral MS. Neurology 2008; 70: 1128–1133

[32] Gascon-Bayarri J, Campdelacreu J, Sánchez-Castañeda C et al. Leukoencephalopathy with vanishing white matter presenting with presenile dementia. J Neurol Neurosurg Psychiatry 2009; 80: 810–811

[33] Boissé L, Islam O, Woulfe J, Ludwin SK, Brunet DG. Neurological picture: hereditary diffuse leukoencephalopathy with neuroaxonal spheroids: novel imaging findings. J Neurol Neurosurg Psychiatry 2010; 81: 313–314

[34] Fazekas F, Chawluk JB, Alavi A, Hurtig HI, Zimmerman RA. MR signal abnormalities at 1.5 T in Alzheimer's dementia and normal aging. AJR Am J Roentgenol 1987; 149: 351–356

[35] Scheltens P, Barkhof F, Leys D et al. A semiquantative rating scale for the assessment of signal hyperintensities on magnetic resonance imaging. J Neurol Sci 1993; 114: 7–12

[36] Van der Flier WM, Cordonnier C. Microbleeds in vascular dementia: clinical aspects. Exp Gerontol 2012; 47: 853–857

[37] Scheltens P, Leys D, Barkhof F et al. Atrophy of medial temporal lobes on MRI in "probable" Alzheimer's disease and normal ageing: diagnostic value and neuropsychological correlates. J Neurol Neurosurg Psychiatry 1992; 55: 967–972

[38] Barrett AM, Levy CE, Gonzalez Rothi LJ. Treatment innovation in rehabilitation of cognitive and motor deficits after stroke and brain injury: physiological adjunctive treatments. Am J Phys Med Rehabil 2007; 86: 423–425

[39] Cramer SC, Koroshetz WJ, Finklestein SP. The case for modality-specific outcome measures in clinical trials of stroke recovery-promoting agents. Stroke 2007; 38: 1393–1395

[40] Leys D, Hénon H, Mackowiak-Cordoliani MA, Pasquier F. Poststroke dementia. Lancet Neurol 2005; 4: 752–759

[41] Arvanitakis Z, Leurgans SE, Barnes LL, Bennett DA, Schneider JA. Microinfarct pathology, dementia, and cognitive systems. Stroke 2011; 42: 722–727

[42] Kirsch W, McAuley G, Holshouser B et al. Serial susceptibility weighted MRI measures brain iron and microbleeds in dementia. J Alzheimers Dis 2009; 17: 599–609

[43] Gorelick PB, Scuteri A, Black SE et al. American Heart Association Stroke Council, Council on Epidemiology and Prevention, Council on Cardiovascular Nursing, Council on Cardiovascular Radiology and Intervention, and Council on Cardiovascular Surgery and Anesthesia. Vascular contributions to cognitive impairment and dementia: a statement for healthcare professionals from the american heart association/american stroke association. Stroke 2011; 42: 2672–2713

[44] Zarow C, Sitzer TE, Chui HC. Understanding hippocampal sclerosis in the elderly: epidemiology, characterization, and diagnostic issues. Curr Neurol Neurosci Rep 2008; 8: 363–370

# 第 22 章　血管性痴呆影像学

Amit Agarwal，Sangam G. Kanekar

血管性痴呆（vascular dementia，VaD）是继阿尔茨海默病（Alzheimer's disease，AD）之后痴呆的第二大常见病因，其临床诊断工作在全球范围内依然具有挑战性[1,2]。VaD 作为一种临床综合征，与不同的血管机制和脑内改变有关，具有不同的病因和临床表现[3]。VaD 不再局限于最初由 Hachinski 及其同事在 1974 年[4] 提出的多发梗死性痴呆（multi-infarct dementia，MID）。VaD 的病理生理学实际上包含了：血管病因之间的相互作用，如脑血管疾病（cerebrovascular disease，CVD）和血管危险因素；脑内变化，如梗死、白质病变和萎缩；宿主因素，如年龄、教育程度和性别；以及认知因素，如执行功能和精神运动速度的衰退。血管性认知功能损害（vascular cognitive impairment，VCI）一词被提出，作为一个总括性术语以识别与血管病理相关的一系列认知和行为方面的变化。

西方国家多发梗死性痴呆的患病率据估计为 7%~10%，而日本的流行病学数据显示，年龄超过 65 岁的人群中约 48.5% 患有 VaD，可见 VaD 在老年人群中很常见[5,6]；但由于其临床表现多样以及血管原因不同，VaD 的诊断仍有难度。从过去 30 年来出版和使用的临床诊断标准的数量足以说明这一挑战，针对 VaD 或多发梗死性痴呆，至少有 8 种不同的临床诊断标准用于临床和研究中，包括最初的 Hachinski 缺血量表评分、美国"精神疾病协会诊断和统计手册"第四版（DSM-IV）提出的标准、加利福尼亚阿尔茨海默病诊断和治疗中心（CAD-DTC）标准、国立神经系统疾病

与卒中研究所和瑞士神经科学研究所国际协会（NINDS-AIREN）标准[6]。这些标准已经被一些神经病理学研究所证实，并提出了一个影像分级标准，可提高 VaD 诊断的一致性。神经影像学用于确认 VaD 中的 CVD，并提供血管病变分布和严重程度的信息[7]。第 21 章对 VaD 的病理生理学、诊断标准、遗传学和分类进行了深入的讨论，本章将介绍常规和高级神经影像学在 VaD 诊断中的价值。

## 22.1　临床标准

VaD 是一个广义的术语，不仅与缺血性 CVD 相关，还与出血性病变、缺氧缺血性脑损伤（如心搏骤停引起）和老年性白质脑病相关的痴呆有关，但排除单纯窒息或呼吸衰竭（低氧性缺氧）和一氧化碳或氰化物中毒（组织毒性缺氧）的患者[8]。VaD 的临床表现在很大程度上取决于脑损伤的原因和部位。大血管疾病常导致多发性皮质梗死和多灶性皮质痴呆综合征；而由高血压和糖尿病引起的小血管疾病造成脑室周围白质缺血和腔隙性卒中，其临床特征是皮质下痴呆伴额叶功能缺陷、执行功能障碍、信息处理减慢、记忆力受损、注意力不集中、抑郁情绪改变、运动功能减退和帕金森症（▶图 22.1）[9,10]。在缺乏诊断 AD 或 VaD 的生物标志物时，临床医师必须依靠临床标准来鉴别和描述这些患者的痴呆症状。

尽管所有临床标准（DSM-IV、NINDS、CAD-

**血管性痴呆的临床表现**

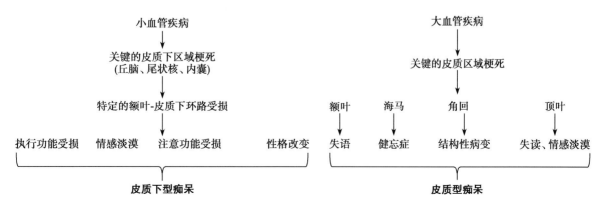

图 22.1　血管性痴呆的临床表现因脑血管病变的类型和位置而异。（改编自 Román GC. Defining dementia. Acta Neurol Scand Suppl 2002；178：6-9）

DTC)都用于识别 VaD 患者,但敏感性和特异性各异。有两种工具因高特异性而成功地用于 VaD 的诊断,即由 NINDS-AIREN[8] 和 CAD-DTC 发展的标准[11]。虽然两套 VaD 标准在很大程度上基于类似 AD 的标准,但二者均经过神经病理学验证,并已证明可以成功排除大多数 AD 患者(NINDS-AIREN,91%;CAD-DTC,87%)。这两套标准概括了诊断 VaD 所需的三个关键要素,包括痴呆、CVD 和两者之间的合理关联[12]。这两套 VaD 标准均需依赖神经影像学如 CT 或 MRI 确定脑血管病灶(尽管两者都不要求影像病变与认知或功能缺陷相关)[13]。

## 22.2　影像学的作用

传统观点认为 CT 和 MRI 主要用于排除适合手术治疗的其他异常,如肿瘤、血肿或脑积水[14]。但近年来在痴呆诊断实践中,结构影像学检查被推荐作为痴呆患者初步的常规评估,功能成像为深刻理解脑内机制提供了信息,而且由于痴呆的脑部病理改变远早于临床证据,因此功能成像在痴呆的早期检测中极具吸引力。SPECT、PET 和功能磁共振成像(fMRI)与痴呆研究的关系越来越密切[15]。这些成像技术的作用已在前一章(第 3 章)中详细讨论。

在脑部 CT 或 MRI 上无血管病变,可以排除拟诊 VaD,这是区分 AD 和 VaD 最重要的因素。因此,脑 CT 或 MRI 没有 VaD 的特定征象,就必须考虑与临床证据的关联性[7]。NINDS-AIREN 标准列举了可能与 VaD 发病机制相关的血管病变,但没有根据病变的位置和严重程度明确地定义它们的影像标准。为便于临床实施,随后制定了 NINDS-AIREN 标准影像学部分的定义(▶表 22.1)[16]。作为支持 VaD(拟诊 VaD)的证据,影像学表现应符合 NINDS-AIREN 严重程度和位置(大血管和小血管)的最低标准。VaD 的影像学表现大致可分为(1)大血管 VaD;(2)小血管 VaD;(3)微出血和痴呆(▶表 22.2)。微出血和痴呆将在第 23 章讨论。

### 22.2.1　大血管疾病

大血管 VaD 是包含卒中后痴呆、多发脑梗死性痴呆或关键部位梗死性痴呆的一个宽泛的术语。通常认为 VaD 与卒中的危险因素相同。描述大血管 VaD 的病因和病理时应考虑脑内病灶的类型或血管异常的类型。脑内病灶主要包括大血管皮质-皮质下或皮质下梗死(如分水岭梗死)和出血;血管异常包括动脉粥样硬化和血栓,血管炎是大血管疾病的另一个病因。

表 22.1　NINDS-AIREN 标准放射学部分的定义(2003 年)

| 内容 | 定义 |
| --- | --- |
| 大血管卒中 | 大血管卒中定义为动脉供血区域的脑实质梗死,累及皮质灰质<br>ACA:只有双侧 ACA 梗死足以达到 NINDS-AIREN 标准<br>PCA:PCA 供血区域的梗死只有累及以下区域时才可纳入:<br>　● 丘脑旁正中梗死<br>　● 颞叶内下病变<br>联合脑区:MCA 梗死需要累及以下脑区:<br>颞顶叶(如角回)<br>颞枕叶皮质:<br>颈动脉区域的分水岭(MCA 和 PCA 或 MCA 和 ACA 之间) |
| 小血管疾病 | 多发基底节和额叶白质腔隙性梗死<br>广泛的脑室周围脑白质病变(脑白质疏松症)<br>双侧丘脑病变 |
| 严重 | 优势半球的大血管疾病<br>双侧半球大血管卒中<br>白质脑病至少累及总白质的 25% |
| 可能 VaD 的影像学标准 | 大血管疾病:应满足局部解剖学和严重程度标准(一个病变必须至少符合解剖学和严重程度中的一个)<br>小血管病:对于白质病变,局部解剖学和严重程度标准都必须符合 |

ACA,大脑前动脉;PCA,大脑后动脉;MCA,大脑中动脉;NINDS-AIREN,美国国立神经系统疾病与卒中研究所和瑞士神经科学研究所国际协会;VaD,血管性痴呆

表 22.2　血管性痴呆的神经影像学分类

| 大血管 VaD | 多发梗死性痴呆（多发性大面积完全梗死，累及皮质和皮质下区） |
| --- | --- |
| | 分水岭梗死 |
| | 关键部位单发梗死性痴呆 |
| | 低灌注和缺血性脑病 |
| 小血管 VaD | 皮质下血管性痴呆 |
| | 腔隙性梗死 |
| | 血管周围间隙 |
| | 无症状性脑梗死 |
| 微出血和痴呆 | CADASIL |
| | CARASIL |
| | HERNS |
| | CAA |

　　缩写：CAA，脑淀粉样血管病；CADASIL，伴皮质下梗死和白质脑病的常染色体显性遗传性脑动脉病；CARASIL，伴皮质下梗死和脑白质病的常染色体隐性遗传性脑动脉病；HERNS，遗传性内皮病合并视网膜病变-肾病-卒中

## 多发梗死性痴呆（卒中后痴呆）

　　多发梗死性痴呆（multi-Infarct dementia，MID）的典型特征是累及主要脑动脉区域、多发大小不等的梗死；颅内、外血管动脉粥样硬化引起局部血栓栓塞或低灌注以及心源性脑栓塞，造成大小不等的流域性梗死。颅外动脉和颅内主要动脉的闭塞或狭窄可导致MID。"多发梗死性痴呆"概念的内涵是指多个病灶协同作用于脑功能，导致痴呆，而与特定的位置或体积无关。MID 约占 VaD 病例的 15%，优势半球更常受累，中等大小的柔脑膜和近端穿支动脉可累及。MID 与特定的血管疾病无关联，且与年龄相关血管疾病的

关系多样，常可见多种血管病变的组合。与认知正常对照组相比，VaD 患者的脑动脉粥样硬化在 willis 环有更严重的趋势，这表明动脉粥样硬化相关的血栓形成和栓塞事件是这种类型 VaD 的关键。严重颈内动脉（internal carotid artery，ICA）粥样硬化的存在增加了痴呆的可能性，这一发现也支持上述观点。高血压和相关心血管疾病的存在可进一步加重损害[17]。

　　评估 VaD 患者的首选影像学方法包括 CT 和 MRI 断层成像以及 CTA 和 MRA[7]，这些成像手段能够敏感的确定有症状和无症状性卒中病灶的大小和位置。MRI 还有助于诊断微出血和缺氧/低氧性脑损伤，有助于识别胶质增生和脑软化。通过 CT 或 MR 灌注成像可获得脑组织灌注状态。扩散加权成像（DWI）-表观扩散系数（apparent diffusion coefficient，ADC）在超急性性梗死诊断中的价值已确定，在脑梗死亚急性-慢性期，影像学特征为局部脑萎缩、神经胶质增生、空腔形成和同侧脑室扩张。脑软化和胶质增生在 T2WI 和 FLAIR 上表现为梗死组织脑实质的缺乏，在梗死及邻近区域呈脑脊液样高信号。▶图 22.2 中所示的颞枕叶皮质下梗死是典型的皮质型 VaD，类似这样，从枕叶蔓延到颞叶内侧区的脑动脉梗死病灶将会产生遗忘型记忆障碍的症状。

　　在 T2WI 和梯度回波（gradient echo，GRE）序列（▶图 22.3a，b）可以显示钙化和含铁血黄素沉积；皮质脊髓束变性（即沃勒变性）也可见于半球梗死（▶图 22.3c）；梗死区内可见皮质层状坏死、神经元缺血伴神经胶质增生以及含脂肪的巨噬细胞分层沉

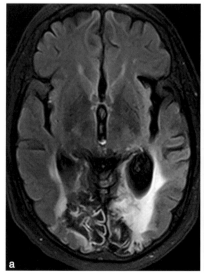
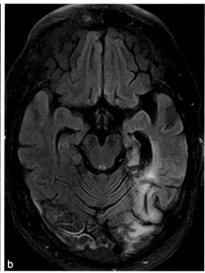
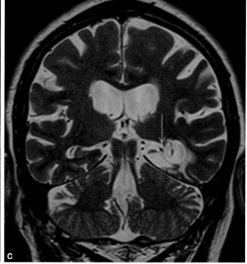

图 22.2　一例大血管 VaD 患者的颞枕叶皮质-皮质下梗死。轴位 FLAIR（a，b）和冠状位 T2WI（c）图像，显示左侧颞枕叶较大面积的慢性梗死，伴脑软化和胶质增生引起的周围高信号。左侧海马（c，箭头）受累，伴颞角扩张。右枕叶也可见较小的皮质梗死

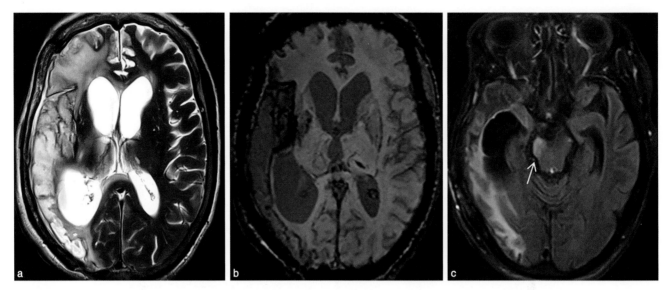

图 22.3 男性,62 岁,痴呆患者,右侧大脑中动脉区域性梗死。轴位 T2 自旋回波(SE)(a)和磁敏感加权图像(SWI)(b)示梗死区域内信号缺失,与含铁血黄素(血液产物)一致。同一患者的 FLAIR 图像(c)显示沃勒变性,同侧脑干和大脑脚萎缩并信号改变(白箭)

积;灰质比白质更易受缺氧的影响;皮质层状坏死在 MR T1WI 和 FLAIR 图像上(▶图 22.4)表现为高信号,这些改变通常在梗死后 2 周可见,在 1~3 个月时最显著。

### 分水岭梗死

分水岭或交界区梗死(watershed or border-zone infarcts)是发生在两个主要动脉供血区交界这一特定区域的缺血性损伤,占所有脑梗死的 10% 左右,在文献中已有详细的描述。其病理生理学机制尚未完全阐明,但一个普遍接受的假说认为,血管供血区远隔部位的灌注减少使其局部容易梗死。交界区梗死有两种类型:外部(皮质)和内部(皮质下)(▶图 22.5)[18]。在急性事件中,DWI 对皮质分水岭梗死和皮质下分水岭梗死的诊断都非常敏感。典型的皮质分水岭梗死表现为从侧脑室侧缘向皮质延伸的楔形高信号,而皮质下分水岭梗死表现为平行于侧脑室的汇合性或局灶性高信号,可单侧或双侧。前皮质分水岭梗死位于大脑前动脉(anterior cerebral artery,ACA)和大脑中动脉(middle cerebral artery,MCA)的皮质供血区之间(▶图 22.6a);后皮质分水岭梗死位于 MCA 和大脑后动脉皮质供血区(posterior cerebral artery,PCA)之间(▶图 22.6b);内部分水岭梗死位于 ACA、MCA、PCA 供血区之间,以及 Heubner、豆纹状体和脉络膜前动脉供血的脑区。由 MCA 髓质支供血的半卵

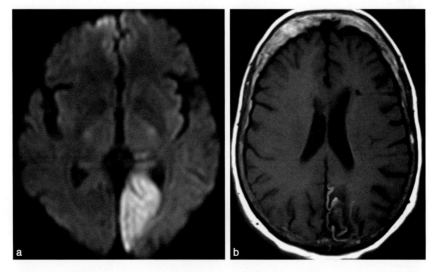

图 22.4 层状坏死。轴位 DWI 图像(a)示左侧枕叶急性梗死。6 周后随访 MRI,T1WI 像(b)示梗死区域内沿脑回分布的高信号,提示皮质层状坏死

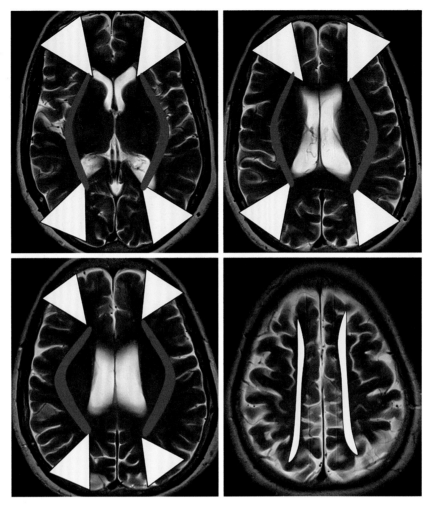

图 22.5　正常大脑轴位 T2WI 图像,伪彩显示外部(蓝色)和内部(红色)交界区梗死可能的位置

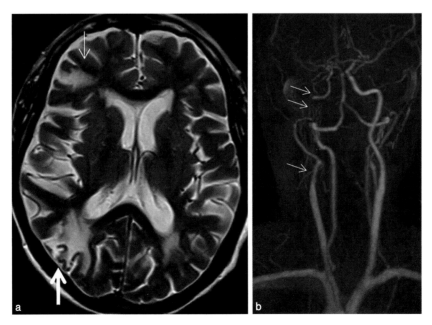

图 22.6　一例表现为痴呆的分水岭梗死患者。轴位 T2WI(a) 显示右侧 ACA/MCA (细箭)和 MCA/PCA 供血区交界(粗箭)的皮质分水岭梗死。颈部 MRA(b)示右侧颈内动脉(译者注:原书为 the left inferior cerebral artery,原译为左下动脉)从起始部就完全闭塞,且血管重构不良(箭)

圆中心梗死与分水岭梗死很难鉴别,多发串珠样病变的存在高度倾向于分水岭梗死的诊断( ▶ 图22.7)。一侧半球多个交界区的分水岭梗死主要与

严重的 ICA 狭窄或闭塞有关;双侧分水岭梗死常与全脑灌注降低(缺氧、血容量不足)或弥漫性脑血管病有关。

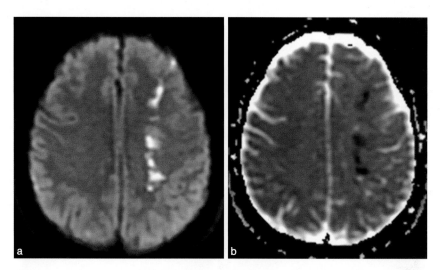

图22.7　女性,52 岁,出现认知功能减退、进行性无力和麻木感,DWI 和 ADC 图显示左侧半卵圆中心多发串珠样分布的内部交界区梗死

### 关键部位单发梗死性痴呆

关键部位梗死性痴呆( Strategic infarct dementia )的特征是发生在负责控制或参与认知、行为或更高级皮质功能脑区的局灶性、缺血性病变。关键的皮质位点包括海马结构、角回和扣带回,皮质下位点包括丘脑、穹窿、基底前脑、尾状核、苍白球以及内囊膝部或前肢[19]。关键部位单发梗死导致痴呆的机制尚不完全清楚,但认为是由于额叶-皮质下环路中断所致[20],这些环路包括额叶、纹状体、苍白球/黑质和丘脑。神

经影像学也有助于证明关键部位单发梗死灶可通过破坏大脑特定区域间的连接导致痴呆。

认知下降和临床症状在很大程度上取决于所累及的关键脑区。尾状核梗死可导致意志缺失、烦躁不安、多动、语言障碍和记忆力差( ▶ 图22.8),最常见于尾状核梗死的认知障碍是解决问题的能力下降、近期和远期记忆受损而识别记忆保留、注意力下降。缺血性卒中或动脉瘤破裂所致蛛网膜下腔出血累及内侧颞叶和丘脑可导致记忆障碍和其他认知障碍,这是由到前脑基

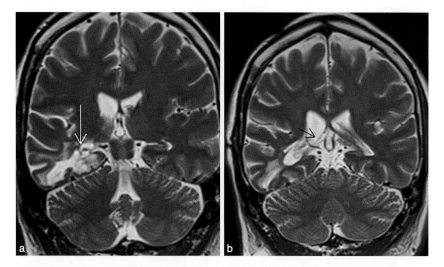

图22.8　关键部位皮质下梗死。轴位 T2WI( a )和 FLAIR( b )图像显示右侧颞叶慢性梗死(箭)伴右侧侧脑室牵拉性扩张。(译者注:原文为 left caudate nucleus with ex vacuo dilatation of the left lateral ventricle,原译为左侧尾状核慢性梗死伴左侧侧脑室牵拉性扩张)

底部胆碱能核的胆碱能投射系统中断引起。这些患者会出现严重的语言或视空间顺行性健忘症，伴严重的淡漠、缺乏主动性和自发性以及执行功能障碍。丘脑卒中产生一种特殊形式——丘脑血管性痴呆，患者表现为意识水平低下、注意力受损、动机、主动性、执行功能和记忆力减退，以及戏剧性的言语、运动迟缓和淡漠。丘脑

病灶可导致丘脑健忘症，这是由于乳头体-丘脑束的损伤，即使是小的或单侧的损伤也会影响记忆、执行功能和注意力。(▶图 22.9)中显示左侧丘脑病变破坏 Papze 环路(额叶皮质下和雄辩行为相关环路)。PCA 梗死可能对海马、峡部、内嗅和颞叶内侧边缘皮质以及海马旁回造成损伤，因此，患者可表现为健忘症。

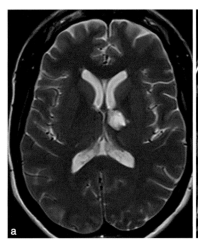
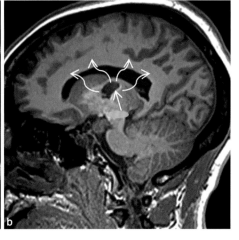

图 22.9　关键部位单发梗死性痴呆。轴位 T2WI(a)和矢状位 T1WI(b)图像显示左侧丘脑梗死，面积足以破坏 Papez 环路(额叶皮质下和雄辩行为相关回路)。白箭描绘了正常的 Papez 环路从海马(橙色框)到丘脑，再到扣带回

### 低灌注和缺血性脑病

　　脑血管病是认知障碍和痴呆的常见病因，可单独或与其他神经退行性疾病(AD 最常见)共存[21]。大动脉和心脏疾病可导致脑低灌注，并与脑卒中后痴呆的发生有关。尽管年龄是 VaD 最重要的危险因素之一，但也包括其他常见的心血管危险因素。通过调查这些危险因素，很大一部分认知障碍可以预防或延迟。低灌注可影响灰质和白质，低灌注影响白质导致脑白质疏松症和不完全梗死，其中包括脱髓鞘伴部分神经元或轴突损伤、血管周围间隙扩大、反应性星形细胞增多和神经胶质增生。低灌注也会导致海马神经元

丢失或严重的白质变化致海马硬化[22]。

　　脑部 MRI 已成为研究脑血管病理的一种方法。但是大脑血流动力学状态的评估需要生理成像，此外，脑灌注不足可由多种病理生理机制引起，包括心脏疾病致射血分数降低、动脉粥样硬化或其他血管病变以及脑内侧支循环的状况。识别这些血流动力学卒中风险增加的患者很重要，因为增加血流的手术可使这些患者获益，如颈动脉内膜剥脱术、颈外颈内动脉搭桥术、甚至血管成形术。用高碳酸血症或乙酰唑胺舒张血管前后，测量 CBF 可确定脑血流动力学状态(▶图 22.10)[23]。尽管如此，血管性痴呆的评估中很

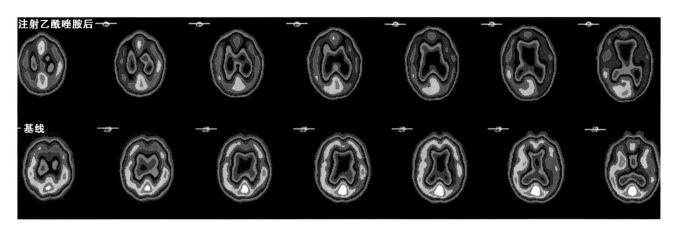

图 22.10　男性,59 岁,低灌注性痴呆。注射乙酰唑胺(Diamox)30 分钟后的 SPECT 图像显示幕上脑实质弥漫性低灌注。作为基线研究,2 天后患者复查,显示无明显的灌注缺损

少在基线水平和/或乙酰唑胺刺激后进行功能性成像，如 CT 和 MRI 灌注、SPECT 和 PET。

## 22.2.2　小血管疾病

脑卒中后痴呆呈突然发作或逐步衰退，其典型表现通常与明显的卒中事件有关，影像学可以验证，但这只是"冰山一角"。在 VaD 领域出现了一个重要概念，即导致认知能力下降的 CVD 可能在其他方面没有临床表现，这种隐匿形式的 VaD 来源于隐蔽的小血管病变。过去 15 年的大样本人口影像学研究证实了小血管病在老龄化中非常普遍。小血管疾病可能是血管危险因素对脑部不利影响的最终共同途径，可能是 AD、卒中和 VaD 具有共同血管危险因素的原因之一，如衰老、高血压、胆固醇升高、糖尿病和既往卒中。

根据 NINDS-AIREN 诊断标准，小血管 VaD 分为两种类型：皮质下型和皮质型[8,16]。皮质下型是一种典型的皮质下 VaD，而皮质型主要见于脑淀粉样血管病（cerebral amyloid angiopathy，CAA）。

### 皮质下血管性痴呆

皮质下血管性痴呆（subcortical vascular dementia，SCVD）是小血管 VaD 最常见的亚型，约占 VaD 病例的 50%[24]。SCVD 是由小血管疾病引起，以局灶性和弥漫性缺血性白质病变（white matter lesions，WMLs）、腔隙性梗死、不完全缺血性损伤为特征，所有这些疾病都可共存。在神经病理学文献中，这些病变被描述为多种同义词，如皮质下动脉硬化性脑病（subcortical arteriosclerotic encephalopathy，SAE）或 Binswanger 病、弥漫性白质疾病、白质病变，脑白质疏松症，脑室外动脉硬化（白细胞）脑病或白质软化症，皮质下血管性脑病和脑

室周围透亮。MRI 的出现能够更敏感的检测弥漫性或局灶性白质病变。

SCVD 有两个主要的病理生理学途径。首先，多个髓质小动脉的严重狭窄和低灌注引起深部白质广泛的不完全梗死，临床表现为 Binswanger 病。其次，动脉硬化引起的小动脉管腔闭塞导致腔隙灶形成，致腔隙状态。在实践中，两种临床途径可以重叠，腔隙灶和白质病变常并存，鉴于它们的共同起源，这不足为奇。另外，同一个患者中小血管和大血管 CVD 并存也并不少见。超过半数的病例中存在皮质和基底节区微梗死，甚至这些病变在 MRI 上并不明显。

神经影像学在 SCVD 诊断中起着重要作用，尤其是因为它是一种缓慢进展的疾病，MRI 可以在出现明显临床症状之前显示异常。MRI 上最常见的异常主要是位于半卵圆中心和脑室周围的弥漫性 T2WI 高信号[24]，高信号融合区域（脑白质疏松症）也常见于枕叶、脑室周围、有时是额叶白质。对应的脑区在 T1WI 不是低信号。对于 Binswanger 病的诊断，除神经影像学上的白质改变外（▶图 22.11），很重要的一点是伴有临床认知功能下降，记忆功能和两个或两个以上认知领域原有的高水平下降[25]。认知功能减退至少要严重到干扰日常生活活动。没有临床症状的情况下，这种影像学表现被称为脑白质疏松症。小血管病中第二常见的影像学表现为局灶性白质病变，在 40 岁以下的受试者中出现率为 22%，65 岁以上的受试者是 27%~60%，而在 AD 和 VaD 患者，MR 检测结果几乎是 100%[26]。白质病变可分为脑室周围白质病变和位于皮质下深部白质病变（▶图 22.12），前者病灶与脑室系统相连。

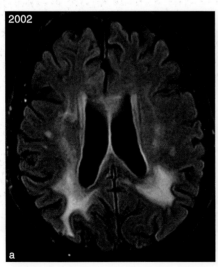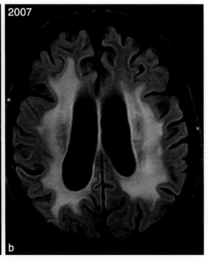

图 22.11　83 岁，男性痴呆患者，Binswanger 病。轴位 FLAIR 图像示广泛的对称性高信号，累及脑室周围和脑叶白质；这些病变边缘锐利，U-纤维相对保留；弥漫性累及的范围超出总白质的 25%，在 5 年的时间内（2002 年和 2005 年），白质病变明显进展，认知能力显著下降

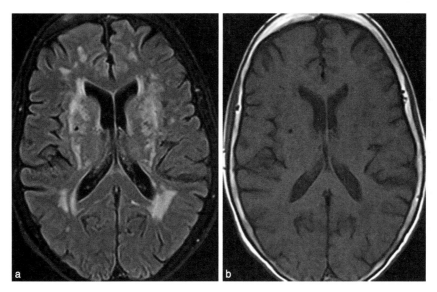

图 22.12　女性,轻度认知功能下降,脑室周围和皮质下白质病变。轴位 FLAIR (a)图像示脑室周围和皮质下白质多发局灶性高信号。T1WI(b),对应的不是低信号

腔隙性梗死通常小而深,直径小于 2cm,单发或多发,临床上无症状或症状较少。常发生在高血压患者的动脉微小粥样硬化和脂质透明变性或栓塞造成小血管管腔继发性闭塞,进而发生腔梗。腔梗位于由豆纹动脉、丘脑穿通动脉和长髓质动脉(▶图 22.13a,b)深穿支供血的区域[27],因此,腔梗可位于基底节区、壳核的上三分之二、内囊、丘脑、脑干旁正中区以及外侧区(脑桥基底)、放射冠和半卵圆中心[7]。腔梗必须与扩大的脑室周围间隙区分开来。腔梗为圆形、椭圆形或狭缝状,小的空腔样缺血性脑梗死最大直径至多为 2cm,导致腔隙状态。腔梗在 CT 上为低密度,MRI 上显示 T1WI 低信号、T2WI 高信号。在晚期,腔梗在 FLAIR 上呈低信号,周边为不规则的高信号环。常见的鉴别诊断包括 Virchow-Robin 间隙,在所有 MRI 序列上都与 CSF 信号相同(▶图 22.13)。在实践中,两种形式的皮质下缺血性 VaD,即腔梗和深部白质病变,通常共存,可能是因为它们有共同起源。

### 血管周围间隙

　　脑内的血管周围间隙(perivascular spaces,PVSs),也称 Virchow-Robin 间隙(Virchow-Robin spaces,VRS),是由柔脑膜衬覆、充满组织间液的结构,有穿支动脉和小动脉伴行。最新研究表明,PVSs 是非常复杂的结构,无论在超微结构还是可能的功能方面都具有显著的变异性。显著的 VRS 可见于各个年龄段,通常无任何临床意义,偶然被发现。但当老年患者出现显著的 VRS,表明周围白质的萎缩。在组织病理学上,VRS 内无坏死、巨噬细胞或组织碎片的证据。偶尔 PVSs

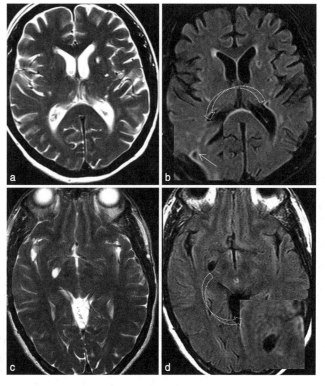

图 22.13　腔隙性梗死与血管周围间隙。腔隙性梗死(a,b)和基底节区血管周围间隙(c,d)的轴位 T2WI 和 FLAIR 图像,扩大的血管周围间隙在所有三个序列中均与脑脊液信号相等,无 FLAIR 图像上的边缘高信号。另一方面,慢性腔隙性梗死在 FLAIR 图像上呈中心低信号伴边缘高信号(箭),反映了胶质增生

可能会显著扩大引起占位效应,奇怪的形状也可能被误认为恶性疾病,如囊性肿瘤。典型的 PVSs 发生在多个部位,最常见的位置是沿着豆纹动脉、位于前穿

质上方,与前连合部相邻,较少见的 PVSs 沿着穿过皮质延伸到白质的小动脉分布,PVSs 还可见于岛叶下、齿状核和小脑。PVSs 具有典型的 MRI 特征(▶图 22.13c,d),呈圆形或椭圆形,边界清晰、边缘光滑;通常和穿支动脉伴行;相对于 CSF 呈等信号;注射对比剂后无强化。当 PVSs 变大时,被称为巨大的 PVSs、海绵状扩张或扩大的空隙[28]。

### 22.2.3　混合性痴呆

传统意义上,继发于 CVD 的血管性痴呆与 AD 是不同的,AD 是单纯的神经变性型痴呆。但在 AD 患者中,腔隙和白质病变等 CVD 也常见,而在老年 VaD 患者中也可观察到 AD 的某些特定病理改变,包括老年斑和神经元纤维缠结。这些发现表明,混合性血管-变性型痴呆(mixed vascular-degenerative dementia, MD)是老年痴呆最常见的原因。准确诊断每种类型的痴呆对于痴呆的治疗和预防至关重要,但在临床实践中,认识这些疾病之间的区别是困难的[29]。尽管对于 MD 特异的危险因素知之甚少,但其中最可能包括 AD 和 VaD 的危险因素,这些因素已被广泛研究。血管性危险因素似乎特别重要,高血压是 VaD 发展中最强的危险因素之一,但同时也可增加 AD 的风险。

临床标准反映了 MD 概念的多样性。这些标准中大部分仍有争议,尚未被神经病理学研究很好的证实。神经影像学技术的进步使人们更好地理解了 AD 和 VaD 的特征,并可能完善 MD 的临床标准。例如,在 VaD 患者中,CT 和 MRI 表现包括梗死、脑室周围白质不规则高信号,以及基底节-丘脑区局灶性高信号。海马萎缩最符合 AD,但最近的数据表明它也可发生在 VaD 或混合性缺血-变性病理学中。SPECT 研究显示,VaD 患者通常表现出 CBF 在大脑皮质和皮质下核团中弥漫性和不对称性的减少,脑血管舒缩反应消失。相比之下,AD 患者表现为颞叶和顶叶 CBF 降低,血管舒缩功能保留,应对各种刺激 CBF 增加。PET 揭示了 VaD 中的多灶性代谢缺失,而早期 AD 表现为颞叶局部代谢率降低(▶图 22.14)。而结构和功能神经影像学的特征往往不能区分 AD 和 VaD,特别是对晚期病例。遗憾的是,神经影像学对 MD 的特征没有很好的描述,需要进一步研究以定义神经影像学在确定或证实这种诊断方面的潜在作用[30]。

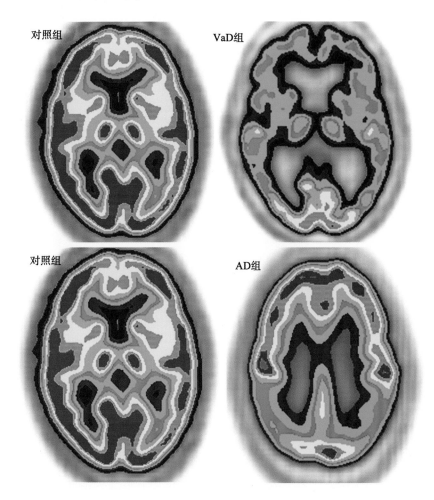

图 22.14　正常对照、血管性痴呆患者和阿尔茨海默病患者的葡萄糖代谢。痴呆的严重程度相当,病理变化的模式可鉴别两种疾病:血管性痴呆(VaD)表现为额叶、基底节区和丘脑片状代谢减低;而阿尔茨海默病表现为双侧颞顶叶皮质低代谢和额叶结合区的轻度低代谢

## 22.3　结论

目前,心血管疾病明确被认为是痴呆的继发性原因,具有不确定的重要性。虽然普遍认为它是痴呆的第二大原因,但缺乏有效的诊断标准,这也反映了在疾病机制基础知识方面存在重要差距,使准确的流行病学调查变得困难。区分 VaD 与 AD 以及其他形式的痴呆具有很大挑战性,因为这些疾病具有许多共同特征。近年来,基于临床前、神经病理、神经影像、生理学和流行病学的研究,对 VaD 的认识有了很大的发展,还需要进行前瞻性、定量的临床-病理-神经影像学研究,提高对神经影像学改变的病理学基础知识的掌握,提高在临床 VaD 和 AD 的演变中对血管性和 AD 病理学之间复杂相互作用的认识。在可用于帮助临床医生诊断和监测 VaD 进展的工具中,神经影像学对于证实诊断和确定 VaD 特定的亚型非常有帮助。

## 参考文献

[1] Erkinjuntti T. Diagnosis and management of vascular cognitive impairment and dementia. J Neural Transm Suppl 2002; 63: 91–109
[2] Bowler JV. Criteria for vascular dementia: replacing dogma with data. Arch Neurol 2000; 57: 170–171
[3] Erkinjuntti T, Inzitari D, Pantoni L et al. Limitations of clinical criteria for the diagnosis of vascular dementia in clinical trials: is a focus on subcortical vascular dementia a solution? Ann N Y Acad Sci 2000; 903: 262–272
[4] Hachinski VC, Lassen NA, Marshall J. Multi-infarct dementia: a cause of mental deterioration in the elderly. Lancet 1974; 2: 207–210
[5] Yanagihara T. Vascular dementia in Japan. Ann N Y Acad Sci 2002; 977: 24–28
[6] Wiederkehr S, Simard M, Fortin C, van Reekum R. Validity of the clinical diagnostic criteria for vascular dementia: a critical review. Part II. J Neuropsychiatry Clin Neurosci 2008; 20: 162–177
[7] Guermazi A, Miaux Y, Rovira-Cañellas A et al. Neuroradiological findings in vascular dementia. Neuroradiology 2007; 49: 1–22
[8] Román GC, Tatemichi TK, Erkinjuntti T et al. Vascular dementia: diagnostic criteria for research studies: report of the NINDS-AIREN International Workshop. Neurology 1993; 43: 250–260
[9] Román GC, Royall DR. Executive control function: a rational basis for the diagnosis of vascular dementia. Alzheimer Dis Assoc Disord 1999; 13 Suppl 3: S69–S80
[10] Kurz AF. What is vascular dementia? Int J Clin Pract Suppl 2001; 120: 5–8
[11] Chui HC, Victoroff JI, Margolin D, Jagust W, Shankle R, Katzman R. Criteria for the diagnosis of ischemic vascular dementia proposed by the State of California Alzheimer's Disease Diagnostic and Treatment Centers. Neurology 1992; 42: 473–480
[12] Román GC. Defining dementia: clinical criteria for the diagnosis of vascular dementia. Acta Neurol Scand Suppl 2002; 178: 6–9
[13] Erkinjuntti T, Román G, Gauthier S, Feldman H, Rockwood K. Emerging therapies for vascular dementia and vascular cognitive impairment. Stroke 2004; 35: 1010–1017
[14] van der Flier WM, Scheltens P. Use of laboratory and imaging investigations in dementia. J Neurol Neurosurg Psychiatry 2005; 76 Suppl 5: v45–v52
[15] Tartaglia MC, Rosen HJ, Miller BL. Neuroimaging in dementia. Neurotherapeutics 2011; 8: 82–92
[16] van Straaten EC, Scheltens P, Knol DL et al. Operational definitions for the NINDS-AIREN criteria for vascular dementia: an interobserver study. Stroke 2003; 34: 1907–1912
[17] Jellinger KA. Pathology and pathogenesis of vascular cognitive impairment—a critical update. Front Aging Neurosci 2013; 5: 17
[18] Mangla R, Kolar B, Almast J, Ekholm SE. Border zone infarcts: pathophysiologic and imaging characteristics. Radiographics 2011; 31: 1201–1214
[19] Ferro JM. Hyperacute cognitive stroke syndromes. J Neurol 2001; 248: 841–849
[20] Desmond DW. Vascular dementia: a construct in evolution. Cerebrovasc Brain Metab Rev 1996; 8: 296–325
[21] Farid K, Petras S, Ducasse V et al. Brain perfusion SPECT imaging and acetazolamide challenge in vascular cognitive impairment. Nucl Med Commun 2012; 33: 571–580
[22] Jellinger KA. The enigma of vascular cognitive disorder and vascular dementia. Acta Neuropathol 2007; 113: 349–388
[23] Ozgur HT, Kent Walsh T, Masaryk A et al. Correlation of cerebrovascular reserve as measured by acetazolamide-challenged SPECT with angiographic flow patterns and intra- or extracranial arterial stenosis. AJNR Am J Neuroradiol 2001; 22: 928–936
[24] Tomimoto H. Subcortical vascular dementia. Neurosci Res 2011; 71: 193–199
[25] Bennett DA, Wilson RS, Gilley DW, Fox JH. Clinical diagnosis of Binswanger's disease. J Neurol Neurosurg Psychiatry 1990; 53: 961–965
[26] Vernooij MW, Smits M. Structural neuroimaging in aging and Alzheimer's disease. Neuroimaging Clin N Am 2012;22(1):33–55
[27] Leys D, Pasquier F, Lucas C, Pruvo JP. [Magnetic resonance imaging in vascular dementia] [in French] J Mal Vasc 1995; 20: 194–202
[28] Salzman KL, Osborn AG, House P et al. Giant tumefactive perivascular spaces. AJNR Am J Neuroradiol 2005; 26: 298–305
[29] Hanyu H. [Diagnosis and treatment of mixed dementia] Brain Nerve 2012; 64: 1047–1055
[30] Zekry D, Hauw JJ, Gold G. Mixed dementia: epidemiology, diagnosis, and treatment. J Am Geriatr Soc 2002; 50: 1431–1438

# 第 23 章　特定遗传性脑微血管病影像学

Kenneth Lury, Mauricio Castillo

遗传性脑微血管病(hereditary cerebral microangiopathies, HCM)包括具有共同表现的一组疾病,常表现为复发性卒中症状、脑梗死和弥漫性白质病变等,导致广泛的神经功能障碍。最易受 HCM 影响的脑血管包括豆纹动脉、基底动脉发出的脑桥支、大脑后动脉的 P1 和 P2 段、基底动脉尖端和后交通动脉,来自柔脑膜分支的穿支动脉也可受到影响[1]。

近年来,分子遗传学的进展已经确定了几个导致 HCM 的单基因病。在青年和成年期出现的脑血管病中,必须考虑遗传性脑小血管病的诊断[2]。本章将介绍 HCM 最常见类型的临床和影像学表现。

## 23.1　法布里病

法布里病(Fabry disease,FD)是一种 X 连锁遗传性鞘糖脂代谢紊乱疾病,是由于溶酶体 α-半乳糖苷酶 A(α-GalA)的功能缺陷致球形三脂酰基鞘鞍醇(GB3)逐渐蓄积[1,2],沉积在血管内皮细胞和平滑肌细胞中,导致血管功能障碍、组织缺血,最终血管闭塞。[3]该病无种族差异,据报道每年发病率约为 1∶40 000 ~ 100 000[1,2]。典型表现是男性发病,且检测不到 α-Ga-lA 活性。除心脏、肾脏和中枢神经系统的进行性血管疾病之外,临床表现还包括血管角化瘤、感觉异常、少汗症和儿童或青少年白内障。随着年龄增长,其他重要器官进行性损伤,可致功能衰竭[2]。男性患者出现血液中 GB3 水平的升高可确定诊断,但女性只能通过基因测序确诊[1]。已证实酶替代疗法可使脑血管顺应性正常,但对临床结局的影响尚未被证实。终末期肾脏疾病和危及生命的心脑血管并发症会使未治疗的男性和女性患者的预期寿命分别缩短 20 年和 10 年[2]。对于青年患者的隐源性卒中,特别是影响椎基底动脉系统时,鉴别诊断时应考虑法布里病[3]。影像学表现无特异性。

## 23.2　CADASIL

伴皮质下梗死和白质脑病的常染色体显性遗传性脑动脉病(cerebral autosomal dominant arteriopathy with subcortical infarcts and leukoencephalopathy, CADASIL)是由染色体 19p13.2 上 *NOTCH3* 基因显性突变引起[2],是成人中遗传性脑梗死和血管性认知障碍最常见的原因。有以下五个主要症状:先兆性偏头痛、情绪紊乱、淡漠、认知障碍和皮质下缺血性卒中。短暂性脑缺血发作(TIAs)是 CADASIL 最常见的表现,发生在 60% ~ 85% 的患者,平均年龄为 49 岁(20 ~ 70 岁),流域性梗死罕见。多数患者无常规的血管病危险因素,也无其他器官的受累。目前,无论是针对 CADASIL 的病因还是症状,尚无治疗方法。针对非心源性栓塞性缺血性卒中常用的预防措施包括:使用抗血小板药物而非抗凝剂治疗(因为增加脑出血的风险)和针对血管危险因素的治疗,患者可能会获益[1,4]。

CADASIL 引起的白质异常与其他疾病如多发性硬化、皮质下脑血管疾病和脑白质营养不良很难鉴别,但早期颞叶前部受累、晚期外囊受累,强烈提示该病,且处于不同阶段(▶图 23.1)。其他 MRI 表现包括扩大的血管周围间隙(有时明显且弥漫)和弥漫性白质异常、梗死和萎缩[2]。

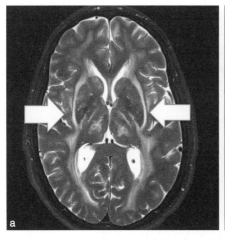
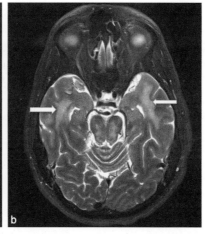

图 23.1　CADASIL(伴皮质下梗死和白质脑病的常染色体显性遗传性脑动脉病)。(a)基底节水平轴位 T2WI,显示广泛的白质高信号,包括双侧外囊(粗箭)(b)轴位 T2WI(a 图下方的层面)示颞叶前下部白质异常信号(细箭)

## 23.3　CARASIL

伴皮质下梗死和白质脑病的常染色体隐性遗传性脑动脉病(cerebral autosomal recessive arteriopathy with subcortical infarcts and leukoencephalopathy, CARASIL)是一种与 CADASIL 类似的遗传性疾病,由染色体 10q26.3 上的 HtrA 丝氨酸蛋白酶 1(*HTRA1*)基因突变引起。丝氨酸蛋白酶通过控制胰岛素样生长因子来调节细胞生长。CARASIL 的镜下病理表现与 CADASIL 不同,无 CADASIL 的皮肤小动脉和小动脉中膜内颗粒状嗜锇物质的沉积。典型临床特征与 CADASIL 类似,此外,CARASIL 中还常出现早期脱发和脊柱退变。该病罕见,仅见于日本或中国的家系[1,5]。

CARASIL 脑部 MRI 最特征的表现为脑白质病变,常见于脑室周围和深部白质,而非浅部白质(U-纤维);也可见基底节和丘脑的多发腔隙性梗死[5]。

## 23.4　脑淀粉样血管病

脑淀粉样血管病（cerebral amyloid angiopathy，CAA）是血压正常的老年人自发性皮质和皮质下脑出血（ICHs）以及非创伤性蛛网膜下腔出血的主要原因。显微镜下，淀粉样蛋白沉积在脑皮质、皮质下和柔脑膜中、小血管壁的内膜和外膜中，但深部白质中类似大小的血管不受累。淀粉样蛋白沉积导致纤维蛋白样坏死、局灶性血管壁破裂和微动脉瘤形成，致使患者易于反复发生血管渗漏或破裂出血。此外，在纤维蛋白样坏死部位，管腔狭窄致缺血。

CAA 与系统性淀粉样变性的发生无关，有散发性和遗传性 CAA 两种形式。遗传性 CAA 罕见，为常染色体显性遗传[6]。位于 β-淀粉样肽序列内的 β-淀粉样前体蛋白四个位点被氨基酸替换，导致可遗传的 CAA[7]。遗传性 CAA 的临床表现比散发性更多样，老年人更常见，患病率和严重程度随年龄增长而增加。多数 CAA 患者无症状，有症状时，典型表现包括急性 ICH、TIA 和最终的痴呆。急性 ICH 或蛛网膜下腔出血后出现突然的神经缺损症状是 CAA 最常见的临床表现，但并无特异性。25%～40%的患者在出现症状性 ICH 之前已出现缓慢进展的痴呆，与 AD 相似。

在影像学研究中，CAA 相关的大出血常表现为边界不规则，可合并蛛网膜下腔出血（特别是脑凸面）、硬膜下血肿以及少见的脑室内出血。蛛网膜下腔出血和硬膜下血肿可为原发，也可以是皮质-皮质下出血的直接延伸。

典型者，采用对血液敏感的 MR 序列（梯度回波或磁敏感加权图像）可显示微出血（<5mm），此时临床通常无症状。（▶图 23.2）这些微出血好发于大脑表面和皮质，可同时合并较大的急性 ICH（直径>5mm），可见于任何年龄、涉及任何脑叶，但以顶叶和大脑后部好发。较大的出血具有明确的皮质、皮质下分布，不影响基底节和脑干，可显示液平，偶尔会同时或异时出现在"镜像"位置，（▶图 23.3）常合并脑白质病和弥漫性脑萎缩（▶图 23.4）。浅表性铁沉积可以是蛛网膜下腔出血的结果，当继发于 CAA 时，通常累及大脑凸面（▶图 23.5）。一旦老年人出现大脑凸面的非创伤性、自发性蛛网膜下腔出血时，CAA 应纳入鉴别诊断。

目前，尚无任何治疗措施可以制止或逆转 CAA，因此，重点要预防 CAA 发展过程中相关的不良后果。新诊断为 CAA 的患者在继续抗凝治疗其他疾病前应进行风险与获益评估。尽管高血压是成人非创伤性出血最常见的原因，但 CAA 相关出血典型的皮质-皮质下分布有别于高血压性出血常见的深部灰质、小脑和脑干等部位[6]。

偶尔，CAA 会以不典型的方式出现。一项 5 例"肿块样脑淀粉样血管病"患者的病例报告中指出，其MRI 表现很难与低级别胶质瘤区分，这些病变无强化、无出血、边缘不清、浸润性和肿块样生长、皮质肿胀、伴邻近柔脑膜强化（▶图 23.6）[8]。

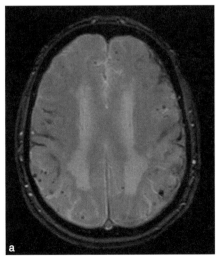
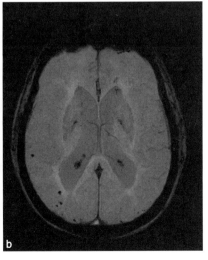

图 23.2　脑淀粉样血管病。（a）轴位 T2* WI（梯度回波）示放射冠水平皮质下多发点状出血以及蛛网膜下腔和脑表的血性影，即浅表铁质沉积。（b）同一患者基底节水平轴位 T2* WI（梯度回波）示皮质和皮质下区域多发性点状出血，基底节区病灶程度较轻

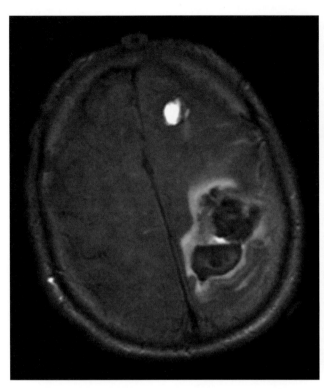

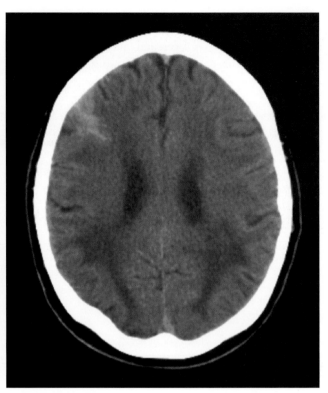

图 23.3 脑淀粉样血管病。半卵圆中心水平轴位 FLAIR 像显示左顶叶急性出血灶内的液-液平面,左额叶亚急性出血。此外,CT 示蛛网膜下腔呈高密度,提示急性出血

图 23.4 脑淀粉样血管病。侧脑室水平 CT 扫描示右额蛛网膜下出血以及白质低密度,以后部为著

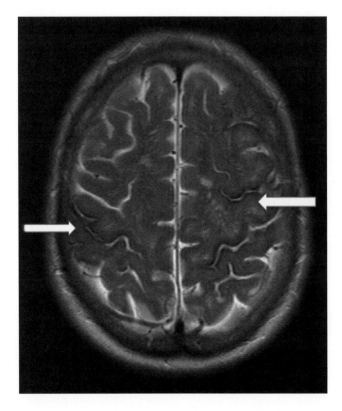

图 23.5 脑淀粉样血管病。大脑凸面水平轴位 T2WI 像显示沿凸面(箭)走形的表浅铁质沉积

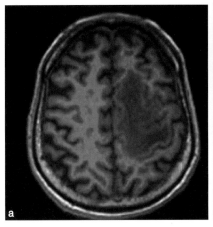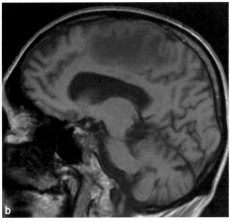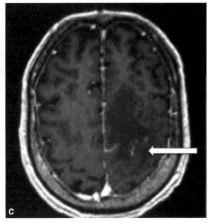

**图 23.6** 浸润性脑淀粉样血管病。(a)大脑凸面水平轴位 T1WI,示左额叶低信号和肿块样表现。(b)左侧旁矢状位 T1WI 像,示病灶位于左额叶。(c)与(a)相同水平的轴位增强 T1WI 像,示柔脑膜强化(箭)

## 23.5 镰状细胞病

镰状细胞病(sickle cell disease,SCD)由 β-珠蛋白基因中的点突变引起,产生突变的镰状血红蛋白 S(HbS)中,第六个氨基酸由谷氨酸变为缬氨酸。SCD(纯合子 HbSS)是最常见和最严重的表型,被称为镰状细胞性贫血(sickle cell anemia,SCA),其中脱氧的 HbS 分子形成细胞内红细胞聚合物,破坏红细胞膜并增加其脆性[9]。SCD 最常见于非洲、地中海、印度和中东血统的人群,北美的 SCD 以非洲裔美国人、非洲人和来自加勒比和中南美洲的西班牙裔人群更常见,美国的 SCD 患者约 5 万人。SCD 在新生儿中的发病率大概为:非洲裔美国人 1∶400,西班牙裔 136 000,白人 1∶80 000。通过血红蛋白电泳识别异常的血红蛋白,SCD 得以诊断[10]。与脑血管疾病相关的最常见的组织病理学异常是中-大动脉(特别是分支点)内皮损伤,继而内膜增生,纤维蛋白沉积和血栓形成[9]。SCA 最常见的神经系统病变是静止性脑梗死[11]。

Moyamoya 在日语中是"烟雾缭绕"的意思,是 SCD 脑部常见的表现。Moyamoya 定义为由于颈内动脉末端和/或大脑前动脉和大脑中动脉近端的狭窄或闭塞引起的一种慢性闭塞性脑血管疾病。"烟雾"的外观是由起自颈内动脉末端、大脑前、中动脉近端的小豆纹动脉形成的网状侧支循环血管网,在狭窄或闭塞段形成旁路,烟雾病通过 MRA 或 DSA 确诊。Moyamoya 样改变的形成是 SCD 和卒中患者一个重要的预后表现(▶图 23.7、▶图 23.8)[9]。

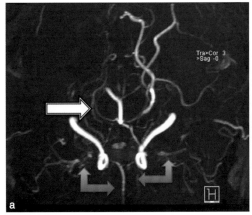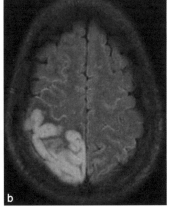

**图 23.7** 镰状细胞病。(a)MRA 示 Willis 环层面双侧 ACA 和 MCA 重度狭窄(蓝箭),右侧 PCA(白箭)血流信号消失。(b)同一患者轴位 FLAIR 图像,显示大脑凸面异常信号,与右侧 PCA 供血区(右顶叶)一致。注意蛛网膜下腔高信号与侧支循环内的缓慢血流一致,即为"常春藤征"

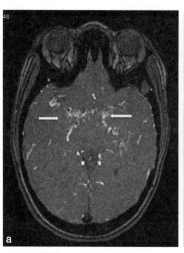
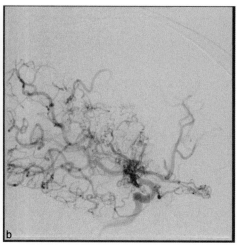

图 23.8　镰状细胞病和 moyamoya 现象。( a ) TOF 法 MRA 原始图像,示 Willis 环层面双侧外侧裂区大量侧枝血管(箭)。( b )颈内动脉(左后斜位投影) DSA,示右侧 MCA 的部分区域由发育不良的侧支即 moyamoya 血管供血

## 23.6　同型胱氨酸尿症

同型胱氨酸尿症( Homocystinuria )是一种身体无法正常代谢氨基酸的常染色体隐性遗传病。根据其症状、体征和遗传原因的不同,同型胱氨酸尿症有多种形式, CBS 基因突变是最常见的形式。 CBS 基因负责将同型半胱氨酸转化为胱硫醚的胱硫醚 β-合成酶,该基因的突变破坏了胱硫醚 β-合成酶的功能,阻止同型半胱氨酸的正常代谢,结果造成这种氨基酸及其毒性副产品的蓄积。最常见的同型胱氨酸尿症累及全球 1∶200 000∼335 000 的人口,在爱尔兰( 1∶65 000 )、德国( 1∶17 800 )、挪威( 1∶6 400 )和卡塔尔( 1∶1 800 )更为常见,其特征性表现为近视、眼晶状体脱位、凝血风险增加、动脉夹层和骨质疏松症(▶图 23.9),不常见的表现包括:智力障碍、不发育、癫痫发作、运动障

碍和巨幼细胞性贫血。同型胱氨酸尿症的症状和体征一般发生在 1 岁以内,但有些轻症患者直到生命后期才出现。[12]宫内诊断同型胱氨酸尿症需要培养羊膜细胞或绒毛膜以检测胱硫醚合酶。尽管尚无可治愈的方法,但维生素 B₆ 可帮助约 50% 的患者减轻症状[13]。

## 23.7　抗磷脂综合征

抗磷脂综合征( antiphospholipid syndrome , APS )是一种自身免疫性疾病,以抗磷脂抗体( antiphospholipid antibodies , aPL )持续阳性致动、静脉血栓形成为特征,可造成任何管径的外周动脉、静脉形成血栓。有多种临床表现被报道,如皮肤病;心、肺和肾脏受累;血液学表现;和广泛的神经系统疾病。APS 脑部受累常见,表现为脑梗死、癫痫、痴呆、认知缺陷、头痛、精神障碍、舞蹈症、多发性硬化样疾病、横贯性脊髓炎和眼部症状,其中任何一项均可能是首发症状或晚期表现,头痛是一种常见的神经系统症状。以上症状可能源自血栓形成或对大脑的直接损伤。继发性 APS 常见于其他结缔组织疾病,以系统性红斑狼疮最常见。遗传和环境因素参与了 APS 的病因,感染、自身免疫、其他炎症性疾病、药物和肿瘤也可诱发 aPLs 的产生。由于动脉血栓形成,卒中和 TIAs 常见。近 20% 年龄小于 45 岁的女性卒中患者与 APS 有关。

APS 的神经影像学表现主要是多发动脉、静脉血栓形成的结果。大小不等的梗死和局灶性 T2/FLAIR/ DWI 白质高信号病变是最常见的异常,MRV 和 CT 静

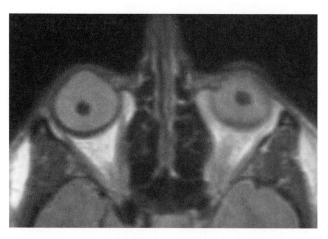

图 23.9　同型胱氨酸尿症,经眼眶轴位 T2WI 图像示双侧晶状体脱位

脉造影显示静脉闭塞是典型表现[14]。

## 23.8　线粒体脑肌病

线粒体脑肌病伴高乳酸血症和卒中样发作(mito-chondrial encephalomyopathy with lactic acidosis and stroke-like episodes, MELAS)与编码 tRNA 亮氨酸的 *MT-TL1* 基因中的 m. 3243(A>G)突变最常关联。该病系母系遗传,基因突变发生在所有线粒体 DNA,但只有卵细胞将线粒体传入发育中的胚胎[15]。典型者,临床发作始于严重"偏头痛样"头痛,伴恶心、呕吐、甚至癫痫发作,继之以偏瘫、偏盲和/或皮质失明。梗死常见于额枕叶,不符合供血血管分布区。MRS 示在基底节和其他脑区出现乳酸峰(▶图 23.10)。常见并发症包括痴呆、共济失调、耳聋、肌肉无力、心肌病和糖尿病[15,16]。梗死的内在病理机制尚不清楚[1]。

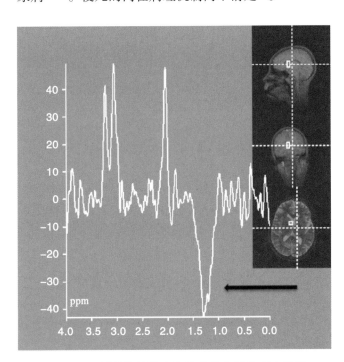

图 23.10　线粒体脑肌病伴乳酸酸中毒及卒中样发作(MELAS),基底节区 MRS 示在 1.3ppm 处出现倒置的乳酸峰

## 23.9　视网膜血管病变伴白质脑病

视网膜血管病变伴白质脑病(Retinal vasculopathy +leukoencephalopathy, AD-RVLC)属常染色体显性遗传病,由编码 3′-5′DNA 外切酶的 TREX1 蛋白基因突变引起。主要临床表现为视网膜病变、肾病和反复卒中。脑、肾或皮肤组织活检后特征性的电镜表现为多层的基底膜。MRI 显示皮质下强化病灶。与 CADA-SIL 不同,该病无颞叶倾向[1]。

## 23.10　COL4A1

COL4A1 相关脑小血管病非常罕见,以常染色体显性方式遗传,涉及 *COL4A1* 基因的突变。该基因参与编码被称为 Ⅳ 型胶原的蛋白,是基底膜的主要成分。COL4A1 相关脑小血管病以脑血管壁薄弱为特征。卒中往往是首发症状,常发生于中年。出血性梗死与缺血性梗死都可以发生,但以前者更常见。MRI 还可显示弥漫性白质脑病及扩大的血管周围间隙[17,18]。

## 23.11　Aicardi Goutières 综合征

Aicardi Goutières 综合征(Aicardi Goutières syndrome, AGS)是一种遗传性脑病,多为常染色体隐性遗传,与四种不同基因的突变有关。累及新生儿,常导致严重的精神和躯体障碍。有两种综合征类型:早发型,表现出类似先天性病毒感染的紧张行为和摄食能力差;晚发型,在正常发育数周或数月后出现症状,头部生长速度进行性下降,肌无力或僵硬(痉挛状态),导致中度到重度的精神和发育迟缓[19]。MRI 显示出三个特征:脑钙化、白质异常和脑萎缩。钙化常位于双侧基底节区和小脑齿状核,CT 显示最佳。50%~70%的病例,钙化扩展至白质,特别是脑室周围区域[20]。

## 参考文献

[1] Ringelstein EB, Kleffner I, Dittrich R, Kuhlenbäumer G, Ritter MA. Hereditary and non-hereditary microangiopathies in the young. An up-date. J Neurol Sci 2010; 299: 81–85

[2] Federico A, Di Donato I, Bianchi S, Di Palma C, Taglia I, Dotti MT. Hereditary cerebral small vessel diseases: a review. J Neurol Sci 2012; 322: 25–30

[3] Fellgiebel A, Müller MJ, Ginsberg L. CNS manifestations of Fabry's disease. Lancet Neurol 2006; 5: 791–795

[4] Chabriat H, Joutel A, Dichgans M, Tournier-Lasserve E, Bousser MG. CADASIL. Lancet Neurol 2009; 8: 643–653

[5] Fukutake T. Cerebral autosomal recessive arteriopathy with subcortical infarcts and leukoencephalopathy (CARASIL): from discovery to gene identification. J Stroke Cerebrovasc Dis 2011; 20: 85–93

[6] Chao CP, Kotsenas AL, Broderick DF. Cerebral amyloid angiopathy: CT and MR imaging findings. Radiographics 2006; 26: 1517–1531

[7] Zhang-Nunes SX, Maat-Schieman ML, van Duinen SG, Roos RA, Frosch MP, Greenberg SM. The cerebral beta-amyloid angiopathies: hereditary and sporadic. Brain Pathol 2006; 16: 30–39

[8] Kotsenas AL, Morris JM, Wald JT, Parisi JE, Campeau NG. Tumefactive cerebral amyloid angiopathy mimicking CNS neoplasm. AJR Am J Roentgenol 2013; 200: 50–56

[9] Kassim AA, DeBaun MR. Sickle cell disease, vasculopathy, and therapeutics.

Annu Rev Med 2013; 64: 451–466

[10] About Sickle Cell Disease

[11] DeBaun MR, Armstrong FD, McKinstry RC, Ware RE, Vichinsky E, Kirkham FJ. Silent cerebral infarcts: a review on a prevalent and progressive cause of neurologic injury in sickle cell anemia. Blood 2012; 119: 4587–4596

[12] Homocystinuria. http://ghr.nlm.nih.gov/condition/homocystinuria accessed 1/29/13

[13] Homocystinuria

[14] Mayer M, Cerovec M, Rados M, Cikes N. Antiphospholipid syndrome and central nervous system. Clin Neurol Neurosurg 2010; 112: 602–608

[15] Mitochondrial encephalomyopathy, lactic acidosis-and-stroke-like-episodes. Available at: , 2013

[16] Rahman S, Hanna MG. Diagnosis and therapy in neuromuscular disorders: diagnosis and new treatments in mitochondrial diseases. J Neurol Neurosurg Psychiatry 2009; 80: 943–953

[17] Gould DB, Phalan FC, van Mil SE et al. Role of COL4A1 in small-vessel disease and hemorrhagic stroke. N Engl J Med 2006; 354: 1489–1496

[18] COL4A1-related brain small-vessel disease. Available at: http://ghr.nlm.nih.gov/condition/col4a1-related-brain-small-vessel-disease. Accessed February 27, 2013

[19] NINDS Aicardi-Goutieres Syndrome Disorder Information Page. http://www.ninds.nih.gov/disorders/aicardi_goutieres/aicardi-goutieres.htm. Accessed February 27, 2013

[20] Orcesi S, La Piana R, Fazzi E. Aicardi-Goutieres syndrome. Br Med Bull 2009; 89: 183–201

# 第 24 章　血管炎和痴呆

Sampson K. Kyere，Olaguoke Akinwande，Dheeraj Gandhi，Gaurav Jindal

血管炎是以血管壁炎症和坏死为特征的一组异质性疾病。与其他器官系统相比，中枢神经系统（central nervous system，CNS）血管炎较为罕见[1]。血管炎相关痴呆通常在数周至数月内迅速进展，而退行性痴呆需要数年的发展。血管炎中认知减退的模式往往难以区分。多数疾病可以治疗，因此，对有痴呆症状患者的高度怀疑及早期诊断性评估至关重要。本章重点讨论临床表现为痴呆的血管炎及其相关的影像学表现，这些疾病的许多影像表现相互重叠，包括断层成像和数字减影血管造影（digital subtraction angiography，DSA）。如果临床怀疑需要治疗，可以开始经验性治疗，活检也可帮助诊断。

## 24.1　原发性中枢神经系统血管炎

### 原发性中枢神经系统血管炎

#### 病因和组织病理学

原发性中枢神经系统血管炎（primary angiitis of the central nervous system，PACNS）是一组少见的异质性脑-脊髓血管炎性疾病，病因不明，无全身表现[2]；多见于 42 岁左右的中年患者，3 岁～老年均可发生，男性略多见。组织学上，PACNS 典型特征为软脑膜及脑实质内中小动脉管壁内中膜单核细胞不同程度的浸润和坏死[3]。肉芽肿性血管炎是 PACNS 最常见的类型（58%），表现为血管壁内以多核细胞为主的肉芽肿；淋巴细胞性血管炎是第二常见的类型（28%），以淋巴细胞炎性浸润为特征；坏死性血管炎最少见（14%），其特点是透壁样坏死并发颅内出血[2,3]。组织学表现在一段时间内保持稳定，表明它们并不是不同时期的表现[2]。

#### 临床和实验室特征

PACNS 的临床表现多样，但常以头痛、认知改变、局部无力或卒中症状为特征；约 5% 的病例累及脊髓[4]；通常无全身症状，如体重减轻和发热；病程可表现为复发-缓解或缓慢进展至皮质下痴呆。事实上，约 30% 的 PACNS 患者表现出认知损害，由于该病具有潜在的毁灭性后遗症，及时诊断和治疗至关重要。脑活检是 PACNS 诊断的金标准，取材包括硬脑膜、柔脑膜、皮质和白质，如果能针对影像异常的区域靶向活检，敏感性可增加至 80%[5]。由于无全身系统性表现，血液检测通常正常；在无感染或恶性肿瘤的证据下，约 80%～90% 的患者脑脊液（CSF）分析表现白细胞计数和总蛋白轻度增加；脑电图表现无特异性。环磷酰胺联合糖皮质激素治疗可使多数患者获得良好的治疗效果[6]。

DSA 是一种空间分辨率最高的成像方式，在无脑活检的情况下，DSA 结合临床和实验室检查，可作为诊断的金标准[7]。大多数 CNS 血管炎主要影响软脑膜动脉或颅内血管，DSA 可表现为狭窄与扩张交替的非特异性征象（▶图 24.1），DSA 也可正常（▶图 24.2），微动脉瘤罕见。MRA 比 DSA 侵袭性小，但在检测小的远端颅内血管的异常方面敏感性不高。颅脑 MRI 表现包括：皮质和皮质下梗死、脑实质和柔脑膜强化、颅内出血和皮质下的斑片状点状强化（▶图 24.1，▶图 24.2）。尽管这些表现无特异性，但敏感性优于 CT，对临床高度怀疑的 PACNS 诊断敏感性高达 100%[2,8]。MRI 表现可类似多发性硬化等脱髓鞘疾病（▶图 24.3）。

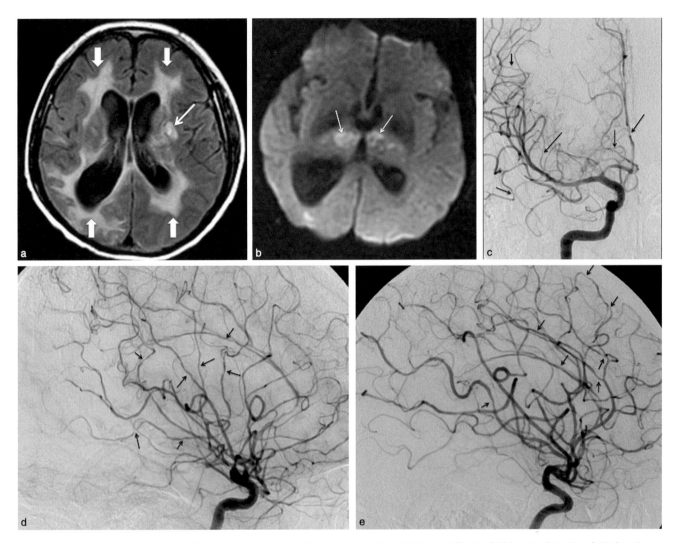

图 24.1　患者,女性,44 岁,急性起病的痴呆。(a)轴位 FLAIR 示左侧基底节区(细箭)腔隙性梗死和广泛的双侧深部、脑室周围白质信号异常(粗箭);(b)丘脑水平的轴位 DWI 示双侧丘脑扩散受限(细箭),与急性梗死一致。(c)前后位 DSA (d)侧斜位 DSA 和(e)侧位 DSA 图像,右颈内动脉造影,显示右侧大脑前动脉及大脑中动脉(箭)的中、小分支多发管腔不规则狭窄。影像学表现符合 PACNS

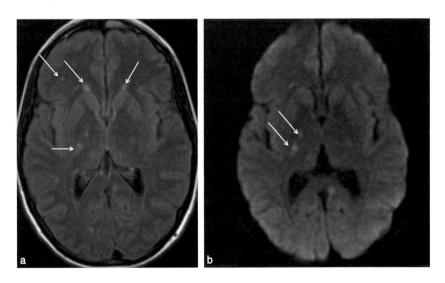

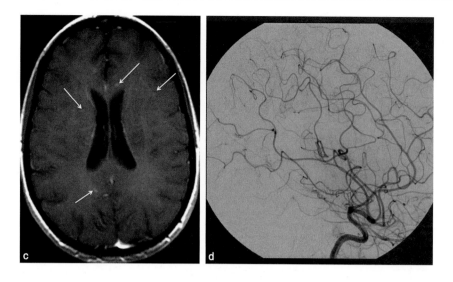

图 24.2　患者,白人女性,36 岁孕妇,出现意识混乱、记忆力丧失、步态不稳、头痛和左脚间歇性麻木。分娩后给予甲泼尼龙琥珀酸钠治疗,患者症状改善。类固醇治疗后,脑活检显示少数小血管轻微炎症,符合血管炎状态。患者开始使用泼尼松和环磷酰胺(Cytoxan)。(a)脑部轴位 FLAIR 图像显示多灶性白质异常信号(白箭);(b)轴位 DWI 示小且多灶性扩散受限,符合小梗死(白箭);(c)轴位 T1WI 增强图像显示多处柔脑膜和脑实质强化灶(白箭);(d)侧视图 DSA 图像显示无血管异常

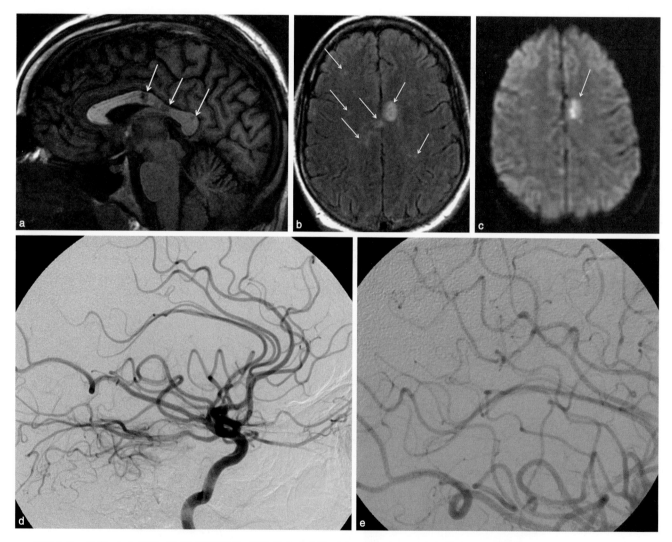

图 24.3　患者,白人男性,35 岁,意识混乱、尿失禁和全身肌无力 4 周。(a)正中矢状位 T1WI(MRI)显示胼胝体内局灶性异常信号(白箭),类似脱髓鞘疾病如多发性硬化的表现;(b)轴位 FLAIR 图像显示位于白质内的多灶性异常信号(白箭);(c)轴位 DWI 显示左额叶扩散受限(白箭);(d)侧视图 DSA 图像和(e)侧视放大图显示无可见的动脉异常。脑活检显示血管炎征象,给予泼尼松和环磷酰胺治疗后患者好转

## 24.2　继发性血管炎

### 24.2.1　系统性红斑狼疮

**病因和组织病理学**

系统性红斑狼疮（systemic lupus erythematosus, SLE）是一种累及多系统的自身免疫性疾病, 出现神经精神症状的比例高达 75%[9]。任何年龄段均可发生, 女性好发, 非裔美国女性高发。由细胞因子介导的血管内皮效应导致补体激活和闭塞性血管病变, 进而引起局灶性神经症状[10]; 由抗磷脂抗体组成的循环免疫复合物可能致血栓形成; 此外, 由抗神经元、抗核糖体 P 蛋白和抗细胞因子抗体介导的免疫反应导致神经元功能障碍。组织学上, 可见非特异性透明样变、内皮增殖和血管周围神经胶质增生, 也可见轻度脑水肿。

**临床和实验室特征**

神经系统并发症使 SLE 预后不良, 表现为偏头痛、癫痫发作或卒中、精神和心理障碍; 少数患者出现轻度认知功能损害, 发病隐匿, 但比痴呆常见; 痴呆虽然少见, 但总是先于 SLE 的临床和实验室表现; 3%~15% 的病例可出现脑卒中, 主要是由于心源性栓塞或抗体介导的高凝状态[11]。联合 CSF 分析寡克隆带和抗神经元抗体升高以及血清分析抗核糖体蛋白 P 抗体, 可诊断神经精神性 SLE。

急性病例, MRI 表现为局灶性脑梗死和基底节区肿胀; 慢性神经精神性 SLE 表现为广泛性脑萎缩和非特异性白质病变[12]。但需谨记, MRI 阴性不能排除脑 SLE 的诊断。对于轻症 SLE 患者, SPECT 和 PET 比 MRI 更敏感, 表现为顶枕区灌注减少和代谢降低[13,14]。DSA 或 MRA/CTA 很少检测出狼疮性脑血管炎。由于疾病表现的多样性, 治疗仍是个挑战, 常需要联合环磷酰胺、类固醇和抗凝综合治疗。

### 24.2.2　白塞病

**病因和组织病理学**

白塞病（Behçet disease）是一种炎症性疾病, 早在 1937 年就被描述为口腔溃疡, 生殖器溃疡和葡萄膜炎的临床三联征[15]。发病中位年龄为 40 岁, 5%~10% 的患者出现 CNS 受累, 通常在上述典型症状发作后 5 年出现。CNS 受累的男女比例约为 4:1, 男性多见, 被认为是继发于免疫介导的小血管性血管炎[15]。

**临床和实验室特征**

CNS 受累患者的首发症状常包括: 锥体束征、共济失调和偏瘫, 症状倾向于缓解和复发, 频率的增加与疾病严重程度或预后相关。高达 10% 的 CNS 受累患者出现痴呆[15,17]; 认知减退常与其他缺陷相关, 很少单独出现[17]; 患者易于发生静脉窦血栓[15]。脑脊液分析显示细胞增多和/或蛋白质含量升高, 也可出现 IgG 指数升高或寡克隆带[16]。

颅脑 CT 通常无明显异常; MRI 常在中脑（最常见）（▶图 24.4）、脑桥、基底节、丘脑和白质出现明显 T2 高信号灶[18,19], 相应脑实质肿胀类似肿块（▶图

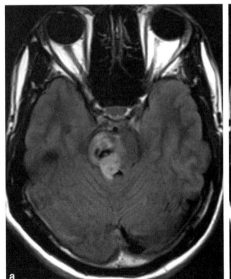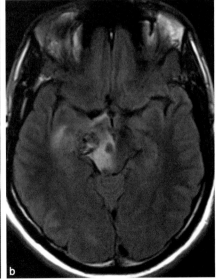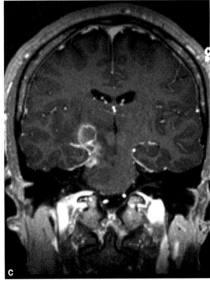

图 24.4　患者, 白人男性, 37 岁, 进行性左侧偏瘫和头痛。(a) 脑桥和 (b) 中脑的轴位 FLAIR 图像（MRI）显示脑干右侧出血伴周围信号异常, 扩展累及脑桥、中脑和右侧大脑脚以及右侧小脑中脚（未显示）。(c) 通过脑干的冠状位 T1WI 增强图像示右侧大脑脚和中脑右侧强化。患者已确定有口腔溃疡和生殖器溃疡。脑脊液分析显示细胞计数增多、蛋白升高。临床和影像学表现与白塞病一致

24.4);病灶可单发或多灶,T1WI 呈等或低信号,部分病灶呈结节状或斑片状强化。在急性发作期经验性采用皮质类固醇治疗、免疫抑制作为长期治疗,尽管关于此类治疗的报道有限,但已被证明可有效地改善症状。

### 24.2.3　干燥综合征

*病因和组织病理学*

干燥综合征(sjögren syndrome,SS)是一种慢性自身免疫性疾病,成人发病率 2%~3%,可孤立发生或继发于已有结缔组织病的患者,以淋巴细胞浸润和破坏外分泌腺引起口干症(干口)和干燥性角膜结膜炎(干眼)为特征。神经系统受累以继发于小血管性血管炎的周围神经病为主,而中枢神经系统受累少见。中枢神经系统受累的患病率仍存在争议,据报道,由冷球蛋白血症和抗 Ro/SSA 抗体所介导的免疫机制是其发病机制[20-23]。

*临床和实验室特征*

由于干燥综合征 CNS 症状的多样性,文献中报道的患病率差异很大,从 2.5%~60.0% 不等[24,25]。由 CNS 受累导致的痴呆罕见,但多达 10% 的患者出现严重的局灶或多灶性缺损,症状包括广泛认知障碍、精神异常(最常见的是抑郁症)和偏头痛;慢性脑病、复发性脑膜脑炎、蛛网膜下腔出血和横贯性脊髓炎也可见。疾病过程可以复发和缓解,类似多发性硬化。CSF 分析显示免疫球蛋白 G(IgG)指数增加,存在一个或多个寡克隆带、淋巴细胞计数升高。

颅脑 CT 对 SS 不敏感。MRI 在 FLAIR 和 T2WI 图像上显示皮质下和脑室周围白质内多发散在高信号[26],这一表现见于有或无 CNS 损伤的患者,可代表局部缺血或脱髓鞘;部分患者有脑萎缩。DSA 应常规检查以排除其他病因,SS 的 DSA 通常表现正常,但也可见小血管性血管炎的表现。经验性治疗通常使用皮质激素和环磷酰胺[27]。

### 24.2.4　Susac 综合征

*病因和组织病理学*

Susac 综合征(Susac's syndrome)于 1977 年首次被描述为脑病、视网膜动脉分支闭塞和听力丧失的临床三联征[28,29]。女性常见,发病年龄跨度大,从青少年到绝经后早期均可发病,病理机制不明,目前认为是由自身免疫介导。该病以影响大脑、视网膜和内耳毛细血管前动脉的微血管病为特征。

*临床和实验室特征*

最常见的临床表现为头痛,其他还包括记忆减退、精神状态改变、甚至痴呆。患者可出现多发性脑梗死,导致认知能力下降和局灶性神经功能缺失,可进展为痴呆。

颅脑 MRI 常显示好发于胼胝体的脑白质病变[30],既往认为是多发性硬化,但 Susac 综合征的病灶倾向于累及胼胝体中央,而多发性硬化易累及胼胝体的表面;Susac 综合征的胼胝体病变通常较小且多发;基底节和丘脑受累或不受累;急性期病灶可表现弥散受限并强化。尽管组织学上可见微梗死,但通常不会累及皮质;小部分患者可见柔脑膜强化。

影像学上很难显示视网膜分支动脉闭塞,但检眼镜可观察到。脑血管造影通常正常,可能是因为毛细血管前小动脉超出了 DSA 的分辨率。Susac 综合征通常自限,大多数患者康复后无明显后遗症,使用免疫抑制剂治疗后患者症状通常立即改善。

### 24.2.5　韦格纳肉芽肿

*病因和组织病理学*

韦格纳肉芽肿(Wegener's granulomatosis)是一种特发性肉芽肿性血管炎,累及各器官的中小血管;男性多于女性,发病年龄通常在 40~65 岁[31]。据报道,CNS 受累是由血管炎在脑内、脑膜或颅神经形成肉芽肿性病变所致,或由颅底病变邻近蔓延引起[32,33]。

*临床和实验室特征*

韦格纳肉芽肿最常见的表现为肾功能不全(进行性肾小球肾炎)、咯血(肺部受累)和鼻腔症状;3%~9% 的患者累及中枢神经系统[32],表现为头痛、中风、癫痫、谵妄或痴呆;易引起脑炎,也可造成周围和颅神经病变[31]。抗中性粒细胞胞浆抗体(c-antineutrophil cytoplasmic antibody, c-ANCA)具有高度特异性(>90%),但敏感性各家报道不等(40%~90%);C 反应蛋白和红细胞沉降率通常升高。

虽然 MRI 和 CT 表现无特异性,但当临床疑似诊断,特别是有脑膜、眼眶或鼻旁黏膜受累时,可帮助定位可疑病变[34,35]。脑血管造影通常无异常表现。治疗主要是皮质类固醇和环磷酰胺。

### 24.2.6　结节性多动脉炎

*病因和组织病理学*

结节性多动脉炎(Polyarteritis nodosa)是一种多系统疾病,以中小动脉的内中膜弹力层透明样坏死为特征。最常累及肾脏、胃肠道和皮肤,也可影响除肺、脾之外的任何器官;结节性多动脉炎偶尔累及中枢神经系统,导致认知能力下降,易累及主要大脑动脉的小分支,偶可侵犯大脑中动脉、大脑前动脉等较大分支。

**临床和实验室特征**

约 5% 的患者可见中枢神经系统受累,常表现为头痛、癫痫、意识错乱以及由多发小梗死造成的局灶性神经功能缺损。可逆性白质脑病是 CNS 受累患者的特征性表现[36]。

MRI 在 FLAIR 和 T2WI 像上显示皮质下和白质非特异性的高信号,部分是由于梗死[37];脑干和基底节易受累,与该病小血管受累特征一致。脑血管造影无特异性,可类似动脉炎表现,包括小动脉闭塞和交替动脉瘤所致"串珠样"外观;部分病例血管造影呈阴性,因为累及的小血管超出 DSA 的分辨率。治疗采用皮质类固醇和环磷酰胺。

## 24.2.7　巨细胞动脉炎

**病因和组织病理学**

巨细胞动脉炎(Giant cell arteritis)是一种慢性肉芽肿性全身性血管炎,易累及中等~大管径的脑血管,小血管特别是视神经供血血管也可受累。50 岁以下的患者少见,常伴有风湿性多肌痛。

**临床和实验室特征**

临床表现为新发头痛或颞动脉压痛,最常见的神经系统症状是视力丧失,见于 15%~20% 的患者,其中 80%~90% 是由于缺血性视神经炎,其余由视网膜动脉闭塞引起;其他 CNS 受累的表现为颈动脉和椎动脉供血区缺血,是颈动脉、椎动脉颅内分支硬膜外受累

的结果[32,38];由于多血管受累、狭窄和血栓栓塞,3%~6% 的患者出现多发梗死性痴呆。实验室检查示红细胞沉降率和 C 反应蛋白升高。

诊断的金标准是颞动脉活检,显示单核细胞或巨细胞浸润的血管炎征象;但病灶的跳跃性可使活检出现假阴性[39]。对浅表颅动脉管壁炎症的检测,MRI 诊断的敏感性、特异性分别为 80.6%、97.0%,可用于指导活检[40];MRI 也可评估颅内病变。治疗主要采用长期大剂量类固醇以预防视力损害逐步进展。

## 24.2.8　伴皮质下梗死和白质脑病的常染色体显性遗传性脑动脉病

**病因和组织病理学**

伴皮质下梗死和白质脑病的常染色体显性遗传性脑动脉病(CADASIL)是与 19 号染色体基因相关的常染色体显性遗传性血管性痴呆,皮质存在异常低代谢。组织学上,以中小动脉的血管病变为特征,无动脉粥样硬化或淀粉样沉积[41]。

**临床和实验室特征**

早期表现为反复发作的 TIA 或多个供血区域的卒中,30~40 岁出现的早老性痴呆和偏头痛。该病有类似偏头痛的表现,也可能有先兆头痛,也可出现抑郁、精神病、假性延髓性麻痹和局灶性神经系统缺陷等症状[41,42]。诊断需要确定基因突变[43]。CT 无特异性,表现为白质区低密度。MRI 显示广泛融合的白质高信号(▶图 24.5),局灶性高信号病灶也见于基底节、丘脑和脑桥。虽然皮质下白质可弥漫性累及,但

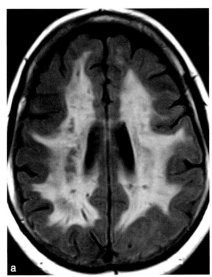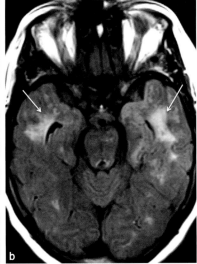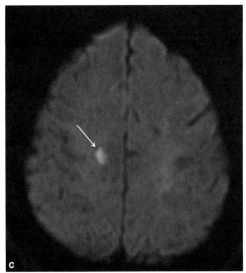

**图 24.5**　患者,女性,64 岁,急性右侧上下肢麻木,有 CADASIL 病史。(a)脑部轴位 FLAIR 图像示融合的弥漫性白质信号异常,并沿颞角向颞叶延伸(b 图箭);(c)DWI 示右额叶后部扩散异常(箭头)符合局灶性急性梗死

以额叶(93%)、颞叶(86%)和岛叶下白质(93%)为典型(▶图24.5)[42],枕叶和眶额叶皮质和皮质下白质相对正常。脑微出血见于25%~70%的患者,无特征性分布[44]。文献报道,CADASIL的血管造影表现无特异性,与原发性颅内血管炎相似[45]。该病表现多样,但通常呈逐渐进展的病程,患者多在50~70岁死亡[43]。

# 参考文献

[1] Moore PM. Neurological manifestation of vasculitis: update on immunopathogenic mechanisms and clinical features. Ann Neurol 1995; 37 Suppl 1: S131–S141

[2] Salvarani C, Brown RD, Jr, Hunder GG. Adult primary central nervous system vasculitis. Lancet 2012; 380: 767–777

[3] Miller DV, Salvarani C, Hunder GG et al. Biopsy findings in primary angiitis of the central nervous system. Am J Surg Pathol 2009; 33: 35–43

[4] Salvarani C, Brown RD, Jr, Calamia KT et al. Primary CNS vasculitis with spinal cord involvement. Neurology 2008; 70: 2394–2400

[5] Alrawi A, Trobe JD, Blaivas M, Musch DC. Brain biopsy in primary angiitis of the central nervous system. Neurology 1999; 53: 858–860

[6] Cupps TR, Moore PM, Fauci AS. Isolated angiitis of the central nervous system. Prospective diagnostic and therapeutic experience. Am J Med 1983; 74: 97–105

[7] Salvarani C, Brown RD, Jr, Calamia KT et al. Primary central nervous system vasculitis: analysis of 101 patients. Ann Neurol 2007; 62: 442–451

[8] Pomper MG, Miller TJ, Stone JH, Tidmore WC, Hellmann DB. CNS vasculitis in autoimmune disease: MR imaging findings and correlation with angiography. AJNR Am J Neuroradiol 1999; 20: 75–85

[9] Popescu A, Kao AH. Neuropsychiatric systemic lupus erythematosus. Curr Neuropharmacol 2011; 9: 449–457

[10] Belmont HM, Abramson SB, Lie JT. Pathology and pathogenesis of vascular injury in systemic lupus erythematosus. Interactions of inflammatory cells and activated endothelium. Arthritis Rheum 1996; 39: 9–22

[11] Futrell N, Millikan C. Frequency, etiology, and prevention of stroke in patients with systemic lupus erythematosus. Stroke 1989; 20: 583–591

[12] Appenzeller S, Vasconcelos Faria A, Li LM, Costallat LT, Cendes F. Quantitative magnetic resonance imaging analyses and clinical significance of hyperintense white matter lesions in systemic lupus erythematosus patients. Ann Neurol 2008; 64: 635–643

[13] Chen JJ, Yen RF, Kao A, Lin CC, Lee CC. Abnormal regional cerebral blood flow found by technetium-99 m ethyl cysteinate dimer brain single photon emission computed tomography in systemic lupus erythematosus patients with normal brain MRI findings. Clin Rheumatol 2002; 21: 516–519

[14] Kao CH, Ho YJ, Lan JL, Changlai SP, Liao KK, Chieng PU. Discrepancy between regional cerebral blood flow and glucose metabolism of the brain in systemic lupus erythematosus patients with normal brain magnetic resonance imaging findings. Arthritis Rheum 1999; 42: 61–68

[15] Siva A, Saip S. The spectrum of nervous system involvement in Behçet's syndrome and its differential diagnosis. J Neurol 2009; 256: 513–529

[16] Akman-Demir G, Serdaroglu P, Tasçi B The Neuro-Behçet Study Group. Clinical patterns of neurological involvement in Behçet's disease: evaluation of 200 patients. Brain 1999; 122: 2171–2182

[17] Farah S, Al-Shubaili A, Montaser A et al. Behçet's syndrome: a report of 41 patients with emphasis on neurological manifestations. J Neurol Neurosurg Psychiatry 1998; 64: 382–384

[18] Koçer N, Islak C, Siva A et al. CNS involvement in neuro-Behçet syndrome: an MR study. AJNR Am J Neuroradiol 1999; 20: 1015–1024

[19] Lee SH, Yoon PH, Park SJ, Kim DI. MRI findings in neuro-Behçet's disease. Clin Radiol 2001; 56: 485–494

[20] Alexander GE, Provost TT, Stevens MB, Alexander EL. Sjögren's syndrome: central nervous system manifestations. Neurology 1981; 31: 1391–1396

[21] Alexander EL, Provost TT, Stevens MB, Alexander GE. Neurologic complications of primary Sjögren's syndrome. Medicine (Baltimore) 1982; 61: 247–257

[22] Alexander EL. Neurologic disease in Sjögren's syndrome: mononuclear inflammatory vasculopathy affecting central/peripheral nervous system and muscle: a clinical review and update of immunopathogenesis. Rheum Dis Clin North Am 1993; 19: 869–908

[23] Delalande S, de Seze J, Fauchais AL et al. Neurologic manifestations in primary Sjögren's syndrome: a study of 82 patients. Medicine (Baltimore) 2004; 83: 280–291

[24] Segal B, Carpenter A, Walk D. Involvement of nervous system pathways in primary Sjögren's syndrome. Rheum Dis Clin North Am 2008; 34: 885–906, viiiviii

[25] Soliotis FC, Mavragani CP, Moutsopoulos HM. Central nervous system involvement in Sjögren's syndrome. Ann Rheum Dis 2004; 63: 616–620

[26] Tzarouchi LC, Tsifetaki N, Konitsiotis S et al. CNS involvement in primary Sjögren's Syndrome: assessment of gray and white matter changes with MRI and voxel-based morphometry. AJR Am J Roentgenol 2011; 197: 1207–1212

[27] Caselli RJ, Scheithauer BW, Bowles CA et al. The treatable dementia of Sjögren's syndrome. Ann Neurol 1991; 30: 98–101

[28] Susac JO. Susac's syndrome: the triad of microangiopathy of the brain and retina with hearing loss in young women. Neurology 1994; 44: 591–593

[29] Susac JO, Hardman JM, Selhorst JB. Microangiopathy of the brain and retina. Neurology 1979; 29: 313–316

[30] Susac JO, Murtagh FR, Egan RA et al. MRI findings in Susac's syndrome. Neurology 2003; 61: 1783–1787

[31] Nishino H, Rubino FA, DeRemee RA, Swanson JW, Parisi JE. Neurological involvement in Wegener's granulomatosis: an analysis of 324 consecutive patients at the Mayo Clinic. Ann Neurol 1993; 33: 4–9

[32] Alba MA, Espígol-Frigolé G, Prieto-González S et al. Central nervous system vasculitis: still more questions than answers. Curr Neuropharmacol 2011; 9: 437–448

[33] Seror R, Mahr A, Ramanoelina J, Pagnoux C, Cohen P, Guillevin L. Central nervous system involvement in Wegener granulomatosis. Medicine (Baltimore) 2006; 85: 54–65

[34] Provenzale JM, Allen NB. Wegener granulomatosis: CT and MR findings. AJNR Am J Neuroradiol 1996; 17: 785–792

[35] Murphy JM, Gomez-Anson B, Gillard JH et al. Wegener granulomatosis: MR imaging findings in brain and meninges. Radiology 1999; 213: 794–799

[36] Rosenberg MR, Parshley M, Gibson S, Wernick R. Central nervous system polyarteritis nodosa. West J Med 1990; 153: 553–556

[37] Provenzale JM, Allen NB. Neuroradiologic findings in polyarteritis nodosa. AJNR Am J Neuroradiol 1996; 17: 1119–1126

[38] Gonzalez-Gay MA, Vazquez-Rodriguez TR, Gomez-Acebo I et al. Strokes at time of disease diagnosis in a series of 287 patients with biopsy-proven giant cell arteritis. Medicine (Baltimore) 2009; 88: 227–235

[39] Klein RG, Campbell RJ, Hunder GG, Carney JA. Skip lesions in temporal arteritis. Mayo Clin Proc 1976; 51: 504–510

[40] Bley TA, Uhl M, Carew J et al. Diagnostic value of high-resolution MR imaging in giant cell arteritis. AJNR Am J Neuroradiol 2007; 28: 1722–1727

[41] Auer DP, Pütz B, Gössl C, Elbel G, Gasser T, Dichgans M. Differential lesion patterns in CADASIL and sporadic subcortical arteriosclerotic encephalopathy: MR imaging study with statistical parametric group comparison. Radiology 2001; 218: 443–451

[42] Yousry TA, Seelos K, Mayer M et al. Characteristic MR lesion pattern and correlation of T1 and T2 lesion volume with neurologic and neuropsychological findings in cerebral autosomal dominant arteriopathy with subcortical infarcts and leukoencephalopathy (CADASIL). AJNR Am J Neuroradiol 1999; 20: 91–100

[43] Bohlega S, Al Shubili A, Edris A et al. CADASIL in Arabs: clinical and genetic findings. BMC Med Genet 2007; 8: 67

[44] Blitstein MK, Tung GA. MRI of cerebral microhemorrhages. AJR Am J Roentgenol 2007; 189: 720–725

[45] Engelter ST, Rueegg S, Kirsch EC et al. CADASIL mimicking primary angiitis of the central nervous system. Arch Neurol 2002; 59: 1480–1483

# 第八部分

## 痴呆相关性感染和炎症

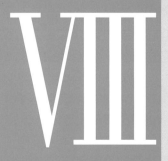

# 第25章 人类免疫缺陷病毒性痴呆

Toshio Moritani, Aristides Capizzano, Sangam G. Kanekar

## 25.1 流行病学

1981年,后来被称为获得性免疫缺陷综合征(acquired immunodeficiency Syndrome,AIDS)的病例首次被报道,病例来自纽约和旧金山[1]。1983年,人类免疫缺陷病毒1型(HIV-1)首次被认为是艾滋病的假定病因,而如今,HIV/AIDS的流行已成为全球悲剧[2]。自首次报道以来,全世界已有近6 000万人感染HIV,其中,约2 500万人死亡。据估计每年约有250万人新感染HIV-1,有210万人死于AIDS相关疾病[3]。95%以上的AIDS病例发生在发展中国家,疫情增长最迅速的是中国、印度、东欧和撒哈拉以南的非洲国家,全世界3 330万的HIV/AIDS感染者,有三分之二生活在撒哈拉以南的非洲[4]。大多数HIV阳性者是通过无防护的性行为感染,70%通过异性性行为感染。遗传流行病学研究表明:细胞因子及其受体和一些人类白细胞抗原等位基因的多态性,会影响HIV到AIDS的进展[5-9]。趋化因子受体5是HIV进入巨噬细胞的主要趋化因子受体之一,白种人因缺乏这种受体,故对HIV感染有抵抗力。

HIV病毒是一种单链RNA逆转录病毒,具有嗜淋巴细胞性和嗜神经性,中枢神经系统是HIV的主要靶点。HIV病毒在感染早期就进入大脑,但在免疫抑制出现之前,很少被检测到。约10%的HIV感染者和艾滋病患者起病即表现为神经系统症状,30%~60%的患者会在感染过程中出现神经症状[10],40%~50%有活动性神经系统疾病,超过90%的患者在死亡前出现CNS受累。高活性抗反转录病毒疗法(HAART)的应用改善了患者免疫状态,发病率和死亡率大幅下降[5,6,11],虽然机会性感染的概率显著下降,但HAART对神经功能的效果仍然不确定,HIV相关神经认知功能障碍(HIV-associated neurocognitive disorders,HAND)仍然常见,症状通常较轻[5-9];另一方面,抗反转录病毒药物引起的神经毒性疾病的发病数在增加[12]。在美国,近50%的HIV患者神经心理学测试低于年龄、教育程度、性别和种族匹配的正常组。HAND可出现在HIV感染患者的所有人群中,包括儿童;85%儿童艾滋病患者是由受感染的母亲垂直传播[13],HIV感染的儿童患者CNS疾病的患病率在20%~60%,发病年龄为2个月~5岁。

## 25.2 临床表现

HIV直接侵及大脑导致皮质下痴呆。艾滋病痴呆综合征(AIDS dementia complex)、HIV脑炎(HIV encephalitis,HIVE)和HIV相关痴呆(HIV-associated dementia,HAD)都曾被交替地用于描述认知、运动和行为变化的临床三联征,尤其在HIV感染的晚期阶段。HIV脑炎是一种与患者神经病理改变有关的术语。最近,疾病分类学标准和诊断标准被重新定义更新。2007年,美国国家精神卫生研究所(National Institute of Mental Health,NIMH)和国家神经疾病和中风研究所(NINDS)提出了"HIV相关神经认知功能障碍(HAND)",用于描述HIV相关的所有神经系统疾病,确认了三个研究诊断类别:(1)HAD是最严重的损伤形式;(2)轻度神经认知障碍是损害的一种轻微类型,但仍然影响日常生活;(3)神经功能测试异常但无神经认知损害症状者,不影响日常功能[5,11,14]。

通常,HAND表现为皮质下痴呆,认知、行为和运动功能在数周或数月内下降,但无法用已有的其他神经系统疾病、严重药物滥用或其他痴呆的原因解释[11,15-17]。50%以上未接受任何抗反转录病毒治疗的患者表现HAND神经症状进展[18]。HAND症状包括:无症状性神经认知损害、轻微认知功能障碍,或更严重的表现,即伴有复杂的运动、行为和社会心理异常以致影响工作或其他日常生活[19]。定向障碍、情绪障碍、精神运动迟缓和注意力、记忆和视觉重组协调能力的下降是部分临床表现;运动迟缓和运动障碍是由于多巴胺功能障碍所致;肌阵挛、震颤罕见但偶有发生;痴呆进展时出现皮质症状;尿急、非特异性头痛、抑郁症状、精神病、谵妄和癫痫发作也可发生。HAART降低了HAND神经系统症状的严重程度[20,21]。近年来发现,只有1%~2%的艾滋病患者出现HAD;但由于患者生存期的延长、存活年龄增加,HAND的患病率也有所增加[22,23]。先天性HIV感染的临床特征包括小头畸形、发育迟缓,甚至停止发育。

CSF分析显示单核细胞轻度增加可见于18%无症状和40%有症状的患者中,CSF分析还可显示HIV病毒感染后很快进入中枢神经系统,甚至在血液中检测到抗体之前。HIV感染的确诊是通过酶联免疫吸附试验和免疫印迹法检测到HIV抗体,这种抗体通常在感染后 4 周内检测到[24,25]。基于聚合酶链反应（PCR）的测试能够检测血液中 HIV 病毒复制的负荷，这有助于检测血清转换前的 HIV 病毒并定量估计病毒载量。CD4 淋巴细胞计数用于 HIV 感染的分期。

## 25.3　神经病理学

在 AIDS 病尸检病例中：HIV 脑炎（HIV encephalitis，HIVE）是 HIV 病毒引起的中枢神经系统增生性感染，主要影响白质、基底节和脑干；AIDS 尸检病例中 20%～26% 被确定为 HIVE，其神经病理学特征是血管周围炎症、小胶质细胞结节和多核巨细胞浸润[26]。HIVE 可同时侵及脑白质（白质脑病）和灰质（弥漫性灰质萎缩），组织病理学特点是弥漫性髓鞘崩解、星形胶质细胞增生和多核巨细胞浸润伴轻微炎症。多数情况下，脑病和脑炎征象同时出现[27-29]。虽然 HIV 脑炎缺乏特征性，但 HAART 治疗后病理表现为神经元的丢失与细胞凋亡、星形胶质细胞增生、髓鞘缺失，甚至小胶质细胞和血管周围巨噬细胞活化[30,31]。

免疫细胞化学研究显示 HIV 感染好发于基底节、脑干和深部白质[27,32,33]。HIV 病毒经血流进入 CNS，最初的感染发生在脑深部区域，循环中的单核细胞携带病毒穿过血脑屏障，被 HIV 病毒感染和激活的单核细胞分化为 HIV 感染、激活的巨噬细胞和小胶质细胞，这些激活的细胞释放强有力的神经毒素，包括病毒基因产物（如蛋白质的转录反式激活（transcription，tat）和病毒包膜糖蛋白 gp120）并可诱导促炎性细胞因子的分泌，这些有毒物质导致谷氨酸诱导的兴奋性毒性和线粒体功能障碍，最终导致神经元损伤，包括神经元凋亡[5,18,34,35]。受感染的星形胶质细胞、巨噬细胞和小胶质细胞作为 HIV 病毒的终生宿主，加快了神经退行性变，并降低突触功能[5]。

活化的巨噬细胞、星形胶质细胞以及巨噬细胞衍生产物的增加与痴呆严重程度密切相关[36]。HAND 的发展和恶化与炎症反应有关，与病毒复制可能无关[18,30,37-39]。HAND 病变的严重程度包括突触间连接和神经元分化的丧失[20]。凋亡的星形胶质细胞密度以及 HIV DNA 含量与痴呆的快速进展有关。HIV 促进神经元凋亡的作用在儿童中更显著[40,41]。

## 25.4　神经影像学

CT 常表现为脑萎缩。MRI 已被证明是 HIV 相关中枢神经系统疾病最敏感的诊断工具，不仅可敏感检测 HIVE，对机会性感染也同样敏感。T2WI 和 FLAIR 图像显示脑室周围白质边界不清的斑片状或弥漫性高信号，而皮质下白质和后颅窝结构相对正常，无占位效应和强化[42]；另一个典型征象是脑萎缩伴脑沟、侧脑室扩大；MRI 所示脑萎缩的程度与痴呆的严重程度相关[43]。部分病例可累及脑干、基底节和胼胝体，显示轻度水肿和占位效应，可代表 HIV 的存在；在 HAND 患者感染过程中，MRI 可见白质中斑片状或弥漫性高信号改变[44,45]，MRI 改变与患者认知功能的损害显著相关[24]。反映脑部 HIV 感染的 T2WI 高信号与反映免疫受损状态的 CD4+ 细胞计数显著相关[24]。

DWI 显示高信号，而表观扩散系数（apparent diffusion coefficient，ADC）增加，代表 T2 穿透效应（▶ 图 25.1）。在 HIV 相关认知功能障碍的研究中，扩散张量成像（DTI）衍生的变量，如各向异性分数（fractional anisotropy，FA）和 ADC，与神经病理改变、老年痴呆症

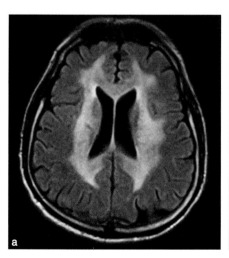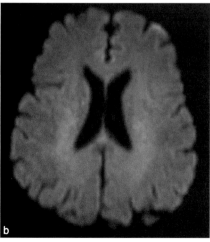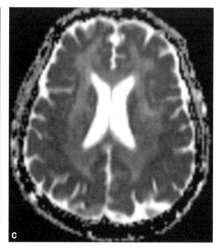

图 25.1　HIV 脑炎。患者，男性，45 岁，服用抗反转录病毒药物治疗 1 年后出现健忘、记忆力问题和行为改变。（a）FLAIR 显示脑室周围和深部白质弥漫性对称性高信号。（b），（c）DWI 显示无弥散受限，相关的区域 ADC 值增高

的严重程度和运动速度减低有关[46-48];但 DTI 不能识别早期 HIV 感染[49]。

磁共振波谱成像(1H-MRS)是一种能够在活体灵敏无创检测脑内炎症和神经元变化的方法。据报道,HIV 各阶段的患者都存在 1H-MRS 的异常,包括 N-乙酰天门冬氨酸(NAA,神经元完整性的标志)与肌酸的比值(NAA/Cr)降低、胆碱(Cho,细胞膜损伤的标志)与肌酸的比值(Cho/Cr)升高、肌醇(MI,胶质细胞标志物)与肌酸比值(MI/Cr)的增高(▶图 25.2)[50-61]。MRS 改变与患者痴呆的严重程度相关,MRS 有助于评估抗反转录病毒治疗的效果。

HIV 患者脑卒中的发病率很低,但由于机会性水痘-带状疱疹病毒感染或 HIV 血管病变导致发病率有明显上升(6%~12%)[62]。血管病变在 HIV 感染者尸检中的检出率约为 5.5%[63]。DWI 有助于敏感检测梗死。HIV 感染与许多其他机会性中枢神经系统感染有关,包括病毒(▶图 25.3、▶图 25.4)以及细菌、真菌、寄生虫感染。多种共存的中枢神经系统感染使 MRI 表现更复杂。HAART 通过"免疫重建炎症综合征"(immune reconstitution inflammatory syndrome, IRIS)使机体对炎症反应过度激活而导致临床症状恶化[63-66],类固醇治疗可使症状有效缓解。

先天性 HIV 中枢神经系统感染最常见的表现是脑萎缩和脑白质病变(▶图 25.5)[67,68]。约 33% 的 HIV

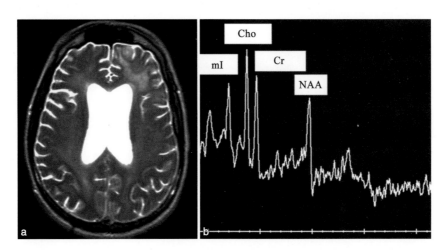

图 25.2 HIV 脑炎。患者,女性,49 岁,出现记忆问题和行为改变、痴呆症。(a)T2WI 显示白质高信号及弥漫性脑萎缩、脑室扩大。(b)MRS 显示在白质异常区 NAA 峰降低、Cho 峰和 MI 峰升高

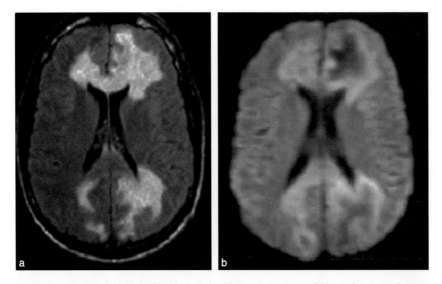

图 25.3 进行性多灶性白质脑病。患者,男性,42 岁,HIV 感染 12 年,出现意识混乱和智力下降。(a)FLAIR 图显示白质区不对称性、多灶性高信号,病变延伸到 U 形纤维。(b)DWI 显示病灶周围高信号、中心低信号,符合进行性多灶性白质脑病

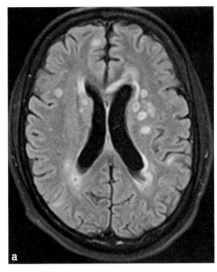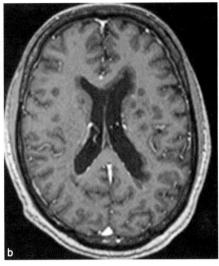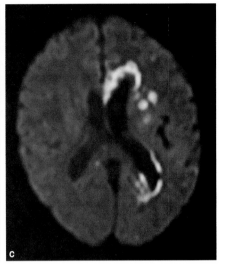

图 25.4 水痘-带状疱疹病毒性脑膜脑炎。患者，男性，44 岁，AIDS 晚期，出现精神状态改变。（a）FLAIR 显示脑室周围多发线状和白质内圆形高信号病变。（b）增强后 T1WI 显示病灶轻度强化。（c）DWI 显示病灶弥散受限

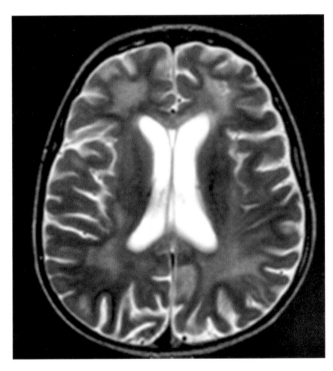

图 25.5 患儿，男性，9 岁，先天性 HIV 感染。T2WI 显示特征性的白质高信号伴弥漫性脑萎缩，与 HIV 脑炎一致

感染儿童中可检出颅内钙化，在 10 个月以下的婴儿中不常见。HIV 相关性血管炎常见于儿童患者，HIV 阳性儿童中的脑血管病年发生率为 1.3%[69]。

## 25.5 治疗

HAND 最主要的治疗方式是 HAART。已证明 HAART 的积极治疗能改善免疫功能、延缓进展为 AIDS、降低 HIV 感染者的死亡率[4,5,70]。在每天上百万的复制周期中，由于 HIV 的 RNA 转录的高错误率，耐药变异体仍存在于 CNS 内，除非 HIV 复制完全被抑制。HIV 感染患者必须终生接受抗反转录病毒治疗，一旦停药病毒就会再度出现。由于药物之间相互作用的复杂性以及血脑屏障和血-脑脊液屏障，我们很难预测哪些药物会充分进入 CNS。尽管迄今为止，尚无研究证明特定组合的 ART 方案在 HAND 预防或治疗方面具有优越性[71]，但联合使用多种有良好 CNS 药代动力学药物的 ART 组合疗法是合理的。根据他们如何有效的渗透到 CNS，ART 方案有不同的 CNS 渗透有效性指数等级[4,72]。药物的有效性、药物间的相互作用及并发症是决定 ART 方案的其他因素。包括帕罗西汀、氟康唑、利伐斯的明在内的辅助治疗也已开展，用于改善患者的认知功能[4]。

## 参考文献

[1] Gottlieb MS, Schroff R, Schanker HM et al. *Pneumocystis carinii* pneumonia and mucosal candidiasis in previously healthy homosexual men: evidence of a new acquired cellular immunodeficiency. N Engl J Med 1981; 305: 1425–1431

[2] Barré-Sinoussi F, Chermann JC, Rey F et al. Isolation of a T-lymphotropic retrovirus from a patient at risk for acquired immune deficiency syndrome (AIDS). Science 1983; 220: 868–871

[3] Xia C, Luo D, Yu X, Jiang S, Liu S. HIV-associated dementia in the era of highly active antiretroviral therapy (HAART). Microbes Infect 2011; 13: 419–425

[4] Alkali NH, Bwala SA, Nyandaiti YW, Danesi MA. NeuroAIDS in sub-Saharan Africa: a clinical review. Ann Afr Med 2013; 12: 1–10

[5] Avdoshina V, Bachis A, Mocchetti I. Synaptic dysfunction in human immunodeficiency virus type-1-positive subjects: inflammation or impaired neuronal plasticity? J Intern Med 2013; 273: 454–465

[6] Palella FJ, Jr, Delaney KM, Moorman AC et al. HIV Outpatient Study Investigators. Declining morbidity and mortality among patients with advanced human immunodeficiency virus infection. N Engl J Med 1998; 338: 853–860

[7] Ledergerber B, Egger M, Opravil M et al. Clinical progression and virological

failure on highly active antiretroviral therapy in HIV-1 patients: a prospective cohort study. Swiss HIV Cohort Study. Lancet 1999; 353: 863–868

[8] Sacktor N, McDermott MP, Marder K et al. HIV-associated cognitive impairment before and after the advent of combination therapy. J Neurovirol 2002; 8: 136–142

[9] Tozzi V, Balestra P, Lorenzini P et al. Prevalence and risk factors for human immunodeficiency virus-associated neurocognitive impairment, 1996 to 2002: results from an urban observational cohort. J Neurovirol 2005; 11: 265–273

[10] Price RW, Brew BJ. The AIDS dementia complex. J Infect Dis 1988; 158: 1079–1083

[11] Antinori A, Arendt G, Becker JT et al. Updated research nosology for HIV-associated neurocognitive disorders. Neurology 2007; 69: 1789–1799

[12] Keswani SC, Pardo CA, Cherry CL, Hoke A, McArthur JC. HIV-associated sensory neuropathies. AIDS 2002; 16: 2105–2117

[13] Lo CP, Chen CY. Neuroimaging of viral infections in infants and young children. Neuroimaging Clin N Am 2008; 18: 119–132, viii

[14] Valcour V, Sithinamsuwan P, Letendre S, Ances B. Pathogenesis of HIV in the central nervous system. Curr HIV/AIDS Rep 2011; 8: 54–61

[15] Steinbrink F, Evers S, Buerke B et al. German Competence Network HIV/AIDS. Cognitive impairment in HIV infection is associated with MRI and CSF pattern of neurodegeneration. Eur J Neurol 2013; 20: 420–428

[16] McArthur JC, Hoover DR, Bacellar H et al. Dementia in AIDS patients: incidence and risk factors. Multicenter AIDS Cohort Study. Neurology 1993; 43: 2245–2252

[17] McArthur JC. HIV dementia: an evolving disease. J Neuroimmunol 2004; 157: 3–10

[18] McArthur JC, Steiner J, Sacktor N, Nath A. Human immunodeficiency virus-associated neurocognitive disorders: mind the gap. Ann Neurol 2010; 67: 699–714

[19] González-Scarano F, Martín-García J. The neuropathogenesis of AIDS. Nat Rev Immunol 2005; 5: 69–81

[20] Ellis R, Langford D, Masliah E. HIV and antiretroviral therapy in the brain: neuronal injury and repair. Nat Rev Neurosci 2007; 8: 33–44

[21] Joska JA, Gouse H, Paul RH, Stein DJ, Flisher AJ. Does highly active antiretroviral therapy improve neurocognitive function? A systematic review. J Neurovirol 2010; 16: 101–114

[22] Robertson KR, Smurzynski M, Parsons TD et al. The prevalence and incidence of neurocognitive impairment in the HAART era. AIDS 2007; 21: 1915–1921

[23] Husstedt IW, Frohne L, Böckenholt S et al. Impact of highly active antiretroviral therapy on cognitive processing in HIV infection: cross-sectional and longitudinal studies of event-related potentials. AIDS Res Hum Retroviruses 2002; 18: 485–490

[24] Hanning U, Husstedt IW, Niederstadt TU, Evers S, Heindel W, Kloska SP. Cerebral signal intensity abnormalities on T2-weighted MR images in HIV patients with highly active antiretroviral therapy: relationship with clinical parameters and interval changes. Acad Radiol 2011; 18: 1144–1150

[25] Davis LE, Hjelle BL, Miller VE et al. Early viral brain invasion in iatrogenic human immunodeficiency virus infection. Neurology 1992; 42: 1736–1739

[26] Hoffmann C, Tabrizian S, Wolf E et al. Survival of AIDS patients with primary central nervous system lymphoma is dramatically improved by HAART-induced immune recovery. AIDS 2001; 15: 2119–2127

[27] Kure K, Llena JF, Lyman WD et al. Human immunodeficiency virus-1 infection of the nervous system: an autopsy study of 268 adult, pediatric, and fetal brains. Hum Pathol 1991; 22: 700–710

[28] Budka H, Wiley CA, Kleihues P et al. HIV-associated disease of the nervous system: review of nomenclature and proposal for neuropathology-based terminology. Brain Pathol 1991; 1: 143–152

[29] Shankar SK, Mahadevan A, Kovoor JM. Neuropathology of viral infections of the central nervous system. Neuroimaging Clin N Am 2008; 18: 19–39, vii

[30] Gannon P, Khan MZ, Kolson DL. Current understanding of HIV-associated neurocognitive disorders pathogenesis. Curr Opin Neurol 2011; 24: 275–283

[31] Gras G, Chrétien F, Vallat-Decouvelaere AV et al. Regulated expression of sodium-dependent glutamate transporters and synthetase: a neuroprotective role for activated microglia and macrophages in HIV infection? Brain Pathol 2003; 13: 211–222

[32] Takahashi K, Wesselingh SL, Griffin DE, McArthur JC, Johnson RT, Glass JD. Localization of HIV-1 in human brain using polymerase chain reaction/in situ hybridization and immunocytochemistry. Ann Neurol 1996; 39: 705–711

[33] Brew BJ, Rosenblum M, Cronin K, Price RW. AIDS dementia complex and HIV-1 brain infection: clinical-virological correlations. Ann Neurol 1995; 38: 563–570

[34] Yadav A, Collman RG. CNS inflammation and macrophage/microglial biology, associated with HIV-1 infection. J Neuroimmune Pharmacol 2009; 4: 430–447

[35] Pelle M-T, Bazille C, Gray F. Neuropathology and HIV dementia In: Aminoff M, Boller F, Swaab D, eds Handbook of Clinical Neurology: Dementias. 3rd Series. New York: Elsevier; 2008:343–364

[36] McClernon DR, Lanier R, Gartner S et al. HIV in the brain: RNA levels and patterns of zidovudine resistance. Neurology 2001; 57: 1396–1401

[37] Grovit-Ferbas K, Harris-White ME. Thinking about HIV: the intersection of virus, neuroinflammation and cognitive dysfunction. Immunol Res 2010; 48: 40–58

[38] Kraft-Terry SD, Buch SJ, Fox HS, Gendelman HE. A coat of many colors: neuroimmune crosstalk in human immunodeficiency virus infection. Neuron 2009; 64: 133–145

[39] Kaul M, Lipton SA. Mechanisms of neuroimmunity and neurodegeneration associated with HIV-1 infection and AIDS. J Neuroimmune Pharmacol 2006; 1: 138–151

[40] Garden GA, Budd SL, Tsai E et al. Caspase cascades in human immunodeficiency virus-associated neurodegeneration. J Neurosci 2002; 22: 4015–4024

[41] Gelbard HA, Epstein LG. HIV-1 encephalopathy in children. Curr Opin Pediatr 1995; 7: 655–662

[42] Flowers CH, Mafee MF, Crowell R et al. Encephalopathy in AIDS patients: evaluation with MR imaging. AJNR Am J Neuroradiol 1990; 11: 1235–1245

[43] Dal Pan GJ, McArthur JH, Aylward E et al. Patterns of cerebral atrophy in HIV-1-infected individuals: results of a quantitative MRI analysis. Neurology 1992; 42: 2125–2130

[44] Olsen WL, Longo FM, Mills CM, Norman D. White matter disease in AIDS: findings at MR imaging. Radiology 1988; 169: 445–448

[45] Jernigan TL, Archibald S, Hesselink JR et al. The HNRC Group. Magnetic resonance imaging morphometric analysis of cerebral volume loss in human immunodeficiency virus infection. Arch Neurol 1993; 50: 250–255

[46] Ragin AB, Storey P, Cohen BA, Epstein LG, Edelman RR. Whole brain diffusion tensor imaging in HIV-associated cognitive impairment. AJNR Am J Neuroradiol 2004; 25: 195–200

[47] Filippi CG, Ulug AM, Ryan E, Ferrando SJ, van Gorp W. Diffusion tensor imaging of patients with HIV and normal-appearing white matter on MR images of the brain. AJNR Am J Neuroradiol 2001; 22: 277–283

[48] Wu Y, Storey P, Cohen BA, Epstein LG, Edelman RR, Ragin AB. Diffusion alterations in corpus callosum of patients with HIV. AJNR Am J Neuroradiol 2006; 27: 656–660

[49] Thurnher MM, Castillo M, Stadler A, Rieger A, Schmid B, Sundgren PC. Diffusion-tensor MR imaging of the brain in human immunodeficiency virus-positive patients. AJNR Am J Neuroradiol 2005; 26: 2275–2281

[50] Paley M, Cozzone PJ, Alonso J et al. A multicenter proton magnetic resonance spectroscopy study of neurological complications of AIDS. AIDS Res Hum Retroviruses 1996; 12: 213–222

[51] Chang L, Ernst T, Leonido-Yee M, Walot I, Singer E. Cerebral metabolite abnormalities correlate with clinical severity of HIV-1 cognitive motor complex. Neurology 1999; 52: 100–108

[52] Chang L, Ernst T, Witt MD et al. Persistent brain abnormalities in antiretroviral-naive HIV patients 3 months after HAART. Antivir Ther 2003; 8: 17–26

[53] Chang L, Lee PL, Yiannoutsos CT et al. HIV MRS Consortium. A multicenter in vivo proton-MRS study of HIV-associated dementia and its relationship to age. Neuroimage 2004; 23: 1336–1347

[54] Lee PL, Yiannoutsos CT, Ernst T et al. HIV MRS Consortium. A multi-center 1 H MRS study of the AIDS dementia complex: validation and preliminary analysis. J Magn Reson Imaging 2003; 17: 625–633

[55] Yiannoutsos CT, Ernst T, Chang L et al. Regional patterns of brain metabolites in AIDS dementia complex. Neuroimage 2004; 23: 928–935

[56] Valcour VG, Sacktor NC, Paul RH et al. Insulin resistance is associated with cognition among HIV-1-infected patients: the Hawaii Aging With HIV cohort. J Acquir Immune Defic Syndr 2006; 43: 405–410

[57] Salvan AM, Vion-Dury J, Confort-Gouny S, Nicoli F, Lamoureux S, Cozzone PJ. Brain proton magnetic resonance spectroscopy in HIV-related encephalopathy: identification of evolving metabolic patterns in relation to dementia and therapy. AIDS Res Hum Retroviruses 1997; 13: 1055–1066

[58] López-Villegas D, Lenkinski RE, Frank I. Biochemical changes in the frontal lobe of HIV-infected individuals detected by magnetic resonance spectroscopy. Proc Natl Acad Sci U S A 1997; 94: 9854–9859

[59] Meyerhoff DJ, Bloomer C, Cardenas V, Norman D, Weiner MW, Fein G. Elevated subcortical choline metabolites in cognitively and clinically asymptomatic HIV+ patients. Neurology 1999; 52: 995–1003

[60] Mohamed MA, Lentz MR, Lee V et al. Factor analysis of proton MR spectroscopic imaging data in HIV infection: metabolite-derived factors help identify

infection and dementia. Radiology 2010; 254: 577–586

[61] Winston A, Duncombe C, Li PC et al. Altair Study Group. Two patterns of cerebral metabolite abnormalities are detected on proton magnetic resonance spectroscopy in HIV-infected subjects commencing antiretroviral therapy. Neuroradiology 2012; 54: 1331–1339

[62] Nagel MA, Mahalingam R, Cohrs RJ, Gilden D. Virus vasculopathy and stroke: an under-recognized cause and treatment target. Infect Disord Drug Targets 2010; 10: 105–111

[63] Connor MD, Lammie GA, Bell JE, Warlow CP, Simmonds P, Brettle RD. Cerebral infarction in adult AIDS patients: observations from the Edinburgh HIV Autopsy Cohort. Stroke 2000; 31: 2117–2126

[64] Shelburne SA, Visnegarwala F, Darcourt J et al. Incidence and risk factors for immune reconstitution inflammatory syndrome during highly active antiretroviral therapy. AIDS 2005; 19: 399–406

[65] Venkataramana A, Pardo CA, McArthur JC et al. Immune reconstitution inflammatory syndrome in the CNS of HIV-infected patients. Neurology 2006; 67: 383–388

[66] Shelburne SA, III, Darcourt J, White AC, Jr et al. The role of immune reconstitution inflammatory syndrome in AIDS-related *Cryptococcus neoformans* disease in the era of highly active antiretroviral therapy. Clin Infect Dis 2005; 40: 1049–1052

[67] Safriel YI, Haller JO, Lefton DR, Obedian R. Imaging of the brain in the HIV-positive child. Pediatr Radiol 2000; 30: 725–732

[68] Shah SS, Zimmerman RA, Rorke LB, Vezina LG. Cerebrovascular complications of HIV in children. AJNR Am J Neuroradiol 1996; 17: 1913–1917

[69] Park YD, Belman AL, Kim TS et al. Stroke in pediatric acquired immunodeficiency syndrome. Ann Neurol 1990; 28: 303–311

[70] Lucas S. Causes of death in the HAART era. Curr Opin Infect Dis 2012; 25: 36–41

[71] Nabha L, Duong L, Timpone J. HIV-associated neurocognitive disorders: perspective on management strategies. Drugs 2013; 73: 893–905

[72] Cysique LA, Vaida F, Letendre S et al. Dynamics of cognitive change in impaired HIV-positive patients initiating antiretroviral therapy. Neurology 2009; 73: 342–348

# 第 26 章　非人类免疫缺陷病毒感染性痴呆

Krishan K. Jain，Jitendra K. Saini，Rakesh K. Gupta

痴呆的特征是认知能力、记忆能力和检索能力下降以及决策时正常执行功能的损害，进而影响个人日常生活[1,2]。痴呆常发生于老年人，但也可见于 65 岁以下者[2]。在老年患者中，原发性痴呆（如阿尔茨海默病）是记忆障碍和认知缺陷最常见的原因[3]。早发与快速进展性痴呆（early onset and rapidly progressive dementias，RPDs）包括多种状态，从可逆到不可逆以及快速进展[1]。可逆性痴呆约占所有痴呆的 1.5%[4]，抑郁症、维生素 $B_{12}$ 缺乏和甲状腺功能减退是其常见的原因[3]。中枢神经系统感染有时会表现为记忆损害，临床酷似原发性痴呆[3]，感染是 RPD 的一种少见但却重要的原因，及时诊断和适当的治疗可产生良好的预后[5]。本章回顾与感染相关的痴呆症（不包括获得性免疫缺陷综合征（AIDS）/人类免疫缺陷病毒（HIV）和朊病毒病）的神经影像学，重点是磁共振成像。

## 26.1　病毒感染

### 26.1.1　疱疹病毒感染

单纯疱疹病毒 1 型（herpes simplex virus type 1，HSV-1）是急性病毒性脑炎可识别的最常见原因[6,7]。单纯疱疹脑炎（herpes simplex encephalitis，HSE）患者有发热、头痛、癫痫发作、局灶性 CNS 体征、意识障碍和精神状态改变[8]，记忆丧失通常很显著，且伴有行为紊乱和人格改变[6]。Hokkanen 等人报道了带状疱疹

性脑炎（herpes zoster encephalitis，HZE）患者出现皮质下认知障碍，伴情绪改变、行为失控[9]。MRI 上，HSE 病变主要累及双侧颞叶下方和内侧面，可延伸到岛叶，但也可见单侧颞叶受累；表现为 T2WI 高信号，T1WI 低信号[7,10,11]；DWI 比常规 T2WI 及 FLAIR 序列能更敏感的检测早期 HSE[11]；随疾病进展，可见脑回状强化[11]。其他一些罕见疾病也可累及双侧颞叶，如副肿瘤性边缘叶脑炎、流行性乙型脑炎（japanese encephalitis，JE）和神经梅毒[7]。慢性期，可见脑萎缩，伴随神经后遗症表现如顺行性记忆丧失、嗅觉障碍、失语等，（▶图 26.1）[11,12]。该病的早期诊断是关键，这样就可以启动阿昔洛韦治疗以改善认知、降低死亡率[13]。

### 26.1.2　非疱疹病毒感染

对非 HSV 脑炎了解较少，已知非 HSV 脑炎可造成轻微或严重的认知障碍[14]。在北美洲，西尼罗河病毒（west Nile virus，WNV）已成为流行性病毒性脑炎的最重要原因。多瘤病毒，包括 JC 病毒和 BK 病毒，常表现为进行性多灶性神经功能缺损或脑膜脑炎，而免疫功能低下患者可出现 RPD[15]。乙脑在西方国家罕见，但在东亚、东南亚、南亚一些国家，乙脑引起的神经系统、认知和精神后遗症是重要的公共卫生问题[16,17]。影像学检查可表现正常，也可表现为病毒感染脑区的 T2WI 高信号；异常信号的分布可提示特定病毒的感染，双侧丘脑或基底节受累常发生在东方马

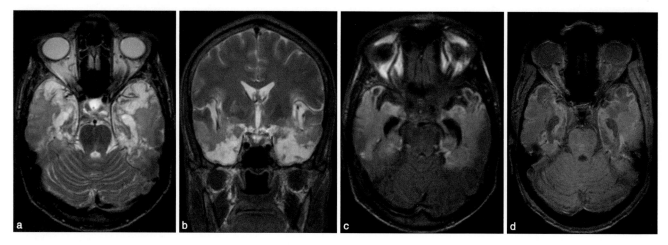

图26.1　患者,男性,35岁,慢性疱疹性脑炎伴记忆丧失。(a)轴位 T2WI,(b)冠状位 T2WI 示双侧颞叶内侧信号强度增高,(c)FLAIR 序列见脑萎缩和(d)梯度图像上无异常磁敏感效应

型脑炎、乙脑和 WNV[5,17]。

**亚急性硬化性全脑炎**

　　病毒性脑炎有时隐匿,仅表现为行为和心理状态的逐渐改变[15]。亚急性硬化性全脑炎(subacute sclerosing panencephalitis,SSPE)就是一种导致痴呆的慢性病毒性脑炎[18],由缺损型麻疹病毒慢性持续感染引起,是一种罕见的进行性神经系统疾病,多见于儿童和青少年。根据典型的临床表现、脑脊液及血清中麻疹抗体滴度增高、脑电图特征波形可作出诊断[19,20]。常规 MRI 在早期可无异常,但晚期可见 T2WI 广泛的脑室周围白质高信号(▶图 26.2)[20];病变可快速进展,相对进展期病例可见弥漫性皮质萎缩[21];DTI 技术可以发现常规 MRI 无法显示的早期脑白质损伤[22]。

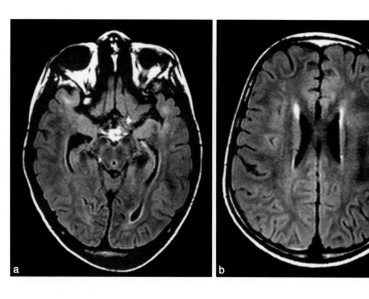

图26.2　患者,9岁,亚急性硬化性全脑炎,伴认知功能减退和肌阵挛。(a,b)FLAIR 序列示颞叶和脑室周围白质的轻微信号异常。依据脑脊液中检出麻疹抗体及脑电图特征波形确诊

## 26.2　细菌感染

### 26.2.1　细菌性脑膜炎

　　脑膜炎是指发生在硬脑膜、软脑膜和邻近的蛛网膜下腔的炎症,症状和体征包括头痛、发热、颈项强直、畏光、呕吐、意识改变,诊断通常依据临床症状、体征以及脑脊液检查[7,23]。细菌性脑膜炎幸存者常有神经病学和神经心理学的后遗症,神经心理损害的模式特点类似于皮质下认知功能损害[24]。影像学的价值主要在于证实可疑脑膜炎,评估并发症,排除其他类似脑膜炎的疾病,以及在腰穿前评估颅内压是否增高[25]。

### 26.2.2　螺旋体

**神经梅毒**

　　梅毒是由梅毒螺旋体引起的性传播疾病,可累及大多数器官[26],5%~30%的患者出现 CNS 受累[27]。症状性神经梅毒分为早期和晚期两种形式;早期神经梅

毒表现为脑膜炎和脑膜血管性疾病或卒中,晚期神经梅毒累及脑膜和脑或脊髓实质,临床表现为脊髓痨、麻痹性痴呆[28,29]。麻痹性痴呆通常在感染后 10~25 年出现,入侵的螺旋体逐渐破坏神经元,造成记忆、智力、情感、判断等功能的损伤[5,30]。影像学同样也表现多样,大多数患者表现正常,脑皮质萎缩是最常见的异常[26,27,31],Russouw 等人发现萎缩和认知功能损害之间具有相关性,额叶病变和精神疾病的发病率相关[32];在麻痹性痴呆阶段还会出现颞叶内侧的信号异常(▶图 26.3)和脑积水;脑室周围白质改变伴脑室扩大可类似于正常压力性脑积水的影像学特征[5,33]。

**莱姆病(螺旋体)**

莱姆病是由伯氏疏螺旋体(spirochete Borrelia burgdorferi)引起的一种多系统疾病,中枢神经系统表现罕见[1,34],莱姆病可表现为 RPD,常伴有颅神经麻痹、脑膜炎、多发性神经病、抑郁症或精神病[15]。不到

半数的患者可见 MRI 异常,表现为脑白质和脑干内局灶性 T2WI 高信号,类似于脱髓鞘过程;其他非特异性征象包括局灶性或弥漫性柔脑膜强化,累及颅神经、脊髓表面、马尾和脊神经根表面[35,36]。

### 26.2.3　中枢神经系统结核

CNS 结核感染由结核分枝杆菌引起,占所有结核病例的 1%,占肺外结核的 10%~15%[37]。Sundar 等人在一组 76 例年龄小于 65 岁的患者中发现,26 例(34.21%)存在痴呆的可逆因素,其中 11 例存在感染,而这 11 例患者中的 5 例患有 CNS 结核[38]。在两个个案报道中,CNS 结核和播散性结核被确定为痴呆的病因[3,39]。在最近发表的一项关于结核性脑膜炎的研究中,78.5% 的患者在患病 1 年后出现神经系统后遗症:认知损害占 55%,运动障碍占 40%,视神经萎缩占 37%,其他颅神经麻痹占 23%[40]。

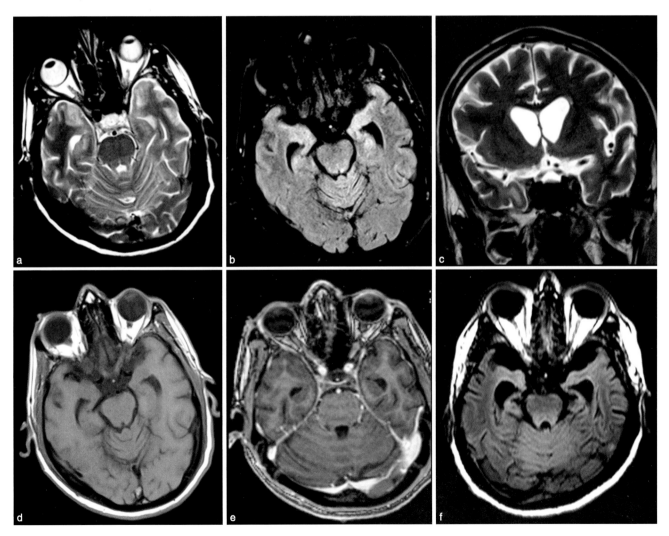

**图 26.3**　神经梅毒患者,起病症状为记忆障碍和认知障碍。(a)轴位 T2WI,(b)轴位 FLAIR,(c)冠状位 T2WI 示双侧内侧颞叶信号增加,(d)轴位 T1WI 呈低信号,(e)对比增强后 T1WI 显示颞叶病变无强化,(f)另一个病人的轴位 FLAIR 图像显示了类似的颞叶内侧信号改变

CNS的感染可以弥漫如脑膜炎，或者局限性实质病灶如结核瘤、脓肿和局灶性脑炎。结核性脑膜炎是最常见的感染类型，好发于颅底部脑膜，常见影像三联征：基底池脑膜增厚强化、脑积水（▶图26.4）和脑梗死[7]，脑脊液涂片或培养中检出抗酸杆菌可以确诊[5]。CNS结核瘤常见于皮髓质交界处或脑室周围，影像学表现取决于肉芽肿的病理分期[41,42]，结核瘤内的细胞成分表现为T1WI上信号增高，磁化传递序列比常规自旋回波序列能显示更多的实质性病变[43]。

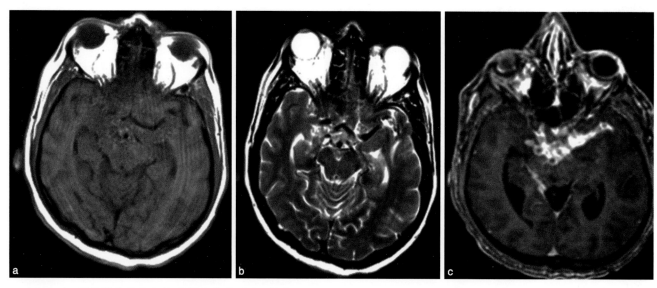

图26.4 结核性脑膜炎患者，伴认知能力下降。轴位T1WI（a）和T2WI（b）显示基底池闭塞，呈等或高信号，伴轻度脑室扩张。增强T1WI（c）显示沿基底池和左侧外侧裂分布的脑膜强化，伴多发环形强化病灶

### 26.2.4 其他细菌感染

巴尔通体（bartonella henselae）是一种革兰阴性菌，是造成猫抓病的病原体。神经系统表现罕见，通常表现为急性脑炎，有时也表现为RPD，特别是在免疫缺陷的人群[5,15,44]。脑结构成像显示正常，或局灶性DWI、T2WI信号异常[5]。肺炎支原体（M. pneumoniae）和新金分枝杆菌（M. neoaurum）感染与许多神经综合征有关，包括RPD。肺炎支原体脑炎患者的影像表现可正常或异常，丘脑、纹状体、皮质下白质、脑干、小脑等多个脑区均可受累[15,45,46]。

Whipple病是一种罕见的细菌感染，由革兰氏阳性、抗酸阴性、过碘酸希夫阳性的Tropheryma whippelii细菌感染所致。多数患者以吸收不良综合征起病，但约5%的病例可以开始即出现伴痴呆、运动障碍或精神症状的神经综合征。CT或MRI可显示局灶性的信号变化[47]。

## 26.3 寄生虫感染

### 26.3.1 脑囊虫病

脑囊虫病（neurocysticercosis，NCC）是全球最常见的CNS寄生虫感染，由猪带绦虫的幼虫引起[42,48]。与NCC相关的认知功能下降无明确特点、易被低估，应列入痴呆的鉴别诊断之一，尤其是在流行地区[49]。NCC最常累及脑实质，根据影像学和组织病理学，NCC分为：泡状或囊性期、坏死性胶体期、结节性肉芽肿期及纤维钙化期四个阶段[50]。不同发育阶段的影像表现不同。泡状阶段的典型表现为光滑、薄壁的T2WI高信号囊肿，伴偏心性壁结节；在坏死性胶体阶段，囊肿变性出现周围水肿和囊壁强化[7,51]；在结节性肉芽肿期，病灶缩小，囊壁增厚，并可见钙化头节，水肿和增强持续存在；在结节性钙化阶段，可见小钙化结节，无占位效应及强化（▶图26.5）[7,42]；SWI可显示完全钙化的头节；容积T2WI有助于显示脑囊虫病的头节[52,53]。

10%~15%的患者，囊肿位于蛛网膜下腔，呈多房性，这种情况下头节很难显示[54]。对于实质内和蛛网膜下腔较大的脑囊虫囊肿病灶，如果MRI无法显示头节，MRS可显示琥珀酸、醋酸、乳酸以及氨基酸的存在，有助于确定诊断[55]。

### 26.3.2 其他寄生虫感染

对于生活在疫区（非洲热带地区）或者旅游返回后出现RPD的患者，应将两种寄生虫感染-锥虫病和疟疾作为RPD的原因考虑[5,15]。锥虫（trypanosoma spp）感染引起昏睡病伴复杂的神经学后果，睡眠/唤醒

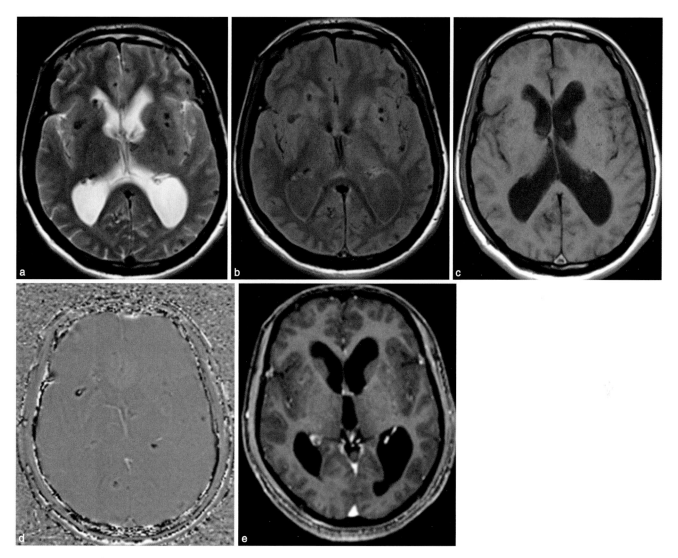

图 26.5　患者,男性,40 岁,脑囊虫病伴有神经精神症和认知能力下降。轴位 T2WI、FLAIR、T1WI、梯度图像(a~d)显示在大脑半球多个小的低信号钙化病变,伴弥漫性脑萎缩。增强后 T1WI(e)示部分病灶边缘轻度强化

周期的改变伴随进行性神志恶化可被误为神经退行性 RPD[56]。由疟原虫(plasmodia falciparum)引起的疟疾,典型症状是反复发热和其他全身症状,但有时会累及脑部,急性意识丧失或惊厥是脑型疟疾的典型特征,也可表现为 RPD,并伴其他器官受累的症状,包括贫血、黄疸、严重的高热[15,57,58]。

脑弓形虫病主要发生在免疫缺陷的患者,免疫功能正常者感染弓形虫(toxoplasmosis)罕见引起痴呆[59,60]。影像学上,单发或多发环形强化病灶最常见,部分具有特征性的"偏心性靶征"[61]。

## 26.4　真菌感染

### 中枢神经系统隐球菌病

新型隐球菌(cryptococcus neoformans)感染可发生于免疫功能正常的个体,但免疫功能低下者更常见[7,62,63]。大多数 CNS 感染患者有亚急性脑膜炎或脑膜脑炎的临床特点,但也可早期表现为快速进展的神经功能障碍和精神状态改变[15,63,64]。有报道描述了新型隐球菌是引起快速进行性认知功能障碍的原因,其中一例被误诊为 AD[65]。有时 CNS 隐球菌病初期会表现为认知和行为症状[66-68]。

CNS 感染可位于脑膜或实质。脑膜感染沿颅底蔓延,侵及邻近脑实质,引起隐球菌性肉芽肿,或沿血管周围间隙蔓延、扩张,形成假性囊肿;假性囊肿在 T1WI、T2WI 均显示为脑脊液样信号,无强化;基底节、丘脑区成簇出现的囊肿强烈提示隐球菌感染[7,62,63,69];隐球菌性肉芽肿常表现为 T1WI 低信号、T2WI 高信号的实性结节,在 DWI 上,肉芽肿中央呈低信号囊腔,类似于肿瘤坏死[63,70]。

## 26.5 总结

　　CNS 感染应列入原发性痴呆的鉴别诊断，特别是有感染相关的其他临床特征时。无论临床医生或放射科医生都应该知道，快速进展的早老性痴呆在诊断时有多种可能性，其中部分疾病在采取紧急、特定的治疗后可取得良好效果。对怀疑感染性痴呆的病例，神经影像学发挥着重要的作用，特定的影像学表现有助于无创诊断 CNS 感染。

## 参考文献

[1] Degnan AJ, Levy LM. Neuroimaging of rapidly progressive dementias, part 2: prion, inflammatory, neoplastic, and other etiologies. AJNR Am J Neuroradiol 2014; 35: 424–431

[2] Fadil H, Borazanci A, Ait Ben Haddou E et al. Early onset dementia. Int Rev Neurobiol 2009; 84: 245–262

[3] Sethi NK, Sethi PK, Torgovnick J, Arsura E. Central nervous system tuberculosis masquerading as primary dementia: a case report. Neurol Neurochir Pol 2011; 45: 510–513

[4] Sellal F, Becker H. [Potentially reversible dementia] [in French] Presse Med 2007; 36: 289–298

[5] McGinnis SM. Infectious causes of rapidly progressive dementia. Semin Neurol 2011; 31: 266–285

[6] Wang T, Rumbaugh JA, Nath A. Viruses and the brain: from inflammation to dementia. Clin Sci (Lond) 2006; 110: 393–407

[7] Rumboldt Z, Thurnher MM, Gupta RK. Central nervous system infections. Semin Roentgenol 2007; 42: 62–91

[8] Tyler KL. Herpes simplex virus infections of the central nervous system: encephalitis and meningitis, including Mollaret's. Herpes 2004; 11 Suppl 2: 57A–64A

[9] Hokkanen L, Launes J, Poutiainen E et al. Subcortical type cognitive impairment in herpes zoster encephalitis. J Neurol 1997; 244: 239–245

[10] Demaerel P, Wilms G, Robberecht W et al. MRI of herpes simplex encephalitis. Neuroradiology 1992; 34: 490–493

[11] Gupta RK, Soni N, Kumar S, Khandelwal N. Imaging of central nervous system viral diseases. J Magn Reson Imaging 2012; 35: 477–491

[12] Armien AG, Hu S, Little MR et al. Chronic cortical and subcortical pathology with associated neurological deficits ensuing experimental herpes encephalitis. Brain Pathol 2010; 20: 738–750

[13] Akyldz BN, Gümüş H, Kumandaş S, Coşkun A, Karakukuçu M, Yklmaz A. Diffusion-weighted magnetic resonance is better than polymerase chain reaction for early diagnosis of herpes simplex encephalitis: a case report. Pediatr Emerg Care 2008; 24: 377–379

[14] Hokkanen L, Launes J. Cognitive outcome in acute sporadic encephalitis. Neuropsychol Rev 2000; 10: 151–167

[15] Geschwind MD, Shu H, Haman A, Sejvar JJ, Miller BL. Rapidly progressive dementia. Ann Neurol 2008; 64: 97–108

[16] Monnet FP. Behavioural disturbances following Japanese B encephalitis. Eur Psychiatry 2003; 18: 269–273

[17] Gupta RK, Jain KK, Kumar S. Imaging of nonspecific (nonherpetic) acute viral infections. Neuroimaging Clin N Am 2008; 18: 41–52, vii

[18] Barkhof F, Fox NC, Bastois-Leite AJ, Scheltens P. Infections. In: Neuroimaging in Dementia. Berlin, Heidelrberg: Springer-Verlag 2011; 178–184

[19] Garg RK. Subacute sclerosing panencephalitis. Postgrad Med J 2002; 78: 63–70

[20] Alkan A, Sarac K, Kutlu R et al. Early- and late-state subacute sclerosing panencephalitis: chemical shift imaging and single-voxel MR spectroscopy. AJNR Am J Neuroradiol 2003; 24: 501–506

[21] Duda EE, Huttenlocher PR, Patronas NJ. CT of subacute sclerosing panencephalitis. AJNR Am J Neuroradiol 1980; 1: 35–38

[22] Trivedi R, Gupta RK, Agarawal A et al. Assessment of white matter damage in subacute sclerosing panencephalitis using quantitative diffusion tensor MR imaging. AJNR Am J Neuroradiol 2006; 27: 1712–1716

[23] Kanamalla US, Ibarra RA, Jinkins JR. Imaging of cranial meningitis and ventri-

culitis. Neuroimaging Clin N Am 2000; 10: 309–331

[24] Schmidt H, Heimann B, Djukic M et al. Neuropsychological sequelae of bacterial and viral meningitis. Brain 2006; 129: 333–345

[25] Mohan S, Jain KK, Arabi M, Shah GV. Imaging of meningitis and ventriculitis. Neuroimaging Clin N Am 2012; 22: 557–583

[26] Brightbill TC, Ihmeidan IH, Post MJ, Berger JR, Katz DA. Neurosyphilis in HIV-positive and HIV-negative patients: neuroimaging findings. AJNR Am J Neuroradiol 1995; 16: 703–711

[27] Nagappa M, Sinha S, Taly AB et al. Neurosyphilis: MRI features and their phenotypic correlation in a cohort of 35 patients from a tertiary care university hospital. Neuroradiology 2013; 55: 379–388

[28] Golden MR, Marra CM, Holmes KK. Update on syphilis: resurgence of an old problem. JAMA 2003; 290: 1510–1514

[29] Zetola NM, Engelman J, Jensen TP, Klausner JD. Syphilis in the United States: an update for clinicians with an emphasis on HIV coinfection. Mayo Clin Proc 2007; 82: 1091–1102

[30] Luo W, Ouyang Z, Xu H, Chen J, Ding M, Zhang B. The clinical analysis of general paresis with 5 cases. J Neuropsychiatry Clin Neurosci 2008; 20: 490–493

[31] Zifko U, Wimberger D, Lindner K, Zier G, Grisold W, Schindler E. MRI in patients with general paresis. Neuroradiology 1996; 38: 120–123

[32] Russouw HG, Roberts MC, Emsley RA, Truter R. Psychiatric manifestations and magnetic resonance imaging in HIV-negative neurosyphilis. Biol Psychiatry 1997; 41: 467–473

[33] Fadil H, Gonzalez-Toledo E, Kelley BJ, Kelley RE. Neuroimaging findings in neurosyphilis. J Neuroimaging 2006; 16: 286–289

[34] Fernandez RE, Rothberg M, Ferencz G, Wujack D. Lyme disease of the CNS: MR imaging findings in 14 cases. AJNR Am J Neuroradiol 1990; 11: 479–481

[35] Vanzieleghem B, Lemmerling M, Carton D et al. Lyme disease in a child presenting with bilateral facial nerve palsy: MRI findings and review of the literature. Neuroradiology 1998; 40: 739–742

[36] Hattingen E, Weidauer S, Kieslich M, Boda V, Zanella FE. MR imaging in neuroborreliosis of the cervical spinal cord. Eur Radiol 2004; 14: 2072–2075

[37] Gupta RK, Kumar S. Central nervous system tuberculosis. Neuroimaging Clin N Am 2011; 21: 795–814, vii–viii

[38] Sundar U, Sharma A, Yeolekar ME. Presenile dementia—etiology, clinical profile and treatment response at four month follow up. J Assoc Physicians India 2004; 52: 953–958

[39] Kesav P, Vishnu VY, Lal V, Prabhakar S. Disseminated tuberculosis presenting as rapidly progressive dementia. QJM 2014

[40] Kalita J, Misra UK, Ranjan P. Predictors of long-term neurological sequelae of tuberculous meningitis: a multivariate analysis. Eur J Neurol 2007; 14: 33–37

[41] Trivedi R, Saksena S, Gupta RK. Magnetic resonance imaging in central nervous system tuberculosis. Indian J Radiol Imaging 2009; 19: 256–265

[42] Gupta RK, Lufkin RB. MR imaging and spectroscopy of central nervous system infection. In: Tuberculosis and Other Non-Tuberculous Bacterial Granulomatous Infection, New York: Kluwer Academic/Plenum Publishers; 2001:95–145

[43] Gupta RK, Kathuria MK, Pradhan S. Magnetization transfer MR imaging in CNS tuberculosis. AJNR Am J Neuroradiol 1999; 20: 867–875

[44] Revol A, Vighetto A, Jouvet A, Aimard G, Trillet M. Encephalitis in cat scratch disease with persistent dementia. J Neurol Neurosurg Psychiatry 1992; 55: 133–135

[45] Smith R, Eviatar L. Neurologic manifestations of *Mycoplasma pneumoniae* infections: diverse spectrum of diseases: a report of six cases and review of the literature. Clin Pediatr (Phila) 2000; 39: 195–201

[46] Daxboeck F. *Mycoplasma pneumoniae* central nervous system infections. Curr Opin Neurol 2006; 19: 374–378

[47] Durand DV, Lecomte C, Cathébras P, Rousset H, Godeau P. Whipple disease. Clinical review of 52 cases: the SNFMI Research Group on Whipple Disease. Société Nationale Française de Médecine Interne. Medicine (Baltimore) 1997; 76: 170–184

[48] Garcia HH, Del Brutto OH. *Taenia solium* cysticercosis. Infect Dis Clin North Am 2000; 14: 97–119, ix

[49] Anand KS, Dhikav V. An unusual cause of dementia. JIACM 2010; 11: 300–301

[50] Dumas JL, Visy JM, Belin C, Gaston A, Goldlust D, Dumas M. Parenchymal neurocysticercosis: follow-up and staging by MRI. Neuroradiology 1997; 39: 12–18

[51] Castillo M. Imaging of neurocysticercosis. Semin Roentgenol 2004; 39: 465–473

[52] Chawla S, Gupta RK, Kumar R et al. Demonstration of scolex in calcified cysticercus lesion using gradient echo with or without corrected phase

imaging and its clinical implications. Clin Radiol 2002; 57: 826–834

[53] Gupta RK, Kumar R, Chawla S, Pradhan S. Demonstration of scolex within calcified cysticercus cyst: its possible role in the pathogenesis of perilesional edema. Epilepsia 2002; 43: 1502–1508

[54] Amaral L, Maschietto M, Maschietto R et al. Unusual manifestations of neurocysticercosis in MR imaging: analysis of 172 cases. Arq Neuropsiquiatr 2003; 61 3A: 533–541

[55] Mishra AM, Gupta RK, Jaggi RS et al. Role of diffusion-weighted imaging and in vivo proton magnetic resonance spectroscopy in the differential diagnosis of ring enhancing intracranial cystic mass lesions. J Comput Assist Tomogr 2004; 28: 540–546

[56] Kennedy PG. Human African trypanosomiasis-neurological aspects. J Neurol 2006; 253: 411–416

[57] Varney NR, Roberts RJ, Springer JA, Connell SK, Wood PS. Neuropsychiatric sequelae of cerebral malaria in Vietnam veterans. J Nerv Ment Dis 1997; 185: 695–703

[58] Newton CR, Hien TT, White N. Cerebral malaria. J Neurol Neurosurg Psychiatry 2000; 69: 433–441

[59] Bach MC, Armstrong RM. Acute toxoplasmic encephalitis in a normal adult. Arch Neurol 1983; 40: 596–597

[60] Habek M, Ozretić D, Zarković K, Djaković V, Mubrin Z. Unusual cause of dementia in an immunocompetent host: toxoplasmic encephalitis. Neurol Sci 2009; 30: 45–49

[61] Kumar GG, Mahadevan A, Guruprasad AS et al. Eccentric target sign in cerebral toxoplasmosis: neuropathological correlate to the imaging feature. J Magn Reson Imaging 2010; 31: 1469–1472

[62] Tien RD, Chu PK, Hesselink JR, Duberg A, Wiley C. Intracranial cryptococcosis in immunocompromised patients: CT and MR findings in 29 cases. AJNR Am J Neuroradiol 1991; 12: 283–289

[63] Jain KK, Mittal SK, Kumar S, Gupta RK. Imaging features of central nervous system fungal infections. Neurol India 2007; 55: 241–250

[64] Kathuria MK, Gupta RK. Fungal infections. In: Gupta RK, Lufkin RB, eds. MR Imaging and Spectroscopy of Central Nervous System Infections. New York: Kluwer Press; 2001:177–203

[65] Hoffmann M, Muniz J, Carroll E, De Villasante J. Cryptococcal meningitis misdiagnosed as Alzheimer's disease: complete neurological and cognitive recovery with treatment. J Alzheimers Dis 2009; 16: 517–520

[66] Ala TA, Doss RC, Sullivan CJ. Reversible dementia: a case of cryptococcal meningitis masquerading as Alzheimer's disease. J Alzheimers Dis 2004; 6: 503–508

[67] Prakash PY, Sugandhi RP. Neuropsychiatric manifestation of confusional psychosis due to Cryptococcus neoformans var. grubii in an apparently immunocompetent host: a case report. Cases J 2009; 2: 9084

[68] Sa'adah MA, Araj GF, Diab SM, Nazzal M. Cryptococcal meningitis and confusional psychosis: a case report and literature review. Trop Geogr Med 1995; 47: 224–226

[69] Saigal G, Post MJD, Lolayekar S, Murtaza A. Unusual presentation of central nervous system cryptococcal infection in an immunocompetent patient. AJNR Am J Neuroradiol 2005; 26: 2522–2526

[70] Ho TL, Lee HJ, Lee KW, Chen WL. Diffusion-weighted and conventional magnetic resonance imaging in cerebral cryptococcoma. Acta Radiol 2005; 46: 411–414

# 第 27 章  朊病毒病

Toshio Moritani, Aristides Capizzano, Girish Bathla, Yoshimitsu Ohgiya

朊病毒病（prion disease）是由自我复制的蛋白质引起的致命性神经退行性疾病，因其具有传染性，已重新被归类为传染病[1]。朊病毒病的发病率相对稳定，每年每百万人中约 1 例[2]。共有三种主要形式：（1）散发性，其中包括散发性克-雅病（sporadic Creutzfeldt-Jakob, sCJD）和散发性致命性失眠（sporadic fatal insomnia, SFI）；（2）遗传性，包括遗传性克-雅病（genetic CJD, gCJD）、格斯特曼综合征（Gerstmann-Straussler-Scheinker, GSS）、致死性家族性失眠症（fatal familial insomnia, FFI）；（3）获得性，包括医源性克-雅病（iatrogenic CJD, iCJD）、新变异型克-雅病（variant CJD, vCJD）和库鲁病（kuru）。最常见的是 sCJD（85%）[3]，10%~15% 具遗传性。人与人之间的传播首次被报道是见于库鲁病，该病继发于巴布亚新几内亚岛东部高地的先民同类相食的原始仪式。iCJD 的可能原因包括尸体硬脑膜移植、角膜移植、生长激素和促性腺激素给药、神经外科器械污染、脑电图（EEG）针头以及输血等[4]，被报道的 iCJD 病例已有约 400 例。vCJD 的原因是患有牛海绵状脑病（俗称疯牛病）的动物感染了人[5]，已经报道约 200 例，典型症状为认知功能障碍伴快速进展性痴呆、肌阵挛和共济失调，但最初的临床表现有时无特异性且多变。神经影像

学特别是包括 DWI 的 MRI，对朊病毒病的诊断中具有重要作用。

## 27.1　临床特点

sCJD 是朊病毒病最常见的形式，平均发病年龄为 65 岁，临床病程短，平均生存期为 4 个月[6]。最初的症状是意识混乱和失忆，继而出现快速进展性痴呆、肌阵挛、共济失调。早期症状表现多样且无特异性，包括虚弱、锥体外系症状、异手综合征、感觉和视觉障碍等，非特异性症状如疲劳、头痛、睡眠障碍、眩晕、耳聋和行为改变，可先于进行性认知功能减退出现[5,7,8]。在 Heidenhain 变异型克-雅病中，显著的视觉症状可先于其他临床表现[9-11]。

典型脑电图表现是双侧对称性、周期性尖慢复合波（敏感性 40%~67%），出现在病程相对晚期[12-14]。脑脊液中检出 14-3-3 蛋白（神经元损伤的标志物）支持 sCJD 的临床诊断（敏感性 85%），但特异性相对较低，多出现假阳性结果[15,16]。

vCJD 的临床特点与 sCJD 不同，平均发病年龄为 26 岁（12 岁~74 岁），病程较长[17,18]，vCJD 早期可表

现出精神和感觉症状,常缺乏典型的脑电图改变[19-21]。iCJD 潜伏期变异较大,硬脑膜移植相关的 iCJD 初始症状与 sCJD 相似,但由其他原因引起的 iCJD 起初常表现为小脑性共济失调,而非认知症状,缺乏典型的脑电图变化。gCJD 已与大约 20 种不同的基因突变关联,临床特征取决于基因的改变[22],患者常在 55 岁之前(范围 20 岁~80 岁)发病[5],最常见的 gCJD 类型(*E200K* 突变)临床表现与 sCJD 类似。

GSS 在临床上表现为步态共济失调和/或构音障碍,继而出现多种锥体系/锥体外系症状,晚期发展为痴呆,病程长于 sCJD,发病后平均存活 5~6 年[5]。

致死性失眠最初的报道为家族形式发病,但目前已知也可散发(MM2,sCJD 的丘脑分子亚型),发病年龄从 36 岁~62 岁不等(平均 51 岁)[23,24]。FFI 的临床症状包括睡眠中断、自主神经活动过度及运动症状,多导睡眠图有助于诊断。

## 27.2　克-雅病的 WHO 和 MRI 诊断标准

sCJD 的诊断基于 1998 年发布的 WHO 诊断标准(▶表 27.1)[25,26],据此,患者可诊断为可能或疑似 sCJD。但因为认知功能障碍和痴呆可能缺乏或难以察觉,且疾病早期以局灶性神经症状为主导,脑电图上的周期性尖波复合体可能尚未出现,因此 WHO 的标准可能低估 sCJD。

**表 27.1　世界卫生组织诊断标准(1998)**

| A. 进行性痴呆 | |
| --- | --- |
| B. 特异神经系统表现 | 1. 肌阵挛<br>2. 视觉或小脑障碍<br>3. 锥体系或锥体外系功能异常<br>4. 无动性缄默 |
| C. 实验室检查 | 1. 阳性脑电图:周期性尖波复合体<br>2. 阳性脑脊液:143-3 蛋白 |
| D. 常规检查不建议作为替代诊断 | |

- 可能 sCJD=A+B 中至少 2 项+C 中至少 1 项
- 疑似 sCJD=A+B 中至少 2 项+持续时间<2 年

缩写:sCJD 散发性克雅氏病。

与 WHO 标准不同,2009 版 MRI-CJD 协会诊断标准(▶表 27.2)[26,27]较少强调认知功能障碍,据此,可为无认知功能障碍但有视觉或小脑紊乱或锥体/锥体外系运动症状的患者提供可能 sCJD 的诊断。而 sCJD 的 WHO 标准是基于临床特征、脑电图和脑脊液中 14-3-3 蛋白的分析,MRI-CJD 协会标准增加了 MRI 结果,将 FLAIR 和 DWI 作为阳性实验室检查之一;MRI 被纳入 sCJD 临床诊断标准,不仅增加了 sCJD 的检出,而且提高了具有非典型临床特征、脑电图表现及 14-3-3 蛋白阴性的罕见分子亚型的检出。在 vCJD 中,致病性朊蛋白感染外周淋巴组织,因此其诊断标准包括扁桃体活检;丘脑枕征是 vCJD 相对特异的征象,被纳入诊断标准中。

**表 27.2　MRI-CJD 联盟诊断标准(2009)**

| A. 临床症状 | 1. 痴呆<br>2. 小脑或视觉障碍<br>3. 锥体系或锥体外系运动症状<br>4. 无动性缄默 |
| --- | --- |
| B. 实验室检查 | 1. 阳性脑电图:周期性尖波复合体<br>2. 阳性脑脊液:疾病持续时间少于 2 年的患者的 14-3-3 蛋白阳性<br>3. 阳性 MRI:尾状核和壳核或至少两个皮质区域(颞顶-枕叶)在 DWI 或 FLAIR 上出现异常高信号 |

- 可能 sCJD=A 中至少 2 项+B 中至少有 1 项
- 疑似 sCJD=A 中至少 2 项+持续时间<2 年

DWI 弥散加权成像;FLAIR 液体衰减反转恢复;MRI 磁共振成像;sCJD 散发性克雅氏病。

## 27.3　遗传学

朊蛋白是细胞的正常成分,不仅存在于神经元,也见于肺、心脏、肾脏、胰腺、睾丸和血液等组织中[5]。正常朊蛋白的作用是参与正常的神经元活动、免疫和抗氧化过程。异常错误折叠的朊蛋白异构体是羊瘙痒病朊病毒,可造成传播性海绵状脑病。羊瘙痒病是一种绵羊和山羊的疾病,是被确认的第一种可传播性海绵状脑病,其名称是源于受感染的羊有严重瘙痒并通过摩擦刮蹭羊毛的事实。*PRNP* 基因是编码人类朊蛋白的基因,定位于 20 号染色体的短臂[5,22]。临床、病理和放射学表型受朊病毒蛋白的分子生物学影响,根据 *PRNP* 基因第 129 位密码子的甲硫氨酸-缬氨酸(M-V)多形性,分为六个分子亚型[28,29]。经典 sCJD 具有 MM1(最常见)和 MV1 的相关分子亚型。不典型 sCJD 与 MM2-皮质(失语症)、MV2(共济失调、锥体外系征)、VV1(广泛皮质受累,基底节保留)和 VV2(基底神经节受累为主)的分子亚型相关,可能与 vCJD 的诊断混淆[28-33]。SFI 罕见,与丘脑 MM2 相关。典型的脑电图结果主要表现在 MM1 和 MV1 分子亚型中。14-3-3 蛋白阳性率在不同分子亚型中各异:在 MM1(90%~96%)、MV1(78%~100%)、VV1(100%)和 VV2(88%~100%)中阳性率高;在 MM2-皮质(62%~91%)和 MV2(30%~88%)中相对较低;在丘脑 MM2 中低(20%)[5,27,32-35]。vCJD 可能与 *PRNP* 密码子 129 的杂合性相关[18],不同的突变与朊病毒疾病的遗传形式有关。gCJD 与大约 20 种不同的基因突变有关,密码子 129 的多态性也在 gCJD 的表型中起重要的作用,*5E200K* 突变最常见。GSS 与 *PRNP* 基因突变有关,其特征是在小脑皮质、基底神经节和大脑皮质中沉积大的淀粉样蛋白斑块,*15P102L* 的突变最常见[5]。

## 27.4　神经病理学

错误折叠的朊蛋白(PrPSC)包含 β-折叠,可抵抗蛋白水解和标准灭菌技术,积聚在细胞内和细胞外间隙,对内质网产生毒性,导致神经元功能障碍。因为没有针对 PrPSC 的抗体产生,所以在朊病毒疾病中观察不到炎症改变。神经病理学征象包括灰质海绵状变性,其特征在于神经元和神经胶质成分(尤其是轴突和树突)内成簇的包含朊病毒蛋白(不溶性 PrPSC 沉积物)的 5~25μm 空泡聚积、神经元丢失和原浆性星形胶质细胞增生[36]。朊病毒病的四种主要亚型(sCJD、vCJD、GSS 和 FFI)具有相似的神经病理学特征,但严重程度和解剖分布不同。sCJD 以显著的海绵状变性和非淀粉样突触沉积为特征[5,37];vCJD 形成致密的中央 PrP-淀粉样斑块沉积物,周围环绕着海绵状变性晕;GSS 以沉积于小脑皮质中的大 PrP-淀粉样蛋白斑块为特征;FFI 的病理表现为前内侧丘脑和下橄榄神经元丢失及星形胶质细胞增生[22,24],而海绵状变化与朊蛋白沉积很少。

## 27.5　神经影像学

CT 既不敏感也不特异,仅能显示朊病毒疾病晚期的脑萎缩。MRI 敏感性及特异性较高,据报道,MRI 对 sCJD 的敏感性为 83%~100%,在应用 DWI 的前瞻性研究中敏感性高达 92%~94%[12,27,38-41],但了解假阴性病例的可能性也非常重要(▶图 27.1)[12]。T2WI 和 FLAIR 图像显示大脑皮质和基底节中非常细微的高信号病灶(▶图 27.2),常见于症状发作后 2~5 个月,与病理上星形胶质细胞增生和 PrPSc 的沉积相关,而不是海绵状变性[42,43]。基底节和皮质受累常见但变异较大,取决于分子亚型,已报道出现率为:基底节(60%~100%)、皮质(54%~88%)[5,27,32-35]、孤立皮质受累(33%~41%)和孤立基底节受累(13%)[12,44]。基底节受累与痴呆的早期发作和较短的临床病程相关[45],而孤立性皮质受累与较长的生存期相关[44]。临床发病后 4~5 个月,脑室周围区域白质可以显示 T2WI 高信号,随后几个月可延伸至深部和皮质下白质[46]。SCJD 可见丘脑累及(12.5%~34%)(▶图 27.1),尤其是 MV2 和 VV2 分子亚型[2,28,47]。小脑罕见[28,48]。这些病变无强化及占位效应。

DWI 是早期检测 sCJD 最敏感的 MRI 技术,敏感性为 86%~94%[12,39]。在缺乏典型脑电图改变时,DWI 可能为阳性[12,14,29];DWI 应纳入临床诊断标准[19,20,21,26,27]。大脑皮质病变通常不对称,与动脉供血区域不符(▶图 27.2),在病程中,它可能会随着时间迁移[12]。基底节或丘脑病变通常对称,但在早期可以不对称(▶图 27.2),后期逐渐对称分布;病灶在 DWI 上呈高信号,ADC 值降低[49-54];电子显微镜显示由细胞水肿导致轴突和树突局灶性肿胀引起的空泡,这很可能导致弥散受限和 ADC 值降低[55],另一种可能性是 PrPSc 斑块沉积导致水分子弥散减低[42,56]。谷氨酸受体明显的选择性异常可解释 CJD 中 DWI 异常的分布特征[57,58],也有报道 sCJD 患者存在 N-甲基-D-天门冬氨酸(NMDA)受体自身抗体[59]。在晚期,异常高信号消失,明显脑萎缩,组织学上表现为神经元丢失和显著的胶质纤维增生[12,50,60-62]。

丘脑受累在 vCJD 中常见且显著,包括丘脑枕部(枕征)、背内侧和前外侧丘脑(曲棍球征)(▶图 27.3)[63-66]。据报道,丘脑枕征可见于 90% 的病例,对诊断 vCJD 具有高度敏感性和特异性[63,64]。中脑导水管周围灰质、尾状核和顶枕叶白质也可累及[63]。硬脑膜或角膜移植相关的 iCJD 影像学表现类似于 sCJD(▶图 27.4)[20,67,68],在人类促性腺激素相关 iCJD 中,

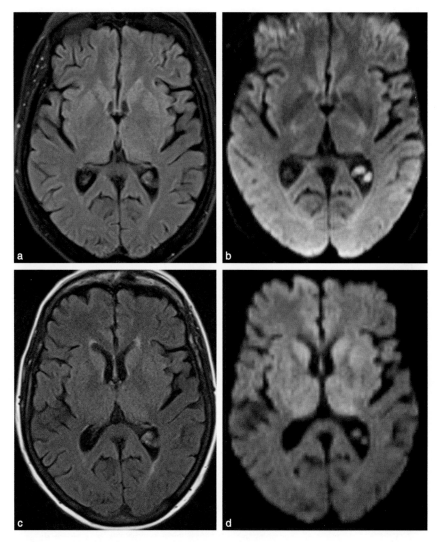

图 27.1　散发性克-雅病,75 岁女性,出现逐渐恶化的平衡障碍 2~3 个月。(a),(b) FLAIR 和 DWI 图像显示无异常,表现为假阴性 MRI,此时脑电图(EEG)也正常。(c),(d)一个月后 MRI 复查,FLAIR 图像(c)显示无异常,但 DWI(d)显示基底节和丘脑对称性弥散受限,尤其丘脑

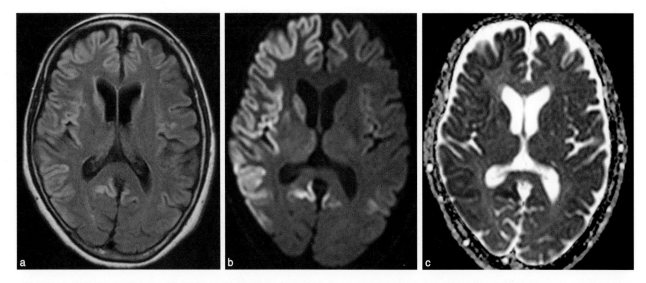

图 27.2　散发性克-雅病,68 岁女性,出现记忆障碍和行为改变。(a) FLAIR 图像显示皮质不对称性高信号,右侧尾状核头部稍高信号。(b),(c)DWI 清楚地显示皮质(皮质带状征)和右尾状核的不对称弥散受限,ADC 值减低(c)

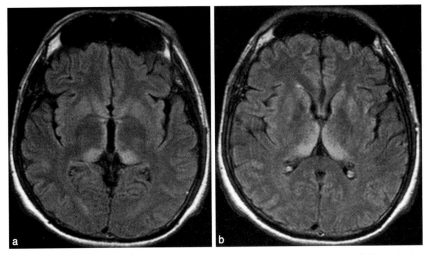

图 27.3　新变异型克-雅病，25 岁，男性，出现快速进展的认知下降伴肌阵挛。
(a)、(b) FLAIR 像显示在双侧丘脑枕部对称性高信号病灶(丘脑枕征)和丘脑内侧
高信号(曲棍球征)

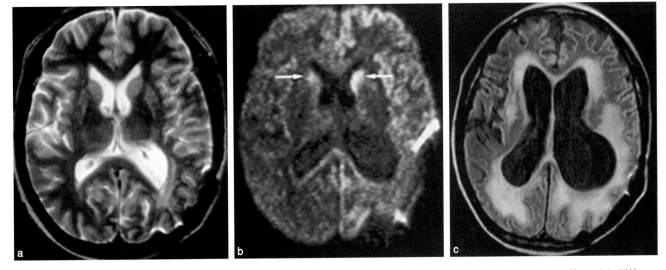

图 27.4　医源性克-雅病。57 岁，女性，在使用尸体硬脑膜治疗脑膜瘤 10 年后出现进行性痴呆。(a) T2WI 像显示左颞枕
区术后变化，轻度脑室扩张。(b) DWI 显示双侧尾状核高信号(箭)和左侧大脑半球皮质弥漫性高信号。(c) 4 个月后随
访，FLAIR 图像显示广泛的白质高信号，双侧弥漫性萎缩。经 Springer Science+Business Media 许可转载[83]

除皮质和尾状核受累外，小脑上蚓部也可见 DWI 异常[21]。具有 *E200K* 突变的 gCJD，影像学表现与 sCJD 类似[62,69-72]。GSS 的 MRI 表现通常正常或显示小脑萎缩[41,73-75]，其他多样化的 MRI 表现也有报道，包括基底节、内囊后肢和皮质的 T2WI 及 DWI 高信号[74-77]。在 FFI 中，DWI 通常阴性，可能是由于该病缺乏海绵状改变[39]。

当 MRI(包括 DWI)对疾病的检测不敏感时，MRS、SPECT、PET 等可帮助诊断。MRS 显示朊病毒疾病患者神经纤维空泡化区域的 NAA 降低，星形细胞增生区域肌醇增加[39,41,78]。SPECT 的低灌注和

FDG-PET 显示的葡萄糖代谢降低，也代表神经功能障碍和/或神经元的丢失[79,80]。gCJD 中，皮质或基底神经节的肌醇增加可早于 MRI 表现及 NAA 下降，这一发现可能代表早于神经元损伤的早期星形胶质细胞增生[81]。在 FFI 中，丘脑 NAA 降低可反映神经元的丢失或功能障碍[39]。FDG-PET 显示丘脑和扣带回的代谢减低，这是 FFI 的 PET 特征[24]。在 GSS 中，脑实质 NAA 广泛下降[41,73]，SPECT 显示大脑低灌注[73,75,76]。由于淀粉样蛋白沉积是 GSS 的特征性表现，淀粉样蛋白沉积 PET 显像在诊断中变得极为重要[37,82]。

# 参考文献

[1] Johnson RT, Gibbs CJ, Jr. Creutzfeldt-Jakob disease and related transmissible spongiform encephalopathies. N Engl J Med 1998; 339: 1994–2004

[2] Macfarlane RG, Wroe SJ, Collinge J, Yousry TA, Jäger HR. Neuroimaging findings in human prion disease. J Neurol Neurosurg Psychiatry 2007; 78: 664–670

[3] Letourneau-Guillon L, Wada R, Kucharczyk W. Imaging of prion diseases. J Magn Reson Imaging 2012; 35: 998–1012

[4] Brown P, Brandel JP, Preece M, Sato T. Iatrogenic Creutzfeldt-Jakob disease: the waning of an era. Neurology 2006; 67: 389–393

[5] Brown K, Mastrianni JA. The prion diseases. J Geriatr Psychiatry Neurol 2010; 23: 277–298

[6] Will RG, Matthews WB. A retrospective study of Creutzfeldt-Jakob disease in England and Wales 1970–79. I: clinical features. J Neurol Neurosurg Psychiatry 1984; 47: 134–140

[7] Parchi P, Strammiello R, Notari S et al. Incidence and spectrum of sporadic Creutzfeldt-Jakob disease variants with mixed phenotype and co-occurrence of PrPSc types: an updated classification. Acta Neuropathol 2009; 118: 659–671

[8] Cataldi ML, Restivo O, Reggio E, Restivo DA, Reggio A. Deafness: an unusual onset of genetic Creutzfeldt-Jakob disease. Neurol Sci 2000; 21: 53–55

[9] Cornelius JR, Boes CJ, Ghearing G, Leavitt JA, Kumar N. Visual symptoms in the Heidenhain variant of Creutzfeldt-Jakob disease. J Neuroimaging 2009; 19: 283–287

[10] Keyrouz SG, Labib BT, Sethi R. MRI and EEG findings in Heidenhain variant of Creutzfeldt-Jakob disease. Neurology 2006; 67: 333

[11] Tsuji Y, Kanamori H, Murakami G et al. Heidenhain variant of Creutzfeldt-Jakob disease: diffusion-weighted MRI and PET characteristics. J Neuroimaging 2004; 14: 63–66

[12] Shiga Y, Miyazawa K, Sato S et al. Diffusion-weighted MRI abnormalities as an early diagnostic marker for Creutzfeldt-Jakob disease. Neurology 2004; 63: 443–449

[13] Steinhoff BJ, Zerr I, Glatting M, Schulz-Schaeffer W, Poser S, Kretzschmar HA. Diagnostic value of periodic complexes in Creutzfeldt-Jakob disease. Ann Neurol 2004; 56: 702–708

[14] Zerr I, Pocchiari M, Collins S et al. Analysis of EEG and CSF 14-3-3 proteins as aids to the diagnosis of Creutzfeldt-Jakob disease. Neurology 2000; 55: 811–815

[15] Chohan G, Pennington C, Mackenzie JM et al. The role of cerebrospinal fluid 14-3-3 and other proteins in the diagnosis of sporadic Creutzfeldt-Jakob disease in the UK: a 10-year review. J Neurol Neurosurg Psychiatry 2010; 81: 1243–1248

[16] Collins SJ, McGlade A, Boyd A, Masters CL, Klug GM. 14-3-3 protein detection and sporadic CJD: the status quo serves well while awaiting progress. J Neurol Neurosurg Psychiatry 2010; 81: 1181

[17] Zeidler M, Stewart GE, Barraclough CR et al. New variant Creutzfeldt-Jakob disease: neurological features and diagnostic tests. Lancet 1997; 350: 903–907

[18] Kaski D, Mead S, Hyare H et al. Variant CJD in an individual heterozygous for PRNP codon 129. Lancet 2009; 374: 2128

[19] Nozaki I, Hamaguchi T, Sanjo N et al. Prospective 10-year surveillance of human prion diseases in Japan. Brain 2010; 133: 3043–3057

[20] Noguchi-Shinohara M, Hamaguchi T, Kitamoto T et al. Clinical features and diagnosis of dura mater graft associated Creutzfeldt Jakob disease. Neurology 2007; 69: 360–367

[21] Lewis AM, Yu M, DeArmond SJ, Dillon WP, Miller BL, Geschwind MD. Human growth hormone-related iatrogenic Creutzfeldt-Jakob disease with abnormal imaging. Arch Neurol 2006; 63: 288–290

[22] du Plessis DG. Prion protein disease and neuropathology of prion disease. Neuroimaging Clin N Am 2008; 18: 163–182, ix

[23] Gambetti P, Parchi P, Petersen RB, Chen SG, Lugaresi E. Fatal familial insomnia and familial Creutzfeldt-Jakob disease: clinical, pathological and molecular features. Brain Pathol 1995; 5: 43–51

[24] Montagna P, Gambetti P, Cortelli P, Lugaresi E. Familial and sporadic fatal insomnia. Lancet Neurol 2003; 2: 167–176

[25] World Health Organization Consultation on Global Surveillance, Diagnosis and Therapy of Human Transmissible Spongiform Encephalopathies. WHO/EMC/ZDI/98.9 Geneva:WHO; 1998

[26] Mader EC, Jr, El-Abassi R, Villemarette-Pittman NR, Santana-Gould L, Olejniczak PW, England JD. Sporadic Creutzfeldt-Jakob disease with focal findings: caveats to current diagnostic criteria. Neurol Int 2013; 5: e1

[27] Zerr I, Kallenberg K, Summers DM et al. Updated clinical diagnostic criteria for sporadic Creutzfeldt-Jakob disease. Brain 2009; 132: 2659–2668

[28] Meissner B, Kallenberg K, Sanchez-Juan P et al. MRI lesion profiles in sporadic Creutzfeldt-Jakob disease. Neurology 2009; 72: 1994–2001

[29] Parchi P, Giese A, Capellari S et al. Classification of sporadic Creutzfeldt-Jakob disease based on molecular and phenotypic analysis of 300 subjects. Ann Neurol 1999; 46: 224–233

[30] Krasnianski A, Schulz-Schaeffer WJ, Kallenberg K et al. Clinical findings and diagnostic tests in the MV2 subtype of sporadic CJD. Brain 2006; 129: 2288–2296

[31] Krasnianski A, Kallenberg K, Collie DA et al. MRI in the classical MM1 and the atypical MV2 subtypes of sporadic CJD: an inter-observer agreement study. Eur J Neurol 2008; 15: 762–771

[32] Krasnianski A, Meissner B, Schulz-Schaeffer W et al. Clinical features and diagnosis of the MM2 cortical subtype of sporadic Creutzfeldt-Jakob disease. Arch Neurol 2006; 63: 876–880

[33] Meissner B, Westner IM, Kallenberg K et al. Sporadic Creutzfeldt-Jakob disease: clinical and diagnostic characteristics of the rare VV1 type. Neurology 2005; 65: 1544–1550

[34] Zerr I, Schulz-Schaeffer WJ, Giese A et al. Current clinical diagnosis in Creutzfeldt-Jakob disease: identification of uncommon variants. Ann Neurol 2000; 48: 323–329

[35] Hamaguchi T, Kitamoto T, Sato T et al. Clinical diagnosis of MM2-type sporadic Creutzfeldt-Jakob disease. Neurology 2005; 64: 643–648

[36] Lucassen PJ, Williams A, Chung WCJ, Fraser H. Detection of apoptosis in murine scrapie. Neurosci Lett 1995; 198: 185–188

[37] Okamura N, Shiga Y, Furumoto S et al. In vivo detection of prion amyloid plaques using [(11)C]BF-227 PET. Eur J Nucl Med Mol Imaging 2010; 37: 934–941

[38] Young GS, Geschwind MD, Fischbein NJ et al. Diffusion-weighted and fluid-attenuated inversion recovery imaging in Creutzfeldt-Jakob disease: high sensitivity and specificity for diagnosis. AJNR Am J Neuroradiol 2005; 26: 1551–1562

[39] Lodi R, Parchi P, Tonon C et al. Magnetic resonance diagnostic markers in clinically sporadic prion disease: a combined brain magnetic resonance imaging and spectroscopy study. Brain 2009; 132: 2669–2679

[40] Tian HJ, Zhang JT, Lang SY, Wang XQ. MRI sequence findings in sporadic Creutzfeldt-Jakob disease. J Clin Neurosci 2010; 17: 1378–1380

[41] Galanaud D, Haik S, Linguraru MG et al. Combined diffusion imaging and MR spectroscopy in the diagnosis of human prion diseases. AJNR Am J Neuroradiol 2010; 31: 1311–1318

[42] Haïk S, Dormont D, Faucheux BA, Marsault C, Hauw JJ. Prion protein deposits match magnetic resonance imaging signal abnormalities in Creutzfeldt-Jakob disease. Ann Neurol 2002; 51: 797–799

[43] Urbach H, Klisch J, Wolf HK, Brechtelsbauer D, Gass S, Solymosi L. MRI in sporadic Creutzfeldt-Jakob disease: correlation with clinical and neuropathological data. Neuroradiology 1998; 40: 65–70

[44] Meissner B, Kallenberg K, Sanchez-Juan P et al. Isolated cortical signal increase on MR imaging as a frequent lesion pattern in sporadic Creutzfeldt-Jakob disease. AJNR Am J Neuroradiol 2008; 29: 1519–1524

[45] Meissner B, Körtner K, Bartl M et al. Sporadic Creutzfeldt-Jakob disease: magnetic resonance imaging and clinical findings. Neurology 2004; 63: 450–456

[46] Matsusue E, Kinoshita T, Sugihara S, Fujii S, Ogawa T, Ohama E. White matter lesions in panencephalopathic type of Creutzfeldt-Jakob disease: MR imaging and pathologic correlations. AJNR Am J Neuroradiol 2004; 25: 910–918

[47] Rossetti AO, Bogousslavsky J, Glatzel M, Aguzzi A. Mimicry of variant Creutzfeldt-Jakob disease by sporadic Creutzfeldt-Jakob disease: importance of the pulvinar sign. Arch Neurol 2004; 61: 445–446

[48] Poon MA, Stuckey S, Storey E. MRI evidence of cerebellar and hippocampal involvement in Creutzfeldt-Jakob disease. Neuroradiology 2001; 43: 746–749

[49] Ukisu R, Kushihashi T, Tanaka E et al. Diffusion-weighted MR imaging of early-stage Creutzfeldt-Jakob disease: typical and atypical manifestations. Radiographics 2006; 26 Suppl 1: S191–S204

[50] Ukisu R, Kushihashi T, Kitanosono T et al. Serial diffusion-weighted MRI of Creutzfeldt-Jakob disease. AJR Am J Roentgenol 2005; 184: 560–566

[51] Demaerel P, Baert AL, Vanopdenbosch L, Robberecht W, Dom R. Diffusion-weighted magnetic resonance imaging in Creutzfeldt-Jakob disease. Lancet 1997; 349: 847–848

[52] Bahn MM, Parchi P. Abnormal diffusion-weighted magnetic resonance images in Creutzfeldt-Jakob disease. Arch Neurol 1999; 56: 577–583

[53] Mittal S, Farmer P, Kalina P, Kingsley PB, Halperin J. Correlation of diffusion-weighted magnetic resonance imaging with neuropathology in Creutzfeldt-Jakob disease. Arch Neurol 2002; 59: 128–134

[54] Murata T, Shiga Y, Higano S, Takahashi S, Mugikura S. Conspicuity and evolution of lesions in Creutzfeldt-Jakob disease at diffusion-weighted imaging. AJNR Am J Neuroradiol 2002; 23: 1164–1172

[55] Dearmond MA, Kretzschmar HA, Prusiner SB. Prion diseases. In: Graham DI, Lantos PL. Greenfield's Neuropathology, 7th ed. Boca Raton, FL; Edward Arnold; 2002:273–323

[56] Manners DN, Parchi P, Tonon C et al. Pathologic correlates of diffusion MRI changes in Creutzfeldt-Jakob disease. Neurology 2009; 72: 1425–1431

[57] Moritani T, Smoker WRK, Sato Y, Numaguchi Y, Westesson PLA. Diffusion-weighted imaging of acute excitotoxic brain injury. AJNR Am J Neuroradiol 2005; 26: 216–228

[58] Ferrer I, Puig B. GluR2/3, NMDAepsilon1 and GABA$_A$ receptors in Creutzfeldt-Jakob disease. Acta Neuropathol 2003; 106: 311–318

[59] Mackay G, Ahmad K, Stone J et al. NMDA receptor autoantibodies in sporadic Creutzfeldt-Jakob disease. J Neurol 2012; 259: 1979–1981

[60] Matoba M, Tonami H, Miyaji H, Yokota H, Yamamoto I. Creutzfeldt-Jakob disease: serial changes on diffusion-weighted MRI. J Comput Assist Tomogr 2001; 25: 274–277

[61] Uchino A, Yoshinaga M, Shiokawa O, Hata H, Ohno M. Serial MR imaging in Creutzfeldt-Jakob disease. Neuroradiology 1991; 33: 364–367

[62] Kono S, Manabe Y, Fujii D et al. Serial diffusion-weighted MRI and SPECT findings in a Creutzfeldt-Jakob disease patient with V180I mutation. J Neurol Sci 2011; 301: 100–103

[63] Collie DA, Summers DM, Sellar RJ et al. Diagnosing variant Creutzfeldt-Jakob disease with the pulvinar sign: MR imaging findings in 86 neuropathologically confirmed cases. AJNR Am J Neuroradiol 2003; 24: 1560–1569

[64] Zeidler M, Sellar RJ, Collie DA et al. The pulvinar sign on magnetic resonance imaging in variant Creutzfeldt-Jakob disease. Lancet 2000; 355: 1412–1418

[65] Molloy S, O'Laoide R, Brett F, Farrell M. The "pulvinar" sign in variant Creutzfeldt-Jakob disease. AJR Am J Roentgenol 2000; 175: 555–556

[66] Summers DM, Collie DA, Zeidler M, Will RG. The pulvinar sign in variant Creutzfeldt-Jakob disease. Arch Neurol 2004; 61: 446–447

[67] Rabinstein AA, Whiteman ML, Shebert RT. Abnormal diffusion-weighted magnetic resonance imaging in Creutzfeldt-Jakob disease following corneal transplantations. Arch Neurol 2002; 59: 637–639

[68] Meissner B, Kallenberg K, Sanchez-Juan P et al. MRI and clinical syndrome in dura mater-related Creutzfeldt-Jakob disease. J Neurol 2009; 256: 355–363

[69] Nitrini R, Mendonça RA, Huang N, LeBlanc A, Livramento JA, Marie SK. Diffusion-weighted MRI in two cases of familial Creutzfeldt-Jakob disease. J Neurol Sci 2001; 184: 163–167

[70] Tsuboi Y, Baba Y, Doh-ura K, Imamura A, Fujioka S, Yamada T. Diffusion-weighted MRI in familial Creutzfeldt-Jakob disease with the codon 200 mutation in the prion protein gene. J Neurol Sci 2005; 232: 45–49

[71] Clerici F, Elia A, Girotti F et al. Atypical presentation of Creutzfeldt-Jakob disease: the first Italian case associated with E196K mutation in the PRNP gene. J Neurol Sci 2008; 275: 145–147

[72] Seror I, Lee H, Cohen OS, Hoffmann C, Prohovnik I. Putaminal volume and diffusion in early familial Creutzfeldt-Jakob disease. J Neurol Sci 2010; 288: 129–134

[73] Konaka K, Kaido M, Okuda Y et al. Proton magnetic resonance spectroscopy of a patient with Gerstmann-Straussler-Scheinker disease. Neuroradiology 2000; 42: 662–665

[74] Aralasmak A, Crain BJ, Zou WQ, Yousem DM. A prion disease—possible Gerstmann-Straussler-Scheinker disease: a case report. J Comput Assist Tomogr 2006; 30: 135–139

[75] Arata H, Takashima H, Hirano R et al. Early clinical signs and imaging findings in Gerstmann-Sträussler-Scheinker syndrome (Pro102Leu). Neurology 2006; 66: 1672–1678

[76] Yamamoto S, Kinoshita M, Furukawa S, Kajiyama K. Early abnormality of diffusion-weighted magnetic resonance imaging followed by brain atrophy in a case of Gerstmann-Straussler-Scheinker disease. Arch Neurol 2007; 64: 450–451

[77] Irisawa M, Amanuma M, Kozawa E, Kimura F, Araki N. A case of Gerstmann-Sträussler-Scheinker syndrome. Magn Reson Med Sci 2007; 6: 53–57

[78] Pandya HG, Coley SC, Wilkinson ID, Griffiths PD. Magnetic resonance spectroscopic abnormalities in sporadic and variant Creutzfeldt-Jakob disease. Clin Radiol 2003; 58: 148–153

[79] Zhang WJ, Westover MB, Keary CJ. Premortem diagnosis of sporadic Creutzfeldt-Jakob disease aided by positron-emission tomography imaging. AJNR Am J Neuroradiol 2011; 32: E18

[80] Henkel K, Zerr I, Hertel A et al. Positron emission tomography with [(18)F]FDG in the diagnosis of Creutzfeldt-Jakob disease (CJD). J Neurol 2002; 249: 699–705

[81] Waldman AD, Cordery RJ, MacManus DG, Godbolt A, Collinge J, Rossor MN. Regional brain metabolite abnormalities in inherited prion disease and asymptomatic gene carriers demonstrated in vivo by quantitative proton magnetic resonance spectroscopy. Neuroradiology 2006; 48: 428–433

[82] Kepe V, Ghetti B, Farlow MR et al. PET of brain prion protein amyloid in Gerstmann-Sträussler-Scheinker disease. Brain Pathol 2010; 20: 419–430

[83] Moritani I, Ekholm S, Westesson P-LA Diffusion-weighted MR imaging of the brain. 2nd ed. Berlin, Germany: Springer; 2009

# 第 28 章　免疫介导性痴呆

Sangam G. Kanekar, Vinod Maller, Amit Agarwal

　　免疫学的进步,极大地提高了我们对各种自身免疫性疾病的认识。过去三十年中,我们对各种抗原抗体反应在不同特发性疾病和不明原因发病机制中的作用有了更深入的了解。与身体其他器官一样,大脑可以是各种自身免疫性疾病的原发或继发靶器官,多种自身免疫性疾病可以影响大脑。但由于篇幅有限,本章重点聚焦于最普遍的免疫介导的认知衰退和痴呆,其特征是快速进展的波动性过程、外周血或 CSF 中自身抗体的检出以及 CSF 中炎症指标的增高,如细胞增多、蛋白水平升高和免疫球蛋白 G 指数升高。

　　这些疾病大致分为两类:具有特异性抗原/抗体的疾病、无特异性抗原/抗体但有细胞炎症的疾病

(▶ 表 28.1)[1]。具有特异性抗原/抗体的疾病,包括:(1)神经系统副肿瘤综合征,(2)多发性硬化(multiple sclerosis,MS),(3)桥本脑病(Hashimoto encephalopathy,HE),(4)麸质敏感性(gluten sensitivity,GS)痴呆,(5)系统性红斑狼疮(systemic lupus erythematosus,SLE),(6)干燥综合征(sjögren syndrome,SS),(7)自身免疫介导的通道病(例如:抗电压门控钾通道脑病[anti-voltage-gated potassium channel encephalopathy,抗 VGKC-E]),(8)抗谷氨酸脱羧酶(抗 GAD)综合征。无特异性抗原/抗体但有细胞炎症的疾病,包括:(1)白塞病,(2)结节病,(3)原发性中枢神经系统血管炎(primary angiitis of the central nervous system,PACNS)。神经系统副肿瘤综合征(第 31 章)、桥本脑病(第 33 章)和

原发性中枢神经系统血管炎(第 24 章)在本书其他章节中单独详细讨论。

表 28.1　免疫介导性痴呆的常见病因

| 具有特异性抗原/抗体的疾病 | 无特异性抗原/抗体的疾病 |
| --- | --- |
| 神经系统副肿瘤综合征 | 白塞病 |
| 多发性硬化 | 结节病 |
| 桥本脑病 | 原发性中枢神经系统血管炎 |
| 麸质敏感性痴呆 | |
| 系统性红斑狼疮 | |
| 干燥综合征 | |
| 抗谷氨酸脱羧酶综合征 | |

## 28.1　多发性硬化

MS 是一种病因不明的慢性脱髓鞘疾病。女性发病率是男性的两倍,发病年龄通常在 30 ~ 40 岁,诊断目前仍以临床结合影像和脑脊液检查为主。过去十年,越来越多的证据表明在疾病早期轴突和神经元变性已经发生。除感觉和运动功能障碍外,40% ~ 70% 的 MS 患者存在认知功能障碍[2],可发生在 MS 早期阶段,甚至是首发症状。MS 主要病理机制被认为是由 T 淋巴细胞(对髓鞘蛋白自身反应)介导的 CNS 自身免疫性疾病,许多其他免疫病理也发挥作用[3],如少突胶质细胞的原代凋亡、调节性 T 细胞功能障碍或 B 细胞介导的自身免疫。

皮质、皮质下区域和白质内纤维束的完整性对脑认知功能至关重要。控制信息处理速度的皮质和皮质下连接,以及负责注意力、记忆和执行过程的叶间连接(额顶叶和额颞叶)可能会受到 MS 各种皮质下、血管周围、皮质内和/或带状软脑膜下脱髓鞘病变的影响,由于传入或传出回路中断导致多个断开综合征[4]。

由于 MS 病灶分布广泛,可引起多个领域认知下降;但认知功能的一些特定领域在 MS 中显得特别敏感,学习、记忆、概念推理、信息处理速度、注意力和执行功能最常受累,语言、语义记忆和注意力范围很少累及,随着弥漫性白质受累,皮质下痴呆的症状和体征也常出现。

### 28.1.1　认知功能障碍的影响因素

认知障碍的程度似乎与特定部位神经组织损伤

和丧失的区域有关,此外,已确定一些临床变量可影响 MS 认知功能障碍的程度:如病程、持续时间及治疗效果[5]。比较 MS 的不同亚型,发现:原发进展型(primary progressive,PPMS)和继发进展型(secondary-progressive,SPMS)患者通常比复发缓解型(relapsing-remitting,RRMS)患者表现出更严重的认知障碍。此外,MS 不同亚型也与不同的认知特征相关,PPMS 和 SPMS 患者更易出现注意力、处理速度、执行和抽象缺陷,而 RRMS 患者更易患记忆障碍。疾病持续时间对 MS 认知功能的影响仍存在争议,但认知障碍的频率和严重程度往往随着疾病的持续时间而增加。

已经显示免疫调节药物等多种治疗方法对 MS 的认知过程具有显著影响。采用干扰素 β-1b 治疗的 RRMS 患者,在复杂注意力、集中力、视觉学习和记忆方面有显著改善。而未接受免疫调节治疗的对照组 RRMS 患者,在复杂注意力、言语流畅性、视觉学习和记忆方面呈明显恶化的表现[5]。皮质类固醇、巴氯芬、苯二氮䓬类药物和抗精神病药物经常被用于减轻 MS 患者的症状,但对认知功能会产生负面影响。

常规 MRI 在诊断 MS 及评估 MS 进展方面具有公认的作用,但并不是评价认知改变的有力工具。用于评估 MS 认知功能障碍的 MRI 表现主要为全脑或局部脑萎缩,但目前新的细胞水平成像技术,如磁化传递、MRS、DTI,在 MS 早期阶段,就能显示出与认知改变更好的相关性。

T2WI 高信号病灶反映了多种病理,包括水肿、炎症、脱髓鞘、神经胶质增生和轴突丢失(▶图 28.1a)[6],但传统的 T2WI 序列无法反映 MS 中神经元组织损伤的全部程度[6]。T1WI 的非增强性"黑洞"与组织病理学中的轴突损伤(▶图 28.1b)密切相关[7],这些白质病变导致皮质相关区域之间以及皮质和皮质下结构之间的神经连接中断,是形成 MS 痴呆的基础。位于皮质下区域的病灶破坏性似乎更明显,其破坏了半球内联合脑区之间的长连接。然而,MRI 病灶负荷与认知障碍之间并无严格相关性,因为结构成像无法揭示 MS 在细胞或分子水平的改变。

MR 新技术(例如:双反转恢复、MRS、DTI)、更高场强的设备(5 或 7T)、加之神经病理学证据,均显示在疾病早期阶段存在白质脱髓鞘和神经元丢失,颞叶和额叶皮质灰质神经元在 MS 中极易丢失。现在,少数权威人士认为 MS 是一种神经退行性疾病,而不是单纯脱髓鞘疾病。全脑萎缩是 MS 认知功能下降的重要标志之一(▶图 28.2),自动分割技术能够量化这种萎缩,且被证明具有很高的可靠性和敏感性。MS 未

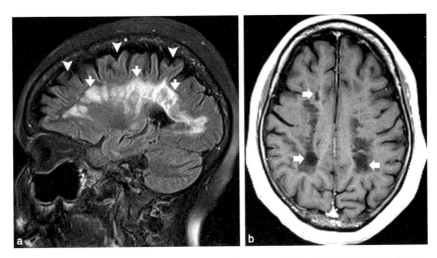

图 28.1　(a)矢状位 FLAIR 和轴位 T1WI 像(b)显示脑白质广泛分布的局灶性和弥漫性病变,好发于脑室周围区域(矢状位图像中的箭),还可见大脑皮质(箭头)普遍萎缩。许多病变在 T1WI 像(b)上呈低信号,表明组织破坏,称为"黑洞"(轴位图像的箭)

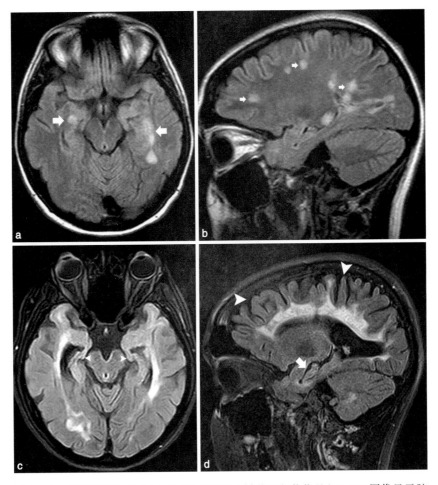

图 28.2　多发性硬化患者(2004 年 MRI)(a)轴位和矢状位(b)FLAIR 图像显示脑室周围和颞叶白质多发高信号病变,典型的多发性硬化征象。同一患者在出现痴呆症状后随访扫描(2009 年 MRI),(c)轴位和矢状位(d)FLAIR 图像显示大脑皮质(箭头)和(d)双侧海马(箭头,轴位)广泛萎缩

治疗患者的脑萎缩速度比正常对照组更快,一些试验也表明,疾病调节疗法(干扰素 β-1a、醋酸格拉替雷、那他珠单抗)可以减缓脑萎缩的速度。皮质灰质、中心性萎缩(尤其是丘脑萎缩)和第三脑室的扩张与 MS 的认知障碍相关。

MRS 有助于评估特定体素内脑组织的生化成分。神经元和轴突完整性的标志物 N-乙酰天门冬氨酸(N-Acetyl aspartate,NAA)在 MS 所有类型、任何状态下均降低,胆碱、肌醇和肌酸(creatine,Cr)均相应增加,提示胶质增生[8]。这些代谢物的变化也可见于全脑、表现正常的白质(normal-appearing white matter,NAWM)和与临床残疾相关的灰质部位[9]。GADEA 等人证实 RRMS 患者的 NAA/Cr 水平最低,注意力下降最严重。结合 DTI 的纤维束成像、各向异性分数(fractional isotropy,FA)和平均扩散率(mean diffusivity,MD)值,可评估特定纤维束的异常。不同类型的 MS 病变 MD 和 FA 也不同,反映了病灶内不同程度的变性。与 NAWM 和正常脑组织相比,T2WI 高信号病灶内的 MD 值升高、FA 值相应减少[10]。DTI 异常也可发生在与认知功能障碍相关但表现正常的灰质中。PET 和 SPECT 研究表明,认知下降的 MS 患者全脑和部分脑区葡萄糖代谢减少、灌注减低;记忆障碍的 MS 患者可见扣带回皮质、丘脑和双侧海马代谢活动减少。目前,使用 PET 评估 MS 的认知功能障碍尚处于实验状态。

## 28.2　乳糜泻与麸质敏感性痴呆

乳糜泻(Celiac disease,CD)是一种累及多器官的系统性疾病,主要影响胃肠道。CD 是在遗传易感个体中发现的一种免疫介导的肠病,其特征是对小麦和小麦制品中存在的谷蛋白不耐受,不同人群的患病率介于 1/120~1/300[11],临床表现极其多样,提示该病是一种多系统疾病。

总人群中,麸质敏感性神经系统功能障碍的患病率尚无精确估计,乳糜泻患者神经系统功能障碍的患病率介于 10%~22.5%[12]。神经系统表现包括共济失调、周围神经病变、神经肌肉疾病、脊髓病、多灶性白质脑病、痴呆和癫痫发作,以共济失调(有或无肌阵挛)和神经病变最常见。

CD 的神经系统表现被认为是由自身免疫引起。实验研究表明,浦肯野细胞与谷蛋白的抗原表位之间可能存在抗体交叉反应性。谷蛋白共济失调患者的

脑血管周围也发现了谷氨酰胺转氨酶(transglutaminase,TG)抗体的广泛沉积,这些沉积物在小脑、脑桥和髓质中最为突出。

小脑共济失调是麸质敏感性最常见的两种神经系统表现之一。在所有共济失调患者中,麸质性共济失调的患病率约为 20%[13];在谷蛋白共济失调病例中,高达 80% 的患者出现凝视诱发眼球震颤以及小脑功能障碍引起的其他眼症;85% 的共济失调患者发现有抗 TG2、TG6 或两者的抗体[14]。高达 60% 的患者在 MRI 上表现小脑萎缩(▶图 28.3);由于小脑神经元丢失或部分异常,MRS 可以显示 NAA 和 NAA/Cho 比值显著降低。

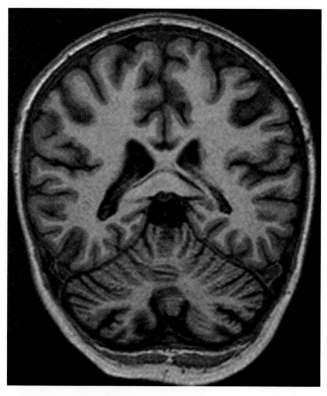

图 28.3　乳糜泻患者伴共济失调。冠状位 T1WI 像显示大脑实质广泛萎缩,小脑显著萎缩

除小脑变性外,CD 的其他认知障碍包括健忘、失明、精神错乱和性格改变。MRI 显示多数患者广泛脑萎缩,T2WI 和 FLAIR 图像显示幕上白质散在的小灶性或大面积高信号区域;在 MRI 上看到三种不同的高信号模式,包括脑室周围白质融合性、皮质和皮质下区域斑片状 T2WI 高信号,和二者混合型;白质异常的分布模式更倾向于血管性病变而非脱髓鞘所致。在 CD 痴呆症被广泛认识之前,患者常未被诊断、低估诊断或误诊为克-雅病(Creuzfieldt-Jakob disease,CJD)。

## 28.3 系统性红斑狼疮

系统性红斑狼疮(systemic lupus erythematosus,SLE)是一种自身免疫性多系统疾病,导致自身抗体产生过量。直接针对核抗原的抗体或抗核自身抗体(antinuclear autoantibodies,ANAs)对 SLE 高度易感,98%的 SLE 患者 ANA 呈阳性。SLE 可累及中枢和外周神经系统(CNS 和 PNS),对 CNS 的致病作用被认为是多因素的,包括血管闭塞和出血、抗神经元抗体、细胞因子效应、脉络丛功能障碍、神经内分泌-免疫效应和 CNS 组织的直接损伤[15]。抗神经元抗体在 CNS-SLE 的发病机制中起重要作用,这些神经组织抗体直接对抗脑突触、神经丝、胶质纤维酸性蛋白(glial fibrillary acidic protein,GFAP)和微管相关蛋白 2。非神经特异性抗体包括针对神经节苷脂(GM-10)、淋巴细胞毒性、抗核糖体 P、抗磷脂抗体(antiphospholipid antibody,APLA)、抗 DNA 抗体和抗 N-甲基-D-天门冬氨酸(anti-N-methyl-Daspartate,NMDA,也称为抗 NR2)[16,17]。血脑屏障的破坏促使抗 NMDA 受体(anti-NMDA receptors,NMDAR)和其他自身抗体进入脑组织,一旦侵入脑实质,这些自身抗体就与 NMDA 受体的 NR2A 和 NR2B 亚基结合,并与谷氨酸协同作用,引起神经元的兴奋性、非炎症性细胞死亡,这是由于受体通道开放、过量钙离子内流所致[15];海马和杏仁核的 NMDARs 密度最高,因此这些结构在 SLE 中最易受累,导致神经元死亡或功能障碍,继而出现学习和记忆障碍;据推测,脑内其他部分也受该过程影响,但程度较小。多种其他病理机制也被认为会影响 SLE 神经元细胞导致其功能障碍,针对磷脂、α-微管蛋白和核糖体 P 的自身抗体也与神经元结合,导致神经元功能改变或细胞凋亡以及认知、感觉和行为缺陷;细胞因子(白细胞介素-[IL]-2、IL-10、干扰素[IFN]α 和 γ)通过基质金属蛋白酶直接诱导 CNS 组织损伤,氧化应激和兴奋性氨基酸毒性也可能在认知衰退的发病机

制中发挥作用[15,18,19]。SLE 患者的认知障碍常见,患病率 50%~80%不等[20]。可发生在多个认知领域,包括注意力、专注力、工作记忆、视觉空间技能和记忆。这种认知减退与白质束的损伤有关,尤其是胼胝体,表现为体积显著减小,相关改变也见于皮质灰质。工作记忆和执行功能方面的缺陷表明特定于额叶的异常,而学习和记忆障碍则提示海马功能障碍。MRI 显示白质和灰质均有变化,常规 MRI 最常见的表现包括脑萎缩、脑室周围白质高信号、梗死和出血(▶图 28.4);更先进的体积测量研究表明海马、胼胝体、小脑、大脑皮质和杏仁核体积减小(▶图 28.5);SLE 的卒中风险是普通

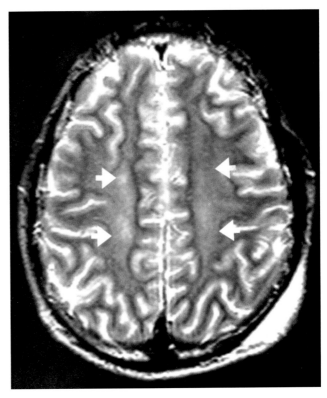

图 28.4 女性,46 岁,系统性红斑狼疮伴轻度认知衰退。轴位 T2WI 像显示脑白质弥漫性高信号(箭),与年龄不相符的脑沟裂增宽

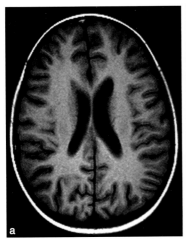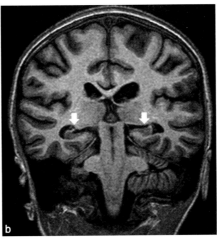

图 28.5 女性,59 岁,系统性红斑狼疮(SLE)伴记忆力减退。(a)轴位和(b)冠状位 T1WI 像显示弥漫性大脑萎缩、脑室扩张和双侧海马(箭)中度萎缩

人群的两倍[21],脑微梗死造成脑内弥漫分布的神经结构退化,同时累及灰质和白质;灌注和 SPECT 成像已发现 CNS-SLE 患者中后扣带回皮质的局部血流量减少[22],还可见前额叶皮质、下顶叶区域、海马和前扣带回皮质的代谢减少;Emmer 及其同事[23]还发现杏仁核扩散异常,提示其内的细胞毒性水肿,杏仁核异常的严重程度与血清抗 NMDAR 抗体滴度和认知功能障碍有很好的相关性。

## 28.4　干燥综合征

干燥综合征(Sjögren syndrome,SS)是一种慢性自身免疫性疾病,以慢性淋巴细胞、浆细胞浸润和外分泌腺破坏(自身免疫性外分泌病)为特征。该病可单独发生,称为原发性 SS(primary SS,pSS),或在结缔组织疾病背景中发生,称为继发性 SS(secondary SS,sSS)。SS 也可影响腺体外系统,如肌肉-骨骼、肺、肾、神经和血管等。pSS 的 CNS 受累存在争议,其患病率在 0%~68%[24]。CNS 受累的确切原因尚不清楚,但一些证据指向了免疫介导机制,组织病理学检查已证实,CNS-SS 患者脑内存在小血管单核炎症和缺血性/出血性血管病变[25],在一些抗-RO 阳性患者中,观察到明显的坏死性血管炎(脉管炎)。

临床上,CNS-SS 可以是局灶性或弥漫性疾病。局灶性疾病包括运动和感觉丧失,伴有偏瘫、失语、构音障碍、癫痫发作、运动障碍和小脑综合征,脊髓局灶性疾病常以横贯性脊髓炎为特征;弥漫性 CNS-SS 疾病包括脑病、认知功能障碍、痴呆、精神异常和无菌性脑膜脑炎。pSS 外周神经系统受累特征明显,表现为轴突多发性神经病(感觉和感觉运动)、三叉神经病变和小纤维神经病,50%以上 PNS 受累病例出现远端轴突感觉或感觉运动多发性神经病。

认知障碍的严重程度各异,但通常无情绪障碍[26],认知功能障碍的特点是额叶执行功能障碍、注意力控制受损、智力下降以及使用工具能力降低。脑部 MRI 在 CNS-pSS 评估中的作用尚未完全确定。MRI 能敏感显示病变,但缺乏特异性,因为这些病变与其他局灶性白质病变相似,特别是 MS;高达 80%的局灶性进行性神经功能障碍患者和 50%的弥漫型患者,在 T2WI 和 FLAIR 图像中可见多发白质高信号灶(▶图 28.6)[27,28],主要位于皮质下和脑室周围白质,被认为是梗死、局部缺血、水肿和脱髓鞘等联合作用所致。组织病理学表现为髓鞘丢失、扩大的血管周围间隙(Virchow Robin)、脑室周围神经胶质增生、动脉硬化和梗死。

SPECT 显像可显示脑灌注异常,特别是颞叶,可解释 CNS-SS 的一些临床表现[29],这些变化可见于 MRI 无异常表现的患者;在 pSS 患者中还发现下丘脑-垂体-肾上腺应力轴的活性较低。脑血管造影可显示小血管性血管炎,如小的脑血管狭窄、扩张或闭塞。

影像和脑脊液分析在鉴别 CNS-SS 与 MS 方面极具临床挑战性。MRI 上,两者均可见脑室周围和皮质下病变,但外周或颅神经受累更支持 SS[30,31]。脑脊液分析均显示 IgG 指数升高和寡克隆带的存在,提示两者都有鞘内 IgG 的产生。在 SS 患者中检测到自身抗体,如抗核抗体、抗-RO、抗 LA 和类风湿因子,可能是鉴别这两种疾病的有用工具[30,31]。

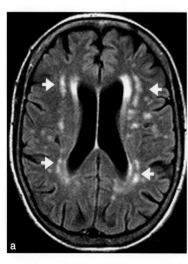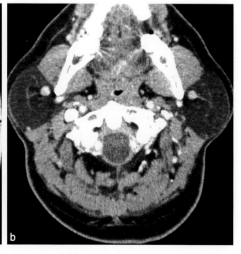

图 28.6　女性,53 岁,干燥综合征伴轻度皮质下痴呆。(a)轴位 FLAIR 图像显示幕上白质多发散在高信号影(箭)。(b)颈部轴位 CT 增强图像显示双侧腺体肿大伴弥漫性脂肪浸润

## 28.5　抗电压门控钾通道脑病

边缘叶脑炎（limbic encephalitis，LE）以亚急性起病的短期记忆丧失、癫痫、精神错乱和精神病学表现为特征，是一种副肿瘤过程，通常与小细胞肺癌（Hu）、睾丸肿瘤（MA2）或胸腺瘤（CRMP5/CV2）有关，也可能是由于抗电压门控钾通道（VGKC-abs）抗体产生的非副肿瘤性、免疫治疗反应性脑炎。电压门控钾通道是由 6-跨膜结构域 α-亚基组成的一组四聚体信号蛋白，与多种辅助蛋白结合[32]，负责动作电位后神经末梢的复极化；这些通道广泛分布于神经系统，因此，抗 VGKC 自身抗体引起多种神经系统疾病，包括神经肌张力障碍、Morvan 综合征、癫痫发作、自主神经功能障碍和 LE。

VGKC-E 是一种抗体介导的 LE，其中抗 VGKC 抗体直接针对细胞膜钾通道[33]。通常中年发病，呈亚急性病程，临床表现为低钠血症、肌阵挛、睡眠障碍、复杂部分/继发性全身性癫痫发作和认知功能障碍；低钠血症（见于 60% 的患者）是一个重要的诊断线索，支持神经系统疾病的自身免疫基础；认知功能障碍包括顺行性和逆行性遗忘、精神错乱、定向障碍和执行功能障碍，患者还可出现行为异常，包括去抑制、痉挛、幻觉、抑郁、躁动和性格改变。脑部 MRI 显示颞中回 T2WI 和 FLAIR 高信号（▶图 28.7），在额叶和颞叶皮质和皮质下区域也可见信号增高；影像学和临床表现有时与 CJD 难以区分。VGKC-E 的最终诊断是通过血清或脑脊液检测中 VGKC 抗体升高（>100pm）。

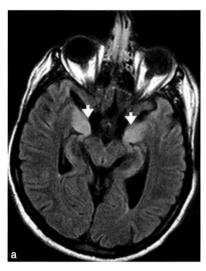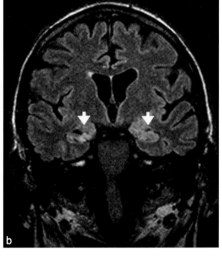

图 28.7　抗电压门控性钾通道脑病。（a）轴位和（b）冠状 FLAIR 显示双侧海马高信号，与边缘叶脑炎相似

## 28.6　白塞病

白塞病（Behçet Disease，BD）是一种病因不明的慢性多系统炎性疾病，以复发性口腔和生殖器溃疡，并关节、血管和神经系统受累为特征。在临床观察中，BD 神经系统受累的比例 5%~25%，而尸检中约为 20%[34,35]。神经白塞病（neuro-BD，NBD）通常在 BD 发病后 4~6 年出现，约 40% 的病例遵循复发-缓解的病程。

NBD 有两种不同类型的 CNS 受累模式：（1）原发性或实质性 CNS 受累（80%）；（2）继发性或非实质性 CNS 受累（20%）[36]。脑实质病理过程包括低度慢性淋巴细胞性或中性粒细胞性脑膜脑炎，伴有脑室周围炎症、小胶质细胞增生，以及脑干、基底神经节、间脑和内囊多个坏死灶聚集[37]；实质性 NBD 中最常见的临床表现包括头痛（最常见）、锥体束征、行为改变、括约肌功能障碍、小脑症状、构音障碍和认知症状。非

实质性 NBD 主要是由于血管病变，可以是动脉闭塞、动脉瘤、夹层或静脉血栓形成，脑静脉窦血栓形成导致的颅内高压是最常见的首发症状，以上矢状窦最常见，其次是横窦、脑深静脉和海绵窦；动脉病变主要包括双侧颈内动脉闭塞、椎动脉血栓形成、椎动脉夹层、颅内动脉瘤和颅内动脉炎伴有相应的继发改变。

超过 80% 的 NBD 患者在神经心理学测试中表现出一定程度的认知损害，主要见于视空间长期记忆、长期学习、长期回忆以及语言和视觉短期记忆方面，其他常见的认知异常还包括注意力缺陷（60%）和额叶功能障碍（52%），而语言、视空间功能、抽象和解决问题的功能障碍往往相对保留。滋养血管中性粒细胞过度激活致细胞因子生成对组织造成损伤，结合 T 细胞自身免疫及高凝状态，被认为是造成认知损害的原因。此外，长期类固醇治疗对认知也有直接的副作用。

MRI 显示脑实质炎性病灶呈 T2WI 高信号，位于

脑干、基底节、内囊和大脑半球白质内(▶图28.8)[34,38]，与多发性硬化的脱髓鞘斑块类似，但在 NBD 中，病变并不仅仅局限于脑室周围区域。脑干上部与间脑结构的受侵被认为是导致关键记忆丧失的主要原因，而包括海马的内侧颞叶结构直接受侵被认为会加重记忆丧失，皮质萎缩常累及额、颞叶，伴外侧裂明显扩大。SPECT 显示，有神经精神病症状的患者在深部基底节、额叶和颞叶呈现低灌注。在早期阶段，影像学表现与认知衰退相关性较差，但第三脑室的扩大和后颅窝结构的萎缩与疾病晚期记忆丧失密切相关。神经影像学研究表明，有认知障碍的患者，病灶常位于基底节、丘脑、上脑干和颞中回，而皮质受累少见。NBD 中与认知能力下降无关的其他影像学表现包括静脉窦血栓形成和出血性静脉梗死。脑或脊髓动脉造影可表现为血管炎、夹层或动脉瘤。

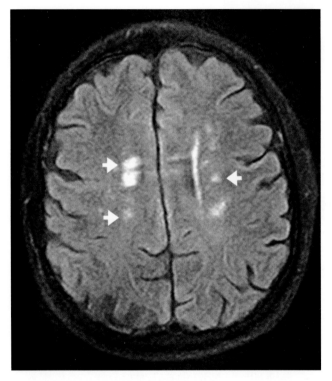

**图28.8**　白塞病。轴位 FLAIR 图像显示双侧脑白质稍高信号，这些表现与 MS 难以区分

## 28.7　神经系统结节病

结节病(sarcoidosis)是一种肉芽肿性疾病，世界范围内男女性发病率分别为平均 16.5/10 万男性/年和 19/10 万女性/年[39]，典型表现是肺部症状，但在少数情况下，神经系统症状可能是显著特征。尸检研究中，约25%的病例出现 CNS 受累[40]，神经系统症状包括颅

神经麻痹、头痛、共济失调、认知功能障碍、虚弱和癫痫发作。多达74%的患者在结节病确诊之前，出现神经系统受累的症状。

结节病的病理生理机制仍不确定，有学者提出是由 CD4+ 辅助细胞和巨噬细胞介导的异常免疫所致[41]。其组织学特征是离散的、致密的、非干酪性上皮细胞肉芽肿，上皮细胞肉芽肿是由高度分化的单核吞噬细胞(上皮样细胞和巨细胞)周围伴 CD4 和 CD8 淋巴细胞组成；IL-2、IFN-γ 和肿瘤坏死因子-α(tumor necrosis factor-α，TNF-α)生成增加，最终发展为与 IL-4、IL-10 和 IL-13 产物相关的纤维化。

认知损害在神经结节病中常见，以记忆丧失和注意力困难为特征，被认为是由于炎症(包括 TNF-α 增加、氧化应激和炎症诱导的神经递质代谢改变)引起的广泛血管疾病所致[41]。动物研究表明，细胞因子 TNF-α 调节脑内突触传递，与空间记忆障碍有关，这些神经炎性因子在 AD 中也可见过度表达。

尽管 MRI 对神经结节病诊断具有高度敏感性，但并不特异，高达82%的神经结节病患者可见 MRI 异常，包括：弥漫性脑膜强化、局灶性强化或不强化的白质病变(▶图28.9)。弥漫性或结节性柔脑膜强化是神经结节病最常见的表现，约占40%；脑室周围和深部白质病变常见于 T2WI/FLAIR 图像(▶图28.10)，

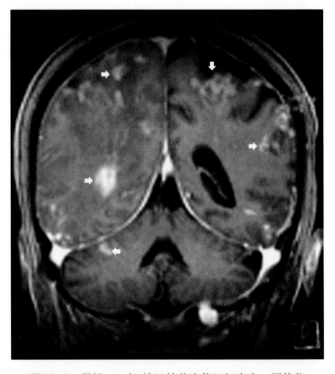

**图28.9**　男性，57 岁，神经结节病伴记忆丧失。冠状位增强 T1WI 图像显示脑实质片状强化，硬脑膜和柔脑膜强化，伴顶叶轻度萎缩

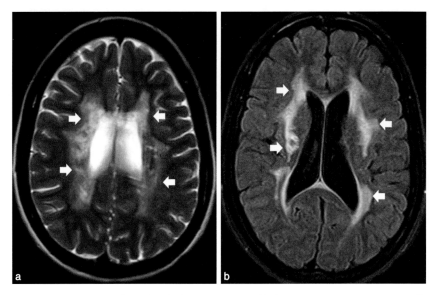

图 28.10　女性,46,神经结节病伴皮质下痴呆。轴位(a)T2WI 和(b)FLAIR 图像显示脑白质弥漫性高信号,伴侧脑室轻度扩张

可强化或不强化;其他常见表现包括蝶鞍内强化的肿块、伴或不伴增厚强化的漏斗;交通性或梗阻性脑积水分别继发于柔脑膜/硬脑膜受累、脑室系统粘连或形成分隔(▶图 28.11);颅神经受累(高达 50%的患者),尤其是视神经,表现为增粗、强化。不幸的是,没有一个影像学表现与临床认知表现相关。

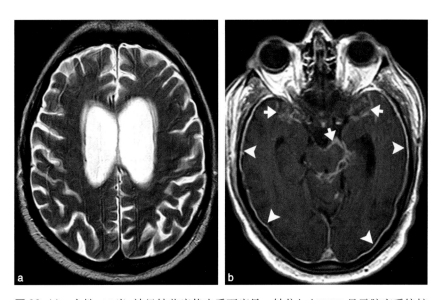

图 28.11　女性,46 岁,神经结节病伴皮质下痴呆。轴位(a)T2WI 显示脑室系统扩张和脑沟凸出。轴位对比增强 T1WI 像(b)显示弥漫性硬脑膜(箭头)和柔脑膜(箭)强化

结节病最终确诊依赖活检,在多数情况下,无法选择行大脑或脑膜活检,因此,神经结节病的最终诊断需要综合临床检查、神经影像和脑脊液分析,以及其他系统尤其是胸部的辅助发现。神经结节病患者的脑脊液分析显示非特异性淋巴细胞炎症;检测脑脊液中血管紧张素转换酶( angiotensin-converting en-zyme, ACE )水平的诊断价值存在争议,因为 ACE 水平对神经结节病的诊断既不敏感也不特异。

## 参考文献

[1] Rosenbloom MH, Smith S, Akdal G, Geschwind MD. Immunologically medi-ated dementias. Curr Neurol Neurosci Rep 2009; 9: 359–367

[2] Maurelli M, Marchioni E, Cerretano R et al. Neuropsychological assessment in MS: clinical, neurophysiological and neuroradiological relationships. Acta Neurol Scand 1992; 86: 124–128

[3] Zozulya AL, Wiendl H. The role of regulatory T cells in multiple sclerosis. Nat Clin Pract Neurol 2008; 4: 384–398

[4] Calabrese P, Penner IK. Cognitive dysfunctions in multiple sclerosis–a "multiple disconnection syndrome"? J Neurol 2007; 254 Suppl 2: II18–II21

[5] Julian LJ. Cognitive functioning in multiple sclerosis. Neurol Clin 2011; 29: 507–525

[6] Moore GR, Leung E, MacKay AL et al. A pathology-MRI study of the short-T2 component in formalin-fixed multiple sclerosis brain. Neurology 2000; 55: 1506–1510

[7] Brex PA, Parker GJ, Leary SM et al. Lesion heterogeneity in multiple sclerosis: a study of the relations between appearances on T1 weighted images, T1 relaxation times, and metabolite concentrations. J Neurol Neurosurg Psychiatry 2000; 68: 627–632

[8] De Stefano N, Filippi M. MR spectroscopy in multiple sclerosis. J Neuroimaging 2007; 17 (Suppl 1): 31S–35S

[9] Hattingen E, Magerkurth J, Pilatus U, Hübers A, Wahl M, Ziemann U. Combined (1)H and (31)P spectroscopy provides new insights into the pathobiochemistry of brain damage in multiple sclerosis. NMR Biomed 2011; 24: 536–546

[10] Filippi M, Cercignani M, Inglese M, Horsfield MA, Comi G. Diffusion tensor magnetic resonance imaging in multiple sclerosis. Neurology 2001; 56: 304–311

[11] West J, Logan RFA, Hill PG et al. Seroprevalence, correlates, and characteristics of undetected coeliac disease in England. Gut 2003; 52: 960–965

[12] Briani C, Zara G, Alaedini A et al. Neurological complications of celiac disease and autoimmune mechanisms: a prospective study. J Neuroimmunol 2008; 195: 171–175

[13] Hadjivassiliou M, Boscolo S, Tongiorgi E et al. Cerebellar ataxia as a possible organ-specific autoimmune disease. Mov Disord 2008; 23: 1370–1377

[14] Hadjivassiliou M, Aeschlimann P, Strigun A, Sanders DS, Woodroofe N, Aeschlimann D. Autoantibodies in gluten ataxia recognize a novel neuronal transglutaminase. Ann Neurol 2008; 64: 332–343

[15] Rhiannon JJ. Systemic lupus erythematosus involving the nervous system: presentation, pathogenesis, and management. Clin Rev Allergy Immunol 2008; 34: 356–360

[16] Kotzin BL, Kozora E. Anti-DNA meets NMDA in neuropsychiatric lupus. Nat Med 2001; 7: 1175–1176

[17] Kowal C, Degiorgio LA, Lee JY et al. Human lupus autoantibodies against NMDA receptors mediate cognitive impairment. Proc Natl Acad Sci U S A 2006; 103: 19854–19859

[18] West S. Systemic lupus erythematosus and the nervous system. In: Wallace DJ, Hahn BH, eds. Dubois' Lupus Erythematosus. 6th ed. Philadelphia: Lippincott Williams & Wilkins; 200:707–736

[19] Fragoso-Loyo H, Richaud-Patin Y, Orozco-Narváez A et al. Interleukin-6 and chemokines in the neuropsychiatric manifestations of systemic lupus erythematosus. Arthritis Rheum 2007; 56: 1242–1250

[20] Ainiala H, Hietaharju A, Loukkola J et al. Validity of the new American College of Rheumatology criteria for neuropsychiatric lupus syndromes: a population-based evaluation. Arthritis Rheum 2001; 45: 419–423

[21] Hak AE, Karlson EW, Feskanich D, Stampfer MJ, Costenbader KH. Systemic lupus erythematosus and the risk of cardiovascular disease: results from the nurses' health study. Arthritis Rheum 2009; 61: 1396–1402

[22] Oda K, Matsushima E, Okubo Y et al. Abnormal regional cerebral blood flow in systemic lupus erythematosus patients with psychiatric symptoms. J Clin Psychiatry 2005; 66: 907–913

[23] Emmer BJ, van der Grond J, Steup-Beekman GM, Huizinga TW, van Buchem MA. Selective involvement of the amygdala in systemic lupus erythematosus. PLoS Med 2006; 3: e499

[24] Mellgren SI, Conn DL, Stevens JC, Dyck PJ. Peripheral neuropathy in primary Sjögren's syndrome. Neurology 1989; 39: 390–394

[25] Alexander EL. Neurologic disease in Sjögren's syndrome: mononuclear inflammatory vasculopathy affecting central/peripheral nervous system and muscle: a clinical review and update of immunopathogenesis. Rheum Dis Clin North Am 1993; 19: 869–908

[26] Lafitte C, Amoura Z, Cacoub P et al. Neurological complications of primary Sjögren's syndrome. J Neurol 2001; 248: 577–584

[27] Alexander EL, Beall SS, Gordon B et al. Magnetic resonance imaging of cerebral lesions in patients with the Sjögren syndrome. Ann Intern Med 1988; 108: 815–823

[28] Manthorpe R, Manthorpe T, Sjöberg S. Magnetic resonance imaging of the brain in patients with primary Sjögren's syndrome. Scand J Rheumatol 1992; 21: 148–149

[29] Kao CH, Lan JL, ChangLai SP, Chieng PU. Technetium-99m-HMPAO brain SPECT in Sjögren's syndrome. J Nucl Med 1998; 39: 773–777

[30] Alexander E. Central nervous system disease in Sjögren's syndrome. New insights into immunopathogenesis. Rheum Dis Clin North Am 1992; 18: 637–672

[31] Collard RC, Koehler RP, Mattson DH. Frequency and significance of antinuclear antibodies in multiple sclerosis. Neurology 1997; 49: 857–861

[32] Gutman GA, Chandy KG, Grissmer S et al. International Union of Pharmacology. LIII. Nomenclature and molecular relationships of voltage-gated potassium channels. Pharmacol Rev 2005; 57: 473–508

[33] Buckley C, Oger J, Clover L et al. Potassium channel antibodies in two patients with reversible limbic encephalitis. Ann Neurol 2001; 50: 73–78

[34] Kidd D, Steuer A, Denman AM, Rudge P. Neurological complications in Behçet's syndrome. Brain 1999; 122: 2183–2194

[35] Lakhanpal S, Tani K, Lie JT, Katoh K, Ishigatsubo Y, Ohokubo T. Pathologic features of Behçet's syndrome: a review of Japanese autopsy registry data. Hum Pathol 1985; 16: 790–795

[36] Serdaroğlu P. Behçet's disease and the nervous system. J Neurol 1998; 245: 197–205

[37] Rubinstein LJ, Urich H. Meningo-encephalitis of Behcet's disease: case report with pathological findings. Brain 1963; 86: 151–160

[38] Akman-Demir G, Serdaroglu P, Tasçi B. The Neuro-Behçet Study Group. Clinical patterns of neurological involvement in Behçet's disease: evaluation of 200 patients. Brain 1999; 122: 2171–2182

[39] Rybicki BA, Major M, Popovich J, Jr, Maliarik MJ, Iannuzzi MC. Racial differences in sarcoidosis incidence: a 5-year study in a health maintenance organization. Am J Epidemiol 1997; 145: 234–241

[40] Stern BJ, Krumholz A, Johns C, Scott P, Nissim J. Sarcoidosis and its neurological manifestations. Arch Neurol 1985; 42: 909–917

[41] Ma Y, Gal A, Koss MN. The pathology of pulmonary sarcoidosis: update. Semin Diagn Pathol 2007; 24: 150–161

# 第九部分

## 正常压力脑积水

IX

# 第 29 章　正常压力性脑积水

Ritu Shah, Fathima Fijula Palot Manzil, Surjith Vattoth

正常压力脑积水(normal pressure hydrocephalus, NPH)是以脑室扩大为特征的综合征,临床具有步态不稳、尿失禁及痴呆的典型三联征,有时也被称为"特发性成人脑积水综合征",强调 NPH 患者的颅内压实际并不一定正常。若非特指,NPH 是指特发性,与症状性或继发性脑积水不同,如继发于创伤、出血、肿瘤、感染或导水管狭窄。NPH 及时、准确的诊断对患者的治疗至关重要,因为 NPH 是痴呆中少数有望被逆转的原因之一。

## 29.1　流行病学

人口研究显示:总人群中 NPH 的发病率约为 5.5/10 万,在老年人群中达 1.4% ~ 1.5%;总人群中 NPH 的患病率为 21.9/10 万,并随年龄增长而增加,在 50 ~ 59 岁的人群中为 3.3/10 万,70 ~ 79 岁为 181.7/10 万。

## 29.2　临床特征

### 29.2.1　步态不稳

NPH 患者的步态常被描述为"拖着脚走""宽步态"或"磁状"。在典型的"磁性失用"步态中,患者起步和改变步态困难,似"粘"在地板上,其严重程度不一,部分患者仅在转弯或步态改变时有细微发现,而部分患者则较严重,甚至不能直立。许多患者由于步幅短、步态失用或四肢缓慢而出现步态失衡和迟缓,可通过分流术改善,40% 的 NPH 患者表现为四肢震颤,分流效果通常不佳[1]。

### 29.2.2　尿失禁

因逼尿肌过度活跃,多数患者有尿频、尿急或真性尿失禁的症状。一项研究纳入了 42 例拟诊为 NPH 的患者[2],93% 的患者出现下尿路症状,潴留症状(93%)比排尿症状(71%)更常见,尿急(膀胱活动过度)/尿频(64%)比尿失禁(57%)常见。

### 29.2.3　痴呆

NPH 痴呆是以皮质下认知缺陷为特征,包括精神运动迟缓、记忆以及执行功能障碍,常被误认为是高龄的结果。在相对保留的记忆存储(认知)中,从记忆(瞬间和延迟回忆)中主动检索的能力逐步下降;此外,执行功能和处理复杂信息的能力也降低;有时可出现视觉空间感知和构造能力的缺陷[3]。尽管大部分患者可通过分流术改善,但部分患者整体认知缺陷仍持续存在,这常与血管风险因素的存在有关。

## 29.3　诊断挑战

NPH 的症状和体征可与其他原因的痴呆出现交叉重叠,因此 NPH 的诊断需要仔细排除其他原因的痴呆[4]。不对称的静止性震颤、铅管样强直、或幻视提示路易体痴呆的可能,导致的认知缺陷与 NPH 类似;也需要与伴有假性痴呆的抑郁症鉴别;出现如失语、失用或失认症等皮质功能缺陷的早期表现时,提示罹患皮质病变性痴呆,如阿尔茨海默病(Alzheimer's disease, AD)、多发梗死性痴呆或额颞叶痴呆;对步态正常的进行性痴呆,须仔细评估排除 NPH 以外的原因。

部分 NPH 患者也可合并 AD,二者都与高血压和高龄有关。虽然分流可改善 NPH 患者的步态障碍,但对晚期痴呆患者需仔细评估风险和获益。

## 29.4　神经影像

脑部成像是 NPH 评估诊断的重要组成部分,MRI 为首选方法,若无 MRI,也可用 CT 进行检查。这两种影像学技术都需要与临床结合。

### 29.4.1　脑室扩大

在 CT 或 MRI 图像上,NPH 的关键特征是脑积水,且脑室扩大与脑沟增宽的严重程度不成比例。这种"脑室脑沟不呈比例"有助于鉴别 NPH 与萎缩性脑室扩大;在 NPH 中,侧脑室的三个角和第三脑室显著扩大,而第四脑室相对正常[5]。(▶图 29.1);在 MRI 上,侧脑室颞角可出现与海马萎缩不成比例的扩大(▶图 29.2);Evan's 指数(两侧侧脑室额角最大横径与颅骨内板最大横径之比)≥0.3 是提示 NPH 的标准之一(▶图 29.3)。

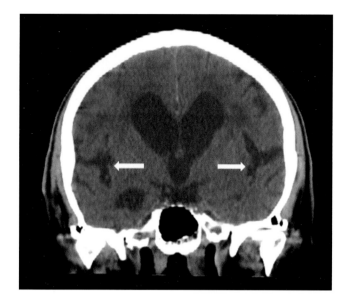

图 29.1　冠状位重建 CT 示第三脑室和侧脑室的扩张与脑萎缩不呈比例(脑室脑沟不呈比例),同时,也可见双侧外侧裂池增宽(箭)

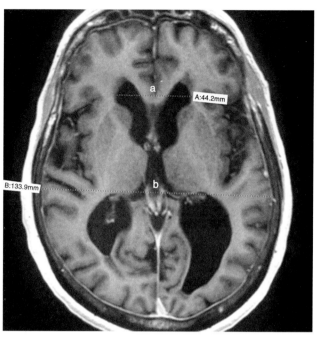

图 29.3　轴位增强 T1WI 示 Evan's 指数大于 0.3,是 NPH 的标准之一。Evan's 指数是两侧侧脑室额角最大横径(a)与颅骨内板最大横径(b)之比

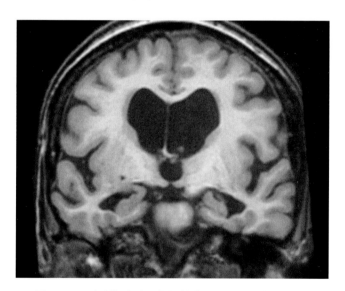

图 29.2　通过海马层面的冠状位 T1WI 示双侧侧脑室颞角扩大,与海马萎缩不呈比例

### 29.4.2　脑室周围白质改变

部分患者在 CT 上可见额叶和枕叶脑室周围白质低密度区,或相应区域在 MRI T2-FLAIR 序列上表现高信号,提示脑脊液(cerebrospinal fluid, CSF)压力升高引起的室管膜下水肿[5,6](▶图 29.4)。但小血管病引起的脑室周围白质病变也可有相似表现。

脑脊液流空征

NPH 患者的轴位 T1WI 和 T2WI 图像上可见中脑导水管流空,被称为 CSF 流空征(▶图 29.5)。该征象能否预测分流术对 NPH 的疗效,文献中结果存在矛盾,Bradley 等人[7]的研究观察了 CSF 流空对分流术效

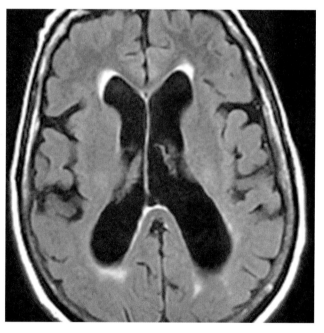

图 29.4　轴位 FLAIR 图像示双侧侧脑室前、后角周围高信号,系脑脊液压力升高造成室管膜下水肿所致

果的预测价值,认为 CSF 流空与分流效果显著相关,但在后来的一项研究中却发现二者之间并无相关[8]。

胼胝体变薄

胼胝体变薄在矢状位 T1WI 上表现为胼胝体向上弯曲[9](▶图 29.6)。垂直于 AC-PC 线行冠状位扫描,经后联合的层面可显示胼胝体角,该征象对 NPH 的诊断也有一定意义,但可靠性尚未被认可[10]。NPH

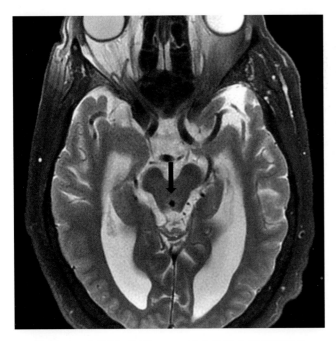

图29.5 中脑层面轴位 T2WI 示中脑导水管低信号的脑脊液流空（箭）

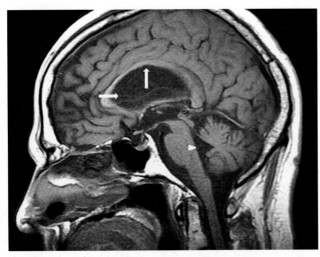

图29.6 矢状位 T1WI 示胼胝体弯曲上抬、变薄（垂直箭）并侧脑室扩大（水平箭）。注意：第四脑室相对正常（无尾箭头）

的胼胝体角（均值±标准差：66±14°）（▶图29.7）明显小于 AD（104±15°）和正常对照组（112±11°）（▶图29.8）；以90°为界值，鉴别 NPH 与 AD 的准确度、灵敏度和特异度分别为93%、97%和88%。

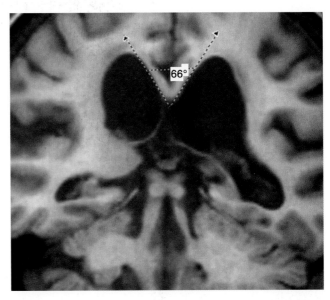

图29.7 垂直于前-后连合的冠状面上，后连合层面 T1WI 示 NPH 患者的胼胝体角较窄

**扣带沟征**

Adachi 等[11]研究了10名 NPH 患者，发现所有患者均可见扣带沟征，表现为旁正中矢状位像上扣带沟后部较前部窄而紧（▶图29.9），但在 AD 或进行性核上性麻痹（progressive supranuclear palsy，PSP）中未见此征（▶图29.10），而是表现为扣带沟的前后部相似。

### 29.4.3 脑干改变

NPH 患者可呈现"中脑上部轮廓征"，Adachi 等[11]报告10例 NPH 患者中有7例有此异常，11例 AD 患

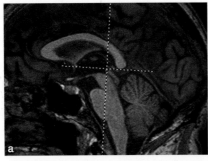
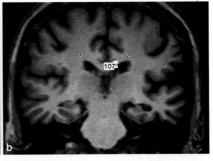

图29.8 （a）矢状位 T1WI 示计算胼胝体角度的冠状位平面，垂直于 AC-PC 线（水平虚线）扫描，选取后连合（垂直虚线）层面。（b）按图（a）所示采集的冠状位 T1WI 示对照者较宽的正常胼胝体

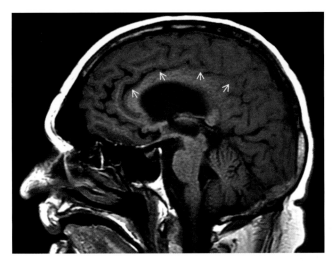

图29.9　旁正中矢状位 T1WI 示 NPH 患者的扣带沟后部窄而紧(箭),即所谓的扣带沟征。将其与图 29.10 中正常扣带沟相比较

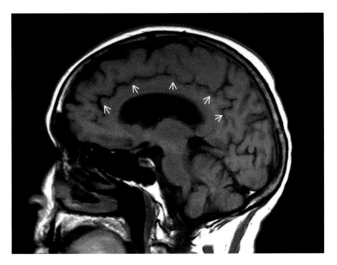

图29.10　旁矢状位 T1WI 示进行性核上性麻痹患者的扣带沟后部表现正常,与前部(箭)相近,正常受试者也是同样的表现

者中有 5 例、5 例 PSP 患者中有 3 例出现此异常。在正中矢状位 T1WI 上,中脑上部轮廓征表现为中脑上部轮廓的异常[12],假想做一曲线连接乳头体后缘与导水管上孔之间,曲线上缘凸起认为是正常轮廓,当其变平或凹陷时,则为异常(▶图 29.11),也被称为"蜂鸟"征,被认为是 PSP 的一个特征性征象,但也可见于如前所述的其他疾病。

相位对比磁共振电影成像脑脊液流动量化分析

　　相位对比磁共振电影成像 CSF 流动量化分析可测量其每搏量(收缩期通过中脑导水管的 CSF 平均体积-舒张期通过的体积)[8,13],每搏量大于 42 微升

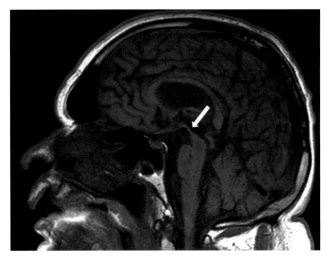

图29.11　矢状位 T1WI 示正常凸出的中脑上部在 NPH 患者变的扁平/凹陷(箭),也被称为"蜂鸟"征

可预测分流术效果。一项研究[8]根据 CSF 流量结果,选择了 42 例患者中的 18 例行脑室腹腔分流术,每搏量大于 42 微升的 12 例患者均有改善,而每搏量小于 42 微升的 6 例中仅 3 例患者有改善。出现症状后,CSF 的每搏量常增加,稳定 18~20 个月后下降。如果无精确的 CSF 流动量化软件,可采用视觉评估,对 NPH 患者导水管中明显的双向流动仔细评估(▶图 29.12)。

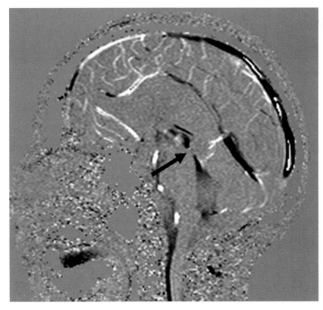

图29.12　矢状位相位对比磁共振电影成像(脑脊液流量研究)示中脑导水管处显著的双向流动(箭)

　　另一项 CSF 流体动力学研究中[14],比较了 14 例分流有效者与 6 例无效者,发现以中脑导水管处 CSF

平均流速大于26ml/s为阈值,可作为一个分流有效的预测指标,其敏感性、特异性、阳性预测值和准确性分别为50%、83.3%、87.5%和70%。

Scollato等[15]对65例NPH患者分别于分流术前7～30天、术后1、3、6和12个月进行检测,观察中脑导水管每搏量的变化,发现:脑室腹腔分流术有效的患者,其导水管每搏量均减少,且减小率与临床改善程度相关;术后每搏量增加表明分流效果不佳;分流术后每搏量降幅过大可能是引流增加的结果,预示着发生硬膜下积液的可能。

### 29.4.4　扩散加权成像

扩散加权成像(DWI)可用于鉴别NPH与皮质下白质脑病/宾斯旺格病[16]。宾斯旺格病患者脑室周围及额、枕叶深部白质的表观扩散系数(apparent diffusion coefficient, ADC)值高于NPH患者;分流术后,NPH患者额叶脑室周围白质的ADC值降低;宾斯旺格病的扩散增加可能反映了皮质下缺血性血管病变导致的轴突完整性的不可逆破坏。一些研究者观察了心动周期中ADC值的变化[17-19],发现:与健康对照组和/或代偿性脑室扩张的患者相比,NPH患者的ADC值随心动周期明显变化,提示颅内组织生物力学特性的改变。

Demura等[18]在CSF放液试验前及24小时后测量了几个白质区域的各向异性分数(fractional anisotropy, FA)和ADC值,结果显示:脑脊液放液后神经功能改善者在额叶脑室周围区域和胼胝体体部的ADC值显著降低,而无改善组则无显著变化;有反应和无反应者均显示胼胝体体部FA值的显著增加。这些发现表明,白质中水分子动力学的变化可能是NPH患者出现症状的机制。

#### 动态磁敏感对比增强脑灌注定量测量

MRI动态磁敏感对比增强(dynamic susceptibility contrast, DSC)灌注成像是一种非常有价值的诊断技术,可预测NPH的分流效果。近期一项研究,采用DSC技术测量了21例NPH患者和年龄匹配的16例健康对照者脑绝对灌注值[20],包括皮质、皮质下、脑室周围区以及室周和室旁相延续的区域;以枕叶皮质为参照,分别计算出两组的相对脑血流(relative cerebral blood flow, rCBF);结果发现:相比对照组,NPH的额叶内侧基底皮质、海马、豆状核、脑室周围白质(periventricular white matter, PVWM)、中央灰质和全脑实质中的rCBF均降低;术前PVWM区rCBF较高的NPH患者在临床试验中表现较好;分流有效者额叶内侧基底皮质的rCBF高于无效者。

### 29.4.5　核显像技术

核显像技术(如同位素和CT脑池造影术)虽已用于NPH脑脊液动力学的评估,如逆流方面(▶图29.13),但因其效能差已被其他方法取代。

#### 单光子发射计算机断层成像

锝99m六甲基丙烯胺肟(hexamethylpropyleneamine oxime, HMPAO)单光子发射计算机断层成像(single-photon emission computed tomography, SPECT)显像可见典型的额顶区和皮质下白质rCBF降低。临床评估结合SPECT(以及灌注加权MRI)显像,有助于疑似NPH综合征患者是否进行分流术的术前选择。Sasaki等[21]发现额叶和胼胝体周围血流量减少与异常的临床评估结果一致。在另一项研究中,Kristensen等[22]报告额后叶、颞叶灰质及皮质下白质rCBF呈低灌注者,实施CSF引流并不能改善其rCBF,提示该检查或许未能提供额外的术前评估信息。最近的研究发现[23],乙酰唑胺SPECT有助于识别使用乙酰唑胺后无法增加rCBF的患者,这是由于扩大脑室的压迫和拉伸使脑血管扩张能力降低;该研究显示,应用术前乙酰唑胺SPECT检查中rCBF增加低于20%标准,预测术后认知功能障碍改善的敏感性和特异性分别为100%和60%。

#### 正电子发射断层成像

NPH患者[18F]-葡萄糖胺PET扫描有助于确定β淀粉样蛋白的总负荷及侵袭性手术治疗(如脑室腹腔分流术)可能的获益(或不足)。一项研究采用PET测量匹兹堡化合物B的脑摄取,以定位或定量评估NPH伴认知障碍患者脑内β淀粉样蛋白的累积[24]。葡萄糖的局部脑代谢率是评估特发性NPH患者脑室分流术前后局部代谢紊乱的一种有前景的研究手段。

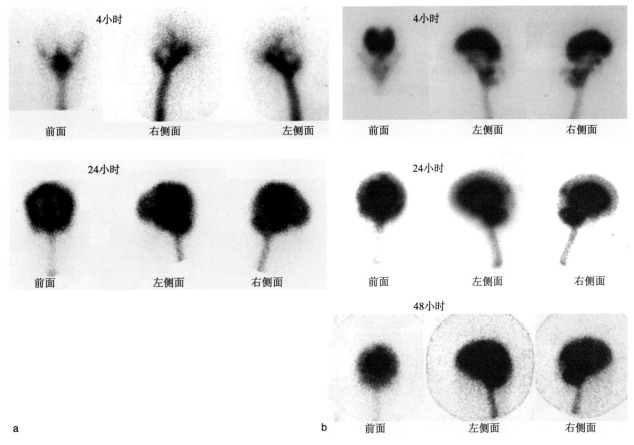

**图 29.13**　（a）经腰椎蛛网膜下腔注入铟-11 标记的二乙烯三胺五乙酸（DTPA）后正常脑池造影图像。4 小时（上排）的正位及双斜位图像显示颈椎蛛网膜下腔、基底池有核素分布，外侧裂和大脑半球间裂内少许核素分布。24 小时（下排）的图像显示核素正常上升至脑凸面，椎管和基底部蛛网膜下腔核素相对廓清。4 小时可见脑室内短暂轻微的活性，但在 24 小时消失，可能是正常变异的流动模式，但脑室内任何持续的活性均为异常。（b）NPH 患者腰椎蛛网膜下腔注射铟-11 标记的 DTPA 后的脑池造影图像。4 小时（上排）的图像显示中央呈心形分布的核素流入侧脑室。24 小时（中间行）的图像显示部分示踪剂流入外侧裂和大脑半球间裂，大脑凸面只有微弱的活性。48 小时（最下一行）的图像显示侧脑室和基底池内核素滞留，没有显著聚集于上凸/上矢状窦。在正常情况下，24 小时图像可见到核素聚集于上凸/上矢状窦。

## 29.5　治疗管理

当患者表现为进行性步态障碍、与脑萎缩不呈比例的脑室扩大及其他原因无法解释的步态紊乱时，即便没有明确的痴呆或尿失禁，也应被视为脑脊液分流术的候选者。但分流患者的选择标准尚不明确，迄今为止，诊断的"金标准"仍然是脑脊液分流术后的临床改善。

可能为 NPH 的患者[25]通常在 40 岁及以上，症状呈隐匿性（非急性）进展，病程常超过 3 个月或更长，脑脊液开放压力 70～245mm 水柱[25]，MRI 或 CT 必须显示 Evan's 指数（最大脑室宽度除以双侧颅骨内板之间的最大距离）为 0.3、侧脑室颞角扩大、脑室周围信号改变、脑室周围水肿或中脑导水管/第四脑室流空信号。虽然指南中还包括胼胝体角度≥40°，但尚未被广泛认可。临床上，患者必须有步态功能障碍，合并尿失禁或认知功能障碍，异常的尿急或尿频是膀胱功能障碍的有力证据；满足认知障碍的标准为：必须有两个或更多领域的损伤，如精神运动速度、精细运动速度或准确性、注意力、短期记忆、执行功能、行为或人格改变。

腰穿放液试验抽出 30 毫升或更多的脑脊液是确立 NPH 诊断和预测其分流效果的可靠方法，对一些腰穿放液效果不佳者，可用腰部外引流（external lumbar drainage，ELD）预测外科手术的结果[26]。ELD 是将导管经腰部置入蛛网膜下腔，以 10～15ml/h 的速度引流 CSF 72h，依据 ELD 前后步态分析或 10m 计时走速度的监测来评估 ELD 的效果；近 85%～90% 的测试阳性者于分流术后步行速度有所改善,对 ELD 反应阴性者,仅三分之一在分流后有所改善。总之,ELD 的敏感性、特异性、阳性预测值和阴性预测值分别为 95%、64%、90% 和 78%。切记,穿刺引流或 ELD 试验阳性是推荐实施分流术的依据,而试验阴性者分流的获益率仅约 20%,应仔细斟酌分析其风险。

脑脊液分流术包括脑室腹腔分流术、脑室胸腔分流术和脑室心房分流术,约 60% 的 NPH 患者临床症状在分流术后得到显著改善。在一篇系统综述中[27],对 64 篇已发表的关于特发性 NPH 分流术效果的研究数据进行了分析:27 项研究报告了 1 446 例患者,其中 1 028 例于分流术后 3 个月呈阳性结果;42 项研究报告指出,1 805 例中的 1 343 在分流术后 1 年呈阳性结果;10 项研究显示,640 例患者中 415 例的长期预后(即手术后至少 3 年)有改善,总死亡率为 1%,常见并发症包括硬膜下出血或积液(6.3%)、脑出血或中风(0.4%)、感染(3%)和新发癫痫(0.7%);在 26 项研究报道,所有 1 401 例患者中分流复发率为 16%(5% ~ 53%)。

## 29.6 结论

尽管 NPH 的临床和诊断方法取得了较大进展,但其诊断和临床管理仍面临挑战,放射学在 NPH 的诊断和临床监测中占有重要地位。尽管其放射学表现常不具特征性,但对有提示性临床症状和体征的患者,应仔细分析、认真研判。

## 29.7 致谢

作者感谢 Eva Dubowsky 博士提供了铟-11 标记的 DTPA 脑池图像。

## 参考文献

[1] Bugalho P, Alves L, Miguel R. Gait dysfunction in Parkinson's disease and normal pressure hydrocephalus: a comparative study. J Neural Transm 2013; 120: 1201–1207

[2] Sakakibara R, Kanda T, Sekido T et al. Mechanism of bladder dysfunction in idiopathic normal pressure hydrocephalus. Neurourol Urodyn 2008; 27: 507–510

[3] Chaudhry P, Kharkar S, Heidler-Gary J et al. Characteristics and reversibility of dementia in normal pressure hydrocephalus. Behav Neurol 2007; 18: 149–158

[4] Sorbi S, Hort J, Erkinjuntti T et al. EFNS Scientist Panel on Dementia and Cognitive Neurology. EFNS-ENS Guidelines on the diagnosis and management of disorders associated with dementia. Eur J Neurol 2012; 19: 1159–1179

[5] Inatomi Y, Yonehara T, Hashimoto Y, Hirano T, Uchino M. Correlation between ventricular enlargement and white matter changes. J Neurol Sci 2008; 269: 12–17

[6] Tullberg M, Jensen C, Ekholm S, Wikkelsø C. Normal pressure hydrocephalus: vascular white matter changes on MR images must not exclude patients from shunt surgery. AJNR Am J Neuroradiol 2001; 22: 1665–1673

[7] Bradley WG, Jr, Whittemore AR, Kortman KE et al. Marked cerebrospinal fluid void: indicator of successful shunt in patients with suspected normal-pressure hydrocephalus. Radiology 1991; 178: 459–466

[8] Bradley WG, Jr, Scalzo D, Queralt J, Nitz WN, Atkinson DJ, Wong P. Normal-pressure hydrocephalus: evaluation with cerebrospinal fluid flow measurements at MR imaging. Radiology 1996; 198: 523–529

[9] Lee WJ, Wang SJ, Hsu LC, Lirng JF, Wu CH, Fuh JL. Brain MRI as a predictor of CSF tap test response in patients with idiopathic normal pressure hydrocephalus. J Neurol 2010; 257: 1675–1681

[10] Ishii K, Kanda T, Harada A et al. Clinical impact of the callosal angle in the diagnosis of idiopathic normal pressure hydrocephalus. Eur Radiol 2008; 18: 2678–2683

[11] Adachi M, Kawanami T, Ohshima F, Kato T. Upper midbrain profile sign and cingulate sulcus sign: MRI findings on sagittal images in idiopathic normal-pressure hydrocephalus, Alzheimer's disease, and progressive supranuclear palsy. Radiat Med 2006; 24: 568–572

[12] Righini A, Antonini A, De Notaris R et al. MR imaging of the superior profile of the midbrain: differential diagnosis between progressive supranuclear palsy and Parkinson's disease. AJNR Am J Neuroradiol 2004; 25: 927–932

[13] Bradley WG. Cerebrospinal fluid dynamics and shunt responsiveness in patients with normal-pressure hydrocephalus Mayo Clinic proceedings 2002; 77: 507–508

[14] Witthiwej T, Sathira-ankul P, Chawalparit O, Chotinaiwattarakul W, Tisavipat N, Charnchaowanish P. MRI study of intracranial hydrodynamics and ventriculoperitoneal shunt responsiveness in patient with normal pressure hydrocephalus. J Med Assoc Thai 2012; 95: 1556–1562

[15] Scollato A, Tenenbaum R, Bahl G, Celerini M, Salani B, Di Lorenzo N. Changes in aqueductal CSF stroke volume and progression of symptoms in patients with unshunted idiopathic normal pressure hydrocephalus. AJNR Am J Neuroradiol 2008; 29: 192–197

[16] Tullberg M, Hultin L, Ekholm S, Månsson JE, Fredman P, Wikkelsø C. White matter changes in normal pressure hydrocephalus and Binswanger's disease: specificity, predictive value and correlations to axonal degeneration and demyelination. Acta Neurol Scand 2002; 105: 417–426

[17] Ohno N, Miyati T, Mase M et al. Idiopathic normal-pressure hydrocephalus: temporal changes in ADC during cardiac cycle. Radiology 2011; 261: 560–565

[18] Demura K, Mase M, Miyati T et al. Changes of fractional anisotropy and apparent diffusion coefficient in patients with idiopathic normal pressure hydrocephalus. Acta Neurochir Suppl (Wien) 2012; 113: 29–32

[19] Osawa T, Mase M, Miyati T et al. Delta-ADC (apparent diffusion coefficient) analysis in patients with idiopathic normal pressure hydrocephalus. Acta Neurochir Suppl (Wien) 2012; 114: 197–200

[20] Ziegelitz D, Starck G, Kristiansen D, et al. Cerebral perfusion measured by dynamic susceptibility contrast MRI is reduced in patients with idiopathic normal pressure hydrocephalus. J Mag Reson Imag 2014; 39: 1533–1542.

[21] Sasaki H, Ishii K, Kono AK et al. Cerebral perfusion pattern of idiopathic normal pressure hydrocephalus studied by SPECT and statistical brain mapping. Ann Nucl Med 2007; 21: 39–45

[22] Kristensen B, Malm J, Fagerland M et al. Regional cerebral blood flow, white matter abnormalities, and cerebrospinal fluid hydrodynamics in patients with idiopathic adult hydrocephalus syndrome. J Neurol Neurosurg Psychiatry 1996; 60: 282–288

[23] Yamada SM, Masahira N, Kawanishi Y, Fujimoto Y, Shimizu K. Preoperative acetazolamide SPECT is useful for predicting outcome of shunt operation in idiopathic normal pressure hydrocephalus patients. Clin Nucl Med 2013; 38: 671–676

[24] Kondo M, Tokuda T, Itsukage M et al. Distribution of amyloid burden differs between idiopathic normal pressure hydrocephalus and Alzheimer's disease. Neuroradiol J 2013; 26: 41–46

[25] Relkin N, Marmarou A, Klinge P, Bergsneider M, Black PM. Diagnosing idiopathic normal-pressure hydrocephalus. Neurosurgery 2005; 57 Suppl: S4–S16, discussion ii–v

[26] Panagiotopoulos V, Konstantinou D, Kalogeropoulos A, Maraziotis T. The predictive value of external continuous lumbar drainage, with cerebrospinal fluid outflow controlled by medium pressure valve, in normal pressure hydrocephalus. Acta Neurochir (Wien) 2005; 147: 953–958, discussion 958

[27] Toma AK, Papadopoulos MC, Stapleton S, Kitchen ND, Watkins LD. Systematic review of the outcome of shunt surgery in idiopathic normal-pressure hydrocephalus. Acta Neurochir (Wien) 2013; 155: 1977–1980

# 第十部分

## 肿瘤相关性认知功能障碍

X

# 第 30 章　脑肿瘤和认知功能障碍

Sangam G. Kanekar, Hazem Matta

手术、放疗和化疗在神经系统及其以外恶性肿瘤的治疗中发挥着重要作用,已成为治疗原发性或转移性 CNS 及 non-CNS 恶性肿瘤的主要手段。随着肿瘤患者生存率的整体提高,常规随访研究发现,确实存在累及 CNS 和周围神经系统(peripheral nervous system,PNS)结构的广谱损伤。近年来,抗癌治疗所致的 CNS 毒性越来越受到肿瘤学家、放射科医师和其他相关人员的关注,早期诊断并调整治疗方案可明显降低治疗相关并发症和死亡率。虽然癌症治疗方法在不断改进,但 CNS 毒性仍是一个重要问题。

在癌症治疗期或治疗后,多达 2/3 的患者会出现不同形式的认知障碍,约 35% 的患者在治疗后症状可持续数月或数年。美国有 1 100 万以上的癌症幸存者,其中高达 390 万人因癌症和癌症治疗而长期存在认知困难。现今,各种临床以及影像手段被用于诊断由癌症治疗导致的神经毒性体征和症状,为了避免对患者脑细胞造成长期影响,有必要减少药量或改变治疗方案。结构成像和更先进的功能成像技术有助于识别治疗后脑容量、代谢状态和 CNS 活动的变化。如今,正电子发射断层成像(positron emission tomography,PET)和磁共振成像(magnetic resonance imaging,MRI),尤其是 MR 灌注和 MR 波谱,可以评估脑细胞的代谢活动和功能。颅内肿瘤所致的认知功能下降和痴呆可能是由原发或继发肿瘤直接所致,也可能是由治疗相关的神经毒性引起,后者最常见。

## 30.1　与肿瘤直接相关的认知效应

大脑局限于颅骨内,因此易于受到颅腔压力或体积轻微变化的影响。症状的出现取决于肿瘤组织病理学特征和病程的急缓。例如,形成肿块的肿瘤,如脑膜瘤和转移瘤,常引起压迫和占位效应,表现头痛和癫痫发作[1],最终导致颅高压和脑积水;而浸润性肿瘤较为隐匿,包括多形性胶质母细胞瘤(gliobastoma multiforme,GBM)和原发性中枢神经系统淋巴瘤,占位效应无或轻微,常表现为认知功能缓慢下降。由于这种认知障碍的程度较广泛、严重,目前成像技术对脑实质微浸润的评估明显不足。肿瘤进展最终会累及多个领域或功能,这取决于哪个神经网络受到影响。在浸润性肿瘤中,最常见精神运动迟缓、执行功能障碍、记忆障碍和人格或行为改变[2]。

### 各种肿瘤的认知功能下降

#### 脑膜瘤

脑膜瘤是 CNS 最常见的肿瘤之一,尤其多见于老年人,是一种间叶肿瘤,几乎均表现为一个轴外占位性肿块。绝大多数脑膜瘤为良性、生长缓慢,由于压迫局部脑组织,可出现癫痫或局灶性神经功能缺陷的症状。很少以认知功能下降为主要临床症状,但也取决于肿瘤的部位和大小。额部脑膜瘤患者常出现语言流畅性和执行功能严重受损,且多见于左侧;颅底脑膜瘤患者的神经认知功能比凸面脑膜瘤患者更差,尤其在信息处理速度和精神运动速度方面[3,4]。其影像学表现典型,呈显著强化的轴外肿块,周围脑实质明显受压(▶图 30.1)。

#### 多形性胶质母细胞瘤和低级别胶质瘤

多形性胶质母细胞瘤是 WHO 分类中的Ⅳ级星形

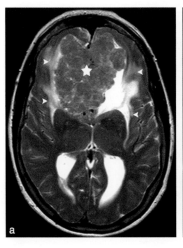
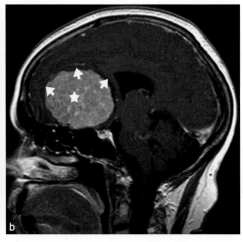

图 30.1　女性,51 岁,痴呆伴有额叶症状。(a)轴位 T2WI 和(b)矢状位增强 T1WI 示额部明显强化的轴外肿块(星),两侧额叶明显受压,占位效应显著(箭)。T2WI 示额叶白质弥漫性高信号,提示水肿(箭头)

细胞瘤,其显著特点是浸润速度快、预后差。因平均生存期仅为 12~16 个月,故治疗相关的神经毒性很少成为高级别胶质瘤患者治疗中的问题[2]。认知功能障碍通常是诊断性检查的始因,实际中也常用于预测患者生存期[5]。脑实质微浸润是该肿瘤的主要特征,可引起进行性认知功能下降。常规 MRI 包括增强 T1 加权像(▶图 30.2a,b)在评估肿瘤整个范围方面尚有困难,但如今,随着 MR 波谱、MR 灌注和扩散张量成像

(diffusion tensor imaging,DTI)等新技术的出现,有望绘制肿瘤的浸润和范围图(▶图 30.2c)。相比病情稳定者,肿瘤进展患者的简易精神状态检查量表(Mini-Mental State Examination,MMSE)评分显著下降;与此相反,肿瘤浸润区也可保留部分功能,这是由于肿瘤患者脑组织的可塑性和代偿机制,肿瘤缓慢、逐渐的生长有利于脑功能的保留。认知功能的进一步下降常见于术后,源于部分功能组织特别是语言区的切除。

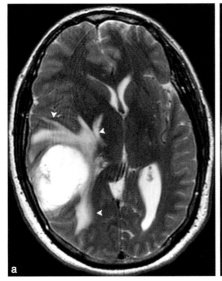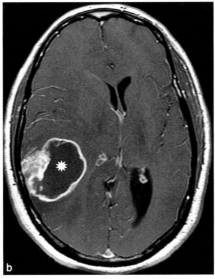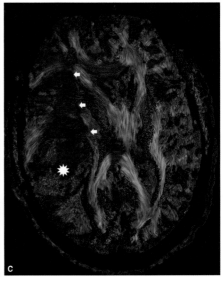

**图 30.2** 男性,64 岁,浸润性胶质瘤伴癫痫和早期痴呆症状。轴位(a)T2WI 和(b)增强 T1WI 示右颞顶叶较大坏死性肿块(星),周围高信号包绕(箭头)。(c)彩色 FA 图示远离增强病灶的额叶和颞叶白质纤维束弥漫性浸润和破坏(箭)

低级别胶质瘤同样具有浸润性,占位效应造成较高的局灶性症状发生率,特别是癫痫发作。不幸的是,无论癫痫控制与否,均伴有认知功能障碍,手术、放疗和化疗的副作用可进一步使其加重。据报道,这些患者中约 50% 具有多领域的认知功能障碍,如信息处理速度、精神运动功能、注意力、执行功能和语言工作记忆[6]。

### 转移性疾病

颅内转移性病变多数来源于肺癌、乳腺癌和黑色素瘤,患者最初常以头痛、恶心或呕吐及癫痫症状起病,此外,也常见认知功能障碍,导致情绪障碍,严重影响生活质量。在一项 III 期研究中,401 名患者中在治疗前有一个或多个神经认知领域受损的比率高达 91%,包括记忆力、精细运动速度、执行功能和整体神经认知受损[7],受损严重程度与肿瘤体积相关,与病灶数目无关,且可据此预测生存期。

全脑放疗(whole-brain radiation,WBRT)是转移瘤的主要治疗方式,可延长中位生存期 3~6 个月[8,9],大多数患者采用短程大分割放射治疗(radiation therapy,

RT)(例如,10 次 30Gy)。据报道,每日大分割 RT 可增加神经认知缺陷的风险,但绝大多数脑转移者诊断后存活时间短,不长的存活期不足以从 RT 发展到认知缺陷。疾病的进展、大分割 RT 与痴呆和认知功能减退较高的发生率相关。鉴于脑转移瘤的发生率远高于 CNS 原发肿瘤,加之人均预期寿命的延长,治疗相关性痴呆成了一个新的问题,这在此前癌症存活者的治疗中尚未涉及。

### 淋巴瘤

与 GBM 相似,原发性 CNS 淋巴瘤呈弥漫性浸润,但与其他 CNS 肿瘤不同,淋巴瘤有望被治愈,治疗后相关症状是可逆的[10]。原发性 CNS 淋巴瘤的认知功能障碍由多种因素引起,包括肿瘤本身的影响(因其浸润性和多灶性的生长方式)、年龄、全脑放疗(WBRT)和大剂量氨甲蝶呤(high-dose methotrexate,HD-MTX)化疗的迟发反应,最可能受损的认知领域包括注意力、执行功能、记忆、命名和精神运动速度。CNS 淋巴瘤易发生血管周围浸润,导致血脑屏障破坏,可进一步加重放、化疗的毒性[10,11]。

## 30.2 肿瘤治疗相关的认知效应

放疗和化疗均具有神经毒性,通过各种机制引起细胞功能紊乱或细胞死亡,联合治疗可能会加重这种效应,导致严重的脑白质病和脑萎缩。

### 30.2.1 放射治疗和痴呆

根据照射后症状出现的时间,Sheline[12]首次将RT引起的副作用分为三种类型:急性发病(数天到数周)、早期迟发并发症(1~6个月)和晚期迟发并发症(6个月以上),不同类型RT诱发CNS副作用的确切机制尚不清楚。RT对CNS损害的机制较为复杂,可能包括血管损伤、脱髓鞘和神经元损伤的综合结果[13]。血管损伤被认为是引起血管结构异常、血栓形成和纤维蛋白样坏死,并最终导致放射性坏死的部分原因;RT也可造成细胞死亡,尤其是少突胶质细胞,进而导致脱髓鞘和白质坏死,神经元、星形胶质细胞和小胶质细胞等其他细胞也受到损伤;RT毒性也被认为是由于细胞因子和小胶质细胞增殖所致[14];其他增加RT诱导毒性的危险因素包括高龄、伴发疾病(如糖尿病,高血压)、血管病、辅助化疗和遗传易感性。

**放射线对大脑的作用机制**

通过影像学阐述这些并发症的病理生理并早期诊断,对于预防进一步损伤和并发症至关重要,同时也有助于临床医师调整治疗方案,帮助研究者寻求可预防或治愈的疗法。

**光子-细胞相互作用**

诊断性放射成像中的射线范围在80~120千伏(keV)左右,光电效应占主导地位,这种效应率与靶材料原子序数的立方成正比。RT中的光子能量范围在1~20兆伏(MeV)[15],在这个范围内,康普顿电子会引起照射组织周围的放射性损伤,效应的发生与原子序数无关。生物损伤是辐射与组成细胞的原子间相互作用的结果,这个过程被称为电离。原子的电离会影响分子,继而影响细胞、组织,最终影响器官及其功能。RT的生物效应归因于两种机制:直接和间接效应[15,16],直接效应是指DNA吸收辐射,产生损伤,如碱基改变或对磷酸戊糖骨架的损伤(▶图30.3)导致单链和双链断裂;但对于任何特定的细胞,水占细胞体积的绝大部分,DNA仅为其一小部分,因此,辐射与DNA分子相互作用的概率很小,大部分辐射(光子)与细胞水分子相互作用(电离),导致水分子键断裂,产生氢(H)和羟基(OH),羟自由基与细胞DNA反应引起碱基损伤和其他损伤(▶图30.3),称为间接效

应。间接效应被认为是导致约70%哺乳动物细胞被X射线杀死的原因,双链断裂是毒性最强的辐射损伤,例如,1Gy(100rad)辐射在细胞内产生大约一千条电离轨道,可导致约一千条单链和40条双链断裂[15,16]。双链断裂的修复是细胞存活的关键,细胞具有巨大的修复损伤能力。RT后,暴露的细胞可表现出三种不同的效应:完全修复至正常功能;发生突变并将其传递给子代细胞;如果损伤严重,可导致死亡。

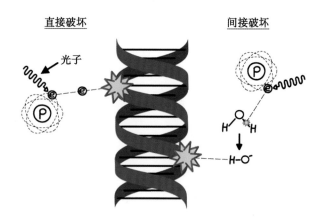

**图30.3** 辐射对细胞DNA直接和间接效应。在直接效应中,光子直接破坏DNA结构,产生碱基改变和/或对磷酸戊糖骨架的破坏;在间接效应中,光子引起细胞内水的电离反应,导致氧-氢键断裂,产生氢(H)和羟基(OH),羟自由基与细胞DNA反应引起碱基损伤和其他损伤

**放射治疗后脑改变及不同临床分期的病理生理学机制**

人体内不同细胞谱系对RT的敏感性不同,再生活跃的细胞对RT的敏感性高于不活跃者[15],因此,不断再生的血细胞最敏感,而神经和肌细胞再生最慢,对辐射最不敏感。尽管血管内皮细胞和少突胶质细胞被认为是辐射的直接主要靶点,但其总体效应被认为是多因素的,归因于多个细胞谱系[17]。

急性改变主要是由于RT对血脑屏障(blood-brain barrier,BBB)、血脊髓屏障和CNS实质细胞的影响[18]。BBB的维持是脑内稳态和细胞解剖特性的基础,RT通过酸性鞘磷脂酶途径破坏BBB,导致内皮细胞凋亡[19];细胞间黏附分子-1(intercellular adhesion molecule-1,ICAM-1)[20]和肿瘤坏死因子α(tumor necrosis factor α,TNF-α)也可破坏BBB(▶图30.4a)[21]。因此,认为RT后的急性症状是毛细血管内皮损伤引发的血管源性水肿,最终导致脑水肿和颅内压升高。

在迟发期,BBB的破坏可能是由于缺氧导致的缺氧诱导因子1α(hypoxia-inducible factor 1α,HIF1α)和血管内皮生长因子(vascular endothelial growth factor,VEGF)刺激引起的ICAM-1上调所致[18,22]。此期,成熟的少突胶质细胞和神经干细胞显著减少(▶图

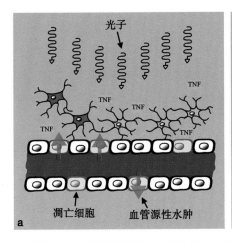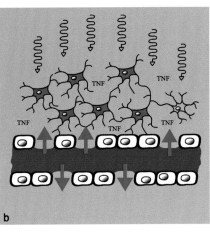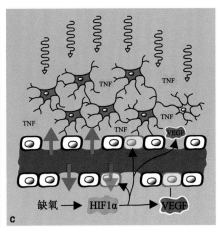

光子

TNF

凋亡细胞　　血管源性水肿

a

b

缺氧 → HIF1α → VEGF

c

图 30.4　辐射诱发的脑血管和细胞结构在急性期(a)、早期迟发期(b)和晚期迟发期(c)改变。图解说明：在急性期，RT 通过酸性鞘磷脂酶途径及 ICAM-1 和 TNFα 的过度表达，导致 BBB 通透性增加和寡母细胞(少支干细胞)凋亡。在早期迟发期(b)，小胶质细胞和星形胶质细胞产生的 TNFα 达到高峰，导致血管源性水肿。在晚期迟发期(c)，由于 HIF1α 和 VEGF 刺激引起 ICAM-1 上调，导致 BBB 破坏。TNF，肿瘤坏死因子；VEGF，血管内皮生长因子；HIF1α，缺氧诱导因子 1α

30.4b)，神经病理学显示脱髓鞘、星形胶质细胞增生、多灶性凝固性坏死和空洞[23]，血管内皮细胞增殖导致继发性缺血是上述颅内改变的主要原因。上述改变最常见于脑室周围白质和半卵圆中心，晚期可表现为血管壁、深部灰质核团和皮质下脑组织中铁与钙盐的沉积。

### 神经影像

　　炎症、脱髓鞘和 BBB 破坏是制约脑肿瘤患者 RT 治疗短期和长期预后的内在因素。常规 MRI 易于识别辐射后急性期的炎症和水肿，但难以鉴别放射性坏死与肿瘤进展；RT 结束后最初的 12～18 个月，常规 MRI 和 CT 也难以显示在病理上明确的脑室周围白质病变[24,25]，因此，使用新的神经影像学技术，如 DTI，能在出现脑结构异常之前敏感地发现脑白质改变，有助于调整 RT 和挽救易损区域。常规 CT 和 MRI 可用于计算 RT 后患者的脑萎缩指数，但该指数与认知测试结果无明显相关[26]，因此，需将影像学检查和多种认知测试相结合，对患者的全面评估。

　　认知功能损害涵盖了从轻度功能障碍到严重痴呆的一个连续范围，随着癌症患者生存率的提高，对认知功能障碍的认识也越来越多。目前认为这是由先前存在的认知异常、脑肿瘤生长、伴随的化疗、抗癫痫或精神药物、副肿瘤性脑脊髓炎和内分泌功能障碍等多因素相互作用的结果[27,28]。部分因素，如高龄(即年龄大于 60 岁)、大剂量辐射、大范围照射以及放化疗联合治疗，可增加脑白质病的风险。例如，联合使用 WBRT(40 GY[Gy]+14 Gy 加强)和静脉与鞘内注射 MTX 治疗 CNS 淋巴瘤患者，60 岁以上患者出现严重进行性认知损害的概率高达 83%。MTX 化疗时机的掌握甚为重要[28,29,30]，在 RT 期间或之后使用 MTX，认知障碍的发生率较高，故应在放疗前使用。

### 辐射诱发的轻—中度认知损害

　　RT 所致的轻—中度认知障碍较痴呆更为多见，但神经学检查却无法明确界定这种情况，其临床特征包括注意力和短期记忆受损，智力保留，海马功能障碍是突出的特征之一，这一缺陷在儿童尤为明显，尤其在 7 岁之前行 RT 的儿童。CT 扫描可显示脑室周围低密度，伴或不伴脑室扩大。MRI 更敏感，表现为白质局灶性斑片状或弥漫性 T2 高信号(▶图 30.5)[22,31,32]，

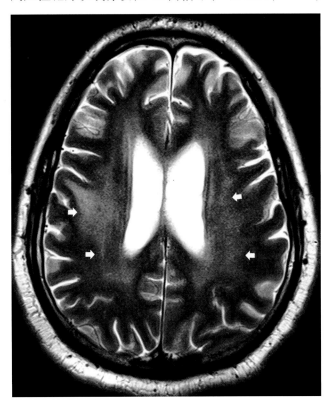

图 30.5　女性，57 岁，因肾细胞癌脑转移行全脑放射治疗，出现轻—中度认知障碍，短期记忆丧失。轴位 T2WI 示双侧脑白质弥漫性高信号(箭)

伴脑室扩张;皮质下 U 型纤维可受累,但是胼胝体常幸免。MR 高信号程度与神经心理学检查大体相关。轻—中度认知损害的病程难以预测,部分呈缓慢恶化,但大多数保持稳定。目前尚无有效的预防办法,但建议使用哌甲酯以缓解症状[33];有研究表明自由基清除剂如氨磷汀或血管紧张素转换酶抑制剂(angiotensin-converting enzyme inhibitor,ACEI)有保护作用[34];使用促红细胞生成素可预防认知损害[35]。

### 放射性痴呆和晚期弥漫性萎缩

　　在一项最大系列的研究中,RT 引起的痴呆发生率为 12.3%,由于弥漫性白质损伤,临床表现为特征性的"皮质下痴呆",69% 的患者于 RT 后 2 年内发生[27,36],患者表现为进行性记忆力和注意力缺陷、智力丧失、步态异常、情绪不稳、淡漠和疲劳。晚期,患者可发展为步态共济失调、尿失禁,有时还会出现无动性缄默症,其特征是癫痫发作、锥体或锥体外系征或震颤。神经病理学显示白质海绵状变,但无血管改变,这是放射性坏死的一个标志。神经影像常显示弥漫性白质 T2 高信号,伴皮质和皮质下萎缩以及脑室扩大(▶图 30.6)[37],WBRT 病例中的这些变化更为广泛。MRS 显示 N-乙酰天门冬氨酸(N-acetyl aspartate,NAA)、胆碱和肌酸的峰值降低,提示轴突和细胞膜损伤。当采用较强 RT 时,高信号改变可局限于一个或两个脑叶或特定区域,如额叶的辐射损伤在嗅神经母细胞瘤治疗后较明显,表现为额叶痴呆(▶图 30.7),髓母细胞瘤治疗后的儿童则因辐射导致小脑萎缩,出现共济失调(▶图 30.8)。与白质变化相关,脑实质也可出现弥漫性轻—中度皮质萎缩(▶图 30.9),但发病机制尚不清楚。目前尚无特定方法能有效治疗放射性痴呆。交通性脑室扩张被认为是辐射引起的蛛网膜炎或者蛛网膜颗粒消失和/或单纯的脑白质损失、软化所致,对此,可采用类似于 NPH 的脑室腹腔分流术进行处理[38]。

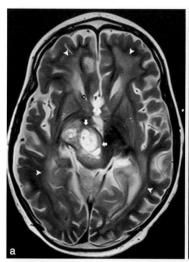
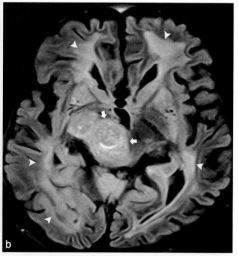

图 30.6　放射性皮质下痴呆。男性,11 岁,中脑Ⅲ级胶质瘤(箭)伴柔脑膜转移,全脑放射治疗后,出现皮质下痴呆的症状和体征。轴位 T2WI(a)和 FLAIR(b)示弥漫性脑萎缩和白质高信号(箭头),提示脑白质病

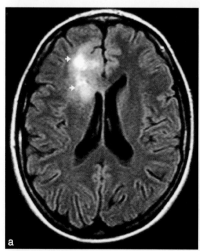
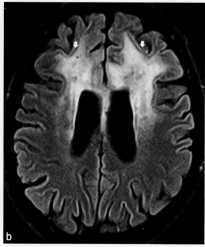
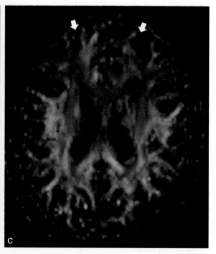

图 30.7　男性,49 岁,左额叶浸润性少突星形细胞瘤,行调强放射治疗。治疗结束后 6 年,患者出现额叶痴呆。2006 年 6 月 28 日轴位 FLAIR(a)像示右额叶浸润性胶质瘤(箭);2012 年 1 月 11 日的 MRI 的轴位 T2WI(b)和 DTI(c)显示严重的白质脑病改变,双侧额叶白质纤维束相比其他脑区明显减少

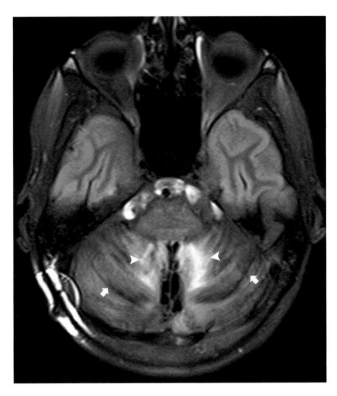

图 30.8　放射性共济失调,7 岁男孩,因髓母细胞瘤行手术和 RT,RT 后三年,出现小脑性共济失调。经后颅窝水平的轴位 FLAIR 像显示双侧小脑萎缩(箭)和白质胶质增生(箭头)

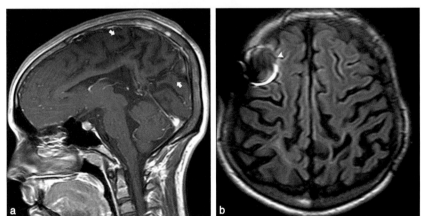

图 30.9　放射性皮质萎缩。男性,10 岁,因松果体瘤行 RT 后出现认知障碍和顶叶综合征。增强后矢状位 T1WI(a)和轴位 FLAIR(b)示双侧额顶叶(箭和箭头)皮质严重萎缩

### 30.2.2　化疗和痴呆

大多数化疗药物对 CNS 细胞有影响,早期识别化疗引起的神经毒性至关重要,可以停止或改变治疗方案以减少神经毒性。化疗相关并发症可分为早发和迟发,通常包括急性脑病、癫痫、头痛、无菌性脑膜炎、急性小脑综合征、血管病变、神经病变、视力丧失、脊髓病、可逆性后部白质脑病综合征( posterior reversible encephalopathy syndrome, PRES )和痴呆[30,31]。几乎所有的化疗药物组均可引起神经毒性,根据其种类和作用机制分为以下几组:抗代谢类(氨甲蝶呤、5-氟尿嘧啶);烷化剂(异环磷酰胺、顺铂、卡铂、卡莫司汀和洛莫司汀);微血管抑制剂(长春新碱、长春地辛、长春碱和长春瑞滨);氨基酸降解剂(L-天冬酰胺酶);免疫调节剂(沙利度胺);抗炎药(皮质类固醇)和激素(他莫昔芬)[39]。

认知损害的实际发病率很难预测,因为大多数研究缺乏化疗前评估,很难确定认知障碍与化疗间的因果关系。研究表明,认知障碍的发生率和严重程度在很大程度上取决于化疗方案、药物剂量、持续时间和与之相关的治疗[40],大多数研究报告其发生率为接受化疗患者的 15%~50%。化疗引起的认知损害主要涉及记忆和注意力[41],与 RT 不同,化疗引起的认知障碍表现短暂,一段时间后可缓慢消失[39]。

## 化疗引发神经毒性的病因与机制

癌症患者化疗引发神经毒性和认知损害的确切病因尚不清楚,但被认为是多因素的。化疗的急性毒性作用通过兴奋性机制和细胞凋亡介导[13,18],认知功能障碍被认为是由药物的直接神经毒性、氧化损伤、化疗引起的激素变化、免疫调节异常伴细胞因子释放、贫血和一定程度的遗传易感性等多因素联合作用的结果。化疗药物被认为可影响小胶质细胞、少突胶质细胞和神经元轴突,引起脱髓鞘或水含量的改变;氧化应激释放的自由基导致脑血管受损;免疫系统的激活导致炎性细胞因子(白介素 IL-1、IL-6 和肿瘤坏死因子-α[TNFα])水平升高并穿过 BBB,与认知障碍和/或疲劳相关;癌症患者的相关性贫血引起脑氧合降低,导致视觉记忆和执行功能任务的恶化。

## 特定化疗相关的并发症

讨论所有化疗药物组的 CNS 副作用超出了本章的范围。MTX 是一种二氢叶酸还原酶抑制剂,其毒性作用主要取决于给药途径、剂量和放疗等其他治疗方式的使用。大剂量全身 MTX 可引起 CNS 并发症,如脑病和亚急性脑卒中样综合征,其特征为短暂局灶性神经功能缺陷、意识错乱和癫痫发作,症状可在 2~3 天后完全消失;MTX 可影响白质,导致脑白质病,联合使用 RT 可进一步加重损害。脑脊液分析大多无明确异常,脑电图可出现弥漫性非特异性慢性脑病的典型表现。MRI 显示双侧幕上白质特别是半卵圆中心信号增高[23,42,43],DWI-ADC 图显示扩散受限(▶ 图 30.10);极少数情况表现为 T2WI 多发片状/团状高信号脱髓鞘区。MTX 引起的慢性脑白质病可在中-高剂量 MTX 治疗后数月至数年出现,表现为偏瘫、四肢瘫、深度痴呆和昏迷,较轻但持久的异常包括轻—中度痴呆(▶ 图 30.11)[23]。5-氟尿嘧啶(5-Fluorouracil,5-FU)一种氟化嘧啶和阿糖胞苷(cytarabine,ara-C)一种

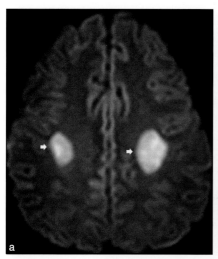
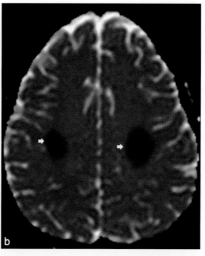

图 30.10 男性,21 岁,白血病,鞘内注射 MTX 引起急性脑白质脱髓鞘。轴位 DWI(a)和 ADC(b)图示双侧半卵圆中心由于急性脱髓鞘(箭)所致扩散受限

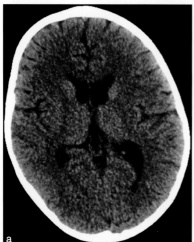
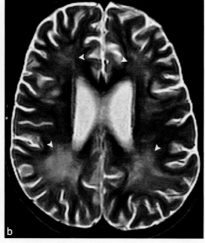
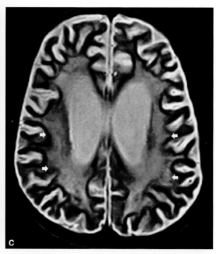

图 30.11 男性,5 岁,白血病,鞘内和全身 MTX 治疗,脑萎缩和脑白质病逐渐恶化。治疗后一年(2010 年 5 月 11 日)脑部 CT 平扫(a)示大脑凸面脑沟稍增宽、脑室略扩大,与患者年龄不符。一年后,患者出现疲乏无力,2011 年 3 月 22 日轴位 T2WI(b)示双侧脑实质轻度萎缩和脑白质病变。治疗后两年,患者出现早期痴呆,2012 年 6 月 3 日轴位 T2WI(c)示严重弥漫性脑萎缩伴脑白质病和侧脑室扩张

嘧啶类似物都会破坏 DNA 合成,常规剂量很少造成神经毒性,较高剂量时,5-FU 穿过 BBB,在小脑中浓度最高,毒性损伤浦肯野细胞和颗粒细胞,导致急性小脑综合征[44],其起病急,表现为共济失调、辨距不良、构音障碍和眼球震颤。总之,与对照组相比,高剂量化疗患者发生认知功能障碍的风险显著增高。

### 30.2.3　放化疗联合与痴呆

放化疗联合的毒副作用远大于单一疗法,联合效果在很大程度上取决于化疗和 RT 的治疗因素[18],包括:(1)药物类型、剂量和时间安排;(2)RT 剂量、分次剂量率、治疗时间、治疗体积和剂量分布;(3)化疗与 RT 间隔时间;(4)化学和生物剂量反应调节剂(如增敏剂、保护剂和免疫疗法),一些化疗药物是放射增敏剂,如双氯乙基亚硝基脲(bis-chloroethyl nitrosourea, BCNU)、氨甲蝶呤和顺铂。此外,放疗可改变 BBB 通透性,致化疗药物的输送速度与蓄积浓度提高,继而毒性增加。

联合治疗对白质最显著的毒性效应是播散性坏死性白质脑病。临床上,患者表现进行性皮质下痴呆、共济失调、锥体和锥体外系综合征,最终导致死亡;神经病理学显示深部白质内髓鞘和轴突联合缺失、海绵状变、白质胶质增生、坏死和小血管纤维性增厚;MRI 显示 T2WI 上大片融合的高信号区,主要累及白质,急性期由于细胞毒性水肿,这些区域在 DWI-ADC 图表现扩散受限(▶图 30.12)[37],也可见坏死;晚期出现弥漫性皮质-皮质下萎缩,伴有代偿性脑室扩大。

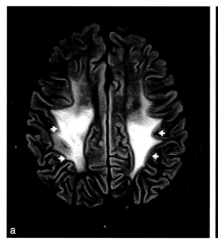
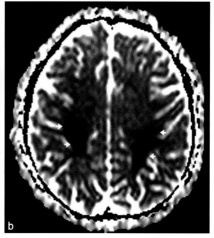

图 30.12　播散性坏死性白质脑病。女性,63 岁,因乳腺癌脑转移行放疗和 MTX 治疗后,出现急性发作的痴呆和锥体征。轴位 DWI(a)和 ADC 图(b)示弥漫性脑萎缩伴幕上脑白质大面积急性脱髓鞘(箭)

### 30.2.4　放疗对小儿脑部的影响

儿童患者有生存期长和潜在治愈率高的特点,认识放疗副作用具有更重要的临床意义。儿童化疗和放疗后继发的白质损伤,其临床和影像学特征与成人无明显差异,也被分为急性、早期迟发及晚期迟发三种类型。除白质区弥漫性或斑片状脱髓鞘外,放射冠也可见多发出血灶;在慢性期,可发生隐匿性血管畸形或海绵状血管瘤。小儿对 RT 引发的血管改变比成年人更敏感,尤其在 Willis 环周围,临床上,这些患者可表现为生长迟缓、认知损害、中风和发育滞后,内分泌功能障碍,如生长激素缺乏和甲状腺功能减退,也可出现。总之,与年长儿童相比,化疗和放疗对未髓鞘化及未成熟白质的毒性作用更大。

## 参考文献

[1] Davies E, Clarke C. Early symptoms of brain tumours. J Neurol Neurosurg Psychiatry 2004; 75: 1205–1206

[2] Omuro AM, Delattre JY. Brain tumors and dementia. Handb Clin Neurol 2008; 89: 877–886

[3] Tucha O, Smely C, Lange KW. Effects of surgery on cognitive functioning of elderly patients with intracranial meningioma. Br J Neurosurg 2001; 15: 184–188

[4] Tucha O, Smely C, Preier M, Lange KW. Cognitive deficits before treatment among patients with brain tumors. Neurosurgery 2000; 47: 324–333, discussion 333–334

[5] Meyers CA, Hess KR, Yung WK, Levin VA. Cognitive function as a predictor of survival in patients with recurrent malignant glioma. J Clin Oncol 2000; 18: 646–650

[6] Klein M, Engelberts NH, van der Ploeg HM et al. Epilepsy in low-grade gliomas: the impact on cognitive function and quality of life. Ann Neurol 2003; 54: 514–520

[7] Gaspar L, Scott C, Rotman M et al. Recursive partitioning analysis (RPA) of prognostic factors in three Radiation Therapy Oncology Group (RTOG) brain

metastases trials. Int J Radiat Oncol Biol Phys 1997; 37: 745–751

[8] Zimm S, Wampler GL, Stablein D, Hazra T, Young HF. Intracerebral metastases in solid-tumor patients: natural history and results of treatment. Cancer 1981; 48: 384–394

[9] Khuntia D, Brown P, Li J, Mehta MP. Whole-brain radiotherapy in the management of brain metastasis. J Clin Oncol 2006; 24: 1295–1304

[10] DeAngelis LM. Primary central nervous system lymphoma: a curable brain tumor. J Clin Oncol 2003; 21: 4471–4473

[11] Lai R, Rosenblum MK, DeAngelis LM. Primary CNS lymphoma: a whole-brain disease? Neurology 2002; 59: 1557–1562

[12] Sheline GE. Radiation therapy of brain tumors. Cancer 1977; 39 Suppl: 873–881

[13] Grimm SA, Deangelis LA. Neurological complications of chemotherapy and radiation therapy. In: Aminoff MJ, ed. Neurology and General Medicine. 4th ed. Elsevier. 2008;523–545

[14] Swennen MH, Bromberg JE, Witkamp TD, Terhaard CH, Postma TJ, Taphoorn MJ. Delayed radiation toxicity after focal or whole brain radiotherapy for low-grade glioma. J Neurooncol 2004; 66: 333–339

[15] Busch DB. Radiation and chemotherapy injury: pathophysiology, diagnosis, and treatment. Crit Rev Oncol Hematol 1993; 15: 49–89

[16] Little JB. Radiation-induced genomic instability. Int J Radiat Biol 1998; 74: 663–671

[17] Cross NE, Glantz MJ. Neurologic complications of radiation therapy. Neurol Clin 2003; 21: 249–277

[18] Soussain C, Ricard D, Fike JR, Mazeron JJ, Psimaras D, Delattre JY. CNS complications of radiotherapy and chemotherapy. Lancet 2009; 374: 1639–1651

[19] Peña LA, Fuks Z, Kolesnick RN. Radiation-induced apoptosis of endothelial cells in the murine central nervous system: protection by fibroblast growth factor and sphingomyelinase deficiency. Cancer Res 2000; 60: 321–327

[20] Nordal RA, Wong CS. Intercellular adhesion molecule-1 and blood-spinal cord barrier disruption in central nervous system radiation injury. J Neuropathol Exp Neurol 2004; 63: 474–483

[21] Daigle JL, Hong JH, Chiang CS, McBride WH. The role of tumor necrosis factor signaling pathways in the response of murine brain to irradiation. Cancer Res 2001; 61: 8859–8865

[22] Nordal RA, Nagy A, Pintilie M, Wong CS. Hypoxia and hypoxia-inducible factor-1 target genes in central nervous system radiation injury: a role for vascular endothelial growth factor. Clin Cancer Res 2004; 10: 3342–3353

[23] Ball WS, Jr, Prenger EC, Ballard ET. Neurotoxicity of radio/chemotherapy in children: pathologic and MR correlation. AJNR Am J Neuroradiol 1992; 13: 761–776

[24] Constine LS, Konski A, Ekholm S, McDonald S, Rubin P. Adverse effects of brain irradiation correlated with MR and CT imaging. Int J Radiat Oncol Biol Phys 1988; 15: 319–330

[25] Packer RJ, Zimmerman RA, Bilaniuk LT. Magnetic resonance imaging in the evaluation of treatment-related central nervous system damage. Cancer 1986; 58: 635–640

[26] Shibamoto Y, Baba F, Oda K et al. Incidence of brain atrophy and decline in Mini-Mental State Examination score after whole-brain radiotherapy in patients with brain metastases: a prospective study. Int J Radiat Oncol Biol Phys 2008; 72: 1168–1173

[27] Omuro AMP, Martin-uverneuil N, Delattre J. Complications of radiotherapy to the central nervous system. In: Handbook of Clinical Neurology, 3rd ed. New York: Elsevier; 2012:887–901

[28] Klein M, Heimans JJ, Aaronson NK et al. Effect of radiotherapy and other treatment-related factors on mid-term to long-term cognitive sequelae in low-grade gliomas: a comparative study. Lancet 2002; 360: 1361–1368

[29] DeAngelis LM, Yahalom J, Thaler HT, Kher U. Combined modality therapy for primary CNS lymphoma. J Clin Oncol 1992; 10: 635–643

[30] Abrey LE, Yahalom J, DeAngelis LM. Treatment for primary CNS lymphoma: the next step. J Clin Oncol 2000; 18: 3144–3150

[31] Postma TJ, Klein M, Verstappen CC et al. Radiotherapy-induced cerebral abnormalities in patients with low-grade glioma. Neurology 2002; 59: 121–123

[32] Robain O, Dulac O, Dommergues JP et al. Necrotising leukoencephalopathy complicating treatment of childhood leukaemia. J Neurol Neurosurg Psychiatry 1984; 47: 65–72

[33] Meyers CA, Weitzner MA, Valentine AD, Levin VA. Methylphenidate therapy improves cognition, mood, and function of brain tumor patients. J Clin Oncol 1998; 16: 2522–2527

[34] Shaw EG, Rosdhal R, D'Agostino RB, Jr et al. Phase II study of donepezil in irradiated brain tumor patients: effect on cognitive function, mood, and quality of life. J Clin Oncol 2006; 24: 1415–1420

[35] Senzer N. Rationale for a phase III study of erythropoietin as a neurocognitive protectant in patients with lung cancer receiving prophylactic cranial irradiation. Semin Oncol 2002; 29 Suppl 19: 47–52

[36] Armstrong CL, Corn BW, Ruffer JE, Pruitt AA, Mollman JE, Phillips PC. Radiotherapeutic effects on brain function: double dissociation of memory systems. Neuropsychiatry Neuropsychol Behav Neurol 2000; 13: 101–111

[37] Atlas SW, Grossman RI, Packer RJ et al. Magnetic resonance imaging diagnosis of disseminated necrotizing leukoencephalopathy. J Comput Tomogr 1987; 11: 39–43

[38] Perrini P, Scollato A, Cioffi F, Mouchaty H, Conti R, Di Lorenzo N. Radiation leukoencephalopathy associated with moderate hydrocephalus: intracranial pressure monitoring and results of ventriculoperitoneal shunting. Neurol Sci 2002; 23: 237–241

[39] Plotkin SR, Wen PY. Neurologic complications of cancer therapy. Neurol Clin 2003; 21: 279–318, x

[40] Muldoon LL, Soussain C, Jahnke K et al. Chemotherapy delivery issues in central nervous system malignancy: a reality check. J Clin Oncol 2007; 25: 2295–2305

[41] Matsuda T, Takayama T, Tashiro M, Nakamura Y, Ohashi Y, Shimozuma K. Mild cognitive impairment after adjuvant chemotherapy in breast cancer patients—evaluation of appropriate research design and methodology to measure symptoms. Breast Cancer 2005; 12: 279–287

[42] Lövblad K, Kelkar P, Ozdoba C, Ramelli G, Remonda L, Schroth G. Pure methotrexate encephalopathy presenting with seizures: CT and MRI features. Pediatr Radiol 1998; 28: 86–91

[43] Chen CY, Zimmerman RA, Faro S, Bilaniuk LT, Chou TY, Molloy PT. Childhood leukemia: central nervous system abnormalities during and after treatment. AJNR Am J Neuroradiol 1996; 17: 295–310

[44] Riehl JL, Brown WJ. Acute cerebellar syndrome secondary to 5-fluorouracil therapy. Neurology 1964; 14: 961–967

[45] Crossen JR, Garwood D, Glatstein E et al. Neurobehavioral sequelae of cranial irradiation in adults: a review of radiation-induced encephalopathy J Clin Oncol 1994; 12: 627–42

# 第 31 章　副肿瘤综合征

Toshio Moritani, Aristides A. Capizzano, Yoshimitsu Ohgiya

神经系统副肿瘤综合征(paraneoplastic neurologic syndrome, PNS)在癌症患者中的发生率不到1%,仅需血清学检查,没有进一步的标准[1,2]。PNS包括许多中枢和外周神经疾病及综合征,包括边缘叶脑炎、小脑变性、脑干脑炎、纹状体脑炎、眼-肌阵挛综合征、脊髓炎、运动神经元病、僵人综合征、肌无力综合征、神经性肌强直和格林-巴利综合征。

副肿瘤性和非副肿瘤性脑病都属于自体免疫介导的脑病范畴,与各种特异性抗体相关[1,3-7]。特异性抗体分两种主要类型:(1)细胞内抗原抗体:Hu(AN-

NA-1,抗神经核抗体 1 型)、Ri(ANNA-2)、ANNA-3、AGNA(抗-抗神经元/神经核抗体)、Yo(PCA-1,浦肯野细胞胞浆抗原 1 型)、PCA-2、Ma1、Ma2、CV2/CRMP-5(塌陷应答介质蛋白 5 型)、ZIC4(锌指转录因子)、Tr、两性蛋白、谷氨酸脱羧酶(glutamic acid decarboxylase,GAD);(2)细胞表面抗原抗体:N-甲基-D-天冬氨酸受体(N-methyl-D-aspartate receptor,NMDAR)、电压门控钾通道(voltage-gated potassium channel,VGKC)、富含亮氨酸、神经胶质瘤失活 1(glioma-inactivated 1,LGI1)、接触相关蛋白 2(contactin-associated

protein 2,CASPARS2)、α-氨基-3-羟基-5-甲基-4-异恶唑丙酸受体(α-amino-3-hydroxy-5-methyl-4-isoxazole propionic acid receptor,AMPAR)、P/Q 和 N 型钙通道、视神经脊髓炎(neuromyelitis optica,NMO)、免疫球蛋白 G、甘氨酸受体、乙酰胆碱受体、γ-氨基丁酸 B1 受体(γ-aminobutyric acid B1 receptor,GABA$_B$R)和代谢型谷氨酸受体-5。▶ 表 31.1 总结了常见的副肿瘤和非副肿瘤性脑病,根据 MRI 上病变的分布方式对其进行分类。无论副肿瘤或非副肿瘤性自体免疫介导脑病,早期准确诊断是恰当治疗的关键。

**表 31.1　副肿瘤性和非副肿瘤性免疫介导的脑病**

| 抗体(抗原) | 肿瘤(%) | 常见 MRI 表现/临床综合征 |
| --- | --- | --- |
| NMDAR(S) | 卵巢畸胎瘤,睾丸癌(9%~56%) | 正常,LE,SE,BE,小脑炎/精神病,记忆障碍,通气不足 |
| VGKC(S) | 胸腺瘤,SCLC,前列腺癌(5%~30%) | LE,SE/Morvan,神经性肌强直,SIADH |
| AMPAR(S) | SCLC,乳腺癌(70%) | LE/躁动 |
| GABA$_B$R(S) | SCLC(47%) | LE/癫痫 |
| GAD(I) | SCLC,胸腺瘤,胰腺/肾细胞癌(8%) | LE,CD/僵人综合征,共济失调 |
| Hu(I) | SCLC(98%),胸腺瘤,神经母细胞瘤 | LE,CD,BE,SE/感觉神经病变,共济失调,脑干功能障碍 |
| Ma-2(I) | 睾丸生殖细胞肿瘤,非 SCLC,乳腺癌(96%) | LE,CD,BE/嗜睡症,高热,内分泌功能障碍 |
| CV2/CRMP-5(I) | SCL,胸腺瘤(96%) | SE,LE,BE,CD/舞蹈症,葡萄膜炎,视神经炎 |
| Tr(I) | 霍奇金淋巴瘤 | CD,BE,LE |
| Ri(I) | 乳腺癌,SCLC,妇科肿瘤(97%) | BE,CD/眼阵挛-肌阵挛 |
| Yo(I) | 卵巢,乳腺癌(98%) | CD/pancerebellar 综合征 |

缩写:BE,脑干脑炎;CD,小脑变性;I,细胞内抗原;LE,边缘叶脑炎;MRI,磁共振成像;S,细胞表面抗原;SCLC,小细胞肺癌;SE,纹状体脑炎;SIADH,抗利尿激素分泌失调综合征。

## 31.1　临床特征

副肿瘤性或非副肿瘤性自体免疫介导的脑病临床表现多样,包括认知障碍、行为和人格改变、运动障碍和癫痫[1,3-7]。认知障碍有时伴随震颤、肌阵挛、共济失调和睡眠障碍,且常有一些谵妄的相关症状,症状可缓慢发展,也可快速进展。PNS 相关的新发癫痫对抗癫痫药常耐药。脑病常呈渐进性,可波动起伏,或在数天到数月内发展。约 60% 的患者在基础肿瘤诊断前就已经出现神经系统的症状[8],认知和情绪变化,特别是抑郁症,在癌症患者中较常见,应在鉴别诊断中予以考虑。

典型脑电图(Electroencephalography,EEG)显示弥漫减慢的电活动,伴或不伴提示皮质激惹的尖峰[9]。脑脊液(cerebrospinal fluid,CSF)检查主要用于排除感染和肿瘤。免疫介导性脑病的 CSF 检查表现为早期细胞增多、晚期蛋白浓度升高和寡克隆带阳性,不到

5% 的患者 CSF 完全正常[10]。

血清或脑脊液中检出神经特异性抗体提示可能罹患副肿瘤综合征,但抗体检测不能代替临床评估[5]。常规实验室分析无法检测某些副肿瘤或非副肿瘤抗体,只能由专门的检验中心完成。患者可能有不止一种致病性抗体。在已知抗体缺失或滴度低的情况下,副肿瘤和非副肿瘤性脑病也可发生,因此,即使系列检查未发现特异性抗体,但在排除其他可能原因后可做出推论性诊断。

## 31.2　病理生理和病理学

肿瘤靶向的免疫应答由肿瘤神经蛋白启动,而肿瘤神经蛋白是由位于肿瘤(例如畸胎瘤)内质膜、细胞核、细胞质或核仁处的神经型组织表达,这些抗原在神经元或胶质细胞(巧合靶点)中也表达,因此通过免疫交叉反应导致神经系统副肿瘤综合征的发生[11]。

其神经病理学特征主要为 T 淋巴细胞浸润、神经元脱失、小胶质细胞激活、噬神经细胞现象和反应性星形胶质细胞增生。由于细胞内抗原靶向的抗体是特异性细胞毒性 T 细胞的靶标,因此组织病理学以 CD4 和 CD8 T 淋巴细胞浸润为特征[12,13],此外,针对细胞表面抗原或突触抗原的抗体介导的炎症相对较轻,病理上以 B 淋巴细胞和浆细胞浸润为特征,并导致抗体和补体沉积[14];因此,与具有细胞内抗原抗体的患者相比,类固醇、静脉注射免疫球蛋白(intravenous immunoglobulin,IVIG)或血浆置换术对具有细胞表面或突触抗原抗体的患者的疗效更好。

## 31.3 影像检查

MRI 是诊断副肿瘤或非副肿瘤性脑病的主要神经影像学工具[3],MRI 表现和临床评估有助于缩小应检测的特异性抗体范围。任何免疫介导脑病的 MRI 表现都可以正常,而常见或典型的 MRI 表现包括边缘叶脑炎、小脑变性、脑干脑炎、纹状体脑炎和脊髓炎,也可见其他非典型表现或呈多灶分布。

副肿瘤综合征的症状常先于恶性肿瘤,所以经济高效的筛查尤为重要。推荐筛查的肿瘤不同,可以是针对典型 PNS 的全身筛查,也可以是针对表面抗体综合征的局部肿瘤筛查[4,15]。全身恶性肿瘤,如小细胞肺癌或淋巴瘤,应通过胸部、腹部和盆腔增强 CT 和/或 18F-FDG PET/PET-CT 来筛查[16,17],若脑部 MRI 表现提示特定部位的肿瘤,可行乳腺 X 线或阴囊/盆腔超声检查[4],盆/腹部 CT/MRI 或阴道超声可用于检查卵巢畸胎瘤。

## 31.4 治疗

副肿瘤性或非副肿瘤性自体免疫介导脑病的早期治疗至关重要[4,7,18]。癫痫患者应给予强有效的抗癫痫药物和包括镇静、充分通气在内的支持治疗;切除肿瘤和适当的抗肿瘤治疗可改善 PNS;静脉内大剂量类固醇和 IVIG 被推荐作为一线治疗措施,血浆置换也可作为备选方案;若初始治疗无效,常在 10 天后实施二线治疗。利妥昔单抗是抗 CD20 蛋白的单克隆抗体,建议在治疗开始时使用,在成年患者,其可与环磷酰胺联合使用。与细胞内抗原者相比,细胞表面抗原自体免疫介导的脑病对治疗常更敏感。疾病的治疗不能仅凭抗体滴度,而应基于全面的临床评估[5]。

## 31.5 边缘叶脑炎

边缘叶脑炎最初被描述为以急性或亚急性意识错乱、颞叶癫痫、短期记忆丧失和精神症状为特征的一种副肿瘤综合征[19-22],在自体免疫性脑炎中相对多见[3,20],最常见的相关肿瘤是小细胞肺癌、乳腺癌、包括畸胎瘤在内的卵巢肿瘤、睾丸肿瘤和胸腺瘤,其他少见肿瘤为结肠癌、胰腺癌、肾细胞癌、食道癌、膀胱癌、前列腺癌、神经母细胞瘤、黑素瘤以及霍奇金和非霍奇金淋巴瘤[23]。该病常与抗细胞内抗原抗体(抗 Ma2、Hu、CV2/CRMP-5、GAD)和神经元表面抗体(NMDAR、VGKC、AMPAR、GABA$_B$R)有关[1,3-7,20,23],与肿瘤相关或不相关。

MRI T2WI 和 FLAIR 显示内侧颞叶高信号与肿胀有助于诊断,这种表现多见于双侧(▶图 31.1、▶图 31.2),症状出现约 1 年后可见明显的萎缩[24],

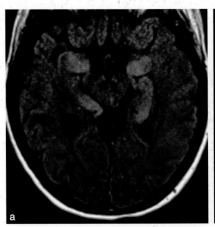
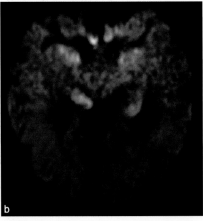
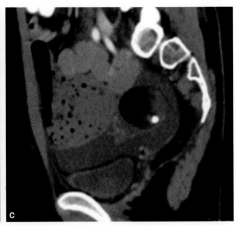

**图 31.1** 卵巢畸胎瘤合并抗 NMDAR 抗体边缘叶脑炎。女性,23 岁,表现为肌阵挛、发热和全身酸痛。(a)FLAIR 像示双侧杏仁核和海马对称性高信号,符合边缘叶脑炎。(b)DWI 示病变扩散受限,ADC 轻度下降(未显示)。(c)增强 CT 发现含脂肪、钙化的肿块,符合卵巢畸胎瘤

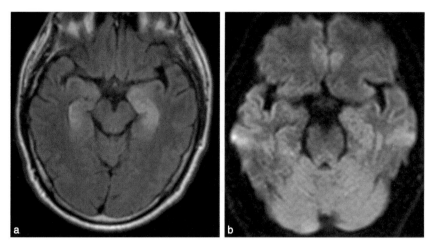

图 31.2　抗 VGKC 抗体边缘叶脑炎（非副肿瘤性）。男性，48 岁，出现记忆障碍和精神症状。（a）FLAIR 示双侧杏仁核和海马对称性高信号，符合边缘叶脑炎。（b）DWI 示病变无扩散受限

其他边缘结构，如岛叶、额叶、颞叶眶面、前扣带回和梨状皮层也可受累；DWI 显示内侧颞叶高信号，ADC 值略有增加，但在急性期 ADC 值可降低[18,23,25-27]；异常强化较少见。鉴别诊断包括：病毒性脑炎（尤其是好发于边缘结构的疱疹病毒性脑炎）、癫痫持续状态发作后的改变、大脑胶质瘤病和浸润性淋巴瘤（淋巴瘤病）。

## 31.6　小脑变性

小脑功能障碍是副肿瘤综合征常见表现之一，与卵巢和乳腺癌相关的副肿瘤性小脑变性中最常见抗 Yo（浦肯野细胞胞浆抗体 1 型，PCA-1）抗体，与小细胞肺癌、乳腺癌和妇科恶性肿瘤相关的副肿瘤性小脑变性则可见抗 Hu、抗 Cv2/CRMP-5、抗 Ri 和抗 VGCC（P/Q 型和 N 型电压门控钙通道）抗体[28-31]。MRI 表现为双侧小脑半球和蚓部萎缩，而脑干相对正常（►图 31.3），有报道在 FLAIR 像上呈现小脑上部高信号征[32]。鉴别诊断包括：酒精和抗癫痫药中毒（以小脑蚓部萎缩为主）、原发性退行性疾病，如多系统萎缩和脊髓小脑性共济失调（同时伴有脑干萎缩）。

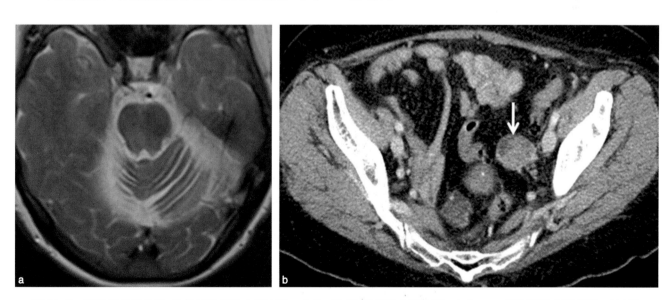

图 31.3　卵巢癌并发抗 Yo 抗体副肿瘤性小脑变性。女性，63 岁，进行性共济失调。（a）T2WI 示弥漫性小脑萎缩。（b）增强 CT 示左侧卵巢区不均匀强化肿块（箭）

## 31.7　纹状体脑炎

　　纹状体脑炎是副肿瘤性脑病的少见表现，常是与小细胞肺癌和胸腺瘤有关的抗 CV2/CRMP5 脑炎[33-35]，但也可是与抗 VGKC 抗体、抗 NMDAR 抗体和抗 Hu 抗体相关的其他副肿瘤性脑病[36-38]。MRI 表现为双侧尾状核和壳核 T2WI 高信号，常伴边缘叶脑炎和小脑变性，扩散受限不常见。鉴别诊断包括：感染性脑炎、中毒和代谢性疾病、血管炎、脱髓鞘疾病、Sydenham 舞蹈病、亨廷顿病、威尔逊氏病和克-雅病。

## 31.8　脑干脑炎

　　脑干脑炎常见于睾丸癌抗 Ma2 的年轻男性[39-41]，可合并边缘叶和间脑脑炎，少见抗 Ri、抗 Hu、抗 Tr 和抗 NMDAR 相关副肿瘤性脑干脑炎[3-7,40-42]。MRI 表现为脑干内 FLAIR 和 T2WI 高信号，可有或无强化结节（▶图 31.4）。鉴别诊断包括：感染性脑干脑炎、肿瘤浸润、血管炎、脱髓鞘疾病和类固醇激素反应性慢性淋巴细胞性炎症伴脑桥血管周围强化症（chronic lymphocytic inflammation with pontine perivascular enhancement response to steroids，CLIPPERS）。

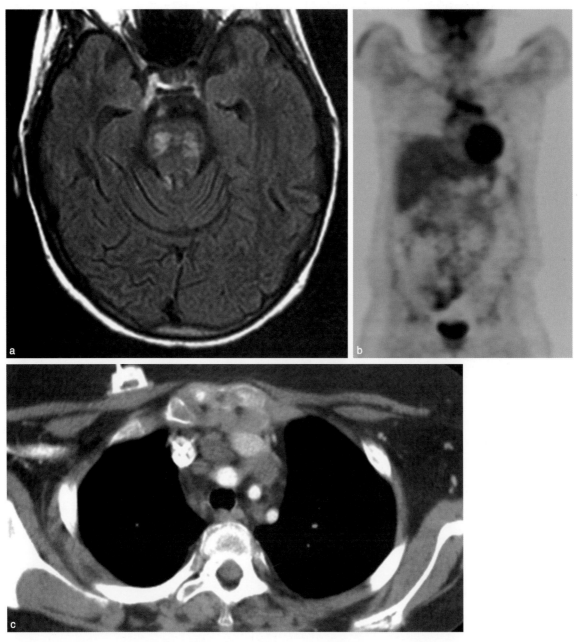

图 31.4　霍奇金淋巴瘤合并副肿瘤性脑干脑炎。女性，13 岁，出现体重减轻、共济失调、视力模糊。（a）FLAIR 图像示脑干高信号病灶。（b）增强 CT 示纵隔淋巴结肿大。（c）全身 PET 图像示纵隔淋巴结异常摄取

## 31.9　特异性抗体和副肿瘤性脑炎

抗 NMDAR 脑炎是最常见的自身免疫介导性脑病,于 2007 年首次被描述[43],此前有几例与卵巢畸胎瘤有关的可逆性脑病的报道[43,44],首批报道的 Bicker-staff 脑炎病例的其中之一可能是抗 NMDAR 脑炎[41]。抗 NMDA 受体抗体是细胞表面抗体,常与卵巢畸胎瘤或卵巢切除后发现的隐匿性卵巢畸胎瘤有关[38],很少见于小细胞肺癌、神经母细胞瘤或霍奇金病[3,4,14]。抗 NMDAR 脑炎中 80% 为女性,若患者年龄超过 18 岁,则极可能为卵巢畸胎瘤。儿童首发的主要症状为易怒、多动、癫痫发作和记忆力改变[45],而 70% 的成人患者表现为前驱性头痛、精神症状、发热及胃肠或上呼吸道症状[46,47]。疾病的早期阶段可出现运动或复杂癫痫发作,其频率随疾病进展而降低,随后常出现短期记忆丧失和语言不连贯,继之出现需呼吸机支持的反应降低性肺换气不足[14]。该抗体针对 NMDAR 的 NR1/NR2 异二聚体,NMDAR 是在海马的神经纤维内和整个大脑中表达的离子型谷氨酸受体[38]。CSF 常显示淋巴细胞中度增多和寡克隆带阳性(>50%)[14]。特征性 EEG 表现—"超级 δ 刷",有助于诊断和随访[48];75% 的患者在肿瘤切除和免疫调节治疗后可完全或近乎完全恢复[14,49,50],未检出肿瘤者的疗效较差,常需二线免疫治疗(环磷酰胺或利妥昔单抗或两者合用)。近半数抗 NMDAR 脑炎患者的脑部 MRI 表现正常。

MR 表现包括边缘叶脑炎、小脑炎、脑干脑炎和纹状体脑炎(▶ 图 31.1),但不典型表现也很常见,表现为内侧颞叶以外脑实质内短暂的 FLAIR、T2WI 及扩散异常,有时有皮质强化[51,52]。FDG-PET 显示额颞枕区葡萄糖代谢增加[53,54]。

抗 VGKC 抗体最初被描述为艾萨克综合征(Isaacs,神经性肌强直)和莫旺氏综合征(Morvan's,神经性肌强直、自主神经功能障碍、失眠和谵妄)[55-59],其他临床表现有周围神经过度兴奋、快速动眼睡眠行为障碍和癫痫,60% 的患者由于抗利尿激素分泌失调综合征(inappropriate antidiuretic hormone secretion syndrome,SIADH)导致低钠血症[4],中枢神经系统的特征可与其他边缘叶脑炎相区分。新的证据表明,该抗体并不直接与钾离子通道的 Kv1.1 亚基结合,而 LGI1、CASPR2 或未知蛋白(VGKC 复合物)与该通道相关[3-5]。虽然它通常被认为是非副肿瘤性,但 5%~30% 的病例与肿瘤相关(如小细胞肺癌、胸腺瘤、前列腺癌)。与其他细胞表面抗原脑炎相比,VGKC 的病程较长。脑部 MRI 常表现为边缘叶脑炎(▶ 图 31.2),

很少与纹状体脑炎并存[60]。免疫调节治疗对有 LGI1 或 CASPR2 抗体者的疗效较好[5,60-63]。

抗 AMPAR(GluR1 和 GluR2)脑炎罕见,在边缘叶脑炎患者中被发现[3,64],患者为女性,中位年龄 60 岁,出现意识模糊、记忆障碍和精神症状,伴或不伴癫痫发作,70% 的患者有肺、乳腺或胸腺肿瘤。

抗 GABA$_B$R 脑炎常表现为边缘叶脑炎,呈部分复杂或强直阵挛癫痫亚急性发作[3,65],47% 的患者有肿瘤,特别是小细胞肺癌。与其他细胞表面抗原介导的综合征一样,抗 AMPAR 和抗 GABA$_B$R 脑炎对免疫治疗有效。据报道,在进行性肌强直、肌痉挛性凝视麻痹和脑脊髓炎的患者中发现了抗甘氨酸受体的抗体。

抗 GAD 抗体与 1 型糖尿病的发病机制密切相关,且常与僵人综合征、非副肿瘤性或癫痫为主要表现的边缘叶脑炎相关联[66-71]。

抗 Hu 抗体,也称 ANNA-1,于 1985 年首次在伴有感觉性神经病变的小细胞肺癌患者中述及[72],在肺外小细胞癌、胸腺瘤或神经母细胞瘤患者中也可见抗 Hu 抗体。约 60% 的患者可见副肿瘤感觉性神经病[72-77],10%~20% 的患者可见其他表现,包括共济失调、震颤、边缘叶或脑干脑病综合征、脊髓病及自主神经功能障碍(假性肠梗阻)。抗 Hu 脑炎与细胞内抗原相关,对抗肿瘤和免疫调节治疗效果不佳[78-81],因疾病早期对治疗的反应较好,故及早明确诊断很重要。

抗 CV2/CRMP-5 与小细胞肺癌和胸腺瘤相关,可导致边缘叶脑病、小脑或脑干综合征及神经病变[33-35,82-84],运动障碍(舞蹈症)和眼综合征(葡萄膜炎、视神经炎)是其显著特征。纹状体脑炎较常见,亦可呈现为边缘叶或脑干脑炎或小脑变性。

抗 Tr 抗体与霍奇金淋巴瘤有关,可致边缘叶脑病和小脑或脑干综合征[6,23]。

抗 Ma2(Ta)脑炎常发生于患睾丸生殖细胞瘤的青年男性,75% 的患者 MRI 表现异常,呈边缘叶、间脑或脑干脑炎,可见结节样实质增强[38,83,84]。

抗 Ri 抗体与乳腺癌、小细胞肺癌及妇科恶性肿瘤有关,可导致眼阵挛-肌阵挛综合征、脑干脑炎和副肿瘤性小脑变性[44]。

抗 Yo 抗体是副肿瘤性小脑变性最常见的原因,其靶点为小脑皮质浦肯野细胞中的细胞内抗原。小脑变性好发于女性,与卵巢或乳腺恶性肿瘤有关[2,85,86],患者表现为亚急性全小脑症状,包括共济失调、眼球震颤和构音障碍。MRI 显示弥漫性小脑萎缩,不伴脑干萎缩(▶ 图 31.3)。虽采取了抗肿瘤和免疫调节治疗,但患者仍残疾。

## 31.10　结论

副肿瘤性和非副肿瘤性脑病是与各种特异性抗体相关的自体免疫介导性脑病,脑部 MRI 是诊断评估的主要神经影像学工具,其表现形式与特定抗体相关。

## 参考文献

[1] Dalmau J, Rosenfeld MR. Paraneoplastic syndromes of the CNS. Lancet Neurol 2008; 7: 327–340

[2] Pittock SJ, Kryzer TJ, Lennon VA. Paraneoplastic antibodies coexist and predict cancer, not neurological syndrome. Ann Neurol 2004; 56: 715–719

[3] Saket RR, Geschwind MD, Josephson SA et al. Autoimmune-mediated encephalopathy: classification, evaluation, and MR imaging patterns of disease. Neurographics. 2011; 16: 2–16

[4] Pruitt AA. Immune-mediated encephalopathies with an emphasis on paraneoplastic encephalopathies. Semin Neurol 2011; 31: 158–168

[5] Rosenfeld MR, Titulaer MJ, Dalmau J. Paraneoplastic syndromes and autoimmune encephalitis: five new things. Neurol Clin Pract 2012; 2: 215–223

[6] Irani S, Lang B. Autoantibody-mediated disorders of the central nervous system. Autoimmunity 2008; 41: 55–65

[7] McKeon A. Paraneoplastic and other autoimmune disorders of the central nervous system. Neurohospitalist 2013; 3: 53–64

[8] Dalmau J, Gonzalez RG, Lerwill MF. Case records of the Massachusetts General Hospital. Case 4-2007: a 56-year-old woman with rapidly progressive vertigo and ataxia. N Engl J Med 2007; 356: 612–620

[9] Vernino S, Geschwind M, Boeve B. Autoimmune encephalopathies. Neurologist 2007; 13: 140–147

[10] Psimaras D, Carpentier AF, Rossi C; PNS Euronetwork. Cerebrospinal fluid study in paraneoplastic syndromes. J Neurol Neurosurg Psychiatry 2010; 81: 42–45

[11] Lancaster E, Martinez-Hernandez E, Dalmau J. Encephalitis and antibodies to synaptic and neuronal cell surface proteins. Neurology 2011; 77: 179–189

[12] McKeon A, Pittock SJ. Paraneoplastic encephalomyelopathies: pathology and mechanisms. Acta Neuropathol 2011; 122: 381–400

[13] Thuerl C, Müller K, Laubenberger J, Volk B, Langer M. MR imaging of autopsy-proved paraneoplastic limbic encephalitis in non-Hodgkin lymphoma. AJNR Am J Neuroradiol 2003; 24: 507–511

[14] Dalmau J, Lancaster E, Martinez-Hernandez E, Rosenfeld MR, Balice-Gordon R. Clinical experience and laboratory investigations in patients with anti-NMDAR encephalitis. Lancet Neurol 2011; 10: 63–74

[15] Titulaer MJ, Soffietti R, Dalmau J et al. European Federation of Neurological Societies. Screening for tumours in paraneoplastic syndromes: report of an EFNS task force. Eur J Neurol 2011; 18: 19–e3

[16] Sioka C, Fotopoulos A, Kyritsis AP. Paraneoplastic neurological syndromes and the role of PET imaging. Oncology 2010; 78: 150–156

[17] McKeon A, Apiwattanakul M, Lachance DH et al. Positron emission tomography-computed tomography in paraneoplastic neurologic disorders: systematic analysis and review. Arch Neurol 2010; 67: 322–329

[18] Tüzün E, Dalmau J. Limbic encephalitis and variants: classification, diagnosis and treatment. Neurologist 2007; 13: 261–271

[19] Graus F, Saiz A. Limbic encephalitis: an expanding concept. Neurology 2008; 70: 500–501

[20] Anderson NE, Barber PA. Limbic encephalitis: a review. J Clin Neurosci 2008; 15: 961–971

[21] Mochizuki Y, Mizutani T, Isozaki E, Ohtake T, Takahashi Y. Acute limbic encephalitis: a new entity? Neurosci Lett 2006; 394: 5–8

[22] Asaoka K, Shoji H, Nishizaka S et al. Non-herpetic acute limbic encephalitis: cerebrospinal fluid cytokines and magnetic resonance imaging findings. Intern Med 2004; 43: 42–48

[23] Gultekin SH, Rosenfeld MR, Voltz R, Eichen J, Posner JB, Dalmau J. Paraneoplastic limbic encephalitis: neurological symptoms, immunological findings and tumour association in 50 patients. Brain 2000; 123: 1481–1494

[24] Urbach H, Soeder BM, Jeub M, Klockgether T, Meyer B, Bien CG. Serial MRI of limbic encephalitis. Neuroradiology 2006; 48: 380–386

[25] Sener RN. MRI and diffusion MRI in nonparaneoplastic limbic encephalitis. Comput Med Imaging Graph 2002; 26: 339–342

[26] Lawn ND, Westmoreland BF, Kiely MJ, Lennon VA, Vernino S. Clinical, magnetic resonance imaging, and electroencephalographic findings in paraneoplastic limbic encephalitis. Mayo Clin Proc 2003; 78: 1363–1368

[27] Ances BM, Vitaliani R, Taylor RA et al. Treatment-responsive limbic encephalitis identified by neuropil antibodies: MRI and PET correlates. Brain 2005; 128: 1764–1777

[28] Shams'ili S, Grefkens J, de Leeuw B et al. Paraneoplastic cerebellar degeneration associated with antineuronal antibodies: analysis of 50 patients. Brain 2003; 126: 1409–1418

[29] Peterson K, Rosenblum MK, Kotanides H, Posner JB. Paraneoplastic cerebellar degeneration. I: a clinical analysis of 55 anti-Yo antibody-positive patients. Neurology 1992; 42: 1931–1937

[30] Honnorat J, Cartalat-Carel S, Ricard D et al. Onco-neural antibodies and tumour type determine survival and neurological symptoms in paraneoplastic neurological syndromes with Hu or CV2/CRMP5 antibodies. J Neurol Neurosurg Psychiatry 2009; 80: 412–416

[31] Ogawa E, Sakakibara R, Kawashima K et al. VGCC antibody-positive paraneoplastic cerebellar degeneration presenting with positioning vertigo. Neurol Sci 2011; 32: 1209–1212

[32] Aragão MdeM, Pedroso JL, Albuquerque MV, Dutra LA, Barsottini OG. Superior cerebellar hyperintense sign on FLAIR-weighted magnetic resonance imaging in paraneoplastic cerebellar degeneration. Arq Neuropsiquiatr 2012; 70: 967

[33] Yu Z, Kryzer TJ, Griesmann GE, Kim K, Benarroch EE, Lennon VA. CRMP-5 neuronal autoantibody: marker of lung cancer and thymoma-related autoimmunity. Ann Neurol 2001; 49: 146–154

[34] Rogemond V, Honnorat J. Anti-CV2 autoantibodies and paraneoplastic neurological syndromes. Clin Rev Allergy Immunol 2000; 19: 51–59

[35] Vernino S, Tuite P, Adler CH et al. Paraneoplastic chorea associated with CRMP-5 neuronal antibody and lung carcinoma. Ann Neurol 2002; 51: 625–630

[36] Hiraga A, Kuwabara S, Hayakawa S et al. Voltage-gated potassium channel antibody-associated encephalitis with basal ganglia lesions. Neurology 2006; 66: 1780–1781

[37] Heckmann JG, Lang CJ, Druschky A, Claus D, Bartels O, Neundörfer B. Chorea resulting from paraneoplastic encephalitis. Mov Disord 1997; 12: 464–466

[38] Dalmau J, Gleichman AJ, Hughes EG et al. Anti-NMDA-receptor encephalitis: case series and analysis of the effects of antibodies. Lancet Neurol 2008; 7: 1091–1098

[39] Dalmau J, Graus F, Villarejo A et al. Clinical analysis of anti-Ma2-associated encephalitis. Brain 2004; 127: 1831–1844

[40] Moragas M, Martínez-Yélamos S, Majós C, Fernández-Viladrich P, Rubio F, Arbizu T. Rhombencephalitis: a series of 97 patients. Medicine (Baltimore) 2011; 90: 256–261

[41] Blaes F. Paraneoplastic brain stem encephalitis. Curr Treat Options Neurol 2013; 15: 201–209

[42] Merwick A, Dalmau J, Delanty N. Insights into antibody-associated encephalitis–Bickerstaff's 1950's papers revisited. J Neurol Sci 2013; 334: 167–168 [Epub ahead of print]

[43] Dalmau J, Tüzün E, Wu HY et al. Paraneoplastic anti-N-methyl-D-aspartate receptor encephalitis associated with ovarian teratoma. Ann Neurol 2007; 61: 25–36

[44] Nokura K, Yamamoto H, Okawara Y, Koga H, Osawa H, Sakai K. Reversible limbic encephalitis caused by ovarian teratoma. Acta Neurol Scand 1997; 95: 367–373

[45] Armangue T, Titulaer MJ, Málaga I et al. Spanish Anti-N-methyl-Aspartate Receptor (NMDAR) Encephalitis Work Group. Pediatric anti-N-methyl-aspartate receptor encephalitis-clinical analysis and novel findings in a series of 20 patients. J Pediatr 2013; 162: 850–856, e2

[46] Vitaliani R, Mason W, Ances B, Zwerdling T, Jiang Z, Dalmau J. Paraneoplastic encephalitis, psychiatric symptoms, and hypoventilation in ovarian teratoma. Ann Neurol 2005; 58: 594–604

[47] Kayser MS, Titulaer MJ, Gresa-Arribas N, Dalmau J. Frequency and characteristics of isolated psychiatric episodes in anti–N-methyl-D-aspartate receptor encephalitis. JAMA Neurol 2013; 70: 1133–1139[Epub ahead of print]

[48] Schmitt SE, Pargeon K, Frechette ES, Hirsch LJ, Dalmau J, Friedman D. Extreme delta brush: a unique EEG pattern in adults with anti-NMDA receptor encephalitis. Neurology 2012; 79: 1094–1100

[49] Iizuka T, Sakai F, Ide T et al. Anti-NMDA receptor encephalitis in Japan: long-term outcome without tumor removal. Neurology 2008; 70: 504–511

[50] Ishiura H, Matsuda S, Higashihara M et al. Response of anti-NMDA receptor encephalitis without tumor to immunotherapy including rituximab. Neurology 2008; 71: 1921–1923

[51] Chan SH, Wong VC, Fung CW, Dale RC, Vincent A. Anti-NMDA receptor

encephalitis with atypical brain changes on MRI. Pediatr Neurol 2010; 43: 274–278

[52] Greiner H, Leach JL, Lee KH, Krueger DA. Anti-NMDA receptor encephalitis presenting with imaging findings and clinical features mimicking Rasmussen syndrome. Seizure 2011; 20: 266–270

[53] Ochoa-Figueroa MA, Cárdenas-Negro C, Allende-Riera A, Uña-Gorospe J, Cabello García D, Desequera-Rahola M. [Changes in cerebral metabolism detected by [18]F-FDG PET-CT in a case of anti-NMDA receptor encephalitis] [in Spanish] Rev Esp Med Nucl Imagen Mol 2012; 31: 219–222

[54] Maqbool M, Oleske DA, Huq AH, Salman BA, Khodabakhsh K, Chugani HT. Novel FDG-PET findings in anti-NMDA receptor encephalitis: a case based report. J Child Neurol 2011; 26: 1325–1328

[55] Hart IK, Waters C, Vincent A et al. Autoantibodies detected to expressed K+channels are implicated in neuromyotonia. Ann Neurol 1997; 41: 238–246

[56] Kleopa KA, Elman LB, Lang B, Vincent A, Scherer SS. Neuromyotonia and limbic encephalitis sera target mature Shaker-type K+channels: subunit specificity correlates with clinical manifestations. Brain 2006; 129: 1570–1584

[57] Barber PA, Anderson NE, Vincent A. Morvan's syndrome associated with voltage-gated K+channel antibodies. Neurology 2000; 54: 771–772

[58] Irani SR, Alexander S, Waters P et al. Antibodies to Kv1 potassium channel-complex proteins leucine-rich, glioma inactivated 1 protein and contactin-associated protein-2 in limbic encephalitis, Morvan's syndrome and acquired neuromyotonia. Brain 2010; 133: 2734–2748

[59] Vernino S, Lennon VA. Ion channel and striational antibodies define a continuum of autoimmune neuromuscular hyperexcitability. Muscle Nerve 2002; 26: 702–707

[60] Geschwind MD, Tan KM, Lennon VA et al. Voltage-gated potassium channel autoimmunity mimicking Creutzfeldt-Jakob disease. Arch Neurol 2008; 65: 1341–1346

[61] Thieben MJ, Lennon VA, Boeve BF, Aksamit AJ, Keegan M, Vernino S. Potentially reversible autoimmune limbic encephalitis with neuronal potassium channel antibody. Neurology 2004; 62: 1177–1182

[62] Lai M, Huijbers MG, Lancaster E et al. Investigation of LGI1 as the antigen in limbic encephalitis previously attributed to potassium channels: a case series. Lancet Neurol 2010; 9: 776–785

[63] Vincent A, Buckley C, Schott JM et al. Potassium channel antibody-associated encephalopathy: a potentially immunotherapy-responsive form of limbic encephalitis. Brain 2004; 127: 701–712

[64] Lai M, Hughes EG, Peng X et al. AMPA receptor antibodies in limbic encephalitis alter synaptic receptor location. Ann Neurol 2009; 65: 424–434

[65] Lancaster E, Lai M, Peng X et al. Antibodies to the GABA$_B$ receptor in limbic encephalitis with seizures: case series and characterisation of the antigen. Lancet Neurol 2010; 9: 67–76

[66] Baekkeskov S, Aanstoot HJ, Christgau S et al. Identification of the 64K autoantigen in insulin-dependent diabetes as the GABA-synthesizing enzyme glutamic acid decarboxylase. Nature 1990; 347: 151–156

[67] Solimena M, De Camilli P. Autoimmunity to glutamic acid decarboxylase (GAD) in stiff-man syndrome and insulin-dependent diabetes mellitus. Trends Neurosci 1991; 14: 452–457

[68] Honnorat J, Saiz A, Giometto B et al. Cerebellar ataxia with anti-glutamic acid decarboxylase antibodies: study of 14 patients. Arch Neurol 2001; 58: 225–230

[69] Alexopoulos H, Dalakas MC. A critical update on the immunopathogenesis of stiff person syndrome. Eur J Clin Invest 2010; 40: 1018–1025

[70] Malter MP, Helmstaedter C, Urbach H, Vincent A, Bien CG. Antibodies to glutamic acid decarboxylase define a form of limbic encephalitis. Ann Neurol 2010; 67: 470–478

[71] Peltola J, Kulmala P, Isojärvi J et al. Autoantibodies to glutamic acid decarboxylase in patients with therapy-resistant epilepsy. Neurology 2000; 55: 46–50

[72] Graus F, Cordon-Cardo C, Posner JB. Neuronal antinuclear antibody in sensory neuronopathy from lung cancer. Neurology 1985; 35: 538–543

[73] Graus F, Elkon KB, Cordon-Cardo C, Posner JB. Sensory neuronopathy and small cell lung cancer: antineuronal antibody that also reacts with the tumor. Am J Med 1986; 80: 45–52

[74] Dalmau J, Graus F, Rosenblum MK, Posner JB. Anti-Hu–associated paraneoplastic encephalomyelitis/sensory neuronopathy: a clinical study of 71 patients. Medicine (Baltimore) 1992; 71: 59–72

[75] Graus F, Keime-Guibert F, Reñe R et al. Anti-Hu-associated paraneoplastic encephalomyelitis: analysis of 200 patients. Brain 2001; 124: 1138–1148

[76] Vernino S, Eggenberger ER, Rogers LR, Lennon VA. Paraneoplastic neurological autoimmunity associated with ANNA-1 autoantibody and thymoma. Neurology 2002; 59: 929–932

[77] Sillevis Smitt P, Grefkens J, de Leeuw B et al. Survival and outcome in 73 anti-Hu positive patients with paraneoplastic encephalomyelitis/sensory neuronopathy. J Neurol 2002; 249: 745–753

[78] Voltz R, Dalmau J, Posner JB, Rosenfeld MR. T-cell receptor analysis in anti-Hu associated paraneoplastic encephalomyelitis. Neurology 1998; 51: 1146–1150

[79] Benyahia B, Liblau R, Merle-Béral H, Tourani JM, Dalmau J, Delattre JY. Cell-mediated autoimmunity in paraneoplastic neurological syndromes with anti-Hu antibodies. Ann Neurol 1999; 45: 162–167

[80] Tanaka M, Maruyama Y, Sugie M, Motizuki H, Kamakura K, Tanaka K. Cytotoxic T cell activity against peptides of Hu protein in anti-Hu syndrome. J Neurol Sci 2002; 201: 9–12

[81] Voltz RD, Posner JB, Dalmau J, Graus F. Paraneoplastic encephalomyelitis: an update of the effects of the anti-Hu immune response on the nervous system and tumour. J Neurol Neurosurg Psychiatry 1997; 63: 133–136

[82] Samii A, Dahlen DD, Spence AM, Maronian NC, Kraus EE, Lennon VA. Paraneoplastic movement disorder in a patient with non-Hodgkin's lymphoma and CRMP-5 autoantibody. Mov Disord 2003; 18: 1556–1558

[83] Rosenfeld MR, Eichen JG, Wade DF, Posner JB, Dalmau J. Molecular and clinical diversity in paraneoplastic immunity to Ma proteins. Ann Neurol 2001; 50: 339–348

[84] Mathew RM, Vandenberghe R, Garcia-Merino A et al. Orchiectomy for suspected microscopic tumor in patients with anti-Ma2-associated encephalitis. Neurology 2007; 68: 900–905

[85] Rojas I, Graus F, Keime-Guibert F et al. Long-term clinical outcome of paraneoplastic cerebellar degeneration and anti-Yo antibodies. Neurology 2000; 55: 713–715

[86] Hammack JE, Kimmel DW, O'Neill BP, Lennon VA. Paraneoplastic cerebellar degeneration: a clinical comparison of patients with and without Purkinje cell cytoplasmic antibodies. Mayo Clin Proc 1990; 65: 1423–1431

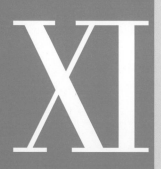

第十一部分

创伤

XI

# 第 32 章　创伤后认知障碍

Inga K. Koerte, Alexander Lin, Marc Muehlmann, Boris-Stephan Rauchmann, Kyle Cooper,
Michael Mayinger, Robert A. Stern, and Martha E. Shenton

轻度创伤性脑损伤(mild traumatic brain injury, mTBI),也称脑震荡,是由头部碰撞或打击所致的短暂性脑改变,运动、交通事故及跌倒为其常见原因[1],此外,爆炸也可引起 mTBI[2]。据估计,mTBI 的年发病率≥6/1 000[3],但由于 mTBI 的定义不同,特别是许多伤者未去医院或去私人诊所诊治等原因所致的漏报,实际发生率可能更高[4]。

目前,将 mTBI 分为四期:①急性期,伤后 24 小时内;②亚急性早期,伤后 1~13 天;③亚急性晚期,伤后 14~20 天;④慢性期,伤后 20 天以后。约 50% 的 mTBI 患者症状可持续数月,包括易怒、人格改变、失眠、焦虑和抑郁,典型表现为伤后出现以上明显症状,数周后逐渐消失,但认知和行为障碍可持续数月[5-8]。神经心理学测试也发现患者存在注意力、工作记忆、处理速度及反应时间方面的认知缺陷[9],这些症状常较轻,可在伤后数月内自行消退[10,11]。但可怜的少数患者(15%~20%),创伤后症状可持续数月以上并致残,其中一小部分在数年或数十年后可发展为神经退行性疾病,如慢性创伤性脑病(chronic traumatic encephalopathy,CTE)。虽然导致 CTE 的机制至今仍不清楚,但反复脑外伤(repetitive brain trauma,RBT)被认为是其发生的必要条件。目前,只能通过尸检做出 CTE 的诊断,采用先进的神经影像学技术进行纵向研究,有望揭示 mTBI 和 RBT 不同发病阶段的形态、病理生理和生化改变。

## 32.1　病理生理学

过去 20 年的研究,使我们对 mTBI 病理机制的认识有了极大的提高,虽然对频发 mTBI 与神经病理学改变间的确切病理机制尚未完全了解,但推测可能与外伤初始造成的一系列多发轻微轴索损伤有关。具体来讲,脑组织在 mTBI 的过程中受到剪切力作用,轴突牵拉导致轴突膜通透性改变和离子交换,大量钙离子内流入细胞、聚集在线粒体内,损害氧化代谢,导致能量枯竭和微管结构破坏[12],其累加效应造成脑血流量降低,N-甲基-D-天门冬氨酸受体活化,γ-氨基丁酸和其他抑制性神经递质减少[13-15],但这些代谢改变在

短期内可恢复到基线水平。通过先进的神经影像技术,可以在部分伴有持续性神经行为异常和认知障碍的 mTBI 患者中发现脑内异常表现[7,16-18]。这些先进技术优于常规 CT 和 MRI,将在下文中叙述。

## 32.2　影像

### 32.2.1　常规 CT 和 MRI

常规 CT 和 MRI 广泛用于创伤性脑损伤(traumatic brain injury,TBI)急性期的评估,以排除颅骨骨折、颅内出血和脑水肿。因此,作为 mTBI 患者急诊检查的一部分,许多患者都会接受 CT 和/或 MRI 检查。在 mTBI 中,约 10% 的 CT、30% 的常规 MRI 检查存在异常,如蛛网膜下腔出血、硬膜下血肿或脑挫伤[19-21]。

在急性期,常规 CT 和 MRI 常用于排除 TBI 的严重并发症,但对 mTBI 细微结构的改变不敏感,也不能准确预测患者的长期预后[22,23]。

下文中,我们将介绍已被用于脑部研究、能够评估常规 MRI 序列无法显示的细微改变的先进技术。首先介绍高分辨率结构 MRI 成像,接着讨论 SWI、DTI、MRS、fMRI、PET 和 SPECT。

### 32.2.2　高分辨率结构 MRI 成像

目前,近乎全自动化的软件工具可用于人脑容积的测量[24],如 SPM 和 Freesurfer 等,基于感兴趣区(ROI)或体素的方法(VBM)也能量化特定的灰白质结构,进行组间比较。因此,基于高分辨率结构 MRI 成像的脑容积和皮质厚度定量分析,为神经退行性疾病的诊断和预后提供了有用的信息,如 MCI[25-27]、AD[27-29] 和 PD[30,31]。已知脑容积及皮质厚度与认知功能相关[25-27],且随年龄增长,皮质厚度显著变薄,这是神经退行性疾病发生的危险因素[28-33]。近期文献报道指出,定量分析皮质厚度等脑结构也有助于 mTBI 的诊断和预后评估[34]。

Lewén[35] 等用小鼠脑外伤模型研究 mTBI 对皮质厚度的影响,结果表明:第 1 天,受伤局部额顶叶皮质厚度显著增加;21 天后,皮质厚度减少 15%~20%。另一项研究[36]通过流体撞击诱发小鼠脑损伤,发现在伤后 17 天,实验组同侧大脑半球额、枕叶皮质较对照组

变薄。这些结果表明创伤后即刻造成大脑皮质的短暂性肿胀，慢性期皮质厚度变薄，这种变薄可能归因于沃勒变性和反应性星形胶质细胞增生。

Merkley[37]等还观察了交通事故所致 TBI 儿童（9~16 岁）皮质厚度的变化，复查时间平均为伤后 3 年，结果显示：额、顶、颞和枕叶皮质广泛性的显著变薄；他们进一步报告了工作记忆的"关键区域"与记忆力之间的相关性[37]。另一项研究中，Wilde 等[38]将 40 名中-重度 TBI 患儿和仅有骨损伤的对照组进行比较，发现 TBI 组双额叶及右颞叶皮质变薄。Tremblay 等[34]也指出：参加接触性运动、有脑震荡史的运动员，随年龄增长皮质厚度明显变薄，二者间存在联系，其内在机制尚不十分清楚，可能与轴突剪切伤引发的沃勒变性有关。

高分辨率结构 MRI 成像是评估慢性期 mTBI 和 RBT 患者的一项非常有价值的技术，但还需进一步研究，以确定 mTBI 的早期改变，精准预测发展为神经退行性疾病（如 CTE）的可能性，为可能的预防性治疗提供时间窗，阻止症状的进展，这在部分 mTBI 患者中非常明显，这部分人数虽少，但却很重要。

### 32.2.3 磁敏感加权成像

磁敏感加权成像（susceptibility weighted imaging，SWI）已被证明是研究急性、亚急性和慢性 mTBI 所致脑微结构改变和微出血的一种有效方法[39]，如 SWI 对

不同严重程度的儿童 mTBI 患者有阳性预测效果[40,41]，且检测到的微出血数目越多、体积越大与患儿较差的神经心理状态及临床预后相关，故 SWI 是一项可预测 TBI 后神经系统远期结果的有力工具[42]。

对成人急性和亚急性 mTBI 患者，SWI 能否检测其微观结构变化方面的研究很少，现有的研究主要用 SWI 检测微出血灶。Toth 等[43]对 14 名 mTBI 患者分别于伤后 72 小时和 1 个月时进行 DTI 和 SWI 检查，SWI 未发现任何微出血灶，但 DTI 显示患者平均扩散率（MD）和各向异性分数（FA）有显著改变。类似的 RBT 研究显示，业余拳击手中出现微出血灶的人数极少（3/42），对照组无微出血，统计学有显著差异[44]，另一项研究的 21 名拳击手中仅 2 人显示微出血灶[45]。

最近一项针对男、女曲棍球运动员 mTBI 发生率的前瞻性研究中，采用一种新的 SWI 定量方法检测 mTBI 急性和亚急性期微结构变化[46]。如图 32.1a-c 所示，在赛季期，临床诊断为脑震荡的 5 名男性和 6 名女性大学生曲棍球运动员在伤后 72 小时、2 周及 2 个月分别行脑部 SWI 检查，均显示有微出血。此外，该研究使用了一种新的测量方法——低信号负荷（hypointensity burden，HIB），结果显示男性曲棍球运动员 HIB 明显高于女性，在赛前和伤后 2 周扫描的结果也是如此（▶图 32.1d），这可能是外伤后局部急性损害和慢性继发性损害的共同结果。

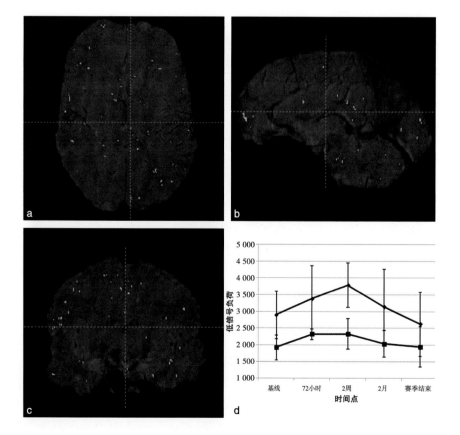

图 32.1 （a）、（b）和（c）图分别代表曲棍球运动员颅脑轴位、矢状位、冠状面 SWI 图像，低于阈值强度和大小的簇状低信号用白色标记，排除明显的血管和脑沟。（d）HIB ＝[接受的体素总数]/[脑体素总数]×[一个体素的立方毫米体积]。在赛季不同的时间点（BOS），包括赛季开始后 72 小时、2 周、2 个月及赛季结束（EOS），对男性（正方形）和女性（圆形）运动员患者进行 HIB 分析，发现 2 周时的数据有显著统计学差异。（经许可、修改，Helmer KG，Pasternak O，Fredman E，et al. Hockey Concussion Education Project，Part 1.Susceptibility-weighted imaging study in male and female ice hockey players over a single season. J Neurosurg 2014；120（4）:864-872.）

因此,SWI 是检测脑震荡后微结构变化和微出血的理想方法。但目前为止,SWI 尚未广泛用于脑震荡后有症状患者的研究,该领域还需进一步研究,因为早期识别这些变化有助于预判患者预后及发生脑震荡综合征的倾向(见 Shenton 等[16]的综述)。

### 32.2.4　扩散张量成像

扩散张量成像(diffusion tensor imaging,DTI)可量化组织中水分子的扩散,是一种评估 mTBI 后脑白质微结构的敏感技术(见 Niogi 等[18]和 Shenton 等[16]的综述)。与常规 CT 或 MRI 相比,DTI 识别 mTBI 后脑轻微结构改变的敏感性已被多项研究证实[47,48]。多数 DTI 研究发现,mTBI 和 RBT 患者存在脑白质微结构的改变,推测这些改变在脑震荡后综合征患者持续存在的认知和行为异常中发挥着作用。

DTI 常用参数 FA 值和 MD 值对创伤性轴索损伤(TAI)的诊断非常敏感[49,50]。Niogi 等[51]研究报道,10/11 例脑震荡后遗症患者的 3TMRI 表现正常,但 FA 值比 26 例正常对照组降低;有趣的是,患者受伤一个月以后的反应时间与 DTI 病变数目间存在显著相关[51],脑震荡综合征持续时间较长的患者,脑白质纤维束的 FA 值降低、MD 值增加。这种改变很可能由于 TAI[49,50],常见于放射冠前部、钩状束和上纵束,这些纤维束均为同侧大脑半球内的联络纤维,且与注意力和记忆力等认知功能最可能相关[51];此外,胼胝体联合纤维也可受累[50-56]。多张量纤维束示踪技术的发展,克服了纤维交叉的问题,可追踪至易受 TAI 损伤的灰/白质交界区的外周纤维。▶图 32.2 为采用多张量纤维束示踪技术显示的胼胝体纤维束。

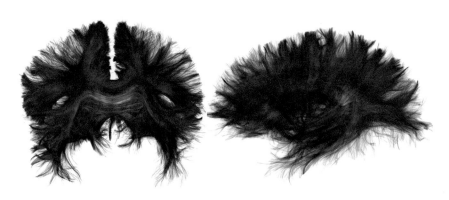

**图 32.2**　多张量纤维束示踪成像所示的胼胝体纤维束(左:冠状面;右:矢状面)

最近,DTI 已被用于评估无症状脑震荡病史职业足球运动员的脑白质微结构,因为足球运动员常在无保护的情况下用头顶球,脑部遭受反复震荡损伤的风险很大。一项研究观察了 12 名自儿童期就接受职业训练的男性足球运动员,DTI 结果发现,与非接触性运动的运动员相比,足球运动员的径向扩散率显著增加(▶图 32.3)。该结果与慢性期 mTBI 和 RBT 的改变相似,提示反复震荡损伤可影响大脑的微结构[57]。该假说得到了另一项关于曲棍球运动员的研究支持,该研究发现,一个赛季过后,曲棍球运动员大脑的 MD、AD 和 RD 都增加[58],其中 3 例反复遭受脑震荡的患者脑部变化最显著。

脑震荡后综合征患者的认知功能指标与脑白质纤维束改变间也存在很强相关性[59]。在一项研究中,与 23 例健康者相比,43 例 mTBI 患者左侧前放射冠 FA 值明显降低,且 FA 值降低与注意力下降密切相关;此外,钩突束 FA 值的降低与记忆力相关[59]。更值得注意的是,Strain[60]等发现额叶 FA 值与抑郁评分呈负相关,故可将 DTI 作为 RBT 行为障碍的一项生物标记。另外,mTBI 急性期的 DTI 基线评估可作为认知和行为功能长期预后的一个预测指标,例如,在一项关于 TBI 患者的研究中,严密随访 6 个月后发现,脑部 FA 值减低和 MD 值升高可预测患者的执行能力[61]。

其他进展包括源自 DTI 的自由水方法也已开始初露端倪[62]。该方法能区分细胞外的自由水(FW)与组织周围的水(FAt),前者(FW)可提示先于神经变性的神经炎症过程,后者(FAt)可提示神经变性。最近,这种方法已用于研究 RBT 高危人群的曲棍球运动员[63],通过比较曲棍球运动员脑震荡前和脑震荡后 72 小时的 DTI 变化,观察脑震荡的纵向发展过程,这些变化表明急性脑震荡后白质内细胞外间隙减小(FA 值升高,RD 值降低),推测是脑震荡引发的神经炎症和其他可能改变的结果。区分神经炎症与神经退行性变或许对 mTBI 和 RBT 后 CTE 早期阶段的识别具

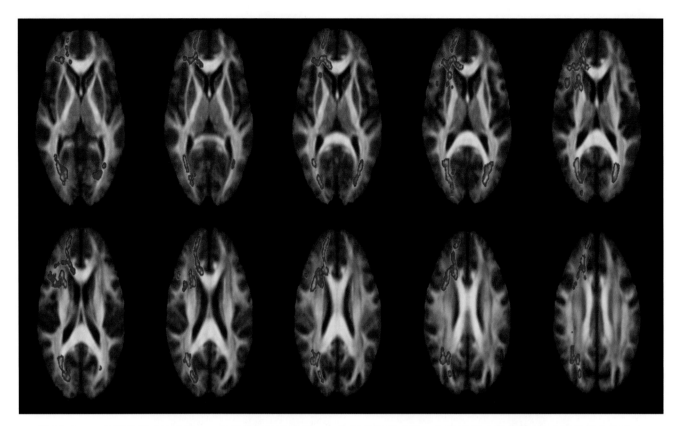

图 32.3 12 名职业足球运动员与 8 名竞技游泳运动员 DTI 数据的组间比较。与游泳运动员相比,足球组的径向扩散率(RD)明显增加,以红色表示,表明轴突直径变小或髓鞘减少。(经许可、修改,Koerte IK,Ertl-Wagner B,Reiser M,Zafonte R,Shenton ME.White matter integrity in the brains of professional soccer players without a symptomatic concussion.JAMA 2012; 308(18):1859-1861.)

有重要意义。

总之,DTI 是唯一能够在活体中研究脑白质微结构改变的方法,是了解 mTBI 患者最常见的弥漫性轴索损伤的一种新的重要方法,DTI 结果和其他影像信息相结合对未来的研究很有帮助。

### 32.2.5 磁共振波谱成像

有关急性和亚急性期 mTBI 的部分研究显示:N-乙酰天门冬氨酸(NAA,神经元标记物)、谷氨酸和谷氨酰胺(GLx,兴奋性神经递质)、肌酸(Cr,脑能量标记物)、胆碱(Cho,细胞膜再生标记物)和肌醇(mI,胶质细胞增殖标记物)均发生改变[64]。大部分研究都显示 NAA 减低,提示神经元损伤[65-70],然而,一项关于儿童急性和亚急性期 mTBI 的研究未能发现 NAA 减低,提示儿童可免受与成人 TBI 相关的某些神经改变,亦或呈现为其他形式的生物学变化[71]。其他研究发现脑灰质中 GLx 减少,且伴随脑白质中 GLx 和 Cr 的增加,表明在 mTBI 的急性至亚急性期,脑灰质中存在神经递质功能紊乱及脑白质中能量的改变。这些前瞻性研究结果表明,在没有进一步 TBIs 的情况下,经过

充足的恢复,NAA、Cr 和 GLx 均恢复到基线水平[67,69];证据还表明,初次受伤后 NAA 可恢复到正常水平,但再次发生 TBI 时 NAA 的恢复时间会延缓[70]。此外,Chamard 等[72]发现,女性曲棍球运动员在赛季中 NAA/Cr 的下降幅度比男性运动员更大,这表明创伤性脑损伤可能存在性别差异。部分研究还报告,急性和亚急性期 mTBI 患者的胶质细胞标记物 mI 水平存在异常[73],但各研究间的结果不一致。

最近的磁共振波谱成像(magnetic resonance spectroscopy,MRS)研究已开始关注慢性期 mTBI 患者的长期预后。这些研究提示,脑代谢改变在初次 TBI 后数年变的明显;mTBI 长期研究的一项主要发现是不同脑区 NAA 的降低,包括白质、胼胝体压部和半卵圆中心,提示神经元的损伤和丢失[65-76]。

这些研究同时发现 Cho 升高,反映了组织损伤或胶质细胞增生[65,66];急性期 Cho 升高,可能是由于剪切力损伤了细胞膜和髓鞘,导致脑内的游离 Cho 增多;慢性期 Cho 升高可能反映胶质细胞的增生,mI 增加支持这一观点[77]。但慢性期的改变似乎与 mTBI 急性期后代谢物恢复到基线水平的结果相矛盾,推测这些结

果可能反映了脑震荡后综合征,即 15%~30% 的 mTBI 患者发生持续超过 3 个月的症状。但迄今为止的大多数研究尚无足够的神经心理学证据来证实[64]。Sarmento 等[78]的研究表明,创伤后慢性头痛患者的 NAA 比急性头痛患者降低更显著,提示可能有神经元的长期丢失,但未来还需前瞻性研究来证实。

几项研究发现 RBT 患者的多个脑区 NAA 降低。一项研究针对在伊拉克和阿富汗战争中遭受 RBT 损伤的退伍军人,显示与对照组相比,记忆功能障碍者海马的 NAA/Cr 和 NAA/Cho 比值降低[79]。另一项研究选择退役拳击手伴帕金森综合征患者,发现与对照组和 PD 患者相比,其豆状核区的 NAA 降低,表明 RBT 造成神经元丢失[80]。MRS 研究有多次脑震荡史

的曲棍球运动员和职业足球运动员,发现:左颞叶内侧 mI 的升高与情景性记忆丧失相关,同时伴前额叶皮质 Cho 升高[34];反复 RBT 可延长 NAA 完全恢复到基线水平所需的时间[70]。总之,这些结果表明 mTBI 可导致脑易损期的延长,且在 RBT 时加剧。

二维相关波谱(two-dimensional correlated spectroscopy,2D-COSY)是一种新技术,能够获得常规 MRS 由于波谱重叠而无法检测到的其他代谢物,如图 32.4 所示。一项初步研究将该技术用于 RBT 患者,结果显示 Cho 和 Glx 值显著升高,符合兴奋性毒性和轴突损伤,同时伴有 mI 升高。2D-COSY 还显示出 RBT 运动员脑内苏氨酸、天冬氨酸和谷胱甘肽的变化,这些是常规 MRS 难以观察到的[81]。

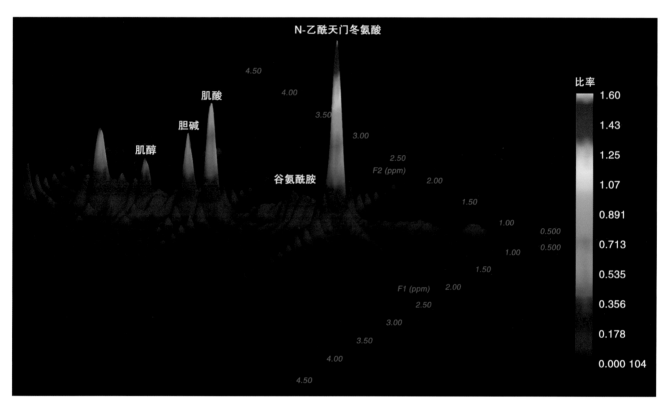

图 32.4 受试者体内的二维相关波谱图。主要代谢物在图上被标记,同时,也可观察到代表其他代谢物的多个波峰,以伴有附加共振的交叉峰形式表现。颜色根据与肌酸(Cr)的比例分级

## 32.2.6 功能和功能连接磁共振成像

功能磁共振成像(functional magnetic resonance imaging,fMRI)是一种利用 BOLD(血氧水平依赖)对比来区分活动脑区和非活动脑区的先进神经影像学技术。与前面讨论的各种方式相比,fMRI 较少用于评估急、慢性期 mTBI,迄今为止主要用于研究领域,而临床应用较少。

有关 TBI 的 fMRI 研究多数是任务态模式,受试者进行简单的听觉-语言、视觉-语言或运动测试,而静息态 fMRI 研究很少,但过去十年内静息态 fMRI 已成

为研究的重要领域[82-87]。静息态 fMRI 是在清醒状态下通过 fMRI 技术检测大脑活动的方法[88-90],在静息清醒状态下,全身 16% 的能量仍将用于脑部,维持神经元的放电和神经递质的传递[91],在这种状态下,空间彼此分离的不同脑区神经元激活模式的时间同步性可以被检测到,获得的数据可以勾画出网络的节点和边,其中节点由体素决定,边由关联度反映。有证据表明,部分网络中自发功能连接的完整性和强度与受试者的行为和认知相关[92-96](▶图 32.5)。

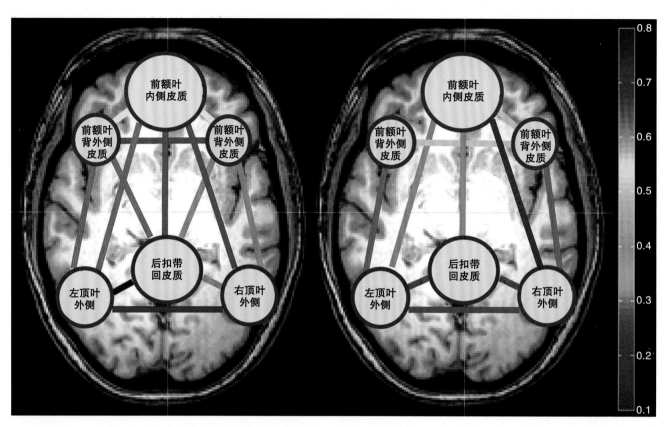

**图 32.5**　默认网络模式与前额叶背外侧皮质 D 的连接示意图。相关系数(*r*)表示皮质区域间的连接强度,通过颜色来反映。通常,*r* >0.3 被认为是有效连接的阈值。(经 Sobounov 等许可,摘自"Brain Imaging Behav 2012")

在 1999~2006 年,McAllister 等使用听觉—语言和视觉—语言 N-back 任务对 mTBI 患者和对照组进行了 5 项 fMRI 研究。虽然在任务状态下组间表现无明显差异,但 mTBI 患者表现出更多的神经心理症状;观察到的激活程度依任务难度的不同而不同,例如,mTBI 患者在执行中等难度的任务时表现为激活程度增加,而当任务较为复杂时,激活程度降低;5 项研究中的 4 项是在遭受 mTBI 后大约 1 个月时进行,1 项研究则于伤后 1 年左右、脑震荡症状消失后实施,虽然症状已消失,但仍可观察到右额叶激活增加。因此,可以认为:脑激活状态的改变可持续存在至症状已减轻。

在另一项研究中,Smits 等[97]报道了脑震荡后综合征患者 N-back 任务执行能力显著降低,且脑震荡后症状与正常激活回路以外的非典型高激活模式呈正相关。一种可能的解释是,先前受损的脑区需要未受累或受累程度较轻脑区的支持。Gosselin 等[98]报道,脑震荡后症状较多的 mTBI 患者不同脑区的激活既有增加又有减少。2011 年,Matthews 等对 mTBI 患者伤后 3 年的状况进行了研究,发现重度抑郁症患者在恐怖

性情绪面部匹配试验中的脑激活增加[99]。同年,Matthews 等人的第二项研究显示,同样是伤后 3 年,在接受"停止"和"去"的信号测试时,与仅有意识改变的患者相比,意识丧失者左额叶的激活减少[100],且左额叶的激活与报告的症状相关,表明该区域是意识丧失后自我意识受损的神经相关区。

静息态 fMRI 的初步研究发现,爆炸相关 TBI[101,102]和 mTBI[103,104]患者的默认网络(default-mode network,DMN)活动中断。Palacios 等人最近发表的一项报告认为,在慢性和重度轴索损伤的 TBI 患者,低波动幅度的增加与患者认知功能的改善相关,部分脑区功能完整性的丧失可导致 DMN 中节点的代偿性增加。Zhou 等人的研究发现,与健康对照组相比,mTBI 患者有 DMN 功能障碍。Sours 等人对此展开了进一步研究,并推测 DMN 与任务正激活网络(task-positive network,TPN)间的联系中断可能是导致 mTBI 患者记忆功能障碍的原因。

Monti 等人将年轻和老年的 mTBI 患者与年龄、性别相匹配的对照组进行比较研究,以观察 mTBI 的长期影响,与此前的结果一致,发现 mTBI 患者双侧海马

体积减小,在海马记忆任务状态下,后顶叶皮质活动降低。这些发现可能表明 mTBI 对脑功能影响的长期意义[105]。

## 32.2.7　正电子发射断层成像

大多数正电子发射断层成像(positron emission tomography,PET)的研究集中在 mTBI 的慢性期,而不是急性期或更严重的损伤[106-109]。采用 2-脱氧-2-(18F)-氟-葡萄糖(FDG),发现在静息[106,107]或刺激状态下[108,110]mTBI 患者额叶和颞叶代谢减低,这种改变与神经心理学检查结果相关,但与 MRI 或 CT 改变无关;而其他研究则显示额叶和颞叶代谢增高。这种差异可能与受试者个体差异有关,包括受伤类型、程度和次数,也可能与成像序列和参数不同有关[108,110]。

两项针对 RBT 效应的 FDG-PET 研究选取了拳击手[111]和遭受多次爆炸伤的士兵[112]作为被试,结果发现:两组均有小脑代谢减低,此外,拳击手组还伴有扣带回后部和额叶的异常改变,爆炸伤组伴有内侧颞叶和脑桥改变。在退伍军人中创伤后应激障碍(PTSD)的发病率很高,Mendez 等人[113]的研究排除了患有 PTSD 的军人受试者后,比较头部爆炸伤和钝性伤,发现头部爆炸伤患者额颞叶代谢减低、尾状核代谢亢进,而头部钝性伤士兵无此改变。

由于既往相关研究很少,很难得出葡萄糖代谢模式的结论,最近的研究聚焦于 RBT 的多个方面,显示出巨大的发展前景。尸检研究已证实 CTE 中存在 TAU 聚集体[114,115]。Small 等人的初步研究,使用 2-(1-)6-[(2-[18F]氟乙基)(甲基)氨基]-2-萘基)-亚乙基)丙二腈(FDDNP)对 5 名有认知和情绪症状的退役国家足球联盟球员行 PET 检查[116],FDDNP 与脑组织中的 TAU 神经原纤维缠结和淀粉样斑块均可结合[117],对 TAU 无特异性,但是现已开发出 TAU 特异性 PET 配体[118-121],与尸检研究不同,可在活体显示 TAU 聚集体的特征,具有良好的前景。MCKee 等[114,115]对国家足球联盟球员和军人进行尸检,发现其脑组织中是 TAU 而不是淀粉样斑块,因此这种特异性的 TAU 配体对判断是否具有 TAU 病理特征的 RBT 有重要价值。

PET 配体还可以探索生理变化,如神经炎症。通过标靶神经炎症中活化的小胶质细胞上的外周苯二氮䓬类受体,11C-PK11195 已用于检测慢性 mTBI[122]到伤后 17 年[123]患者的炎性改变。但 11C-PK11195 的结合特异性较低,其他探针可能更有效[124]。此外,结合对神经炎敏感的自由水和 MRS 测量方法,如本章前面所述的谷胱甘肽,将有助于进一步明确神经炎在 RBT 和 mTBI 中的作用[125,126]。

## 32.2.8　单光子发射计算机断层成像

一些 mTBI 研究采用单光子发射计算机断层成像(single-photon emission computed tomography,SPECT)来检测局部脑血流(rCBF),其中有两项研究发现,急性期 mTBI 患者额叶灌注降低,亚急性期额叶[127]和顶叶[128]rCBF 均降低。

在 mTBI 慢性期,许多 SPECT 研究集中在与其他成像方式间的比较,如 MRI 和 CT[128-132]。所有研究都显示:SPECT 检出异常改变的敏感性明显高于 MRI 和 CT,这一结果已成为共识。其他研究对比了 SPECT 和神经心理学结果,结果不尽一致[130-135],部分研究显示与额叶脑区有预期相关性,另一些则无,这可能是因为 SPECT 是在患者静止状态下实施,与患者执行复杂任务时的活动状态不同,不同状态下对应的 rCBF 模式也不一致[134]。

关于 RBT,由同一研究团队针对 100 名退役国家足球联盟队员[136]进行了两项研究,受试者还包括 30 名接受潜在治疗评估的运动员[137],结果显示,RBT 患者前额叶、颞叶、枕叶、扣带回前后部及海马灌注均降低。

但是,有一点很重要,SPECT 研究具有局限性,其检测方法依赖于与"正常"脑区的比较,而 mTBI 中发生的改变呈弥漫性,因此,可能没有可用于比较的未受累正常脑区[138];此外,SPECT 所观察到的异常并不仅见于 mTBI,亦可见于慢性疼痛、药物和酒精滥用及头痛等,其中许多是共患问题,特别是在职业运动员中[139]。因此,虽然可将 SPECT 检查无异常作为预后良好的依据,但却不能把 SPECT 结果作为确诊 mTBI 的根据[140]。

## 32.3　总结及未来方向

目前,先进的多模态神经影像技术可为 mTBI 和 RBT 提供诊断依据,明显优于患者自述和其他测量方法,也可进一步阐明 mTBI 潜在的发病机制和神经生理学改变,这点非常重要。单一的影像技术无法判断 mTBI 的损伤类型,越来越多的研究需要采用多模态影像技术。mTBI 和 RBT 是具有很强异质性的疾病,因此必须全面了解 mTBI 和 RBT。还需要我们逐步建立个人损伤档案,以 Bouix 等最近的工作为例[141],他们基于制定的标准图谱,与患者个体比较,勾画出个体的损伤档案,从而发现了慢性期 mTBI 患者的灰质增加。此外,进一步的研究还应包括多模态成像,通过不同的检查模式获取同一患者的不同信息,以获取每位患者大脑变化的全部信息。由于敏感性提高,许多更新、更先进的影像技术可用于监测疗效,并指导针对 TBI 神经重塑或降低神经炎症等新疗法的实施。这是一个令人振奋、不断创新的时代,客观的放射学证据为更全面认识 mTBI 和 RBT 的病理生理机制奠定了基础,并以此诊断 mTBI。希望通过这些全方位的理解(包括对损伤和康复过程的随访),可以研发出更有效的治疗方法和更敏感的疗效监测影像技术。

## 32.4　致谢

本章的全体作者特感谢德国弗雷森尤斯基金会。这项工作部分由国防部( W81xWH-10-1-0835:APL;W81xWH-07-CC-CSDOD:MES;W81xWH-13-2-0063:MES)、国家卫生研究院( R01-NS078337:APL、MES;R01-NS078337)和机械工程学会资助。

## 参考文献

[1] Ropper AH, Gorson KC. Clinical practice. Concussion. N Engl J Med 2007; 356: 166–172

[2] Mac Donald CL, Johnson AM, Cooper D et al. Detection of blast-related traumatic brain injury in U.S. military personnel. N Engl J Med 2011; 364: 2091–2100

[3] Cassidy JD, Carroll LJ, Peloso PM et al. WHO Collaborating Centre Task Force on Mild Traumatic Brain Injury. Incidence, risk factors and prevention of mild traumatic brain injury: results of the WHO Collaborating Centre Task Force on Mild Traumatic Brain Injury. J Rehabil Med 2004 Suppl: 28–60

[4] Langlois JA, Rutland-Brown W, Wald MM. The epidemiology and impact of traumatic brain injury: a brief overview. J Head Trauma Rehabil 2006; 21: 375–378

[5] Ponsford J, Cameron P, Fitzgerald M, Grant M, Mikocka-Walus A. Long-term outcomes after uncomplicated mild traumatic brain injury: a comparison with trauma controls. J Neurotrauma 2011; 28: 937–946

[6] Kurca E, Sivák S, Kucera P. Impaired cognitive functions in mild traumatic brain injury patients with normal and pathologic magnetic resonance imaging. Neuroradiology 2006; 48: 661–669

[7] Konrad C, Geburek AJ, Rist F et al. Long-term cognitive and emotional consequences of mild traumatic brain injury. Psychol Med 2011; 41: 1197–1211

[8] Maruta J, Lee SW, Jacobs EF, Ghajar J. A unified science of concussion. Ann N Y Acad Sci 2010; 1208: 58–66

[9] Baandrup L, Jensen R. Chronic post-traumatic headache: clinical analysis in relation to the International Headache Classification 2nd edition. Cephalalgia 2005;25:132–138

[10] Belanger HG, Curtiss G, Demery JA, Lebowitz BK, Vanderploeg RD. Factors moderating neuropsychological outcomes following mild traumatic brain injury: a meta-analysis. J Int Neuropsychol Soc 2005; 11: 215–227

[11] Schretlen DJ, Shapiro AM. A quantitative review of the effects of traumatic brain injury on cognitive functioning. Int Rev Psychiatry 2003; 15: 341–349

[12] Bigler ED, Maxwell WL. Neuropathology of mild traumatic brain injury: relationship to neuroimaging findings. Brain Imaging Behav 2012; 6: 108–136

[13] Giza CC, Hovda DA. The neurometabolic cascade of concussion. J Athl Train 2001; 36: 228–235

[14] Binder LI, Guillozet-Bongaarts AL, Garcia-Sierra F, Berry RW. Tau, tangles, and Alzheimer's disease. Biochim Biophys Acta 2005; 1739: 216–223

[15] Serbest G, Burkhardt MF, Siman R, Raghupathi R, Saatman KE. Temporal profiles of cytoskeletal protein loss following traumatic axonal injury in mice. Neurochem Res 2007; 32: 2006–2014

[16] Shenton ME, Hamoda HM, Schneiderman JS et al. A review of magnetic resonance imaging and diffusion tensor imaging findings in mild traumatic brain injury. Brain Imaging Behav 2012; 6: 137–192

[17] Jantzen KJ. Functional magnetic resonance imaging of mild traumatic brain injury. J Head Trauma Rehabil 2010; 25: 256–266

[18] Niogi SN, Mukherjee P. Diffusion tensor imaging of mild traumatic brain injury. J Head Trauma Rehabil 2010; 25: 241–255

[19] Borg J, Holm L, Peloso PM et al. WHO Collaborating Centre Task Force on Mild Traumatic Brain Injury. Non-surgical intervention and cost for mild traumatic brain injury: results of the WHO Collaborating Centre Task Force on Mild Traumatic Brain Injury. J Rehabil Med 2004 Suppl: 76–83

[20] Hesselink JR, Dowd CF, Healy ME, Hajek P, Baker LL, Luerssen TG. MR imaging of brain contusions: a comparative study with CT. AJR Am J Roentgenol 1988; 150: 1133–1142

[21] Mittl RL, Grossman RI, Hiehle JF et al. Prevalence of MR evidence of diffuse axonal injury in patients with mild head injury and normal head CT findings. AJNR Am J Neuroradiol 1994; 15: 1583–1589

[22] Le TH, Gean AD. Neuroimaging of traumatic brain injury. Mt Sinai J Med 2009; 76: 145–162

[23] Iverson GL. Outcome from mild traumatic brain injury. Curr Opin Psychiatry 2005; 18: 301–317

[24] Khan AR, Wang L, Beg MF. FreeSurfer-initiated fully-automated subcortical brain segmentation in MRI using large deformation diffeomorphic metric mapping. Neuroimage 2008; 41: 735–746

[25] Chang YL, Jacobson MW, Fennema-Notestine C et al. Alzheimer's Disease Neuroimaging Initiative. Level of executive function influences verbal memory in amnestic mild cognitive impairment and predicts prefrontal and posterior cingulate thickness. Cereb Cortex 2010; 20: 1305–1313

[26] Seo SW, Ahn J, Yoon U et al. Cortical thinning in vascular mild cognitive impairment and vascular dementia of subcortical type. J Neuroimaging 2010; 20: 37–45

[27] Singh V, Chertkow H, Lerch JP, Evans AC, Dorr AE, Kabani NJ. Spatial patterns of cortical thinning in mild cognitive impairment and Alzheimer's disease. Brain 2006; 129: 2885–2893

[28] Dickerson BC, Wolk DA; Alzheimer's Disease Neuroimaging Initiative. MRI cortical thickness biomarker predicts AD-like CSF and cognitive decline in normal adults. Neurology 2012; 78: 84–90

[29] Park H, Yang JJ, Seo J, Lee JM; ADNI. Dimensionality reduced cortical features and their use in predicting longitudinal changes in Alzheimer's disease. Neurosci Lett 2013; 550: 17–22

[30] Jubault T, Gagnon JF, Karama S et al. Patterns of cortical thickness and surface area in early Parkinson's disease. Neuroimage 2011; 55: 462–467

[31] Ibarretxe-Bilbao N, Junque C, Segura B et al. Progression of cortical thinning in early Parkinson's disease. Mov Disord 2012; 27: 1746–1753

[32] Agosta F, Valsasina P, Riva N et al. The cortical signature of amyotrophic lateral sclerosis. PLoS ONE 2012; 7: e42816

[33] Verstraete E, Veldink JH, Hendrikse J, Schelhaas HJ, van den Heuvel MP, van den Berg LH. Structural MRI reveals cortical thinning in amyotrophic lateral sclerosis. J Neurol Neurosurg Psychiatry 2012; 83: 383–388

[34] Tremblay S, De Beaumont L, Henry LC et al. Sports concussions and aging: a neuroimaging investigation. Cereb Cortex 2013; 23: 1159–1166

[35] Lewén A, Li GL, Nilsson P, Olsson Y, Hillered L. Traumatic brain injury in rat produces changes of beta-amyloid precursor protein immunoreactivity. Neuroreport 1995; 6: 357–360

[36] Fineman I, Giza CC, Nahed BV, Lee SM, Hovda DA. Inhibition of neocortical plasticity during development by a moderate concussive brain injury. J Neurotrauma 2000; 17: 739–749

[37] Merkley TL, Bigler ED, Wilde EA, McCauley SR, Hunter JV, Levin HS. Diffuse changes in cortical thickness in pediatric moderate-to-severe traumatic brain

injury. J Neurotrauma 2008; 25: 1343–1345

[38] Wilde EA, McCauley SR, Kelly TM et al. The neurological outcome scale for traumatic brain injury (NOS-TBI): I. construct validity. J Neurotrauma 2010; 27: 983–989

[39] Barnes SR, Haacke EM. Susceptibility-weighted imaging: clinical angiographic applications. Magn Reson Imaging Clin N Am 2009; 17: 47–61

[40] Ashwal S, Babikian T, Gardner-Nichols J, Freier MC, Tong KA, Holshouser BA. Susceptibility-weighted imaging and proton magnetic resonance spectroscopy in assessment of outcome after pediatric traumatic brain injury. Arch Phys Med Rehabil 2006; 87 Suppl 2: S50–S58

[41] Beauchamp MH, Beare R, Ditchfield M et al. Susceptibility-weighted imaging and its relationship to outcome after pediatric traumatic brain injury. Cortex 2013; 49: 591–598

[42] Colbert CA, Holshouser BA, Aaen GS et al. Value of cerebral microhemorrhages detected with susceptibility-weighted MR Imaging for prediction of long-term outcome in children with nonaccidental trauma. Radiology 2010; 256: 898–905

[43] Toth A, Kovacs N, Perlaki G et al. Multi-modal magnetic resonance imaging in the acute and sub-acute phase of mild traumatic brain injury: can we see the difference? J Neurotrauma 2013; 30: 2–10

[44] Hähnel S, Stippich C, Weber I et al. Prevalence of cerebral microhemorrhages in amateur boxers as detected by 3 T MR imaging. AJNR Am J Neuroradiol 2008; 29: 388–391

[45] Hasiloglu ZI, Albayram S, Selcuk H et al. Cerebral microhemorrhages detected by susceptibility-weighted imaging in amateur boxers. AJNR Am J Neuroradiol 2011; 32: 99–102

[46] Helmer KG, Pasternak O, Fredman E et al. Hockey Concussion Education Project, Part 1. Susceptibility-weighted imaging study in male and female ice hockey players over a single season. J Neurosurg 2014; 120: 864–872

[47] Arfanakis K, Cordes D, Haughton VM, Carew JD, Meyerand ME. Independent component analysis applied to diffusion tensor MRI. Magn Reson Med 2002; 47: 354–363

[48] Huang MX, Theilmann RJ, Robb A et al. Integrated imaging approach with MEG and DTI to detect mild traumatic brain injury in military and civilian patients. J Neurotrauma 2009; 26: 1213–1226

[49] Inglese M, Makani S, Johnson G et al. Diffuse axonal injury in mild traumatic brain injury: a diffusion tensor imaging study. J Neurosurg 2005; 103: 298–303

[50] Lipton ML, Gellella E, Lo C et al. Multifocal white matter ultrastructural abnormalities in mild traumatic brain injury with cognitive disability: a voxel-wise analysis of diffusion tensor imaging. J Neurotrauma 2008; 25: 1335–1342

[51] Niogi SN, Mukherjee P, Ghajar J et al. Extent of microstructural white matter injury in postconcussive syndrome correlates with impaired cognitive reaction time: a 3 T diffusion tensor imaging study of mild traumatic brain injury. AJNR Am J Neuroradiol 2008; 29: 967–973

[52] Salmond CH, Menon DK, Chatfield DA, Pickard JD, Sahakian BJ. Changes over time in cognitive and structural profiles of head injury survivors. Neuropsychologia 2006; 44: 1995–1998

[53] Kraus MF, Susmaras T, Caughlin BP, Walker CJ, Sweeney JA, Little DM. White matter integrity and cognition in chronic traumatic brain injury: a diffusion tensor imaging study. Brain 2007; 130: 2508–2519

[54] Rutgers DR, Fillard P, Paradot G, Tadié M, Lasjaunias P, Ducreux D. Diffusion tensor imaging characteristics of the corpus callosum in mild, moderate, and severe traumatic brain injury. AJNR Am J Neuroradiol 2008; 29: 1730–1735

[55] Little AS, Liu S, Beeman S et al. Brain retraction and thickness of cerebral neocortex: an automated technique for detecting retraction-induced anatomic changes using magnetic resonance imaging. Neurosurgery 2010; 67 Suppl Operative: ons277–ons282, discussion ons282

[56] Mayer AR, Ling J, Mannell MV et al. A prospective diffusion tensor imaging study in mild traumatic brain injury. Neurology 2010; 74: 643–650

[57] Koerte IK, Ertl-Wagner B, Reiser M, Zafonte R, Shenton ME. White matter integrity in the brains of professional soccer players without a symptomatic concussion. JAMA 2012; 308: 1859–1861

[58] Koerte IK, Kaufmann D, Hartl E et al. A prospective study of physician-observed concussion during a varsity university hockey season: white matter integrity in ice hockey players. Part 3 of 4. Neurosurg Focus 2012; 33: E3–, 1–7

[59] Niogi SN, Mukherjee P, Ghajar J et al. Structural dissociation of attentional control and memory in adults with and without mild traumatic brain injury. Brain 2008; 131: 3209–3221

[60] Strain J, Didehbani N, Cullum CM et al. Depressive symptoms and white matter dysfunction in retired NFL players with concussion history. Neurology 2013; 81: 25–32

[61] Miles L, Grossman RI, Johnson G, Babb JS, Diller L, Inglese M. Short-term DTI predictors of cognitive dysfunction in mild traumatic brain injury. Brain Inj 2008; 22: 115–122

[62] Pasternak O, Sochen N, Gur Y, Intrator N, Assaf Y. Free water elimination and mapping from diffusion MRI. Magn Reson Med 2009; 62: 717–730

[63] Pasternak O, Koerte IK, Bouix S et al. Hockey Concussion Education Project, Part 2. Microstructural white matter alterations in acutely concussed ice hockey players: a longitudinal free-water MRI study. J Neurosurg 2014; 120: 873–881

[64] Lin AP, Liao HJ, Merugumala SK, Prabhu SP, Meehan WP, III, Ross BD. Metabolic imaging of mild traumatic brain injury. Brain Imaging Behav 2012; 6: 208–223

[65] Garnett MR, Blamire AM, Corkill RG, Cadoux-Hudson TA, Rajagopalan B, Styles P. Early proton magnetic resonance spectroscopy in normal-appearing brain correlates with outcome in patients following traumatic brain injury. Brain 2000; 123: 2046–2054

[66] Govindaraju V, Gauger GE, Manley GT, Ebel A, Meeker M, Maudsley AA. Volumetric proton spectroscopic imaging of mild traumatic brain injury. AJNR Am J Neuroradiol 2004; 25: 730–737

[67] Henry LC, Tremblay S, Leclerc S et al. Metabolic changes in concussed American football players during the acute and chronic post-injury phases. BMC Neurol 2011; 11: 105

[68] Sivák S, Bittšanský M, Grossmann J et al. Clinical correlations of proton magnetic resonance spectroscopy findings in acute phase after mild traumatic brain injury. Brain Inj 2014; 28: 1–346

[69] Vagnozzi R, Signoretti S, Cristofori L et al. Assessment of metabolic brain damage and recovery following mild traumatic brain injury: a multicentre, proton magnetic resonance spectroscopic study in concussed patients. Brain 2010; 133: 3232–3242

[70] Vagnozzi R, Signoretti S, Tavazzi B et al. Temporal window of metabolic brain vulnerability to concussion: a pilot $^1$H-magnetic resonance spectroscopic study in concussed athletes–part III. Neurosurgery 2008; 62: 1286–1296

[71] Maugans TA, Farley C, Altaye M, Leach J, Cecil KM. Pediatric sports-related concussion produces cerebral blood flow alterations. Pediatrics 2012; 129: 28–37

[72] Chamard E, Lassonde M, Henry L et al. Neurometabolic and microstructural alterations following a sports-related concussion in female athletes. Brain Inj 2013; 27: 1038–1046

[73] Kierans AS, Kirov II, Gonen O et al. Myoinositol and glutamate complex neurometabolite abnormality after mild traumatic brain injury. Neurology 2014; 82: 521–528

[74] Cecil KM, Hills EC, Sandel ME et al. Proton magnetic resonance spectroscopy for detection of axonal injury in the splenium of the corpus callosum of brain-injured patients. J Neurosurg 1998; 88: 795–801

[75] Cimatti M. Assessment of metabolic cerebral damage using proton magnetic resonance spectroscopy in mild traumatic brain injury. J Neurosurg Sci 2006; 50: 83–88

[76] Cohen BA, Inglese M, Rusinek H, Babb JS, Grossman RI, Gonen O. Proton MR spectroscopy and MRI-volumetry in mild traumatic brain injury. AJNR Am J Neuroradiol 2007; 28: 907–913

[77] Ashwal S, Holshouser B, Tong K et al. Proton spectroscopy detected myoinositol in children with traumatic brain injury. Pediatr Res 2004; 56: 630–638

[78] Sarmento E, Moreira P, Brito C, Souza J, Jevoux C, Bigal M. Proton spectroscopy in patients with post-traumatic headache attributed to mild head injury. Headache 2009; 49: 1345–1352

[79] Hetherington HP, Hamid H, Kulas J et al. MRSI of the medial temporal lobe at 7 T in explosive blast mild traumatic brain injury. Magn Reson Med 2014; 71: 1358–1367

[80] Davie CA, Pirtosek Z, Barker GJ, Kingsley DP, Miller PH, Lees AJ. Magnetic resonance spectroscopic study of parkinsonism related to boxing. J Neurol Neurosurg Psychiatry 1995; 58: 688–691

[81] Lin AP et al. Changes in the neurochemistry of athletes with repetitive brain trauma: preliminary results using localized correlated spectroscopy. Alzheimers Res Ther 2015; 7: 13

[82] Greicius MD, Krasnow B, Reiss AL, Menon V. Functional connectivity in the resting brain: a network analysis of the default mode hypothesis. Proc Natl Acad Sci USA 2003; 100: 253–258

[83] Damoiseaux JS, Rombouts SA, Barkhof F et al. Consistent resting-state networks across healthy subjects. Proc Natl Acad Sci U S A 2006; 103: 13848–13853

[84] Biswal BB, Mennes M, Zuo XN et al. Toward discovery science of human brain function. Proc Natl Acad Sci U S A 2010; 107: 4734–4739

[85] Buckner RL, Andrews-Hanna JR, Schacter DL. The brain's default network:

anatomy, function, and relevance to disease. Ann N Y Acad Sci 2008; 1124: 1–38

[86] Buckner RL, Vincent JL. Unrest at rest: default activity and spontaneous network correlations. Neuroimage 2007; 37: 1091–1096, discussion 1097–1099

[87] Filippini N, MacIntosh BJ, Hough MG et al. Distinct patterns of brain activity in young carriers of the APOE-epsilon4 allele. Proc Natl Acad Sci U S A 2009; 106: 7209–7214

[88] Raichle ME, MacLeod AM, Snyder AZ, Powers WJ, Gusnard DA, Shulman GL. A default mode of brain function. Proc Natl Acad Sci U S A 2001; 98: 676–682

[89] Raichle ME, Snyder AZ. A default mode of brain function: a brief history of an evolving idea. Neuroimage 2007; 37: 1083–1090, discussion 1097–1099

[90] Fox MD, Raichle ME. Spontaneous fluctuations in brain activity observed with functional magnetic resonance imaging. Nat Rev Neurosci 2007; 8: 700–711

[91] Shulman RG, Rothman DL, Behar KL, Hyder F. Energetic basis of brain activity: implications for neuroimaging. Trends Neurosci 2004; 27: 489–495

[92] Hampson M, Driesen NR, Skudlarski P, Gore JC, Constable RT. Brain connectivity related to working memory performance. J Neurosci 2006; 26: 13338–13343

[93] He BJ, Snyder AZ, Vincent JL, Epstein A, Shulman GL, Corbetta M. Breakdown of functional connectivity in frontoparietal networks underlies behavioral deficits in spatial neglect. Neuron 2007; 53: 905–918

[94] Ferrarelli F, Massimini M, Sarasso S et al. Breakdown in cortical effective connectivity during midazolam-induced loss of consciousness. Proc Natl Acad Sci U S A 2010; 107: 2681–2686

[95] Kelly AM, Uddin LQ, Biswal BB, Castellanos FX, Milham MP. Competition between functional brain networks mediates behavioral variability. Neuroimage 2008; 39: 527–537

[96] Wirth M, Jann K, Dierks T, Federspiel A, Wiest R, Horn H. Semantic memory involvement in the default mode network: a functional neuroimaging study using independent component analysis. Neuroimage 2011; 54: 3057–3066

[97] Smits M, Dippel DW, Houston GC et al. Postconcussion syndrome after minor head injury: brain activation of working memory and attention. Hum Brain Mapp 2009; 30: 2789–2803

[98] Gosselin N, Bottari C, Chen JK et al. Electrophysiology and functional MRI in post-acute mild traumatic brain injury. J Neurotrauma 2011; 28: 329–341

[99] Matthews SC, Strigo IA, Simmons AN, O'Connell RM, Reinhardt LE, Moseley SA. A multimodal imaging study in U.S. veterans of Operations Iraqi and Enduring Freedom with and without major depression after blast-related concussion. Neuroimage 2011; 54 Suppl 1: S69–S75

[100] Matthews S, Simmons A, Strigo I. The effects of loss versus alteration of consciousness on inhibition-related brain activity among individuals with a history of blast-related concussion. Psychiatry Res 2011; 191: 76–79

[101] Han K, Mac Donald CL, Johnson AM et al. Disrupted modular organization of resting-state cortical functional connectivity in U.S. military personnel following concussive 'mild' blast-related traumatic brain injury. Neuroimage 2014; 84: 76–96

[102] Palacios EM, Sala-Llonch R, Junque C et al. Resting-state functional magnetic resonance imaging activity and connectivity and cognitive outcome in traumatic brain injury. JAMA Neurol 2013; 70: 845–851

[103] Sours C, Zhuo J, Janowich J, Aarabi B, Shanmuganathan K, Gullapalli RP. Default mode network interference in mild traumatic brain injury: a pilot resting state study. Brain Res 2013; 1537: 201–215

[104] Zhou Y, Milham MP, Lui YW et al. Default-mode network disruption in mild traumatic brain injury. Radiology 2012; 265: 882–892

[105] Monti JM, Voss MW, Pence A, McAuley E, Kramer AF, Cohen NJ. History of mild traumatic brain injury is associated with deficits in relational memory, reduced hippocampal volume, and less neural activity later in life. Front Aging Neurosci 2013; 5: 41

[106] Kato T, Nakayama N, Yasokawa Y, Okumura A, Shinoda J, Iwama T. Statistical image analysis of cerebral glucose metabolism in patients with cognitive impairment following diffuse traumatic brain injury. J Neurotrauma 2007; 24: 919–926

[107] García-Panach J, Lull N, Lull JJ et al. A voxel-based analysis of FDG-PET in traumatic brain injury: regional metabolism and relationship between the thalamus and cortical areas. J Neurotrauma 2011; 28: 1707–1717

[108] Gross H, Kling A, Henry G, Herndon C, Lavretsky H. Local cerebral glucose metabolism in patients with long-term behavioral and cognitive deficits following mild traumatic brain injury. J Neuropsychiatry Clin Neurosci 1996; 8: 324–334

[109] Chen SH, Kareken DA, Fastenau PS, Trexler LE, Hutchins GD. A study of persistent post-concussion symptoms in mild head trauma using positron emission tomography. J Neurol Neurosurg Psychiatry 2003; 74: 326–332

[110] Humayun MS, Presty SK, Lafrance ND et al. Local cerebral glucose abnormalities in mild closed head injured patients with cognitive impairments. Nucl Med Commun 1989; 10: 335–344

[111] Provenzano FA, Jordan B, Tikofsky RS, Saxena C, Van Heertum RL, Ichise M. F-18 FDG PET imaging of chronic traumatic brain injury in boxers: a statistical parametric analysis. Nucl Med Commun 2010; 31: 952–957

[112] Peskind ER, Petrie EC, Cross DJ et al. Cerebrocerebellar hypometabolism associated with repetitive blast exposure mild traumatic brain injury in 12 Iraq war veterans with persistent post-concussive symptoms. Neuroimage 2011; 54 Suppl 1: S76–S82

[113] Mendez MF, Owens EM, Reza Berenji G, Peppers DC, Liang LJ, Licht EA. Mild traumatic brain injury from primary blast vs. blunt forces: post-concussion consequences and functional neuroimaging. NeuroRehabilitation 2013; 32: 397–407

[114] McKee AC, Stern RA, Nowinski CJ et al. The spectrum of disease in chronic traumatic encephalopathy. Brain 2013; 136: 43–64

[115] McKee AC, Cantu RC, Nowinski CJ et al. Chronic traumatic encephalopathy in athletes: progressive tauopathy after repetitive head injury. J Neuropathol Exp Neurol 2009; 68: 709–735

[116] Small GW, Kepe V, Siddarth P et al. PET scanning of brain tau in retired National Football League players: preliminary findings. Am J Geriatr Psychiatry 2013; 21: 138–144

[117] Shoghi-Jadid K, Small GW, Agdeppa ED et al. Localization of neurofibrillary tangles and beta-amyloid plaques in the brains of living patients with Alzheimer's disease. Am J Geriatr Psychiatry 2002; 10: 24–35

[118] Zhang W, Arteaga J, Cashion DK et al. A highly selective and specific PET tracer for imaging of tau pathologies. J Alzheimers Dis 2012; 31: 601–612

[119] Shao X, Carpenter GM, Desmond TJ et al. Evaluation of [$^{11}$C]N-methyl lansoprazole as a radiopharmaceutical for PET imaging of tau neurofibrillary tangles. ACS Med Chem Lett 2012; 3: 936–941

[120] Shoup TM, Yokell DL, Rice PA et al. A concise radiosynthesis of the tau radiopharmaceutical, [$^{18}$F]T807. J Labelled Comp Radiopharm 2013; 56: 736–740

[121] Chien DT, Bahri S, Szardenings AK et al. Early clinical PET imaging results with the novel PHF-tau radioligand [F-18]-T807. J Alzheimers Dis 2013; 34: 457–468

[122] Folkersma H, Boellaard R, Yaqub M et al. Widespread and prolonged increase in (R)-$^{11}$C-PK11195 binding after traumatic brain injury. J Nucl Med 2011; 52: 1235–1239

[123] Ramlackhansingh AF, Brooks DJ, Greenwood RJ et al. Inflammation after trauma: microglial activation and traumatic brain injury. Ann Neurol 2011; 70: 374–383

[124] Yanamoto K, Yamasaki T, Kumata K et al. Evaluation of N-benzyl-N-[$^{11}$C] methyl-2-(7-methyl-8-oxo-2-phenyl-7,8-dihydro-9H-purin-9-yl)acetamide ([$^{11}$C]DAC) as a novel translocator protein (18 kDa) radioligand in kainic acid-lesioned rat. Synapse 2009; 63: 961–971

[125] Abu-Judeh HH, Singh M, Masdeu JC, Abdel-Dayem HM. Discordance between FDG uptake and technetium-99m-HMPAO brain perfusion in acute traumatic brain injury. J Nucl Med 1998; 39: 1357–1359

[126] Gowda NK, Agrawal D, Bal C et al. Technetium Tc-99 m ethyl cysteinate dimer brain single-photon emission CT in mild traumatic brain injury: a prospective study. AJNR Am J Neuroradiol 2006; 27: 447–451

[127] Audenaert K, Jansen HM, Otte A et al. Imaging of mild traumatic brain injury using $^{57}$Co and 99mTc HMPAO SPECT as compared to other diagnostic procedures. Med Sci Monit 2003; 9: MT112–MT117

[128] Hofman PA, Stapert SZ, van Kroonenburgh MJ, Jolles J, de Kruijk J, Wilmink JT. MR imaging, single-photon emission CT, and neurocognitive performance after mild traumatic brain injury. AJNR Am J Neuroradiol 2001; 22: 441–449

[129] Gray BG, Ichise M, Chung DG, Kirsh JC, Franks W. Technetium-99m-HMPAO SPECT in the evaluation of patients with a remote history of traumatic brain injury: a comparison with x-ray computed tomography. J Nucl Med 1992; 33: 52–58

[130] Ichise M, Chung DG, Wang P, Wortzman G, Gray BG, Franks W. Technetium-99m-HMPAO SPECT, CT and MRI in the evaluation of patients with chronic traumatic brain injury: a correlation with neuropsychological performance. J Nucl Med 1994; 35: 217–226

[131] Kant R, Smith-Seemiller L, Isaac G, Duffy J. Tc-HMPAO SPECT in persistent post-concussion syndrome after mild head injury: comparison with MRI/CT. Brain Inj 1997; 11: 115–124

[132] Lewine JD, Davis JT, Bigler ED et al. Objective documentation of traumatic brain injury subsequent to mild head trauma: multimodal brain imaging with MEG, SPECT, and MRI. J Head Trauma Rehabil 2007; 22: 141–155

[133] Bonne O, Gilboa A, Louzoun Y et al. Cerebral blood flow in chronic symptomatic mild traumatic brain injury. Psychiatry Res 2003; 124: 141–152

[134] Umile EM, Plotkin RC, Sandel ME. Functional assessment of mild traumatic brain injury using SPECT and neuropsychological testing. Brain Inj 1998; 12:

577–594

[135] Umile EM, Sandel ME, Alavi A, Terry CM, Plotkin RC. Dynamic imaging in mild traumatic brain injury: support for the theory of medial temporal vulnerability. Arch Phys Med Rehabil 2002; 83: 1506–1513

[136] Amen DG, Newberg A, Thatcher R et al. Impact of playing American professional football on long-term brain function. J Neuropsychiatry Clin Neurosci 2011; 23: 98–106

[137] Amen DG, Wu JC, Taylor D, Willeumier K. Reversing brain damage in former NFL players: implications for traumatic brain injury and substance abuse rehabilitation. J Psychoactive Drugs 2011; 43: 1–5

[138] Belanger HG, Vanderploeg RD, Curtiss G, Warden DL. Recent neuroimaging techniques in mild traumatic brain injury. J Neuropsychiatry Clin Neurosci 2007; 19: 5–20

[139] Wortzel HS, Filley CM, Anderson CA, Oster T, Arciniegas DB. Forensic applications of cerebral single photon emission computed tomography in mild traumatic brain injury. J Am Acad Psychiatry Law 2008; 36: 310–322

[140] Jacobs A, Put E, Ingels M, Put T, Bossuyt A. One-year follow-up of technetium-99m-HMPAO SPECT in mild head injury. J Nucl Med 1996; 37: 1605–1609

[141] Bouix S, Pasternak O, Rathi Y, Pelavin PE, Zafonte R, Shenton ME. Increased gray matter diffusion anisotropy in patients with persistent post-concussive symptoms following mild traumatic brain injury. PLoS ONE 2013; 8: e66205

# 第十二部分

## 内分泌和毒素相关性痴呆

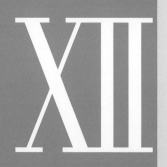

# 第 33 章　内分泌、代谢性、毒素和药物相关性痴呆

Sangam G. Kanekar，Brian S. Bentley

痴呆造成的经济负担巨大,确定痴呆的确切病因,可以制订更有针对性的治疗方案,并准确评估预后。15%~20%的痴呆病例是可逆或可预防的。由内分泌、代谢性、营养性、毒性和药物相关病因引起的痴呆,其确切发病率很难估计。

这些病因开始被越来越多的人所关注,因为通过恰当的治疗这些情况可预防或逆转。一些内分泌疾病和营养缺乏症可类似痴呆,特别是出现快速进展性痴呆的年轻患者,需要仔细观察。肝、肾衰竭引起的代谢紊乱可致神经毒性和认知能力下降;部分毒素如砷、汞、铝、锂或铅等也可导致认知能力下降;慢性药物也是痴呆症的其他潜在原因,特别是治疗老年患者中枢神经系统(central nervous system,CNS)疾病的药物(抗胆碱能药、抗癫痫药、抗帕金森病药)。本章将讨论由内分泌、代谢、营养、毒素和药物相关原因引起的各种常见、少见痴呆的临床及影像学表现(▶图表 33.1)。

**表 33.1　不可逆性痴呆的常见原因:内分泌疾病、代谢性疾病、营养不良和毒素**

| 内分泌疾病 | 甲状腺功能减低 |
| --- | --- |
| | 甲状腺功能亢进 |
| | 桥本脑病 |
| | 甲状旁腺功能减低和亢进 |
| | 垂体功能低下 |
| | 库欣综合征 |
| | 艾迪生氏病 |
| | 低血糖 2 型糖尿病 |
| 代谢性疾病 | 尿毒症性脑病 |
| | 透析失衡综合征 |
| | 透析性痴呆 |
| | 肝性脑病 |
| | 肝或门静脉系统性脑病 |
| | 电解质失衡 |
| | 卟啉症 |
| 营养不良 | 韦尼克-科尔萨科夫综合征 |
| | 烟酸缺乏症引起的皮疹 |
| | 维生素 $B_{12}$ 缺乏症 |
| 毒素 | 酒精相关性痴呆 |
| | 重金属中毒 |
| | 一氧化碳中毒 |
| | 毒品和药物 |

## 33.1　内分泌疾病

多种内分泌异常可导致 CNS 功能紊乱,可能是由于激素对 CNS 的直接影响,或是通过各种电解质或免疫介导过程产生的间接影响。

### 33.1.1　甲状腺激素和认知障碍

急、慢性甲状腺功能障碍可导致认知能力下降和痴呆,甲状腺功能亢进和减退可在大脑递质水平影响脑功能,导致各种神经精神和认知症状。甲亢多见于女性,可表现为肌病、周围神经病变、运动障碍、癫痫、眼肌麻痹,伴有注意力、记忆力和视觉空间缺陷。甲减可引起周围神经病变、肌病、共济失调、小脑症状、黏液水肿、抑郁和额叶-皮质下型痴呆综合征,也可表现注意力、近期记忆和抽象思维缺陷。

甲状腺激素(thyroid hormones,TH)[T3 和 T4]对脑细胞的发育、成熟以及胆碱功能的维持至关重要,THs 主要通过改变氧耗以及蛋白质、脂肪、碳水化合物和维生素代谢的变化来调节所有代谢途径。星形胶质细胞表达 TH 受体,对葡萄糖的转运依赖 THs,并表达特异性结构蛋白。THs 对特定脑区的影响非常大,特别是海马(CA3 和 CA2 区)、皮质、前脑基底部和小脑区,可影响神经递质(乙酰胆碱和胆碱能)功能和神经生长因子[1]。THs 缺乏会对突触连接产生不利影响并减少髓鞘形成。

TH 水平过低被认为可增加淀粉样前体蛋白的表达,进而增加 A-β 产物,甲减被认为是老年人继发性痴呆的可逆原因,因此甲状腺功能是痴呆患者必须做的常规检查[1]。颅脑 CT 和 MRI 常不敏感,单光子发射计算机断层成像(single-photon emission computed tomography,SPECT)/正电子发射断层成像(positron emission tomography,PET)可显示额颞顶叶皮质代谢减低(▶图 33.1)。确诊要通过激素测定和临床检查。

### 33.1.2　桥本脑病

桥本脑病(Hashimoto encephalopathy,HE)是一种与桥本甲状腺炎相关的少见神经系统综合征,其病理生理学改变尚不完全清楚,因常与其他免疫性疾病关联,故推测其病因可能是自身免疫,免疫复合物沉积在血管上,导致脑微血管破坏和脑微结构损伤。HE 以多种神经心理症状为特征,包括认知和/或意识恶化、

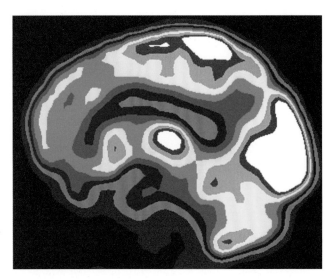

图33.1 甲状腺功能减退症。氟脱氧葡萄糖-正电子发射断层扫描矢状位图像,显示额叶代谢减低,其余脑叶摄取正常

性格改变、癫痫发作和肌阵挛。HE 作为一种可治疗的痴呆,近期受到了越来越多的关注。包括两种类型:急性脑病型,约占 25%,表现为局灶性神经功能缺陷和不同程度的认知功能障碍及意识障碍;弥漫进展型,约占 75%,表现为认知能力缓慢下降、痴呆和意识混乱[2]。

约半数 HE 患者 MRI 表现正常,其余 MRI 表现各异,从缺血性病变、脱髓鞘、血管源性水肿到脑萎缩,最常见的表现为:全脑萎缩、T2WI 和 FLAIR 图像上皮质下白质弥漫高信号和硬脑膜强化[3];白质高信号和萎缩也可见于小脑;颞叶内侧和基底节偶见受累;扩散加权成像(diffusion-weighted imaging,DWI)显示上述区域扩散受限且可逆;磁共振波谱成像(magnetic resonance spectroscopy,MRS)显示受累区域 N-乙酰天门冬氨酸(N-Acetyl aspartate,NAA)和胆碱(choline,Cho)降低;影像学异常可在类固醇及其他免疫抑制剂治疗后消失。SPECT 显示多个脑区血流量非特异性减少,PET 为非特异性低代谢。血清抗甲状腺抗体水平升高支持桥本甲状腺炎的诊断。

### 33.1.3 库欣综合征

库欣综合征是以持续性高皮质醇血症为特征的内分泌疾病,由内源性皮质醇分泌过多或外源性类固醇药物治疗引起。库欣综合征在脑部最显著的病理改变是萎缩[4,5]。血管通透性改变、钠水利尿剂以及皮质醇分解等联合作用下导致的人体失水,是脑萎缩的主要原因。糖皮质激素不仅影响脑结构,还影响脑内神经递质系统,抑制脑磷脂生成、调节神经递质系统、影响 5-羟色胺合成、增加去甲肾上腺素的摄取以及调节许多脑区的可塑性和回路[4]。

临床表现包括:注意力不集中、记忆困难、短期和长期逻辑记忆能力缺陷、以及可能相关的注意力、语言、视觉空间和推理缺陷。同样,艾迪生综合征患者也可患有痴呆症,伴易激惹、精神病、淡漠、疲劳和抑郁。

影像学上除广泛萎缩外,还有研究报道 MRI 上的海马改变。在慢性期,MRI 可见海马硬化的相关表现,病理学特征是海马 CA-1 区和下丘脑区神经元的丢失及胶质增生。(▶图 33.2);MRS 显示 NAA/Cho 和 NAA/肌酐(Cr)比值的降低,提示颞叶神经元丢失。

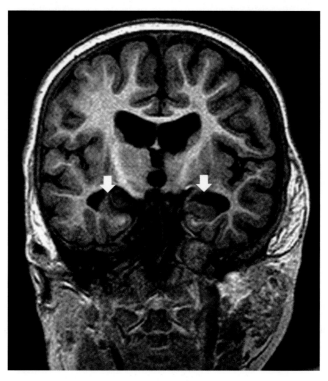

图33.2 库欣氏综合征伴记忆丧失。冠状位 T1WI 显示双侧海马中度萎缩(箭)

### 33.1.4 甲状旁腺病

甲状旁腺功能减退和功能亢进患者均可出现认知障碍,主要是由于游离钙离子的紊乱[5]。甲状旁腺功能亢进患者表现全身无力、疲劳、易怒、嗜睡、情绪低落和记忆减退;甲状旁腺功能减退(特发性或获得性)和假性甲状旁腺功能减退症(家族性疾病)罕见,主要表现为强直、癫痫发作、锥体外系征象、肌张力障碍、共济失调和痴呆[5]。甲状旁腺功能紊乱患者导致痴呆的确切机制尚不清楚,但推测是由于钙离子代谢紊乱影响高级皮质功能,此外,脑脊液中总钙和离子钙浓度的增高会破坏 BBB 功能。CT、MRI 和 X 线片显示基底节区钙盐沉积,偶尔也见于丘脑和小脑(▶图 33.3)。fMRI 显示扣带回、双侧额上、下回皮质、前颞

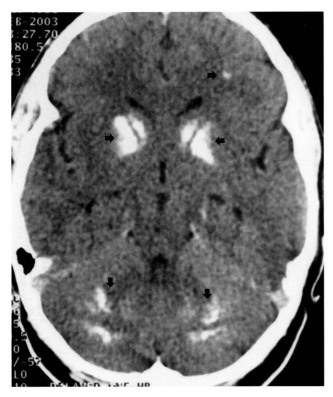

图 33.3　甲状旁腺功能亢进症。轴位 CT 显示双侧基底节、小脑和左侧额叶皮质下白质的致密钙盐沉积（黑箭）

叶皮质、中央前、后回和顶叶皮质局部脑血流量显著减低。通过生化分析最终确定诊断。

### 33.1.5　低血糖和 2 型糖尿病

众所周知，糖尿病患者罹患痴呆的风险会增加[5]，但其确切原因和机制仍有争议。低血糖是糖尿病患者治疗中的常见现象，频发低血糖事件被认为会减少营养物质向大脑的输送，下调神经可塑性的多种标志物，并增加神经毒性物质谷氨酸的含量；严重低血糖可致神经系统永久性后遗改变，包括神经元死亡，从而进一步加速痴呆的进程[5]。这种损伤易影响海马 CA-1 区、齿状回和颗粒细胞区的神经元受体，这些是负责学习和记忆的关键脑区。此外，相关的脑血管疾病和高胰岛素血症可进一步加剧认知能力的下降。

MRI 能敏感的识别低血糖引起的病理改变。在急性期，DWI 显示双侧大脑皮质、海马和深部灰质核团扩散受限，相应 ADC 值减低（▶图 33.4）；在晚期，这些区域表现为 T2 和 FLAIR 高信号，并伴轻至中度萎缩改变。

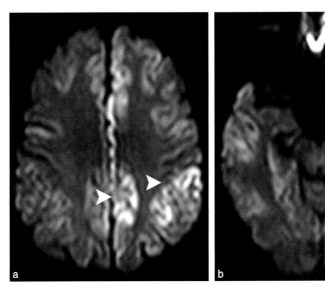

图 33.4　急性低血糖症。（a），（b）轴位 DWI，显示左侧额叶、顶叶和颞叶脑回和皮质下白质扩散受限（箭头）

## 33.2　代谢性疾病

### 33.2.1　尿毒症脑病

流行病学数据显示，老年人群慢性肾病的发病率迅速上升，60 岁以上人群中 3 期肾病患者的比例超过 25%（美国卫生机构，2012 年）[6]。原发性 CNS 损害的

老年患者中肾病发病率的上升，提高了对尿毒症性脑病诊断的认识。影像表现结合相应的生化改变有助于鉴别尿毒症性脑病与其他神经退行性疾病。

CT 对尿毒症性脑病的诊断价值有限。慢性尿毒症期的典型 CT 表现为脑萎缩及继发的脑室扩张。MRI 是急性尿毒症患者的首选影像检查方法，通常可见皮质水肿或基底节水肿两种类型[7]。皮质及邻近白质水肿呈现 T2WI、FLAIR 高信号，T1WI 表现为相应的可逆性低信号（▶图 33.5）；这种表现与可逆性后部白质脑病综合征（posterior reversible encephalopathy syndrome，PRES）相似，二者可能相关。基底节型水肿主要累及双侧纹状体和苍白球，表现为血管源性水肿

高信号[8]，透析后水肿消退是尿毒症脑病的特征表现。虽然这两种水肿类型的确切病理生理学机制尚不清楚，但推测可能是多种机制联合作用的结果，包括尿毒症毒素（如甲状旁腺激素）所致的细胞代谢受损，加之一些血管区域易受缺血影响。

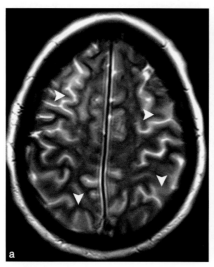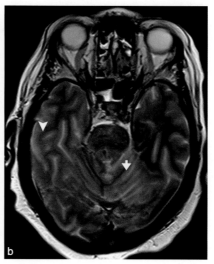

**图 33.5**　尿毒症脑病。(a),(b)轴位 T2WI 像显示脑回水肿，以及由脑回水肿引起的轻度脑沟闭塞（箭头）。沿着小脑叶（箭）也可见类似的改变

## 33.2.2　透析失衡综合征

透析失衡综合征（dialysis disequilibrium syndrome，DDS）是肾功能受损患者的另一种代谢紊乱，也可发展至脑水肿。血尿素氮（blood urea nitrogen，BUN）明显升高的患者经血液透析肾脏替代治疗后，尿素水平迅速下降，导致血浆渗透压降低，跨膜渗透梯度增加，水分子向细胞内移动，出现影像学上可逆性的脑水肿；另一种机制，认为是由于细胞内 pH 值的降低导致脑渗透压增加和水肿。DDS 通常出现在患者透析不久或结束后，常表现为头痛、头晕或呕吐。其影像学表现从弥漫性脑水肿到双侧白质斑片状 T2WI 和 FLAIR 高信号，提示脑含水量增加[9]。新的透析方案使 DDS 发生率有所改善，但患者高龄、首次透析治疗、既往存在神经系统疾患、严重的代谢性酸中毒和 BUN 水平>175mg/dl 等仍是公认的危险因素。需要注意，DDS 与透析相关的渗透性脱髓鞘综合征不同，后者发生在电解质快速转移后，导致脑桥中央髓鞘溶解，脑桥外病变也可出现。

## 33.2.3　透析性痴呆

透析使肾病患者的生存时间延长，对慢性透析相关并发症的增加也逐渐重视起来[10]。透析性痴呆最初是由透析液磷酸盐黏合剂、氢氧化铝在皮质中累积

造成的[11]，随着透析的改善和新型黏合剂的研制，透析性痴呆的发生率有所降低。皮质萎缩是其常见的影像学表现（▶图 33.6）。研究表明，出现认知或运动障碍的慢性透析患者存在脑代谢物浓度的异常，MRS 显示皮质灰质内肌醇（myoinositol，Myo）峰显著升高和 Myo/Cr 比值增加。DTI 研究发现患者白质 FA 值降低，可能是微观结构损害的结果[12]。

## 33.2.4　肝性脑病

晚期肝病患者可出现以神经精神症状为特征的可逆性脑功能障碍综合征，称为肝性脑病（hepatic encephalopathy，HepE），被认为是由于血氨水平升高及其相关的神经毒性引起[13]，最终诊断主要是通过临床和实验室检查结果异常。HepE 最常见的影像表现为双侧基底节区对称性 T1WI 高信号，最常见于苍白球，继发于锰沉积及其顺磁效应（▶图 33.7）；MRS 研究显示：HepE 的严重程度与谷氨酰胺/谷氨酸峰值的增加有关[14]，且谷氨酰胺/谷氨酸峰值在肝移植治疗后可逆转；与其他代谢性神经退行性疾病一样，HepE 患者易发生弥漫性脑水肿和脑白质含水量的细微变化；在 MRI 上，除 FLAIR 和 DWI 外，磁化传递成像（magnetization transfer，MT）对脑水肿也非常敏感，表现 MT 比值轻度下降，尤其是顶叶和额叶[15]；也可见沿皮质脊髓束走形的 T2WI 高信号，表明存在轻度水肿。

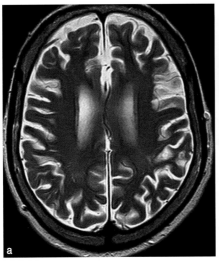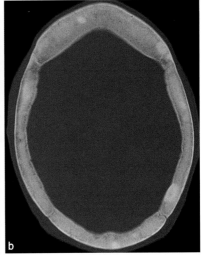

图 33.6　男性,47 岁,透析性痴呆。( a )轴位 T2WI 显示脑沟普遍加深,与患者年龄不符。( b )轴位 CT 图像(骨窗)显示颅骨弥漫性增厚、硬化

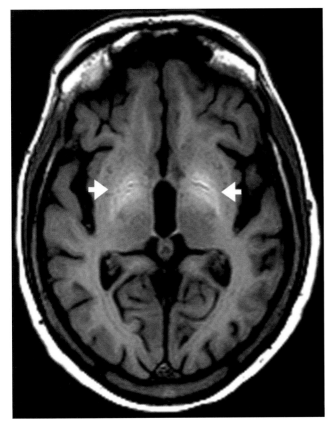

图 33.7　肝性脑病。轴位 T1WI 像显示双侧豆状核典型的弥漫性高信号(箭)

## 33.3　营养不良

### 33.3.1　韦尼克-科尔萨科夫综合征

营养缺乏常导致神经系统后遗症,Wernicke-Korsakoff 综合征( Wernicke-Korsakoff syndrome ,WKS )就

是一种由于维生素 $B_1$ 摄入不足引起的较常见疾病,常与酗酒有关,也可见于恶性肿瘤、全胃肠外营养、腹部手术、妊娠子痫、血液透析患者,或使个体易于发生慢性营养不良状态的任何情况。通常,WKS 包括两种不同的综合征:一种是急性起病,表现为意识错乱和共济失调,称为 Wernicke 脑病( Wernicke encephalopathy ,WE );另一种是慢性痴呆,伴有幻想症和精神症状,称为 Korsakoff 综合征( Korsakoff syndrome ,KS )。Korsakoff 精神病( Korsakoff psychosis ,KP )常与酒精性痴呆混淆,但 KP 不是痴呆,而是一种纯粹的遗忘症,短期记忆严重受损,长期记忆和其它智力功能正常。

在硫胺素缺乏的状态下,无法调节渗透梯度而破坏血脑屏障( blood-brain barrier ,BBB ),导致细胞毒性水肿,最终造成代谢需求最高的区域神经元永久性丢失。WE 典型三联征包括共济失调、眼球活动异常和眼肌麻痹,但多数患者症状不典型,最常见的初始症状是非特异性精神状态改变。

WE 的急性发作期,典型影像特征为丘脑内侧、乳头体、顶盖、脑室周围和导水管周围灰质的局灶性水肿性病变,在 T2WI 和 FLAIR 图像上呈双侧对称性高信号[16]( ▶ 图 33.8 ),DWI 表现扩散受限,增强检查丘脑和乳头体常表现强化,该征象常见于酒精性 WE ,而非酒精性 WE 少见[17];小脑轻度萎缩,并伴齿状核高信号。

持续的硫胺素缺乏造成疾病进展,导致弥漫性脑萎缩、脑室扩大以及乳头体萎缩,定量 MRI 可显示 KS 患者乳头体、内侧丘脑和胼胝体膝部的体积明显缩小。PET 和 fMRI 可用于确定 KS 患者记忆功能的损害,18F-氟代脱氧葡萄糖( fluorodeoxyglucose ,FDG )

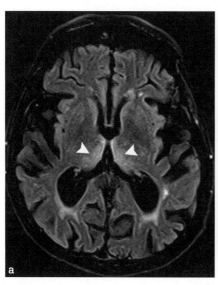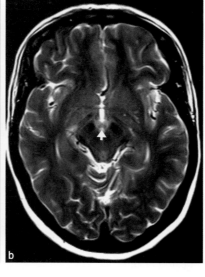

图 33.8 酒精性脑病。轴位（a）FLAIR 序列和（b）T2WI 显示丘脑内侧（箭头）和乳头体（箭）对称性高信号

PET 发现间脑灰质代谢明显减低,表明间脑-边缘回路中断。MRS 研究显示,KS 患者丘脑和小脑的 NAA/Cr 比值降低,而乳酸峰值高[18]。

### 33.3.2 维生素 B12 缺乏症

维生素 B12（钴胺素）缺乏常继发于恶性贫血、疟疾或先天性 B12 代谢缺陷,可出现神经系统症状,包括进行性运动和感觉缺陷、共济失调及认知障碍。B12 缺乏最常见的表现是亚急性联合变性（subacute com-bined degeneration,SCD）,由于 SCD 脊髓后索、侧索的退变,患者逐渐出现渐进发展的四肢无力、麻木和感觉异常;病理学显示髓鞘肿胀、脱髓鞘、沃勒变性和神经胶质增生;颈、胸段 MRI 显示疾病早期脊髓肿胀,脊髓后索和侧索呈 T2WI 高信号。（▶图 33.9）。B12 缺乏引起的脑改变尚未得到广泛研究,但已确定在 T2WI 像上可见多灶性白质高信号和萎缩[19]。母亲为恶性贫血患者的新生儿可有严重的弥漫性脑萎缩及中度脑室扩大,经适当替代治疗后,上述改变常可逆转[20]。

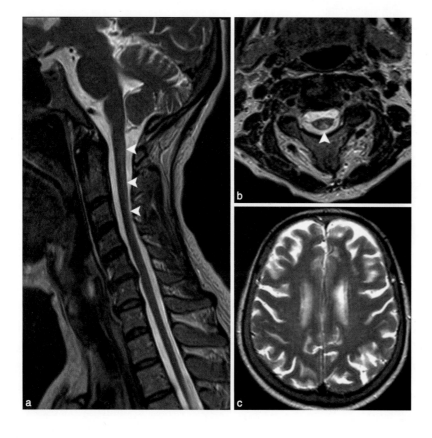

图 33.9 男性,51 岁,素食主义者,进行性肢体无力和轻度认知能力下降。颈椎（a）矢状位和（b）轴位 T2WI 像显示脊髓后索（箭头）高信号。（c）脑部轴位 T2WI 显示脑实质轻度萎缩

## 33.4　毒素

### 33.4.1　酒精相关性痴呆

"精神疾病诊断和统计手册Ⅳ"[21]标准明确指出：酒精相关性痴呆(alcohol-related dementia，ARD)特指在停止饮酒后患者认知和功能仍持续下降，并排除痴呆症的所有其他原因。文献中 ARD 的确切发病率和患病率各不相同，据养老院的流行病学研究报道，ARD 占所有痴呆的 10%~24%。

ARD 的临床表现与其他类型痴呆相似，包括记忆障碍、语言障碍和无法执行复杂运动任务，发病年龄较小(<60 岁)，进展不如 AD，甚至部分可逆。尸检结果显示高达 78%的酗酒者有一定程度的脑部病理改变。

酒精的直接神经毒性是通过谷氨酸的兴奋毒性、氧化应激和神经破坏造成[22,23]，这种效应在暴饮暴食和频繁戒断时尤为明显，通过增加上调 N-甲基-D-天门冬氨酸(Nmethyl-D-aspartate，NMDA)受体对谷氨酸诱导的兴奋毒性的易感性而增强神经元损伤，其他机制包括线粒体损伤、细胞凋亡和高同型半胱氨酸血症所致动脉血栓形成和卒中。此外，肝性脑病所致脑内氨和锰的沉积，会干扰神经递质活动和神经保护功能。酒精的神经毒性作用尤其好发于海马、下丘脑和小脑，导致记忆和学习能力受损。前脑基底部的胆碱能神经传递在注意力、学习和记忆中起关键作用，似乎也受到酒精影响。除慢性长期缺乏硫胺素(维生素 B₁)的直接毒性外，还会引起严重的记忆障碍，即 Korsakoff 综合征。

神经病理学研究表明，脑组织的丢失很大程度上是由于白质体积的减小[22,23]。神经元丢失见于大脑皮质，尤其是上额叶皮质、Brodmann8 区、下丘脑(视上核和室旁核)和小脑，其中，额叶更易受损[22,23]。酒精性痴呆的典型影像学表现是双侧额叶萎缩。早期发生在额叶前部，继而向后延伸，最终导致双侧外侧裂池扩大(▶ 图 33.10)；额叶白质也明显减少，胼胝体变薄，并见与高脂血症相关的散在白质高信号。

Marchiafava-Bignami 病(Marchiafava-Bignami disease，MBD)是一种由于胼胝体进行性脱髓鞘和坏死引起的少见疾病，通常与慢性酗酒有关，好发于 40~60 岁男性。主要病理改变位于胼胝体，表现为脱髓鞘及巨噬细胞浸润，导致胼胝体变薄、腔隙形成，并最终坏死。临床上，MBD 最初可表现为急性形式，通常是致命的，也可表现为慢性形式，持续数月或数年，以不同程度的精神错乱、痴呆和步态受损为特征。

CT 不敏感，可显示脑室周围弥漫性低密度影和胼胝体膝、压部局灶性低密度。MRI 可见胼胝体及邻近白质内 T1WI 低信号和 T2/FLAIR 高信号，随疾病进展，这些区域出现严重萎缩并腔隙形成；MRS 在疾病早期阶段可显示 NAA/Cr 比值降低，这是由于髓鞘降解后继发性轴突损伤；高耸的乳酸峰和脂质峰常发生在亚急性-慢性期，由于轴突和少突胶质细胞坏死所致。

### 33.4.2　重金属中毒

接触大剂量的重金属，如铅、砷、汞、锰、铊、铝、甲苯、铋和锂等，可导致不可逆的神经损伤和痴呆，这种接触可以是急性或慢性。它们对脑细胞的影响在很大程度上取决于 BBB 的通透性[24]。重金属中毒的诊

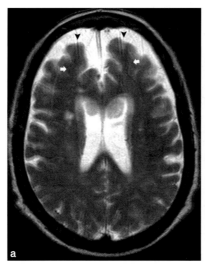
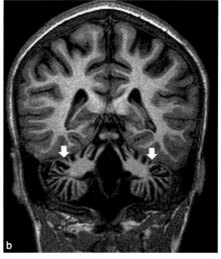

图 33.10　47 岁，酗酒患者，额叶和小脑萎缩。(a)轴位 T2WI 显示额叶脑沟明显加深(黑箭头)和白质减少(白箭)；(b)冠状位 T1WI 显示小脑叶明显(箭)，提示小脑萎缩

断主要是通过临床和生化分析以及排除性诊断,神经影像学的价值有限。

### 铅

慢性铅接触可发生在发达国家或欠发达国家。认知能力下降主要见于慢性接触,常在停止接触后很久才发生。铅接触可通过饮用水(铅管)、工人吸入大量的铅烟(例如在电池炼油厂),或来自家用油漆,主要见于儿童。铅在生化过程中类似钙,穿过 BBB 沉积在灰质;铅与突触结合蛋白结合,突触结合蛋白是一种广泛表达于中枢和外周神经系统的 $Ca^{2+}$ 结合膜蛋白[24],该蛋白对 $Pb^{2+}$ 的结合亲和力远高于 $Ca^{2+}$,这种结合干扰了神经递质中钙介导的信号转导。

### 汞

以有机和无机形式存在的汞均具有神经毒性,可引起类似 AD 的神经化学改变。有机汞(甲基汞)的主要来源之一是食用受污染的鱼类,而牙科汞合金是无机汞的常见来源,其他来源包括火山、汞矿、冶炼厂、发电厂、水泥厂和火葬场。甲基汞被缓慢去甲基化形成无机汞,其中大部分通过胆汁排泄入粪便,部分通过 BBB 沉积在脑内,导致运动和记忆脑区功能下降,而且观察到成年人长期接触较低水平汞时,注意力和言语记忆受到破坏[24]。

### 锰

锰中毒最常见于焊工吸入有毒烟雾,而对于公众而言,机动车排放的锰是主要来源。锰可以通过扩散、主动转运或二价金属转运的方式穿过 BBB。急性过量的锰接触会产生锰中毒综合征,其特征是幻觉、暴力行为和易怒[24]。焊接厂的工人因深部灰质核团

中锰的沉积增加了患 PD 的风险。多数患者头颅 MRI 显示基底节区和其他脑区 T1WI 高信号,反映锰的沉积。长期接触可能会影响手的灵活性和速度,短期记忆和视觉识别能力受损。

### 33.4.3　一氧化碳中毒

一氧化碳中毒并不少见,但多数情况下,其表现轻微、不易被识别。一氧化碳与血红蛋白的结合力是氧与血红蛋白结合力的 200~250 倍,结果从血红蛋白结合位点上大量的取代氧,使氧解离曲线左移。症状的严重程度主要取决于血液中碳氧血红蛋白的水平。急性期,患者出现头痛、精神状态改变、呼吸困难、晕厥、乳酸酸中毒、低血压、昏迷和癫痫。高达 30% 的一氧化碳中毒患者可出现认知能力下降,从轻微损伤到痴呆程度不等[25],表现为在注意力、精神集中、执行功能、视觉空间技能、语言流畅性、信息处理速度和记忆方面存在缺陷,也可出现运动障碍,如运动迟缓、面具脸和僵硬。

一氧化碳的神经毒性是继发于兴奋性氨基酸的大量释放,特别是谷氨酸,导致过量的钙内流、自由基介导的损伤和抗氧化防御的抑制,还引起脑脂质过氧化反应,导致不饱和脂肪酸降解、CNS 脂质可逆性脱髓鞘、血管内皮损伤,造成神经细胞死亡[25]。

在急性期,CT 显示苍白球内侧呈对称性低密度,T2WI/FLAIR 图像上呈相应高信号(▶图 33.11a);尾状核、壳核和丘脑可有类似的表现,但较苍白球少见;由于细胞毒性水肿和急性组织坏死,DWI 表现为扩散受限(▶图 33.11b);脑干和小脑的受累见于重度中毒

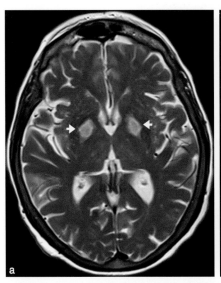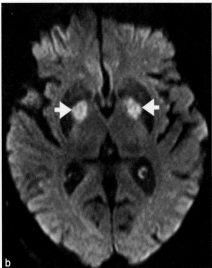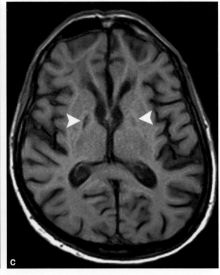

图 33.11　一氧化碳中毒后苍白球萎缩。女,31 岁,一氧化碳中毒患者,轴位(a)T2WI 和(b)DWI 像显示双侧苍白球(箭)高信号。由于运动障碍,2 年后随访扫描,T1WI(c)显示双侧苍白球严重萎缩(箭头)

患者。晚期主要表现是受累部位的萎缩，主要是苍白球和弥漫性脑萎缩，并伴有相应的运动障碍和认知能力下降(▸图 33.11c)。

## 33.4.4　毒品和药物

药物毒性大多数导致患者谵妄，但认知能力下降或痴呆并不少见，特别是长期服用药物的老年患者。有学者认为药物毒性占所有痴呆病例的 12%[26]。据报道，抗抑郁药是最常导致认知障碍的药物；针对老年患者的许多常用处方药具有显著的抗胆碱能作用，造成严重的认知能力下降。神经影像学对药物性痴呆的诊断作用有限，诊断主要是通过临床病史和检查并排除其他因素。

## 参考文献

[1] Smith JW, Evans AT, Costall B, Smythe JW. Thyroid hormones, brain function and cognition: a brief review. Neurosci Biobehav Rev 2002; 26: 45–60

[2] Mocellin R, Walterfang M, Velakoulis D. Hashimoto's encephalopathy: epidemiology, pathogenesis and management. CNS Drugs 2007; 21: 799–811

[3] Song YM, Seo DW, Chang GY. MR findings in Hashimoto encephalopathy. AJNR Am J Neuroradiol 2004; 25: 807–808

[4] Belanoff JK, Gross K, Yager A, Schatzberg AF. Corticosteroids and cognition. J Psychiatr Res 2001; 35: 127–145

[5] Geffken GR, Ward HE, Staab JP, Carmichael SL, Evans DL. Psychiatric morbidity in endocrine disorders. Psychiatr Clin North Am 1998; 21: 473–489

[6] National Institutes of Health. Kidney Disease Statistics for the United States. National Kidney and Urologic Disease Information Clearinghouse. NIH Publication No. 12–3895. Available at: http://kidney.niddk.nih.gov/kudiseases/pubs/kustats/KU_Diseases_Stats_508.pdf. Published June 2012. Accessed September 30, 2013

[7] Kang E, Jeon SJ, Choi SS. Uremic encephalopathy with atypical magnetic resonance features on diffusion-weighted images. Korean J Radiol 2012; 13: 808–811

[8] Yoon CH, Seok JI, Lee DK, An GS. Bilateral basal ganglia and unilateral cortical involvement in a diabetic uremic patient. Clin Neurol Neurosurg 2009; 111: 477–479

[9] Chen CL, Lai PH, Chou KJ, Lee PT, Chung HM, Fang HC. A preliminary report of brain edema in patients with uremia at first hemodialysis: evaluation by diffusion-weighted MR imaging. AJNR Am J Neuroradiol 2007; 28: 68–71

[10] Okechukwu CN, Lopes AA, Stack AG, Feng S, Wolfe RA, Port FK. Impact of years of dialysis therapy on mortality risk and the characteristics of longer term dialysis survivors. Am J Kidney Dis 2002; 39: 533–538

[11] Rizzo MA, Frediani F, Granata A, Ravasi B, Cusi D, Gallieni M. Neurological complications of hemodialysis: state of the art. J Nephrol 2012; 25: 170–182

[12] Hsieh TJ, Chang JM, Chuang HY et al. End-stage renal disease: in vivo diffusion-tensor imaging of silent white matter damage. Radiology 2009; 252: 518–525

[13] Albrecht J, Norenberg MD. Glutamine: a Trojan horse in ammonia neurotoxicity. Hepatology 2006; 44: 788–794

[14] Rovira A, Alonso J, Córdoba J. MR imaging findings in hepatic encephalopathy. AJNR Am J Neuroradiol 2008; 29: 1612–1621

[15] Miese F, Kircheis G, Wittsack HJ et al. ¹H-MR spectroscopy, magnetization transfer, and diffusion-weighted imaging in alcoholic and nonalcoholic patients with cirrhosis with hepatic encephalopathy. AJNR Am J Neuroradiol 2006; 27: 1019–1026

[16] Zuccoli G, Pipitone N. Neuroimaging findings in acute Wernicke's encephalopathy: review of the literature. AJR Am J Roentgenol 2009; 192: 501–508

[17] Zuccoli G, Santa Cruz D, Bertolini M et al. MR imaging findings in 56 patients with Wernicke encephalopathy: nonalcoholics may differ from alcoholics. AJNR Am J Neuroradiol 2009; 30: 171–176

[18] Jung YC, Chanraud S, Sullivan EV. Neuroimaging of Wernicke's encephalopathy and Korsakoff's syndrome. Neuropsychol Rev 2012; 22: 170–180

[19] Kalita J, Misra UK. Vitamin B12 deficiency neurological syndromes: correlation of clinical, MRI and cognitive evoked potential. J Neurol 2008; 255: 353–359

[20] Korenke GC, Hunneman DH, Eber S, Hanefeld F. Severe encephalopathy with epilepsy in an infant caused by subclinical maternal pernicious anaemia: case report and review of the literature. Eur J Pediatr 2004; 163: 196–201

[21] American Psychiatric Association. Diagnostic and Statistical Manual of Mental Disorders, 4th ed., Text Revison. Washington, DC: American Psychiatric Association. 2000

[22] Namura I. Alcoholic brain damage and dementia viewed by MRI, with special consideration on frontal atrophy and white matter damage in dyslipidemic patients. Psychogeriatrics 2006; 6: 119–127

[23] Mukamal KJ, Kuller LH, Fitzpatrick AL, Longstreth WT, Jr, Mittleman MA, Siscovick DS. Prospective study of alcohol consumption and risk of dementia in older adults. JAMA 2003; 289: 1405–1413

[24] Charleta L, Chapronb Y, Faller PC, Kirscha R, Stoned AT, Baveyee PC. Neurodegenerative diseases and exposure to the environmental metals Mn, Pb, and Hg. Coord Chem Rev 2012; 3: 2147–2163

[25] Choi IS. Delayed neurologic sequelae in carbon monoxide intoxication. Arch Neurol 1983; 40: 433–435

[26] Starr JM, Whalley LJ. Drug-induced dementia. Incidence, management and prevention. Drug Saf 1994; 11: 310–317

# 第十三部分
## 先天性代谢异常

XIII

# 第 34 章　先天性代谢异常

Sangam G. Kanekar，Dejan Samardzic

先天性代谢异常包括一大类异质性疾病，其中许多疾病会影响中枢神经系统，引起灰白质损伤和功能障碍；多数在儿童期发病，但迟发型也很常见；由于常被误诊或无法确诊，因此认知功能下降的确切发病率常被低估[1]。文献中有记录的遗传代谢性疾病超过 750 种，很难在一个章节内涵盖所有疾病，本章主要针对表现为认知能力下降或痴呆的常见先天性代谢异常，讨论这些最具临床相关性先天性疾病的临床特征、酶缺乏、发病机制和影像学表现。

鉴于代谢疾病的复杂性，目前尚未建立确切的分类标准，传统上是基于所涉及的特定细胞器进行分类（▶表 34.1）。虽然这些疾病的发病机制各不相同，但都会导致儿童期进行性的认知功能下降。影像学检查通常是其首选检查之一，因此，放射科医师在缩小诊断范围并指导进一步的生化检查方面处于独特的价值。结合临床特征、影像特点和代谢物生化分析，提出最终诊断，并通过基因检测来确诊。

**表 34.1　基于细胞器分类的先天性代谢异常**

| 溶酶体贮积障碍 | 髓鞘蛋白编码基因的缺陷 |
| --- | --- |
| 异染性脑白质营养不良 | 佩梅病 |
| 多重硫酸酯酶缺乏 | 18q 综合征 |
| Krabbe 病 | |
| 神经节苷脂沉积病 | |
| 法布里病 | |
| 岩藻糖苷贮积症 | |
| 黏多醣症 | |
| 神经元蜡样脂褐质沉积症 | |
| **过氧化物酶体病** | **氨基酸和有机酸代谢障碍** |
| 过氧化物酶体生物合成缺陷 | 苯丙酮尿症 |
| 双功能蛋白质缺乏 | 戊二酸尿症 1 型 |
| 酰基辅酶 A 氧化酶缺乏症 | 丙酸血症 |
| X 连锁肾上腺脑白质营养不良 | 非酮性高苷胺酸血症 |
| 肾上腺髓质神经病变 | 枫糖尿症 |
| 雷弗素姆氏病/遗传性共济失调性神经病 | 3-羟基-3-甲基戊二酰-辅酶 A 裂解酶缺乏 |
| | 海绵状脑白质营养不良 |
| | 羟基戊二酸尿症 |
| | 同型半胱氨酸血症 |
| | 尿素循环的先天缺陷 |
| **线粒体功能障碍与脑白质病** | **其他疾病** |
| 线粒体脑肌病伴高乳酸血症和卒中样发作 | 亚硫酸盐氧化酶缺乏 |
| 肌阵挛癫痫伴破碎红纤维综合征 | 半乳糖血症 |
| Kearns-Sayre 综合征 | Wilson 病（肝豆状核变性） |
| Leigh 病 | Menkes 氏综合征 |
| 羧化酶缺乏 | 脆性 X 相关震颤/共济失调综合征 |
| 脑腱黄瘤病 | 无色性色素失调症 |
| | 色素失调症 |

表 34.1　基于细胞器分类的先天性代谢异常（续）

| 线粒体功能障碍与脑白质病 | 其他疾病 |
| --- | --- |
| | 亚历山大病 |
| | 伴皮质下囊肿的巨脑性白质脑病 |
| | 先天性肌营养不良 |
| | 白质消融性白质脑病 |
| | 伴钙化和囊肿的脑白质病 |
| | 基底神经节/小脑萎缩的髓鞘形成不良 |
| | 齿状核-红核-苍白球-丘脑底核萎缩症 |
| | 淀粉样脑血管病 |
| | 伴皮质下梗死和白质脑病的常染色体显性遗传性脑动脉病（CADASIL） |
| | 伴皮质下梗死和白质脑病的常染色体隐性遗传性脑动脉病（CARASIL） |
| | 成人常染色体显性白质脑病 |
| **核 DNA 修复缺陷** | |
| 科凯恩氏综合征 | |
| 具有光敏性的毛发缺硫性失养症 | |

## 34.1　溶酶体贮积症

溶酶体疾病是一组以非代谢大分子积聚致细胞功能障碍为特征的遗传性代谢疾病[2,3]，除法布里病和以 X-连锁遗传的粘多糖病 II 型外，大多数是常染色体隐性遗传性疾病。不同亚型的首发临床症状取决于 CNS 和内脏受累的程度以及特定的酶缺陷。常见疾病如下。

### 34.1.1　异染性脑白质营养不良（芳基硫酸酯酶 A 缺乏）

异染性脑白质营养不良（metachromatic leukodystrophy, MLD）最常见的原因是染色体 22q13 上 *ARSA* 基因编码的溶酶体酶-芳基硫酸酯酶 A 缺乏[4-7]，这种酶缺乏影响硫苷脂（一种脑苷脂的前体）的脱硫作用，导致异染性硫苷脂积聚于整个神经系统[4,8-10]，致脑苷脂含量严重下降，引发脱髓鞘。脱髓鞘开始于脑室周围区域，此部位也最严重，并延伸至内囊、大脑脚、桥脑锥体束、延髓锥体束，大体标本可见脑白质内石灰样物质沉积[8]。疾病的命名来源于脑白质中异染色硫苷脂的沉积。

MLD 的发病率高达 1/40 000[11-13]，根据发病年龄分为四个亚型：先天型（罕见）、晚婴型（40%，6 个月~3 岁）、青少年型（40%，4~16 岁）和成人型（20%，16~30 岁）[11]，发病年龄最晚可至 70 岁[10]。每个亚型的临床症状差异很大，从非特异性症状如妄想、幻觉和行为异常，到智力逐步下降和渐进的重度痴呆[4,8]，进行

性痉挛性瘫痪、小脑共济失调、锥体外系症状和脱髓鞘性多发性神经病变是次要特征[1,2,14,15]。

CT 显示脑白质呈非特异性、对称性、弥漫性的低密度改变[8]。MRI 比 CT 更敏感，在疾病早期，T2WI 像显示脑室周围白质对称、融合的高信号区域，但不累及皮质下 U 型纤维[4,10,11,16,17]（▶ 图 34.1）；在疾病晚期，内囊后肢、锥体束、小脑白质也受累，伴胼胝体明显萎缩[4,8]；成人型 MLD 主要累及额叶白质，并弥漫性脑萎缩[8]。MRS 显示 NAA 峰减低，Cho 峰升高（反映轴索损伤和髓鞘分解），Myo 峰升高（反映胶质增生），偶尔可见 Lac 峰升高[4,11]，这些改变早于常规 MRI 出现明显异常前。

尿沉渣检查发现大量硫苷脂提示 MLD 的可能，*ARSA* 基因的分子鉴定可确定诊断[10]。造血干细胞移植已成功用于治疗成人型 MLD，并且仍然是治疗的主流[7,18,19]，酶替代治疗的成功率较低[4]。

### 34.1.2　球形细胞脑白质营养不良（Krabbe 病）

Krabbe 病（Krabbe disease, KD）是由定位于染色体 14q31 的 *GALC* 基因编码的半乳糖脑苷脂-β-半乳糖苷酶缺乏所致[20,21]，导致半乳糖苷神经酰胺及其代谢产物在多核巨噬细胞蓄积，形成特征性"球状"细胞[4,9]。反应性巨噬细胞的直接破坏，加之蓄积的半乳糖苷神经酰胺代谢物-鞘氨醇半乳糖苷的毒性作用，致中枢和周围神经系统的弥漫性脱髓鞘改变[4,9,10,20]。

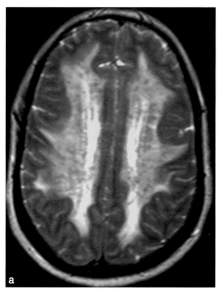
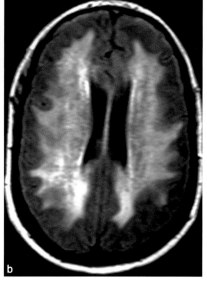

图 34.1　异染性脑白质营养不良。轴位(a) T2WI 和(b) FLAIR 序列显示脑白质弥漫性高信号,U 型纤维规避

KD 的发生率约为 1/10 万,其中 10% 在成年期出现相对较轻的症状[10],婴儿型(6 个月~3 岁)和青少年型(4~10 岁)进展迅速并致命。临床症状包括间歇性不明原因发热、易怒、器官肿大和由于锥体束变性所致的下肢肌张力增高,后期症状包括痴呆、小脑性共济失调、周围神经病和视力丧失[20]。

CT 示双侧丘脑、放射冠、小脑齿状核呈特征性的对称性高密度[20,21],这种高密度与组织学上高浓度的球状细胞、胶质细胞增生及微钙化相关[8];疾病晚期 CT 可见深部白质呈对称性低密度改变[22]。MRI 可见在 T2WI 和 FLAIR 序列沿皮质脊髓束走行的特征性

高信号,对称、不对称或呈单侧分布;高信号区域也可累及脑室周围和顶枕叶白质,皮质下 U 型纤维相对较少受累,但在病变后期也可出现( ▶ 图 34.2 )[7,8,20];慢性期可见深部灰质、小脑白质和广泛性萎缩的改变[22,23];多发颅神经增粗和强化也有报道,尤其是视神经,是髓磷脂分解和炎症反应联合作用的结果;MRS 显示肌醇和胆碱峰升高、总肌酸( creatine,Cr )( 包括 Cr 和磷酸肌酸)峰中度升高和总 NAA 峰下降[22,23],偶见 Lac 峰;扩散张量成像( diffusion tensor imaging,DTI )可用于定量评估白质异常,较 T2WI 成像更敏感。

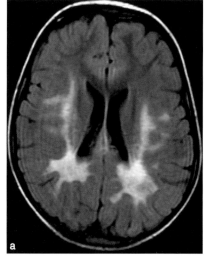
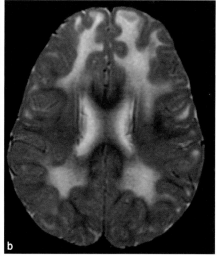

图 34.2　Krabbe 病。轴位(a) FLAIR 序列和(b) T2WI 显示双侧脑室周围及额叶白质区高信号,邻近侧脑室周围三角区的高信号被称为火焰形病变

在外周血白细胞或体外培养的成纤维细胞中观察到半乳糖神经鞘氨醇酶的活性降低可明确诊断,基因检测可进一步确诊[4,7,8,20]。CSF 检查无特异性[8,20]。针对青少年-成人型 KD 主要采取支持治疗[1,10],骨髓干细胞

移植可有效治疗婴儿型 KD,但仅限于症状前期[24]。

### 34.1.3　法布里病

法布里病( Fabry disease,FD )是 α-半乳糖苷酶 A

缺乏引起的 X-连锁多系统疾病。该酶负责水解糖脂和糖蛋白末端的 α-半乳糖残基[10,25]，酶缺乏导致血管内皮、平滑肌和神经元细胞中性鞘糖脂类的堆积。沉积在血管内皮细胞，致使血管壁增厚并阻塞引起梗死；沉积在脑实质，主要累及杏仁核、柔脑膜和脉络膜基质；除中枢神经系统外，脂质沉积也发生在角膜上皮细胞、肾小球和肾小管以及心肌纤维中。

FD 的早期临床表现包括间歇性四肢疼痛和毛细血管扩张性斑丘疹[25]，神经系统表现为短暂性脑缺血发作或发生在小动脉区域或后循环的卒中[8,10]，小血管反复梗死导致早期痴呆的发展，随疾病进展，出现多种心血管症状和充血性心力衰竭。

神经影像学最具有特征的表现为 T1WI 丘脑枕的高信号（丘脑枕征）[26]（▶图 34.3），相应区域在梯度回波（gradient-recalled echo，GRE）序列或磁敏感加权成像（susceptibility weighted imaging，SWI）序列上呈低信号，CT 表现为高密度钙化。类似表现也可见于深部灰质核团，但缺乏特异性；此外，在 T2WI 和 FLAIR 像可见广泛高信号影，主要是由于脑室周围白质和基底神经节小血管受累。

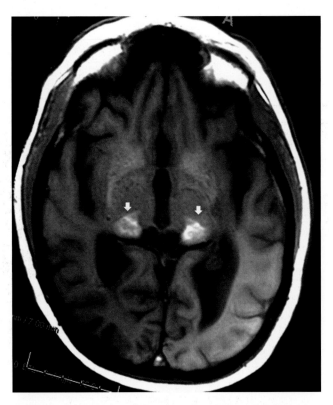

**图 34.3** 法布里病。轴位 T1WI 像示双侧丘脑高信号（钙化所致）

FD 的确诊主要通过血浆、白细胞、尿液和体外培养皮肤成纤维细胞或发根中 α-半乳糖苷酶 A 活性酶

的缺乏。酶替代治疗可减缓疾病的进展，其他主要为支持治疗[10]。

### 34.1.4　黏多糖症

黏多糖症（mucopolysaccharidoses，MPS）是一种遗传性溶酶体贮积症，由降解黏多糖（葡糖胺聚醣）的特异性溶酶体缺乏所致。MPS 分为六型：MPS Ⅰ 型（Hurler 综合征）、MPS Ⅱ 型（Hunter 综合征）、MPS Ⅲ 型（Sanfilippo 综合征）、MPS Ⅳ 型（Morquio 综合征）、MPS Ⅵ 型（Maroteaux Lamy 综合征）和 MPS Ⅶ 型（Sly 综合征），MPS Ⅴ 型和 MPS Ⅷ 型已不再使用[27,28]。

除 Hunter 综合征是 X-连锁遗传外，其他 MPS 均为常染色体隐性遗传。此处不再进行过多讨论。由于 MPS 分型和酶缺乏程度不同，临床体征和症状差异较大，通过酶检测试验可明确 MPS 诊断。

MPS 的神经影像学变化主要是由血管周围结缔组织和神经元内黏多糖储积增加引起。早期，影像表现可能正常，但晚期，T2WI 像可显示多发、小的、边界清晰的脑脊液信号病灶，散在分布于整个白质中，以顶、枕叶和胼胝体最显著（▶图 34.4），这些囊性病灶从室管膜下以辐射状向皮质分布，病理上对应的是充满黏多糖和脑脊液的扩张的血管周围间隙；其他影像特征有皮质萎缩（▶图 34.5）和 T2、FLAIR 图像上多灶性弥漫分布并融合的高信号影[29,30,31]，类似于脑白质病变；此外，矢状位 T1WI 和 T2WI 像还可见延髓或颈髓受压改变，是由寰枢椎半脱位或胶原蛋白和 MPS 沉积引起的颈段硬膜囊弥漫性增厚所致，这一并发症的诊断很重要，可避免进一步引起邻近脊髓异常。

### 34.1.5　神经元蜡样脂褐质沉积症

神经元蜡样脂褐质沉积症（neuronal ceroid-lipofuscinosis，NCL）是儿童最常见的神经退行性疾病之一，发生率为 1/2.5 万[8]。NCL 是由于棕榈酰蛋白硫酯酶 1（palmitoyl protein thioesterase1，PPT1）受损，造成神经元溶酶体的蜡样脂褐质沉积，进而导致神经毒性和神经元死亡。虽然 NCL 是一种溶酶体贮积症，但又不同于经典的溶酶体贮存症，它积聚蛋白质而不是脂质，因此 NCL 是蛋白质沉积而非脂质沉积。根据 NCL 遗传缺陷的分子基础，已有 9 个亚型被确定，目前至少有六种基因（CLN1、2、3、5、6、8）与这九种 NCL 分型有关[8]。

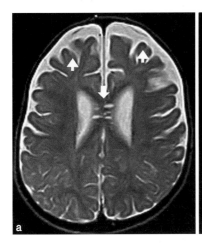
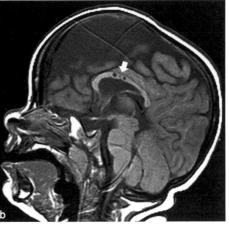

图 34.4　黏多糖症（MPS）。（a）轴位 T2WI 和（b）矢状 T1WI 图像显示脑实质和胼胝体多发边界清晰的局灶性脑脊液信号区域（粗箭），轴位 T2WI 图像亦显示双侧额叶萎缩（箭）

乱、进行性重度胶质增生和部分脱髓鞘改变综合作用的结果；在疾病早期，丘脑和苍白球可见明显低信号，晚期，呈严重的萎缩改变。PET 扫描显示双侧皮质和皮质下区域氟脱氧葡萄糖摄取严重下降，小脑也可见类似改变。

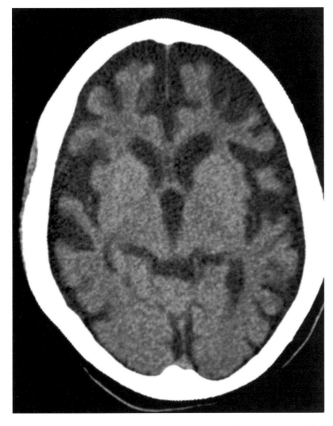

图 34.5　10 岁儿童，黏多糖症（Sanfilippo 综合征）。CT 轴位图像显示广泛的脑沟凸起和脑室系统扩张，并随患儿年龄进展

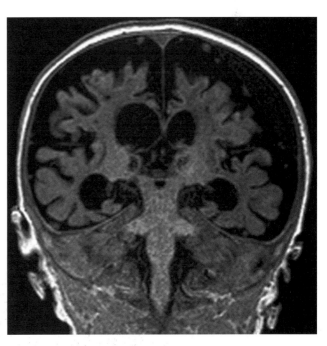

图 34.6　神经元蜡样脂褐质沉积症（NCL）。冠状位 T1WI 图像显示脑沟、大脑外侧裂明显扩大和皮质明显变薄，脑室系统中度扩大

视力障碍是儿童的首发症状[8]，其他症状包括：肌张力低下、小头畸形、共济失调、舞蹈症、癫痫、烦躁和认知能力下降。其病理特征是神经元脂褐质贮积和神经元丢失，造成严重脑萎缩、中重度髓鞘脱失和显著星形胶质细胞增生。

CT 和 MR 均显示脑实质严重萎缩，大脑半球较小脑萎缩更显著[8]（▶图 34.6）。脑室周围白质和内囊后肢也表现为 T2WI 高信号，被认为是髓鞘化延迟和紊

## 34.2　线粒体功能障碍

线粒体疾病是最常见的先天性代谢疾病，发生率约为 1/10 000。这些疾病是由于丙酮酸代谢、柠檬酸循环或线粒体呼吸链功能障碍所致，因此，高度依赖有氧代谢的组织和器官（大脑和肌肉）最先受累。线粒体疾病可能是由核 DNA（nuclear DNA，nDNA）或线

粒体 DNA(mitochondrial DNA,mtDNA)缺陷引起[32]，nDNA 缺陷以常染色体隐性或显性方式遗传，而 mtDNA 缺陷是母系遗传。

临床上，线粒体疾病是以脑和肌肉功能障碍为主的多器官疾病，临床症状包括：眼睑下垂、眼外肌麻痹、近端肌病和运动不耐受、心肌病、感觉神经性耳聋、视神经萎缩、色素性视网膜病和糖尿病；CNS 症状常为波动性脑病、癫痫发作、痴呆、偏头痛、类卒中样发作、共济失调和痉挛，舞蹈症和痴呆也可能是其显著特征。影像特征包括深部灰质受累和 MRS 乳酸峰升高，而后者在非线粒体引起的痴呆患者中不见[22,23]。大多数患者采用对症治疗。特征性组织病理学表现是异常线粒体的堆积，可在相应染色的肌肉活检样本组织中看到破碎红纤维[9,15]。

### 34.2.1　Leigh 病(亚急性坏死性脑脊髓病)

Leigh 病(Leigh Disease)中最突出的先天性异常包括丙酮酸脱氢酶复合体缺陷和线粒体电子传递链缺陷，即复合物 Ⅰ、Ⅱ、Ⅳ和 Ⅴ 缺陷[7,8,22]。尽管已发现存在母系和 X-连锁遗传方式，但常染色体隐性遗传最常见，男性发病率是女性的 2~3 倍[22]。最常在婴儿期发病，但青少年和成人期也可出现，成人可表现为痴呆、癫痫、神经病、共济失调和眼肌麻痹[33]。

影像表现在疾病不同阶段差异较大。急性期，豆状核、尾状核、丘脑、齿状核、黑质、脑桥被盖、大脑脚、中脑导水管周围灰质、红核、延髓和其他脑干结构在 T2 或 FLAIR 像上呈对称性高信号水肿改变(▶图 34.7)，偶呈不对称性；DWI 显示病变区域弥散受限

(代表细胞毒性水肿)；随疾病进展，深部灰质核团萎缩伴囊性变(▶图 34.8)；在较重和晚期病例，大脑和小脑半球白质也可受累。MRS 典型表现为 Lac 峰异常增高，伴 NAA/Cr 比值下降和 Cho/Cr 比值升高，主要发生在基底节区，有助于与其他非线粒体疾病区分[22]。血液和 CSF 中乳酸水平的增加、典型的 MRI 表现以及成纤维细胞的酶检测试验均有助于确诊[7,15]。

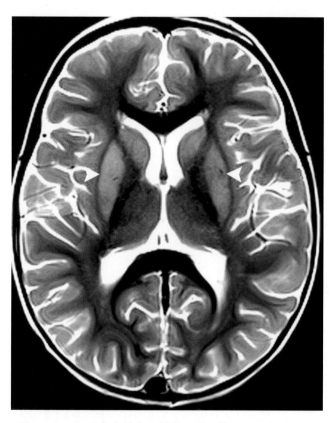

图 34.7　Leigh 病急性期。轴位 T2WI 像显示双侧壳核和尾状核头(纹状体)对称性高信号(箭头)

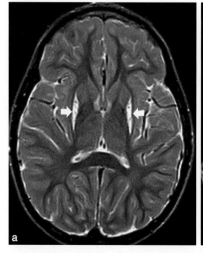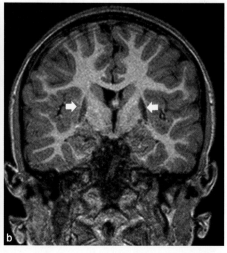

图 34.8　男孩，12 岁，Leigh 病慢性期，运动障碍。(a)轴位 T2WI 和(b)冠状 T1WI 像显示壳核对称萎缩伴囊性变(箭)

## 34.2.2　Kearns-Sayre 综合征（慢性进行性眼外肌麻痹）

Kearns-Sayre 综合征（Kearns-Sayre syndrome）是由于线粒体电子传输链的 DNA 编码组件大量缺失所致[15]。以眼外肌麻痹和色素性视网膜炎[8,9,22]为特征，散发。少数患者在 20～30 岁左右发生痴呆[9,23]，其他症状包括心脏传导障碍、共济失调、内分泌功能障碍、瘫痪、神经病变、锥体症状和 CSF 蛋白升高[22,23]。

CT 常见苍白球和尾状核钙化，伴脑白质弥漫性低密度和进行性萎缩[8]。在 MRI 上，T2WI 像显示苍白球、尾状核、黑质和丘脑呈双侧对称性高信号[23]，DWI 呈高信号，与常见的空泡性髓鞘病相同[23]；组织学上，上述受累区域对应的是海绵状改变、胶质增生和血管周围钙化[8]。斑片状高信号也可见于皮质下 U 型纤维中，而脑室周围白质相对正常[7,8,23]。在大多数线粒体疾病中，MRS 显示受累白质 Lac 峰升高和 NAA 峰减低。

Kearns-Sayre 综合征的特征性表现是皮质下白质病变并深部灰质（苍白球和丘脑）受累。但诊断要依据临床症状和发病年龄，有些要求脑脊液蛋白升高、小脑性共济失调和心脏传导阻滞作为诊断标准[22]。对白细胞的 DNA 分析可以确诊本病[7]。

## 34.2.3　线粒体脑肌病伴高乳酸血症和卒中样发作

线粒体脑肌病伴高乳酸血症和卒中样发作（mito-chondrial encephalopathy with lactic acidosis and stroke-like episodes，MELAS）是由线粒体编码的蛋白质水平降低引起的线粒体疾病，常继发于亮氨酸 tRNA 缺陷[34]。氧化磷酸化异常所致的代谢性卒中，是由于脑内某个区域的氧耗超出其呼吸能力，而非栓塞性疾病引起[7]，因此，血管造影无明显的血管闭塞。

多数患者在二十几岁发病，症状和体征包括：视觉症状、搏动性头痛、恶心、呕吐、癫痫，以及多次发作的卒中样症状[8,15]。顶叶和枕叶是 MELAS 的常见靶点，临床表现为偏瘫、偏盲或皮质盲。由于多发梗死及邻近灰白质的丢失，患者可发展为显著的认知障碍或痴呆。

在 MELAS 中，卒中样发作主要累及灰质、基底节区，较少累及深部白质（▶图 34.9），以枕叶和颞叶后部最易受累，其原因不明。受累部位肿胀，呈 T2 和 FLAIR 序列高信号，DWI 弥散受限[34]；病灶通常小且多发、不对称分布，与血管走行分布不一致[8,9]；梗死也可累及丘脑、基底节和脑干；MRI 显示"迁移性梗死"，即新发病变周围可见消散病变，随时间推移，脑室系统和蛛网膜下腔间隙扩大，导致进行性萎缩；此外，可有小脑弥漫性受累和苍白球、尾状核钙化。肌肉活检显示环氧合酶阳性的破碎红纤维[15]。通过分子检测证明线粒体 tRNA 亮氨酸基因（*MTTL1*）突变可明确诊断。

## 34.2.4　肌阵挛癫痫伴破碎红纤维综合征

肌阵挛癫痫伴破碎红纤维综合征（myoclonic epilepsy with ragged red fibers，MERRF）是一种非常罕见的线粒体疾病，最常由线粒体基因 *A8344G* 突变引

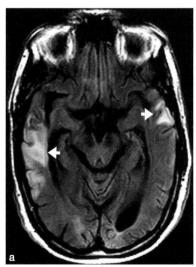
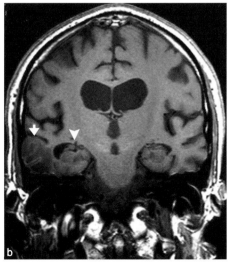
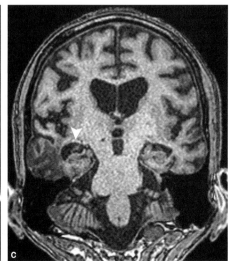

**图 34.9**　线粒体脑肌病伴高乳酸血症和卒中样发作（MELAS）。（a）轴位 FLAIR 图像显示双侧颞叶慢性梗死所致胶质增生和脑软化（箭）。冠状位 T1WI 像（b,c）显示右侧海马（箭头）和颞叶（箭）萎缩

起,约占80%以上[7,8]。此基因编码线粒体转运RNA,导致蛋白质合成缺陷。其典型特征包括肌阵挛、癫痫发作、共济失调以及在40岁以后才出现的肌肉活检破裂红纤维[9],较少见的临床症状有痴呆、听力丧失、乳酸酸中毒、身材矮小、运动不耐受、心脏缺陷、眼畸形和言语障碍。大多数MERRF为线粒体突变引起的母系遗传[34]。其影像特征不像其他线粒体疾病那样明确,CT和MRI可见基底核钙化和萎缩,尤其是苍白球。生化异常包括血清丙酮酸和乳酸升高以及复合物Ⅰ和Ⅳ的活性降低[7]。基因检测可确诊此病。

## 34.3 过氧化物酶缺陷

### 肾上腺髓质神经病变(成人发作肾上腺脑白质营养不良)

肾上腺髓质神经病变(adrenomyeloneuropathy,AMN)是一种X-连锁隐性遗传疾病,导致极长链脂肪酸(VLCFA)的全身蓄积。AMN被认为是成人发作型X-连锁肾上腺脑白质营养不良[4],两种疾病均由染色体Xq28上的基因*ABCD1*突变引起,该基因编码ALDP,一种过氧化物酶体腺苷三磷酸结合盒蛋白,在氧化过程中起到VLCFAs跨膜运输的作用[35]。此步骤缺陷引起VLCFA特征性升高,主要位于CNS白质、周围神经、肾上腺皮质和睾丸区域。在神经系统内,VL-CFA水平升高导致炎性脱髓鞘[22]。

AMN主要影响30岁或40多岁男性,出现早发性痴呆、进行性痉挛性下肢瘫痪和尿失禁[35],也可见肾上腺功能不全、小脑性共济失调和周围神经病变(感觉和自主神经病变)[8]。病理学研究显示AMN脊髓呈双侧、对称的长节段变性,以腰段皮质脊髓束和颈髓背侧束受累最显著,伴或不伴脑脱髓鞘病变[22]。

如果神经系统仅限于脊髓和周围神经受累,脑部MRI可正常[8],但当脑部受累时,异常主要限于小脑白质和脑干皮质脊髓束。AMN无炎性改变,因此,增强扫描无强化。偶尔,脑部影像表现与轻度肾上腺脑白质营养不良的影像表现类似,表现为锥体束、内囊后肢、小脑白质以及胼胝体压部和膝部对称性T2高信号[36](▶图34.10)。可通过尿液中NAA减低和酶分析法检测成纤维细胞来确诊AMN[7]。

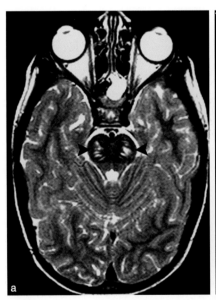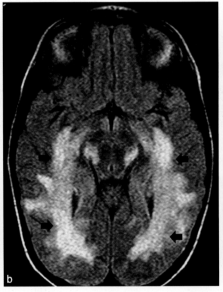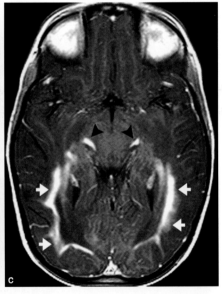

**图34.10** 肾上腺脑白质营养不良(ALD)。轴位(a)T2WI和(b)FLAIR序列显示双侧皮质脊髓束(黑箭头)、双侧枕叶和颞叶白质(黑箭)受累,呈对称性高信号。(c)增强T1WI像显示急性脱髓鞘区(箭)明显强化。同时注意皮质脊髓束(黑色箭头)的强化

## 34.4 神经递质代谢障碍

### 脆性X相关震颤/共济失调综合征

脆性X相关震颤/共济失调综合征(fragile X-associated tremor/ataxia syndrome,FXTAS)是与脆性X综合征密切相关的X-连锁显性遗传病,导致进行性认知和小脑功能障碍[4]。在脆性X综合征中,X染色体上*FMR1*基因的全部三核苷酸重复突变涉及200多种CGG重复序列,引起脆性X智力低下蛋白质(fragile X mental retardation protein,FMRP)产生减少或缺失,此蛋白是一种在突触功能中起关键作用的酶[37,38]。在

FXTAS 中,在 50~200 个 CGG 重复序列的预突变范围内,受累的三核苷酸数目较少[37]。这种三核苷酸数目的偏移重复导致 FMR1 mRNA 的过量产生,通过螯合作用和扰乱核蛋白的功能,使之逐渐发挥神经毒性作用[37]。与脆性 X 综合征不同,FXTAS 患者到晚年才出现症状。

鉴于其多变的外显率且诊断困难,发病人数很难估计。通常在 50~80 岁发病,男性更常见[4,37],进行性认知和小脑功能障碍导致早发性痴呆、意向震颤和共济失调,少见症状为自主神经功能障碍,如高血压、二便障碍和阳痿[39],也可见帕金森病特征、周围神经病变和人格改变。

MRI 在 FXTAS 诊断中发挥着重要作用。最具特征的表现是小脑中脚(middle cerebellar peduncles,MCP)对称性的 FLAIR 或 T2WI 高信号病灶,被称为 MCP 征[37],也可见到小脑和深部脑室周围白质的信号异常,以及相关的大脑和小脑萎缩。本病的诊断需综合影像学表现和临床特征,治疗主要是支持治疗。

## 34.5　氨基酸紊乱

氨基酸尿症是以尿中排除过多氨基酸为特征的一类代谢性疾病,先天性代谢异常或慢性肝功能衰竭或肾功能紊乱均可致病[40]。与氨基酸有关的先天性代谢疾病罕见,是由于调节特定氨基酸(amino acid,AA)分布的酶或转运系统先天性缺乏或功能改变所致。可分为:AA 代谢紊乱(如苯丙酮尿症、组氨酸血症、高脯氨酸血症、酪氨酸血症、非酮症高甘氨酸血症和高同型半胱氨酸血症)、AA 运输缺陷(如胱氨酸尿症、洛氏综合征、Hartnup 氏病、亚氨基甘氨酸尿症)和未知代谢错误[40]。AA 氧化的最终产物是氨,浓度较高时对神经细胞及神经递质产生神经毒性,尿素循环的主要功能之一是对 AA 分解代谢产生的氨进行解毒,尿素循环中的任何环节异常都会引起高氨血症或血浆谷氨酰胺增高,导致严重的神经细胞受损。

损害脑细胞及其功能后可导致包括认知能力下降在内的各种神经系统症状,很大程度取决于所蓄积毒性底物的类型和浓度水平[40]。这些缺陷发生在尿素循环或特殊氨基酸的降解中,如非酮症高血糖症中的甘氨酸、高同型半胱氨酸症中的同型半胱氨酸。枫糖尿病是由于缺乏支链 2-酮酸脱氢酶,引起支链氨基酸(branched chain AAs,BCAAs)亮氨酸、异亮氨酸和缬氨酸的异常氧化脱羧,导致脑细胞内支链 2-酮酸的显著增加,产生神经毒性(▶图 34.11)。

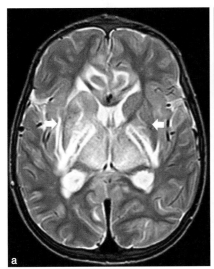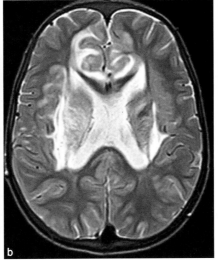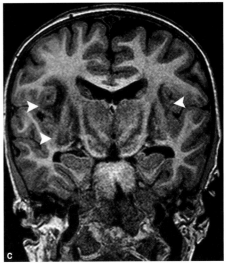

**图 34.11**　氨基酸尿症(枫糖尿病)。(a),(b)轴位 T2WI 像显示双侧丘脑、苍白球、尾状核(箭头)和额叶白质受累,广泛水肿。(c)冠状位 T1WI 像显示颞叶白质弥漫性低信号(箭头)伴双侧海马轻度萎缩

## 34.6　其他疾病

### 白质消融性白质脑病(儿童共济失调伴中枢神经系统髓鞘化不良)

白质消融性白质脑病(vanishing white matter disease,VWMD)是一种常染色体隐性遗传疾病,由翻译起始因子 eIF2B 缺陷引起,因子 eIF2B 由位于不同染色体上(12q24.3、14q24、1p34.1、2p23.3 和 3q27)、不同基因(*EIF2B1*、*EIF2B2*、*EIF2B3*、*EIF2B4* 和 *EIF2B5*)编码的五个不同的亚基组成[41],其中任何一个基因的突变都会引起 eIF2B 功能障碍、蛋白质合

成不足和细胞死亡。在病理上,脑白质显示颜色苍白、髓鞘变薄、空泡化、髓磷脂丢失、囊性变以及少见的活动性脱髓鞘,而灰质不受影响。VWMD 的发病率约为 1/40 000[40]。根据发病年龄,VWMD 分为三型:经典型(2～6 岁)、重度婴儿型(3 个月～9 个月)和迟发型(10～21 岁)[40,41]。这些患者在成年之前表现完全正常,随后出现精神症状,并缓慢形成痴呆体征和症状[40],行为改变可先于认知下降几年出现。

在 MRI 上,T2WI 和 FLAIR 图像显示对称性、弥漫性高信号异常区域[40](▶图 34.12),随疾病进展,受累白质出现液化,并被含液囊腔取代;斑片样正常白质夹杂在弥漫性异常白质中,在矢状位图像呈现放射冠区"条纹"征[23];疾病晚期,由于白质的弥漫性缺失而致脑室扩张。MRS 显示所有主峰即 NAA、Cr 和胆碱峰减低、最终消失;磷谱 MRS 显示核苷三磷酸和无机磷酸盐减低伴磷酸肌酸升高,提示脑白质中残余细胞能量状态的改变[42]。

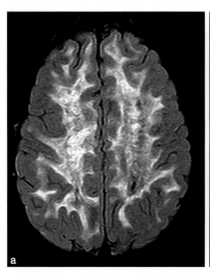
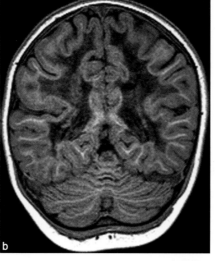

图 34.12　白质消融性白质脑病。(a)轴位 T2WI 和(b)冠状 T1WI 图像显示幕上白质弥漫性高信号,并白质严重缺失

# 参考文献

[1] Sedel F. Inborn errors of metabolism in adults: a diagnostic approach to neurological and psychiatric presentations. In: Saudubray JM, Berghe G, Walter JH, eds. Inborn Metabolic Diseases: Diagnosis and Treatment. Berlin, Germany: Springer; 2012:56–74

[2] Wraith JE. Lysosomal disorders. Semin Neonatol 2002; 7: 75–83

[3] Valk J, van der Knaap MS. Lysosomes and lysosomal disorders. In: Magnetic Resonance of Myelination, and Myelin Disorders. Berlin, Germany: Springer; 2005:66–73

[4] Barkhof F, Fox NC, Basto-Leite AJ, Scheltens P. Disorders mainly affecting white matter. In: Neuroimaging in Dementia. New York: Springer; 2011:177–242

[5] van der Knaap MS, Valk J, de Neeling N, Nauta JJ. Pattern recognition in magnetic resonance imaging of white matter disorders in children and young adults. Neuroradiology 1991; 33: 478–493

[6] Inglese M, Nusbaum AO, Pastores GM, Gianutsos J, Kolodny EH, Gonen O. MR imaging and proton spectroscopy of neuronal injury in late-onset GM2 gangliosidosis. AJNR Am J Neuroradiol 2005; 26: 2037–2042

[7] Brodsky MC. Neuro-ophthalmologic manifestations of neurodegenerative disease in childhood. In: Pediatric Neuro-Ophthalmology. 2nd ed. New York: Springer; 2010:465–501

[8] Kanekar S, Gustas C. Metabolic disorders of the brain: part I. Semin Ultrasound CT MR 2011; 32: 590–614

[9] Kovnar EH. Manifestations of metabolic, toxic, and degenerative diseases In: Holmes GL, Moshe SL, Jones Jr HR., eds. Clinical Neurophysiology of Infancy, Childhood, and Adolescence. Philadelphia: Elsevier; 2006:327–352

[10] Sedel F, Tourbah A, Fontaine B et al. Leukoencephalopathies associated with inborn errors of metabolism in adults. J Inherit Metab Dis 2008; 31: 295–307

[11] Valk J, van der Knaap MS. Metachromatic leukodystrophy. In: Magnetic Resonance of Myelination, and Myelin Disorders. Berlin, Germany: Springer; 2005:74–81

[12] Becker LE. Lysosomes, peroxisomes and mitochondria: function and disorder.

AJNR Am J Neuroradiol 1992; 13: 609–620

[13] Kendall BE. Disorders of lysosomes, peroxisomes, and mitochondria. AJNR Am J Neuroradiol 1992; 13: 621–653

[14] Schoenberg MR, Scott JG. Cognitive decline in childhood or young adulthood. In: The Little Black Book of Neuropsychology: A Syndrome-Based Approach. New York, NY: Springer; 2011:839–861

[15] Granata T. Metabolic and degenerative disorders. In: Stefan H, Theodore WH, eds. Handbook of Clinical Neurology, Vol. 108 (3rd series). Epilepsy, part II. China: Elsevier; 2012:485–511

[16] Faerber EN, Melvin J, Smergel EM. MRI appearances of metachromatic leukodystrophy. Pediatr Radiol 1999; 29: 669–672

[17] Sener RN. Metachromatic leukodystrophy: diffusion MR imaging findings. AJNR Am J Neuroradiol 2002; 23: 1424–1426

[18] Kidd D, Nelson J, Jones F et al. Long-term stabilization after bone marrow transplantation in juvenile metachromatic leukodystrophy. Arch Neurol 1998; 55: 98–99

[19] van Karnebeek CD, Stockler S. Treatable inborn errors of metabolism causing intellectual disability: a systematic literature review. Mol Genet Metab 2012; 105: 368–381

[20] Bajaj NPS, Waldman A, Orrell R, Wood NW, Bhatia KP. Familial adult onset of Krabbe's disease resembling hereditary spastic paraplegia with normal neuroimaging. J Neurol Neurosurg Psychiatry 2002; 72: 635–638

[21] Valk J, van der Knaap MS. Globoid cell leukodystrophy (Krabbe disease). In: Magnetic resonance of myelination and myelin disorders. Berlin, Germany: Springer; 2005:87–95

[22] Phelan JA, Lowe LH, Glasier CM. Pediatric neurodegenerative white matter processes: leukodystrophies and beyond. Pediatr Radiol 2008; 38: 729–749

[23] Barkhof F, Valk J, Fox NC, Scheltens P. Disorders primarily affecting white matter. In: Magnetic Resonance in Dementia. Germany: Springer;2002:139–227

[24] Krivit W, Shapiro EG, Peters C et al. Hematopoietic stem-cell transplantation in globoid-cell leukodystrophy. N Engl J Med 1998; 338: 1119–1126

[25] Valk J, van der Knaap MS. Fabry disease. In: Magnetic Resonance of Myelina-tion, and Myelin Disorders. Berlin, Germany: Springer; 2005:112–118

[26] Moore DF, Ye F, Schiffmann R, Butman JA. Increased signal intensity in the pulvinar on T1-weighted images: a pathognomonic MR imaging sign of Fabry disease. AJNR Am J Neuroradiol 2003; 24: 1096–1101

[27] Neufeld E, Musner J. The mucopolysaccharidoses. In: Scriver C, Beudet A, Sly W et al, eds. The Metabolic and Molecular Bases on Inherited Disease, 8th ed. New York: McGraw-Hill; 2001:3421–3452

[28] Valk J, van der Knaap MS. Mucopolysaccharidoses. In: Magnetic Resonance of Myelination, and Myelin Disorders. Berlin, Germany: Springer; 2005:112–118

[29] Barone R, Parano E, Trifiletti RR, Fiumara A, Pavone P. White matter changes mimicking a leukodystrophy in a patient with mucopolysaccharidosis: characterization by MRI. J Neurol Sci 2002; 195: 171–175

[30] Murata R, Nakajima S, Tanaka A et al. MR imaging of the brain in patients with mucopolysaccharidosis. AJNR Am J Neuroradiol 1989; 10: 1165–1170

[31] Parsons VJ, Hughes DG, Wraith JE. Magnetic resonance imaging of the brain, neck and cervical spine in mild Hunter's syndrome (mucopolysaccharidoses type II). Clin Radiol 1996; 51: 719–723

[32] DiMauro S, Moraes CT. Mitochondrial encephalomyopathies. Arch Neurol 1993; 50: 1197–1208

[33] Dermaut B, Seneca S, Dom L et al. Progressive myoclonic epilepsy as an adult-onset manifestation of Leigh syndrome due to m.14487T > C. J Neurol Neuro-surg Psychiatry 2010; 81: 90–93

[34] Barkovich AJ, Good WV, Koch TK, Berg BO. Mitochondrial disorders: analysis of their clinical and imaging characteristics. AJNR Am J Neuroradiol 1993; 14: 1119–1137

[35] Moser HW. Adrenoleukodystrophy: phenotype, genetics, pathogenesis and therapy. Brain 1997; 120: 1485–1508

[36] Barkovich AJ, Ferriero DM, Bass N, Boyer R. Involvement of the pontomedul-lary corticospinal tracts: a useful finding in the diagnosis of X-linked adreno-leukodystrophy. AJNR Am J Neuroradiol 1997; 18: 95–100

[37] Berry-Kravis E, Abrams L, Coffey SM et al. Fragile X-associated tremor/ataxia syndrome: clinical features, genetics, and testing guidelines. Mov Disord 2007; 22: 2018–2030, quiz 2140

[38] Weiler IJ, Spangler CC, Klintsova AY et al. Fragile X mental retardation protein is necessary for neurotransmitter-activated protein translation at synapses. Proc Natl Acad Sci U S A 2004; 101: 17504–17509

[39] Hagerman PJ, Hagerman RJ. Fragile X-associated tremor/ataxia syndrome (FXTAS). Ment Retard Dev Disabil Res Rev 2004; 10: 25–30

[40] Kanekar S, Verbrugge J. Metabolic disorders of the brain: part II. Semin Ultra-sound CT MR 2011; 32: 615–636

[41] van der Knaap MS, Barth PG, Gabreëls FJ et al. A new leukoencephalopathy with vanishing white matter. Neurology 1997; 48: 845–855

[42] Sijens PE, Boon M, Meiners LC, Brouwer OF, Oudkerk M. 1 H chemical shift imaging, MRI, and diffusion-weighted imaging in vanishing white matter dis-ease. Eur Radiol 2005; 15: 2377–2379

# 第十四部分

## 小脑变性和功能障碍

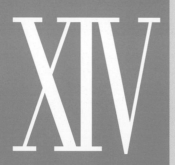

# 第35章　小脑的正常解剖与传导通路

Sangam G. Kanekar,Jeffrey D. Poot

几个世纪以来,小脑一直被认为是单纯的运动控制器,主要功能在于控制及协调运动行为,但近二十年来,人们逐渐认识到小脑也参与认知处理与情绪控制。虽然过去,这种观点是由多个解剖学家和生理学家提出,但分子与功能影像的进步支持这一观点,包括正电子发射断层成像(positron emission tomography,PET)和功能磁共振成像(functional magnetic resonance imaging,fMRI)。功能性神经影像显示:在执行高级别任务期间,小脑的多个解剖区域被激活,小脑后叶与小叶Ⅵ参与高级别任务的执行,如语言、工作记忆以及执行功能。左额叶及顶颞叶皮质低灌注被认为与小脑-皮质连接的破坏有关,导致认知症状。

小脑内存在多种核团及其连接,了解其胚胎学与解剖学仍极具挑战性,但在分子与细胞成像的时代,了解小脑解剖及不同纤维束连接变得极其重要。本章将详细讨论小脑的胚胎发育、大体解剖(包括血管结构)、组织病理以及先进横断面成像中的小脑核团与纤维束解剖。

## 35.1　胚胎学

小脑初见于胚胎第5~6周,起源于后脑第四脑室顶薄的菱唇[1,2],翼板背外侧向内侧弯曲形成菱唇,左右菱唇在中线融合,形成小脑板。在胚胎第12周,小脑板呈现中间部的小脑蚓和两侧的小脑半球,横裂分隔小脑蚓和蚓结节、小脑半球和绒球。到第2个月时,这时的小脑板由神经上皮质(内胚层)、套层及边缘层构成。到第19周,内胚层的成神经细胞分化、迁移至表层,增殖形成外颗粒层(外胚层)[1,3,4]。最后,这些细胞形成增殖带并继续分裂,外胚层产生篮状细胞、颗粒细胞和星形细胞,内胚层产生浦肯野细胞、高尔基细胞及小脑深部核团细胞(齿状核、球状核、栓状核、顶核)。放射状胶质细胞从脑室层延伸至边缘层表面,并引导发育中的神经元迁移。这两层分裂细胞层的成神经细胞均可产生胶质细胞。

## 35.2　大体解剖学

小脑的解剖根据其结构与功能定义。后颅窝最大的结构就是小脑,小脑由中间的蚓部和两侧小脑半球构成,其内有多个脑裂,原裂将小脑分隔为前叶、后

叶[5],沿腹侧下表面走形的后外侧裂分隔后叶与绒球小结叶。各小叶、分区及亚分区的名称及更多细节见▶图 35.1[5,6]。小脑扁桃体位于下表面。小脑表面有许多从内向两侧走行的小脊,被称为小叶。小脑借三个白质脚与脑桥与延髓的背侧连接(▶表 35.1)。

根据功能不同将小脑划分为多个脑区。小脑神经传导通路参与语言发音、呼吸运动和运动学习;小脑蚓参与躯干内侧的运动系统[5,7,8];绒球小结叶与平衡及眼动有关;两侧小脑半球与远端四肢肌肉运动系统有关,也与运动规划有关;三对小脑脚分别是:小脑上脚,又称结合臂,主要负责小脑输出;小脑中脚,又称桥臂,主要负责小脑输入;小脑下脚,也称绳状体,主要负责小脑输入。

小脑半球的外侧部与四肢的运动规划有关,并影响皮质脊髓侧束[7,8,9];半球中间部与远端肢体协调有关,并影响皮质脊髓侧束及红核脊髓束;小脑蚓与四肢近端及躯干协调有关,并影响皮质脊髓前束、网状脊髓束、前庭脊髓束及顶盖脊髓束;绒球小结叶参与平衡和前庭-眼球反射,并影响内侧纵束。

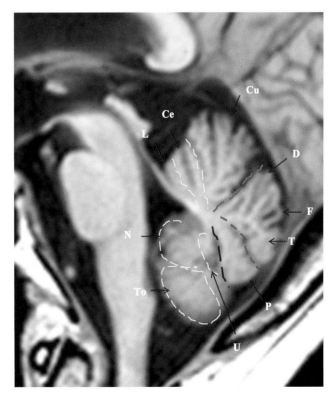

图 35.1　小脑中线的 T1WI 矢状图像显示小脑各叶。Ce,中间小叶;Cu,山顶;D,山坡;F,叶形线;L,小舌;N,小结;P,蚓锥体;T,结节;To,扁桃体;U,蚓垂

表 35.1　小脑解剖学命名,根据 Bolk 法命名小脑叶,根据 Larsell 和经典法命名小脑蚓部及半球

| 半球部分(Bolk) | 裂(Bolk) | 蚓部 | | 半球(经典) |
| --- | --- | --- | --- | --- |
| | | 叶命名(Larsell 法) | 叶命名(经典法) | |
| 单小叶 | | Ⅰ | 小舌 | 舌回 |
| | | Ⅱ | 中央小叶 | 中央小叶翼膜 |
| | | Ⅲ | | |
| | | Ⅳ | 山顶 | 方形小叶前部 |
| | | Ⅴ | | |
| | 原裂 | | | |
| 单小叶 | | Ⅵ | 山坡 | 方形小叶后部 |
| 祥状小叶 Crus Ⅰ | | ⅦA | 小叶 | 上半月小叶 |
| | 脚间裂 | | | |
| 祥状小叶 Crus Ⅱ | | | | |
| | 半月小叶间裂 | | | 水平裂 |
| 正中旁小叶 | | ⅦB | 结节 | 下半月小叶 |
| | 锥前裂 | | | 薄小叶 |
| | | Ⅷ | 椎体 | 二腹小叶(1) |
| | 次裂 | | | |
| 背侧旁绒球 | | Ⅸ | 小舌 | 二腹小叶(2)扁桃体 |
| 腹侧旁绒球 | | | | 旁副绒球 |
| | 后外侧裂 | | | |
| 绒球 | | Ⅹ | 小结 | 绒球 |

　　小脑的四个深部核团,从外到内分别是齿状核、球状核、栓状核、顶核,负责处理所有的输出纤维。齿状核接收来自小脑半球外侧部的输入,仅在自主运动之前活跃[7,8,9];由栓状核与球状核构成的中间核,接收来自半球中间部的输入,并在运动中处于激活状态;顶核主要接收来自小脑蚓部的输入以及绒球小结叶的一小部分输入;来自下蚓部和绒球的投射扩展至前庭核。

## 小脑的血供

　　来自椎-基底动脉的三对主要分支供应小脑(▶图35.2)[10]。小脑后下动脉(posterior inferior cerebellar artery,PICA)通常起自椎动脉,供应小脑下部的大部分以及下蚓部、延髓外侧;小脑前下动脉(anterior inferior cerebellar artery,AICA)起自基底动脉下部,供应下外侧、小脑中脚和包括绒球叶在内的小脑腹侧;小脑上动脉(superior cerebellar artery,SCA)起自基底动脉顶部,供应脑桥上外侧、小脑上脚及小脑半球上部,包括小脑深部核团和上蚓部。

　　静脉位于小脑半球表面,逐渐汇入邻近的乙状窦与横窦,但小脑蚓部静脉除外。在解剖学上,静脉被划分为上、下两组(▶图35.3)。上组小脑静脉的一部分向前内侧流经上蚓部、汇入直窦和大脑内静脉,一部分向外侧汇入横窦与岩上窦;下组小脑静脉管径较大,汇入横窦、岩上窦及枕窦。

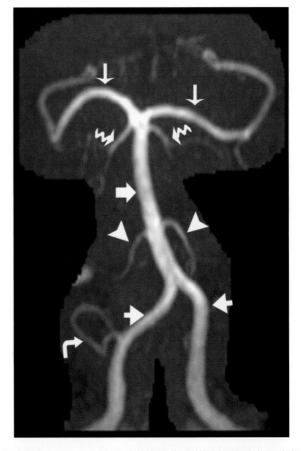

图 35.2　MR TOF 法示后颅窝正常血管造影的最大强度投影(MIP)图:椎动脉(箭),基底动脉(粗箭),大脑后动脉(细箭),小脑上动脉(锯齿形箭),小脑前下动脉(箭头),小脑后下动脉(弯曲箭)

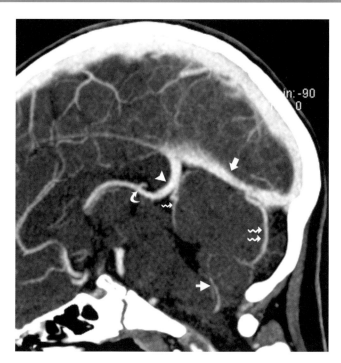

图 35.3　MR TOF 法示正常静脉血管造影矢状位的最大强度投影（MIP）图：大脑内静脉（弯曲箭），Galen 静脉（箭头），直窦（粗箭），小脑前静脉（单个锯齿形箭）和蚓下静脉（双锯齿状箭）

## 35.3　组织病理学

小脑皮层由三层结构构成[4,11,12]，分别是颗粒细胞层、浦肯野细胞层、分子层。小脑内有两种类型的突触输入，**苔状纤维**，通过小脑白质延伸并形成兴奋性突触到达颗粒细胞层，这些颗粒细胞发出投射进入分子层，形成**平行纤维**，与浦肯野细胞的树突垂直。每一平行纤维与多个浦肯野细胞间形成兴奋性突触，浦肯野细胞轴突直接输出，与小脑深部和前庭核之间形成抑制性突触，小脑深部核团通过兴奋性突触发送输出。除苔状纤维外，还有起源于对侧下橄榄核神经元的攀缘纤维，攀缘纤维在浦肯野细胞应答中起到调节作用。

小脑有许多抑制性中间神经元。篮状细胞与星状细胞位于分子层，接收来自颗粒细胞平行纤维的兴奋性突触输入，星状细胞终止于浦肯野细胞树突，蓝状细胞终止于浦肯野细胞体，两者都有强烈的抑制作用。

高尔基细胞存在于颗粒细胞层，接收分子层中来自颗粒细胞平行纤维的兴奋性输入，对颗粒细胞树突提供反馈抑制。

总之，苔状纤维、攀缘纤维、颗粒细胞平行纤维和小脑深部核团具有兴奋性突触，浦肯野细胞、星状细胞、篮状细胞和高尔基细胞包含抑制性突触。

### 核团与纤维束解剖

#### 小脑传出通路

协调缺陷通常发生在病变的同侧，这是由于涉及小脑和外侧运动系统的通路要交叉两次，第一次交叉发生在小脑上脚，第二次发生在皮质脊髓束与红核脊髓束的交叉处。

小脑半球外侧发出的纤维投射到齿状核，接着，齿状核通过小脑上脚投射到对侧丘脑的腹外侧核[13,14,15]，其他的小脑输出投射于丘脑的腹前与髓板内核。部分齿状核的输出纤维投射于红核的喙状小细胞区，然后投射到下橄榄核。从腹外侧核发出的纤维投射于运动皮质、前运动皮质、辅助运动区及顶叶，帮助皮质脊髓束进行运动规划。从丘脑到前额叶联合皮层的其他投射纤维被认为与认知功能有关。

小脑半球中间部发出投射到中间核，然后经小脑上脚投射到对侧丘脑腹外侧核，丘脑腹外侧核发出纤维，部分投射到运动皮质、辅助运动区及前运动皮质[15,16]，其他投射到对侧红核的大细胞区，从而影响红核脊髓束。

小脑蚓具有来自皮质脊髓前束、网状脊髓束、前庭脊髓束、顶盖脊髓束的连接（▶图 35.4、▶图 35.5、图 35.6）[15,16]，小脑蚓发出投射到顶核。绒球小结叶与下蚓部主要投射于前庭核，少数投射于顶核。发自顶核的输出进入钩束（小脑上脚纤维）和近绳状体（小脑下

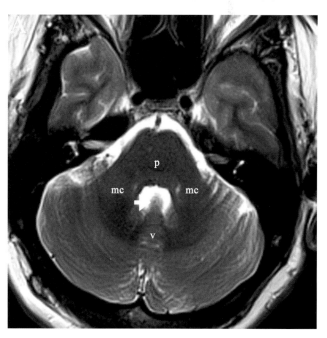

图 35.4　T2 轴位图像通过小脑脑桥水平（p）显示小脑中脚（mc）、小脑蚓体（v）和小结（箭）

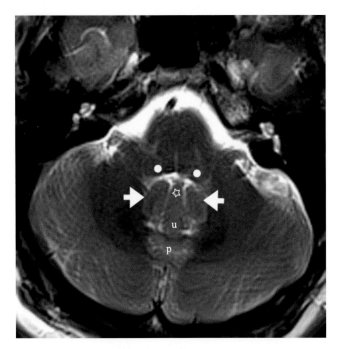

图 35.5　T2 轴位图像通过小脑显示小脑下脚（白点）、小结（星）、蚓垂（u）、蚓锥体（p），扁桃体（箭）

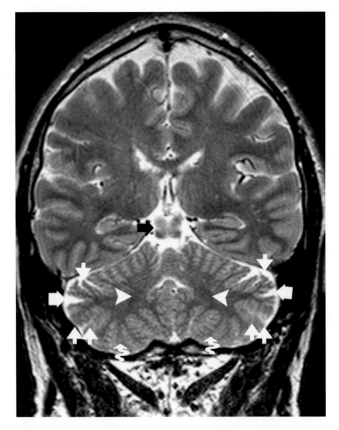

图 35.6　T2 冠位图像显示水平裂（粗箭）、上半月小叶（单箭）、下半月小叶（双箭）、二腹小叶（锯齿形箭）和齿状核（箭头）

脚纤维），钩束发出纤维最后影响到前皮质脊髓束，近绳状体发出纤维影响同侧网状结构，继而影响红核脊髓束与前庭核，随之影响前庭脊髓束。下级运动神经

元经顶核投射到上颈髓的直接连接很少。

**小脑输入通路**

小脑输入通路涉及中枢神经系统的多个区域，其中一个主要的来源是来自从大脑皮质穿经内囊与大脑脚的皮质脑桥纤维，初级感觉皮质、初级运动皮质及部分视觉皮质构成了大部分的皮质脑桥纤维，其穿经同侧脑桥，在脑桥核形成突触，脑桥小脑纤维跨越中线进入对侧小脑中脚。

有四条脊髓小脑束[14,15,16]：与下肢相关的背侧和腹侧脊髓小脑束，与上肢及颈部相关的楔小脑束和脊髓小脑吻侧束纤维。下肢运动的本体感觉经背侧脊髓小脑束投射，上肢则经由楔小脑束投射。脊髓中间神经元的激活反映了下肢下行通路的运动强度，经由腹侧脊髓小脑束发出投射，上肢是经脊髓小脑吻侧束投射。背侧脊髓小脑束上行到背外侧索，经背侧脚进入并上行至薄束。一些纤维突触存在于 Clark 背核，这是脊髓背内侧灰质中间区的一个长的细胞柱，从 C8 到 L2/L3 水平。发自 Clark 背核的纤维在同侧上行，经小脑下脚到达同侧小脑皮质。在楔小脑束中，发自上肢的纤维汇入楔形纤维束，并在同侧上行到外楔束核形成突触，继而上行入小脑下脚，至同侧小脑。这些传导通路能够对正在进行中的运动给予快速反馈，以完成精细调节。腹侧脊髓小脑束起自中央灰质外缘的神经元，然后跨越脊髓腹侧索，仅从腹侧上行到背侧脊髓小脑束，这些纤维汇入小脑上脚，并二次跨越抵达同侧小脑的传导通路起点。吻侧小脑束与腹侧脊髓小脑束相似，但其涉及上肢，并通过小脑上下脚进入小脑。

下橄榄核复合体中有橄榄小脑纤维束，跨越延髓进入对侧小脑，构成小脑下脚的大部分，并终止于攀缘纤维。小细胞红核接收来自对侧齿状核的输入。从小脑半球外侧到齿状核，到对侧小细胞红核，再经被盖中央束到下橄榄核，经小脑下脚返回原始小脑半球形成一个循环。大脑皮质、其余脑干核团和脊髓也发出纤维到下橄榄核复合体。外侧网状核接收类似的输入，并经小脑下脚投射到小脑，但会产生苔状纤维。

初级前庭核发出投射，通过近绳状体到同侧小脑下蚓部和绒球小结叶。绒球接收视觉输入，这对眼球的平滑追踪运动控制很重要。来自蓝斑核的去甲肾上腺素输入与发自中缝核的 5-羟色胺输入弥漫性投射到全部小脑皮质。

## 35.4　小脑扩散张量成像

扩散张量成像（diffusion tensor imaging，DTI）的技

术细节和物理特性在第 5 章中做过详细讨论,本章不做赘述。特定脑组织中水分子的运动程度可以通过在标准 MR 序列上施加弥散梯度来研究[17,18]。根据局部微观结构的不同,扩散可以是各向同性,即在所有方向上扩散幅度相等,或为各向异性,即沿着空间的各个方向扩散幅度各异。CSF 的扩散是典型的各向同性,而白质纤维束为各向异性。通过在空间内沿多个正交方向施加扩散梯度,DTI 可用于研究扩散的三维形状和方向。在各个方向的扩散张量被完全测量后,就可以计算出扩散的各向异性程度,用各向异性分数(fractional anisotropy,FA)来表示[17,18],并以二维 FA 图来显示。FA 值在 0(最大各向同性)至 1(最大各向异性)之间变化,高 FA 值通常存在于白质纤维束(如:皮质脊髓束、胼胝体)。完整扩散张量的测量还能提供扩散方向的信息,对 FA 图进行彩色编码,按照惯例,红色代表左—右方向,蓝色代表上—下扩散方向,绿色代表前—后方向,颜色编码的强度与 FA 值的大小有关。

### 脑干和小脑解剖的扩散张量成像

脑干和小脑代表脊髓、中脑和大脑半球之间纤维束的交叉路径,反之亦然[19,20],包括五个主要白质束连接:小脑上脚(superior cerebellar peduncles,SCP)、小脑中脚(middle cerebellar peduncles,MCP)、小脑下脚(inferior cerebellar peduncles,ICP)、皮质脊髓束和内侧丘系(medial lemniscus,ML)。

#### 小脑上脚(SCP)

SCP 是连接小脑和丘脑的主要途径。齿状凸起于齿状核门,向外在小脑上脚穿行,经中脑被盖和红核,到达丘脑腹外侧。在轴位 FA 图中,SCP 在齿状核水平可见,呈绿色或蓝色线形路径(►图 35.7)。

#### 横向纤维和小脑中脚

MCP 是脑桥小脑束的一部分,包绕脑桥,其背侧纤维束为前—后方向,呈绿色,腹侧为左—右方向呈红色(►图 35.8)[20,21,22]。横向脑桥纤维(TPF,红色)也是 MCP 的一部分,在结构性轴位 FA 图上,表现为脑桥内大 H 形红色区域,包绕两侧皮质脊髓束(►图 35.9);在形态上,TPFs 可被分割成腹侧横向纤维、中间纤维和背侧纤维。腹侧纤维(►图 35.9)连接到小脑半球外侧的Ⅷ B、Ⅷ A、Ⅶ和Ⅵ小叶。所有这些纤维向尾端汇合,构成 MCP 的一部分。仍沿着腹外侧走行,到达同侧齿状核。背侧纤维(►图 35.9)在MCP 内偏内侧,并沿着同侧齿状核的侧缘行进,大部分终止于前叶,包括蚓部、副叶和半球部分;内侧横纤

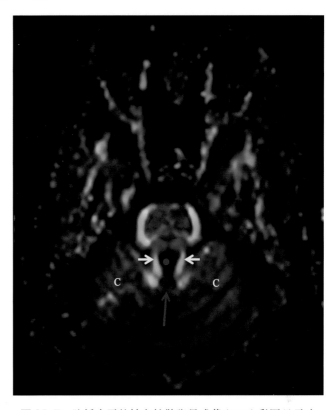

**图 35.7** 脑桥水平的轴向扩散张量成像(DTI)彩图显示小脑上脚(黄箭),第四脑室(红点)、小脑蚓部(红箭)、小脑半球(C)

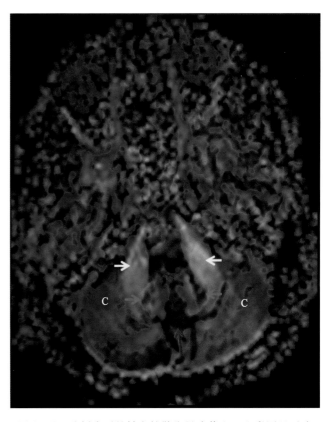

**图 35.8** 脑桥水平的轴向扩散张量成像(DTI)彩图显示小脑中脚(黄箭),齿状核(蓝箭)、第四脑室(红点)、小脑蚓部(红箭)和小脑半球(C)

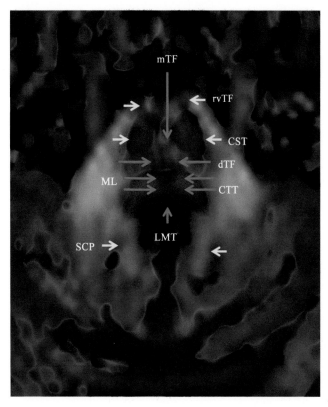

图 35.9 脑桥中央水平的轴向扩散张量成像（DTI）彩图显示来自小脑和脑干的主要神经纤维束穿行。CST，皮质脊髓束；CTT，被盖中央束；dTF，背侧横向纤维（主要与前额纤维连接）；LMT，纵向内侧束；ML，内侧丘系；mTF，内侧横向纤维；SCP，小脑上脚；rvTF，腹横纤维

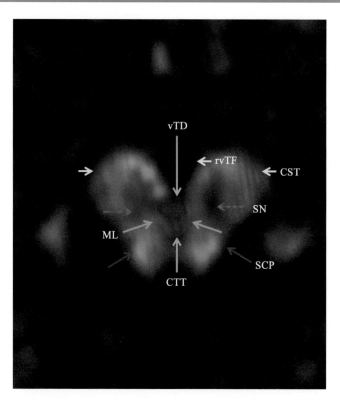

图 35.10 脑桥中脑连接水平的轴向颜色编码 FA 图。解剖标志标记如下：CST，皮质脊髓束；CTT，被盖中央束；ML，内侧丘系；SCP，小脑上脚；SN，黑质；rvTF，腹横纤维（主要连接到感觉运动皮质纤维）；vTD，位于上覆红核下方的腹侧被盖

维位于两个皮质脊髓束之间（▶图 35.9）通过内囊后肢吻侧，向腹内侧走形，通过同侧大脑脚连接到前额叶背外侧皮质。除横向脑桥纤维之外，可以看到连接小脑与顶叶，枕叶和眼眶皮质的其他纤维束。最完整的皮质脑桥小脑通路对应于来自中心皮质、经同侧大脑脚腹内侧和腹侧横纤维、到小脑前叶半球部分（HV-ⅦA）的投射。

### 小脑下脚

ICP 起源于延髓尾部，穿过脑桥，发出分支进入小脑皮质。该纤维束在中央被盖区背侧、小脑上脚腹侧以及第四脑室侧壁和 MCP 之间，进入小脑白质，然后在齿状核上方的小脑白质内穿行，到达蚓部和小脑前叶的小叶，尤其是小叶Ⅳ-Ⅵ和Ⅸ区。在轴位 DTI 图上，沿着髓质和脑桥的背侧可见 ICP，其下半部分用蓝色（下—上方向）表示，上半部分用绿色表示。

### 皮质脊髓（皮质核）束

皮质脊髓束和皮质核束是连接大脑运动皮质和脊髓的主要下行途径（▶图 35.10）[22]，这些纤维束从感觉运动皮质到达内囊后肢的尾部，经大脑脚的腹内侧部分、脑桥内腹侧与背侧横向脑桥纤维之间，然后进入下橄榄核前面的延髓最腹侧部分。

### 内侧丘系

ML 是上行感觉纤维中一条重要的途径，在轴位 DTI 图像上 MCP 水平最易识别，位于横向脑桥纤维的背侧的后方（▶见图 35.10）[20,22]。这些纤维束在延髓前内侧部分，沿着皮质脊髓束的背内侧上行，向上、向背侧发散到下橄榄核和被盖中央束腹侧。在中脑水平，该路径位于腹外侧位置，黑质背侧和红核外侧，在端脑水平，它终止于丘脑腹后核。

## 35.5 磁共振波谱

质子磁共振波谱（magnetic resonance spectroscopy，MRS）是一种无创技术，用于对脑实质内体积较小的感兴趣区（体素）进行生化分析。波谱通过测量特定代谢物的浓度，评估脑组织的生化组成。关于 MRS 的物理学和相关技术细节已在第 3 章详细讨论。后颅窝 MRS 具有一些潜在的技术困难，如局部场的不均匀性以及周围骨骼的影响，因此，比幕上区域更具挑战性，但是 MRS 技术的持续改进已经克服了这些困难。

计算的代谢物及其比例取决于代谢物浓度和以弛豫时间 T1 和 T2 为特征的组织弛豫特性。无论在胚胎学、细胞结构或代谢活动方面，小脑半球都与幕上灰白质明显不同[23,24]。胚胎学上,小脑起源于后脑,不同于大脑半球起源于前脑的端脑;出生后 1~3 个月以内,大多数小脑完成髓鞘化,T1 加权像显示从深层到浅表白质进展,而幕上脑实质需要近 18 个月才能完成髓鞘形成。这对于解读儿童患者的小脑 MRS 非常重要。

小脑 MRS 可采用单体素或多体素扫描,取决于要分析的感兴趣的大小和位置。根据回波时间(echo time,TE),可使用短 TE(<30ms)、中等 TE(144ms)或长 TE(270ms)行 MRS 检查。与长 TE(270ms)或中等 TE(144ms)相比,短 TE(30ms)MRS 能显示更多数量的代谢物,短 TE MRS 上观察到最显著的峰是脂质(Lip,0.9-1.4ppm)、乳酸(Lac,1.3ppm)、N-乙酰天门冬氨酸(NAA,2ppm)、谷氨酰胺/氨基丁酸(2.2-2.4ppm)、肌酸(Cr,3ppm)、胆碱(Cho,3.2ppm)和肌醇(mI,3.5ppm)。每种代谢物在特定频率发生共振,以 ppm 表示,每种代谢物反映特定的细胞和生物化学过程。总之,NAA 是神经元标记物,Cr 是能量储存的量度,Cho 反映细胞增殖,mI 是细胞信号转导和渗透调节的量度,乳酸反映无氧代谢。

### 35.5.1 波谱分析

由于解剖学和细胞组成的不同,相比大脑实质,小脑 MRS 谱线显示出轻微变化。最大的代谢差异是蚓部和小脑半球的高水平 Cr 峰[24,25],这种差异的确切原因尚不清楚,但认为是因为小脑皮质与新(大脑)皮质的细胞组成不同,新(大脑)皮质具有六层结构,而小脑皮质具有均匀的三层结构,包括主要包含小脑神经元轴突和树突的表浅"分子"层、浦肯野细胞层和由许多密集排列的小颗粒细胞组成的"颗粒状"层。

在解剖学上,脑桥以高密度纤维束(即白质)为特征,因此波谱图与幕上脑白质类似,即高水平的 NAA 和 Cho 峰以及低水平 Cr 峰,高 NAA 信号可能反映脑桥高密度的轴突/神经元。与脑桥和丘脑相比,小脑 MRS 呈现出较小的 NAA:Cr 比值(▶图 35.11),定量 MRS 显示小脑的 Cho、Cr 和 NAA 分别为 2.5mM、9.1mM 和 9.6mM,脑桥的浓度分别为 2.9mM、6.0mM 和 12.1mM[25,26]。蚓部的 Cho:Cr 值(0.83±0.10)显著高于小脑半球(0.76±0.11),但蚓部的 NAA:Cho 值(1.19±0.12)明显低于小于小脑半球(1.35±0.16)。

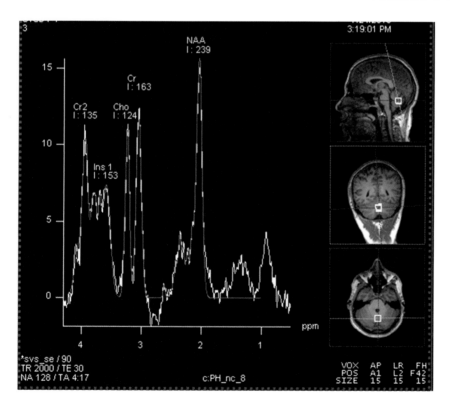

图 35.11　通过小脑蚓部的 MR 短回波时间(TE=30ms)显示正常的波谱。N-乙酰天门冬氨酸(NAA)、肌酸(Cr)、胆碱(Cho)、肌醇(ins)分别位于 2ppm、3ppm、3.2ppm、3.5ppm

## 35.6　小脑在认知和神经精神疾病中的作用

传统上认为,小脑的作用仅限于随意运动、步态、姿势、言语和运动功能的协调,但在过去的三十年中,神经解剖学、神经影像学和临床研究都证明了小脑也参与认知和语言处理,小脑损伤患者的神经心理学缺陷、正常受试进行 fMRI 认知任务时小脑的激活以及小脑和大脑皮质之间的解剖学连接,这些证据都支持这一观点[27]。

虽然小脑仅占全脑重量的10%,但包含的神经元却占脑内所有神经元的一半以上[28]。小脑具有4 000万个神经纤维与新皮质连接,以视觉系统为例,其中有100万个神经纤维。神经解剖学研究已证明,在小脑与调节认知功能的重要皮质之间存在双向通路。额叶小脑连接由闭合的皮质-小脑环路组成,其中前额背外侧皮质通过脑桥核连接至小脑,小脑发出投射通过齿状核和丘脑回至前额叶皮质;小脑通过三个小脑脚与大脑连接,连接到与认知和行为有关的许多脑区,包括前额叶背外侧皮质、额叶内侧皮质、顶叶和颞上区、前扣带回和下丘脑后部;来自脑干核的去甲肾上腺素能、5-羟色胺能和多巴胺能纤维输入到小脑。

最近的功能性神经影像学显示小脑结构似乎是按照功能进行组织的:运动和感觉运动任务激活前叶、相邻的小叶Ⅵ区和Ⅷ区,而后叶(特别是小叶Ⅵ和Ⅶ区)被发现与语言、词语工作记忆和执行任务等更高层次的任务有关[29]。还进一步发现:小脑半球内功能具有偏侧优势,逻辑推理和语言处理主要在右侧小脑半球,视觉空间和注意力主要是左侧小脑半球。

随着老龄化过程,细胞数目减少、功能降低。已有报道,随着年龄增长,浦肯野细胞层数目减少10%~40%,背侧蚓部也减少。已发现小脑和后颅窝的各种先天及后天性病变与各种认知功能障碍相关,多种先天性畸形表现出主要影响执行功能、视觉空间和语言能力的选择性神经心理学缺陷,症状在很大程度上取决于病变的区域和病变的程度。与对照组相比,小脑发育不良患儿在注意力,处理速度和视觉空间功能方面存在显著问题,而橄榄脑桥小脑萎缩患者在智力、记忆、注意力、语言、视觉空间和执行功能方面表现出多重缺陷[30]。先天性和早期获得性小脑问题对认知功能的影响比晚年获得性病变患者更明显,该结果支持小脑对幕上脑结构的发育和功能具有重要影响、使其高级功能更完善的观点。

累及小脑实质的各种获得性病变也会显著影响认知,特别在儿童时期[31]。后天获得性病变可表现为两种主要的临床类型:小脑认知情感综合征(cerebellar cognitive affective syndrome,CCAS)和后颅窝综合征(posterior fossa syndrome,PFS)[27]。CCAS的特点是执行功能障碍,如计划紊乱、注意转换、抽象推理和工作记忆;视空间缺陷,如视空间组织和记忆受损;轻微语言症状,包括语法缺失和命名障碍;最后是行为情感障碍,包括情绪钝化或解除抑制,还有不恰当的行为[27,32,33]。临床分析显示小脑后叶病变(PICA区域)导致认知症状,而蚓部为主要涉及行为-情感障碍患者。据报道,小脑上动脉区域病变的患者临床上具有明显的认知或语言障碍。

PFS是后颅窝肿瘤切除术后公认最常见的一种临床表现,但也可见于创伤、血管损伤和感染性等原因[34],PFS的特点是广泛的语言、认知和行为-情感的失调。体征和症状在很大程度上取决于所涉及的半球,侵袭右侧小脑半球的肿瘤会出现语言处理和复杂的语言任务困难,而左侧小脑半球的肿瘤与非语言和空间处理缺陷相关。PFS的确切发病机制还不清楚。一种假说认为是由于小脑大脑神经机能不连,它代表远处小脑病变对于在解剖学和功能上连接的幕上区域的代谢影响[35-37]。左侧小脑损伤与典型的右半球功能障碍有关,如注意力缺陷和视觉空间失调,而右侧小脑损伤与典型的左半球缺陷相关,如语言技能受到破坏;PFS也被认为是由于齿状核-丘脑-皮质途径近端的多处双侧损伤和/或包含小脑上脚的传出轴突的白质束功能性破坏。

## 参考文献

[1] Ten Donkelaar HJ, Lammens M. Development of the human cerebellum and its disorders. Clin Perinatol 2009; 36: 513-530

[2] Millen KJ, Gleeson JG. Cerebellar development and disease. Curr Opin Neurobiol 2008; 18: 12-19

[3] Zervas M, Blaess S, Joyner AL. Classical embryological studies and modern genetic analysis of midbrain and cerebellum development. Curr Top Dev Biol 2005; 69: 101-138

[4] Palay SL, Chan-Palay V. Cerebellar Cortex: Cytology and Organization. New York: Springer-Verlag; 1974:1-348

[5] Schmahmann JD, Doyon J, Toga AW, Petrides M, Evans A. MRI Atlas of the Human Cerebellum. London: Academic Press; 2000

[6] Triulzi F, Parazzini C, Righini A. MRI of fetal and neonatal cerebellar development. Semin Fetal Neonatal Med 2005; 10: 411-420

[7] Ito M. Cerebellar circuitry as a neuronal machine. Prog Neurobiol 2006; 78: 272-303

[8] Ito M. Control of mental activities by internal models in the cerebellum. Nat Rev Neurosci 2008; 9: 304-313

[9] Katz DB, Steinmetz JE. Psychological functions of the cerebellum. Behav Cogn Neurosci Rev 2002; 1: 229-241

[10] Tatu L, Moulin T, Bogousslavsky J, Duvernoy H. Arterial territories of human brain: brainstem and cerebellum. Neurology 1996; 47: 1125-1135

[11] Crépel F, Mariani J, Delhaye-Bouchaud N. Evidence for a multiple innervation of Purkinje cells by climbing fibers in the immature rat cerebellum. J Neurobiol 1976; 7: 567-578

[12] Voogd J, et al. The cerebellum, chemoarchitecture and anatomy. In: Swanson LW, ed. Handbook of Chemical Neuroanatomy, Vol. 12. New York: Elsevier; 1996:1-369

[13] Altman J, Bayer SA. Development of the Cerebellar System in Relation to its Evolution, Structure, and Functions. Boca Raton: CRC Press; 1997

[14] Middleton FA, Strick PL. Anatomical evidence for cerebellar and basal ganglia involvement in higher cognitive function. Science 1994; 266: 458-461

[15] Schmahmann JD. An emerging concept: the cerebellar contribution to higher function. Arch Neurol 1991; 48: 1178-1187

[16] Schmahmann JD, Sherman JC. Cerebellum cognitive affective syndrome. Int Rev Neurobiol 1997; 41: 433-400

[17] Wakana S, Jiang H, Nagae-Poetscher LM, van Zijl PCM, Mori S. Fiber tract-based atlas of human white matter anatomy. Radiology 2004; 230: 77-87

[18] Golay X, Jiang H, van Zijl PC, Mori S. High-resolution isotropic 3D diffusion tensor imaging of the human brain. Magn Reson Med 2002; 47: 837-843

[19] Salamon N, Sicotte N, Alger J et al. Analysis of the brain-stem white-matter tracts with diffusion tensor imaging. Neuroradiology 2005; 47: 895–902

[20] Nagae-Poetscher LM, Jiang H, Wakana S, Golay X, van Zijl PC, Mori S. High-resolution diffusion tensor imaging of the brain stem at 3 T. AJNR Am J Neuroradiol 2004; 25: 1325–1330

[21] Habas C, Cabanis EA. Anatomical parcellation of the brainstem and cerebellar white matter: a preliminary probabilistic tractography study at 3 T. Neuroradiology 2007; 49: 849–863

[22] Chokshi FH, Poretti A, Meoded A, Huisman TA. Normal and abnormal development of the cerebellum and brainstem as depicted by diffusion tensor imaging. Semin Ultrasound CT MR 2011; 32: 539–554

[23] Costa MO, Lacerda MT, Garcia Otaduy MC, Cerri GG, Da Costa Leite C. Proton magnetic resonance spectroscopy: normal findings in the cerebellar hemisphere in childhood. Pediatr Radiol 2002; 32: 787–792

[24] Jacobs MA, Horská A, van Zijl PC, Barker PB. Quantitative proton MR spectroscopic imaging of normal human cerebellum and brain stem. Magn Reson Med 2001; 46: 699–705

[25] Michaelis T, Merboldt KD, Bruhn H, Hänicke W, Frahm J. Absolute concentrations of metabolites in the adult human brain in vivo: quantification of localized proton MR spectra. Radiology 1993; 187: 219–227

[26] Pouwels PJW, Frahm J. Regional metabolite concentrations in human brain as determined by quantitative localized proton MRS. Magn Reson Med 1998; 39: 53–60

[27] Schmahmann JD, Sherman JC. The cerebellar cognitive affective syndrome.

Brain 1998; 121: 561–579

[28] Andersen BB, Korbo L, Pakkenberg B. A quantitative study of the human cerebellum with unbiased stereological techniques. J Comp Neurol 1992; 326: 549–560

[29] Stoodley CJ, Schmahmann JD. Functional topography in the human cerebellum: a meta-analysis of neuroimaging studies. Neuroimage 2009; 44: 489–501

[30] Kish SJ, el-Awar M, Schut L, Leach L, Oscar-Berman M, Freedman M. Cognitive deficits in olivopontocerebellar atrophy: implications for the cholinergic hypothesis of Alzheimer's dementia. Ann Neurol 1988; 24: 200–206

[31] Tavano A, Borgatti R. Evidence for a link among cognition, language and emotion in cerebellar malformations. Cortex 2010; 46: 907–918

[32] Schmahmann JD, Caplan D. Cognition, emotion and the cerebellum. Brain 2006; 129: 290–292

[33] Schmahmann JD, Weilburg JB, Sherman JC. The neuropsychiatry of the cerebellum: insights from the clinic. Cerebellum 2007; 6: 254–267

[34] Pollack IF. Posterior fossa syndrome. Int Rev Neurobiol 1997; 41: 411–432

[35] Murdoch BE. The cerebellum and language: historical perspective and review. Cortex 2010; 46: 858–868

[36] Catsman-Berrevoets CE, Aarsen FK. The spectrum of neurobehavioural deficits in the Posterior Fossa Syndrome in children after cerebellar tumour surgery. Cortex 2010; 46: 933–946

[37] De Smet HJ, Baillieux H, Wackenier P et al. Long-term cognitive deficits following posterior fossa tumor resection: a neuropsychological and functional neuroimaging follow-up study. Neuropsychology 2009; 23: 694–704

# 第 36 章　小脑变性和小脑性共济失调影像学

Sangam G. Kanekar, Kyaw Tun

　　共济失调 Ataxia 在古希腊语中的意思是"缺乏秩序",而现在是指由于运动不协调和姿势控制不当导致的一种运动障碍,表现为平衡失调和步态不稳。正常的运动控制是由正常肌张力、肌肉协调和平衡共同作用的结果。文献中共济失调的分类有多种,根据临床症状和体征,可分为急性发作性或慢性发作性,慢性共济失调进一步分为(1)获得性共济失调,由外源或内源性非遗传因素引起;(2)遗传性共济失调;(3)非遗传性退行性共济失调。▶图36.1列举了小脑性共济失调的常见病因。

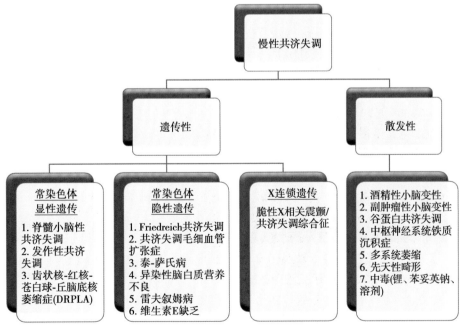

图 36.1　慢性共济失调的原因

## 36.1　急性发作性共济失调

急性小脑性共济失调最常见于 2～4 岁的儿童，70%的病例有前期病史，神经系统症状很大程度上取决于病灶的部位，半球病灶导致同侧肢体肌张力减低、辨距障碍和震颤，蚓部病灶表现为构音障碍、躯干蹒跚及步态异常。神经影像学对识别病理及检出相关或即将发生的并发症（例如向上或向下的小脑疝或急性脑积水）具有重要作用。

### 36.1.1　小脑卒中

隐匿性出血性卒中引起小脑连接中断和细胞功能障碍，导致急性发作性共济失调。

梗死

在 MRI 中，DWI 可在症状发作 6 小时内检测到急性梗死，随着血管源性水肿的发展，（▶见图 36.2），病变区域呈 T2WI 高信号，对第四脑室有无占位效应，取决于其大小。头颈部 MRA 可以识别相关异常，如动脉粥样硬化、动脉瘤、夹层或血管炎。

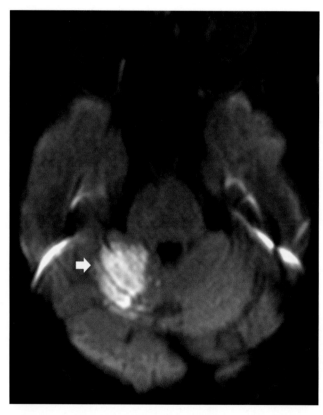

图 36.2　右侧小脑急性梗死。DWI 图像示局部高信号（箭），提示梗死的细胞毒性水肿

出血

头颅 CT 检查仍然是评估小脑出血的首选检查，显示出血区域呈高密度伴周围水肿。在 MRI 上，梯度回波或磁敏感加权成像对于小出血灶的检出更敏感，这与出血的放大效应有关。

### 36.1.2　小脑炎

小脑炎是急性共济失调的一个重要病因，特别常见于病毒感染后的儿童和年轻人。水痘感染是儿童急性小脑性共济失调最常见的原因，有时也称为水痘后小脑炎[1]；脑干脑炎也可累及小脑白质纤维束，导致共济失调。共济失调症状是由于病毒直接侵入小脑或对病原体的自身免疫反应所致。病理学可见成熟的 T 淋巴细胞、单核细胞或巨噬细胞以及嗜酸性粒细胞广泛侵袭软脑膜及小脑皮质的分子层，伴有浦肯野细胞的丢失。CT 对小脑炎诊断不敏感，MRI 显示小脑灰质内双侧弥漫性 T2WI 高信号，呈对称或不对称分布（▶图 36.3）。增强扫描中可见软脑膜强化，小脑半球皮质下区域及深部白质罕见受累。

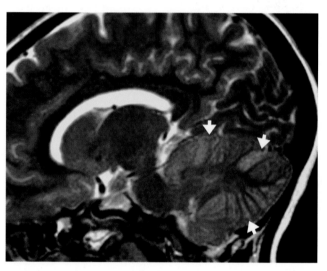

图 36.3　急性小脑炎。矢状位 T2WI 显示病毒感染后出现急性共济失调的儿童小脑皮质弥漫性高信号（箭）

### 36.1.3　中毒性小脑炎

小脑细胞，特别是浦肯野神经元和小脑回路，易受毒素及毒物的影响，如药物、抗惊厥剂过量、饮酒、有机化学物质、重金属和各种化疗药物，这些毒素被认为会导致缺氧或干扰细胞氧化代谢，使到达浦肯野细胞的血氧含量下降，进而造成小脑变性、萎缩[2]。影像表现无特异性，多数病例的脑部 MRI 表现正常，少数病例在 T2WI 可见皮质及白质轻度高信号；长期接触（如抗癫痫药物）的患者可出现萎缩（▶图 36.4）

SCA 的总体发病率约为 3/10 万。

### 36.3.1　脊髓小脑性共济失调

SCAs 是由疾病基因编码区 CAG 三联体重复扩增引起,导致蛋白质突变产生异常长的聚谷氨酰胺[3]。截至目前,SCAs 的 27 个基因位点和齿状核-红核-苍白球-丘脑下部萎缩(dentatorubral-pallidoluysian atrophy,DR-PLA)的基因已发现,编号表示致病基因突变被确定的顺序。所有 27 个 SCAs 详细的临床、遗传和发病机制不在本章的范畴。SCA 表现出明显的种族和地理差异,SCA2 在古巴最常见,DRPLA 在日本最为常见。在世界范围内,SCA3 是最常见的基因型(21%),而 SCA1 和 SCA2 的比例分别为 6% 和 15%[4]。

SCA 的临床表现包括:步态性共济失调、站立性共济失调、辨距障碍、运动震颤和眼球震颤,症状和体征在很大程度上取决于遗传缺陷和主要的解剖变性。在组织病理学上,除小脑外,大脑皮质、基底节、脑干、颅神经、脊髓等小脑外结构也存在变性。SCA 的类型不同,变性也存在差异;对于 SCA2,小脑皮质和桥小脑角区变性显著,而齿状核不受累;而在 SCA1 中,变性过程主要影响脊髓小脑系统和齿状核,而浦肯野细胞和桥小脑角区相对不受累[5,6]。

通过它们的结构特性,甚至新的分子或细胞成像技术(DTI、MRS)都不可能鉴别各种 SCAs。MRI 的表现可大致分为单纯小脑萎缩(SCA4、SCA5、SCA8、SCA9、SCA10、SCA11、SCA14、SCA15、SCA16、SCA18、SCA21 和 SCA22)(见 ▶图 36.5)、橄榄脑桥小脑萎缩(SCA1、SCA2、SCA3、SCA6、SCA7 和 SCA13)(▶图 36.6)和全脑萎缩(DRPLA、SCA12、SCA17 和 SCA19)[7]。细胞成像技术已被用于鉴别各种类型的 SCAs,但成果有限。MRS 显示脑桥和深部小脑的 NAA/Cr 比值、NAA 浓度和 Cho/Cr 比值减低。SCA1 临床缺陷的严重程度与脑干萎缩直接相关,脑桥 NAA/Cr 比值降低,脑干和小脑 ADC 值增加[8]。

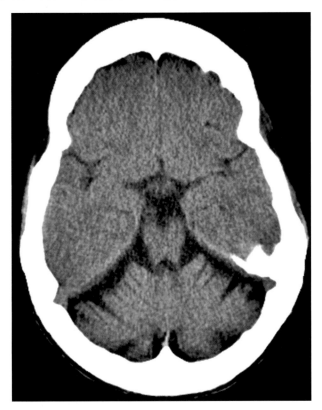

**图 36.4**　慢性抗癫痫治疗后小脑萎缩。脑部 CT 轴位图可见小脑小叶普遍明显和颅骨弥漫性增厚

## 36.2　慢性发作性共济失调

慢性发作性共济失调一般可分为:(1)遗传性、(2)散发性。遗传性原因可进一步细分为:(a)常染色体显性遗传,(b)常染色体隐性遗传,(c)X 连锁。

## 36.3　常染色体显性遗传

在常染色体显性遗传中枢神经系统共济失调的几种不同类型中,临床最常见的是脊髓小脑性共济失调(spinocerebellar ataxia,SCA)和发作性共济失调 2 型。

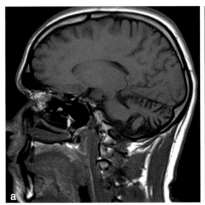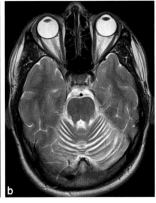

**图 36.5**　脊髓小脑性共济失调,单纯小脑萎缩型(SCA8)。(a)矢状位 T1WI 和(b)轴位 T2WI 图可见小脑小叶普遍明显,脑桥大小、形态正常

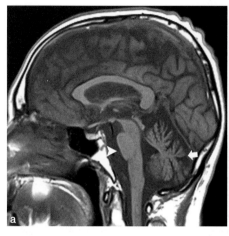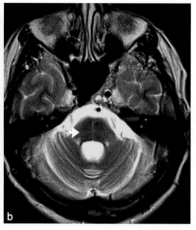

图 36.6 脊髓小脑性共济失调,橄榄脑桥小脑萎缩型(SCA3)。(a)矢状位 T1WI(b)轴位 T2WI 像显示小脑小叶萎缩(小脑萎缩)(箭),并脑桥下部萎缩(a 图箭头、b 图箭)

### 36.3.2 发作性共济失调 2 型

发作性共济失调 2 型(episodic ataxia type 2,EA2)是继发于浦肯野细胞中编码神经元钙通道中的 α-1 亚基的 *CACNA1A* 基因的突变[9],这一突变也与家族性偏瘫性偏头痛和 SCA6 相关。EA2 通常在儿童期发作,反复共济失调可持续数小时至数天。

在少数 EA2 患者中,MRI 显示小脑皮质萎缩(corticocerebellar atrophy,CCA)模式,即小脑皮层萎缩但无信号改变,颈髓和脑干形态正常,但大多数患者小脑和脑干无异常[10]。MRS 显示小脑蚓部和深部小脑半球的 Cr 浓度降低,NAA 和 Cho 浓度正常,MRI 上无小脑萎缩表现;在小脑和大脑中也可以观察到高乳酸峰,这些发现被认为是由于早期的钙通道功能障碍所引起的[10]。

## 36.4 常染色体隐性共济失调

### 36.4.1 Friedreich 共济失调

Friedreich 共济失调是最常见的隐性遗传性共济失调,平均发病年龄在 15 岁左右,临床表现包括:步态共济失调、肢体共济失调、构音障碍、腱反射减退、本体感觉丧失和巴宾斯基征阳性征象。大多数患者在染色体 9q13-21 上的 *FRDA* 基因的第一内含子内具有重复三核苷酸(GAA)序列的不稳定扩增[11],扩增的 GAA 序列降低了转录和翻译效率,这导致共济蛋白部分缺乏。据报道,缺乏这种蛋白质会导致线粒体中的铁聚积,特别在小脑和皮质脊髓束中,导致

其萎缩和退行性改变,因此,齿状核和小脑上、下脚萎缩。皮质脊髓束严重退变,超出颈髓延髓连接处,沿脊髓下移会致症状逐渐加重,细胞缺失也会累及第Ⅷ、Ⅹ和Ⅻ对颅神经,导致面部肌肉无力、言语和吞咽困难。

在 MRI 上,颈髓退化萎缩,或罕见的全段脊髓萎缩,并伴有后索和脊髓小脑束、皮质脊髓束的后根部脱髓鞘及胶质增生(▶图 36.7);小脑萎缩以上蚓部和蚓部旁区域更明显[12],Franca 等提到小脑和延髓的萎缩与共济失调的严重程度直接相关[13];DWI 和 DTI 可显示小脑上下脚,沿内囊的皮质脊髓束、锥体和视辐射的白质信号变化或损害[14]。MRS 图像上可观察到脑桥、深部小脑半球和脑白质中 NAA/Cr 比值降低,Cho/Cr 比值正常[13]。

### 36.4.2 共济失调毛细血管扩张症

共济失调毛细血管扩张症(ataxia telangiectasia,AT)是一种多发生在 1~3 岁儿童的进行性小脑性共济失调,而最初躯干性共济失调的症状可见于 6~12 个月,在 8~12 岁前患者通常不能行走。毛细血管扩张成分出现较晚,通常在 3~6 岁,有时甚至到青春期。常见的临床特征包括舞蹈症不自主运动、智力低下、内分泌异常如糖尿病以及反复呼吸道感染致支气管扩张和慢性支气管炎;反复发作的感染是由于淋巴细胞减少和免疫球蛋白 A 和 E(IgA 和 IgE)减少或缺失所致;淋巴细胞对电离辐射也非常敏感,因此,AT 患者淋巴瘤和白血病的风险较高[15]。鉴于淋巴组织增生性肿瘤的高风险,对 AT 患者使用 CT 或核医学检查应该相当严格,MRI 应该是影像学评估的首选检查。

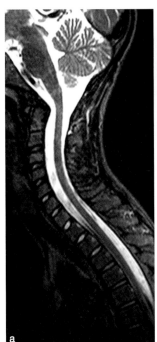
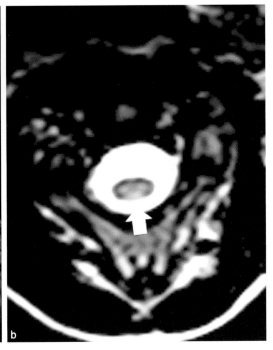

图 36.7　Friedreich 共济失调。(a) 矢状位 T2WI 图像显示颈髓和小脑轻度萎缩。(b) 轴位 T2WI 图像显示脊髓后索信号强度轻度增加,是由于髓鞘丢失和胶质增生(箭)引起

在 MRI 上,AT 通常显示 CCA(小脑皮质萎缩)模式,无脑干和小脑信号改变。因为小脑皮质浦肯野细胞和颗粒细胞的丢失,以小脑蚓部和半球的萎缩最明显,萎缩从半球的外侧部分开始,进展到下部和上部,并最终弥漫累及小脑[15];DWI 示小脑白质和皮质的 ADC 值增加,而大脑半球 ADC 值正常[16];在磁敏感加权成像或梯度回波成像中,在大脑实质中可以观察到局灶性低信号,与脑毛细血管扩张相对应,特别是在 3T MRI 中(▶图 36.8);MRS 研究显示小脑蚓部 NAA 和 Cr 显著减低[17]。在单光子发射计算机断层成像中,小脑萎缩的 AT 患者小脑血流量也减少[18]。

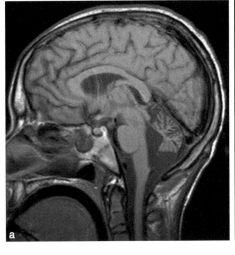
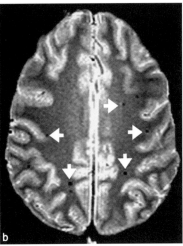

图 36.8　共济失调毛细血管扩张症。(a) 矢状位 T1WI 像示中度小脑萎缩。(b) 轴位 GRE 图像示双侧白质中多发低信号病灶,可能是由多发脑毛细血管扩张症引起的(箭)

## 36.5　代谢原因

多种代谢性疾病会累及后颅窝结构,导致形态学或髓鞘形成异常,或神经递质失调或路径的破坏。代谢性疾病的临床症状和体征无特异性,对临床医师具有很大挑战。在许多疾病中,共济失调可能是初始症状或为合并症状,这些疾病包括各种基于细胞器的(溶酶体、过氧化物酶体、线粒体疾病)或基于非细胞器的代谢疾病(氨基酸尿、有机酸血症、核 DNA 修复缺陷、编码髓磷脂蛋白的基因缺陷,以及其他疾病,包括原发性髓磷脂紊乱(亚历山大病)、空泡性白质脑病(卡纳万氏病、伴皮质下囊肿的巨脑性白质脑病、白质

消融性白质脑病)、髓鞘形成减少伴基底神经节和小脑萎缩、蛋白缺陷性先天性肌营养不良[19,20]。代谢原因导致的神经变性疾病在第 34 章《先天性代谢异常》中详细讨论。

### 36.5.1 X 连锁遗传性共济失调

**脆性 X 相关震颤性共济失调综合征**

脆性 X 相关震颤/共济失调综合征( fragile X-associated tremor/ataxia syndrome,FXTAS)是存在脆性 X 智力低下 1 基因( fragile X mental retardation 1,FMR1)突变的 X 连锁遗传性疾病。完全突变是基因中 CGG 重复扩增至大于 200。通常,*FMR1* 基因中 CGG 重复的正常范围小于 54,携带 55～200 个的成年人可能患有小脑性共济失调、震颤、帕金森病特征和痴呆[21]。FXTAS 是一种迟发型神经变性疾病,主要影响男性,临床症状和体征包括共济失调、意向性震颤、僵硬和认知功能下降。

在 MRI 上,主要特征包括:大脑、小脑半球、小脑中脚、脑桥、延髓和胼胝体与年龄不成比例的萎缩;在齿状核周围白质和小脑中脚中可见对称的 T1WI 低信号和 T2WI 高信号[22],在大脑、小脑白质中也可见类似的信号改变,通常呈双侧对称性,斑片状或融合状,累及深部和室旁白质,但皮质下 U 型纤维和皮质和深部灰质未累及;弥漫性大脑萎缩,特别是额叶和顶叶,伴侧脑室扩张和小脑萎缩,脑桥形态可正常[23]。根据 *FMR1* 排列检测可明确诊断。

## 36.6 散发性共济失调的原因

### 36.6.1 酒精性小脑变性

尽管尚无基于人群的流行病学研究,但是酒精性小脑变性( alcoholic cerebellar degeneration,ACD)可能是慢性小脑性共济失调最常见的形式,ACD 可能是由于维生素 B₁ 营养缺乏( 如 Wernicke 脑病)和酒精及其衍生物乙醛对神经元的毒性作用所致。变性主要影响小脑前上蚓部和邻近半球的小脑皮质,主要接受脊髓输入的小脑部分。乙醇及其高毒性衍生物乙醛对中枢神经元具有多种毒性作用,包括:通过与 γ-氨基丁酸( GABA)的抑制机制相互作用抑制神经元放电、增加脂质过氧化反应和降低抗氧化剂浓度[24]。WE 是一种伴有共济失调、周围神经病变、癫痫发作和精神错乱的临床综合征,由硫胺素缺乏所致。除酒精中毒外,硫胺素缺乏还可继发于胃肠道肿瘤、肠道手术、剧吐、严重营养不良,以及长时间肠外营养等致吸收不良引起。WE 的神经病理学标志是以第三脑室为中心并累及乳头体和丘脑核的出血性病变。如果 ACD 和 WE 属于相同疾病谱,则 WE 是影响小脑以及中枢神经系统其他部分( 如乳头体和丘脑)的急性期,ACD 是伴有小脑萎缩的慢性变异型。在慢性酗酒者中共济失调通常亚急性发作,并且症状可能稳定多年。严格戒酒可改善共济失调,但继续饮酒症状会进展。

在 MRI 上,ACD 的主要特征是小脑萎缩。但许多慢性酗酒者有小脑萎缩而无共济失调[25]。WE 可在丘脑、乳头体和中脑导水管周围白质中呈现对称性的 T2WI 信号增加(▶图 36.9)。丘脑和乳头体的强化与酒精中毒密切相关,非酒精性原因可能有不典型表现,如小脑、颅神经核、红核、齿状核、胼胝体压部、大脑皮质的 T2WI 高信号表现。但是应该记住,影像无异常并不能排除 WE。

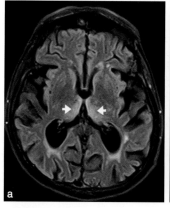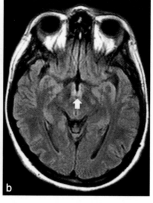

**图 36.9** Wernicke 脑病。( a,b)轴位 FLAIR 图像显示双侧丘脑内侧的对称高信号( 箭,a)。乳头体中水肿呈高信号( 粗箭,b)

### 36.6.2 副肿瘤性小脑变性

副肿瘤性小脑变性( paraneoplastic cerebellar degeneration,PCD)是一种免疫介导的小脑皮质变性疾病,几乎可见于每个肿瘤过程中,最常见于小细胞肺癌、乳腺癌、卵巢癌以及霍奇金淋巴瘤。临床上可表现为单纯性共济失调,也可能与其他综合征如副肿瘤性脑脊髓炎有关。

约 50% 的 PCD 患者在血清或脑脊液( cerebrospinal fluid,CSF)中发现多种抗体[26],例如,抗 Yo 抗体与卵巢癌和乳腺癌有关,抗 Tr 抗体与霍奇金淋巴瘤有关,抗 CV2 与小细胞肺癌和恶性胸腺瘤有关。PCD 的特点是小脑皮质、深部小脑核和下橄榄核中与炎性浸润有关的浦肯野细胞的弥漫性缺失。

PCD 早期的 MRI 表现常不明显,但是只要存在任何抗神经元抗体即可确诊 PCD;少数病例表现出暂时性弥漫性小脑半球增大或皮质脑膜强化,此时,FDG-PET 可显示小脑高代谢。PCD 晚期,MRI 可显示小脑萎缩(▶图 36.10),大脑、小脑 FDG 摄取普遍减低,而脑干正常,表明小脑对丘脑和前臂输出损伤(反向小脑神经异常)[27]。通常,PCD 对针对原发恶性肿瘤的治疗或免疫抑制治疗无效,但在部分罕见病例,血浆置换、静脉注射免疫球蛋白和类固醇可能对 PCD 有用,尤其是在共济失调症状出现一个月内接受治疗的患者[28]。

白抗体靶向攻击浦肯野细胞并最终导致小脑皮质萎缩,但 Friedreich 共济失调和多系统萎缩的患者中也可发现抗谷蛋白抗体[29]。谷蛋白共济失调的影像表现无特异性,MRI 可见弥漫性小脑皮质萎缩,MRS 示深部小脑的 NAA、NAA/Cho 和 NAA/Cr 比值降低,Cho/Cr 比值升高。

### 36.6.4 中枢神经系统铁质沉积症

表面含铁血黄素沉积症的特征是游离铁和含铁血黄素在中枢神经系统、脊髓和颅神经(特别是第二和第八对颅神经)沿着软脑膜和软脑膜下结构的沉着[30]。蛛网膜下腔出血可继发于血管畸形(如动静脉畸形和动脉瘤)、出血性肿瘤、创伤后或手术后等原因。铁质沉积常见于小脑脑桥池和小脑上池、颅腔内的从属结构。临床症状包括进行性小脑共济失调、感觉神经性听力丧失和锥体束征[30]。

MRI 是表面含铁血黄素沉积症诊断的首选检查。T2WI 像显示脑干、小脑、颅神经和脊髓蛛网膜下腔表面的线性低信号(▶图 36.11),大脑皮质表面也可见类似表现。梯度回波(T2*)和磁敏感加权成像对蛛网膜下腔含铁血黄素沉积物有放大效应,进一步提高了检出的敏感性。

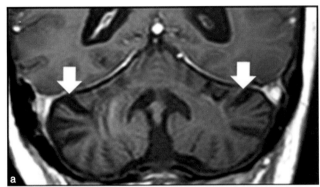

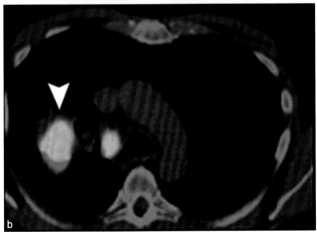

图 36.10 副肿瘤综合征。(a)冠状位 T1WI 像显示患有急性发作性共济失调的肺癌患者小脑轻度萎缩(箭头)。(b)轴位氟脱氧葡萄糖(FDG)图像显示原发性肿瘤(箭)与纵隔淋巴结转移明显摄取

### 36.6.3 谷蛋白共济失调

谷蛋白共济失调是谷蛋白敏感性小肠疾病患者最常见的临床表现,诊断主要依赖于血清抗谷蛋白抗体增加和十二指肠活检典型的组织学表现。抗谷蛋

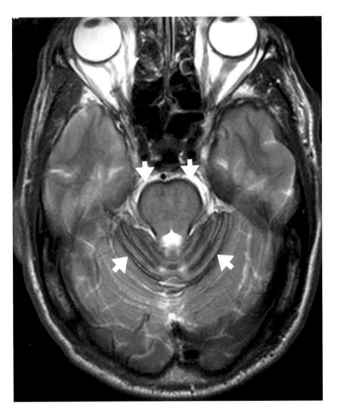

图 36.11 表面含铁血黄素沉积症。轴位 T2WI 像显示含铁血黄素沉积在小脑表面呈低信号晕染条带(箭)

### 36.6.5　多系统萎缩

多系统萎缩（multiple system atrophy，MSA）是一种以小脑性共济失调、帕金森综合征和自主神经功能障碍为临床症状的神经变性疾病，可进一步细分为MSA-C（小脑为主型，即橄榄体脑桥小脑变性）和MSA-P（帕金森综合征型，即纹状体黑质变性）。MSA特征性病理改变是尸检中少突胶质细胞内存在胶质细胞质包涵体。

MSA-P型的特征为临床出现以僵直为主的帕金森症状，但与PD不同，不到15%的MSA-P患者对左旋多巴有反应。在MSA-P中，黑质纹状体系统是病变的主要位点，但不太严重的神经变性可广泛分布，通常包括橄榄体脑桥小脑系统。MRI显示壳核萎缩，壳核后外侧缘呈T2WI低信号，继发于铁沉积。FLAIR显示在上述T2WI低信号周围呈高信号环，这是由于伴随着细胞丢失和胶质增生，水分子局部聚积。另外，在DWI上，由于该区域的神经元丢失和纤维束损失，在壳核和小脑中脚常观察到异常的扩散增加。同理，MRS显示壳核和脑桥基底部NAA/Cr降低。

MSA-C型通常表现为下肢共济失调，逐渐进展至上肢，最终以球部表现终止。MSA-C型以橄榄脑桥小脑系统受累为主，伴脑桥神经元和横向脑桥小脑纤维丢失以及小脑中脚的萎缩。MRI的主要特征是脑桥

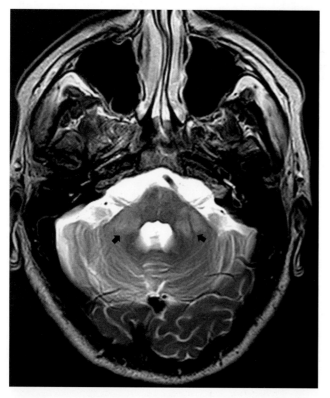

图36.12　多系统萎缩。轴位T2WI像显示双侧小脑中脚轻度萎缩和斑片状高信号（黑箭）

萎缩，其下部扁平，类似于"脑桥腹侧正常孕妇样隆起的缺失"；T2WI像显示小脑、脑干，小脑中脚萎缩，（▶图36.12）伴特征性高信号，典型者为"十字面包"征；DWI示壳核、小脑和小脑中脚扩散增加；Taoka等报道，DTI显示微结构变化选择性的出现在小脑中脚，而小脑上下脚均不受累[31]；Brenneis等人发现脑干和小脑半球的容积减小与小脑共济失调的严重程度直接相关[32]；MRS显示豆状核中NAA/Cr降低，且MSA-P型较MSA-C型更明显[33]。

### 36.6.6　先天性结构畸形

小脑畸形大致分为发育不良（小脑体积小而小脑裂正常）或发育异常（异常的小叶或灰质异位结节）[34]，可以局灶（局限于单侧半球或蚓部）或者广泛（累及双侧小脑半球和蚓部）。无论哪种类型都可表现为共济失调。相关的脑干异常可能合并存在或孤立存在，但症状相似。局灶性小脑发育不良主要是由于产前小脑发育受阻，如梗死或出血引起，罕见为遗传所致。严重的广泛小脑发育不良通常是更广泛疾病的一个征象，包括后脑畸形、皮质发育畸形、染色体异常或糖基化代谢紊乱，特别是1a型。

小脑蚓部发育异常，如臼齿征畸形，是由原发性纤毛蛋白基因（JSRD）和菱脑突触突变引起，通常与共济失调有关。MRI即可诊断该病，显示为小脑蚓部发育不良伴有独特的"臼齿"征（▶图36.13）[35]。造成共济失调的原发性纤毛是从神经元和室管膜表面突出的特殊膜结构。其他影像表现包括中脑畸形、中脑-脑桥连接变薄、水平非交叉小脑上脚扩大（轴位图上的臼齿征）和三角形的第四脑室（轴位的"蝙蝠翼"）。

遗传性小脑性共济失调是一种罕见畸形，包括菱脑突触（以幕下结构的中线连续性为特征，如深小脑核、小脑上脚和小脑半球）和小脑皮质发育不良，Dandy-Walker畸形是儿童共济失调不常见的原因。

Arnold-Chiari畸形系先天性畸形，在较大年龄可表现为共济失调。Chiari Ⅰ型继发于后颅窝容积（小）与正常小脑体积之间的不匹配[36]，症状主要是由于脑干受压，包括嗜睡、中枢性呼吸暂停、斜颈、共济失调、颈部或背部疼痛或球部体征。在CT或MRI上，小脑扁桃体低于枕骨大孔或枕后点-颅底连线≥5mm（▶图36.14）；扁桃体的形态比下降程度更重要，失去正常的圆形，表现为变尖、三角形或钉状；枕骨大孔拥挤，脑池消失，T2WI示扁桃体叶呈垂直或倾斜方向，伴或不伴颈段脊髓空洞；最重要的MRI序列是相位对比脑脊液电影序列，可显示搏动性收缩期扁桃体下降，并脑脊液流经枕骨大孔受阻[37]。

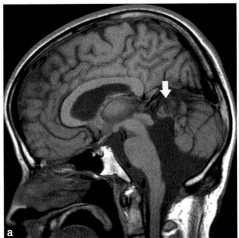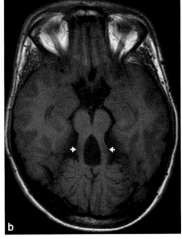

图 36.13　Joubert 畸形。（a）矢状位 T1WI 图像显示发育不良的上蚓部（箭），扩大的第四脑室和延长的脚间池。（b）轴位 T1WI 图像显示细长的小脑上脚，像"臼齿"（箭）的外观

## 参考文献

[1] Mascalchi M, Vella A. Magnetic resonance and nuclear medicine imaging in ataxias. In: Subramony SH, Dürr A, eds. Handbook of Clinical Neurology. Vol. 103, 3rd series, Ataxic Disorders. Amsterdam: Elsevier B.V.; 2012;85–110

[2] Luef G, Burtscher J, Kremser C et al. Magnetic resonance volumetry of the cerebellum in epileptic patients after phenytoin overdosages. Eur Neurol 1996; 36: 273–277

[3] Storey E. Dominantly inherited ataxias. Part II. J Clin Neurosci 1998; 5: 369–377

[4] Bird TD. Hereditary ataxia overview online. Available in: GeneReviews. 2008. Available at: http://www.ncbi.nlm.nih.gov/bookshelf

[5] Iwabuchi K, Tsuchiya K, Uchihara T, Yagishita S. Autosomal dominant spino-cerebellar degenerations: clinical, pathological, and genetic correlations. Rev Neurol (Paris) 1999; 155: 255–270

[6] Gilman S, Sima AA, Junck L et al. Spinocerebellar ataxia type 1 with multiple system degeneration and glial cytoplasmic inclusions. Ann Neurol 1996; 39: 241–255

[7] Manto MU. The wide spectrum of spinocerebellar ataxias (SCAs). Cerebellum 2005; 4: 2–6

[8] Guerrini L, Lolli F, Ginestroni A et al. Brainstem neurodegeneration correlates with clinical dysfunction in SCA1 but not in SCA2: a volumetric, diffusion and proton spectroscopy MR study. Brain 2004; 127: 1785–1795

[9] Jen JC, Graves TD, Hess EJ, Hanna MG, Griggs RC, Baloh RW, CINCH investigators. Primary episodic ataxias: diagnosis, pathogenesis and treatment. Brain 2007; 130: 2484–2493

[10] Harno H, Heikkinen S, Kaunisto MA et al. Decreased cerebellar total creatine in episodic ataxia type 2: a 1H MRS study. Neurology 2005; 64: 542–544

[11] Campuzano V, Montermini L, Moltò MD et al. Friedreich's ataxia: autosomal recessive disease caused by an intronic GAA triplet repeat expansion. Science 1996; 271: 1423–1427

[12] Della Nave R, Foresti S, Tessa C et al. ADC mapping of neurodegeneration in the brainstem and cerebellum of patients with progressive ataxias. Neuroimage 2004; 22: 698–705

[13] França MC, Jr, D'Abreu A, Yasuda CL et al. A combined voxel-based morphometry and 1H-MRS study in patients with Friedreich's ataxia. J Neurol 2009; 256: 1114–1120

[14] Mantovan MC, Martinuzzi A, Squarzanti F et al. Exploring mental status in Friedreich's ataxia: a combined neuropsychological, behavioral and neuro-imaging study. Eur J Neurol 2006; 13: 827–835

[15] Tavani F, Zimmerman RA, Berry GT, Sullivan K, Gatti R, Bingham P. Ataxia-telangiectasia: the pattern of cerebellar atrophy on MRI. Neuroradiology 2003; 45: 315–319

[16] Firat AK, Karakaş HM, Firat Y, Yakinci C. Quantitative evaluation of brain involvement in ataxia telangiectasia by diffusion weighted MR imaging. Eur J Radiol 2005; 56: 192–196

[17] Wallis LI, Griffiths PD, Ritchie SJ, Romanowski CA, Darwent G, Wilkinson ID. Proton spectroscopy and imaging at 3 T in ataxia-telangiectasia. AJNR Am J Neuroradiol 2007; 28: 79–83

[18] Jiang H, Tang B, Xia K et al. Mutation analysis of the ATM gene in two Chinese patients with ataxia telangiectasia. J Neurol Sci 2006; 241: 1–6

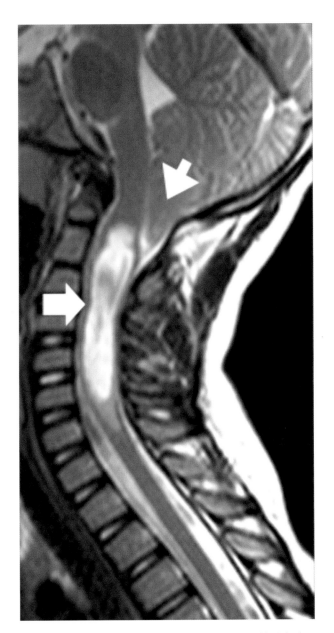

图 36.14　Chiari 畸形 I 型。小脑扁桃体延伸至枕骨大孔以下（箭），颈髓可见脊髓空洞（粗箭）

[19] Kanekar S, Gustas C. Metabolic disorders of the brain: part I. Semin Ultrasound CT MR 2011; 32: 590–614

[20] Kanekar S, Verbrugge J. Metabolic disorders of the brain: part II. Semin Ultrasound CT MR 2011; 32: 615–636

[21] Hagerman PJ, Hagerman RJ. Fragile X-associated tremor/ataxia syndrome (FXTAS). Ment Retard Dev Disabil Res Rev 2004; 10: 25–30

[22] Ginestroni A, Guerrini L, Della Nave R et al. Morphometry and $^1$H-MR spectroscopy of the brain stem and cerebellum in three patients with fragile-X-associated tremor/ataxia syndrome. AJNR Am J Neuroradiol 2007; 28: 486–488

[23] Jacquemont S, Hagerman RJ, Leehey M et al. Fragile X premutation tremor/ataxia syndrome: molecular, clinical, and neuroimaging correlates. Am J Hum Genet 2003; 72: 869–878

[24] Mameli M, Botta P, Zamudio PA, Zucca S, Valenzuela CF. Ethanol decreases Purkinje neuron excitability by increasing GABA release in rat cerebellar slices. J Pharmacol Exp Ther 2008; 327: 910–917

[25] Hillbom M, Muuronen A, Holm L, Hindmarsh T. The clinical versus radiological diagnosis of alcoholic cerebellar degeneration. J Neurol Sci 1986; 73: 45–53

[26] Perlman SL. Ataxias. Clin Geriatr Med 2006; 22: 859–877

[27] Anderson NE, Posner JB, Sidtis JJ et al. The metabolic anatomy of paraneoplastic cerebellar degeneration. Ann Neurol 1988; 23: 533–540

[28] David YB, Warner E, Levitan M, Sutton DM, Malkin MG, Dalmau JO. Autoimmune paraneoplastic cerebellar degeneration in ovarian carcinoma patients treated with plasmapheresis and immunoglobulin: a case report. Cancer 1996; 78: 2153–2156

[29] Abele M, Bürk K, Schöls L et al. The aetiology of sporadic adult-onset ataxia. Brain 2002; 125: 961–968

[30] Fearnley JM, Stevens JM, Rudge P. Superficial siderosis of the central nervous system. Brain 1995; 118: 1051–1066

[31] Taoka T, Kin T, Nakagawa H et al. Diffusivity and diffusion anisotropy of cerebellar peduncles in cases of spinocerebellar degenerative disease. Neuroimage 2007; 37: 387–393

[32] Brenneis C, Boesch SM, Egger KE et al. Cortical atrophy in the cerebellar variant of multiple system atrophy: a voxel-based morphometry study. Mov Disord 2006; 21: 159–165

[33] Watanabe H, Fukatsu H, Katsuno M et al. Multiple regional $^1$H-MR spectroscopy in multiple system atrophy: NAA/Cr reduction in pontine base as a valuable diagnostic marker. J Neurol Neurosurg Psychiatry 2004; 75: 103–109

[34] Patel S, Barkovich AJ. Analysis and classification of cerebellar malformations. AJNR Am J Neuroradiol 2002; 23: 1074–1087

[35] Brancati F, Dallapiccola B, Valente EM. Joubert syndrome and related disorders. Orphanet J Rare Dis 2010; 5: 20

[36] Poretti A, Huisman TA, Scheer I, Boltshauser E. Joubert syndrome and related disorders: spectrum of neuroimaging findings in 75 patients. AJNR Am J Neuroradiol 2011; 32: 1459–1463

[37] Ventureyra EC, Aziz HA, Vassilyadi M. The role of cine flow MRI in children with Chiari I malformation. Childs Nerv Syst 2003; 19: 109–113

第十五部分

运动神经元病

XV

# 第 37 章 运动神经元病概述

Divisha Raheja，Zachary Simmons

运动神经元病（motor neuron disease，MND）和肌萎缩侧索硬化（amyotrophic lateral Sclerosis，ALS）这两个术语经常被用作同义词，特别是在英国。但是，了解一些基本神经解剖学将有助于分清术语：上运动神经元（upper motor neuron，UMN）和下运动神经元（lower motor neuron，LMN），也将更容易理解MND 相关的复杂疾病家族，即从单纯的 UMN，到单纯的 LMN，再到混合的 UMN-LMN 综合征。影像在MND 诊断中的作用传统上仅限于排除其他疾病，但在过去几年中，用于检测 UMN 受累早期征象的技术取得了重大进展。本章重点介绍 MND 的临床特征，影像在 MND 诊断和理解中的价值将于第 38 章详细讨论。

## 37.1 上运动神经元病

上运动神经元（▶ 图 37.1）是初级运动皮质（Brodmann 4 区）和脑运动前区（Brodmann 6 区）胞体的神经元，他们产生下行的皮质延髓束和皮质脊髓束，终止于颅神经运动核团或脊髓灰质中的中间神经元或运动神经元。运动控制不佳、灵活性丧失、痉挛状态和假性延髓性麻痹（痉挛性延髓性麻痹）为 UMN的特征表现。因为下运动神经元未受累，肌力仅轻微丧失，除非疾病发生进展。

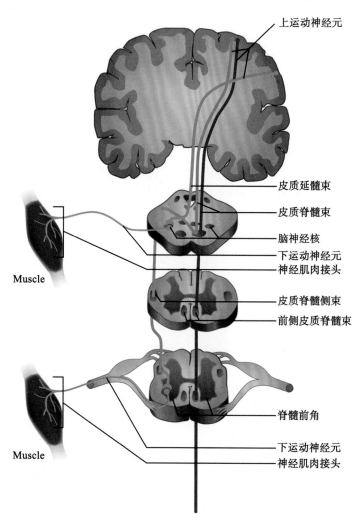

图 37.1　上下运动神经元解剖图：上运动神经元起源于大脑皮质，产生皮质脊髓和皮质延髓束，终止于脑干脑神经运动核团和脊髓前角。下运动神经元起源于脑干脑神经核团和脊髓前角，终止于肌肉

## 37.1.1 原发性侧索硬化

原发性侧索硬化(primary lateral sclerosis,PLS)是一种主要影响上运动神经元的进行性疾病。最初由 Charcot 在 1865 年和 Erb 在 1875 年提出[1,2],占 MND 病例的 3%~5%[3],常于 50~60 岁出现症状。呈进行性痉挛性下肢瘫痪,并缓慢地扩展到上肢和延髓肌肉,罕见情况下,在延髓区域发病,或在另一侧受累瘫痪之前,由患侧下肢瘫痪上行并波及同侧上肢或由患侧上肢瘫痪下行波及下肢(Mills 综合征)[4,5];病情进展通常缓慢,可持续多年;患者肌力常轻微减低,且笨拙、步态僵硬、协调性差以及失去灵活性;肌萎缩轻微,通常为废用所致,且无感觉症状;延髓症状常以轻微痉挛性构音障碍开始,进展到严重的构音障碍与吞咽困难伴流涎;情绪不稳定常见,以不适当笑或哭为特征,也称为假性延髓效应;还常见肌肉痛性痉挛和肌痉挛;膀胱功能很少受累,常于疾病后期出现;尽管 30% 以上的 PLS 患者在神经心理测中可能会有轻微的认知困难,以执行功能障碍最常累及,但痴呆并不常见[6];患者无视觉症状,但可看到眼球异常运动;PLS 预后显著好于 ALS,患者多年来病情进展缓慢可证实这点[7]。

Pringle 等在 1992 年提出了 PLS 的诊断标准,但特异性较低,所以这些标准已不再广泛使用。Pringle 标准要求疾病至少 3 年仅表现 UMN 症状,以此排除 ALS[4]。最近有人提出,如果患者在症状出现 4 年后临床或电生理学检查没有表现出任何 LMN 征象,应该考虑 PLS 的诊断[3,5]。更新的诊断标准已经公布(▶表 37.1)。

**表 37.1 原发性侧索硬化(PLS)的诊断类型[3]**

| | |
|---|---|
| 经尸检证实的 PLS | PLS 临床表现为运动皮质和皮质脊髓束的退化;无脊髓或脑干内运动神经元缺失;前角细胞无胶质增生,以及没有 Bunina 或泛素化内含物 |
| 单纯临床 PLS | 确切的上运动神经元征象;无局灶性肌肉萎缩或肌束震颤;4 年来症状发作时肌电图无去神经支配;40 岁后发病;通过实验室和神经影像学排除次要和类似症状 |
| 上运动神经元为主的 ALS | 症状少于 4 年或主要为上运动神经元体征,但检查时伴有轻微肌电图去神经支配或下运动神经元体征;不足以满足 ALS 的诊断标准 |
| PLS plus | 临床症状,实验室检查或病理证实的痴呆,帕金森综合征或感觉异常等主要的上运动神经元征象。注意:如有小脑体征,尿失禁或明显直立性低血压,则可考虑多系统萎缩 |
| 症状性侧索硬化 | 临床诊断 PLS 有明显的可能原因(人类免疫缺陷病毒,副肿瘤综合征) |

来源:Modified and reprinted with permission. Copyright © 2006 by Wolters Kluwer Health

诊断主要依据临床,辅助检查用于排除其他疾病。针对 UMN 功能障碍评估,推荐的实验室检查包括维生素 $B_{12}$ 水平、铜水平、人类 T 细胞嗜淋巴细胞病毒(HTLV)滴度、氨基己糖苷酶 A 水平(成人发病 Tay-Sachs 疾病)和肾上腺髓质神经病的超长链脂肪酸的评估。血清肌酸激酶(CK)水平和电诊断学(神经传导研究和针极肌电图)一般正常。既往,影像研究被用于排除脑或脊髓的占位病变,或评估其他中枢神经系统疾病,如多发性硬化症,但现代影像技术可能会发挥更大的作用,神经成像技术,包括 MRI、MRS、PET 和 DTI,均能显示皮质脊髓束路径的变化,将在第 38 章中详细讨论。

治疗主要是支持治疗,大多数推荐的对症治疗主要针对 ALS 患者,但类似的方法可以用于 PLS 患者。巴氯芬、苯二氮䓬类和替扎尼定通常是用于治疗痉挛的一线药物。尽管丹曲林使用频率较低,但对有些口服药物耐药的痉挛状态患者可用鞘内注射巴氯芬泵的治疗方法[8,9]。肌内注射肉毒杆菌毒素可以改善特定肌肉的功能。三环类抗抑郁药、5-羟色胺再摄取抑制剂或右美沙芬和奎尼丁可联合使用控制假性延髓效应[10,11,12]。抗胆碱能药物一般用于流涎,如格隆溴铵、阿米替林、苯托品、莨菪碱和透皮东莨菪碱[13,14]。

## 37.1.2 遗传性痉挛性截瘫

遗传性痉挛性截瘫(hereditary spastic paraplegia,HSP)是一种罕见的遗传异质性疾病,以进行性下肢痉挛为特征。据报道,发病率为(3~10)/10 万[15],常于 20~40 岁出现症状,青少年亦可发病。常见的病理特征为皮质脊髓束和脊髓后索轴突的逆行"死亡"变性[15,16]。其遗传学表现多样,常染色体显性遗传为最常见的遗传方式,也能以常染色体隐性或 X-连锁方式遗传,共有 31 个基因和 20 个位点被认为与致病因素相关,近 40% 的常染色体显性家族和 10% 的散发病例与位于染色体 2 的 *SPAST* 基因有关[17,18]。

单纯型或非复杂型 HSP 以下肢痉挛为主要症状,被分为或其他特征包括远端下肢轻度感觉丧失和尿急或尿频[19]。混合或复杂型 HSP 表型多样,表现为痉挛性截瘫伴有其他神经异常,包括共济失调、肌萎缩、色素性视网膜病变、精神发育迟滞、癫痫、痴呆、周围神经病变、耳聋和鱼鳞癣[15]。诊断主要依据临床,基于个人史和家族史,在家族史缺乏的情况下,诊断评估应直接倾向类似于 HSP 的其他疾病:结构性原因,如脑积水和脊髓病变;退行性变或炎症,如多发性硬化和脑白质营养不良;感染,如梅毒,HTLV 和人类免疫缺陷病毒（human immunodeficiency virus，HIV）；代谢紊乱，包括维生素 $B_{12}$、铜和维生素 E 缺乏；副肿瘤性疾病。电诊断研究在非复杂病例中表现正常，但一些复杂病例可表现出周围神经病变。影像的主要目的是排除其他病因，如多发性硬化或由压迫、炎症或缺血性病变引起的脊髓病。

治疗主要是支持治疗。减轻痉挛的药物包括巴氯芬、替扎尼定、苯二氮䓬类和丹曲林。如果使用口服药物不能达到预期的效果，鞘内注射巴氯芬和肌内注射肉毒杆菌毒素可供选择。

## 37.2　下运动神经元病

下运动神经元（▶图 37.1）是机体传出神经元，其细胞体位于颅神经运动核或脊髓前角，是中枢神经系统和骨骼肌群之间的最终通路。由于肌肉去神经支配，LMN 的主要临床症状有肌无力、肌萎缩、肌束震颤

和痉挛。电诊断研究是诊断此类疾病的关键手段。由于轴突缺失，引起相对保留潜伏期和传导速度的低振幅运动神经传导；感觉神经传导在单纯下运动神经元病中正常；在针极肌电图上，可看到纤颤电位和有或无束颤电位的正尖波，表明活跃的去神经过程；高振幅运动单位动作电位、持续时间延长以及多相性增加的运动单位动作电位，反映了慢性去神经支配和神经再支配。

当临床和电诊断表现轻微且无特异性时，特别是在疾病的早期阶段，肌肉活检很有价值。活检有助于排除肌无力的其他原因，例如原发性肌肉疾病或炎症过程，如血管炎；当在显微镜下观察时，去神经支配肌肉纤维看起来很小并且成角度，在氧化酶和非特异性酯酶染色中呈暗染色；进行性慢性去神经支配和神经再支配常导致正常的"棋盘格"式肌纤维的随机性丧失，最终导致只有一种肌肉纤维类型，即纤维型组（▶图 37.2）。

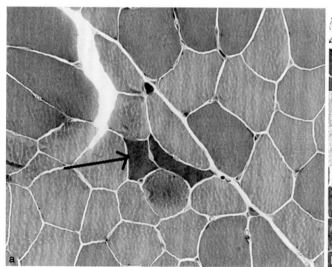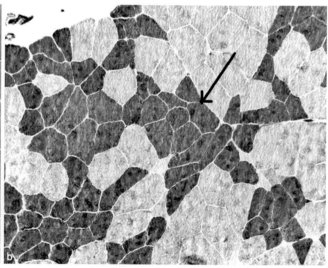

图 37.2　肌萎缩侧索硬化（ALS）患者的肌肉活检显示在非特异性酯酶染色上（a）去神经支配肌肉纤维（箭）呈暗染色并呈角度。三磷酸腺苷酶染色显示纤维型分组和 1 型（轻染）和 2 型（深染）纤维（b）随机性的丢失（箭）

### 37.2.1　脊髓性肌萎缩

脊髓性肌萎缩（spinal muscular atrophy，SMA）是一组遗传性疾病，其特征在于前角细胞和特定的脑干运动核的进行性退化，导致肌萎缩和对称性分布的、以近端肌为主的肌无力伴舌部肌束震颤，并显著减少至无深部腱反射[20]。Werrigig 在 1891 年、Hoffman 在 1893 年首次描述了几例婴儿的进行性肌无力[21-23]。国际联合会根据发病年龄和最高功能水平对 SMA 进行分类（▶表 37.2）[20]。SMA Ⅰ 型主要是严重的全身肌

无力和出生时肌张力低下伴有快速进行性呼吸衰竭，2 岁以下常发生死亡[21,22]；SMA Ⅱ 型通常在幼儿期发生。这些孩子能够在无帮助的情况下坐下，但不能独立行走或站立。在 SMA Ⅲ 型中，患者 18 个月后出现近端肌无力，能独立行走，并常可生存至成年[24]；SMA Ⅳ 型在成年期发病，其特征在于肢体的近端肌无力，导致步行、爬楼梯和从坐位起立的渐进性困难，但患者的预期寿命正常[25]。肌束颤动正常见于 SMA Ⅲ 型和 Ⅳ 型患者，延髓肌无力是 SMA Ⅰ 型常见特征，通常其他类型少见。

表 37.2 脊髓性肌萎缩（SMA）分类[20,21,22,24,25]

| SMA 类型 | 发病年龄 | 遗传方式 | 生存/预后 |
|---|---|---|---|
| SMA Ⅰ 型（韦德尼希-霍夫曼病） | 婴儿期 | 常染色体隐性遗传 | 2 岁死亡 |
| SMA Ⅱ 型 | 6~18 个月 | 常染色体隐性遗传 | 10~40 年；可能能够独立站立，但从不行走 |
| SMA Ⅲ 型（库格尔贝格-韦兰德病） | 18 个月后 | 常染色体隐性遗传 | 能够走路；活到成年 |
| SMA Ⅳ 型（成人发病） | 20 岁后 | 常染色体隐性遗传 | 正常寿命 |

几乎所有的病例都是以常染色体隐性方式遗传的。负责 SMA 的基因在 1995 年被确定为位于 5 号染色体长臂上的存活运动神经元基因（survival motor neuron gene，*SMN*）[26]。在人类中存在两种形式的 *SMN* 基因：*SMN1* 编码全长信使 RNA，负责编码 SMN 蛋白；*SMN2* 与 *SMN1* 相似，但不包括外显子 7 中 840 位的胞嘧啶转变为胸腺嘧啶，因为这会导致截短蛋白无功能且容易退化。约 90% *SMN2* 的 mRNA 转录产物缺乏外显子 7，但是小部分可以翻译成正常的 SMN 蛋白质。在没有 *SMN1* 的情况下，患者依靠 *SMN2* 的存活来制造 SMN 蛋白。因此，*SMN2* 复制的数量对表型具有重要影响。*SMN2* 复制数越多，预后越好[27,28]。

当临床上怀疑 SMA 时，通过分子遗传学检测染色体 5q 上 *SMN* 基因的纯合子缺失来确定诊断。在 SMA Ⅰ 和 Ⅱ 中 CK 水平通常正常，尽管它们可以升高至 Ⅲ 和 Ⅳ 型的正常上限的 10 倍。如上所述，电诊断研究和肌肉活检可证实慢性去神经支配。

治疗主要是支持性护理，包括治疗、营养支持、呼吸护理、矫正法和整形外科干预。基因治疗和干细胞治疗仍在研究中。

### 37.2.2 肯尼迪病

肯尼迪病也称为脊髓延髓性肌萎缩，是 1968 年报道的一种 X-连锁隐性遗传、成人型下运动神经元病[29]。患者常在 30~40 岁出现延髓功能障碍和近端肌无力症状，常见男性乳房发育，尽管感觉症状不常见，但在电诊断研究中已注意到有感觉异常。与此一致的是，神经活检和尸检显示不仅前角细胞退化，而且后角根神经节也退化，导致感觉神经纤维缺失。由于认识的深入，1982 年将这种疾病重新命名为 X-连锁隐性遗传脊髓延髓神经元病[30]。

La Spada 等人于 1991 年认识到遗传缺陷是由位于 X 染色体上的雄激素受体基因的外显子 1 内的胞嘧啶—腺嘌呤—鸟嘌呤（CAG）三核苷酸重复扩增引起[31]，正常个体中重复的数目在 11 和 30 之间，有症状患者的范围则在 40 到 65 之间，非常低的重复数目（即少于 11 次）与智力低下有关，重复次数在 30 至 40 之间与认知功能降低有关[32,33]。重复数目与发病年龄呈负相关，但与进展率无关[33,34]。

临床上，患者出现渐进性、无痛性、不对称性的近端肌无力；面部，延髓和四肢肌肉萎缩；内分泌异常，如进行性睾丸萎缩、无精子症、不育症和男子女性型乳房；后角根神经节退化导致远端肢体感觉缺失；肌束震颤较常见，超过 90% 的患者出现面部和口周肌束震颤[33,35]；肌痉挛也很常见。这种疾病发展缓慢，中位生存期从症状发作开始超过 20 年，患者的平均寿命仅轻微下降，据报道 10 年生存率为 82%，而相应年龄的对照者为 95%[34,36]。因此，区分肯尼迪氏病和进展更快的 ALS 对于患者护理至关重要。

诊断评估包括雄激素受体基因外显子 1 上 CAG 重复扩增的分子遗传学检测。CK 水平很高，可高达正常水平的 10 倍。电诊断研究通常显示感觉和运动神经振幅降低，表明感觉和运动轴突的轴索变性[37]。这些结果在上肢较下肢更严重，与末梢神经病变的长度依赖性过程不同。针极肌电图检查可见活动性和慢性去神经支配，以慢性改变为主。MRI 可显示颈髓的直径减小[38]。

治疗主要是支持治疗，以肌痉挛的对症治疗和物理治疗为主。动物实验表明，雄激素还原疗法可以减缓疾病的进展[39]，然而，随机安慰剂对照试验对雄激素还原剂亮丙瑞林和度他雄胺的检测显示，该疗法对吞咽和肌肉强度没有任何显著影响[40,41]。

### 37.2.3 平山病

平山病，也称为远端上肢青少年脊髓性肌萎缩或单肢肌萎缩，最初是由日本学者平山及其同事在 1959 年报道[33]，大多数报道病例来自亚洲，特别是日本，但西方也有报道。该病少见，主要累及 15~25 岁青年男性，表现为手和前臂隐匿的不对称性萎缩，C7-T1 水平肌节最常受影响，而肱桡肌不受累，但会出现近端肌无力。尽管已报道双侧上肢肌无力不对称和很少对称，但大多数受累个体肌无力主要发生在单侧。平山病是一种良性疾病，最初呈进展性，在 2~3 年后趋于稳定[42-44]。

病因尚未得到证实，但推测颈部反复的屈曲、伸展可能导致继发于微血管缺血的脊髓扁平化。1982

年第一例平山病尸检案例证实前角细胞萎缩和神经胶质增生,伴颈髓前后扁平[45]。MRI 具有重要的诊断价值,详见第 38 章。

该病的早期诊断很重要,在早期阶段用颈托干预可防止反复屈曲变化,阻止疾病进一步进展[46,47]。

## 37.3　上下运动神经元病

### 37.3.1　肌萎缩侧索硬化

1869 年 Jean-Marie Charcot 首次提出了肌萎缩侧索硬化(amyotrophic lateral sclerosis, ALS)[48,49]。ALS 是一种致命的神经退行性疾病,影响大脑皮质、脑干和脊髓的上下运动神经元,疾病的进展不可逆转,最终因呼吸衰竭死亡。90% 以上的病例为散发,仅约 5% 为家族性[50],常染色体显性遗传最常见。70 岁以前患 ALS 的风险介于 1/400 ~ 1/1 000[51]。ALS 的全球发病率每年为(0.3 ~ 2.5)/10 万[52,53],欧洲和美国的发病率每年估计为 2/10 万,患病率约为 5.4/10 万[51,54]。ALS 以其他几个名字而闻名,包括夏科病(主要在法国)、运动神经元病和在 20 世纪 30 年代以患该疾病的著名棒球运动员命名的卢格里克氏病(主要在美国)。

*临床表现和流行病学*

患者通常具有上下运动神经元结合的症状。下运动神经元的症状、体征包括不对称的、无痛性肌无力伴肌萎缩(▶图 37.3、▶图 37.4)、肌束震颤和肌痉挛,而上运动神经元症状通常以痉挛和轻快反射为特征。延髓受累最常见,导致构音障碍和吞咽困难。约 25% 的患者以延髓症状起病,70% 的患者最初出现四肢症状[55],不到 5% 的患者在发病时出现躯干受累及进行性呼吸衰竭。尽管大多数 ALS 患者最终都会发生 UMN 和 LMN 的症状和体征,但最初可能主要或仅有 UMN 或 LMN 其中之一的症状和体征。

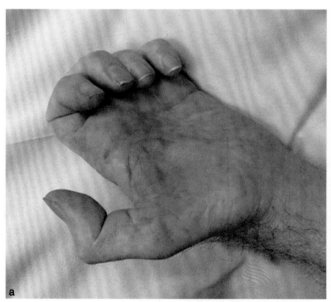
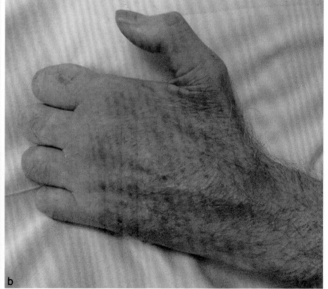

图 37.3　肌萎缩侧索硬化(ALS)患者的手萎缩。(a)手掌和(b)手背由于手内肌萎缩导致经典爪形手

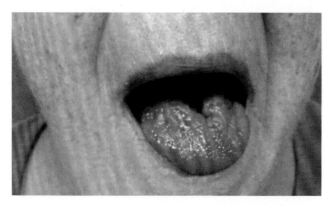

图 37.4　肌萎缩侧索硬化(ALS)患者的舌萎缩

散发性 ALS 的总体发病率男性高于女性,但以延髓起病的患者中女性略占优势,家族性 ALS 男女发病率相同。发病高峰在 60 ~ 70 岁,散发性比家族性患者年长约 10 岁。从症状出现到死亡的平均存活时间约为 3 年,但生存曲线有一个相对长尾,1/5 的患者生存期为 5 年,1/10 的患者生存期为 10 年或更长[53,55]。发病年龄大、早期呼吸肌功能障碍和延髓症状发作与生存期缩短有关。疲劳和运动能力下降是 ALS 的常见症状,最终大多数患者日常生活需要帮助。大多数患者最终会出现吞咽困难,面临体重减轻和营养不良的

风险,从而进一步影响预后。呼吸功能障碍通常表现为劳力性呼吸困难和端坐呼吸,最终,呼吸肌逐渐衰弱导致呼吸衰竭和死亡。30%~50%的患者可发生认知障碍,常以额颞功能障碍的形式出现,约15%患者发展为完全性额颞叶痴呆(frontotemporal dementia, FTD)[56-58]。

### 病因、发病机理和遗传学

ALS的病因仍然未知,疾病过程的病理生理机制涉及遗传和分子的复杂相互作用。多年来,人们一直在考虑和研究各种机制,包括病毒感染、免疫系统激活、外源性毒素、线粒体功能障碍、神经炎症、氧化应激、轴突运输以及蛋白质错误折叠和降解[59-61]。ALS被认为在足球运动员、吸烟者和武装部队的服役人员中高发[62-64]。雄激素毒性和雌激素的保护作用被认为是造成男性发病率更高的原因[65,66]。谷氨酸诱导的神经毒性也是发病机制之一。神经毒素如β-甲基-氨基-L-丙氨酸与美国关岛的ALS和PD的流行有关,但尚未得到普遍认同[67-69]。

由Siddique及其同事发现的家族性ALS患者的超氧化物歧化酶1(superoxide dismutase 1, SOD1)基因突变是ALS研究历史上的一个里程碑[70],该基因位于21号染色体上,编码酶Cu-Zn超氧化物歧化酶,其变异与20%的家族性ALS病例有关;SOD1突变也在1%~4%的散发病例中被发现[71]。Cu-Zn超氧化物歧化酶催化超氧化物($O_2$)歧化,产生氧气和过氧化氢,SOD1突变致酶的功能毒性增加,导致自由基的产生和引起进行性神经元死亡。尽管瑞典和芬兰的患者有隐性遗传的报道,SOD1相关的家族性ALS通常以常染色体显性方式遗传[61,72]。交互反应TAR-DNA结合蛋白(TAR-DNA binding protein, TARDP)基因编码的TDP-43蛋白通常位于细胞核内,但在病理状态下的细胞质中可以看到其裂解形式;这种TDP-43蛋白质是泛素阳性、tau-阴性和α-突触核蛋白阴性FTD的主要疾病蛋白,在几乎所有ALS患者中都以细胞质包涵体的形式存在,强烈提示FTD和ALS之间存在重叠[73];TARDP基因突变可见于5%~10%的家族性ALS病例及最多2%的散发性ALS患者中[53,55,71]。其他多种基因,包括OPTN、FUS和ANG(参与RNA代谢)都与FALS和SALS有关。最近,位于9p21的72基因编码框(C9ORF72)和ALS之间的联系,因为其独特性和较高的发生率,为更好地理解ALS病理生理学带来了新的希望。24%~46%的家族性ALS患者和

4%~21%的散发性ALS患者已确定存在C9ORF72区域非编码启动子六核苷酸(GGGGCC)的重复扩增,使其成为最常见的突变ALS基因[74-76]。

### 诊断

ALS的临床特征是在延髓、颈椎、胸椎和腰椎水平存在UMN和LMN两种体征,但由于症状通常隐匿出现,导致诊断延迟,从症状发作到确定诊断的中位时间约14个月[77],尚无针对ALS特异的血液学检查、影像学检查或其他生物学标志物。诊断基于完善的病史和神经系统检查,辅助电诊断研究。多种血液检测是用以排除ALS类似疾病。如果怀疑感染或浸润性病变,或者考虑获得性脱髓鞘多发性神经病,如慢性炎性脱髓鞘,应进行脑脊液检查,ALS中除轻~中度升高的血清CK水平和轻微升高的CSF蛋白水平外,血液和CSF检测一般是正常的。电诊断研究是ALS诊断中非常有用的工具,协助医生评估LMN受累程度,在疾病早期就可表现异常。感觉神经传导研究正常;运动神经传导研究可能正常,或显示振幅降低,提示轴突缺失;针刺检查特征性地揭示广泛的活动性去神经支配(纤颤电位、正尖锐波和束颤电位),也常显示慢性神经源性改变,而无特定的神经根或周围神经分布[78]。影像主要是为了排除其他结构、炎症或浸润性病变。例如,颈椎管狭窄伴多层椎间孔狭窄可出现脊髓病变引起上运动神经元征象和叠加的多发性神经根病变引起的下运动神经元征象;质子密度加权MRI可显示ALS患者的运动区(特别是内囊)内的高信号;MRS、功能性MRI、PET和扩散张量成像等新技术可提示UMN受累的早期变化[79]。这些内容将在第38章中详细讨论。

1991年由世界神经病学联合会制定埃斯科里亚尔诊断标准,随后进行了修改以提高灵敏度[80]。基于对延髓、颈椎、胸椎和腰椎水平的整体评估,结合临床、电诊断和(可选)神经病理学检查结果达到疾病的临床确定、很可能、实验室支持可能的或可能ALS的诊断(▶表37.3)。2008年引入Awaji标准以提高诊断灵敏度。这些标准强调在临床背景下使用电诊断结果,而不是单独的独立数据,因此建议取消实验室支持可能的ALS这一类别;Awaji标准还建议将肌束震颤电位作为下运动神经元功能障碍的证据,因此取消具有挑战性的寻找纤颤电位和正尖锐波的需要,特别是在颅神经支配的肌肉或临床上未受影响的四肢肌肉中[81,82]。

表 37.3　修订的埃斯科里亚尔标准[81]

| ALS 的诊断要求： | （A）存在： | （B）不存在： |
|---|---|---|
| | • （A:1）经临床,电生理或临床神经病理学检查提供的 LMN 变性的证据<br>• （A:2）由临床检查提供的 UMN 变性的证据<br>• （A:3）症状或体征进行性扩散在一个区域或其他区域,如由病史或检查决定,与（B）一起 | • （B:1）可解释 LMN 和/或 UMN 变性征象的其他疾病进展的电生理或病理的证据<br>• （B:2）可解释观察到的临床和电生理征象的其他疾病的神经影像学证据 |
| 无病理证实的 ALS 临床诊断可分为不同的确定性水平： | • 临床确定的 ALS:三个区域的 UMN 和 LMN 征象<br>• 临床上可能的 ALS:至少有两个区域的 UMN 和 LMN 征象,UMN 征象与 LMN 征象相关<br>• 临床上可能的 ALS:实验室支持:只有一个区域有 UMN 和 LMN 障碍的临床征象,或一个区域仅有 UMN 征象,和至少两个肢体有 EMG 标准定义的 LMN 征象,适当应用神经影像学和临床实验室方案以排除其他原因<br>• 可能的 ALS:一个区域存在 UMN 和 LMN 征象,两个或更多区域仅有 UMN 征象,或 LMN 征象多于 UMN 征象 | |

缩写:EMG,肌电图;LMN,下运动神经元;UMN,上运动神经元。
来源:Modified and reprinted with permission. Copyright ⓒ 2000 by Informa Healthcare.
来源:Brooks BR, Miller RG, Swash M, Munsat TL; World Federation of Neurology Research Group on Motor Neuron Diseases. El Escorial revisited:revised criteria for the diagnosis of amyotrophic lateral sclerosis. Amyotroph Lateral Scler Other Motor Neuron Disord 2000;1(5):293-299

## 治疗

对 ALS 患者的主要治疗为支持性治疗,姑息治疗和生活质量最大化是治疗的焦点[83,84]。利鲁唑是谷氨酸释放的抑制剂,是唯一批准用于 ALS 的药物,它是一种疾病调节药物,已被证明可平均延长 2~3 个月的生存期[85]。症状治疗包括控制肌痉挛、痉挛状态、流涎、便秘、抑郁、焦虑和假性延髓效应。最终大多数 ALS 患者都会用到辅助装置和耐用医疗设备,包括矫形器、枢轴盘、转运板、步行车、轮椅以及协助日常生活的小型设备[86]。当患者出现端坐呼吸、劳力性呼吸困难或早晨头痛,或当最大肺活量低于预计值的 50% 时,建议采用无创通气呼吸支持形式[87]。随机对照试验表明,无创通气可以延长患者的生存期并改善无重度延髓功能障碍患者的生活质量,并且还改善了一些如睡眠的生活质量指标[13,88]。大多数患者最终需要气管切开和机械通气来维持生命,但在大多西方国家,做出这一选择的患者不到 10%[89]。营养不良是影响预后和生活质量的不良因素。当体重减轻超过体重的 10% 或体重指数低于 $20kg/m^2$ 时,推荐胃造口术,最好在最大肺活量超过预计的 50% 时进行[13,90]。ALS 患者的护理非常复杂,最好在神经科医生、护士、呼吸治疗师、营养师、物理和职业治疗师以及社会工作者的专业 ALS 中心采用多学科方法提供最佳服务。这种护理可以改善生活质量并延长生存期[91,92]。

## 参考文献

[1] Charcot JM. Sclérose des cordons latéraux de la moelle épinière chez une femme hystérique atteinte de contracture permanente des quatre membres. Bull Soc Med Hop Paris. 1865; 2 suppl 2: 24–42

[2] Erb W. Ueber einen wenig bekannten spinalen Symptomencomplex. Berl Klin Wchnschr. 1875; 12: 357–359

[3] Gordon PH, Cheng B, Katz IB et al. The natural history of primary lateral sclerosis. Neurology 2006; 66: 647–653

[4] Pringle CE, Hudson AJ, Munoz DG, Kiernan JA, Brown WF, Ebers GC. . Primary lateral sclerosis: clinical features, neuropathy, and diagnosis criteria. Brain 1992: 495–520

[5] Singer MA, Statland JM, Wolfe GI, Barohn RJ. Primary lateral sclerosis. Muscle Nerve 2007; 35: 291–302

[6] Grace GM, Orange JB, Rowe A, Findlater K, Freedman M, Strong MJ. Neuropsychological functioning in PLS: a comparison with ALS. Can J Neurol Sci 2011; 38: 88–97

[7] Strong MJ, Gordon PH. Primary lateral sclerosis, hereditary spastic paraplegia and amyotrophic lateral sclerosis: discrete entities or spectrum? Amyotroph Lateral Scler Other Motor Neuron Disord 2005; 6: 8–16

[8] Ashworth N, Satkunam L, Deforge D. Treatment for spasticity in amyotrophic lateral sclerosis/motor neuron disease. Cochrane Database Syst. 2012 Feb 15;2:CD004156

[9] Marquardt G, Lorenz R. Intrathecal baclofen for intractable spasticity in amyotrophic lateral sclerosis. J Neurol 1999; 246: 619–620

[10] Schiffer RB, Herndon RM, Rudick RA. Treatment of pathologic laughing and weeping with amitriptyline. N Engl J Med 1985; 312: 1480–1482

[11] Andersen G, Vestergaard K, Riis JO. Citalopram for post-stroke pathological crying. Lancet 1993; 342: 837–839

[12] Brooks BR, Thisted RA, Appel SH et al. AVP-923 ALS Study Group. Treatment of pseudobulbar affect in ALS with dextromethorphan/quinidine: a randomized trial. Neurology 2004; 63: 1364–1370

[13] Miller RG, Jackson CE, Kasarskis EJ et al. Quality Standards Subcommittee of the American Academy of Neurology. Practice parameter update: the care of the patient with amyotrophic lateral sclerosis: drug, nutritional, and respiratory therapies (an evidence-based review): report of the Quality Standards Subcommittee of the American Academy of Neurology. Neurology 2009; 73: 1218–1226

[14] Andersen PM, Borasio GD, Dengler R et al. EFNS Task Force on Diagnosis and

Management of Amyotrophic Lateral Sclerosis. EFNS Task Force on Management of Amyotrophic Lateral Sclerosis: guidelines for diagnosing and clinical care of patients and relatives. Eur J Neurol 2005; 12: 921–938

[15] Salinas S, Proukakis C, Crosby A, Warner TT. Hereditary spastic paraplegia: clinical features and pathogenetic mechanisms. Lancet Neurol 2008; 7: 1127–1138

[16] Behan WMH, Maia M. Strümpell's familial spastic paraplegia: genetics and neuropathology. J Neurol Neurosurg Psychiatry 1974; 37: 8–20

[17] Depienne C, Stevanin G, Brice A, Durr A. Hereditary spastic paraplegias: an update. Curr Opin Neurol 2007; 20: 674–680

[18] Finsterer J, Löscher W, Quasthoff S, Wanschitz J, Auer-Grumbach M, Stevanin G. Hereditary spastic paraplegias with autosomal dominant, recessive, X-linked, or maternal trait of inheritance. J Neurol Sci 2012; 318: 1–18

[19] Harding AE. Hereditary "pure" spastic paraplegia: a clinical and genetic study of 22 families. J Neurol Neurosurg Psychiatry 1981; 44: 871–883

[20] Munsat TL. Workshop report: International SMA collaboration. Neuromuscul Disord 1991; I: 81

[21] Werdnig G. Die frühinfantile progressive spinale Amyotrophie. Arch Psychiatr Nervenkr. 1894; 26: 706–744

[22] Hoffmann J. Uber die hereditare progressive spinale Muskelatrophie im Kindesalter. Munch Med Wochenschr 1900; 47: 1649–1651

[23] Baioni MTC, Ambiel CR. Spinal muscular atrophy: diagnosis, treatment and future prospects. J Pediatr (Rio J) 2010; 86: 261–270

[24] Kugelberg E, Welander L. Heredofamilial juvenile muscular atrophy simulating muscular dystrophy. AMA Arch Neurol Psychiatry 1956; 75: 500–509

[25] Moulard B, Salachas F, Chassande B et al. Association between centromeric deletions of the SMN gene and sporadic adult-onset lower motor neuron disease. Ann Neurol 1998; 43: 640–644

[26] Lefebvre S, Bürglen L, Reboullet S et al. Identification and characterization of a spinal muscular atrophy-determining gene. Cell 1995; 80: 155–165

[27] Taylor JE, Thomas NH, Lewis CM et al. Correlation of SMNt and SMNc gene copy number with age of onset and survival in spinal muscular atrophy. Eur J Hum Genet 1998; 6: 467–474

[28] Kolb SJ, Kissel JT. Spinal muscular atrophy: a timely review. Arch Neurol 2011; 68: 979–984

[29] Kennedy WR, Alter M, Sung JH. Progressive proximal spinal and bulbar muscular atrophy of late onset. A sex-linked recessive trait. Neurology 1968; 18: 671–680

[30] Harding AE, Thomas PK, Baraitser M, Bradbury PG, Morgan-Hughes JA, Ponsford JR. X-linked recessive bulbospinal neuronopathy: a report of ten cases. J Neurol Neurosurg Psychiatry 1982; 45: 1012–1019

[31] La Spada AR, Wilson EM, Lubahn DB, Harding AE, Fischbeck KH. Androgen receptor gene mutations in X-linked spinal and bulbar muscular atrophy. Nature 1991; 352: 77–79

[32] Manning JT. The androgen receptor gene: a major modifier of speed of neuronal transmission and intelligence? Med Hypotheses 2007; 68: 802–804

[33] Finsterer J. Perspectives of Kennedy's disease. J Neurol Sci 2010; 298: 1–10

[34] Atsuta N, Watanabe H, Ito M et al. Natural history of spinal and bulbar muscular atrophy (SBMA): a study of 223 Japanese patients. Brain 2006; 129: 1446–1455

[35] Finsterer J. Bulbar and spinal muscular atrophy (Kennedy's disease): a review. Eur J Neurol 2009; 16: 556–561

[36] Chahin N, Klein C, Mandrekar J, Sorenson E. Natural history of spinal-bulbar muscular atrophy. Neurology 2008; 70: 1967–1971

[37] Ferrante MA, Wilbourn AJ. The characteristic electrodiagnostic features of Kennedy's disease. Muscle Nerve 1997; 20: 323–329

[38] Sperfeld A-D, Bretschneider V, Flaith L et al. MR-pathologic comparison of the upper spinal cord in different motor neuron diseases. Eur Neurol 2005; 53: 74–77

[39] Katsuno M, Adachi H, Doyu M et al. Leuprorelin rescues polyglutamine-dependent phenotypes in a transgenic mouse model of spinal and bulbar muscular atrophy. Nat Med 2003; 9: 768–773

[40] Katsuno M, Banno H, Suzuki K et al. Japan SBMA Interventional Trial for TAP-144-SR (JASMITT) study group. Efficacy and safety of leuprorelin in patients with spinal and bulbar muscular atrophy (JASMITT study): a multicentre, randomised, double-blind, placebo-controlled trial. Lancet Neurol 2010; 9: 875–884

[41] Fernández-Rhodes LE, Kokkinis AD, White MJ et al. Efficacy and safety of dutasteride in patients with spinal and bulbar muscular atrophy: a randomized placebo-controlled trial. Lancet 2011; 10: 140–147

[42] Hirayama K, Toyokura Y, Tsubaki T. Juvenile muscular atrophy of unilateral upper extremity: a new clinical entity. Psychiatr Neurol Jpn. 1959; 61: 2190–2197

[43] Hirayama K, Tsubaki T, Toyokura Y, Okinaka S. Juvenile muscular atrophy of unilateral upper extremity. Neurology 1963; 13: 373–380

[44] Hirayama K. Juvenile muscular atrophy of distal upper extremity (Hirayama disease): focal cervical ischemic poliomyelopathy. Neuropathology 2000; 20 Suppl: S91–S94

[45] Hirayama K, Tomonaga M, Kitano K, Yamada T, Kojima S, Arai K. Focal cervical poliopathy causing juvenile muscular atrophy of distal upper extremity: a pathological study. J Neurol Neurosurg Psychiatry 1987; 50: 285–290

[46] Hassan KM, Sahni H, Jha A. Clinical and radiological profile of Hirayama disease: A flexion myelopathy due to tight cervical dural canal amenable to collar therapy. Ann Indian Acad Neurol 2012; 15: 106–112

[47] Tokumaru Y, Hirayama K. [Cervical collar therapy for juvenile muscular atrophy of distal upper extremity (Hirayama disease): results from 38 cases] [in Japanese] Rinsho Shinkeigaku 2001; 41: 173–178

[48] Charcot JM, Joffroy A. Deuxcas d'atrophie musculaire progressive avec lesions de la substance grise et de faisceaux anterolateraux de la moelle epiniere. Arch Physiol Norm Pathol. 1869; 1: 354–357

[49] Charcot JM. De la sclerose laterale amyotrophique. Prog Med. 1874; 2: 325–327, 341–342, 453–455

[50] Byrne S, Walsh C, Lynch C et al. Rate of familial amyotrophic lateral sclerosis: a systematic review and meta-analysis. J Neurol Neurosurg Psychiatry 2011; 82: 623–627

[51] Wijesekera LC, Leigh PN. Amyotrophic lateral sclerosis. Orphanet J Rare Dis 2009; 4: 3

[52] Sathasivam S. Motor neurone disease: clinical features, diagnosis, diagnostic pitfalls and prognostic markers. Singapore Med J 2010; 51: 367–372, quiz 373

[53] Pratt AJ, Getzoff ED, Perry JJ. Amyotrophic lateral sclerosis: update and new developments. Degener Neurol Neuromuscul Dis 2012; 2012: 1–14

[54] Chiò A, Logroscino G, Traynor BJ et al. Global epidemiology of amyotrophic lateral sclerosis: a systematic review of the published literature. Neuroepidemiology 2013; 41: 118–130

[55] Kiernan MC, Vucic S, Cheah BC et al. Amyotrophic lateral sclerosis. Lancet 2011; 377: 942–955

[56] Phukan J, Elamin M, Bede P et al. The syndrome of cognitive impairment in amyotrophic lateral sclerosis: a population-based study. J Neurol Neurosurg Psychiatry 2012; 83: 102–108

[57] Ringholz GM, Appel SH, Bradshaw M, Cooke NA, Mosnik DM, Schulz PE. Prevalence and patterns of cognitive impairment in sporadic ALS. Neurology 2005; 65: 586–590

[58] Lomen-Hoerth C, Murphy J, Langmore S, Kramer JH, Olney RK, Miller B. Are amyotrophic lateral sclerosis patients cognitively normal? Neurology 2003; 60: 1094–1097

[59] Cleveland DW, Rothstein JD. From Charcot to Lou Gehrig: deciphering selective motor neuron death in ALS. Nat Rev Neurosci 2001; 2: 806–819

[60] Vucic S, Kiernan MC. Pathophysiology of neurodegeneration in familial amyotrophic lateral sclerosis. Curr Mol Med 2009; 9: 255–272

[61] Pasinelli P, Brown RH. Molecular biology of amyotrophic lateral sclerosis: insights from genetics. Nat Rev Neurosci 2006; 7: 710–723

[62] Chiò A, Benzi G, Dossena M, Mutani R, Mora G. Severely increased risk of amyotrophic lateral sclerosis among Italian professional football players. Brain 2005; 128: 472–476

[63] Horner RD, Grambow SC, Coffman CJ et al. Amyotrophic lateral sclerosis among 1991 Gulf War veterans: evidence for a time-limited outbreak. Neuroepidemiology 2008; 31: 28–32

[64] Wang H, O'Reilly ÉJ, Weisskopf MG et al. Smoking and risk of amyotrophic lateral sclerosis: a pooled analysis of 5 prospective cohorts. Arch Neurol 2011; 68: 207–213

[65] Blasco H, Guennoc A-M, Veyrat-Durebex C et al. Amyotrophic lateral sclerosis: a hormonal condition? Amyotroph Lateral Scler 2012; 13: 585–588

[66] McCombe PA, Henderson RD. Effects of gender in amyotrophic lateral sclerosis. Gend Med 2010; 7: 557–570

[67] Cox PA, Sacks OW. Cycad neurotoxins, consumption of flying foxes, and ALS-PDC disease in Guam. Neurology 2002; 58: 956–959

[68] Chiu AS, Gehringer MM, Braidy N, Guillemin GJ, Welch JH, Neilan BA. Gliotoxicity of the cyanotoxin, β-methyl-amino-L-alanine (BMAA). Sci Rep 2013; 3: 1482

[69] Karamyan VT, Speth RC. Animal models of BMAA neurotoxicity: a critical review. Life Sci 2008; 82: 233–246

[70] Siddique T, Figlewicz DA, Pericak-Vance MA et al. Linkage of a gene causing familial amyotrophic lateral sclerosis to chromosome 21 and evidence of genetic-locus heterogeneity. N Engl J Med 1991; 324: 1381–1384

[71] Chen S, Sayana P, Zhang X, Le W. Genetics of amyotrophic lateral sclerosis: an

update. Mol Neurodegener 2013; 8: 28

[72] Orrell RW. Amyotrophic lateral sclerosis: copper/zinc superoxide dismutase (SOD1) gene mutations. Neuromuscul Disord 2000; 10: 63–68

[73] Neumann M, Sampathu DM, Kwong LK et al. Ubiquitinated TDP-43 in fronto-temporal lobar degeneration and amyotrophic lateral sclerosis. Science 2006; 314: 130–133

[74] DeJesus-Hernandez M, Mackenzie IR, Boeve BF et al. Expanded GGGGCC hexanucleotide repeat in noncoding region of C9ORF72 causes chromosome 9p-linked FTD and ALS. Neuron 2011; 72: 245–256

[75] Renton AE, Majounie E, Waite A et al. ITALSGEN Consortium. A hexanucleo-tide repeat expansion in C9ORF72 is the cause of chromosome 9p21-linked ALS-FTD. Neuron 2011; 72: 257–268

[76] Rademakers R, van Blitterswijk M. Motor neuron disease in 2012: Novel causal genes and disease modifiers. Nat Rev Neurol 2013; 9: 63–64

[77] Chiò A. ISIS Survey: an international study on the diagnostic process and its implications in amyotrophic lateral sclerosis. J Neurol 1999; 246 Suppl 3: III1–III5

[78] Daube JR. Electrodiagnostic studies in amyotrophic lateral sclerosis and other motor neuron disorders. Muscle Nerve 2000; 23: 1488–1502

[79] Wang S, Melhem ER, Poptani H, Woo JH. Neuroimaging in amyotrophic lateral sclerosis. Neurotherapeutics 2011; 8: 63–71

[80] Brooks BR, Miller RG, Swash M, Munsat TL World Federation of Neurology Research Group on Motor Neuron Diseases. El Escorial revisited: revised criteria for the diagnosis of amyotrophic lateral sclerosis. Amyotroph Lateral Scler Other Motor Neuron Disord 2000; 1: 293–299

[81] de Carvalho M, Dengler R, Eisen A et al. Electrodiagnostic criteria for diagno-sis of ALS. Clin Neurophysiol 2008; 119: 497–503

[82] Costa J, Swash M, de Carvalho M. Awaji criteria for the diagnosis of amyo-trophic lateral sclerosis:a systematic review. Arch Neurol 2012; 69: 1410–1416

[83] Simmons Z, Bremer BA, Robbins RA, Walsh SM, Fischer S. Quality of life in ALS depends on factors other than strength and physical function. Neurology 2000; 55: 388–392

[84] Simmons Z, Felgoise SH, Bremer BA et al. The ALSSQOL: balancing physical and nonphysical factors in assessing quality of life in ALS. Neurology 2006; 67: 1659–1664

[85] Miller RG, Mitchell JD, Moore DH. Riluzole for amyotrophic lateral sclerosis (ALS)/motor neuron disease (MND). Cochrane Data System Rev. 2012;(3

[86] Simmons Z. Management strategies for patients with amyotrophic lateral sclerosis from diagnosis through death. Neurologist 2005; 11: 257–270

[87] Hardiman O. Management of respiratory symptoms in ALS. J Neurol 2011; 258: 359–365

[88] Bourke SC, Tomlinson M, Williams TL, Bullock RE, Shaw PJ, Gibson GJ. Effects of non-invasive ventilation on survival and quality of life in patients with amyotrophic lateral sclerosis: a randomised controlled trial. Lancet Neurol 2006; 5: 140–147

[89] Rabkin J, Ogino M, Goetz R et al. Tracheostomy with invasive ventilation for ALS patients: neurologists' roles in the US and Japan. Amyotroph Lateral Scler Frontotemporal Degener 2013; 14: 116–123

[90] Greenwood DI. Nutrition management of amyotrophic lateral sclerosis. Nutr Clin Pract 2013; 28: 392–399

[91] Aridegbe T, Kandler R, Walters SJ, Walsh T, Shaw PJMC, McDermott CJ. The natural history of motor neuron disease: assessing the impact of specialist care. Amyotroph Lateral Scler Frontotemporal Degener 2013; 14: 13–19

[92] Van den Berg JP, Kalmijn S, Lindeman E et al. Multidisciplinary ALS care improves quality of life in patients with ALS. Neurology 2005; 65: 1264–1267

# 第 38 章　运动神经元病影像学

Divisha Raheja，Zachary Simmons

运动神经元病（motor neuron disease，MND）根据是否存在上运动神经元（upper motor neuron，UMN）或下运动神经元（lower motor neuron，LMN）或二者同时功能障碍的证据进行诊断。LMN 功能障碍，如肌肉萎缩和肌束震颤，在临床上相对易于识别，并且可由电诊断学研究进一步辅助诊断。电诊断研究可在症状出现之前识别肌肉的去神经支配和神经再支配，因此，已成为神经科医生临床工作有用的、基本的工具。相反，UMN 功能障碍只能通过临床检查进行诊断，由于 UMN 受累缺乏客观的指标，许多患者的诊断被延误，特别是临床上出现明显的症状之前，不能在早期给予患者神经保护治疗和将其纳入临床治疗试验中。电诊断研究已试图解决这个问题，但经颅磁刺激（tran-scranial magnetic stimulation，TMS）缺乏对亚临床 UMN 缺陷的敏感性。三重刺激技术（triple stimulation technique，TST）将碰撞研究与 TMS 结合起来，具有一定的前景，但灵敏度也很低。例如，在 18 例向肌萎缩侧索硬化（amyotrophic lateral sclerosis，ALS）方向发展，但在检测时尚不符合明确或可能的 ALS 诊断标准

的患者中，仅有 4L 例 TST 表现异常[1]。

传统上，神经影像学的作用是排除"ALS 类似"综合征；从临床医生的角度来看，MND 是运用临床和电诊断方法进行诊断的，患者的影像学结果一般正常或非特异性异常。但一些基于 MR 和功能神经成像的先进技术已大大增加了我们对 MND 中人脑病理生理学变化和动态演变的认识，在辅助临床诊断和监测 MND 临床进展方面显示出广阔的前景。本章将重点介绍这些成像技术在 ALS 和其他 MND 中的应用。

## 38.1　常规磁共振成像

常规 MRI 通常用于寻找其他疾病，如颅内占位病变、多发性硬化、脊髓型颈椎病、视神经病变或腰骶神经根病。在 ALS 患者中，T1WI、T2WI、PDWI 和 FLAIR 序列可显示一些细微的变化，这些表现不具有诊断特异性，但对临床高度怀疑 MND 的患者可支持诊断。

已有文献报道，ALS 患者的皮质脊髓束（corticospinal tract,CST)高信号在 T2WI 或 PDWI 或 FLAIR 序列显示最佳[2],最易在半卵圆中心到脑干的冠状位图像上识别内囊后肢的信号改变(▶图 38.1a,b);在额颞叶运动外区也可见 T2WI 信号增高(▶图 38.1c)。ALS 和原发性侧索硬化(primary lateral sclerosis,PLS)患者上述变化的敏感性在不同的研究中为 15%~76% 不等,联合应用三种序列的敏感性接近 62%[3,4]。然而该征象对 ALS 诊断的特异性并不高,因为在正常健康个体及其他疾病如脑白质营养不良或肝移植后患者也可见 CST 高信号,其程度与临床上 UMN 的严重程度无关[5]。

ALS 患者在 T2WI 和 FLAIR 成像上可见中央前皮质低信号环(▶图 38.1d),其机制一直被认为是由于铁过度积聚、原纤维胶质增生、或巨噬细胞浸润引起的 T2 弛豫缩短效应[6,7],但对 ALS 病理学既不特异也不敏感。在 ALS 患者还可观察到颈髓前外侧索呈 T2WI 高信号,该征象与尸检时 CST 的退化一致,比脑内信号变化更特异[2,8-10]。最近一项 7T MRI 研究也显示了脊髓两侧外侧索呈 T2WI 高信号的类似结果[11]。

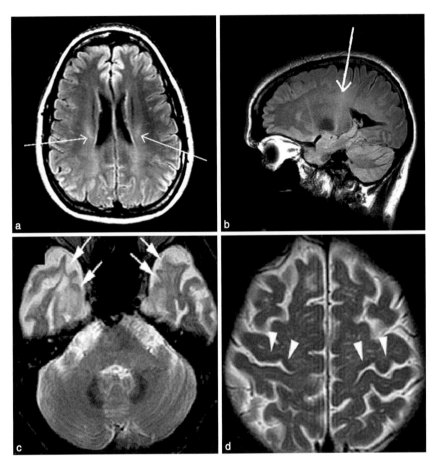

图 38.1　ALS 患者的脑部 MRI 表现。(a),(b) 43 岁女性 ALS 患者,轴位和矢状位 FLAIR 序列示皮质下白质呈高信号(箭)。(c),(d) 58 岁 ALS 伴痴呆患者,T2WI 像示前颞叶皮质下白质(箭)呈对称性高信号(c)和沿着中央前皮质分布的低信号(箭头,d)。(Reprinted with permission from the American Society of Neuroradiology and Agosta F,Chiò a,Cosottini M, et al. The present and the future of neuroimaging in amyotrophic lateral sclerosis. AJNR. Am J Neuroradiol 2010;31(10):17691777.)

某些非 ALS 运动神经元病患者的脊髓成像可能异常。平山病患者的颈髓影像表现已有详尽报道,包括硬膜和椎板分离、不对称的低位脊髓萎缩、脊髓 T2WI 高信号、中立位颈椎前曲消失、以及屈曲位 MRI 示硬脑膜向前移位(▶图 38.2)[12-14]。对临床高度怀疑平山病的患者应考虑行屈曲位 MRI 以提高敏感性,硬膜与椎板分离被认为是最特异的征象,敏感性达 70%~90%[13,15]。颈髓和胸髓直径减小可见于肯尼迪病患者[16],而脊髓萎缩是单纯型或复杂型遗传性痉挛性截瘫(hereditary spastic paraplegia,HSP)患者的共同特征[17,18]。

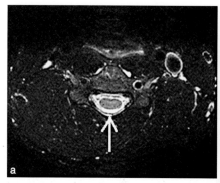
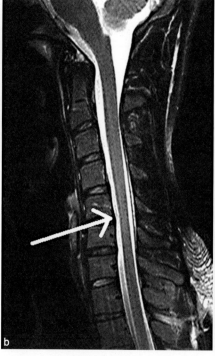
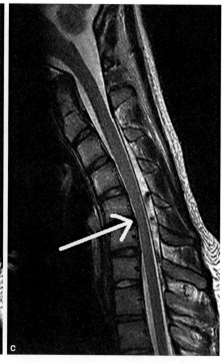

图 38.2 一名 18 岁男性平山病患者的颈椎 MRI。(a)轴位 T2WI 像显示 C5 水平硬膜与椎板分离(箭)。(b)中立位 T2WI 像显示 C5-C6 水平脊髓轻度萎缩(箭)。(c)屈曲位 T2WI 像示 C5-C6 水平硬脑膜前移 6mm,蛛网膜下腔几乎完全闭塞(箭)。(Reprinted with permission from the American Society of Neuroradiology, Lehman VT, Luetmer PH, Sorenson EJ, et al. Cervical spine MR imaging findings of patients with Hirayama disease in North America:a multisite study. AJNR Am J Neuroradiol 2013;34(2):451-456.)

## 38.2 基于体素的形态测量

基于体素的形态测量(voxel-based morphometry, VBM)是一种用于检测脑区间脑组织密度和组织数量差异的自动化统计方法,通常使用 T1WI 容积扫描,对图像中的所有体素进行统计检验,以确定组间体积差异[19]。

一些针对 ALS 患者的研究报道指出:ALS 患者全脑萎缩,脑实质分数(brain parenchymal fraction,BPF)相比健康对照减少[20]。在 ALS 无认知障碍患者中,除外运动皮质区域灰质(gray matter, GM)萎缩,还可见额颞叶和顶叶区域萎缩(▶图 38.3)[20,21]。而在 ALS 和额颞叶痴呆(frontotemporal dementia, FTD)患者,额叶萎缩较严重。与无认知功能障碍的 ALS 患者相比,ALS 伴 MCI 患者在无明确 FTD 证据时,额顶叶和边缘系统也显示灰质减小[3,22]。VBM 研究还提供了运动外区白质(white matter, WM)萎缩的证据,如胼胝体、小脑、额颞叶和枕叶等,该证据支持 ALS 是一种多系统疾病的理论,并表明在疾病早期存在运动外神经元的受累[20,23,24]。一些纵向研究旨在观察灰质萎缩的进展,发现:随着疾病进展,运动区和运动外额叶区域灰质萎缩更严重,且在快速进展的病例更为明显[25,26]。

PLS 患者与对照组相比,表现全脑萎缩和中央前皮质和胼胝体区的区域性萎缩[27]。据文献报道,HSP 患者的区域性灰白质萎缩主要发生在中央旁区域,特别是在中央前回,这与受影响最大的皮质区域(即运动皮质)相关。相比单纯型 HSP,以上变化在复杂型 HSP 患者中更为突出,胼胝体变薄已被认为是复杂型 HSP 患者的常见征象[28]。

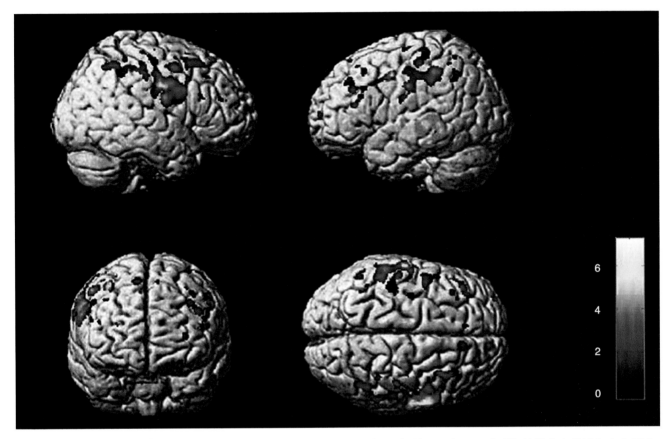

**图 38.3**　相比对照组,肌萎缩侧索硬化(ALS)患者灰质萎缩的脑区。相比对照组,17 名 ALS 患者组显示中央前回和中央后回的灰质萎缩,从初级运动皮质延伸至运动前区、顶叶及额叶区。图示为将组间差异叠加在标准化 T1WI 像上。( Image reprinted with permission from the American Society of Neuroradiology, Agosta F, Chiò A, Cosottini M, et al. The present and the future of neuroimaging in amyotrophic lateral sclerosis. AJNR Am J Neuroradiol 2010;31( 10) :1769-1771. )

## 38.3　磁共振波谱成像

磁共振波谱成像(magnetic resonance spectroscopy, MRS)是一种能够无创评估脑内化学环境的 MR 技术。因为 N-乙酰天门冬氨酸( N-acetyl aspartate, NAA)主要存在于神经元中,而肌酸( creatine, Cr)和胆碱( choline, Cho)存在所有脑细胞中,故 NAA 的绝对浓度和 NAA/Cr、NAA/Cho 的比值被认为是表征神经元结构完整性的标记。MRS 研究可使用单体素波谱技术或使用化学移位成像技术同时对多个体素进行研究。

质子 MRS 研究显示,ALS 和 PLS 患者运动皮质中 NAA 含量降低,或 NAA∶Cr、NAA∶Cho 和 NAA∶Cr+Cho 比值降低( ▶图 38.4)[29,30-33],以中央前回和放射冠最为显著,但在运动前区、初级感觉皮质和运动外额叶区域也可看到,顶叶相对少见。脑干也可出现类似异常表现,主要在有显著 UMN 或延髓征象患者的脑桥和延髓上部[34]。

NAA 浓度的降低程度与根据"修订版 ALS 功能评定量表及 UMN 征象"评估的疾病严重程度相关[29,35,36]。以延髓症状起病的患者 NAA∶Cr+Cho 比值通常低于以肢体症状起病的患者,前额叶 NAA∶Cr 比值与认知功能障碍有较大相关性[34,37,38]。反映胶质细胞活性的 MRS 标志物—肌醇在 ALS 患者运动皮质中也显示增高。

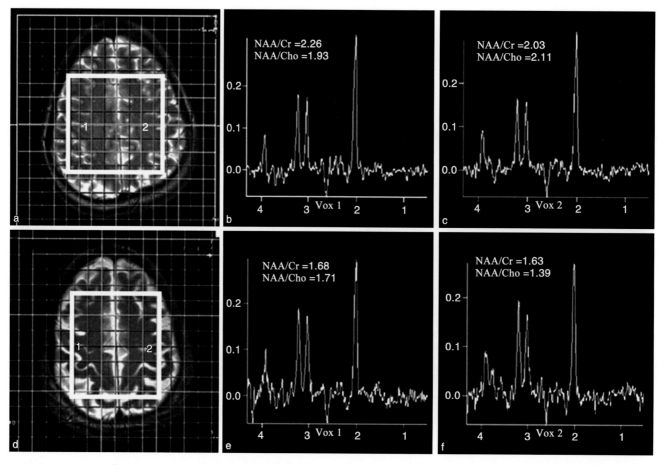

**图 38.4** 对照组受试者(a~c)和肌萎缩侧索硬化患者(d~f)的运动皮质的二维多体素波谱。轴位 T2WI 像显示网格和感兴趣的体积(实心白色矩形,a 和 d)。与对照组受试者(b),(c)相比,ALS 患者(e),(f)存在 NAA/Cr 和 NAA/Cho 比值降低。(Image reprinted with permission from John Wiley & Sons,Wang S,Melhem ER. Amyotrophic lateral sclerosis and primary lateral sclerosis:The role of diffusion tensor imaging and other advanced MR-based techniques as objective upper motor neuron markers. Ann NY Acad Sci 2005;1064:61-77. )

## 38.4　扩散张量成像

扩散张量成像(diffusion tensor imaging,DTI)是一种相对较新的 MR 技术,可根据水分子的扩散特性评估白质纤维束的方向,可早于常规成像技术检测到脑部损伤。水分子沿纤维束方向的扩散特性通常高于垂直纤维束方向。平均扩散率(mean diffusivity,MD)是表征扩散阻碍的整体表现的定量参数,是与方向无关的水分子扩散参数,因此在较少受限的环境中(如脑脊液)MD 值较高。扩散的方向可以通过各向异性分数(fractional anisotropy,FA)来量化,FA 值在 0(无扩散方向依赖性)到 1(沿单一方向扩散)之间变化,因此白质结构异常或轴突缺失都会影响扩散特性并导致 MD 增加和 FA 减少[39-41]。

多项研究报道了皮质脊髓束(corticospinal tract,CST)MD 升高和 FA 降低是上运动神经元病 ALS 和 PLS 患者的一种表现(▶图 38.5)[41-44],这些变化被认为是继发于初级运动皮质锥体运动神经元的丢失和 CST 的轴突变性、胶质细胞增生、细胞外基质过量生成和神经元内异常的结果[7,41]。内囊后肢(posterior limb of the internal capsule,PLIC)是主要受累的部位,但在胼胝体、运动和前运动皮质下区域的异常也均有报道。延髓起病的 ALS 患者 FA 减低最显著(▶图 38.6)[41]。部分研究认为 FA 的减低与 ALS 患者的严重程度和疾病进展有关,但其他研究未能证实这一发现[2,45]。一些研究侧重于 ALS 和 PLS 患者白质受累的差异,发现两种疾病病理不同,PLS 患者从初级运动皮质至延髓锥体沿 CST 全程 FA 减低,以 CST 尾侧部分受累更明显,特别是胼胝体和初级运动皮质下区域。相反,虽然 ALS 患者也显示 FA 沿着 CST 降低,但 CST 尾侧部分和胼胝体纤维不像 PLS 患者那样受累。在 PLS 患者,FA 异常区域的范围与疾病持续时间无关,但在 ALS 患者,随疾病持续时间和严重程度增加上述改变往往会加剧[44,46]。

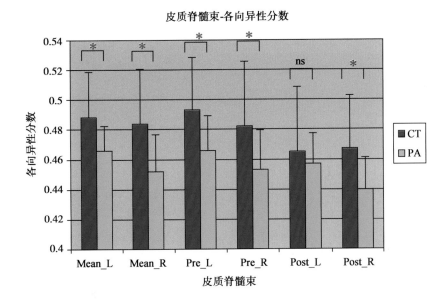

**皮质脊髓束-各向异性分数**

图 38.5 图示 28 例 ALS 患者(绿色)和 26 例健康对照(蓝色)的右侧(Mean_R)和左侧(Mean_L)皮质脊髓束以及左右侧中央前(Pre_L 和 Pre_R)和中央后(Post_L 和 Post_R)区域的平均 FA 图。SD(黑线)表示平均值;红色星号表示有差异参数(左侧 $P<0.0041$,右侧 $P<0.001$);ns 表示不显著。缩写:CT,对照;PA,ALS 患者。(Image reprinted with permission from Sage CA, Peeters RR, Görner A, Robberecht W, Sunaert S. Quantitative diffusion tensor imaging in amyotrophic lateral sclerosis. Neuroimage 2007;34(2):486-99)

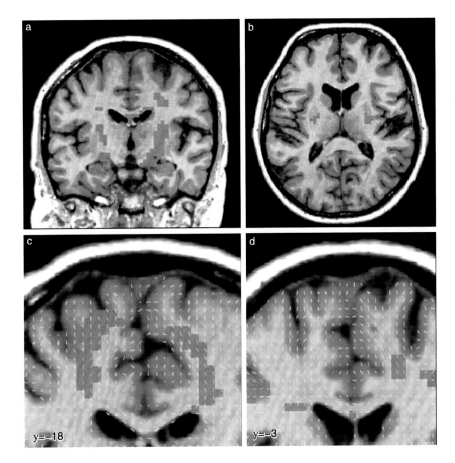

图 38.6 15 例 ALS 患者的扩散张量成像与对照组相比,显示锥体束、胼胝体和丘脑(a,b)以及运动和前运动皮质下(c,d)的 FA 降低。(Images reprinted with permission from Oxford University Press, Sach M, Winkler G, Glauche V, et al. Diffusion tensor MRI of early upper motor neuron involvement in amyotrophic lateral sclerosis. Brain 2004;127(Pt 2):340-350.)

与对照组相比,ALS 患者的颈髓 FA 降低,并与疾病严重程度相关[47];长期随访显示,随病程延长,颈髓 FA 显著降低并 MD 升高[45],但 CST 的 FA 和 MD 保持稳定;基于体素的 DTI 研究还显示了胼胝体、前运动白质、前额叶白质和颞叶等运动外区域的受累[48,49]。

进展性肌萎缩(progressive muscular atrophy,PMA)患者通常无上述异常,正如所预计的是因为这些患者无 UMN 受累[50]。但一些研究发现 PMA 患者内囊后肢 FA 降低,与最终进展为 ALS、具有 UMN 征象的患者相似,表明 DTI 可作为 UMN 受累的早期标志物[42,43]。

DTI 还可以实现区域间纤维束追踪,识别穿过大脑的主要白质纤维束,该方法被称为扩散张量纤维束成像(diffusionTensorTracking,DTT)。使用基于区域的方法可进一步量化白质纤维束。与正常人相比,临床症状严重的ALS、PLS患者CST纤维数量明显减少(▶图38.7)[7,48]。

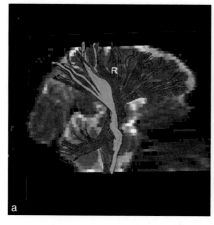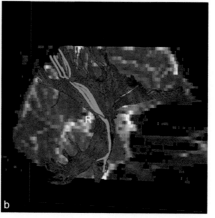

图38.7 对照受试者(a)与肌萎缩侧索硬化患者(b)扩散张量纤维束成像的比较。ALS患者显示皮质脊髓束纤维密度降低(绿色)。(Images reprinted with permission from John Wiley & Sons, Wang S, Melhem ER. Amyotrophic lateral sclerosis and primary lateral sclerosis:the role of diffusion tensor imaging and other advanced MRbased techniques as objective upper motor neuron markers. Ann NY Acad Sci 2005;1064:6177.)

## 38.5 磁化传递成像

磁化传递率(magnetization transfer ratio,MTR)是一种测量游离水分子及与大分子结合的水分子之间磁化转移的MR参数,被认为能够反映大分子结构的改变。MTR值降低表明神经元大分子无法与周围的自由水分子进行磁化转移,这与轴突变性和脱髓鞘有关[51]。磁化传递成像(magnetization transfer imaging,MTI)还通过抑制周围正常脑实质来提高钆对比剂强化病灶的可见性,使得对比度增加。

ALS患者中央前回及沿CST存在MTR值降低,与病理一致。两项不同的研究均报道ALS患者MTR值比对照组减低2.6%~20%不等[52,53]。在一项单一研究中,与对照组相比,80%的ALS患者CST在T1WI-MT对比成像上呈高信号[54]。非初级运动皮质MTR值的降低也有报道,包括大脑前运动皮质(额上回、额中回)和运动相关顶叶皮质。有或无额颞叶痴呆患者的前额叶和颞叶MTR值减低,表明ALS患者运动外神经元受累,符合神经病理学发现和其他核医学成像研究,如fMRI和PET扫描[55]。上述异常是否与疾病的严重程度相关尚不清楚,还需进行纵向研究,以确定MT成像作为疾病严重程度和进展的替代标记的效能。

## 38.6 功能成像

### 38.6.1 正电子发射断层成像

正电子发射断层成像(positron emission tomography,PET)可以无创测量脑血流量、新陈代谢和受体结合,使用正电子放射性同位素作为分子探针可以评估活体内生物化学过程。用于PET研究的典型试剂是氟脱氧葡萄糖(fluorodeoxyglucose,FDG)、[11]C标记的脱氧葡萄糖或甲硫氨酸。其他类似试剂诸如多巴胺、淀粉样蛋白或苯二氮受体配体,与放射性氟、氧或碳结合用于分析上述成分在神经系统疾病患者体内的活性。

PET已用于研究ALS、PMA和对照组患者在静息和运动激活任务期间的改变。部分研究报道了ALS患者全脑血流量减少,提示低代谢状态[56,57],而其他研究未见报道[58]。相反,ALS患者的局部脑血流量(regional cerebral blood flow,rCBF)均报道是减少的。在静息状态下,rCBF减少主要位于初级感觉运动皮质和邻近运动前区、顶叶和岛叶皮质[58,59];在运动激活任务状态下对ALS患者进行PET研究显示,内侧前额叶皮质、前扣带回和海马旁回的rCBF减少。在执行简单运动任务期间,这些变化区域超出了初级感觉运动皮质,可能提示神经的可塑性以及新突触、通路的发展代偿了锥体神经元的缺失。在原发性LMN疾病患者(如PMA)中未见类似的rCBF变化[56,60]。

ALS患者是否存在认知障碍具有不同的PET表现。对有认知障碍或非痴呆性语言流畅性受损的ALS患者的研究显示:与认知正常的患者相比,上述患者的背外侧前额叶皮质、运动前皮质、岛叶皮质和前丘脑核团组的大脑皮质及皮质下区域活动受损[59,61]。

基于配体的PET研究使用能够与γ-氨基丁酸A(GABAA)受体结合的[11]C-氟马西尼—被认为是神经元丢失的标记。研究显示[11]C-氟马西尼不仅在运动/运动前区结合减少,在联络皮质,特别是前额叶皮质的结合也减少(▶图38.8)[62]。语言流畅性差的ALS患者在右额下回、颞上回和前脑岛的[11]C-氟马西尼结合减少。在对抗命名测试中表现不佳的患者与左下和中额回和楔叶异常有关[63]。最近一项[18]F-FDG PET研究发现,与对照组和脊髓症状起病患者相比,延髓症状起病患者的双侧额顶叶区域呈大范围低代谢状态,与延髓型患者较低的神经心理测试得分具有相关性(▶图 38.9)[64]。

## 38.6.2  功能磁共振成像

功能磁共振成像(functional magnetic resonance imaging,fMRI)是一种基于血氧水平依赖对比的无创性方法,依赖于组织中脱氧血红蛋白的 T2 效应。ALS 患者的运动前区、辅助运动区、基底节和小脑在手指敲击等简单运动任务中激活增加[65-68]。这种激活状态随上肢运动变化和同侧感觉运动皮质的参与而增加,支持了功能重组的概念,以弥补锥体神经元的缺失[65-67,69]。运动成像任务期间的 fMRI 研究也揭示了运动前区的激活增加,这一变化随着病程的延长而变得更加突出[70]。另一项针对 ALS 患者的 fMRI 研究显示:在执行运动想象任务期间,与运动想象任务相关的顶叶和内侧额叶区域的激活减少。这一发现表明寻常网络的激活减少,可能与疾病潜在累及前额叶皮质有关(见▶图 38.10)[71]。在字母流畅性和对抗命名任务中,ALS 患者的额中回、额下回、前扣带回以及颞、顶叶激活减小,与患者在这些领域的临床缺陷相对应[72]。

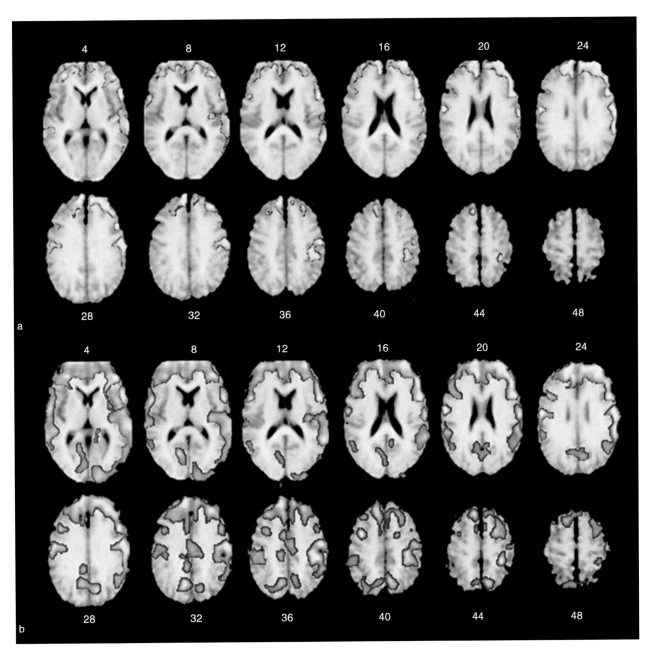

图 38.8  与对照组(b)相比,ALS 患者(a)中 $^{11}$C-氟马西尼的结合相对减少。结合减少的区域叠加在由正常对照受试者的构建的空间标准化 MRI 数据的平均 MRI 上。(Image reprinted with permission from Lloyd CM, Richardson MP, Brooks DJ, Al-Chalabi A, Leigh PN. Extramotor involvement in ALS: PET studies with the GABA(A) ligand 11 Cflumazenil. Brain. 2000;123:2289-96)

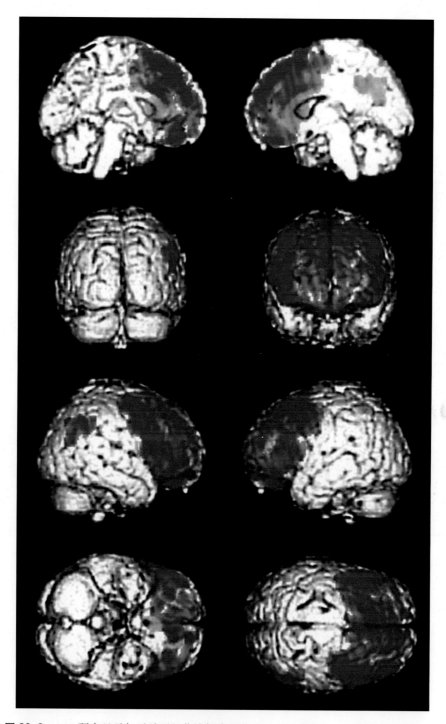

图 38.9 PET 研究显示与延髓型肌萎缩侧索硬化(ALS)患者相比,对照组患者[18]F-FDG 摄取增加的(红色)区域。这些区域包括双侧前额叶皮质、运动前区、右侧岛脑、前扣带回和顶下小叶。( Image reprinted with permission from Cistaro A, Valentini MC, Chiò A, et al. Brain hypermetabolism in amyotrophic lateral sclerosis: a FDG PET study in ALS of spinal and bulbar onset. Eur J Nucl Med Mol Imaging 2012;39(2):251-259. )

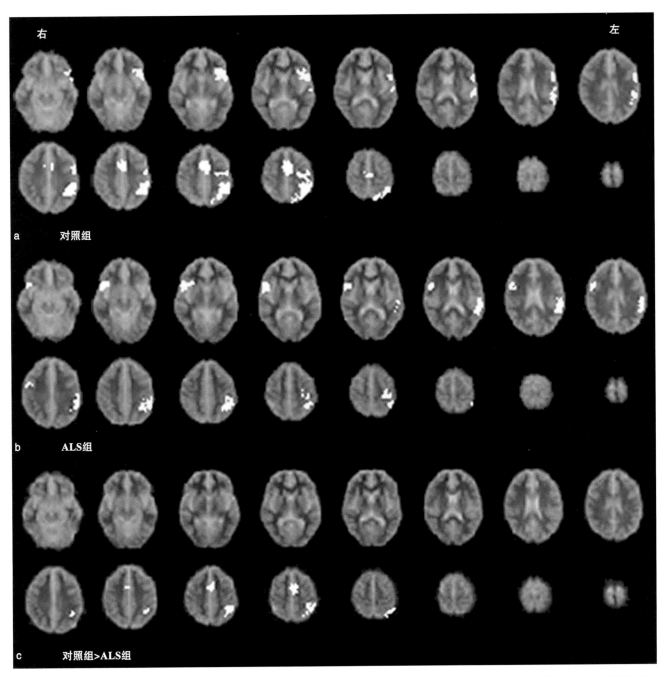

图 38.10 fMRI 显示健康对照组（a）和肌萎缩侧索硬化（ALS）患者（b）的运动任务态图像中的激活区域。与正常对照组相比，ALS 患者运动任务态图像中激活区域显著减少（c）。( Image reprinted with permission from Elsevier, Stanton BR, Williams VC, Leigh PN, et al. Cortical activation during motor imagery is reduced in amyotrophic lateral sclerosis. Brain Res 2007;1172:145-151. )

## 38.7 结论

尽管影像研究在 MND 诊断中传统上主要发挥的是排除作用，而非纳入作用，但这种情况正在改变。基于体素的形态测量、磁共振波谱成像、扩散张量成像、磁化传递成像和功能研究在 UMN 功能障碍相关异常表现的识别、定位和量化方面均显示出应用前景；还显示了除初级运动皮质以外包括非运动区在内的其他脑区的受累，进一步加深了我们对大脑可塑性的理解。考虑到 ALS 和其他 MND 缺乏生物学标记物，影像学研究有可能发挥重要作用，不仅用于临床诊断和随访，作为研究工具，还可以更好地理解该组异质性疾病谱脑内广泛区域的受累。

# 参考文献

[1] Kleine BU, Schelhaas HJ, van Elswijk G, de Rijk MC, Stegeman DF, Zwarts MJ. Prospective, blind study of the triple stimulation technique in the diagnosis of ALS. Amyotroph Lateral Scler 2010; 11: 67–75

[2] Filippi M, Agosta F, Abrahams S et al. European Federation of Neurological Societies. EFNS guidelines on the use of neuroimaging in the management of motor neuron diseases. Eur J Neurol 2010; 17: 526–e20

[3] Agosta F, Chiò A, Cosottini M et al. The present and the future of neuroimaging in amyotrophic lateral sclerosis. AJNR Am J Neuroradiol 2010; 31: 1769–1777

[4] Charil A, Corbo M, Filippi M et al. Structural and metabolic changes in the brain of patients with upper motor neuron disorders: a multiparametric MRI study. Amyotroph Lateral Scler 2009; 10: 269–279

[5] Hecht MJ, Fellner F, Fellner C, Hilz MJ, Heuss D, Neundörfer B. MRI-FLAIR images of the head show corticospinal tract alterations in ALS patients more frequently than T2-, T1- and proton-density-weighted images. J Neurol Sci 2001; 186: 37–44

[6] Wang S, Melhem ER, Poptani H, Woo JH. Neuroimaging in amyotrophic lateral sclerosis. Neurotherapeutics 2011; 8: 63–71

[7] Wang S, Melhem ER. Amyotrophic lateral sclerosis and primary lateral sclerosis: The role of diffusion tensor imaging and other advanced MR-based techniques as objective upper motor neuron markers. Ann N Y Acad Sci 2005; 1064: 61–77

[8] Thorpe JW, Moseley IF, Hawkes CH, MacManus DG, McDonald WI, Miller DH. Brain and spinal cord MRI in motor neuron disease. J Neurol Neurosurg Psychiatry 1996; 61: 314–317

[9] Terao S, Sobue G, Yasuda T, Kachi T, Takahashi M, Mitsuma T. Magnetic resonance imaging of the corticospinal tracts in amyotrophic lateral sclerosis. J Neurol Sci 1995; 133: 66–72

[10] Mascalchi M, Salvi F, Valzania F, Marcacci G, Bartolozzi C, Tassinari CA. Corticospinal tract degeneration in motor neuron disease. AJNR Am J Neuroradiol 1995; 16 Suppl: 878–880

[11] Cohen-Adad J, Zhao W, Keil B et al. 7-T MRI of the spinal cord can detect lateral corticospinal tract abnormality in amyotrophic lateral sclerosis. Muscle Nerve 2013; 47: 760–762

[12] Huang Y-L, Chen C-J. Hirayama disease. Neuroimaging Clin N Am 2011; 21: 939–950, ix–x

[13] Lehman VT, Luetmer PH, Sorenson EJ et al. Cervical spine MR imaging findings of patients with Hirayama disease in North America: a multisite study. AJNR Am J Neuroradiol 2013; 34: 451–456

[14] Hassan KM, Sahni H, Jha A. Clinical and radiological profile of Hirayama disease: A flexion myelopathy due to tight cervical dural canal amenable to collar therapy. Ann Indian Acad Neurol 2012; 15: 106–112

[15] Chen C-J, Hsu H-L, Tseng Y-C et al. Hirayama flexion myelopathy: neutral-position MR imaging findings—importance of loss of attachment. Radiology 2004; 231: 39–44

[16] Sperfeld A-D, Bretschneider V, Flaith L et al. MR-pathologic comparison of the upper spinal cord in different motor neuron diseases. Eur Neurol 2005; 53: 74–77

[17] Hedera P, Eldevik OP, Maly P, Rainier S, Fink JK. Spinal cord magnetic resonance imaging in autosomal dominant hereditary spastic paraplegia. Neuroradiology 2005; 47: 730–734

[18] Sperfeld A-D, Baumgartner A, Kassubek J. MRI of the upper spinal cord in pure and complicated hereditary spastic paraparesis. Eur Neurol 2005; 54: 181–185

[19] Whitwell JL. Voxel-based morphometry: an automated technique for assessing structural changes in the brain. J Neurosci 2009; 29: 9661–9664

[20] Mezzapesa DM, Ceccarelli A, Dicuonzo F et al. Whole-brain and regional brain atrophy in amyotrophic lateral sclerosis. AJNR Am J Neuroradiol 2007; 28: 255–259

[21] Grosskreutz J, Kaufmann J, Frädrich J, Dengler R, Heinze HJ, Peschel T. Widespread sensorimotor and frontal cortical atrophy in amyotrophic lateral sclerosis. BMC Neurol 2006; 6: 17

[22] Chang JL, Lomen-Hoerth C, Murphy J et al. A voxel-based morphometry study of patterns of brain atrophy in ALS and ALS/FTLD. Neurology 2005; 65: 75–80

[23] Agosta F, Pagani E, Rocca MA et al. Voxel-based morphometry study of brain volumetry and diffusivity in amyotrophic lateral sclerosis patients with mild disability. Hum Brain Mapp 2007; 28: 1430–1438

[24] Grosskreutz J, Peschel T, Unrath A, Dengler R, Ludolph AC, Kassubek J. Whole brain-based computerized neuroimaging in ALS and other motor neuron disorders. Amyotroph Lateral Scler 2008; 9: 238–248

[25] Avants B, Khan A, McCluskey L, Elman L, Grossman M. Longitudinal cortical atrophy in amyotrophic lateral sclerosis with frontotemporal dementia. Arch Neurol 2009; 66: 138–139

[26] Agosta F, Gorno-Tempini ML, Pagani E et al. Longitudinal assessment of grey matter contraction in amyotrophic lateral sclerosis: a tensor based morphometry study. Amyotroph Lateral Scler 2009; 10: 168–174

[27] Tartaglia MC, Laluz V, Rowe A et al. Brain atrophy in primary lateral sclerosis. Neurology 2009; 72: 1236–1241

[28] Kassubek J, Juengling FD, Baumgartner A, Unrath A, Ludolph AC, Sperfeld AD. Different regional brain volume loss in pure and complicated hereditary spastic paraparesis: a voxel-based morphometric study. Amyotroph Lateral Scler 2007; 8: 328–336

[29] Mitsumoto H, Ulug AM, Pullman SL et al. Quantitative objective markers for upper and lower motor neuron dysfunction in ALS. Neurology 2007; 68: 1402–1410

[30] Pohl C, Block W, Karitzky J et al. Proton magnetic resonance spectroscopy of the motor cortex in 70 patients with amyotrophic lateral sclerosis. Arch Neurol 2001; 58: 729–735

[31] Block W, Karitzky J, Träber F et al. Proton magnetic resonance spectroscopy of the primary motor cortex in patients with motor neuron disease: subgroup analysis and follow-up measurements. Arch Neurol 1998; 55: 931–936

[32] Pioro EP, Antel JP, Cashman NR, Arnold DL. Detection of cortical neuron loss in motor neuron disease by proton magnetic resonance spectroscopic imaging in vivo. Neurology 1994; 44: 1933–1938

[33] Rooney WD, Miller RG, Gelinas D, Schuff N, Maudsley AA, Weiner MW. Decreased N-acetylaspartate in motor cortex and corticospinal tract in ALS. Neurology 1998; 50: 1800–1805

[34] Cwik VA, Hanstock CC, Allen PS, Martin WR. Estimation of brainstem neuronal loss in amyotrophic lateral sclerosis with in vivo proton magnetic resonance spectroscopy. Neurology 1998; 50: 72–77

[35] Ellis CM, Simmons A, Andrews C, Dawson JM, Williams SC, Leigh PN. A proton magnetic resonance spectroscopic study in ALS: correlation with clinical findings. Neurology 1998; 51: 1104–1109

[36] Kaufmann P, Pullman SL, Shungu DC et al. Objective tests for upper motor neuron involvement in amyotrophic lateral sclerosis (ALS). Neurology 2004; 62: 1753–1757

[37] Suhy J, Miller RG, Rule R et al. Early detection and longitudinal changes in amyotrophic lateral sclerosis by (1)H MRSI. Neurology 2002; 58: 773–779

[38] Strong MJ, Grace GM, Orange JB, Leeper HA, Menon RS, Aere C. A prospective study of cognitive impairment in ALS. Neurology 1999; 53: 1665–1670

[39] Basser PJ, Mattiello J, LeBihan D. Estimation of the effective self-diffusion tensor from the NMR spin echo. J Magn Reson B 1994; 103: 247–254

[40] Basser PJ, Pierpaoli C. Microstructural and physiological features of tissues elucidated by quantitative-diffusion-tensor MRI. J Magn Reson B 1996; 111: 209–219

[41] Ellis CM, Simmons A, Jones DK et al. Diffusion tensor MRI assesses corticospinal tract damage in ALS. Neurology 1999; 53: 1051–1058

[42] Sach M, Winkler G, Glauche V et al. Diffusion tensor MRI of early upper motor neuron involvement in amyotrophic lateral sclerosis. Brain 2004; 127: 340–350

[43] Graham JM, Papadakis N, Evans J et al. Diffusion tensor imaging for the assessment of upper motor neuron integrity in ALS. Neurology 2004; 63: 2111–2119

[44] Agosta F, Galantucci S, Riva N et al. Intrahemispheric and interhemispheric structural network abnormalities in PLS and ALS. Hum Brain Mapp 2014; 35: 1710–1722

[45] Agosta F, Rocca MA, Valsasina P et al. A longitudinal diffusion tensor MRI study of the cervical cord and brain in amyotrophic lateral sclerosis patients. J Neurol Neurosurg Psychiatry 2009; 80: 53–55

[46] Ciccarelli O, Behrens TE, Johansen-Berg H et al. Investigation of white matter pathology in ALS and PLS using tract-based spatial statistics. Hum Brain Mapp 2009; 30: 615–624

[47] Valsasina P, Agosta F, Benedetti B et al. Diffusion anisotropy of the cervical cord is strictly associated with disability in amyotrophic lateral sclerosis. J Neurol Neurosurg Psychiatry 2007; 78: 480–484

[48] Sage CA, Peeters RR, Görner A, Robberecht W, Sunaert S. Quantitative diffusion tensor imaging in amyotrophic lateral sclerosis. Neuroimage 2007; 34: 486–499

[49] Sage CA, Van Hecke W, Peeters R et al. Quantitative diffusion tensor imaging in amyotrophic lateral sclerosis: revisited. Hum Brain Mapp 2009; 30: 3657–3675

[50] Cosottini M, Giannelli M, Siciliano G et al. Diffusion-tensor MR imaging of cor-

ticospinal tract in amyotrophic lateral sclerosis and progressive muscular atrophy. Radiology 2005; 237: 258–264

[51] Wolff SD, Balaban RS. Magnetization transfer imaging: practical aspects and clinical applications. Radiology 1994; 192: 593–599

[52] Tanabe JL, Vermathen M, Miller R, Gelinas D, Weiner MW, Rooney WD. Reduced MTR in the corticospinal tract and normal T2 in amyotrophic lateral sclerosis. Magn Reson Imaging 1998; 16: 1163–1169

[53] Kato Y, Matsumura K, Kinosada Y, Narita Y, Kuzuhara S, Nakagawa T. Detection of pyramidal tract lesions in amyotrophic lateral sclerosis with magnetization-transfer measurements. AJNR Am J Neuroradiol 1997; 18: 1541–1547

[54] da Rocha AJ, Oliveira ASB, Fonseca RB, Maia AC, Jr, Buainain RP, Lederman HM. Detection of corticospinal tract compromise in amyotrophic lateral sclerosis with brain MR imaging: relevance of the T1-weighted spin-echo magnetization transfer contrast sequence. AJNR Am J Neuroradiol 2004; 25: 1509–1515

[55] Cosottini M, Pesaresi I, Piazza S et al. Magnetization transfer imaging demonstrates a distributed pattern of microstructural changes of the cerebral cortex in amyotrophic lateral sclerosis. AJNR Am J Neuroradiol 2011; 32: 704–708

[56] Dalakas MC, Hatazawa J, Brooks RA, Di Chiro G. Lowered cerebral glucose utilization in amyotrophic lateral sclerosis. Ann Neurol 1987; 22: 580–586

[57] Hatazawa J, Brooks RA, Dalakas MC, Mansi L, Di Chiro G. Cortical motor-sensory hypometabolism in amyotrophic lateral sclerosis: a PET study. J Comput Assist Tomogr 1988; 12: 630–636

[58] Kew JJ, Leigh PN, Playford ED et al. Cortical function in amyotrophic lateral sclerosis. A positron emission tomography study. Brain 1993; 116: 655–680

[59] Kew JJM, Goldstein LH, Leigh PN et al. The relationship between abnormalities of cognitive function and cerebral activation in amyotrophic lateral sclerosis: a neuropsychological and positron emission tomography study. Brain 1993; 116: 1399–1423

[60] Kew JJM, Brooks DJ, Passingham RE, Rothwell JC, Frackowiak RSJ, Leigh PN. Cortical function in progressive lower motor neuron disorders and amyotrophic lateral sclerosis: a comparative PET study. Neurology 1994; 44: 1101–1110

[61] Abrahams S, Goldstein LH, Kew JJ et al. Frontal lobe dysfunction in amyotrophic lateral sclerosis. A PET study. Brain 1996; 119: 2105–2120

[62] Lloyd CM, Richardson MP, Brooks DJ, Al-Chalabi A, Leigh PN. Extramotor involvement in ALS: PET studies with the GABA(A) ligand [11]Cflumazenil. Brain 2000; 123: 2289–2296

[63] Wicks P, Turner MR, Abrahams S et al. Neuronal loss associated with cognitive performance in amyotrophic lateral sclerosis: an [11]-Cflumazenil PET study. Amyotroph Lateral Scler 2008; 9: 43–49

[64] Cistaro A, Valentini MC, Chiò A et al. Brain hypermetabolism in amyotrophic lateral sclerosis: a FDG PET study in ALS of spinal and bulbar onset. Eur J Nucl Med Mol Imaging 2012; 39: 251–259

[65] Konrad C, Henningsen H, Bremer J et al. Pattern of cortical reorganization in amyotrophic lateral sclerosis: a functional magnetic resonance imaging study. Exp Brain Res 2002; 143: 51–56

[66] Stanton BR, Williams VC, Leigh PN et al. Altered cortical activation during a motor task in ALS. Evidence for involvement of central pathways. J Neurol 2007; 254: 1260–1267

[67] Konrad C, Jansen A, Henningsen H et al. Subcortical reorganization in amyotrophic lateral sclerosis. Exp Brain Res 2006; 172: 361–369

[68] Lulé D, Ludolph AC, Kassubek J. MRI-based functional neuroimaging in ALS: an update. Amyotroph Lateral Scler 2009; 10: 258–268

[69] Schoenfeld MA, Tempelmann C, Gaul C et al. Functional motor compensation in amyotrophic lateral sclerosis. J Neurol 2005; 252: 944–952

[70] Lulé D, Diekmann V, Kassubek J et al. Cortical plasticity in amyotrophic lateral sclerosis: motor imagery and function. Neurorehabil Neural Repair 2007; 21: 518–526

[71] Stanton BR, Williams VC, Leigh PN et al. Cortical activation during motor imagery is reduced in mayotrophic lateral sclerosis. Brain Res 2007; 1172: 145–151

[72] Abrahams S, Goldstein LH, Simmons A et al. Word retrieval in amyotrophic lateral sclerosis: a functional magnetic resonance imaging study. Brain 2004; 127: 1507–1517

第十六部分

临床路径与治疗

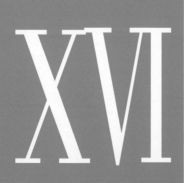

# 第 39 章 可逆与不可逆性痴呆：临床路径

Sol De Jesus，Sangram Kanekar

神经影像学的发展使我们对进行性神经退行性及类似疾病有了更深刻的理解。许多原发性和继发性疾病都可以表现为记忆功能障碍，尽管阿尔茨海默病（Alzheimer's disease，AD）仍然是最常见的原发性痴呆类型，但临床医师在做出 AD 的最终诊断之前必须考虑到许多可预防的痴呆类疾病。因为区分病因是可预防的、潜在可逆的或不可逆的（渐进性的），对患者未来在医疗、社会和经济等领域的规划具有重要的影响。痴呆的诊断历来都只是临床怀疑，仅在可能的情况下通过尸检后神经病理学分析确诊。尽管痴呆在很大程度上仍然只是临床诊断，但神经影像学有助于为诊断提供指导。本章总结了可预防和潜在可逆性记忆功能障碍的疾病表现。读者可以参考本书前面章节中关于原发进行性痴呆和更为常见的可逆型痴呆的讨论。

## 39.1 流行病学

老化是痴呆最重要的危险因素。多数人随着年龄的增长而正常衰老，但随着人口老龄化，痴呆的风险也不可避免地增加。根据老龄化相关统计的联邦机构论坛报道：预计到 2030 年，65 岁及以上的老年人口将增长一倍[1]。世界卫生组织（WHO）[2,3]估计：全球范围内有 3 560 万人患有痴呆，每年新发病例达 770 万。痴呆患病率在 90 岁及以上人群中可高达 40%，而 65 岁人群中仅为 1%～2%[4]。2007 年发表的"衰老、人口统计学和记忆研究"（Aging, Demographic and Memory Study，ADAMS）试图估计美国 AD、血管性痴呆和包括可逆性痴呆在内其他类型痴呆的患病率。在 800 例以上患者的样本群体中，ADAMS 估计可逆性痴呆的患病率约为 12.7%[5]。根据所研究的人群不同，这个数值在 1%～30% 变化[6-9]。现有的大多数研究属于回顾性的，且由于不同研究组的专家不同、研究组间研究背景以及对可逆性疾病实体分类的差异，患病率也存在差异。此外，研究所提供的统计数据没有考虑到同时合并可逆性病因的痴呆患者比例，也没有考虑疾病的持续时间及其与可逆性病因之间的关系。

## 39.2 诊断评价

痴呆的最初临床症状表现多样，包括记忆受损并伴有一个或多个认知记忆功能的下降（如语言、执行力、视空间、注意力和实践力）或行为和人格改变[10]。这些功能障碍必然影响个体在日常生活中的整体功能状态。

对于疑似痴呆患者，推荐的诊断评价包括完整的病史采集、体格检查和神经系统检查、床旁认知筛查（简易智力状态检查量表、蒙特利尔认知评估）、血清学检测（全血细胞计数、基础代谢率 BMP、维生素 $B_{12}$、促甲状腺激素、肝功能检查）、CT 和/或 MRI[11-13]。目前，美国神经病学学会（American Academy of Neurology，AAN）最新的实践指南推荐将神经影像学作为重要的诊断辅助工具[13]。这种初步筛查有助于发现可能与痴呆类似的疾病，对于表现不典型和不明确（如早发（<65 岁）或快速进展性恶化）的病例有必要扩大基础筛查。用于痴呆的神经影像学方法包括 CT、MRI、PET、SPECT 和功能 MRI（fMRI），每种成像方法在痴呆和类似痴呆疾病中的应用价值总结在（▶表 39.1 中），其中包含临床性和基础性价值。在临床实践中，初步检查采用 CT 和 MRI，但随着 PET 和 SPECT 的普及，在临床实践中也被用于痴呆的评估。

**表 39.1 不同成像方法在认知功能障碍评估中的作用[26,58]**

| 成像方式 | 成像类型 | 痴呆评估中的效用研究 |
| --- | --- | --- |
| CT | X 射线：结构性 | 排除占位性病变（出血、肿瘤、脑室扩张）并评估整体的萎缩程度 |
| MRI | 电磁：结构性 | 序列依赖：<br>T1WI：解剖结构和萎缩评估<br>T2-FLAIR：萎缩评估和脑小血管病负荷<br>GRE：显示可能与淀粉样脑血管病相关的微出血 |
| PET | 伽马射线：功能性 | 提供脑局部代谢变化相关的支持信息 |
| SPECT | 伽马射线：功能性 | 通过测量血流量提供有关脑功能的支持信息 |
| fMRI | 电磁：功能性 | 主要基于科研，提供皮质连接和突触功能障碍相关的信息 |

缩写：CT，计算机断层扫描；fMRI，功能磁共振成像；MRI，磁共振成像；PET，正电子发射断层成像；SPECT，单光子发射计算机断层成像。

密切关注记忆功能障碍的动态演变、局部神经系统检查结果、症状波动以及合并的症状，可以指导临床医师进行适当的观察，帮助确定可逆或不可逆的病因。痴呆和痴呆类似疾病可以表现为急性、亚急性或慢性起病，记忆功能障碍是主要的初始症状，或仅作为其他内科疾病或主要症状的伴随症状。如在代谢性脑病中，内科疾病可能加剧基础的神经功能缺陷，从而发现原发进行性神经退行性疾病状态。虽然基础疾病不可逆，但应该着力解决所有使其加剧的伴随疾病。可逆性痴呆的鉴别诊断工作相当艰巨，细分为：血管性、感染性、创伤性、自身免疫性、代谢性、中毒性、特发性、肿瘤和其他类别（▶图 39.1）。

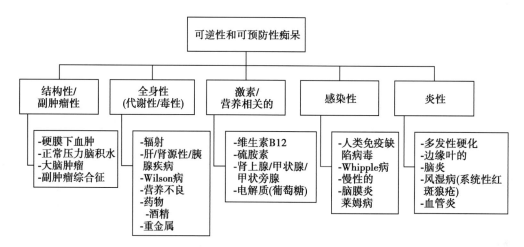

图 39.1　可逆性和可预防性痴呆列表。该简易指南不包括所有可能的可逆性痴呆

## 39.3　痴呆的可逆与不可逆性病因

涉及记忆功能障碍的原发神经退行性疾病通常呈渐进发展。错误折叠蛋白的积累、突触传递不良或异常代谢/神经递质水平，导致细胞网络和脑实质持续退化。疾病的进程因为伴随的内科疾病而变得复杂，可能延误或掩盖最终诊断。目前的治疗主要在于改善症状，尚无根本性的治疗方法。2002 年，Hejl[14] 等人将潜在的可逆性痴呆定义为"可自发性或经治疗后易于阻断者，或可能引起记忆障碍或痴呆的疾病实体"，其中大部分疾病的真正可逆性原因尚不清楚[15-18]。

### 可预防性疾病

已发现阻塞性睡眠呼吸暂停与记忆功能障碍有关。患者常表现为打鼾、白天嗜睡、情绪改变和注意力难以保持，如检查方法得当，该病很容易识别。多在中年时确诊，比典型的痴呆患者年轻。通过多导睡眠监测，当呼吸中断超过 10 秒的情况达每小时 5 次或 5 次以上时即可确诊。研究显示未经治疗的慢性睡眠呼吸暂停症患者脑部解剖发生改变[19]。2008 年 Macey 等人[20] 运用 DTI 技术进一步揭示了脑部结构改变可影响脑白质纤维束。但问题是，在间歇性缺氧期间影像如果发现脑结构破坏，是否还是真正的可逆性[21,22]。

假性痴呆由 Leslie Kiloh 在 1961 年提出。该词一直被保留，用于描述精神疾病导致的记忆功能障碍，即传统的抑郁症[23]。抑郁症在老年人群中发病率高，常表现为认知症状[24]，老年抑郁量表、标准神经精神测试以及基本的痴呆筛查有助于识别这类患者[25]。神经影像学作为辅助工具用于排除可引起神经精神症状的内在结构变化。多数病例的影像改变并不显著，但文献中提到一些非特异性改变，其中包括白质病变[26]。一旦精神疾病得到治疗，记忆障碍将有望逆转，尽管可能会延迟。痴呆也可伴有抑郁症，治疗抑郁症虽然不会逆转内在病理，但可能会恢复部分功能[17]。小血管、腔隙性疾病和血管性痴呆是第二大痴呆类型。（▶图 39.2）血管性痴呆呈渐进性、不可逆，但在不可逆的缺血性改变出现之前去除危险因素，理论上存在可预防阶段。美国神经病学和交流障碍与卒中国立研究所（National Institute of Neurological and Communicative Disorders and Stroke，NINDS）/国际神经科学研究与教育协会（Association Internationale pour la Recherche et l'Enseignement en Neurosciences，AIREN）[27]对血管性痴呆的诊断标准，要求有 CT 或 MRI 脑血管病的证据，包括弥漫性白质小血管病或局灶性大血管缺血性改变累及关键的记忆相关通路或结构。血管性痴呆的危险因素与心血管疾病相似，包括高血压、高血脂、糖尿病、肥胖、吸烟和同型半胱氨酸血症[28]。已试图将多个尺度与白质变化的程度、小血管疾病和认知障碍的程度相关联，虽然已经发现如丘脑腔梗等部分区域性梗死

与认知障碍高度相关，但总体上尚无单一尺度可统一用于量化组织受累的程度[29-31]。与血管性改变相关的影像学表现总结在（▶表 39.2）[26,32]中，参考第 21 章中更详细的论述。

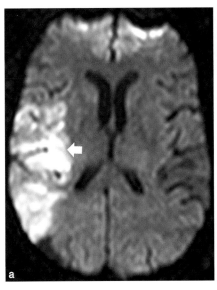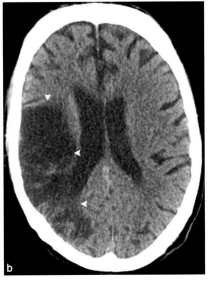

图 39.2　血管性痴呆。（a）轴位 DWI（2004 年 11 月）显示右顶叶大面积弥散受限（箭头），提示超急性脑卒中。发病 4 个月内，患者出现了痴呆症状和体征。（b）轴位 CT（2005 年 2 月）显示右额顶叶大面积低密度区（箭头），伴侧脑室向外扩张，提示脑软化和脑实质丢失

表 39.2　不同成像方法影像表现与血管变化的相关性

| CT | MRI | SPECT |
| --- | --- | --- |
| 皮质下区域低密度 | T1：低信号和扩大的血管周围间隙 | 诊断不明确时用作辅助工具；表现为病灶侧血流不均匀减少 |
| 扩大的血管周围间隙（腔隙） | T2/FLAIR：脑室周围白质、皮质下深部灰质核团高信号 | |

缩写：FLAIR，液体衰减反转恢复；SPECT，单光子发射计算机断层成像

## 39.4　潜在可逆性疾病

已有多种方法被设计用于进一步划分潜在可逆性疾病的类型，其中包括与其他内科疾病或与其他神经征象的联系。以下部分简单汇总了不同的潜在可逆性疾病以及相关的常见神经影像学表现。

### 39.4.1　结构学异常

由于大脑封闭于颅骨内，因此颅内出血或结构性病变引起的压力变化将破坏局部细胞及其之间的连接。出血或结构性病变（如肿瘤等）可继发性引起记忆功能障碍和/或昏迷状态的临床表现，其他神经系统

症状、外伤史和病情进展速度可为病变部位及是否外伤提供进一步的线索。

#### 颅内出血

颅内出血（intracranial hemorrhage，ICH）有多种不同类型（蛛网膜下腔、硬膜下、硬膜外、脑叶）以及基于不同类型而出现的多种临床表现。硬膜下血肿被认为是与痴呆最为类似的疾病之一。高龄、酗酒、明显脑萎缩和医源性因素（如术后患者）是出现硬膜下血肿的高危因素。全脑萎缩导致桥静脉受牵拉，可引起自发性或创伤后硬膜下出血。根据脑萎缩的程度不同，来自单侧或双侧的压迫可引起不同的认知症状和体征。CT 是确定急性 ICH 的首选影像学方法，表现为硬膜下新月形血肿（▶图 39.3），MRI 可以提供出血时间等更多信息。通过清除血肿，降低对皮质结构的压力，认知症状有望得到改善。Brand 等人[33]对一组不同出血部位（蛛网膜下腔、硬膜下腔和脑内出血）的患者进行 6 个月的随访，发现认知功能障碍是有望改善的后遗症，但改善程度不尽一致，完全可逆未被提及。

#### 正常压力脑积水

正常压力脑积水（normal pressure hydrocephalus，NPH）以临床三联征——认知功能障碍、尿失禁和步态异常（被描述为"磁性步态"）为特征，记忆障碍往往见于疾病的后期。神经影像学可显示与脑萎缩程度不

呈比例的脑室扩大。(▶图 39.4) NPH 被认为系交通性脑积水,推测脑脊液吸收障碍是其病理生理机制,这在放射性核素脑池造影和 MRI 脑脊液流动成像中得到证实。特发性 NPH 患者对于分流术和持续腰穿

的临床反应各异[6]。尽管多达 75% 的分流患者可见总体的长期改善,但认知功能障碍出现明显改善的可能性最小[34]。治疗前症状持续的时间与治疗反应程度可能有关。NPH 必须和外部性脑积水鉴别。

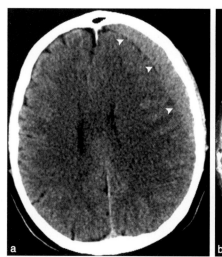 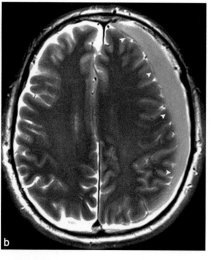

图 39.3　男性,61 岁,硬膜下血肿伴痴呆。(a)轴位 CT 和(b)轴位 T2WI 显示左侧大脑半球硬膜下血肿(箭头),导致左侧脑实质受压,脑沟消失

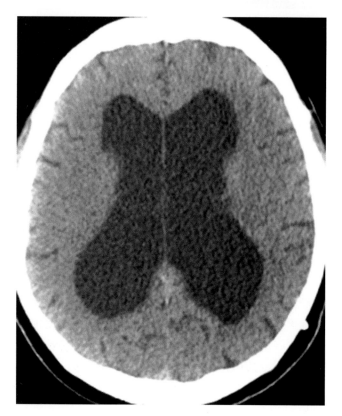

图 39.4　头部 CT 轴位像显示侧脑室中度扩张,与大脑凸面脑沟不呈比例,提示正常压力脑积水

### 脑膜瘤

　　脑膜瘤是起源于蛛网膜帽细胞、以硬膜为基底的非胶质肿瘤,生长缓慢,由于局部脑组织受压和颅内压增加而引起神经症状。高发年龄为 60～70 岁,但也

可见于任何年龄。脑膜瘤表现为均质性肿块,增强扫描可见硬膜尾征,很容易识别(▶图 39.5)。老年患者肿瘤全切会增加并发症和死亡率,但认知功能显著改善[35,36]。

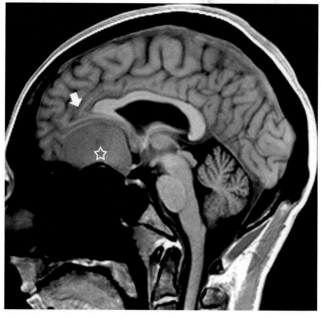

图 39.5　矢状位 T1WI 像显示以蝶骨平台为中心的脑外肿块(星标),严重的占位效应压迫额叶(箭)

### 39.4.2　全身代谢和中毒性疾病

　　代谢性和中毒性疾病的全身表现包括意识改变、

脑病、觉醒减退和不同认知领域的缺陷。电解质异常和器官衰竭导致脑代谢异常，引起局灶性或弥漫性认知通路损伤。

肝脏疾病（慢性肝病、Wilson 病）的脑部 MRI 显示沿深部灰质结构分布的 T1/T2 高信号，肝移植患者术后的随访影像中显示高信号消失（▶图 39.6）[37,38]。尿毒症患者也可出现高级皮质功能的受损，严重者，MRI 上可见可逆性后部脑白质病或细胞毒性、血管源性脑水肿（▶图 39.7）[39]。

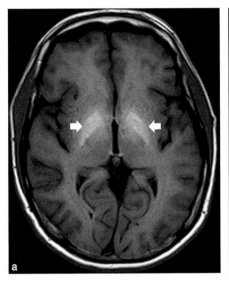
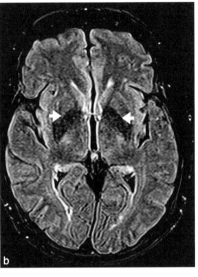

图 39.6　慢性肝功能衰竭伴认知减退（a）轴位 T1WI 显示双侧苍白球对称性高信号。该区域在（b）FLAIR 图像上显示信号正常

酒精、吸入剂滥用、重金属接触的毒性和营养不良会影响所有重要器官，包括中枢神经系统。急性期可产生可逆性的认知改变，但暴露时间或摄入方式与可逆性之间的相关性仍不清楚。长期饮酒可直接损伤终末器官造成改变（Marchiafava-Bignami 病、获得性肝性脑病、Korsakoff 综合征、小脑变性），也可因营养不良和维生素缺乏引起生理性内稳态改变而致病（Marchiafava-Bignami 病、糙皮病、Wernicke 脑病）[40]。同样的疾病实体可直接或间接造成营养缺乏，最终导致终末器官功能障碍[40]。正如 Bjork 和 Gilman 总结的：fMRI、DTI、MRS 和 PET 等功能性神经影像学方法，有助于我们理解急性酒精暴露对静息状态下脑功能连接的影响以及酒精对脑组织成分、区域变化和多巴胺途径的影响[41]。脑损伤是多样的，其中还包括脑容积减少，因此，基于体素的形态测量（voxel-based morphometry，VBM）是另一个研究热点[42-44]。全身性疾病的相关影像表现总结于（▶表 39.3）。

为了全面讨论毒性暴露的认知功能障碍表现，药物效应和多药疗法也必须考虑。苯二氮䓬类等药物以及联合用药可能是导致记忆功能障碍的可逆性诱发因素，尤其对于老年患者。其他药物可能起拮抗作用，也应该考虑，包括抗生素、化疗药物（尤其是鞘内注射的）、抗惊厥药和精神病药物等。

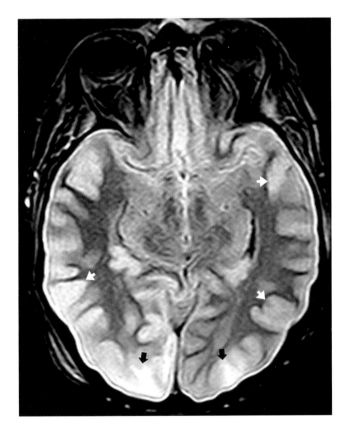

图 39.7　男性，63 岁，尿毒症患者，伴高级皮质功能受损。轴位 FLAIR 图像显示皮质脑回轻度肿胀、信号增高，提示皮质水肿（白箭）。因相关的可逆性后部脑病综合征引起的双侧枕叶皮质（黑箭）和皮质下白质局灶性高信号

**表 39.3　全身代谢和中毒性疾病及相关影像表现**[17,40,41,42,43,44,59,60]

| | 疾病实体 | 相关影像表现 |
| --- | --- | --- |
| 酒精/维生素缺乏 | 马-比二氏病 Marchiafava-Bignami disease | 弥漫性萎缩,胼胝体 T2WI 高信号,T1WI 低信号,提示有空洞 |
| | 获得性肝细胞变性 | 灰/白质交界处弥散性微空洞 |
| | 韦尼克-科尔萨科夫综合征 Wernicke-Korsakoff syndrome | T2/FLAIR 弥散高信号,累及乳头体、丘脑、中脑导水管/第三脑室、穹窿<br>乳头体萎缩 |
| | 甲醇中毒 | 双侧壳核出血性坏死 |
| | 小脑变性 | 小脑皮质萎缩 |
| 重金属 | 铁/锰 | 基底节区 T1WI 高信号 |
| | 铅 | 基底节、下丘脑和脑桥内 T2WI 高信号 |
| 其他物质 | 吸入甲苯 | 弥漫性白质改变:中毒性白质脑病 |

缩写:FLAIR,液体衰减反转恢复

### 39.4.3　感染性因素

#### HIV 相关神经认知功能障碍

正如 2013 年"反转录病毒和机会性感染会议"所强调的,HIV 相关的中枢神经系统改变仍然不甚明了[45]。HIV 相关神经认知功能障碍(HIV-associated neurocognitive disorder,HAND)被认为是一种 HIV 早期感染中轻度的认知功能障碍表现,在抗反转录病毒治疗(antiretroviral therapy,ART)的时代已成为一个热点话题。很难确定 HAND 是由于病毒直接侵犯、ART 治疗的神经毒性、对反转录病毒治疗的免疫反应、HIV 群体老化、合并症,或者是综合因素(更可能的解释)的结果。尽管已经注意到高效抗反转录病毒疗法(highly active antiretroviral therapy,HAART)能够减缓 AIDS 痴呆的进展,但它似乎不能逆转 HAART 治疗之前已存在的损伤,或者不能完全阻止任何进一步的神经认知改变[46]。影像学研究发现 HAND 患者存在全脑萎缩、白质改变和基底神经节信号的异常[47]。

#### Whipple 病、慢性脑膜炎和中枢神经系统莱姆病

Whipple 病是一种可导致认知功能障碍的系统性疾病。不同研究所报道的相关中枢神经系统受累程度不同,从 6%~63% 不等,但孤立性中枢神经系统受累的 Whipple 病罕见[48,49]。进行性认知功能障碍伴有胃肠道紊乱的情况下,应考虑到 Whipple 病。该病的影像学表现无特异性,可显示主要位于脑白质的局灶或弥漫性钆对比剂增强病灶,亦可见脑膜受累[50]。治疗后的影像随访有助于评估病变的消散或复发。

慢性脑膜炎被定义为持续 4 周以上、有脑脊液异常的脑膜炎症[51-53]。多种感染和非感染性因素均可致病,但也有高达三分之一的患者原因不明[53]。影像学显示片状脑膜强化影,脑积水为炎症反应的并发症。

莱姆病有 10%~20% 的患者在感染的急性播散期累及中枢神经系统[54],莱姆脑病的认知异常疑似是针对炎性改变的反应,而非不可逆的细胞损伤。莱姆病仍然是一种临床诊断疾病,当中枢神经系统受累时,需要血清学和/或脑脊液检测的支持。其影像学表现为 T2/FLAIR 高信号,无特异性。临床上对抗生素治疗反应非常显著[54,55]。

### 39.4.4　炎症

边缘性脑炎在临床上表现为伴有精神症状的亚急性痴呆,是一种副肿瘤性或自身免疫相关性疾病,需要进一步检测可能存在的肿瘤。MRI 表现为好发于颞叶的 T2/FLAIR 高信号,豆状核也可受累[17,56](▶图 39.8)。已有报道,若存在肿瘤,在肿瘤切除后或免疫抑制治疗后,痴呆症状发生逆转[57]。

### 39.4.5　神经变性性痴呆

神经变性性痴呆在前面多个章节中都有述及。(▶图 39.9)列举了最常见的原发进行性神经退行性

疾病,分为皮质、皮质下和混合型痴呆。对于一些原发进行性神经退行性痴呆,脑部 CT、MRI 和功能影像技术可通过典型的影像学表现(▶表 39.4)提供进一步的支持性证据。

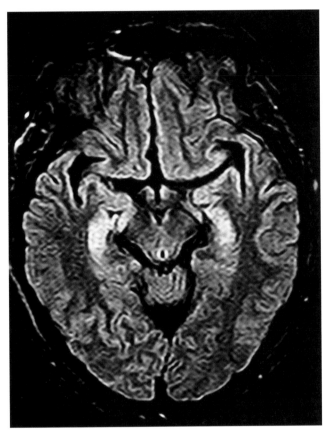

**图 39.8**　女性,59 岁,卵巢癌并发边缘叶脑炎。轴位 FLAIR 图像显示双侧海马对称性高信号

**表 39.4　进行性神经退行性疾病及最常见的相关影像表现[12,26,58,61-66]**

| 疾病实体 | 成像方法 | 影像相关 |
| --- | --- | --- |
| 阿尔茨海默病 | CT/MRI | 颞叶内侧、海马萎缩 |
| | SPECT/FDG-PET | 颞叶、顶叶、后扣带回和额叶下部区域(Murray)低灌注/低代谢 |
| 路易体痴呆 | CT/MRI | 颞叶内侧结构保留的可能性更高,除此之外,萎缩改变与 AD 相似(O'Brien) |
| | SPECT | 颞顶叶和枕叶低灌注,多巴胺转运蛋白改变 |
| 额颞叶痴呆 | CT/MRI | 额叶和/或额颞叶"刀锋样"萎缩 |
| 多系统萎缩 | MRI | 脑萎缩,特别是脑干结构(脑桥、小脑中脚),伴有"十字交叉"征 |
| 进行性核上性麻痹 | MRI | 中脑萎缩,"蜂鸟/企鹅"征 |
| 皮质基底节变性 | MRI | 额叶和/或顶叶变性(不对称) |
| 克-雅病(朊病毒) | MRI | 沿丘脑、纹状体和皮质(皮质带)的 DWI 高信号 |
| 亨廷顿病 | MRI | 尾状核萎缩,T2、FLAIR 示铁沉积区(Degnan)内沿着基底节的低信号 |

缩写:CT,计算机断层扫描;FDG,氟脱氧葡萄糖;FLAIR,流体衰减反转恢复;MRI,磁共振成像;PET,正电子发射断层成像;SPECT,单光子发射计算机断层成像。

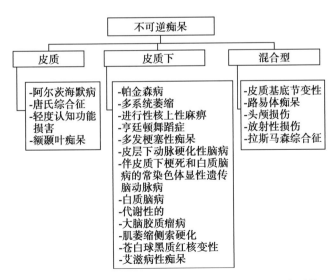

**图 39.9**　不可逆性痴呆列表。该简易指南不包含所有可能的不可逆性疾病实体

## 39.5　结论

本章简要总结了可逆性、不可逆性痴呆及其神经影像学特点。记忆功能障碍的鉴别诊断多而复杂,因为其既可作为主要病症存在,也可以是内在疾病的一种表现。全面的病史采集、完整的神经系统检查和基于神经影像学的基本医学筛查可以指导诊断和治疗。痴呆类似疾病的真正可逆性原因仍不清楚,需要在临床研究中进一步探讨,但对于记忆功能障碍的患者,任何潜在的可逆性疾病都应该考虑并予以干预。对于原发性神经退行性痴呆,目前的研究工作是使用结构性和功能性成像方法以便早期识别解剖学变化,神经保护疗法为最终有望治愈该疾病寻找生物标记物。

# 参考文献

[1] Federal Interagency Forum on Aging-Related Statistics. Older Americans 2012: Key Indicators of Well-Being. Federal Interagency Forum on Aging-Related Statistics. Washington, DC: U.S. Government Printing Office; 2012

[2] World Health Organization. Dementia fact sheet. 2012. (http://www.who.int/mediacentre/factsheets/fs362/en/index.html

[3] World Health Organization (WHO). Dementia: a public health priority. Geneva: WHO; 2012

[4] Galasko D. The diagnostic evaluation of a patient with dementia. Continuum (Minneap Minn) 2013; 19 2 Dementia: 397–410

[5] Plassman BL, Langa KM, Fisher GG et al. Prevalence of dementia in the United States: the aging, demographics, and memory study. Neuroepidemiology 2007; 29: 125–132

[6] Piccini C, Bracco L, Amaducci L. Treatable and reversible dementias: an update. J Neurol Sci 1998; 153: 172–181

[7] Arnold SE, Kumar A. Reversible dementias. Med Clin North Am 1993; 77: 215–230

[8] Weytingh MD, Bossuyt PM, van Crevel H. Reversible dementia: more than 10% or less than 1%? A quantitative review. J Neurol 1995; 242: 466–471

[9] Freter S, Bergman H, Gold S, Chertkow H, Clarfield AM. Prevalence of potentially reversible dementias and actual reversibility in a memory clinic cohort. CMAJ 1998; 159: 657–662

[10] Ropper AH, Samuels MA. Adams and Victor's Principles of Neurology. 9th ed. New York: McGraw Hill; 2009;410–429

[11] Knopman DS, DeKosky ST, Cummings JL et al. Report of the Quality Standards Subcommittee of the American Academy of Neurology. Practice parameter: diagnosis of dementia (an evidence-based review). Neurology 2001; 56: 1143–1153

[12] Sorbi S, Hort J, Erkinjuntti T et al. EFNS Scientist Panel on Dementia and Cognitive Neurology. EFNS-ENS Guidelines on the diagnosis and management of disorders associated with dementia. Eur J Neurol 2012; 19: 1159–1179

[13] Lee L, Weston WW, Heckman G, Gagnon M, Lee FJ, Sloka S. Structured approach to patients with memory difficulties in family practice. Can Fam Physician 2013; 59: 249–254

[14] Hejl A, Høgh P, Waldemar G. Potentially reversible conditions in 1000 consecutive memory clinic patients. J Neurol Neurosurg Psychiatry 2002; 73: 390–394

[15] Waldemar G. Reversible dementia's do they exist? Pract Neurol 2002; 2: 138–143

[16] Tripathi M, Vibha D. Reversible dementias. Indian J Psychiatry 2009; 51 Suppl 1: S52–S55

[17] Kabasakalian A, Finney GR. Reversible dementias. Int Rev Neurobiol 2009; 84: 283–302

[18] Loannidis P, Karacostas D. How reversible are reversible dementias? Euro Neurolog Rev. 2011; 6: 230–233

[19] O'Donoghue FJ, Wellard RM, Rochford PD et al. Magnetic resonance spectroscopy and neurocognitive dysfunction in obstructive sleep apnea before and after CPAP treatment. Sleep 2012; 35: 41–48

[20] Macey PM, Kumar R, Woo MA, Valladares EM, Yan-Go FL, Harper RM. Brain structural changes in obstructive sleep apnea. Sleep 2008; 31: 967–977

[21] Macey PM. Is brain injury in obstructive sleep apnea reversible? Sleep 2012; 35: 9–10

[22] Muñoz A, Mayoralas LR, Barbé F, Pericás J, Agusti AG. Long-term effects of CPAP on daytime functioning in patients with sleep apnoea syndrome. Eur Respir J 2000; 15: 676–681

[23] Caine ED. Pseudodementia: current concepts and future directions. Arch Gen Psychiatry 1981; 38: 1359–1364

[24] Lima-Silval B, Yassuda MS. The relationship between memory complaints and age in normal aging. Dementia & Neuropsychologia 2009; 3: 94–100

[25] Welsh-Bohmer KA, Morgenlander JC. Determining the cause of memory loss in the elderly. From in-office screening to neuropsychological referral. Postgrad Med 1999; 106: 99–100, 103–104, 106 passim

[26] O'Brien J, Barber B. Neuroimaging in dementia and depression. Adv Psychiatr Treat 2000; 6: 109–119

[27] Román GC, Tatemichi TK, Erkinjuntti T et al. Vascular dementia: diagnostic criteria for research studies. Report of the NINDS-AIREN International Workshop. Neurology 1993; 43: 250–260

[28] Purandare N. Preventing dementia: role of vascular risk factors and cerebral emboli. Br Med Bull 2009; 91: 49–59

[29] Román G, Pascual B. Contribution of neuroimaging to the diagnosis of Alzheimer's disease and vascular dementia. Arch Med Res 2012; 43: 671–676 [epub]

[30] Black S, Gao F, Bilbao J. Understanding white matter disease: imaging-pathological correlations in vascular cognitive impairment. Stroke 2009; 40 Suppl: S48–S52

[31] Murray ME, Knopman DS, Dickson DW. Vascular dementia: clinical, neuroradiologic and neuropathologic aspects. Panminerva Med 2007; 49: 197–207

[32] van Straaten EC, Scheltens P, Barkhof F. MRI and CT in the diagnosis of vascular dementia. J Neurol Sci 2004; 226: 9–12

[33] Brand C, Alber B, Fladung AK et al. Cognitive performance following spontaneous subarachnoid haemorrhage versus other forms of intracranial haemorrhage. Br J Neurosurg 2014–80

[34] McGirt MJ, Woodworth G, Coon AL, Thomas G, Williams MA, Rigamonti D. Diagnosis, treatment, and analysis of long-term outcomes in idiopathic normal-pressure hydrocephalus. Neurosurgery 2005; 57: 699–705

[35] Konglund A, Rogne SG, Lund-Johansen M et al. Outcome following surgery for intracranial meningiomas in the outcome following surgery for intracranial meningiomas in the elderly. Acta Neurol Scand 2013; 127: 161–169

[36] Tucha O, Smely C, Lange KW. Effects of surgery on cognitive functioning of elderly patients with intracranial meningioma. Br J Neurosurg 2001; 15: 184–188

[37] Pujol A, Pujol J, Graus F et al. Hyperintense globus pallidus on T1-weighted MRI in cirrhotic patients is associated with severity of liver failure. Neurology 1993; 43: 65–69

[38] Litwin T, Dzieżyc K, Poniatowska R, Członkowska A. Effect of liver transplantation on brain magnetic resonance imaging pathology in Wilson disease: a case report. Neurol Neurochir Pol 2013; 47: 393–397

[39] Kang E, Jeon SJ, Choi SS. Uremic encephalopathy with atypical magnetic resonance features on diffusion-weighted images. Korean J Radiol 2012; 13: 808–811

[40] Mancall EL. Nutritional disorders of the nervous system. In: Neurology and General Medicine. New York: Churchill Livingstone; 1995:285–301

[41] Bjork JM, Gilman JM. The effects of acute alcohol administration on the human brain: Insights from neuroimaging. Neuropharmacology 2014

[42] Hillbom M, Saloheimo P, Fujioka S, Wszolek ZK, Juvela S, Leone MA. Diagnosis and management of Marchiafava-Bignami disease: a review of CT/MRI confirmed cases. J Neurol Neurosurg Psychiatry 2014; 85: 168–173

[43] Charness ME. Brain lesions in alcoholics. Alcohol Clin Exp Res 1993; 17: 2–11

[44] Sullivan EV, Pfefferbaum A. Neuroimaging of the Wernicke-Korsakoff syndrome. Alcohol Alcohol 2009; 44: 155–165

[45] Spudich SS, Ances BM. Neurologic complications of HIV infection: highlights from the 2013 Conference on Retroviruses and Opportunistic Infections. Top Antivir Med 2013; 21: 100–108

[46] Spudich S. HIV and neurocognitive dysfunction. Curr HIV/AIDS Rep 2013; 10: 235–243

[47] Steinbrink F, Evers S, Buerke B et al. German Competence Network HIV/AIDS. Cognitive impairment in HIV infection is associated with MRI and CSF pattern of neurodegeneration. Eur J Neurol 2013; 20: 420–428

[48] Panegyres PKE, Edis R, Beaman M, Fallon M. Primary Whipple's disease of the brain: characterization of the clinical syndrome and molecular diagnosis. QJM 2006; 99: 609–623

[49] Louis ED, Lynch T, Kaufmann P, Fahn S, Odel J. Diagnostic guidelines in central nervous system Whipple's disease. Ann Neurol 1996; 40: 561–568

[50] Dönmez FY, Ulu E, Başaran C et al. MRI of recurrent isolated cerebral Whipple's disease. Diagn Interv Radiol 2010; 16: 112–115

[51] Helbok R, Broessner G, Pfausler B, Schmutzhard E. Chronic meningitis. J Neurol 2009; 256: 168–175

[52] Zunt JR, Baldwin KJ. Chronic and subacute meningitis. Continuum (Minneap Minn) 2012; 18 6 Infectious Disease: 1290–1318

[53] Syed N, Saxena A, Hartley L. Investigating chronic meningitis. Arch Dis Child Educ Pract Ed 2009; 94: 138–143

[54] Halperin JJ. Lyme disease: a multisystem infection that affects the nervous system. Continuum (Minneap Minn) 2012; 18 6 Infectious Disease: 1338–1350

[55] Halperin JJ. Nervous system lyme disease: diagnosis and treatment. Curr Treat Options Neurol 2013; 15: 454–464

[56] Sureka J, Jakkani RK. Clinico-radiological spectrum of bilateral temporal lobe hyperintensity: a retrospective review. Br J Radiol 2012; 85: e782–e792

[57] Asztely F, Kumlien E. The diagnosis and treatment of limbic encephalitis. Acta Neurol Scand 2012; 126: 365–375

[58] Masdeu JC. Neuroimaging of Dementia. New York: Elsevier; 707–771

[59] Jain N, Himanshu D, Verma SP, Parihar A. Methanol poisoning: characteristic MRI findings. Ann Saudi Med 2013; 33: 68–69

[60] Filley CM. Toluene abuse and white matter: a model of toxic leukoencephalopathy. Psychiatr Clin North Am 2013; 36: 293–302

[61] Agosta F, Caso F, Filippi M. Dementia and neuroimaging. J Neurol 2013; 260: 685–691

[62] Haines A, Katona C. Dementia in old age. Occas Pap R Coll Gen Pract 1992: 62–66

[63] Petersen RC, Stevens JC, Ganguli M, Tangalos EG, Cummings JL, DeKosky ST Report of the Quality Standards Subcommittee of the American Academy of Neurology. Practice parameter: early detection of dementia: mild cognitive impairment (an evidence-based review). Neurology 2001; 56: 1133–1142

[64] Murray AD. Imaging approaches for dementia. AJNR Am J Neuroradiol 2012; 33: 1836–1844

[65] Degnan AJ, Levy LM. Neuroimaging of rapidly progressive dementias, part 1: neurodegenerative etiologies. AJNR Am J Neuroradiol 2014; 35: 418–423

[66] Degnan AJ, Levy LM. Neuroimaging of rapidly progressive dementias, part 2: prion, inflammatory, neoplastic, and other etiologies. AJNR Am J Neuroradiol 2014; 35: 424–431

# 第 40 章　痴呆的治疗进展

Madhav Thambisetty, Néstor Gálvez-Jiménez, Thyagarajan Subramanian

痴呆大致分为可逆性和不可逆性。随着对疾病病理认识的不断深入、一些以病理为靶向新型治疗方式的出现,该分类必然会随时间而变化,曾经被认为不可逆性的痴呆可能变为可逆。但就目前而言,这种分类结构非常有用,有助于增强我们对痴呆的理解,探索其影像表现以及影像检查的合适时机。

## 40.1　可逆性痴呆的治疗

传统治疗策略依然是可逆性痴呆的主要治疗手段,包括确定可逆性病因并及时给予治疗。例如,对于维生素 $B_{12}$ 缺乏的患者最初经肠外给药补充维生素 $B_{12}$,然后根据病情进行适当调整。$B_{12}$ 缺乏所致痴呆患者的影像学表现为亚急性联合变性,典型者主要见于脊髓,如果治疗及时,异常变化可在 3~4 月内完全逆转[1-3]。麻醉中 $N_2O$ 的使用可能使处于临界点的 $B_{12}$ 缺乏患者病情迅速恶化,其典型影像学特征是在轴位 T2WI 图像双侧后索呈现对称的高信号影,形似"倒置的 V"或"倒置的兔耳",被认为是 $B_{12}$ 缺乏的特异征象,甚至可在临床检查尚未出现典型神经症状的情况下做出诊断。经过适当的治疗,这些改变可消失。最近的研究还表明,弥散张量成像(DTI)可用于检测 $B_{12}$ 缺乏引起的大脑变化[4],但 DTI 在监测 $B_{12}$ 补充疗效方面的价值尚不清楚。

纠正甲状腺功能减退、治疗造成痴呆的感染因素(HIV 和梅毒)也会改变病理性影像,但神经梅毒所致的影像学变化在治疗后只能部分改变。正常压力脑积水(normal pressure hydrocephalus,NPH)可通过外科行脑室-腹腔或腰-腹腔分流术治疗,更好的分流设计可以最大限度地减少因过量引流脑脊液而引起的并发症,深刻理解 NPH 脑脊液引流的流体力学、谨慎使用改进的新技术可使并发症降到最小[5]。

## Wilson 病

新方案已用于 Wilson 病的治疗,如果能早期诊断、早期治疗,该病是可逆的。Wilson 病的 MRI 表现在本书第 20 章已有讨论,本节主要讨论新的治疗方案、基本原理和影像结果。新的治疗方案避免单独使用 D-青霉胺或氨苯蝶啶,这些化合物本身会产生许多并发症,包括可能致死的肌张力障碍,常在治疗开始 2 周内突然出现丘脑、大脑脚盖和脑干的 MRI 异常改变(►图 40.1)[6]。虽然部分患者在继续 D-青霉胺治疗的情况下,上述 MRI 改变可逆转,但这些严重并发症的报道推动了更安全治疗方案的发展。新方案改为在治疗前三个月联合规范使用锌和氨苯蝶啶,如果尿液中铜排泄量的减少达到满意效果,且尿液中锌含量较高,则患者可继续单独服用锌。从影像的角度,患者可定期复查 MRI 以确定基底节区的铜沉积是否清除,但影像结果提示 D-青霉胺的螯合作用比锌剂更好[7]。迄今为止的影像研究尚未报道锌会产生异常信号。当代医学的大多数治疗方案倾向于一开始用锌和氨苯蝶啶进行治疗。除螯合治疗外,许多 Wilson 病患者还需采用抗帕金森病药物治疗、针对局部肌张力障碍的肉毒杆菌毒素治疗以及精神症状的对症治疗。

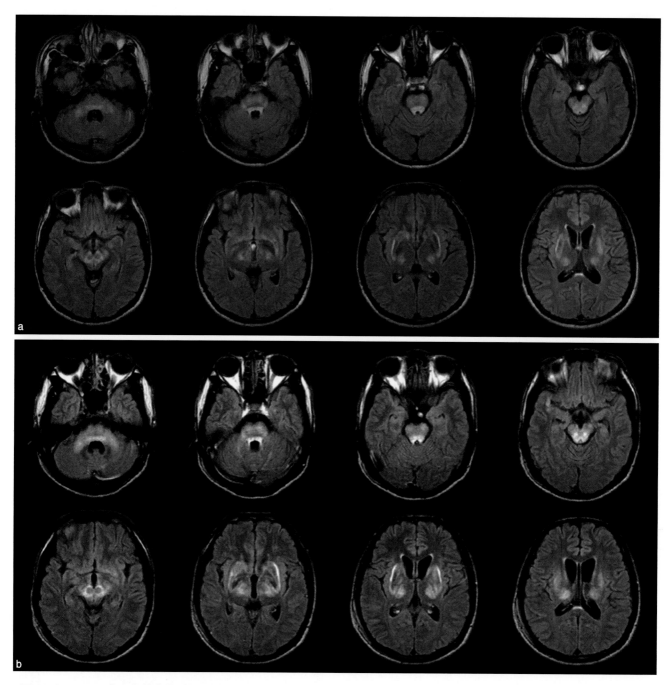

图 40.1 Wilson 病患者螯合物诱发肌张力障碍,轴位 FLAIR 图(b)显示:与 4 月前的 MRI 图像(a)对比,用曲恩汀治疗后,双侧丘脑、大脑脚盖、脑桥、上髓质和邻近小脑高信号区域增多。(许可转载 Kim B,Chung SJ,Shin H-W. J Clin Neurosci 2013;20:606-608.)

## 40.2 不可逆性痴呆

研究认为,针对所有的神经退行性疾病,抗氧化剂和自由基清除剂可起到疾病预防和改善的作用。这种一概而论的方法虽然具有很强的科学依据,但在临床试验研究中尚未取得阳性结果。接受测试的这类药剂数量已超出本章范围,包括辅酶 Q10、多种维生素和天然产物等。截至目前,尚无研究证明这些药物

是有益的,尚无一种被推荐作为标准治疗。但医疗保健商必须意识到,即使部分患者将其作为营养辅助剂和营养食品,仍需不断的研究探索针对所有神经退行性疾病的治疗方法。最近一个成功的例子是联合使用维生素 $B_6$、$B_{12}$ 和叶酸治疗高同型半胱氨酸患者以防止脑皮质萎缩,系列 MRI 的结果证实了其效果[8]。尽管大多数维生素和草药、抗氧化剂以及自由基清除剂无不良后果,但少数确实会导致一些罕见的影像

改变。

## 40.2.1　阿尔茨海默病

目前有两类药物用于治疗阿尔茨海默病（Alzheimer's Disease，AD）[9]，▶图 40.2 总结了当前的治疗策略及其基础。第一类药物，使用抗胆碱脂酶来增强 AD 患者大脑的胆碱能活性。大量试验证据表明，相比安慰剂组，接受这类药物治疗的受试组在认知方面有显著改善，认知评估（阿尔茨海默氏病评估量表 [Alzheimer's Disease Assessment Scale，ADAS]、简易精神状态检查量表 [Mini-Mental State Examination，MMSE]）和临床医护人员的评价一致[10]。许多患者自述主观症状明显改善，但认知评分改善幅度较小。ADAS 总分为 70 分，治疗后提高 2~4 分则认为有临床意义。从神经影像学的角度，采用结构影像评估疗效仍有待进一步研究，包括手动或自动测量海马或脑室在内的几种方法都处于验证中，随着技术的改进，不久的将来终会实现。毋庸置疑，这些方法在 AD 患者治疗和监测临床症状方面将具有重要价值[11]。影像中的另一个重要问题是与卡巴拉汀经皮制剂有关的安全问题。该贴片中少量的金属成分可能造成局部灼伤，而痴呆患者常忘记他们有贴片或贴片未去除，所以指导护理人员检查患者皮肤是否有任何卡巴拉汀贴片非常重要。

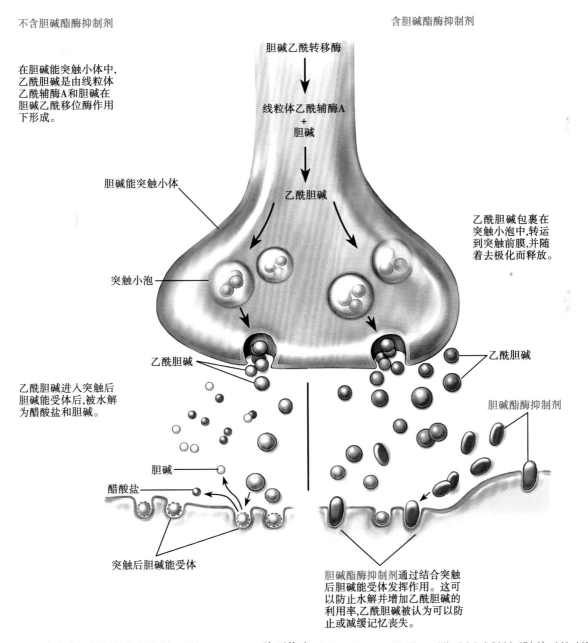

图 40.2　胆碱酯酶抑制剂的作用机制。（经 Hanson MR 许可修改，Galvez-Jimenez N. Cleve Clin J Med 2000;67(6):441-448。）

另一类药物,使用美金刚(一种非竞争性 NMDA 受体拮抗剂)调节 NMDA 受体,适用于大多数 AD 患者。该药改善认知功能的具体机制尚不清楚,但与胆碱酯酶抑制剂类似,美金刚对中~重度 AD 患者认知和总体评估的改善有显著统计学意义。有证据表明两种药物联合使用的效果明显优于单药。相对其高昂的费用,此类药物疗效表现一般,因此在治疗过程中资源利用可能会成为更需要考虑的问题。

除外针对认知的治疗,AD 患者情绪变化和抑郁的发生率也很高,它们是情感系统逐步恶化的结果,随着疾病进展可与行为改变(例如攻击性、精神错乱)交织在一起。选择性 5-羟色胺再摄取抑制剂(selective serotonin reuptake inhibitors,SSRIs)是一种治疗情绪改变和抑郁症状的有效初始药物。治疗 AD 的新方法包括研发 AD 疫苗以免疫对抗 β-淀粉样蛋白(against the β-amyloid,Aβ)[12]。尽管最初的试验尚未成功,但开发疫苗以延缓 AD 病理改变的概念颇具吸引力,目前有多个研究团队正在开展。另一个观点是通过调节神经免疫系统来减轻并可能延缓神经变性。方法包括开发特定的系列抗体和以免疫系统为靶点的新型基因治疗以清除脑内病理蛋白[13];也曾尝试将生长因子注入脑内这一基因治疗方法,取得了一定的成绩,但尚未达到广泛应用的标准。这些实验策略仍是未来 AD 治疗的热点。采用好的影像手段来反映 AD 病理改变将是促进 AD 实验治疗研究的重大进步。

最新修订的 AD 诊断标准[14]纳入了神经影像学和 CSF 生物标记物,说明我们对疾病发作、严重程度和进展方面的认识有了巨大进步。此外,"AD 临床前阶段"的定义[15]有助于促进针对无症状高风险老年人的疾病调节治疗。修订后的标准定义了"AD 病理生理学过程"以及特异的用于检测这一过程的神经影像学方法,包括正电子发射断层成像(positive positron emission tomography,PET)淀粉样蛋白成像和结构 MRI,PET 显示颞顶叶皮质中氟脱氧葡萄糖摄取减少[16],MRI 显示颞叶内侧、基部和外侧以及顶叶内侧皮质明显的萎缩[17]。值得注意的是在这种背景下,FDA 近期批准了一个 AD 诊断药物(Amyvid;Eli Lilly,Indianapolis,IN),是第一个可活体用于人类脑淀粉样蛋白成像的放射性配体,应用于 PET[18]和其他类似检查[16]。

## 40.2.2 帕金森病

过去十年中,对帕金森病(Parkinson's Disease,PD)、帕金森叠加综合征(PD-plus)、继发性帕金森综合征及其并发症的治疗取得了重大成就[19]。除联合使用左旋多巴与卡比多巴或苄丝肼(多巴脱羧酶抑制剂)外,其他几种药物也被批准用于治疗 PD。其中一类是多巴胺受体激动剂,该类药物很早就已用于治疗 PD,但近年又出现了一些新的发展;之前广泛使用的两种多巴胺受体激动剂——溴隐亭和培高利特,具有较高的心脏瓣膜疾病风险,现在被禁用于治疗 PD[20],这种风险源于这些药剂类似麦角的特性。另一种麦角类多巴胺受体激动剂——麦角乙脲,在美国禁用,但在亚洲和欧盟被广泛使用。罗匹尼罗和普拉克索是公认治疗 PD 的两种非麦角多巴胺激动剂,较少用于治疗其他形式的帕金森综合征;对路易体痴呆患者因为有增加幻觉风险的可能,应尽量避免使用;PD 痴呆患者也应避免使用这些长效药物。还可用两种非肠道多巴胺激动剂,罗替戈汀一天一次经皮贴敷、阿扑吗啡可皮下注射,这些药物对无法口服的患者十分有益,或作为其他疗法的辅助药物。另一类作为常规药物的是单胺氧化酶 B 抑制剂,司来吉兰(20 世纪 90 年代初期引入)和雷沙吉兰(最近引入)均对 PD 治疗有效;这些药物可用于症状尚轻的 PD 早期,也可作为 PD 进展期其他抗 PD 药物的辅助治疗,以减少并发症,包括药物诱导的运动障碍和剂末疗效减退。最后,羧基-O-甲基转移酶抑制剂—安托卡朋和托卡朋,作为辅助剂可增强左旋多巴对进展后期 PD 的疗效,但托卡朋因需密切监测肝功而不常使用。抗胆碱能药物在 PD 治疗中的使用已大大减少,以前的主流药物苯托品和苯海索(安坦)已不再被作为多数 PD 患者的有效选择,因为其弊大于利,人们逐渐认识到长期使用抗胆碱能药物存在长期慢性并发症,特别是对认知的影响。总而言之,合理的多药联合是现代 PD 治疗的方法,其中神经内科医师常使用两种或两种以上药物的组合来更好的控制症状,同时最大限度地减少副作用。

## 40.2.3 帕金森叠加综合征和继发性帕金森综合征

帕金森叠加综合征和继发性帕金森综合征的治疗方法与 PD 完全不同,通常要求更大剂量的左旋多巴。例如,与震颤麻痹程度相当的 PD 患者相比,多系统萎缩(multiple system atrophy,MSA)患者需要服用左旋多巴的剂量为平时的 3~4 倍,其原理是基于继发性帕金森病的病理改变为多巴胺能的靶点受损,因此需要更高的剂量。同时还需要注意,大多数多巴胺受体激动剂治疗继发性帕金森综合征的作用很小。大剂量使用左旋多巴会发生一种少见的并发症,即突然停药时产生急性左旋多巴戒断综合征,类似于抗精神病药恶性综合征,临床表现为高热、心动过速、全身僵硬以及偶发的肌张力障碍等症状。影像学显示可逆性的小脑白质信号异常(在多巴胺治疗后逆转)和可逆性后部白质脑病综合征(posterior reversible encephalopathy syndrome,PRES)的一些特点(▶图 40.3)。从影像学的角度必须记住帕金森综合征患者可出现类似于 PRES 的影像表现。

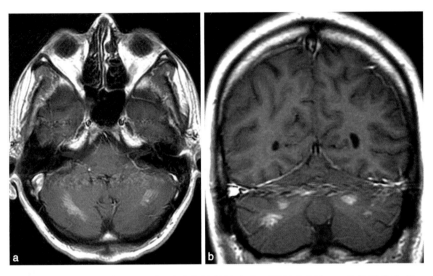

图 40.3　急性左旋多巴戒断诱导的抗精神病药恶性综合征(NMS)的影像改变

针对丘脑底核(subthalamic nucleus,STN)或苍白球内核(globus pallidus internal segment,GPi)的脑深部电刺激术(deep brain stimulation,DBS)以及 STN 和 GPi 的损毁术可有效缓解 PD 症状,特别是对药物疗效不满意或不能接受药物副作用的 PD 患者。但 DBS 对大多数继发性帕金森综合征患者无效,在其他神经变性性疾病中的作用尚处于观察中。DBS 是该领域的一项重大进展,在第 41 章将重点讨论其影像检查方面的内容。

迄今为止,影像在 PD 和上述相关疾病治疗中的意义如下:PD 伴有药物诱导的运动障碍患者,在成像期间患者的舞蹈样运动可产生运动伪影;药物诱导的运动障碍与短效左旋多巴制剂具有独特的时间相关性,因此在夜间停用短效左旋多巴通常是安全的措施,能消除药物诱导的运动障碍使患者顺利完成影像检查;短期停药在配合完成影像检查后应立即恢复,以避免抗精神病药恶性综合征的风险(之前已有讨论);金刚烷胺是一种具有多个作用位点的药物,可有效缓解运动障碍,抑制药物诱导的运动障碍以完成影像检查。影像另一个意义在于准备手术或麻醉的 NPO(禁食、禁水)患者。这类患者多巴胺能药物缺乏会导致症状加重,特别是静止性震颤、运动迟缓和肌张力障碍症状会在术前更明显,继而影响成像的质量。虽然全麻可以解决帕金森综合征患者静止性震颤的问题,但存在相当大的风险,不可行。在这种情况下,注射阿扑吗啡和止吐药可能会在短期 1~2 小时内缓解症状,从而高质量地完成检查;另一个选择是罗替戈汀贴剂,但效果略差,在检查前需去除贴剂。这些方法对正接受 DBS 治疗以及准备手术的 NPO 患者特别有益。对这些患者实施镇静会干扰神经科医生术中神经电生理的监测,除非镇静作用消失,可以通过使用胃肠外多巴胺能药物来避免这种延迟。

许多 PD 药物治疗的新方法正在研发,最近已有相关方面的综述[21]。这些实验方法包括:缓解药物诱导性运动障碍的新药物、延长左旋多巴制剂有效持续时间的方法以及运送左旋多巴的新方法。一种正处于试验后期阶段的新方法是新的左旋多巴制剂经皮下泵入十二指肠[22],该技术有望在未来几年内用于临床。延长左旋多巴半衰期和寻找新的运送途径(鼻内)都处于研究中。两项针对基因治疗的多中心研究也处于试验后期阶段,该方法使用重组腺相关病毒来调节丘脑底核或纹状体芳香族氨基酸脱羧酶的表达。欧洲正致力于评估将胎儿组织移植到 PD 患者的使用情况。许多针对 PD 的新型小分子和天然产物也处于试验的后期阶段,试图逆转 PD 主要病理的靶向制剂也在研究中。目前,有力的证据表明:退化多巴胺能神经元中的蛋白质修复存在缺陷,这种病理性错误折叠的蛋白质可能在大脑中以类似朊病毒的方式传播,因此,许多研究尝试在多个分子靶点、针对原发病理的继发性胶质反应进行干预性治疗。每一项研究都将得益于可靠的影像标志物,因此,全世界都在致力于发现 PD 疾病诊断和进展可靠的生物标志物。

亨廷顿病(Huntington disease,HD)的治疗在过去几十年里取得了一些进展,四苯喹嗪被认为是治疗 HD 舞蹈病的合适药物。四苯喹嗪作用时间非常短,引起药物诱导性帕金森综合征的风险很小,这与治疗舞蹈症的旧药如氟哌啶醇和利培酮不同,这些抗多巴胺能药物常引起继发性药物诱导帕金森综合征,加重 HD 患者的功能障碍并加速死亡;因此,要避免使用传统的典型抗精神病药物,如果需要,四苯喹嗪或非典型抗精神病药可用于控制 HD 舞蹈病。HD 的神经精神并发症可用替代药物治疗,如普萘洛尔治疗焦虑和冲动控制,或谨慎使用选择性 5-羟色胺再摄取抑制剂来辅助抗焦虑作用。HD 患者接受四苯喹嗪和抗帕金森药物联合治疗的情况很少,这些病人如果舞蹈症造成明显的运动伪影,在连续服用四苯喹嗪的同时、短暂停用抗帕金森药可充分抑制运动而不干扰认知功能,而其他药物制动方法如清醒镇静或深度麻醉可影响认知。HD 舞蹈病也可能得益于金刚烷胺或利鲁唑(部分选择的患者)的治疗。一种合成大麻素--大麻隆使用较少,但也可用于治疗舞蹈病[23]。

青少年型 HD(Westphal 变异型)表现为运动不能和僵硬,但没有舞蹈症。这类患者常采用大剂量左旋多巴治疗,类似于其他继发性帕金森病的治疗。认知疗法在成人型或青少年型 HD 患者中均是有益的,因此,胆碱酯酶抑制剂和美金刚可改善 HD 患者症状性认知的下降。

针对 HD 的新实验性治疗方法正在研发中,包括:基因疗法使用反义 RNA 技术抑制三核苷酸复制,或其他方法以消除亨廷顿蛋白的有害作用。尽管这些新方法有一些令人期待的可能性,目前的治疗仍基于循证医学的实用疗法,对症处理以提高 HD 患者的舒适度[24]。

肌萎缩侧索硬化(amyotrophic lateral sclerosis,ALS)在本书多个章节均有述及,但其治疗仍是一个挑战[25]。利鲁唑已成为 ALS 治疗的标准方法,但其缓解症状的效果微乎其微,ALS 的治疗在很大程度上还是对症治疗,即缓解疼痛和痛苦。一项很有前景的 ALS 干细胞试验正尝试通过手术直接移植干细胞来减轻脊髓炎症,该方法具有大量的临床前和临床安全数据,前景广阔[26]。

小脑变性疾病仍然是临床前研究一个活跃的领域,但临床上患者没有太多的改善,对其遗传学认识的进展有望在不久的将来激发出新的治疗方法。

其他药学方法的进展主要是针对变性疾病合并症的对症治疗。流涎是许多神经退行性疾病如 PD、AD、MSA、HD 和 ALS 的主要特征,可通过肉毒杆菌毒素注射唾液腺得到有效治疗。定期注射肉毒杆菌毒素还可有效治疗局灶性颈肌张力障碍,该症状见于多种退行性疾病(如进行性核上性麻痹中的颈后倾、MSA 中的垂颈症以及 PD 中的足部肌张力障碍)。注射肉毒杆菌毒素还可缓解骨发育障碍矮小症(pyknodysostosis,PKND)的局灶性肌张力障碍。假性延髓性麻痹可见于多种退行性疾病如血管性痴呆、PD、AD 以及少数 ALS 中,新获批的治疗方法是使用氢溴酸右美沙芬和硫酸奎尼丁联合治疗,尽管该方法的疗效一般,但对于提高患者生活质量及社会适应性是有益的。人们也逐渐认识到抑郁、幻觉和睡眠障碍是许多神经退行性疾病的共病,治疗这些症状的重大进展就是允许使用非典型抗精神病类药物(如喹硫平和氯氮平),不仅有效,而且无锥体外系的副作用。

## 40.3　总结

本章回顾了与影像学相关的各种痴呆治疗方法,关键点在于治疗是否改变了影像,治疗是否为神经影像学带来独特的机会或挑战。我们讨论了一些治疗后影像学改变的典型案例,也列举了罕少见的例子作为未来研究的一个视角。本章讨论的疾病和治疗是按照进行性痴呆、可逆性痴呆以及对症治疗这一大的分类进行的。

## 参考文献

[1] Gürsoy AE, Kolukısa M, Babacan-Yıldız G, Celebi A. Subacute combined degeneration of the spinal cord due to different etiologies and improvement of MRI findings. Case Rep Neurol Med 2013; 2013: 159649

[2] Naidich MJ, Ho SU. Case 87: Subacute combined degeneration. Radiology 2005; 237: 101–105

[3] Pittock SJ, Payne TA, Harper CM. Reversible myelopathy in a 34-year-old man with vitamin B12 deficiency. Mayo Clin Proc 2002; 77: 291–294

[4] Gupta PK, Gupta RK, Garg RK et al. DTI correlates of cognition in conventional MRI of normal-appearing brain in patients with clinical features of subacute combined degeneration and biochemically proven vitamin $B_{12}$ deficiency. AJNR Am J Neuroradiol 2014; 35: 872–877

[5] Mpakopoulou M, Brotis AG, Gatos H, Paterakis K, Fountas KN. Ten years of clinical experience in the use of fixed-pressure versus programmable valves: a retrospective study of 159 patients. Acta Neurochir Suppl (Wien) 2012; 113: 25–28

[6] Huang CC, Chu NS. Acute dystonia with thalamic and brainstem lesions after initial penicillamine treatment in Wilson's disease. Eur Neurol 1998; 39: 32–37

[7] da Costa MdoD, Spitz M, Bacheschi LA, Leite CC, Lucato LT, Barbosa ER.

Wilson's disease: two treatment modalities. Correlations to pretreatment and posttreatment brain MRI. Neuroradiology 2009; 51: 627–633

[8] Douaud G, Refsum H, de Jager CA et al. Preventing Alzheimer's disease-related gray matter atrophy by B-vitamin treatment. Proc Natl Acad Sci U S A 2013; 110: 9523–9528

[9] Farrimond LE, Roberts E, McShane R. Memantine and cholinesterase inhibitor combination therapy for Alzheimer's disease: a systematic review. BMJ Open 2012; 2: 8

[10] Birks J. Cholinesterase inhibitors for Alzheimer's disease. Cochrane Database Syst Rev 2006: CD005593

[11] Filippi M, Agosta F, Frisoni GB et al. Magnetic resonance imaging in Alzheimer's disease: from diagnosis to monitoring treatment effect. Curr Alzheimer Res 2012; 9: 1198–1209

[12] Morgan D, Diamond DM, Gottschall PE et al. A beta peptide vaccination prevents memory loss in an animal model of Alzheimer's disease. Nature 2000; 408: 982–985

[13] Sabbagh JJ, Kinney JW, Cummings JL. Animal systems in the development of treatments for Alzheimer's disease: challenges, methods, and implications. Neurobiol Aging 2013; 34: 169–183

[14] Jack CR, Jr, Albert MS, Knopman DS et al. Introduction to the recommendations from the National Institute on Aging-Alzheimer's Association workgroups on diagnostic guidelines for Alzheimer's disease. Alzheimers Dement 2011; 7: 257–262

[15] Sperling RA, Aisen PS, Beckett LA et al. Toward defining the preclinical stages of Alzheimer's disease: recommendations from the National Institute on Aging-Alzheimer's Association workgroups on diagnostic guidelines for Alzheimer's disease. Alzheimers Dement 2011; 7: 280–292

[16] Bertelson JA, Ajtai B. Neuroimaging of dementia. Neurol Clin 2014; 32: 59–93

[17] McKhann GM, Knopman DS, Chertkow H et al. The diagnosis of dementia due to Alzheimer's disease: recommendations from the National Institute on Aging-Alzheimer's Association workgroups on diagnostic guidelines for Alzheimer's disease. Alzheimers Dement 2011; 7: 263–269

[18] Yang L, Rieves D, Ganley C. Brain amyloid imaging—FDA approval of florbetapir F18 injection. N Engl J Med 2012; 367: 885–887

[19] Devos D, Moreau C, Dujardin K, Cabantchik I, Defebvre L, Bordet R. New pharmacological options for treating advanced Parkinson's disease. Clin Ther 2013; 35: 1640–1652

[20] Cosyns B, Droogmans S, Rosenhek R, Lancellotti P. Drug-induced valvular heart disease. Heart 2013; 99: 7–12

[21] Olanow CW, Schapira AH. Therapeutic prospects for Parkinson's disease. Ann Neurol 2013; 74: 337–347

[22] Nyholm D, Klangemo K, Johansson A. Levodopa/carbidopa intestinal gel infusion long-term therapy in advanced Parkinson's disease. Eur J Neurol 2012; 19: 1079–1085

[23] Armstrong MJ, Miyasaki JM American Academy of Neurology. Evidence-based guideline: pharmacologic treatment of chorea in Huntington disease: report of the guideline development subcommittee of the American Academy of Neurology. Neurology 2012; 79: 597–603

[24] Mestre TA, Ferreira JJ. An evidence-based approach in the treatment of Huntington's disease. Parkinsonism Relat Disord 2012; 18: 316–320

[25] Gibson SB, Bromberg MB. Amyotrophic lateral sclerosis: drug therapy from the bench to the bedside. Semin Neurol 2012; 32: 173–178

[26] Riley J, Federici T, Polak M, et al. Intraspinal stem cell transplantation in amyotrophic lateral sclerosis: a phase I safety trial, technical note, and lumbar safety outcomes. Neurosurgery 2012; 71: 405–416

# 第 41 章  脑深部电刺激成像

Falgun H. Chokshi

脑深部电刺激（deep brain stimulation，DBS）是治疗难治性运动障碍疾病的一次革命，通过选择颅内核团进行精确的解剖学神经调控，使功能神经外科领域重新焕发了活力[1]。

过去，DBS 探针是在局麻下根据解剖学标志通过钻孔在 X 线引导下放置[2,3]。此后，Horsley 奠定了立体定向技术的基础[4]，促成了多个立体定位图谱的发展[1]。1947 年，立体定向技术联合脑室造影正式应用于外科[5]，意味着进入新的时代。直到 MRI 的出现，使靶向核团定位更加精确，DBS 和功能神经外科手术得以进一步成熟。

神经放射学家对适合 DBS 患者的筛查、术前检查以及术后评估起着至关重要的作用，作为多学科团队的重要一员，神经放射学家常与神经病学家、神经外科医生密切合作、共同治疗患者。

本章重点讨论 DBS 的基本影像和管理原则，包括基底节解剖、DBS 适应证、靶点可视化技术以及术后评估；此外，简要讨论 DBS 相关的 MRI 风险和安全性。

## 41.1  靶向核团的解剖

运动障碍疾病 DBS 的三个主要靶向核团为：①丘脑腹中间核（ventral intermediate nucleus，VIM）；②苍白球内侧核（globus pallidus interna，GPi）和③丘脑底核（subthalamic nucleus，STN）[6]。这些核团的定位方法将在后面的技术部分讨论。

VIM 解剖学上位于丘脑的头侧-外侧部分（cephalad-lateral portion of the thalamus），邻近结构包括：前方的腹外侧核、后方的腹后内侧核和腹后外侧核、外侧的内囊后肢以及内侧的丘脑内侧核。

基底节是成对的结构，包括尾状核（caudatenuclei，CN）、壳核（putamena，PN）和苍白球（globus pallidi，GP）（▶图 41.1）。他们几乎与大脑所有部位都存在联系，在整合复杂运动方面发挥着重要作用[7,8]。包括我们团队在内的一些学者把 STN 和黑质（substantia nigra，SN）作为基底节的一部分[7,9,10]，这五个深部灰质核团代谢活跃，能量需求高，因此易于受到全身性疾病以及脑灌注和/或氧合状态改变的影响[7-9,11]。

CN、PN 和 GP 被归为纹状体；CN、PN 和伏隔核（NA）被称为新纹状体。这些分类是基于核团之间神经化学、组织学和连接的相似性[7,10]。

上述五个核团构成基底节，但其中只有 GP（GPi）和 STN 是 DBS 的两个常规靶点（▶图 41.2）。GPi 位于 GP 的内侧(外侧是 GPe),位于内板的内侧和内囊外侧[12];STN 位于中脑嘴侧、大脑脚的后内侧。STN 是一个小的双凸透镜样结构,从后上向前下呈斜行走形[12,13]。

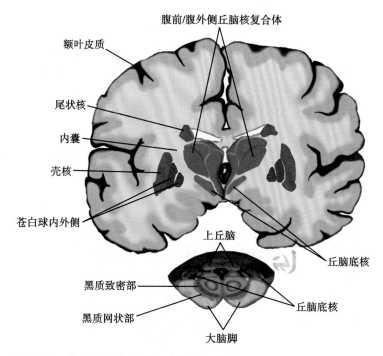

图 41.1　基底神经节及其相关结构的横断面解剖。(插图引自 Eric Jablonowski)

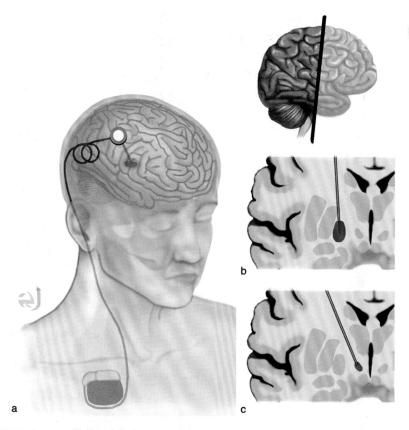

图 41.2　DBS 的装置和靶点。(a)示意图显示 DBS 装置的颅内和颅外组成部分,(b)DBS 引导下定位苍白球(GP)的冠状位示意图,(c)DBS 引导下定位丘脑底核的冠状位示意图(插图引自 Eric Jablonowski)

## 41.2　脑深部电刺激术的适应证

DBS 的常见适应证包括帕金森病（Parkinson's disease,PD）、特发性震颤（essential tremor, ET）[15]、慢性疼痛[16]和肌张力障碍[17,18]。早期的工作主要集中在慢性刺激 PD 或 ET 患者丘脑 VIM 上,部分受试者震颤完全缓解[19]。随后,通过 DBS 刺激 STN 以治疗严重的僵直-少动型 PD 以及运动症状波动患者[19],术后患者症状减轻[14],可重复性强。最终,美国 FDA 于 2002 年批准将双侧 STN 电刺激术（STN-DBS）用于治疗进展期 PD,2003 年批准了苍白球内侧核刺激术（GPi-DBS）[6]。

## 41.3　影像技术

DBS 影像技术主要用于:①筛查潜在的 DBS 患者;②确定靶向核团,即 GPi 和 STN;和③术后导线位置确认和并发症评估。

### 41.3.1　筛查 DBS 患者

临床上需要 DBS 的患者（常为进展期 PD）常规应行头颅 MRI 筛查,以排除可引起类似症状的其他原因（如丘脑肿瘤产生类似 PD 症状）。脑白质病、严重脑萎缩、多发腔隙性脑梗死、严重的脑室扩大、沿着假想的电极路径生长的肿块,如动静脉畸形或肿瘤等,都是 DBS 的禁忌证[20-22]。（▶图 41.3）

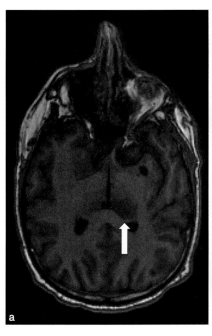
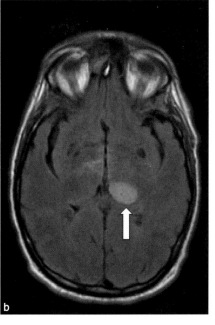

图 41.3　MRI 显示丘脑肿瘤,该患者表现为帕金森样症状。(a) MPRAGE 序列轴位 T1WI 和(b)轴位 FLAIR 图像显示左侧丘脑局部肿胀（白色箭）。丘脑肿瘤被认为是引起患者帕金森症状的原因,未行 DBS 治疗

所有 DBS 患者的筛查,我们都采用包含 5 个序列的标准平扫方案（▶表 41.1）,并书写详细报告,帮助神经外科团队制订诊疗计划。

### 41.3.2　确定靶向核团

目前,绝大多数的靶向核团都集中在 GPi 和 STN[6],这也是本节的重点。确定靶向核团是病人治疗计划的一个关键部分,DBS 植入的预后取决于术前植入路径的合理规划。

靶向核团可以采用间接定位（根据前后连合线与已知的解剖学图谱参数确定坐标）（▶图 41.4）或直接定位（通过 MRI 直接可视化）,以及使用 MRI-CT 融合技术结合立体定向图谱[6]。

表 41.1　Emory 神经放射科针对脑深部电刺激的 MRI 扫描方案

| 筛查 MRI | 1.5T MRI 专用序列(头部发射-接收线圈) |
| --- | --- |
|  | 等体素轴位 T1WI,重建为冠状位和矢状位 |
|  | 等体素轴位 T1WI 反转恢复序列 |
|  | 轴位 DWI 和 ADC 图 |
|  | 轴位 T2WI GRE 序列 |
|  | 轴位 FLAIR 序列 |
|  | 轴位 T2WI FSE 序列 |
| 术前 MRI | 等体素轴位 T1WI 增强扫描 |
|  | 等体素轴位 T1WI 反转恢复增强扫描 |
| 术后 MRI | 等体素轴位 T1WI |
|  | 等体素轴位 T1WI 反转恢复 |
|  | 轴位 T2WI GRE 序列 |
|  | 轴位 FLAIR 序列 |
|  | 轴位 T2WI FSE 序列 |

缩略词:ADC:表观扩散系数;DWI:扩散加权成像;FLAIR:液体衰减反转恢复;FSE:快速自旋回波;GRE:梯度回波。

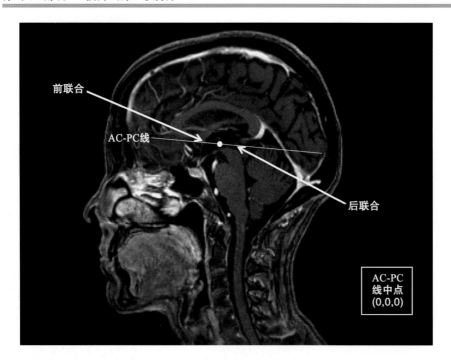

图 41.4 AC-PC 线。快速梯度回波（MPRAGE）序列增强矢状位图显示 AC 与 PC 之间的解剖关系，并描绘 AC-PC 线（白色实线箭），AC-PC 线中点的坐标为（0,0,0）。

我们研发了一种混合靶向系统（数据尚未发表），包括 Talaraich 图谱及术前 3D-T1WI 图像提供的信息。此外，在手术当天行术前简化的头颅 MRI 检查，如 ▶ 表 41.1 所述。

曾经，许多中心使用微电极（MER）沿植入导线的路径记录神经元，以识别神经元组的特征，从而定位靶向核团。本章对该技术不做详细讨论，读者可参考相关出版物[23-25]。

丘脑底核

根据前-后连合（AC-PC）线，有权威报道 STN 的坐标为原点（联合间径中点）外 12mm，向后 3mm，向下 3mm[26]；有报道认为 STN 位于原点外 9~12mm，后 1~2mm，下方 5mm[27]；也有报道认为 STN 位于原点外侧 12.12mm，后 2.41mm，下方 2.39mm[28]。（▶ 图 41.5）

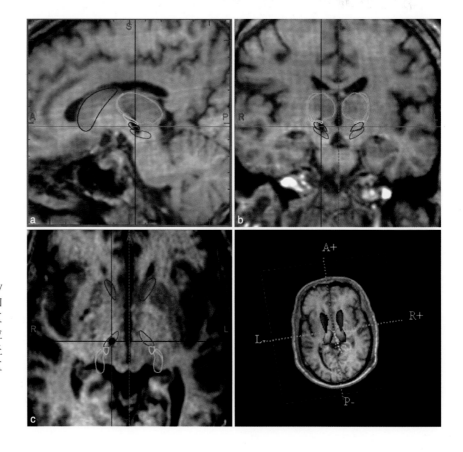

图 41.5 STN 的混合定位。Emory 神经外科的混合靶向系统显示叠加在三维磁共振图像、基于图谱的区域。矢状位（a）、冠状位（b）和轴位（c）图像突出显示了 STN（红色）、丘脑（绿色）、尾状核（蓝色）和未定区（黄色）

也可以直接定位 STN,最初采用冠状位 T2WI 图像[23],STN 显示为具有双凸镜形态的低信号结构,位于中脑上部[29]。另外,这些权威机构使用红核作为内部参考点来确定 STN 的前后方向和位置。Dormont 及其同事研究[30]发现 STN 的解剖位置有相应的铁沉积,解释了其 T2WI 低信号的原因。

多项研究在探索 3T 磁场强度下的 STN 显像(▶图 41.6)。Slavin 及其同事发现,高分辨率连续 T2WI 快速自旋回波图像可以直接显示 STN[27]。多梯度回波快速小角度激发技术还允许同时采集用于立体定位的 3D T1WI 图像和检测 STN 的 T2* 图像[31]。一些研究者将红核作为内部标识,也发现三维图像的重建比二维图像定位效果更好[32]。Liu 和他的同事发现 3T 定量磁敏感加权成像(susceptibility weighted imaging,SWI)在显示 STN 方面显著优于传统的 T2WI 快速自旋回波成像[33]。

### 苍白球内侧核

最初,直接定位 GPi 主要是使用轴位快速自旋回波序列图像,Hirabayashi 及其同事报道:在他们检查的 48 位患者中,定位准确率达 71%[34]。随后的研究证实了该序列在肌张力障碍患儿中定位 GPi 的价值,可以清晰地显示苍白球内、外侧部、壳核和苍白球-内囊的边界[35]。该项研究将苍白球腹后部作为靶点。此外,对于儿童,MR 直接定位 GPi 已被证明优于图谱定位[36]。

正如前文所述,我们使用混合系统来定位 GPi(▶图 41.7),定位 GPi 的坐标是 AC-PC 线外侧 21mm,AC-PC 线中点后 1mm、下方 4mm。

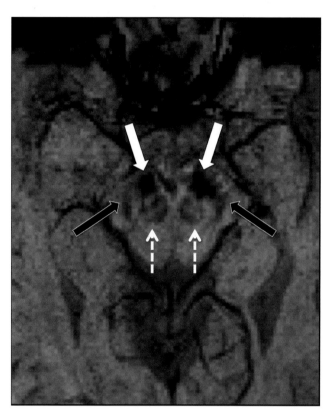

**图 41.6** SWI 图像上的 STN。轴位 SWI 图像显示 STN(黑箭)位于黑质(白箭)的外后方,对称性的位于红核(虚箭)外侧。

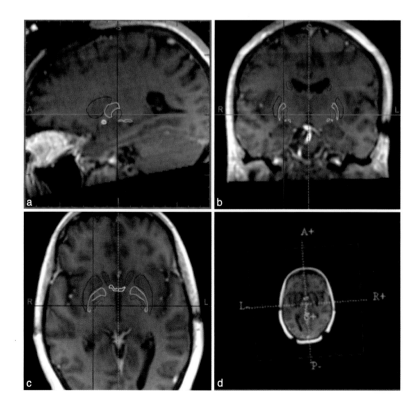

**图 41.7** GPi 的混合定位。Emory 神经外科的混合靶向系统显示叠加在三维磁共振图像上的基于图谱的区域。矢状位(a)、冠状位(b)和轴位(c)图像突出显示了 GPi(红色)、GPe(绿色)、壳核/尾状核(蓝色)和前连合(黄色)

## 41.4 术后影像检查

DBS 术后影像检查主要用于评估：①早期和晚期手术并发症；②植入电极相对于预期靶点的位置。CT 和 MRI 在这方面都是有价值的。▶表41.1列出了本机构的 MRI 扫描策略。

### 41.4.1 并发症

并发症分为早期并发症和晚期并发症。早期并发症主要包括缺血和颅内出血（▶图41.8），后者即：脑实质血肿、硬膜下血肿和硬膜外血肿[37,38]。一些研究提出年龄、出血性疾病、性别和高血压是早期并发症的危险因素[39,40]。使用单通道微电极或多通道微电极记录（MER）的出血风险存在争议[40,41]。值得注意的是，DBS 术后的癫痫发作很少见[42]，手术后即刻行 CT 平扫可用于评估出血[42,43]。

晚期并发症主要包括感染和电极移位。感染的发病率为 1% ~ 22.2%[44,45]，可导致患者住院时间延长、长期抗生素治疗、甚至去除电极[23]，含有抗生素的

黏合剂在阻止微生物增殖方面已经取得了一些成绩[45]。迄今为止，公布的电极移位发病率为 4% ~ 5%[42]。坦率地讲电极断裂很少见（▶图41.9），通常见于电极与延长线在耳后的连接处，而不是颅内[42,46,47]。

### 41.4.2 电极位置确认

DBS 电极位置的确认是识别电极和靶点之间的关系、验证定位精度的关键步骤。对此，已经公布了多种评估方法，但尚未有任何一种方法被广泛接受（▶图41.10）。例如，Yelnik 及其同事将 Schaltenbrand 和 Wharen 图谱融合到 MRI 解剖图上，对比将电极分别放置于 GP 内部和外部时僵直少动型患者疗效的差异[48]。

Yelnik 及同事对一组以 STN 作为靶向核团的 DBS 患者，使用 3D 图谱融合 MR 的方法，也能够显示刺激未定区和 STN 周围豆核束时 PD 症状的改善[49]。许多其他图谱和 MR 融合的评估方法也被研究过[13,50]。

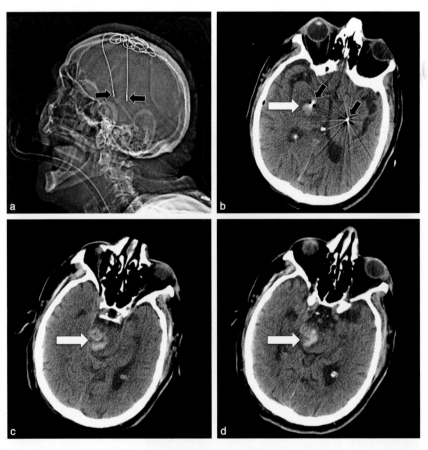

**图41.8** 早期并发症，脑干出血。双侧深部脑刺激（DBS）导联放置后立即进行的头部轴位无创计算机断层扫描（CT）图像（scout 图像（a）和轴向图像（b）上的黑色箭）。急性实质内血肿（白色箭）围绕右侧导联，延伸至右侧脑干（c,d）。

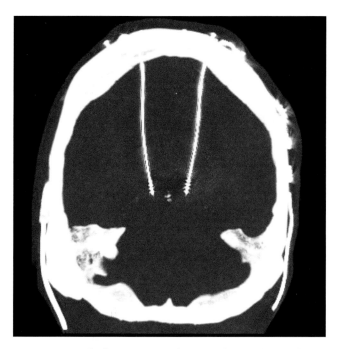

**图 41.9**　CT 评估 DBS 电极的断裂。疑似电极断裂患者的斜冠状位最大密度投影（maximum intensity projection，MIP）图像。该图像证实：电极完整，且尖端触点位于双侧丘脑底核区域

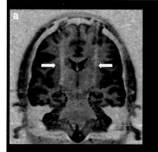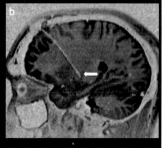

**图 41.10**　STN DBS 电极位置的 MRI 确认。（a）冠状位和（b）旁矢状 T1 反转恢复（IR）头颅三维图像显示双侧颞下核（白色箭）DBS 电极触点的正确位置

出现 DBS 失败的情况时，术后 MRI 相当有用。Okun 及其同事[51]对 41 例 DBS 结果不理想的患者进行研究，发现导致治疗失败的主要原因是不理想的药物治疗（73%）、不理想的起搏器程控（54%）以及不理想的电极位置（46%）。Anheim 及其同事的另一项研究[52]指出：STN 电极的精确定位是 DBS 治疗有效的前提。

## 41.5　磁共振成像的风险和安全性

虽然 CT 可以检测到与 DBS 相关的多数并发症，如急性颅内出血和电极断裂，但我们认为 MRI 是评估

并发症、确认电极位置的首选方式[6]。但是，由于射频电磁脉冲产生能量沉积，电极元件可能有发热的风险[53-56]。

此类风险被报道后，DBS 系统制造商于 2005 年 11 月更新了安全指南，更新的主要内容包括：①起搏器设备必须"关闭"；②使用 1.5T MR 系统；③使用发射-接收型射频头线圈，不覆盖胸部区域；④优化 MR 参数，使头部的特定吸收率（SAR）保持在 0.1W/kg 以下[6]。

这些指南对神经放射科医师和相关医师都造成了一些困惑。例如，如果仅有发射信号的头部线圈，则根据指南，DBS 患者不能进行 MRI 检查。事实上，根据制造商的指南，一旦电极在位，他们就不能在身体的任何其他部位安全地进行 MRI 检查[6]。此外，SAR 值也显示出变异性，针对这点，部分专家质疑对 SAR 值进行如此严格限制的必要性[57-59]。

## 41.6　小结

对药物治疗效果不佳的运动障碍疾病患者，DBS 仍然是一种保留功能和降低死亡率的新方法。随着 DBS 定位和术后评估技术的快速发展，DBS 新的适应证不断出现，包括重度抑郁症、强迫症以及神经性厌食症等。神经影像学和神经放射学家的联合在 DBS 前后起着至关重要的作用，而且会越来越重要。

## 41.7　致谢

感谢 Mark E. Mullins 博士协助编辑并给予指导，感谢 Eric Jablonowski 为我们提供医疗绘图。（Thanks to Mark E. Mullins, MD, PhD, for editorial assistance and guidance and Eric Jablonowski for medical illustrative services.）

## 参考文献

[1] Zrinzo L. The role of imaging in the surgical treatment of movement disorders. Neuroimaging Clin N Am 2010; 20: 125–140

[2] Cooper IS. The Vital Probe: My Life as an Experimental Brain Surgeon. 1st ed. New York: Norton; 1981

[3] Cooper IS. Involuntary Movement Disorders. New York: Hoeber Medical Division; 1969

[4] Horsley V. The structure and functions of the cerebellum examined by a new method. Brain 1908; 31: 45–124

[5] Spiegel EA, Wycis HT, Marks M, Lee AJ. Stereotaxic apparatus for operations

on the human brain. Science 1947; 106: 349–350

[6] Dormont D, Seidenwurm D, Galanaud D, Cornu P, Yelnik J, Bardinet E. Neuroimaging and deep brain stimulation. AJNR Am J Neuroradiol 2010; 31: 15–23

[7] Groenewegen HJ. The basal ganglia and motor control. Neural Plast 2003; 10: 107–120

[8] Herrero MT, Barcia C, Navarro JM. Functional anatomy of thalamus and basal ganglia. Childs Nerv Syst 2002; 18: 386–404

[9] Lim CC. Magnetic resonance imaging findings in bilateral basal ganglia lesions. Ann Acad Med Singapore 2009; 38: 795–798

[10] Lincoln CM, Bello JA, Lui YW. Decoding the deep gray: a review of the anatomy, function, and imaging patterns affecting the basal ganglia. Neurographics. 2012; 2: 92–102

[11] Finsterer J. Central nervous system imaging in mitochondrial disorders. Can J Neurol Sci 2009; 36: 143–153

[12] Yelnik J. Functional anatomy of the basal ganglia. Mov Disord 2002; 17 Suppl 3: S15–S21

[13] Yelnik J, Bardinet E, Dormont D et al. A three-dimensional, histological and deformable atlas of the human basal ganglia. I. Atlas construction based on immunohistochemical and MRI data. Neuroimage 2007; 34: 618–638

[14] Limousin P, Pollak P, Benazzouz A et al. Effect of parkinsonian signs and symptoms of bilateral subthalamic nucleus stimulation. Lancet 1995; 345: 91–95

[15] Hariz GM, Lindberg M, Bergenheim AT. Impact of thalamic deep brain stimulation on disability and health-related quality of life in patients with essential tremor. J Neurol Neurosurg Psychiatry 2002; 72: 47–52

[16] Cruccu G, Aziz TZ, Garcia-Larrea L et al. EFNS guidelines on neurostimulation therapy for neuropathic pain. Eur J Neurol 2007; 14: 952–970

[17] Hung SW, Hamani C, Lozano AM et al. Long-term outcome of bilateral pallidal deep brain stimulation for primary cervical dystonia. Neurology 2007; 68: 457–459

[18] Coubes P, Roubertie A, Vayssiere N, Hemm S, Echenne B. Treatment of DYT1-generalised dystonia by stimulation of the internal globus pallidus. Lancet 2000; 355: 2220–2221

[19] Benabid AL, Pollak P, Gervason C et al. Long-term suppression of tremor by chronic stimulation of the ventral intermediate thalamic nucleus. Lancet 1991; 337: 403–406

[20] Landi A, Parolin M, Piolti R et al. Deep brain stimulation for the treatment of Parkinson's disease: the experience of the neurosurgical department in Monza. Neurol Sci 2003; 24 Suppl 1: S43–S44

[21] Loher TJ, Burgunder JM, Pohle T, Weber S, Sommerhalder R, Krauss JK. Long-term pallidal deep brain stimulation in patients with advanced Parkinson disease: 1-year follow-up study. J Neurosurg 2002; 96: 844–853

[22] Welter ML, Houeto JL, Tezenas du Montcel S et al. Clinical predictive factors of subthalamic stimulation in Parkinson's disease. Brain 2002; 125: 575–583

[23] Kocabicak E, Temel Y. Deep brain stimulation of the subthalamic nucleus in Parkinson's disease: surgical technique, tips, tricks and complications. Clin Neurol Neurosurg 2013; 115: 2318–2323

[24] Shamir RR, Zaidel A, Joskowicz L, Bergman H, Israel Z. Microelectrode recording duration and spatial density constraints for automatic targeting of the subthalamic nucleus. Stereotact Funct Neurosurg 2012; 90: 325–334

[25] Krack P, Batir A, Van Blercom N et al. Five-year follow-up of bilateral stimulation of the subthalamic nucleus in advanced Parkinson's disease. N Engl J Med 2003; 349: 1925–1934

[26] Schlaier J, Schoedel P, Lange M et al. Reliability of atlas-derived coordinates in deep brain stimulation. Acta Neurochir (Wien) 2005; 147: 1175–1180, discussion 1180

[27] Slavin KV, Thulborn KR, Wess C, Nersesyan H. Direct visualization of the human subthalamic nucleus with 3 T MR imaging. AJNR Am J Neuroradiol 2006; 27: 80–84

[28] Andrade-Souza YM, Schwalb JM, Hamani C et al. Comparison of three methods of targeting the subthalamic nucleus for chronic stimulation in Parkinson's disease. Neurosurgery 2005; 56 Suppl: 360–368, discussion 360–368

[29] Bejjani BP, Dormont D, Pidoux B et al. Bilateral subthalamic stimulation for Parkinson's disease by using three-dimensional stereotactic magnetic resonance imaging and electrophysiological guidance. J Neurosurg 2000; 92: 615–625

[30] Dormont D, Ricciardi KG, Tandé D et al. Is the subthalamic nucleus hypointense on T2-weighted images? A correlation study using MR imaging and stereotactic atlas data. AJNR Am J Neuroradiol 2004; 25: 1516–1523

[31] Elolf E, Bockermann V, Gringel T, Knauth M, Dechent P, Helms G. Improved visibility of the subthalamic nucleus on high-resolution stereotactic MR imaging by added susceptibility (T2*) contrast using multiple gradient echoes. AJNR Am J Neuroradiol 2007; 28: 1093–1094

[32] Andrade-Souza YM, Schwalb JM, Hamani C, Hoque T, Saint-Cyr J, Lozano AM. Comparison of 2-dimensional magnetic resonance imaging and 3-planar reconstruction methods for targeting the subthalamic nucleus in Parkinson's disease. Surg Neurol 2005; 63: 357–363

[33] Liu T, Eskreis-Winkler S, Schweitzer AD et al. Improved subthalamic nucleus depiction with quantitative susceptibility mapping. Radiology 2013; 269: 216–223

[34] Hirabayashi H, Tengvar M, Hariz MI. Stereotactic imaging of the pallidal target. Mov Disord 2002; 17 Suppl 3: S130–S134

[35] Vayssiere N, Hemm S, Zanca M et al. Magnetic resonance imaging stereotactic target localization for deep brain stimulation in dystonic children. J Neurosurg 2000; 93: 784–790

[36] Vayssiere N, Hemm S, Cif L et al. Comparison of atlas- and magnetic resonance imaging-based stereotactic targeting of the globus pallidus internus in the performance of deep brain stimulation for treatment of dystonia. J Neurosurg 2002; 96: 673–679

[37] Novak KE, Nenonene EK, Bernstein LP et al. Two cases of ischemia associated with subthalamic nucleus stimulator implantation for advanced Parkinson's disease. Mov Disord 2006; 21: 1477–1483

[38] Binder DK, Rau GM, Starr PA. Risk factors for hemorrhage during microelectrode-guided deep brain stimulator implantation for movement disorders. Neurosurgery 2005; 56: 722–732

[39] Sansur CA, Frysinger RC, Pouratian N et al. Incidence of symptomatic hemorrhage after stereotactic electrode placement. J Neurosurg 2007; 107: 998–1003

[40] Xiaowu H, Xiufeng J, Xiaoping Z et al. Risks of intracranial hemorrhage in patients with Parkinson's disease receiving deep brain stimulation and ablation. Parkinsonism Relat Disord 2010; 16: 96–100

[41] Temel Y, Wilbrink P, Duits A et al. Single electrode and multiple electrode guided electrical stimulation of the subthalamic nucleus in advanced Parkinson's disease. Neurosurgery 2007; 61 Suppl 2: 346–355, discussion 355–357

[42] Boviatsis EJ, Stavrinou LC, Themistocleous M, Kouyialis AT, Sakas DE. Surgical and hardware complications of deep brain stimulation: a seven-year experience and review of the literature. Acta Neurochir (Wien) 2010; 152: 2053–2062

[43] Chou YC, Lin SZ, Hsieh WA et al. Surgical and hardware complications in subthalamic nucleus deep brain stimulation. J Clin Neurosci 2007; 14: 643–649

[44] Fenoy AJ, Simpson RK, Jr. Management of device-related wound complications in deep brain stimulation surgery. J Neurosurg 2012; 116: 1324–1332

[45] Temel Y, Ackermans L, Celik H et al. Management of hardware infections following deep brain stimulation. Acta Neurochir (Wien) 2004; 146: 355–361, discussion 361

[46] Schwalb JM, Riina HA, Skolnick B, Jaggi JL, Simuni T, Baltuch GH. Revision of deep brain stimulator for tremor: technical note. J Neurosurg 2001; 94: 1010–1012

[47] Blomstedt P, Hariz MI. Hardware-related complications of deep brain stimulation: a ten year experience. Acta Neurochir (Wien) 2005; 147: 1061–1064

[48] Yelnik J, Damier P, Bejjani BP et al. Functional mapping of the human globus pallidus: contrasting effect of stimulation in the internal and external pallidum in Parkinson's disease. Neuroscience 2000; 101: 77–87

[49] Yelnik J, Damier P, Demeret S et al. Localization of stimulating electrodes in patients with Parkinson's disease by using a three-dimensional atlas-magnetic resonance imaging coregistration method. J Neurosurg 2003; 99: 89–99

[50] Nowinski WL, Belov D, Pollak P, Benabid AL. Statistical analysis of 168 bilateral subthalamic nucleus implantations by means of the probabilistic functional atlas. Neurosurgery 2005; 57 Suppl: 319–330

[51] Okun MS, Tagliati M, Pourfar M et al. Management of referred deep brain stimulation failures: a retrospective analysis from 2 movement disorders centers. Arch Neurol 2005; 62: 1250–1255

[52] Anheim M, Batir A, Fraix V et al. Improvement in Parkinson's disease by subthalamic nucleus stimulation based on electrode placement: effects of reimplantation. Arch Neurol 2008; 65: 612–616

[53] Oluigbo CO, Rezai AR. Magnetic resonance imaging safety of deep brain stimulator devices. Handb Clin Neurol 2013; 116: 73–76

[54] Baker KB, Tkach JA, Phillips MD, Rezai AR. Variability in RF-induced heating of a deep brain stimulation implant across MR systems. J Magn Reson Imaging 2006; 24: 1236–1242

[55] Rezai AR, Baker KB, Tkach JA et al. Is magnetic resonance imaging safe for patients with neurostimulation systems used for deep brain stimulation? Neurosurgery 2005; 57: 1056–1062, discussion 1056–1062

[56] Rezai AR, Phillips M, Baker KB et al. Neurostimulation system used for deep brain stimulation (DBS): MR safety issues and implications of failing to follow

safety recommendations. Invest Radiol 2004; 39: 300–303

[57]　Larson PS, Richardson RM, Starr PA, Martin AJ. Magnetic resonance imaging of implanted deep brain stimulators: experience in a large series. Stereotact Funct Neurosurg 2008; 86: 92–100

[58]　Rezai AR, Finelli D, Nyenhuis JA et al. Neurostimulation systems for deep brain stimulation: in vitro evaluation of magnetic resonance imaging-related heating at 1.5 tesla. J Magn Reson Imaging 2002; 15: 241–250

[59]　Finelli DA, Rezai AR, Ruggieri PM et al. MR imaging-related heating of deep brain stimulation electrodes: in vitro study. AJNR Am J Neuroradiol 2002; 23: 1795–1802

# 索引